Nahrungsmittel in der arabischen Medizin

Islamic Philosophy, Theology and Science

TEXTS AND STUDIES

Edited by

Hans Daiber
Anna Akasoy
Emilie Savage-Smith

VOLUME 101

The titles published in this series are listed at *brill.com/ipts*

Nahrungsmittel in der arabischen Medizin

Das *Kitāb al-Aġḏiya wa-l-ašriba* des Naǧīb ad-Dīn as-Samarqandī

Edition, Übersetzung und Kontext von

Juliane Müller

BRILL

LEIDEN | BOSTON

Umschlagabbildung: Bananenstaude (*Musa* sp.), arab. *mawz* (vgl. S. 158f.) © Juliane Müller, 2016.

The Library of Congress Cataloging-in-Publication Data is available online at http://catalog.loc.gov

This book is based on a doctoral dissertation submitted to the Freie Universität Berlin in 2015.

Typeface for the Latin, Greek, and Cyrillic scripts: "Brill". See and download: brill.com/brill-typeface.

ISSN 0169-8729
ISBN 978-90-04-34508-9 (hardback)
ISBN 978-90-04-34509-6 (e-book)

This book is printed on acid-free paper and produced in a sustainable manner.

Inhaltsverzeichnis

Das Kitāb al-Aġḏiya wa-l-ašriba *im Kontext*

Vorwort

Bei dem vorliegenden Buch handelt es sich um eine überarbeitete Fassung meiner Dissertation, die ich im September 2015 am Fachbereich Geschichts- und Kulturwissenschaften der Freien Universität Berlin eingereicht habe. Die Verwirklichung meines Dissertationsvorhabens wäre nicht möglich gewesen ohne die Hilfe und Unterstützung zahlreicher Menschen, denen ich an dieser Stelle meinen herzlichen Dank aussprechen möchte.

Zunächst danke ich den Betreuerinnen meiner Arbeit, insbesondere Regula Forster, die mein Projekt von Anfang an mit herausragendem Engagement begleitet und auf jede erdenkliche Weise unterstützt hat. Für ihre langjährige wissenschaftliche Förderung bin ich ihr außerordentlich dankbar. Auch Emilie Savage-Smith bin ich sehr verbunden für ihre wertvolle Unterstützung bei der Umsetzung dieses Projekts und für ihre Anregung zur Publikation der Arbeit in der Reihe *Islamic Philosophy, Theology and Science*. Mein Dank gilt weiterhin Birgit Krawietz für die Erstellung des zweiten Gutachtens.

Der *Berlin Graduate School Muslim Cultures and Societies* danke ich sehr für die Aufnahme in ihr Promotionsprogramm und für ihr großzügiges Stipendium zur Finanzierung meines Dissertationsprojekts.

Für ihre fachliche Beratung bei der Themenfindung zu Beginn meiner Promotion danke ich David Waines und Raphaela Veit. Gotthard Strohmaier danke ich für die Erstellung seines Gutachtens für meinen Stipendienantrag.

Mein aufrichtiger Dank gilt ebenfalls all jenen, die mir bei der Beschaffung von Handschriftenkopien und anderen Forschungsmaterialien behilflich waren: Mahmoud Abdelwahab, Abdulaziz Alsebail, Ayman Yasin Atat, Zouhour Chaabane, Sadegh Haghighat, Tobias Heinzelmann, Abu Sad Islahi, Hany Moubarez, Josh Olsson, Jawad Qasemi, Lucia Raggetti und Bahman Muhammad Salih. Besonders danke ich auch Manfred Ullmann für die freundliche Leihgabe seiner Kopie der Kairener Handschrift von Galens Nahrungsmittelbuch.

Für ihre Zusammenarbeit und die Bereitstellung ihres Handschriftenmaterials bei meinen Forschungsaufenthalten danke ich den Mitarbeitern der Bibliotheca Alexandrina, der Marokkanischen Nationalbibliothek in Rabat, der Universitätsbibliothek Leiden, der Oriental Manuscripts Library in Hyderabad, der Khuda Bakhsh Oriental Public Library in Patna, des Maulana Abul Kalam Azad Arabic Persian Research Insitute in Tonk, der Raza Library in Rampur, der Spanischen Nationalbibliothek in Madrid, der Bibliothek des Escorial in San Lorenzo und der Iranischen Parlamentsbibliothek in Teheran sowie auch den Mitarbeitern aller anderen Bibliotheken, die mir Handschriftenkopien haben zukommen lassen.

Zudem geht mein herzlicher Dank an Nina Schmidt für ihre fachliche Erläuterung medizinischer Sachverhalte, an Matteo Martelli für sein sorgfältiges Lektorat der griechischen Termini und an Fabian Käs für seine hilfreichen Anmerkungen bei der Durchsicht des Buchmanuskripts.

Den Herausgebern der Reihe *Islamic Philosophy, Theology and Science* sowie Teddi Dols und Renee Otto vom Brill Verlag danke ich für die freundliche Zusammenarbeit bei der Herstellung dieses Buches.

Einleitung

Nağīb ad-Dīn as-Samarqandīs „Buch der Nahrungsmittel und Getränke" (*Kitāb al-Aġḏiya wa-l-ašriba*) kann als letzte große arabische Monografie zur Diätetik im islamischen Osten angesehen werden. Das ernährungsmedizinische Lexikon aus der Zeit um 1200 enthält Angaben zu über 500 verschiedenen Nahrungsmitteln, Speisen, Getränken und Duftstoffen. Exemplare seiner zahlreichen Abschriften, die im Laufe von rund 700 Jahren angefertigt wurden, sind heute im Iran, in Indien, der Türkei, dem Irak, Ägypten, Israel, Marokko, Usbekistan, Qatar, Saudi-Arabien, Syrien, dem Libanon und Tunesien wie auch in verschiedenen westlichen Bibliotheken zu finden. Es handelt sich – nach der Anzahl der überlieferten Handschriften zu urteilen – um eines der am weitesten verbreiteten vormodernen arabischen Bücher zum Thema Ernährung überhaupt.

Dieses Buch bietet erstmals eine kritische Textedition des *K. al-Aġḏiya wa-l-ašriba* unter Berücksichtigung fast aller bekannten Handschriften sowie eine deutsche Übersetzung des Werks. Anschließend verorten Kapitel zur Textgenese, zu den ernährungsmedizinischen Inhalten und zur Rezeptionsgeschichte as-Samarqandīs Nahrungsmittellexikon in seinem Kontext innerhalb der arabischen Medizinliteratur.

1 Arabische Diätetik zur Abbasidenzeit

مهما قدرت أن تعالج بالأغذية فلا تعالج بالأدوية.

Was du mit Nahrungsmitteln therapieren kannst,
das therapiere nicht mit Heilmitteln.[1]

AR-RĀZĪ

∴

1 Ibn Ḫallikān (1881 II, 103). *Adwiya* bezeichnet hier reine Heilmittel, die keinerlei nährende Wirkung haben.

Die arabische Medizin[2] des Mittelalters beruht größtenteils auf den Theorien der griechischen Medizin der Spätantike. Als maßgebliche medizinische Autorität galt bei den arabischen wie auch bereits bei den spätantiken Ärzten der Anfang des 3. Jh.s verstorbene Galen von Pergamon (Γαληνός / Ǧālīnūs).[3] Dieser hatte die Nahrungsmittelkunde als das „nahezu nützlichste" Gebiet der Medizin bezeichnet.[4] So haben auch fast alle bedeutenden arabischen Ärzte Texte zur Ernährungslehre verfasst.

Grundlage der graeco-arabischen Medizin war die von Galen systematisierte Humoralpathologie. Dieser Theorie zufolge wird das Temperament (κρᾶσις / *mizāǧ*) des menschlichen Körpers durch das Verhältnis der vier Kardinalsäfte Blut, gelbe Galle, schwarze Galle und Schleim bestimmt, denen je zwei der vier Primärqualitäten Hitze, Kälte, Feuchtigkeit und Trockenheit zugeordnet sind. Der Mensch ist gesund, wenn die vier Säfte mit ihren Qualitäten einander ausgleichen. Bei Dominanz eines Saftes oder einer Qualität herrscht ein Ungleichgewicht, das zu Krankheit führt. Der Verdauungsprozess wird als „Kochung" bzw. „Reifung" (πέψις / *inḍāǧ*) gedacht, bei welcher der Körper die Nahrung durch seine „inhärente Hitze" (*al-ḥarāra al-ġarīzīya*) in die vier Säfte umwandelt.[5] Dabei wird die Nahrung zunächst im Magen zu flüssigem Speisebrei verarbeitet, der größtenteils über den Dünndarm zur Leber weitergeleitet wird, wo die Kardinalsäfte gebildet werden, während der überschüssige Speisebrei als Exkrement ausgeschieden wird.[6] Essen und Trinken zählten gemeinsam mit Bewegung und Ruhe, Schlaf und Wachen, Ausscheidung und Zurückhaltung – einschließlich Baden und Geschlechtsverkehr –, der Luft der Umgebung und den Emotionen zu den sogenannten „unnatürlichen Dingen" (*al-umūr allatī laysat bi-ṭ-ṭabīʿīya*), die als außerkörperliche Faktoren die Gesundheit des Menschen beeinflussen.[7]

2 „Arabische Medizin" bezieht sich auf die Sprache, in der die medizinischen Texte verfasst sind, nicht auf die ethnische Herkunft oder Muttersprache der Ärzte und Patienten.

3 Ullmann 1978, 10 f. Fast alle der rund 130 Werke Galens lagen im späten 9. Jh. in arabischer Übersetzung vor.

4 *Al-ʿilm bi-quwā al-aġḏiya qarīb min an yakūna anfaʿ ʿulūm aṭ-ṭibb kullihā* (Hs. Kairo, Dār al-kutub, 1727, 1ᵇ) – „Das Wissen um die Kräfte der Nahrungsmittel ist nahe daran, das nützlichste aller medizinischen Wissensgebiete zu sein."

5 Ullmann 1970a, 97 f. Blut ist heiß-feucht, gelbe Galle heiß-trocken, schwarze Galle kalt-trocken und Schleim kalt-feucht.

6 Powell 2003, 15–17.

7 Neben den „unnatürlichen Dingen" untersuchte die graeco-arabische Medizin innerkörperliche physiologische Vorgänge als die „natürlichen Dinge" (*al-umūr aṭ-ṭabīʿīya*) sowie Krankheiten und Symptome als die „außernatürlichen Dinge" (*al-umūr al-ḫāriǧa ʿan al-amr aṭ-ṭabīʿī*) (vgl. al-Maǧūsī 1877, I 14; Ullmann 1978, 97; Powell 2003, 4 f.; Pormann/Savage-Smith 2007, 44).

In der galenischen Medizin gelten fast alle Nahrungsmittel zugleich auch als Heilmittel, da sie den Körper nicht nur nähren – d.h. zu seiner Substanz beitragen –, sondern zugleich durch ihre Qualitäten auch sein Temperament beeinflussen. Weil der menschliche Körper bedingt durch äußere Einflüsse nie ganz im Gleichgewicht ist, bedarf er, in Abhängigkeit von jenen Einflüssen, Nahrungsmitteln, die seinen Zustand ausgleichen.[8] In diesem Sinne gelten auch im *K. al-Aġḏiya wa-l-ašriba* nicht bestimmte Nahrungsmittel an sich als gesund oder ungesund. Sie müssen vielmehr den individuellen Lebensumständen, wie Jahreszeit, Klima, körperlicher Betätigung und Lebensalter angemessen sein, um gesundheitsfördernd zu wirken.[9] Unter der Korrektur (*iṣlāḥ*) der Nahrungsmittel verstanden die arabischen Ärzte die Beeinflussung ihrer Qualitäten durch Kochen, Würzen und ihre Kombination mit anderen Nahrungsmitteln. Um Speisen fachgerecht korrigieren zu können, war das Wissen um die Kräfte (*quwā*) der einzelnen Nahrungsmittel unerlässlich.[10]

Das diätetische Interesse an Nahrungsmitteln war unter den Abbasiden nicht auf medizinische Kreise beschränkt. Vor allem am Kalifenhof herrschte große Nachfrage nach diätetischer Ratgeberliteratur. Im Bagdad des 9. Jh.s pflegten die Kalifen ihre Mahlzeiten nur in Anwesenheit ihrer Leibärzte einzunehmen, die sie zu der medizinischen Wirkung ihrer Speisen berieten. Als der Kalif Hārūn ar-Rašīd seinen Arzt Ibn Māsawayh eines Abends nicht am Esstisch vorfand, weigerte er sich, sein Essen anzurühren, solange dieser nicht zugegen war.[11] In der frühen Abbasidenzeit war in Bagdad auf Grundlage sassanidischer Einflüsse eine neue kulinarische Kultur entstanden, die in der weltweit bedeutendsten vormodernen Kochbuchliteratur ihren Ausdruck fand.[12] Integraler

---

8 Powell 2003, 34–36. Einige arabische Ärzte verwenden zwischen „Nahrungsmittel“ (*ġiḏā’*) und „Heilmittel“ (*dawā’*) noch die Kategorien des „heilenden Nahrungsmittels“ (*ġiḏā’ dawā’ī*) und des „nährenden Heilmittels‘ (*dawā’ ġiḏā’ī*), je nachdem ob der nährende oder der heilende Anteil in ihnen überwiegt (vgl. Ibn al-Buṭlān 1990, 118 f.; al-Masīḥī 2000 I, 121; al-Fārūqī: Hs. Teheran, Kitābḫāna-yi Maǧlis-i Sinā, 25, *fawākih / buqūl*). Während al-Fārūqī Früchte als heilende Nahrungsmittel und Gemüse als nährende Heilmittel betrachtet, zählt Ibn Buṭlān Knoblauch und Senf zu den heilenden Nahrungsmitteln und *taranǧubīn*- und *sīraḫušt*-Honigtau zu den nährenden Heilmitteln.

9 Vgl. Nasrallah 2007, 56 f. Auch al-Masīḥī (2000 I, 172) schreibt, es gebe weder ein Nahrungsmittel, das allen Körpern schade, noch eines, das allen Körpern unter allen Umständen nütze.

10 Vgl. al-Isrā’īlī 1992, 162; al-Masīḥī 2000 I, 153; Nasrallah 2007, 55 f.

11 Ahsan 1979, 118; Nasrallah 2007, 32.

12 Vgl. Waines 1987, 275 und Perry in Zaouali 2007, IX: „Islam has the richest medieval food literature in the world – there are more cookbooks in Arabic from before 1400 than in the rest of the world’s languages put together.“ Aus der Zeit vom 10. bis zum 14. Jh. sind

Bestandteil der arabischen Kochbücher waren in der Regel diätetische Hinweise zur medizinischen Wirkung der Nahrungsmittel und Speisen. Sie setzten voraus, dass die Rezipienten der Kochbücher mit den Grundlagen der galenischen Humoralpathologie vertraut waren.[13] Die enge Verbindung von Medizin und Kulinarik ging so weit, dass Ärzte wie Ibn Māsawayh und ar-Rāzī selbst Kochbücher verfassten.[14] Aus Ibn Sayyār al-Warrāqs Bagdader Kochbuch aus dem späten 10. Jh. geht hervor, dass diese kulinarische Kultur nicht nur am Kalifenhof gepflegt wurde, sondern auch bei einer breiteren Schicht von Bürgern Anklang fand, die als Gelehrte, Beamte oder Händler zu Wohlstand gekommen waren. Waines geht davon aus, dass die diätetischen Ratgeber vor allem dazu dienen sollten, die kulinarischen Vorlieben der Bagdader Oberschicht zu bestätigen und diese mit griechischer Medizintheorie zu rechtfertigen.[15] Dass die Nahrungsmittelkunde einen wichtigen gesellschaftlichen Diskurs im arabischen Mittelalter darstellte, bezeugen außerdem die zahlreichen diätetischen Abschnitte in verschiedenen Werken der *adab*-Literatur.[16]

Von Bagdad ausgehend verbreitete sich die urbane abbasidische Küche und mit ihr die medizinische Ernährungslehre allmählich auch nach Nordafrika und al-Andalus.[17] Während die meisten diätetischen Texte und Kochbücher im islamischen Osten aus der Zeit vom 9. bis 12. Jh. stammen, wurden solche im islamischen Westen vorwiegend ab dem 12. Jh. verfasst. Demnach scheint sich der Diskurs zeitlich versetzt nach Westen verlagert zu haben. As-Samarqandī hat sein *K. al-Aġḏiya wa-l-ašriba* somit zu einer Zeit verfasst, als das Thema gesunde Ernährung den Höhepunkt seiner Popularität im islamischen Osten bereits überschritten hatte.[18]

---

insgesamt sechs arabische Kochbücher aus dem Irak, Syrien, Ägypten, Marokko und al-Andalus erhalten. Zusammen bilden sie eine Sammlung von mehreren hundert Rezepten (Waines 2003, 574). Zusätzlich verzeichnen Ibn an-Nadīm und Ibn Sayyār al-Warrāq fast dreißig Bücher mit dem Titel *K. aṭ-Ṭabīḫ* „Kochbuch", zu deren Verfassern vielfach mit dem Bagdader Kalifenhof assoziierte Personen des 9. und 10. Jh.s zählen (Ibn Sayyār 1987, VIII).

13 Vgl. Nasrallah 2007, 56. Wie anhand eines Textvergleichs deutlich wurde, hat der Kochbuchautor Ibn Sayyār al-Warrāq seine diätetischen Kapitel fast vollständig aus ar-Rāzīs Medizinbuch *K. al-Manṣūrī fī ṭ-ṭibb* übernommen (vgl. ar-Rāzī 1987, 109–165 und Ibn Sayyār 1987, Kap. 8–26).

14 Die betreffenden Werke mit dem Titel *K. aṭ-Ṭabīḫ* sind leider nicht erhalten (vgl. Ibn Sayyār 1987, VIII).

15 Waines 2003, 574; 1987, 279 f.: „[B]orrowed theory […] rationalized existing practice".

16 Vgl. Ullmann 1970a, 202 f.

17 Waines 2003, 573 f.

18 Vgl. Tabelle S. 340–345. Sbath (1938, 8; 19; 41; 46; 58; 113) verzeichnet zudem noch weitere diätetische Monografien östlicher Ärzte aus dem 7. bis 9. Jh., die sich in den 1930er Jahren

2 Medizinische Nahrungsmittellexika

As-Samarqandīs *K. al-Aġḏiya wa-l-ašriba* gehört einer Textsorte der arabischen Medizinliteratur an, die bislang noch nicht gesondert definiert und untersucht worden ist und sich als medizinisches Nahrungsmittellexikon bezeichnen lässt. Es steht damit in einer Tradition strukturell und inhaltlich ähnlicher Texte, die auf die arabische Übersetzung von Galens dreibändigem Werk „Über die Kräfte der Nahrungsmittel" (Περὶ τροφῶν δυνάμεως[19] / *Fī Quwā al-aġḏiya*[20]) zurückgeht. Die Nahrungsmittellexika beschreiben die Wirkungen der Nahrungsmittel auf den menschlichen Körper, wobei sie diese in übergeordneten Kapiteln bestimmten Gruppen, wie etwa Körnern, Fleisch oder Früchten, zuordnen und darin als Lemmata anführen.[21] Die arabischen Nahrungsmittellexika liegen in verschiedenen Textformen vor: als Monografien, als Bestandteile von Handbüchern zur „Bewahrung der Gesundheit" (*ḥifẓ aṣ-ṣiḥḥa*) und als Bestandteile allgemeiner Medizinbücher.[22] Oftmals sind sie als „Nahrungsmittelbuch" (*Kitāb al-Aġḏiya*) oder – in Anlehnung an den Galentext – als „Die Kräfte der Nahrungsmittel" (*Quwā al-aġḏiya*) betitelt. Fast alle namhaften arabischen Ärzte

---

als unikale Hss. in Aleppiner Privatbibliotheken befanden. Es handelt sich um Werke von Māsarǧawayh, Ǧibrīl b. Buḫtīšūʿ, Ibn Māsawayh, Sābūr b. Sahl, Yaʿqūb b. Isḥāq al-Kindī und Qusṭā b. Lūqā. Zu as-Samarqandīs Zeit hatte man im islamischen Osten – soweit heute bekannt – bereits seit etwa 300 Jahren keine diätetischen Monografien mehr verfasst.

19 Lat. *De alimentorum facultatibus*. Griech. Ed. mit frz. Übers. Wilkins 2013. Engl. Übers. Powell 2003. Dt. Übers. Beintker/Kahlenberg 1948–1952.

20 Galens Nahrungsmittellexikon wurde von Sargīs von Rēšʿainā (6. Jh.) und Hiob von Edessa (9. Jh.) ins Syrische und von Ḥunayn b. Isḥāq (9. Jh.) ins Arabische übersetzt. Ḥunayn erstellte später unter dem Titel *K. al-Aġḏiya* eine Neubearbeitung des Werks, in die er auch diätetische Zitate anderer griechischer Ärzte einbezog. Eine weitere arabische Übersetzung von Galens Περὶ τροφῶν δυνάμεως hat Ḥubayš angefertigt (vgl. Bergsträsser 1925, 29). Diese könnte in einer Hs. aus dem Privatbesitz des Aleppiner Arztes Miḫāʾīl Ǧadd als *K. al-Aġḏiya* des Ḥubayš erhalten sein (vgl. Sbath 1938, 41). Auch Hippokrates hatte innerhalb seiner Schrift Περὶ διαίτης die verschiedenen Nahrungsmittel besprochen. Das Werk ist jedoch nicht vollständig ins Arabische übersetzt worden (Ullmann 1978,12; vgl. Hippokrates 2003, Kap. 40–56).

21 Einen anderen Ansatz mit Krankheiten und Symptomen als Ordnungsprinzip wählen diätetische Lexika wie as-Samarqandīs *K. Aṭʿimat al-marḍā* oder Ibn an-Nafīs' *Muḫtār min al-aġḏiya*, in denen Nahrungsmittel zur Behandlung von Krankheiten aufgezählt, ihre Eigenschaften jedoch nicht genauer erläutert werden.

22 Den Lexikonkapiteln gehen oftmals Abschnitte mit allgemeinen Ernährungsratschlägen voraus. Bei Ibn al-Ǧawzī (2011, 656) heißt es dort beispielsweise, man solle weder im Dunklen essen noch in der Sonne, im Bett oder unter einem unbekannten Baum.

haben derartige Nahrungsmittellexika verfasst. Die vorliegenden Quellen reichen vom 9. bis ins 16. Jh. Sie wurden oftmals auch ins Lateinische übersetzt und nahmen Einfluss auf die europäische Diätetik.[23]

Neben den Nahrungsmittellexika haben die arabischen Ärzte nach Vorbild von Galens Werk „Über die Temperamente und Kräfte der einfachen Heilmittel“ (Περὶ κράσεως καὶ δυνάμεως τῶν ἁπλῶν φαρμάκων / *K.* (*Quwā*) *al-Adwiya al-mufrada*)[24] auch Lexika über die einfachen Heilmittel verfasst. Anders als in den Nahrungsmittellexika sind die Lemmata dort jedoch rein alphabetisch angeordnet. Die Heilmittellexika enthalten zwar auch Nahrungsmittel, grenzen diese aber nicht von den reinen Heilmitteln ab, die keine nährende Wirkung haben. Einige arabische Ärzte sind dazu übergegangen, die alphabetische Anordnung der Heilmittellexika ebenfalls innerhalb einiger Kapitel ihrer Nahrungsmittellexika anzuwenden.[25] Galen hatte jedem einfachen Heilmittel zwei Primärqualitäten zugeordnet, deren Intensität er anhand einer Skala von vier Graden beschreibt.[26] Während Galen das Gradsystem auf die Heilmittel beschränkt hatte, haben arabische Ärzte es erstmals in die Nahrungsmittellexika integriert.[27] As-Samarqandī gibt bei fast allen pflanzlichen Nahrungsmitteln Gradangaben an, wobei er den meisten nur eine schwache oder mittlere Wirkung im ersten oder zweiten Grad zuspricht. Qualitäten im dritten oder vierten Grad, die einer starken oder sehr starken Wirkung entsprechen, sind bei den Nahrungsmitteln selten.[28] In einer as-Samarqandī zugeschriebe-

---

23 Vgl. Rodinson 1959, 1068. So etwa al-Isrāʾīlīs *K. al-Aġḏiya* als *Dietae universales et particulares* (Veit 2003, 53), Ibn Buṭlāns *Taqwīm as-ṣiḥḥa* als *Tacuinum Sanitatis* (Ibn Buṭlān 1990, 43–45) und al-Maǧūsīs *Kāmil aṣ-ṣināʿa* als *Liber Pantegni* und als *Liber Regius* (Ullmann 1970a, 146). Auch Ibn Zuhrs *K. al-Aġḏiya*, az-Zahrāwīs *Taṣrīf* und ar-Rāzīs *Manṣūrī* lagen in lateinischer Übersetzung vor (Ullmann 1970a, 132; 151; Ibn Zuhr 1992, 20 f.). Zu den arabischen Texten s. S. 340–345.

24 Vgl. Ullmann 1970a, 47.

25 So etwa Ibn al-Quff (1989, 332–348) und al-Fārūqī. Al-Fārūqī (Hs. Teheran, Kitābḫāna-yi Maǧlis-i Sinā, 25, *fawākih*) schreibt, er habe die Früchte alphabetisch angeordnet, damit man sie leichter finde.

26 Vgl. Weiss-Adamson 2004, 207. Das Gradsystem umfasst genau genommen zwölf Intensitätseinheiten, da Galen die vier Grade zusätzlich in Anfang, Mitte und Ende unterteilt.

27 Vgl. Weiss-Adamson 2004, 207, 209. Diese Praxis könnte auf Ḥunayn b. Isḥāq zurückgehen, der in den Einträgen seines *K. al-Aġḏiya* Material aus Galens Nahrungsmittellexikon mit den Angaben zu Primärqualitäten und Graden aus dessen Buch über die einfachen Heilmittel kombiniert hat (vgl. Hs. Bankipur, Khuda Bakhsh, 2142, 62[a]; Hs. Kairo, Dār al-kutub, 1727, II, 2 und Hs. San Lorenzo, Escorial, 793, 116[b]).

28 Qualitäten im dritten Grad haben im *K. al-Aġḏiya wa-l-ašriba* vorwiegend Gewürze: Hanfsaat, Zitronatzitronenfruchtfleisch, Lauch, Thymian, Kümmel, Kreuzkümmel, Asant,

nen Glosse weist dieser darauf hin, dass die Grade der Nahrungsmittel nicht den Graden der Heilmittel entsprechen. Ein im zweiten Grad heißes Heilmittel sei beispielsweise wirksamer als ein im vierten Grad heißes Nahrungsmittel.[29]

Während as-Samarqandī und die übrigen Ärzte aus dem islamischen Osten in der Regel eine umfassende Darstellung aller Nahrungsmittel anstreben, ohne Bezug auf ihre regionale Identität zu nehmen, bieten die meisten Ärzte aus dem islamischen Westen nur eine Auswahl der wichtigsten in ihrer Heimat bekannten Nahrungsmittel.[30] Von Maimonides liegt sogar eine gekürzte Fassung der arabischen Übersetzung von Galens Nahrungsmittellexikon vor, die nur jene Nahrungsmittel enthält, mit denen man im 12. Jh. im islamischen Westen vertraut war (*al-aġḏiya al-maʾlūfa ʿindanā al-ān fī akṯar al-bilād*).[31] Es war den andalusischen und maghrebinischen Ärzten offenbar ein Bedürfnis,

---

Liebstöckel, Ajowan, „Kameldorn“, Ingwer und Schwarzkümmel. Qualitäten im vierten Grad haben nur Zwiebeln und Knoblauch.

29 Vgl. S. 26 f. Auch Weiss-Adamson (2004, 210) hat festgestellt, dass die arabischen Ärzte den Nahrungsmitteln oftmals schwächere Wirkungen zugeschrieben haben als Galen. Sie wertet dies als Ausdruck der Integration bestimmter Nahrungsmittel, die zuvor nur als Heilmittel verwendet worden waren, in die kulinarische Kultur.

30 Ibn Zuhr (1992, 9) will diejenigen Nahrungsmittel besprechen, die leicht zugänglich und an den meisten Orten verfügbar sind; Ibn Ḫalṣūn (1999, 67) schreibt über die „bei uns in al-Andalus verbreiteten Nahrungsmittel“; al-Arbūlī (Hs. Madrid, Bibl. Nacional, 5240, 91[a]; 98[b]/99[a]) gibt an, er wolle sich kurz fassen und habe weniger verwendete Nahrungsmittel daher weggelassen; Ibn Rušd (2001, 402) führt die „verbreitetsten der bei uns verwendeten Nahrungsmittel“ an; Ibn al-Waqqār (Hs. San Lorenzo, Escorial, 870) benennt sein Lexikon schon im Titel als „Traktat über die Kräfte der bei uns am meisten verwendeten Nahrungsmittel“; ar-Rundī (1990, 173) befasst sich mit den „uns vertrauten Nahrungsmitteln, die in unserer Heimat oft verwendet werden“ und auch Ibn al-Ḫaṭīb (1984, 58) gibt an, dass er noch weitere Nahrungsmittel anführen könnte, sich aber beschränken wolle.

31 Hs. San Lorenzo, Escorial, 802/1, 2[b]. Es handelt sich um eine Hs. mit vier Galenbearbeitungen des Maimonides (Abū ʿImrān Mūsā b. ʿUbaydallāh Maymūn al-Isrāʾīlī al-Qurṭubī), die auch unter dem bei Meyerhof (1940, LIII) verzeichneten Titel *Muḫtaṣarāt* („Kurzfassungen“) bekannt sind. Maimonides schreibt, Galen habe zahlreiche Nahrungsmittel erwähnt, die in seinem Land unbekannt seien oder nur noch als Heilmittel verwendet würden. Im Eintrag zur Endivie findet sich der Zusatz „bei uns im Maghreb und in al-Andalus“ (*ʿindanā fī l-Maġrib wa-l-Andalus*) aus dem hervorgeht, dass er sich bei seiner Auswahl der Nahrungsmittel auf den islamischen Westen bezieht (Hs. San Lorenzo, Escorial, 802/1, 10[a]). Eine weitere Kurzfassung von Galens Nahrungsmittellexikon hatte, wie Ibn Abī Uṣaybiʿa berichtet, bereits im 9. Jh. der Universalgelehrte Ṯābit b. Qurra aus Harran verfasst (Sezgin 1970, 117).

sich gegen die östlichen Texte abzugrenzen, vermutlich da deren Inhalte zum Teil nicht der Lebenswirklichkeit im islamischen Westen entsprachen oder dort unbekannt waren.[32]

Die wichtigsten arabischen Nahrungsmittellexika sind in Kapitel 2 zum Kontext des *K. al-Aġḏiya wa-l-ašriba* aufgeführt und werden dort mit diesem verglichen.

32 Auch in den westlichen Kochbüchern werden der Maghreb und al-Andalus – entsprechend dem politischen Gebiet des Almohadenreiches – als kulturelle Einheit dargestellt, die dem islamischen Osten gegenübersteht (Marín 2005, 50 f.; 55).

Edition und Übersetzung des
Kitāb al-Aġḏiya wa-l-ašriba

Editorische Hinweise

1 Verzeichnis der Handschriften

		Datierung	Sigle
1.	Aleppo, Nachlass des Priesters und Arztes Ilyās Ḥakīm[1]	?	AP
2.	Alexandria, Maktabat Ǧāmiʿat al-Iskandarīya, Max Meyerhof 111	1302/1884	AL
3.	Bagdad, Maktabat al-Awqāf al-ʿāmma 620/1[2]	?	BA
4.	Bagdad, Maktabat al-Matḥaf al-ʿirāqī, 11447	720/1320	B1
5.	Bagdad, Maktabat al-Matḥaf al-ʿirāqī, 11452/1, fol. 4ᵇ–43ᵃ	12./18. Jh.	B2
6.	Bagdad, Maktabat al-Matḥaf al-ʿirāqī, 22865/3 (nicht foliiert)	11./17. Jh.	B3
7.	Bankipur (Patna), Khuda Bakhsh Oriental Public Library, 58/3, fol. 106ᵇ–232ᵃ	1235/1819	BK
8.	Beirut, Bibliothèque Orientale, 312/2, fol. 88ᵃ–138ᵃ	9./15. Jh.	BE
9.	Bethesda/Maryland, National Library of Medicine, A 82/1, fol. 1ᵃ–87ᵃ	1012/1603	BS
10.	Doha, Qatar National Library, 858/3 (nicht foliiert)	1009/1600	QA
11.	Dublin, Chester Beatty Library, Arabic 4917	8./14. Jh.	CB
12.	Gotha, Forschungsbibliothek, orient. A 1999/4, fol. 105ᵃ–254ᵇ	723/1323	GO
13.	Hyderabad, Oriental Manuscripts Library and Research Institute, Maǧāmīʿ 41/2, S. 134–298	1209/1794	H1
14.	Hyderabad, Oriental Manuscripts Library and Research Institute, Ṭibb yūnānī 459/29, S. 452–556 = Fragment: Anfang bis zum Eintrag über Zucker	nach 1209/1794	H2
15.	Hyderabad, Oriental Manuscripts Library and Research Institute, Ṭibb yūnānī 745[3]	?	H3

1 Vgl. Sbath 1938, 103, Nr. 887.

2 Vgl. Ṭalas 1953, 312. Die Bibliothek wurde 2003 zerstört, wobei ein großer Teil der dort aufbewahrten Hss. verbrannte oder verloren ging (vgl. Al-Tikriti 2007, 734 f.). Der Verbleib der Hs. 620 ist unklar.

3 Die drei Hss. aus dem indischen Hyderabad, die heute in der Oriental Manuscripts Library aufbewahrt werden, stammen aus dem Bestand der ehemaligen Āṣafīya-Bibliothek. Für die Hs. 745 gibt Sezgin (1970, 412) irrtümlicherweise Galen als Verfasser des *K. al-Aġḏiya wa-l-ašriba* an.

(fortges.)

		Datierung	Sigle
16.	Istanbul, Beyazıt Umumi Kütüphanesi, Velieddin Efendi 2541/4, fol. 103^{b}–144^{a}	731/1330	BY
17.	Istanbul, Süleymaniye Kütüphanesi, Ayasofya 3708, fol. 260^{b}–319^{a}	732/1331	S1
18.	Istanbul, Süleymaniye Kütüphanesi, Ayasofya 3737/3, fol. 57^{b}–121^{a}	761/1359	S2
19.	Istanbul, Süleymaniye Kütüphanesi, Fatih 3528/3, fol. 109^{a}–144^{b}	725/1324	S3
20.	Istanbul, Süleymaniye Kütüphanesi, Şehit Ali Paşa 2091/2, fol. 108–153	746/1345	S4
21.	Istanbul, Üniversitesi Kütüphanesi, 6159/2, fol. 7^{a}–86^{b}	659/1260	IÜ
22.	Jerusalem, Maktabat al-Masǧid al-Aqṣā, 427	747/1346	AQ
23.	Jerusalem, The National Library of Israel, Yah. Ar. 401, Bd. 2/5, fol. 118^{b}–185^{b}	740/1339	YA
24.	Kairo, Dār al-kutub al-miṣrīya, Ṭibb 1/4, fol. 114^{b}–151^{a}	759/1357	K1
25.	Kairo, Dār al-kutub al-miṣrīya, Ṭibb 2	623/1226	K2
26.	Kairo, Dār al-kutub al-miṣrīya, Taymūr Ṭibb 121, fol. 20^{b}–118^{b}	964/1556	K3
27.	Kairo, Dār al-kutub al-miṣrīya, Ṭibb 122, fol. 17^{a}–44^{a}	968/1560	K4
28.	Leiden, Universiteitsbibliotheek, Or. 134/2, fol. 107^{b}–146^{a}	715/1315	LE
29.	London, British Library, Or. 5619/3, fol. 56^{a}–123^{a}	874/1469	LO
30.	Maschhad, Kitābḫāna-yi Āstān-i Quds-i Raḍawī, 5043	680/1281	M1
31.	Maschhad, Kitābḫāna-yi Āstān-i Quds-i Raḍawī, 5125/2 (nicht foliiert)	988/1580	M2
32.	Maschhad, Kitābḫāna-yi Āstān-i Quds-i Raḍawī, 13991	7.–8./13–14. Jh.	M3
33.	Medina, Maktabat ʿĀrif Ḥikmat 610/2, fol. 158^{b}–212^{a}	885/1480	ME
34.	Mossul, Madrasat Yaḥyā Bāšā al-Ǧalīlī, 175/2 (nicht foliiert)	974/1566	MO
35.	Neu-Delhi, Jamia Hamdard, Hakim Mohammad Said Central Library, Arabic 2730/2, fol. 16^{b}–50^{a}	?	ND
36.	Paris, Bibliothèque Nationale de France, Arabe 3030/4, fol. 141^{b}–219^{a}	vor 701/1301?	P1
37.	Paris, Bibliothèque Nationale de France, Arabe 5109/2, fol. 228^{b}–251^{b} = Fragment: Anfang bis zum Kapitel über Milchprodukte	1040/1630	P2
38.	Qom, Kitābḫāna-yi Āyatullāh Marʿašī, 7467/12, fol. 187^{b}–245^{b}	936/1529	Q1

		Datierung	Sigle
39.	Qom, Kitābḫāna-yi Āyatullāh Marʿašī, 9454/2, fol. 131ᵇ–200ᵃ	939/1532	Q2
40.	Rabat, Bibliothèque Nationale du Royaume du Maroc, D 587/2, fol. 52ᵇ–74ᵃ	744/1343	RB
41.	Rampur, Raza Library, 566 M/3, fol. 53ᵇ–82ᵇ	vor 1082/1671	R1
42.	Rampur, Raza Library, 8660 M	1098/1686	R2
43.	Rampur, Raza Library, 372 D	12./18. Jh.	R3
44.	Taschkent, Abu Rayhon Beruniy nomidagi Sharqshunoslik Instituti, 7225/5, fol. 96ᵃ–174ᵇ	1131/1718	TK
45.	Teheran, Kitābḫāna-yi Maǧlis-i šūrā-yi millī, 1575 (nicht foliiert)	740/1339	T1
46.	Teheran, Kitābḫāna-yi Maǧlis-i šūrā-yi millī, 6098/6 (nicht foliiert)	985/1577	T2
47.	Teheran, Kitābḫāna-yi Maǧlis-i šūrā-yi millī, 416/4 (nicht foliiert)	811/1408	T3
48.	Teheran, Kitābḫāna-yi millī-yi Malik, 4394	984/1576	T4
49.	Teheran, Kitābḫāna-yi millī-yi Malik, 4401/2, S. 249–351	613/1216	T5
50.	Teheran, Kitābḫāna-yi Maǧlis-i Sinā, 360/66, fol. 644ᵃ–666ᵃ	1008/1599	T6
51.	Tétouan, Bibliothèque Générale, 297 = Fragment: Anfang bis zum Eintrag zur Indischen Melone	?	TE
52.	Tonk/Rajasthan, Maulana Abul Kalam Azad Arabic Persian Research Institute, Ṭibb 2240/8	1279/1862	TO
53.	Tunis, Bibliothèque Nationale de Tunisie, 18495/9, fol. 133ᵇ–188ᵃ	941/1534	TU

2 *Stemma codicum*

Zur Ordnung des Handschriftenmaterials in Form eines *stemma codicum* wurden mehrere Folia vom Anfang und Ende des *K. al-Aġḏiya wa-l-ašriba* in 49 Handschriften kollationiert.[4] Wie die Kollation ergab, handelt es sich bei as-

4 Von allen 53 Hss. standen nur AP, AL, BA und ND für diese Edition nicht zur Verfügung. Von der Hs. TK lagen lediglich das erste und das letzte Folio vor. Eine Edition des *K. al-Aġḏiya wa-l-ašriba* auf Grundlage von zwei Hss. (K2 und ME) hat Ayman Yasin Atat im Jahr 2009

Samarqandīs Nahrungsmittellexikon um einen äußerst stabilen Text. Absichtliche Verkürzungen, Zusätze oder Auslassungen größerer Textabschnitte treten in den erhaltenen Textzeugen fast nie auf, gravierende Abweichungen sind selten.[5] Um das genealogische Verhältnis der Handschriften bestimmen zu können, wurden diese auf gemeinsame Fehler untersucht und dementsprechend in Gruppen eingeteilt, die verschiedene Überlieferungszweige repräsentieren.[6]

Viele Handschriften lassen sich nicht eindeutig einem bestimmten Zweig zuordnen, da sie Charakteristika unterschiedlicher Gruppen aufweisen. Es handelt sich um kontaminierte Abschriften, deren Vorlagen anhand von Exemplaren aus unterschiedlichen Überlieferungszweigen korrigiert worden sind. Diese Form der „horizontalen Überlieferung" kann anhand der stemmatischen Methode nicht zweifelsfrei nachvollzogen werden.[7] In der grafischen Darstellung markieren die durchgängigen Linien direkte Abhängigkeiten und die unterbrochenen Linien Kontaminationen.

Das *stemma* zeigt lediglich die gegenseitigen Abhängigkeitsverhältnisse der Handschriften an, ihre Fehlerhaftigkeit spiegelt sich nicht notwendigerweise in der Länge der Linien wider.

3 Editionsprinzipien

Viele Handschriften des *K. al-Aġḏiya wa-l-ašriba* weisen bestimmte Glossen in zumeist unterschiedlicher Kombination auf, die dem Text angeblich vom Verfasser selbst hinzugefügt worden sind.[8] In den meisten Handschriften fehlen diese Glossen jedoch. Dies deutet darauf hin, dass as-Samarqandī eine

als Magisterarbeit an der Universität Aleppo eingereicht. Die Arbeit wurde bislang nicht publiziert.

5 Nur in LE, YA und Q1 fehlt das Vorwort des *K. al-Aġḏiya wa-l-ašriba*, diese Hss. beginnen direkt mit der Einleitung. In R2 wurde im Kapitel über Getränke der Eintrag zu *fuqqāʿ* weggelassen.

6 Zur eindeutigen Feststellung einer überlieferungsgeschichtlichen Abhängigkeit sind nur solche Lesarten aussagekräftig, die mit hoher Wahrscheinlichkeit auf eine gemeinsame Quelle zurückgehen und nicht als iterinierende Varianten durch Zufall mehrmals entstanden sein können.

7 Maas 1960, 30; Gacek 2009, 268.

8 Vgl. z.B. den Vermerk bei einer Glosse der Hss. BY und K1: „So fanden wir es am Rand vom Verfasser vermerkt (*waǧadnāhu hākaḏā bi-ḫaṭṭ al-muṣannif ʿalā l-ḥāšiya*)." Bis zu vier von insgesamt fünf verschiedenen Glossen mit Verweis auf den Verfasser finden sich jeweils in den folgenden Hss.: B1 B2 BY CB IÜ K1 K3 K4 LE LO M2 M3 MO P1 QA S1 S2 S4 T1 T2. Die Glossen mit Autorenbezug sind im textkritischen Apparat der Edition wiedergegeben.

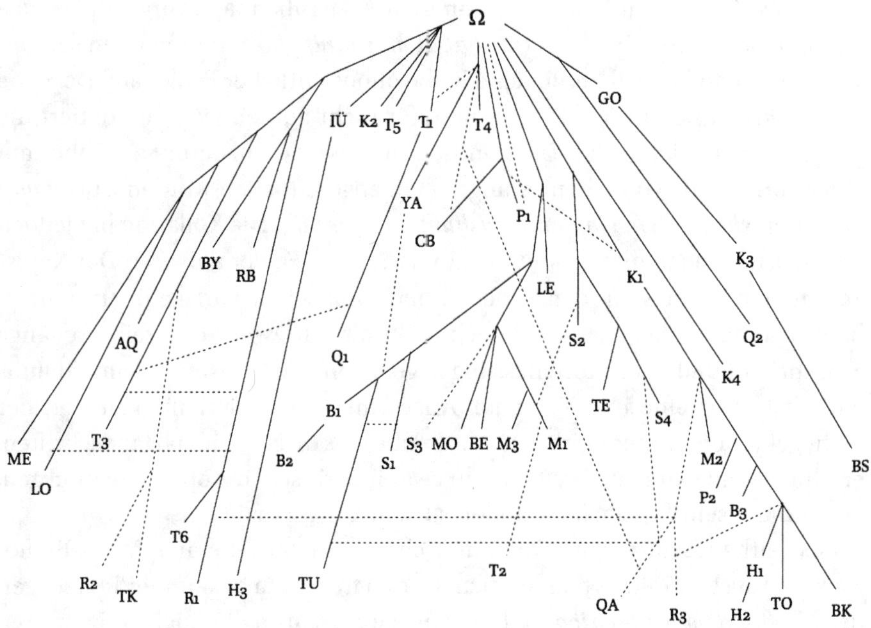

oder mehrere Abschriften des Werks nachträglich eigenhändig mit Anmerkungen versehen hat und gibt Anlass zu der Vermutung, dass mehrere von as-Samarqandī autorisierte Exemplare des *K. al-Aġḏiya wa-l-ašriba* im Umlauf gewesen sein könnten. Für die Edition bedeutet dies, dass die stemmatische Methode relativiert werden muss, da die Rückführung der erhaltenen Handschriften auf eine einzige Autorenfassung möglicherweise an der historischen Realität der Überlieferung vorbeigeht.[9]

Das Ω steht im *stemma* somit nicht für einen einzelnen Urtext, sondern für die Gesamtheit der vom Verfasser autorisierten Textfassungen. Es erschien daher am sinnvollsten, gemäß dem Leithandschriftenprinzip eine möglichst ursprungsnahe historisch belegte Textfassung auszuwählen und diese im Apparat durch die Lesarten weiterer Handschriften zu ergänzen.

Es gibt zwei Handschriften, die eine direkte Verbindung zu as-Samarqandī beanspruchen, sich jedoch beide als vergleichsweise fehlerhaft herausgestellt haben und auch untereinander keine signifikanten Gemeinsamkeiten aufweisen. In P1 steht ein Kollationsvermerk, nach dem diese Abschrift des *K. al-*

9 Auch Witkam (1988, 98) spricht sich bei der Edition von Texten, bei denen von mehreren autorisierten Textfassungen ausgegangen werden kann, für eine pragmatische Relativierung der stemmatischen Methode aus, insbesondere, wenn eine große Anzahl an Textzeugen erhalten sind.

Aġḏiya wa-l-ašriba im Jahr 701 H. von dem Arzt Yūḥannā b. Ǧirǧis in Damaskus anhand des Autographen (*nusḫat al-muṣannif*) korrigiert worden sei. Der Text weist jedoch noch immer eine Reihe offensichtlicher Fehler auf. De Slane (1883, 539) hält den Kollationsvermerk für nicht authentisch und datiert die Handschrift auf das 16. Jh.[10] Die Handschrift T4 wiederum beruht angeblich auf einer Vorlage, die von einem Autographen abgeschrieben worden ist (*nuqilat min an-nusḫa allatī nusiḫat min nusḫat al-muṣannif*). Die Kollation hat jedoch ergeben, dass auch diese Handschrift relativ viele Fehler aufweist. Der Kopist könnte den Verweis auf den Verfasser auch von seiner Vorlage übernommen haben, so dass möglicherweise doch mehr als nur zwei Abschreibevorgänge zwischen T4 und der Autorenfassung liegen. Von den Glossen as-Samarqandīs enthält P1 nur eine und T4 keine. Angesichts der Fehlerhaftigkeit und der nicht geklärten Authentizität des Autorenbezugs dieser beiden Handschriften, erschien es angebracht, ihre Lesarten zwar im kritischen Apparat anzuführen, als Leithandschrift jedoch ein anderes Exemplar vorzuziehen.

Als Leithandschrift wurde die Handschrift 4401 der Teheraner Malik-Bibliothek (T5) ausgewählt. Es handelt sich um den frühesten bekannten Textzeugen des *K. al-Aġḏiya wa-l-ašriba* und die einzige Abschrift, die noch zu Lebzeiten as-Samarqandīs entstanden ist.[11] Sie eignet sich insofern als Leithandschrift, als sie sich durch die größtmögliche zeitliche Nähe zum Verfasser und den von ihm autorisierten Textfassungen auszeichnet und zugleich vergleichsweise wenige Fehler aufweist.

Zur Ergänzung der Leithandschrift wurden im Apparat neben P1 und T4 die Handschriften K2, IÜ, T1 und GO berücksichtigt, die zugleich eine ursprungsnahe Position im *stemma*, eine vergleichsweise geringe Fehlerhaftigkeit und ein relativ frühes Datum ihrer Abschrift aufweisen.[12] Da die Edition des *K. al-*

10 De Slane 1883, 539; vgl. auch den Abschnitt „Forgeries" in Gacek 2009, 108–110.

11 Vgl. die Datierungen im Verzeichnis der Hss. Die Hs. wird im Katalog von Afshar (1974 I, 53) erwähnt, jedoch nicht näher beschrieben. Im Incipit steht beim Namen as-Samarqandīs der Zusatz *raḥimahū llāh*, der offenbar nach seinem Tod nachträglich eingefügt wurde. Es handelt sich um eine unvollständige Sammelhs., die außer dem *K. al-Aġḏiya wa-l-ašriba* auch as-Samarqandīs *K. al-Asbāb wa-l-ʿalāmāt* und das *K. Uṣūl at-tarākīb* enthält. Sie umfasst 186 paginierte Folia und ist in schwarzer und – für Markierungen und Überschriften – roter Tinte im *nasḫī*-Duktus geschrieben. Die Hs. weist nur sehr wenige Glossen und Korrekturen auf. Im Kolophon ist die Abschrift des *K. al-Aġḏiya wa-l-ašriba* auf das Jahr 613 H. datiert. Der Name des Kopisten wurde nachträglich unkenntlich gemacht und auch die Ortsangabe ist nicht eindeutig zu identifizieren (vgl. S. 440).

12 Diese Kriterien sind jeweils für sich allein genommen nicht hinreichend, in Kombination jedoch recht aussagekräftig (vgl. auch die Editionsmethodik bei Witkam 1988, 96).

Aġḏiya wa-l-ašriba auch die textgeschichtliche Entwicklung des Werks widerspiegeln soll, enthält der kritische Apparat neben den Lesarten der ursprungsnahen Handschriften auch Varianten von Vertretern anderer Überlieferungszweige. Hierfür wurden anhand des *stemmas* die Handschriften BY, K1, K4 und M1 ausgewählt.

Einzelfehler der Leithandschrift sollen nach Möglichkeit korrigiert werden. Wenn alle anderen ursprungsnahen Handschriften eine gemeinsame abweichende Lesart von T5 aufweisen, wurde diese in einigen Fällen in den Haupttext übernommen und die Lesart der Leithandschrift im Apparat angeführt. Auch die Lesarten der Quellen as-Samarqandīs sind im Apparat aufgeführt, sofern diese von der Leithandschrift abweichen, mit anderen ursprungsnahen Handschriften jedoch übereinstimmen.

Der Text wurde durch Interpunktionszeichen und Absätze gegliedert und an die moderne arabische Orthografie angepasst.[13] Die Hervorhebungen der Nahrungsmittelbezeichnungen sind an der Leithandschrift orientiert und wurden gegebenenfalls zur besseren Übersichtlichkeit ergänzt. Auch von as-Samarqandī als Zitate gekennzeichnete Sätze sind im Editionstext hervorgehoben.

4 Siglenverzeichnis

Leithandschrift

أ	T5	Teheran, Kitābḫāna-yi millī-yi Malik, 4401/2

Weitere ursprungsnahe Handschriften

غ	GO	Gotha, Forschungsbibliothek, orient. A 1999/4
ج	IÜ	Istanbul, Üniversitesi Kütüphanesi, 6159/2
ق	K2	Kairo, Dār al-kutub al-miṣrīya, Ṭibb 2
ب	P1	Paris, Bibliothèque Nationale de France, Arabe 3030/4

13 Dies betrifft vor allem die *hamza*-Schreibung. Das Genus der Verben im Imperfekt wurde bei Bedarf korrigiert, da die Kopisten dieses durch Punktierung der Buchstaben *yāʾ* und *tāʾ* oftmals falsch markiert haben.

ط T1 Teheran, Kitābḫāna-yi Maǧlis-i šūrā-yi millī, 1575

م T4 Teheran, Kitābḫāna-yi millī-yi Malik, 4394

Vertreter der übrigen Überlieferungszweige

س BY Istanbul, Beyazıt Umumi Kütüphanesi, Velieddin Efendi 2541/4

ك K1 Kairo, Dār al-kutub al-miṣrīya, Ṭibb 1/4

د K4 Kairo, Dār al-kutub al-miṣrīya, Ṭibb 122

ض M1 Maschhad, Kitābḫāna-yi Āstān-i Quds-i Raḍawī, 5043

Quellen[14]

ح Ḥunayn b. Isḥāq: *K. al-Aġḏiya*. Hs. Bankipur, Khuda Bakhsh Oriental Public Library, 2142

ل al-Maǧūsī: *K. Kāmil aṣ-ṣināʿa aṭ-ṭibbīya*. Ed. Būlāq 1877

ر ar-Rāzī: *K. Dafʿ maḍārr al-aġḏiya*. Ed. Kairo 1888

ن ar-Rāzī: *K. al-Manṣūrī fī ṭ-ṭibb*. Ed. Kuwait 1987

خ al-Balḫī: *K. Maṣāliḥ al-abdān wa-l-anfus*. Ed. Kairo 2005

و Ibn Māsawayh bei ar-Razi: *K. al-Ḥāwī fī ṭ-ṭibb*. 8 Bde. Ed. Beirut 2000

○ Lesart in sämtlichen verwendeten Hss. mit Ausnahme der Leithandschrift

↔ Vertauschte Reihenfolge zweier Wörter[15]

* Lesart in der Handschrift als Randkorrektur oder Glosse

+ Hinzufügung

- Auslassung

( ) Lacuna

---

14 Von den übrigen Lesarten abgetrennt durch /. Zu den Quellen des *K. al-Aġḏiya wa-l-ašriba* s. Kap. 1.4 zum Kontext des *K. al-Aġḏiya wa-l-ašriba*.

15 Die Partikel *wa-*, *fa-*, *li-* und *bi-* bleiben dabei unberücksichtigt (z. B. *fa-bi-*A *wa-*B → *fa-bi-*B *wa-*A).

5 Hinweise zur deutschen Übersetzung

Für die Übersetzung des *K. al-Aġḏiya wa-l-ašriba* wurden die arabischen Wörterbücher von Wehr (1985), Lane (1968), Dozy (1927), Ibn Manẓūr (1990) und Ullmann (1970b) sowie für die persischen Begriffe die Wörterbücher von Dihḫudā (1998) und Junker/Alavi (2002) verwendet.

Die Angaben zur botanischen und zoologischen Taxonomie sind – sofern nicht anders vermerkt – Dietrich (1988), Díaz García (1981; 1983), Liddell/Scott (1996), Carabaza-Bravo (2004), von Erhardt et al. (2008) oder den arabischen Wörterbüchern entnommen. Ist nicht ersichtlich, welche Art gemeint ist, fehlt die taxonomische Information oder es wird lediglich die Gattungsbezeichnung angeführt.

بسم الله الرحمن الرحيم

كتاب الأغذية والأشربة

قال الشيخ الإمام الأستاذ نجيب الدين أبو الفتح محمّد بن علي بن عمر السمرقندي رَحِمَه الله
بعد حمد الله تعالى والثناء عليه

إنّ الله تبارك وتعالى لما خلق نوع الإنسان أعدلَ مزاجًا من جميع الحيوانات وجعل ذلك الاعتدال عريضًا غير محصور في حدٍّ ضيّق، ولذلك اختلفت صورهم وطبائعهم وأمزجتهم وأخلاقهم بخلاف سائر أصناف الحيوانات، وَجَبَ أن تكون أغذيتهم وأشربتهم متفنّنةً كثيرة الأصناف مختلفة الطبائع خلافَ ما عليه غذاء سائر الحيوانات بأصنافها، ليصادف كلّ إنسان ما يوافق مزاجه الأصلي والعَرَضي الحادث كلَّ وقتٍ من أدنى سببٍ يعرض له للطافة مزاجه وتأثّره سريعًا ممّا يردّ عليه، فيُحوِجُه كلَّ وقتٍ إلى غذاء دون غذاء من أغذيته موافق لحاله وشهوته. إن لم يراع ذلك ولم ينَل منه ازداد ذلك التأثّر اليسير وتَفاقَمَ الأثر فيه حتّى أشرف على المرض.

---

٢ كتاب ... والاشربة : + وما يتصل بها، ط : الحمد لله رب العالمين (غ ج ق ب م س ك ض د) والصلاة والسلام (غ ب م ك ض) / والصلاة (ج د) / وصلواته (ق) / والسلام (س) على خير خلقه (ق ب) / نبينا المصطفى (ج س د) / نبينا (غ ض) / رسوله (م) محمد (غ ج ق ب م س د ض) / النبي (ك) وآله اجمعين (ج ق ب س ك د) / الطاهرين (م)   ٣–٤ قال ... عليه : اعلم ان، د : -، غ ج ب م ك ض   ٣ قال : من تصنيف، ط ‖ الأستاذ : الاجل الفاضل العالم، ق : الاجل الفاضل الكامل، ط : الاجل العالم الكامل، س ‖ نجيب : + الملة و، ط س ‖ ابو ... عمر : مختار الاسلام والمسلمين رضى الملوك والسلاطين، ط ‖ ابو الفتح : رضى الاسلام، ق : صفى الاسلام والمسلمين عزيز الملوك والسلاطين نخر الافاضل ابو المحامد، س ‖ بن عمر : -، س   ٣–٤ رحمه ... عليه : رحمة الله عليه، س : قدّس الله روحه ونوّر ضريحه، ط   ٥ نوع : -، ج ك   ٦ محصور : منحصر، ك   ٧ أصناف : -، ق ك ‖ الحيوانات : + بأصنافها، ق ‖ وأشربتهم : -، غ ب م ض د ‖ متفننة : متنوعة، ب   ٨ خلاف : بخلاف، ج ‖ عليه : + حال، ج ق ط س   ٩ والعرضي : والعارضي، ك   ١٠ يراع ذلك : + منه، ك ‖ منه : -، ج ك   ١١ التاثر : التأثير، ب ‖ وتفاقم : وتفاخم، ج ‖ الاثر : الامر، ○

Im Namen Gottes, des barmherzigen Erbarmers

Das Buch der Nahrungsmittel und Getränke

Der ehrwürdige Meister und Lehrer Naǧīb ad-Dīn Abū l-Fatḥ Muḥammad b. ʿAlī b. ʿUmar as-Samarqandī – Gott erbarme sich seiner – sprach, nach Lob und Preis Gottes, des Erhabenen:

Gott, der Gesegnete und Erhabene, hat die menschliche Spezies mit dem ausgeglichensten Temperament aller Lebewesen erschaffen und diese Ausgeglichenheit weit gestaltet und nicht auf einen engen Bereich beschränkt, so dass sich Aussehen, Naturen, Temperamente und Wesenszüge [der Menschen] – anders als bei den übrigen Lebewesen – unterscheiden. Daher müssen ihre Nahrungsmittel und Getränke – im Gegensatz zur Nahrung der übrigen Lebewesen – vielfältig sein, von zahlreichen Sorten und unterschiedlicher Natur. So soll jeder Mensch finden, was seinem ursprünglichen und seinem akzidentiellen Temperament entspricht, das sich ständig aus den geringsten Ursachen ergibt, denen er ausgesetzt ist – aufgrund seines feinen Temperaments und seiner schnellen Beeinflussbarkeit durch das, was ihm widerfährt. Sie lassen ihn somit jedes Mal bestimmter Nahrungsmittel bedürfen, die seinem Zustand und Appetit entsprechen. Wenn er dies nicht berücksichtigt und erfasst, nimmt jener leichte Einfluss in ihm zu und verschärft sich, bis er zur Krankheit führt.

ولذلك قالت الحكماء إنّ **التخليط في زمن الصحّة كالتداوي في زمن المرض**، وليس المراد بالتخليط الجمع بينها في أكلة واحدة إذ من المحال أن يوافق الضدّان من الأغذية معًا في حالة واحدة. والحاكم في اختيار الأوفق في كلّ وقت شهوة الصحيح وعلمه بحالات بدنه وطبائع أغذيته. فوجب على كلّ من هو ألطف طبعًا وأشدّ تأثّرًا من المؤثّرات الغير الطبيعية له، وبالضرورة هو الأعقل من الناس والمخصوص بخصائص الإنسانية دون أصحاب الطبائع الكثيفة، أن يعرف طبائع الأغذية والأشربة وخواصّها وأفعالها ليختار منها كلّ وقت ما هو أصلح لمزاجه وأوفق لحاله، فيدوم له كمال الصحّة ويفوز بنفعها عاجلاً وآجلاً.

وقد جمعتُ كلام جالينوس وأقاويل شارحي كلامه في الأغذية وجميع ما يتناوله الإنسان وفي طبائعها ومنافعها وخواصّ كلّ واحد منها، وما وجدتُ منها شيئًا إلا أثبتُه في هذه المجلّدة ليكون الناظر فيها مُطَّلِعًا على كُنْه ما قاله الأوّلون في الأغذية ولا يفوته علم شيء منها ومن أفعالها.

والله الموفّق

قال: الغذاء الحقيقي هو الذي يقوم مقام ما يتحلّل من جواهر أعضاء البدن ويصير بدلاً له، وذلك يكون من تلك الأغذية المستعار اسمها من ذلك لصيرورتها كذلك في ثاني الحال، بعد مفارقة بعض أجزائها التي لا تصلح للغذاء.

فمن الأغذية غليظةٌ وهي التي إذا صارت جزء عضو يكون ذلك الجزء صلبًا قويًا عسر التحلّل، وبالضرورة أن يكون هذا الجنس من الأغذية غليظةً عسرة الانهضام، وتصلح لأصحاب الكدّ والتعب

---

١ بالتخليط : من التخليط، غ ج ب م ض د : + بين متضادين من الاغذية مما لا يجوز، م ٢ بينها : بينهما، ج ب ط م ٣ في كل : كل، ب ٤ له، ○ : فيه، أ ‖ الاعقل : اعقل، ب ‖ من الناس : - ق ٥ بخصائص : بالخصائص، ق ٦ ليختار : فيختار، ج ‖ وأوفق : وافق، ب ٨ شارحي : مشرحي، ك ‖ الاغذية : + والاشربة، ك ٩ واحد : -، د ١٠ الاغذية : + والاشربة، ك ١١–١٢ والله ... قال : فأقول وبالله التوفيق وعليه التوكل، ق : بسم الله الرحمن الرحيم الحمد لله رب العالمين والصلوة والسلام على نبينا المصطفى محمد وآله اجمعين إن، ط ١١ الموفق : + والمعين، م ١٢ قال : اقول ان، غ ب م ك ض د : اقول، س : كتاب الاغذية والاشربة، ج ‖ بدلا له : بدله، ق ١٣ اسمها : -، ض ١٥ الجزء : العضو، د

Daher sprachen die Gelehrten: *Die Mischung zur Zeit der Gesundheit kommt der Medikation zur Zeit der Krankheit gleich.*[1] Mit Mischung ist nicht gemeint, [die Nahrungsmittel] in einer einzigen Mahlzeit zu vereinen, denn es ist unmöglich, dass zwei gegensätzliche Nahrungsmittel in einem Zustand miteinander harmonieren. Das Entscheidende bei der Auswahl der förderlichsten [Nahrung] zu jeder Zeit ist der Appetit des Gesunden und sein Wissen um die Zustände seines Körpers und die Naturen seiner Nahrungsmittel. Ein jeder mit feinerer Veranlagung, der stärker von den nicht seiner Natur entsprechenden Einflüssen beeinflusst wird – dieser gehört notwendigerweise zu den klügsten Menschen, die sich eher mit den Eigenheiten des Menschseins befassen als Personen mit groben Naturen –, sollte die Naturen, Eigenschaften und Wirkungen der Nahrungsmittel und Getränke kennen, damit er von ihnen jedes Mal auswähle, was seinem Temperament am zuträglichsten und seinem Zustand am förderlichsten ist. So wird er sich lange vollkommener Gesundheit erfreuen und in naher wie in ferner Zukunft ihren Nutzen gewinnen.

Ich habe die Worte Galens und die Aussprüche seiner Kommentatoren zu den Nahrungsmitteln und allem, was der Mensch zu sich nimmt, zu ihren Naturen, ihren Nutzen und den spezifischen Eigenschaften jedes einzelnen [Nahrungsmittels] gesammelt. Nichts habe ich dazu gefunden, was ich nicht in diesem Band verzeichnet hätte, damit der Leser einen Überblick über das wahre Wesen dessen erhalte, was die früheren [Ärzte] über die Nahrungsmittel gesagt haben und ihm nicht das Wissen über eines von ihnen und seine Wirkungen entgehe.

Gott ist es, Der Erfolg verleiht.

[As-Samarqandī] sprach: Wirkliche Nahrung ist das, was den Platz der sich auflösenden Substanzen der Körperorgane einnimmt und diese ersetzt. Dies geschieht durch jene Nahrungsmittel, deren Name daran angelehnt ist, da sie im zweiten Zustand zu [Nahrung] werden, nachdem sie sich von einigen ihrer Teile, die sich nicht zur Nahrung eignen, getrennt haben.

Es gibt [zum einen] grobe Nahrungsmittel: Wenn sie Teil eines Organs geworden sind, ist dieser Teil fest, kräftig und schwer löslich. Nahrungsmittel dieser Art sind notwendigerweise grob und schwer verdaulich. Sie sind Personen zuträglich, die harter, erschöpfender Arbeit nachgehen, um ihre Organe fester,

1 Der Ursprung dieses Zitats ist unklar. Es steht ebenfalls im *Šarḥ al-muġnī* des Sadīd ad-Dīn al-Kāzarūnī aus dem 14. Jh. (vgl. al-Kāzarūnī 1832, 116). Al-Kāzarūnī und as-Samarqandī könnten es derselben Quelle entnommen haben.

لتصير أعضاءهم أمتن وأصلب وأقوى ولئلا تحلّل عنهم وتذوب سريعًا بكثرة الحركات، ويكون هضمها عليهم أسهل لتوفُّر حرارتهم. ومنها لطيفةٌ وهي التي إذا صارت جزء عضو يكون ذلك الجزء أسخف قوامًا وألطف جوهرًا وأسرع تحلّلاً، وبالضرورة ان يكون هذا الجنس من الأغذية لطيفةً سريعة الانهضام رخوةً، وتصلح للمُترَفين وأصحاب الدَعة للطافة أعضائهم ولينها وعدم الأسباب المحلّلة من الكدّ والتعب وجودة هضمها فيهم أيضًا. ولا يصلح هذا الجنس من الأغذية لأصحاب الكدّ والتعب لأنّهم لا يتقوّون عليها وتحلّل عنهم بسرعة، كما قال بُقراط: **كلّ ما يغذو سريعًا فخروجه أيضًا يكون سريعًا.** أي خروجه بالتحلّل لأنّ المنعقد منه ألين وأسخف قوامًا، كما لا تصلح الأغذية الغليظة لأصحاب الدعة والمُترَفين لعدم احتياجهم إليها وقصور هضمها فيهم.

ومن الأغذية حارّة وباردة ورطبة ويابسة على قياس ما قيل في الغليظ واللطيف، أي إذا استحالت إلى الأعضاء وصارت غذاءً حقيقيًا تكون تلك الكيفيات باقيةً فيها إلى حين. وللأغذية أفعال وراء التغذية من التسخين والتبريد والترطيب والتجفيف والقبض والإسهال والإدرار والنفع لعضو والمضرّة لآخر وغير ذلك، إمّا لخواصّ الأغذية واختلاف طبائعها، وإمّا لاختلاف أمزجة الأبدان والأعضاء واستعدادها لبعض تلك الأعراض دون بعض، وإمّا لاجتماع بعض الأخلاط في آلات الغذاء منها المفسدة لها والمزلّقة إيّاها، وإمّا لاختلاف صنعتها وإمّا لسوء ترتيب آكليها في المقادير والأوقات.

ولذلك قد يكون الغذاء الواحد ضارًّا نافعًا مسهلاً قابضًا كالعسل مثلاً، فإنّه ينهضم في الأبدان الباردة ويصير دمًا وفي الأبدان الحارّة اليابسة يستحيل صفراء، وهو أيضًا متى وَجَدَ في الأحشاء فضل قوّةٍ على تنفيذ الغذاء إلى البدن وتقصيرًا في الدفع عاون الغذاء في النفوذ فزاد البطن يبسًا،

٢ لتوفّر: لتوافر، ك || الجزء: العضو، د ٥ ايضا: -، ب || الاغذية: + اللطيفة، ك ٦ يتقوون: يتعوّدون، س || كل ما: كلما، م س ك ٩ الغليظ واللطيف: الغليظة واللطيفة، ب ١٣ واستعدادها: واستعداد، ض ١٦ ولذلك: وكذلك، ج ك || كالعسل مثلا: ↔، ك

härter und kräftiger zu machen und damit sie sich nicht in ihnen auflösen und durch die vielen Bewegungen schnell schmelzen. Durch ihre reichlich vorhandene Hitze fällt ihnen ihre Verdauung leichter. [Zum anderen] gibt es feine [Nahrungsmittel]: Wenn sie Teil eines Organs geworden sind, ist dieser Teil von schwächerer Konsistenz, feinerer Substanz und schneller löslich. Nahrungsmittel dieser Art sind notwendigerweise fein, schnell verdaulich und locker. Sie sind wohlhabenden und ruhigen Personen zuträglich, da ihre Organe fein und weich sind, es ihnen an den auflösenden Ursachen harter, erschöpfender Arbeit fehlt und auch weil sie gut von ihnen verdaut werden. Jenen, die harter und erschöpfender Arbeit nachgehen, sind Nahrungsmittel dieser Art nicht zuträglich, denn sie stärken sie nicht und lösen sich schnell in ihnen auf – wie Hippokrates sagte: *Alles, was schnell nährt, kommt auch schnell wieder heraus.*[2] Gemeint ist das Herauskommen durch Auflösung, denn zusammenhängende [Nahrung] ist weicher und von schwächerer Konstitution. Gleichermaßen sind auch die groben Nahrungsmittel den Ruhigen und Wohlhabenden nicht zuträglich, denn sie benötigen sie nicht und können sie nicht verdauen.

Es gibt heiße und kalte, feuchte und trockene Nahrungsmittel – in Analogie dazu, was über das Grobe und Feine gesagt wurde. Wenn sie sich also in Organe umwandeln und zu wirklicher Nahrung werden, verbleiben jene Qualitäten noch einige Zeit lang in ihnen. Über die Ernährung hinaus haben Nahrungsmittel unter anderem erhitzende und kühlende, befeuchtende und trocknende, stopfende, abführende und [harn]treibende Wirkung und können einem Organ nützen und einem anderen schaden. Dies kann entweder auf den Eigenarten der Nahrungsmittel und ihren unterschiedlichen Naturen beruhen oder auf den unterschiedlichen Temperamenten der Körper und Organe, die bestimmten Akzidenzien eher zugeneigt sind als anderen, oder auf der Versammlung bestimmter Körpersäfte in den Verdauungsorganen – darunter solche, die sie verderben und schlüpfrig machen – oder auf den Unterschieden in ihrer Zubereitung oder auch auf der ungünstigen Ordnung der [Essens]mengen und -zeiten bei denen, die sie verzehren.

Daher kann ein einzelnes Nahrungsmittel [zugleich] schädlich und nützlich sein und abführend und stopfend wirken – wie zum Beispiel Honig. In kalten Körpern wird er verdaut und wird zu Blut, in heißen, trockenen Körpern [hingegen] wandelt er sich zu gelber Galle. Wenn er zudem in den Gedärmen einen Überschuss an Kraft zur Weiterleitung der Nahrung in den Körper und unzulänglichen Anstoß vorfindet, unterstützt er die Nahrung in ihrer Verbreitung

2 Zitat aus den Aphorismen des Hippokrates (*Fuṣūl Abuqrāṭ*): *Aph.* II, 18 (Jones 1953, 112 f.; vgl. Tytler 1832, 12 f.).

ومتّى وافى البطن على خلاف ذلك أطلق. ومثل الكرنب والعدس لأنّهما مركّبا الأجزاء فيهما قوّتان متضادّتان فماؤهما مسهل وجرمهما قابض، ومتّى أُكلا مع مائهما فإن وَجَدَا البطن سريع الانطلاق بالطبع أطلقا وإن وجدا على خلاف ذلك أمسكا، لأنّ إحدى كيفيتيهما إذا اتّصلت بها أخرى مثلها من البدن تعاونتا وغلبتا الأخرى.

وكذلك قد يوجد غذاء واحد مصحّح لبدن ممرّض لآخر، مثل مَن انحرف مزاجه عن الاعتدال مثلاً إلى ثلاث درجات من الحرّ من قبل الطبع أو السِنّ أو غير ذلك، فينبغي أن يكون غذاؤه مائلاً عن الاعتدال إلى ثلاث درجات من البرد حتّى إذا عمل فيه حرارته القوّية وصار غذاءً بالفعل انخلع عمّا له من البرد وصار حارًّا مشاكلاً لجوهر بدنه لأنّ حفظ الصحّة بالمثل. ولو اغتذى به صاحب المزاج البارد لأضرّ به وأسقمه ببرده، ولو اغتذى هو بغذاء حارّ بمثل حرارة مزاجه لصار عند هضمه وعمل حرارته القوّية فيه أحرّ ممّا كان وخرج عن مشابهة مزاجه.

فالأغذية إنّما تُعتبر حالها وأنّها مشابهة للأبدان أو مضادّة لها عند صيرورتها غذاءً بالفعل وعند تعرّيها عن الأسباب المغيّرة لها والعوارض اللاحقة بها، ويُحكم على اعتدالها عند موافقتها للأبدان المعتدلة المزاج الفاضلة التركيب النقية من الفضول الحافظة للترتيب، ولا يُبتّ الحكم ولا يُطلق القول بأفعالها دون ذلك.

والأغذية التي يغتذي بها الإنسان ستّة أنواع:
الحُبوب واللُحمان والألبان والبَيض والثِمار والبُقول.

---

٥ وكذلك : ولذلك، ط م ‖ غذاء، ○: دواء، أ ٦ الدرجات : + مصنف: لا ينبغي أن يقاس درجات قوى الأغذية بدرجات قوى الأدوية فإن الدواء الحار مثلا في الدرجة الثانية يعمل في البدن ما لا يعمله الغذاء الحار في الدرجة الرابعة، ج* ط* س* ك* د* ٧ البرد : البرودة، م ‖ عمل : عملت، ○ ٨ اغتذى به : اغتذى، ك ١٠ وخرج، ○: فيه خرج، أ ١١ وانها : بانها، م ١٦ واللحمان : واللحوم، م ‖ والالبان والبيض : ↔، ض* ‖ والبيض والثمار : ↔، ك

und verstärkt die Trockenheit des Bauchs. Kommt er [jedoch] unter gegenteiligen Umständen in den Bauch, wirkt er abführend. Ein [weiteres] Beispiel [stellen] Kohl und Linsen [dar]: Da beide aus Teilen zusammengesetzt sind und sich in ihnen zwei gegensätzliche Kräfte befinden, wirkt ihr Wasser abführend und ihre feste Masse stopfend. Wenn man sie nun mit ihrem Wasser isst und sie den Bauch bereit zum schnellen Abführen vorfinden, wirken sie natürlich abführend, finden sie [ihn jedoch] im gegenteiligen Zustand vor, stopfen sie. Denn wenn eine ihrer beider Qualitäten im Körper in Kontakt mit einer weiteren, gleichartigen kommt, arbeiten beide zusammen und überwältigen die andere.

Ebenso kann auch ein und dasselbe Nahrungsmittel einen Körper gesund machen und einen anderen krank, wie bei jemandem, dessen Temperament beispielsweise um drei Grad[3] von der Ausgeglichenheit zur Hitze abgewichen ist, durch natürliche Veranlagung, das Alter oder anderes. Seine Nahrung sollte also von der Ausgeglichenheit um drei Grad der Kälte zugeneigt sein, damit sie, wenn seine starke Hitze in ihr arbeitet und sie zu tatsächlicher Nahrung wird, ihrer Kälte entledigt und heiß wird, ähnlich der Substanz seines Körpers, denn die Bewahrung der Gesundheit erfolgt durch das Ähnliche. Wenn sich nun jemand mit kaltem Temperament von ihr ernährte, würde sie ihm durch ihre Kälte schaden und ihn krank machen. Wenn er sich [aber] von einem Nahrungsmittel ernährte, das ebenso heiß ist wie sein Temperament, würde er bei dessen Verdauung und der Arbeit dessen starker Hitze in ihm heißer werden als zuvor und die Ähnlichkeit seines Temperamentes verlassen.

Die Nahrungsmittel gelten als den Körpern ähnlich oder ihnen entgegengesetzt, wenn sie tatsächlich zu Nahrung werden und sich den sie verändernden Ursachen und den ihnen anhaftenden Akzidentien entledigen. Man beurteilt sie als ausgeglichen, wenn sie den Körpern mit ausgeglichenem Temperament entsprechen, die eine vorzügliche Struktur aufweisen, frei von Überschüssen[4] sind und die Ordnung bewahren. Ist dies nicht gegeben, wird kein Urteil über sie gefällt und keine Aussage zu ihrer Wirkung gemacht.

Es gibt sechs Arten von Nahrungsmitteln,
von denen sich der Mensch ernährt:
Körner, Fleisch, Milchprodukte, Eier, Früchte und Gemüse.

3 Glosse in den Hss. IÜ, T1, BY, K1 und K4: „[Der] Verfasser: Die Grade der Kräfte der Nahrungsmittel sind nicht anhand der Grade der Kräfte der Heilmittel zu messen. Ein im zweiten Grad heißes Heilmittel beispielsweise bewirkt im Körper, was nicht einmal ein im vierten Grad heißes Nahrungsmittel bewirkt."

4 Überschüsse (*fuḍūl*) sind Substanzen aus Körpersäften, die sich im Körper ansammeln und Krankheiten verursachen (vgl. Wilkins 2013, 25, Anm. 1).

وأُولاها في المرتبة وأُولاها بالمثابرة عليها **الحُبوب** [١] وهي أسهل استمراءً وهضمًا في المعدة من اللحمان، وأجود الحبوب في أنواعها أتمّها إدراكًا وأملسها وأكثرها امتلاءً وأشدّها اكتنازًا واندماجًا، يُعرف ذلك برزانتها وكثرة دقيقها، وأسرعها انتقاعًا وانتفاخًا في الماء وأنقاها ممّا ينبت معها. ويوجد فيها من الحبوب الغريبة لا قريبة العهد بالحصاد لوجود الرطوبة الفضلية فيها ولا بعيدته لتحلّل الرطوبة الطبيعية عنها. فإنّ أجود ما يكون الحبوب كلّها من بعد أن تمضي لها ستّة أشهر وإلى تمام السنة، وما كان أعتق من ذلك فهو أسرع انهضامًا بعد أن لا يكون قد عفن إلا أنّ غذاءه يكون أقلّ، وما كان دون الستّة الأشهر فهو أعسر انهضامًا وغذاؤه ثقيل لزج كثير الفضول.

ويُصلح كلّ واحد منها بما يجب أن يُصلح به، **فالإنقاع** يكسبها رطوبةً وبردًا، **والسَلق** يذهب بمرارتها وعفوصتها، **والقَلي** يذهب بلينها ويجعلها أيبس وأغلظ ويذهب عنها النفخ والرياح، **والطَحن** يجعلها أسرع تغيّرًا في المعدة وانهضامًا وأسهل نفوذًا في البدن، **والتقشير** يجعلها أبطأ انهضامًا إلا أنّه يجعلها أقوى وأكثر غذاءً وأشدّ ملائمةً لمزاج الإنسان. فإنّ الله عزّ وجلّ لما جعل الإنسان لُباب الحيوان جعل له من كلّ ما يغتذي به لُبَّه وللحيوانات التي هي بمنزلة القشور قِشرَهُ، **والتحوير** يكسر حرارتها ويفيدها بردًا، **والتمليح** يذهب عنها التفاهة ويجعلها ذاتَ طعمٍ ويلطّفها، **والتبزير** يذهب بنفخها ويفيدها نفوذًا إلى الكبد، **والتخمير** يجعلها ألطف وأسرع نفوذًا وأبعد عن إحداث السُدَد، **والخَبز** يجعلها أجفّ وأخفّ وألذّ وأمرأ.

والحنطة أشدّ الحبوب مشاكلةً لطبيعة الإنسان وأوفقها لهم وأحمدها غذاءً لأنّها مقاربة للاعتدال إلى الحرارة ما هي وحرارتها مشابهة لحرارة الإنسان، وأجودها المتوسّطة في الصلابة والسخافة

---

٣ ويوجد: ويوخذ، ض ٤ الرطوبة: الرطوبات، ب ٥ لها: عليها، ق ‖ السنة: سنة، ك ٥–٧ السنة ... دون: -، ض ٧ اعسر: اسرع، س ‖ الفضول: الفضل، غ ج ق ب ط ك ض ٨ واحد: -، د ١٢ من كل: -، غ ‖ وللحيوانات: + الاخر، ك ‖ هي: + منه، د: -، س ١٥ أجف وأخف: ↔، غ ق ك: اخف، ض ١٦ والحنطة: الحنطة، ب ‖ لانها: الا انها، م

[1] Körner

sind der Rangfolge nach die ersten und diejenigen, um die man sich am beharrlichsten bemüht. Sie sind bekömmlicher als Fleisch und werden leichter im Magen verdaut. Die besten Körner ihrer jeweiligen Sorten sind die reifsten, glattesten, füllendsten, festesten und kompaktesten – dies erkennt man an ihrer Schwere und der großen Menge ihres Mehls – sowie jene, die sich am schnellsten einweichen lassen und im Wasser aufquellen und jene, die von [Teilen anderer Pflanzen], die mit ihnen wachsen, am reinsten sind. Es gibt unter ihnen sonderbare Körner, die aufgrund der überschüssigen Feuchtigkeit in ihnen weder frisch geerntet noch allzu weit von der Ernte entfernt sind, da sich die natürliche Feuchtigkeit in ihnen auflöst. Die besten aller Körner sind jene, die sechs Monate bis ein Jahr alt sind. Ältere [Körner] ohne Fäulnis werden schneller verdaut, doch ist ihr Nährwert geringer. Weniger als sechs Monate alte [Körner] werden schwerer verdaut und ihre Nahrung ist schwer, klebrig und reich an Überschüssen.

Man korrigiert die jeweiligen [Körner] durch den ihnen angemessenen Vorgang: EINWEICHEN verleiht ihnen Feuchtigkeit und Kälte. KOCHEN vertreibt ihre Bitterkeit und Adstringenz. RÖSTEN vertreibt ihre Weichheit, macht sie trockener und gröber und vertreibt ihre Blähwirkung und Winde. MAHLEN beschleunigt ihre Veränderung im Magen und ihre Verdauung und lässt sie den Körper leichter durchdringen. ENTSPELZEN verlangsamt ihre Verdauung, stärkt und steigert jedoch ihren Nährwert und macht sie geeigneter für das menschliche Temperament. Denn als Gott – Er ist mächtig und erhaben – den Menschen als bestes Lebewesen (*lubāb al-ḥayawān*) schuf, hat Er ihm von allem, wovon er sich ernährt, den besten Teil, [d.h. den Kern] (*lubbahū*), zugedacht, und den Tieren, die den Schalen gleichkommen, dessen Schale. Das AUSROLLEN [DES BROTTEIGS] lindert ihre Hitze und verhilft ihnen zu Kälte. SALZEN vertreibt ihre Fadheit, gibt ihnen Geschmack und verfeinert sie. WÜRZEN vertreibt ihre Blähwirkung und lässt sie zur Leber durchdringen. FERMENTIEREN macht sie feiner, schneller durchdringend und weniger anfällig für das Erzeugen von Obstruktionen und BACKEN macht sie trockener, leichter, wohlschmeckender und bekömmlicher.

WEIZEN [*Triticum* sp.] kommt von allen Körnern der Natur des Menschen am nächsten, er ist für sie am förderlichsten und hat den löblichsten Nährwert, denn er ist der Ausgeglichenheit nahe, der Hitze [zugeneigt] und seine Hitze gleicht der des Menschen. Der beste [Weizen] ist von mittlerer Festigkeit

والبياض والحمرة، وأكثرها وأغلظها غذاءً أرزنها وأشدّها تلزّزًا وحُمرةً، وما كان منها أبيض رخوًا خفيف الوزن فهو ألطفها وأقلّها غذاءً.

وأفضل الخبزَ **خُبز الحنطة** ما أُتّخذ من الحُوّارَى، وبُولغ في عجن دقيقه وجُعل فيه من الملح والبَورَق والخَمير مقدار معتدل ونُخّر تخميرًا جيّدًا واختبز في التنّور معتدلاً في غلظه ورقّته. وما أُتّخذ منه من **الدَشِيش** وهو الدقيق الذي قد أُخرج منه ما فيه من اللباب والسَمِيذ بعد نزع النُخالة، أقلّ غذاءً وأسرع انحدارًا. وما أُتّخذ من **السميذ** فهو أكثر غذاءً وأبطأ انحدارًا. وما أُتّخذ من دقيق لم ينزع لبابه ولا نخالته وهو **الخُشكار** متوسّط بينهما وإدمانه يولّد السوداء ويسرع بالهرم. وما أُتّخذ من دقيق **الحوّارى** وهو ما بُيّض بالمبالغة في الغسل والبلّ، فهو أقلّ غذاءً من خبز السميذ وأقلّ حرارةً لاكتسابه بردًا من الماء وأقلّ توليدًا للسدد لقلّة غلظه ولزوجته، لأنّه قد انقلب من الأرضية إلى الهوائية يستدلّ عليه بخفّته وإنّه لا يغوص في الماء، فقوّته قريبة من قوّة النشاء، وما أُتّخذ من دقيق قريب العهد بالطحن كان أسخن لبقاء الحرارة النارية فيه. **والخبز الفَتِيت والمغسول** وهو الذي قُشر ونُقع في الماء وصُبّ عنه مرارًا حتّى بلغ غاية الانتفاخ، منفّخ مضعف للمعدة مطلق للبطن، لا يحتمله إلا أصحاب الأمزجة الملتهبة الحارّة وفي الأحوال والأزمان الحارّة. وأحمد الفتيت ما أُتّخذ من الخبز المخمّر المختبز في التنّور وجُفف في الظلّ حتّى يكون كهيئة السَويق وبلّت بدهن اللوز. فأمّا الفتيت اليابس المجفّف خُبزه في التنّور فإنّه رديء بطيء الانهضام يورثه التنّور يبسًا شديدًا. **والخبز الفَطِير** يعسر هضمه ويبطؤ انحداره وتهيج منه أوجاع البطن والسُدَد، وأمّا المتخمّر فيسلم من هذه الخلال إلا أنّه أقلّ وأضعف غذاءً، والخبز اللين أكثر غذاءً وأشدّ ترطيبًا وأسرع انحدارًا، واليابس على خلاف ذلك. وكلّما كان الخبز

---

١ غذاء ارزنها : غذاء اوزنها، م : وأوزنها، ج : + وأوزنها، غ ب* د ‖ وما : وأما ما، ب ٤ منه : -، ج ق
٥ السميذ : السميد، م ٩-١٠ عليه بخفته : غلية تخفيف، ب ١١ عنه : عليه، ق ض ١٢ غاية الانتفاخ : النقاء، م ١٦ الخلال : الحال، غ

und Färbung, zwischen Hell- und Dunkelbraun. Der nahrhafteste und am gröbsten nährende [Weizen] ist der schwerste, kompakteste und dunkelste. Heller, lockerer, leichtgewichtiger [Weizen] ist am feinsten und wenigsten nahrhaft.

Das vorzüglichste Brot ist WEIZENBROT aus weißem Weichweizenmehl (*ḥuwwārā*), welches man ausgiebig geknetet und in ausgeglichenem Maß mit Salz, Natron (*bawraq*) und Sauerteig versetzt hat, das gut aufgegangen ist und weder zu dick noch zu dünn im *tannūr*-Ofen[1] ausgebacken wurde. [Brot] aus WEIZENSCHROT (*dašīš*) – dem Mahlprodukt, dem man nach Entfernen der Kleie das Mark und das feinste Mehl entzogen hat – ist weniger nahrhaft und sinkt schneller hinab. [Brot] aus HARTWEIZENMEHL (*samīḏ*) [hingegen] ist nahrhafter und sinkt langsamer hinab. [Brot] aus Mehl, dem weder Mark noch Kleie entzogen wurde – dem WEIZENVOLLKORNMEHL (*ḫuškār*) – befindet sich in der Mitte zwischen beiden. Es erzeugt bei ständigem Verzehr schwarze Galle und beschleunigt das Altern. [Brot] aus dem durch Waschen und Befeuchten stark gebleichten WEISSEN WEICHWEIZENMEHL (*ḥuwwārā*) ist weniger nahrhaft als Hartweizenbrot und weniger heiß, da es durch das Wasser Kälte angenommen hat. Aufgrund seiner geringen Grobheit und Klebrigkeit erzeugt es weniger Obstruktionen, denn es hat sich vom Erdigen zum Luftigen gewandelt, was man an seiner Leichtigkeit erkennt, und daran, dass es im Wasser nicht untergeht. Seine Kraft kommt der von Stärke nahe. [Brot] aus frisch gemahlenem Mehl ist heißer, da die feurige Hitze in ihm verblieben ist. BROTKRUMEN und GEWASCHENES BROT – das ist [Brot], das man seiner Kruste entledigt, in Wasser eingeweicht und dieses mehrmals von ihm abgegossen hat, bis es stark aufgequollen ist – wirken blähend, magenschwächend und abführend und werden nur von Personen mit entzündeten, heißen Temperamenten, in heißer Umgebung und zu heißen [Jahres]zeiten vertragen. Die löblichsten Brotkrumen (*fatīt*) werden aus gesäuertem, im *tannūr*-Ofen gebackenen Brot gemacht, im Schatten getrocknet, bis ihre Beschaffenheit der von Grütze (*sawīq*) gleicht, und mit Mandelöl befeuchtet. Trockene Krumen von Brot, das im *tannūr*-Ofen getrocknet wurde, sind schlecht, langsam verdaulich und der *tannūr*-Ofen bringt ihnen starke Trockenheit. UNGESÄUERTES BROT ist schwer verdaulich, sinkt langsam hinab und erregt Bauchschmerzen und Obstruktionen. Gesäuertes Brot ist frei von diesen Nachteilen, hat jedoch einen geringeren und schwächeren Nährwert. Weiches Brot ist nahrhafter, befeuchtender und sinkt schneller hinab, trockenes [Brot] hat gegenteilige Eigenschaften. Je kleiner und dünner das Brot ist, desto weniger nahrhaft und

1 Der *tannūr* (< assyr. *tinūru*) ist ein „tonnenförmiger, nach oben offener Lehmofen, an dessen Innenseiten der dünne Brotteig zum ausbacken geklebt wird" (Mielck 1913, 55).

أصغر وأرقّ كان أقلّ غذاءً وأشدّ حبسًا للبطن، لأنّ النار تقوى عليه فتُفنى رطوبته. والخبز الذي من الحنطة الحديثة يسمّن بسرعة. والخبز الحارّ حين يخرج من التنّور بطيء الانحدار لمكان الأبخرة فيه محدث للعطش لحرارة العَرَضية التي فيه. وأنفع الخبز وأقلّه ضررًا ما أُكل بعد خبزه من الغَد إلى آخر النهار من اليوم الثاني، فإذا صلب أبطأ في المعدة ولم يكن أكله بمحمود. **وخبز التنّور** أوفق في سرعة الهضم والخروج، **وخبز الفُرن والطابق** رديء عسر الهضم إلا أنّه كثير الغذاء لقصور نضجه عن خبز التنّور ويصلح لأصحاب الكدّ والتعب. **وخبز الملّة** أردأ منه لما يخالطه من الرماد، وما طُبخ على الطابق بالدهن رديء وهو أقلّ أصناف الخبز انهضامًا لأنّ الدهن يمنع تحليل النار إيّاه فلذلك يعقل البطن ويولّد سددًا. وما عُجن بدهنٍ أو لبنٍ غليظٌ وخمٌ كثير الغذاء.

والإطرِية باردة رطبة عسرة الانهضام تولّد خلطًا لزجًا لأنّها متّخذة من عجين فطير، وغذاؤها إذا استمرأت غذاء كثير وكذلك اللاخْشة. **وسَوِيق الحنطة** أغذى وألين وأعدل من سويق الشعير إلا أنّه بطيء الانحدار كثير النفخ لا بدّ من حلاوة تحدره وغسل بالماء الحارّ حتّى يزيل نفخه، وأمّا السويق المتّخذ من الحنطة المسلوقة المقلوة بعد السلق فهو أقلّ رياحًا وأسخن وأغذى من النقيع. وأمّا **النَشاء** فهو بارد رطب لزِج وهو من أوفق الأغذية لمن كان به سعال من خشونة الحلق وقصبة الرئة. **والحنطة المطبوخة** نفّاخة ثقيلة عسرة الانهضام وما يتولّد منها في غاية اللزوجة والغلظ لا سيّما متى كانت الحنطة جيّدة. **والحنطة المهروسة** المطبوخة بالماء أغذى من النشاء وأكثر تليينًا للطبيعة وإسمانًا غير أنّها مولّدة

---

٢ يسمن : تستمرئ، ق   ٣ الغد : الغذاء، ب   ٤ بمحمود : محمودا، ب ض   ٥ الهضم : الانهضام، م
٦ ويصلح : يصلح، م || أردأ منه : -، س || وما : وامّا ما، م   ٩ لزجا : غليظا، ك   ١٢ المسلوقة : -، د
١٤ منها، ب / ح : منه، أ غ ج ق ط م س ك ض د   ١٥ بالماء : في الماء، د

stopfender ist es, da das Feuer es überwältigt und seine Feuchtigkeit verzehrt. Brot aus frischem Weizen macht schnell fett. Heißes Brot, das gerade aus dem *tannūr*-Ofen kommt, sinkt aufgrund der Dämpfe in ihm langsam hinab und ruft durch die akzidentielle Hitze in ihm Durst hervor. Das nützlichste und am wenigsten schädlichste Brot ist jenes, das man nach dem Backen vom Folgetag an bis zum Ende des zweiten Tages isst. Wenn es hart geworden ist, wirkt es im Magen verlangsamend und sein Verzehr ist nicht zu empfehlen. BROT AUS DEM *TANNŪR*-OFEN ist von der Geschwindigkeit seiner Verdauung und Ausscheidung her förderlicher. BACKOFEN- UND PLATTENBROT (*ḫubz al-furn wa-ṭ-ṭābiq*)[2] ist schlecht, schwer verdaulich, jedoch sehr nahrhaft, da es im Vergleich zum Brot aus dem *tannūr*-Ofen weniger durchgebacken ist. Es ist für Personen geeignet, die harter, erschöpfender Arbeit nachgehen. ASCHENBROT (*ḫubz al-malla*)[3] ist aufgrund der Asche, die sich ihm beigemischt hat, schlechter. Auf der Platte in Öl gebackenes [Brot] ist schlecht. Diese Art Brot ist am wenigsten verdaulich, denn das Öl verhindert, dass das Feuer es auflöst. Daher wirkt es stopfend und erzeugt Obstruktionen. [Brot], dessen Teig mit Öl oder Milch zubereitet wurde, ist grob, unbekömmlich und sehr nahrhaft.

FADENNUDELN (*iṭriya*) sind kalt, feucht, schwer verdaulich und erzeugen klebrigen Körpersaft, da sie aus ungesäuertem Teig gemacht sind. Werden sie verdaut, sind sie sehr nahrhaft, wie auch die *lāḫša*-Nudeln[4]. WEIZENGRÜTZE (*sawīq al-ḥinṭa*) ist nahrhafter, weicher und ausgeglichener als Gerstengrütze, sinkt jedoch langsam hinab und wirkt sehr blähend. Sie braucht Süße, die sie hinab bringt und muss mit heißem Wasser gewaschen werden, damit ihre Blähwirkung schwindet. Aus gekochtem und anschließend geröstetem Weizen zubereitete Grütze ist weniger blähend, heißer und nahrhafter als jene aus eingeweichtem [Weizen]. STÄRKE ist kalt, feucht und klebrig. Sie gehört zu den geeignetsten Nahrungsmitteln für Personen, die aufgrund von Rauheit in Kehle und Atemwegen an Husten leiden. GEKOCHTER WEIZEN ist blähend, schwerwiegend und schwer verdaulich. Was aus ihm entsteht, ist äußerst klebrig und grob – vor allem, wenn der Weizen gut war. ZERSTOSSENER WEIZEN, in Wasser gekocht, ist nahrhafter als Stärke, wirkt stärker abführend und lässt mehr

2 Im Gegensatz zu den privaten *tannūr*-Öfen handelt es sich beim *furn* um einen gemeinschaftlich genutzten Ofen (Pellat 1979, 42). *Ṭābiq* bezeichnet eine Eisen- oder Steinplatte, auf der man backt und grillt (Ibn al-Ḥaššā' 1941, 59 f.).

3 Der Brotteig wird zum Backen in glühende Asche (*malla*) gelegt oder mit Asche bedeckt (Mielck 1913, 50).

4 Zu *iṭriya*- und *lāḫša*-Nudeln s. S. 357 f.

خلط غليظ لزج، فينبغي أن يجاد طبخها ويطال الإيقاد تحتها. وأمّا **النُخالة** ففيها حرارة وجلاء وتنقية وتحليل، والحساء المتّخذ من مائها ينفع من السعال الرطوبي ويلين الحلق والتكميد بها نفسها يحلّل الرياح. **وكِشك الحنطة** يغزّر اللبن. والحنطة تنضج الأورام والدماميل إذا ضُمّد بها ممضوغًا، وضماد الخبز أسخن من ضماد الحنطة بسبب الملح، والخمير يجذب الأخلاط من القعر ويحللها وينضجها.

والشَعير يتلو الحنطة في جودة الغذاء وغذاؤه أضعف وأقلّ من غذاء الحنطة إلا أنّه أسرع انحدارًا عن المعدة لأنّه أقلّ لزوجةً وغلظًا. وأجوده ما كان أبيض كثيفًا ملذّذًا ثقيلاً ممتلئًا. **والسُلت** نوع منه بلا قشر وهو أقرب إلى الحنطة من سائر أصناف الشعير ويسمّى الشعير العاري وماؤه أرطب. والشعير نفسه بارد يابس في الدرجة الأولى، أمّا تبريده فلا يزول عنه وكلّ ما عُمل به فهو بارد، وأمّا تجفيفه فعلى اختلاف صنعته فربّما جفّف وربّما رطّب وربّما لم يجفف ولم يرطّب. وذلك انّه إن قُلي وعُمل منه السويق زاد تجفيفه زيادةً كثيرةً، وإذا عُمل منه كِشك وطُبخ بالماء ذهب عنه يبسه واستفاد من الماء رطوبةً ويرطّب البدن ترطيبًا بيّنًا، وإذا أُتّخذ منه خبز لم يجفّف تجفيفًا بيّنًا ولم يرطّب ترطيبًا بيّنًا، وفيه جلاء إذا قُلي ذهب عنه.

والخبز المتّخذ من الشعير منفّخ مبرّد يولّد دمًا مائلاً إلى السوداء صالح للمحرورين ولمن يريد أن ينقص لحمه، ويدفع ضرره الحلاوات والدسومات والتوابل.

---

٢ المتخذ : الذي يتخذ، ○ || من السعال : لمن به سعال، م ٣ ممضوغا : ممضوغةً، ق ٥ انحدارا : + منها، س ك ٦ ثقيلا : -، ك ٩ يجفف ولم يرطب : يرطب ولم يجفف، س ١١ واذا ... ترطيبا بينا : -، م س || يرطب : + منه، ك ١٣ من الشعير : منه، س

Fett ansetzen, erzeugt jedoch groben, klebrigen Körpersaft. Er muss daher gut und lange gekocht werden. KLEIE hat Hitze sowie klärende, reinigende und auflösende Wirkung. Aus ihrem Wasser zubereitete Suppe hilft bei feuchtem Husten und erweicht die Kehle. Warme Umschläge mit Kleie lösen Winde. WEIZEN-*KIŠK*[5] vermehrt die Milch. Weizen lässt Geschwüre und Abszesse reifen, wenn man sie mit [einem Umschlag mit] gekauten [Weizenkörnern] verbindet. Mit Brot ist der Verband durch das Salz heißer als mit Weizen[körnern]. Der Sauerteig zieht die Körpersäfte aus der Tiefe hervor, löst sie auf und bringt sie zur Reife.

GERSTE [*Hordeum vulgare*] folgt dem Weizen in Bezug auf die Qualität ihres Nährwerts. Dieser ist schwächer und geringer als der des Weizens, doch sinkt Gerste schneller vom Magen hinab, denn sie ist weniger klebrig und grob. Die beste [Gerste] ist hell, dicht, wohlschmeckend, schwer und füllend. NACKTGERSTE ist eine ihrer spelzfreien Sorten. Sie ist dem Weizen näher als die übrigen Gerstensorten, wird „nackte Gerste" genannt und ihr Wasser ist feuchter. Gerste selbst ist kalt-trocken im ersten Grad. Ihre kühlende Wirkung weicht nicht von ihr: Alles, was man aus ihr zubereitet, ist kalt. Ihre trocknende Wirkung hängt von ihrer Zubereitung ab: Manchmal wirkt sie trocknend, manchmal befeuchtend und manchmal wirkt sie weder trocknend noch befeuchtend. Wenn man sie röstet und zu Grütze verarbeitet, verstärkt sich ihre trocknende Wirkung sehr. Verarbeitet man sie zu *kišk* und kocht sie in Wasser, verlässt sie ihre Trockenheit und sie gewinnt durch das Wasser an Feuchtigkeit und befeuchtet den Körper merklich. Wenn man aus ihr Brot macht, wirkt sie weder merklich trocknend noch befeuchtend. Sie hat eine klärende Wirkung, die sie verlässt, wenn sie geröstet wird.

GERSTENBROT wirkt blähend und kühlend. Es erzeugt zur schwarzen Galle neigendes Blut und ist geeignet für Personen mit zu viel Hitze und für jene, die an Fleisch abnehmen wollen. Seinem Schaden entgegen wirken Süßungsmittel, Fette und Gewürze.

5 *Kišk* bezeichnet Getreidegrütze, die mit Wasser zu Schleim verkocht wird (vgl. S. 359).

وأمّا **سَوِيقه** فأ برد من سويق الحنطة بمقدار ما الشعير أ برد منها وأكثر توليدًا للرياح. وسويق الشعير وإن كان أ برد من سويق الحنطة فسويق الحنطة بكثرة ما يتشرّب من الماء يبلغ من تطفئته وتبريده للبدن مبلغًا أكثر ولا سيّما في ترطيبه، فيكون أبلغ نفعًا لمن يحتاج إلى ترطيب وسويق الشعير أجود لمن يحتاج إلى تطفئة وتجفيف. وإصلاحهما أن يُغليا بالماء غليًا جيّدًا ثمّ يُصبّا على خرقة صفيقة ليسيل عنهما الماء ويُعصرا حتّى يصيرا كُبّةً، ثمّ يُشربا بالسُكّر والماء البارد، فيقلّ نفخهما ويسرع انحدارهما وينفعان المحرورين والملتهبين ويعقلان البطن. ومن أحمد ما دبّر به سويق الشعير أن يغسل بالماء الحارّ مرارًا ليذهب نفخه ويكون مقام ذلك منه مقام طبخه، ثمّ يُغسل بالماء البارد مرارًا ليعود إليه بَرْدُه. والنقيع من السويق أسرع انحدارًا عن المعدة من المطبوخ إلا أن المطبوخ أقلّ نفخًا والنقيع أصلح للمحرور وأقطع للعطش. وإن أخذه آخذٌ جافًّا غير ملتوت نشف ما في المعدة من الرطوبة إذا لم يشرب على أثره ماء. وإن طُبخ سويق الشعير مع ماء ولبن قليل وخشخاش مقلو مسحوق وعُمل منه شبيه بالحَسو نفع من به سَحْج في الأمعاء وذلك أنه يسكّن ما يهيّج ويلجّئ إلى كثرة القيام ويجلب النوم.

وكِشك **الشعير المطبوخ** بارد رطب **وماؤه** أشدّ تبريدًا وترطيبًا، وجملته موافقة للمحمومين ولأصحاب المزاج الحارّ ولمن كان يجد عطشًا، وذلك لما فيه من الخلال المحمودة التي ليست في سائر الحبوب غيره إذا طُبخت، لأنّ مزاجه بعد الطبخ بارد رطب باعتدال مضادّ لحرارة الحمّى المطبقة منضج للأخلاط المولّدة لها مسكّن للعطش ببرده ورطوبته. وإن رُئِيَ ماؤه لزجًا فليس هو في نفسه لزجًا لكنّه جلاء به صار يسرع نفوذه إلى سائر الأعضاء ويخرج عن المعدة والأمعاء سريعًا ويستفرغ

---

١ ما: ماء، غ: + يكون، م: + ان، ك ٢ بكثرة: لكثرة، م ٤ غليا: اغلاء، ق ٥ ويعصرا: ويعتصرا، س ٧ منه: -، ض ٨ نفخا: + من النقيع، م ٩ للمحرور: للمحرورين، ج ب م س ك ض || ما: -، د || في: -، ض ١٣ الخلال: الجلاء، م ١٥ هو في نفسه: في نفسه هو، م

Ihre GRÜTZE (*sawīq*) ist kälter als Weizengrütze – in dem Maße, in dem Gerste kälter als [Weizen] ist – und erzeugt mehr Winde. [Doch] obgleich Gerstengrütze kälter ist als Weizengrütze, erreicht Weizengrütze aufgrund der Menge an Wasser, die sie aufsaugt, ein höheres Maß an löschender, kühlender und vor allem auch befeuchtender Wirkung im Körper. Daher ist sie hilfreicher für jene, die Befeuchtung benötigen und Gerstengrütze ist geeigneter für jene, die Löschung und Trocknung benötigen. Die Korrektur von beiden besteht darin, sie gut in Wasser zu kochen. Dann gießt man sie auf ein dicht gewebtes Tuch, damit das Wasser von ihnen abfließt. Man presst sie aus, bis sie zu einer Kugel werden und trinkt sie dann mit Zucker und kaltem Wasser. So wirken sie weniger blähend, sinken schneller hinab, sind nützlich für Personen mit zu viel Hitze und Personen mit Entzündungen und wirken stopfend. Zu den löblichsten Zubereitungsarten von Gerstengrütze gehört es, sie mehrmals mit heißem Wasser zu waschen, damit ihre Blähwirkung vergeht. Dies kommt ihrem Kochen gleich. Anschließend wäscht man sie mehrmals mit kaltem Wasser, um ihr ihre Kälte zurückzugeben. Eingeweichte Grütze sinkt schneller vom Magen hinab als gekochte, die gekochte ist jedoch weniger blähend und die eingeweichte förderlicher für jemanden mit zu viel Hitze und durstlöschender. Isst man sie trocken und unbefeuchtet, trocknet sie die Feuchtigkeit im Magen aus, sofern man nicht gleich danach Wasser trinkt. Kocht man Gerstengrütze mit Wasser, etwas Milch und gerösteter, zerriebener Mohnsaat und macht daraus eine Art Suppe, nützt sie Personen mit Abschabungen im Darm (*saḥǧ fī l-amʿāʾ*)[6], da sie die Reizungen lindert, zu häufigem Aufstehen zwingt und Schlaf bringt.

GEKOCHTER GERSTEN-*KIŠK* ist kalt-feucht und GERSTENSCHLEIM wirkt noch stärker kühlend und befeuchtend. Insgesamt ist er förderlich für Fieberkranke, Personen mit heißem Temperament und Durstige – und zwar aufgrund seiner löblichen Eigenschaften, welche die übrigen Körner nicht aufweisen, wenn man sie kocht. Sein Temperament ist nach dem Kochen nämlich ausgeglichen kalt-feucht, der Hitze des kontinuierlichen Fiebers entgegengesetzt. Er lässt die vom [Fieber] erzeugten Körpersäfte reifen und löscht den Durst durch seine Kälte und Feuchtigkeit. Obgleich sein Wasser klebrig erscheint, ist er selbst nicht klebrig, sondern klar, so dass er schnell zu den übrigen Organen vordringt, Magen und Darm schnell verlässt und die brennenden Körpersäfte mit zur Ausscheidung bringt. Der Beweis für seine klärende Wirkung ist, dass

6 Galen schreibt, dass beißender Körpersaft den Darm von innen „abschabt" (ξύειν). Wenn sich danach durch längere Einwirkung des Saftes Darmgeschwüre bilden, wird die Erkrankung als Ruhr (δυσεντερία) bezeichnet (*De loc. aff.* I 2,10: Gärtner 2015, 255–257; 530).

معه الأخلاط المحترقة. والدليل على جلائه أنه ينظّف الوسخ عن الجلد ويستفرغ بالقيء أخلاطًا لزجةً، وفيه قوام وملاسة بها يسكّن حدّة الأخلاط ولذعها وفيه زَلَق. إذا مرّ بالمريء والمعدة نفذ عنهما بكُليته ولم يلتصق منه بهما شيء كما يلتصق غيره من الأحساء، وييبس ويجفّ بحرارة الحمّى ويحدث للمريض كَربًا وعطشًا. وفيه اتّصال وملاسة بهما صارت المعدة تعمل فيه عملاً مستويًا، وهو مع ذلك في طعمه لذاذة لا يكرهه شاربه ولا يحدث عنه تهوّع. وليس يحدث رياحًا كما يحدثها سائر الحبوب إذا أحكمت صنعته. وهو أن يوخذ منه مكيال واحد ويُلقى في قِدر بِرام نظيفة ويُصبّ عليه من الماء العذب الصافي خمسة عشر مكيالاً ويطبخ بنار معتدلة إلى أن يبقى مكيالان ويجوّد تحريكه حتّى يختلط أختلاطًا جيّدًا، ثمّ يُصفّى بالمصفاة فذلك ماء **كِشك الشعير**. وفي علل الكبد والطحال لا يوافق صاحبها أن يُخلط له في ماء الكشك عسل أو سكّر لأنّ هذه الأعضاء تغلظ عند استعمال الأشياء الحلوة. وكشك الشعير أدرّ للبول من كشك الحنطة ويدرّ اللبن، إذا طُبخ مع بزر الرازيانج وينفع من الحمّيات الباردة إذا طُبخ مع أصول الكَرَفس والرازيانج ومن شَطر الغِبّ إذا أُخذ مع السكنجبين السكّري. وماء الشعير غير المقشور ينفع مَن به حمّى حادّة ويحتاج إلى تدبير لطيف وأن يلين بطنه ويدرّ بوله. وينبغي أن يتّخذ على هذه الصفة: يُوخذ الشعير فيُغسل ويُصبّ عليه ماء ويُوضع على نار، فإذا سخن الماء صُبّ عنه وأُلقيَ عليه ماء غيره مسخّن ويُطبخ حتّى ينفطر، ثمّ يصفّى ذلك الماء ويبرّد ويُلقى عليه سكّر ويُشرب. وغذاء كشك الشعير ليس ينقص عن غذاء الخبز الجيّد كثير نقصان ويولّد الدم الجيّد. ودقيق الشعير يُضمد به مع السفرجل والخلّ على النِقرِس فيمنع سَيَلان الفضول إلى المفاصل.

ثمّ الذي يليه **الأَرُزّ** وهو حبٌّ خفيف الغذاء، جيّدُه حسن الاستمراء ويصلح لأكثر الطبائع وفي عامّة الأوقات وهو أقلّ غذاءً من الحنطة. وأمّا طبعه فقد اتّفقوا على يبسه وأنّه يابس في الدرجة الثانية واختلفوا في حرارته وبرودته، فقيل إنّه بارد في الدرجة الأولى وقيل إنّه حارّ في الدرجة الأولى وقيل هو قريب من الاعتدال. وزعم قوم أنّه يُسخِن أبدان المحرورين، وهذا هو المعقول من فعله تجربةً

---

١ معه ... المحترقة : -، م ٣ وييبس : -، ق ٥ طعمه : + حلاوة و، ك ٧ الصافي : ايضا في، ض ٩ الكشك : كشك الشعير، د || عسل : -، ق ١٠ ويدر : + البول و، م ١٢ المقشور : المقشر، غ ج س ض || تدبير : تبريد، د || وان : -، ق ١٣ يتخذ : يوخذ، د ١٤ نار : النار، غ د || غيره : غير، م ض ١٥ ويبرد ... سكر : ويلقى عليه سكر ويبرد، ق ١٦ مع : + ماء، ق || على النقرس : -، س ١٧ الفضول : المواد، ض ١٨ ثم ... يليه : -، ك ١٩ يابس : -، م ٢٠ بارد : حار، س || حار : بارد، س || وقيل : و، ك ٢١ المعقول : المقصود، م

er die Haut von Unreinheiten befreit und [den Körper] durch Erbrechen klebriger Körpersäfte entledigt. In ihm ist Festigkeit und Glätte, durch die er Schärfe und Brennen der Körpersäfte lindert, sowie auch Gleitfähigkeit. Wenn er Speiseröhre und Magen passiert, durchläuft er beide vollständig, ohne dass etwas von ihm an ihnen haften bliebe, so wie andere Suppen haften bleiben. Durch die Hitze des Fiebers trocknet er, wirkt austrocknend und bereitet dem Kranken Betrübnis (*karb*) und Durst. In ihm ist Verbindung und Glätte, aufgrund derer der Magen ihn gleichmäßig bearbeitet. Dennoch ist er wohlschmeckend, wird von dem, der ihn trinkt, nicht verabscheut und löst in ihm keinen Brechreiz aus. Wenn [der *kišk*] gut zubereitet wurde, erzeugt er keine Winde, wie es die übrigen Körner tun. Dazu nimmt man ein Maß (*mikyāl*) davon und gibt es in einen sauberen, irdenen Kochtopf. Man übergießt es mit fünfzehn Maß reinen Süßwassers und kocht [es] auf gemäßigtem Feuer, bis zwei Maß übrig bleiben. Man rührt ihn gut um, bis er gut durchmischt ist, dann seiht man ihn durch ein Seihtuch ab und erhält somit GERSTENSCHLEIM. Bei Leber- und Milzerkrankungen ist es nicht förderlich, dem [Gersten]schleim der Patienten Honig oder Zucker beizumischen, denn diese Organe vergröbern sich bei Verwendung von Süßem. Gersten-*kišk* ist harntreibender als Weizen-*kišk*. Mit Fenchelsamen gekocht stärkt er den Milchfluss, mit Sellerie- und Fenchelwurzeln gekocht hilft er gegen kalte Fieber und mit zuckerhaltigem Oxymel eingenommen gegen Halbtertianfieber (*šaṭr al-ġibb*). Der Absud ungeschälter Gerste hilft Patienten mit akutem Fieber, die eine feine Zubereitung benötigen und deren Verdauung und Harnfluss angeregt werden müssen. Er sollte folgendermaßen hergestellt werden: Man nimmt Gerste, wäscht sie, übergießt sie mit Wasser und stellt sie aufs Feuer. Wenn das Wasser sich erhitzt hat, gießt man es ab, gibt anderes, erhitztes Wasser hinzu und kocht es, bis [die Gerste] aufbricht. Dann seiht man jenes Wasser ab, kühlt es, versetzt es mit Zucker und trinkt es. Der Nährwert von Gersten-*kišk* ist nicht viel geringer als der von gutem Brot und er erzeugt gutes Blut. Gerstenmehl verwendet man mit Quitten und Essig in Gichtverbänden, so verhindert es das Fließen der Überschüsse in die Gelenke.

Auf [die Gerste] folgt dann der REIS [*Oryza sativa*], ein Korn von leichtem Nährwert. Guter [Reis] ist gut bekömmlich und eignet sich für die meisten Naturen und zu den meisten Zeiten. Er ist weniger nahrhaft als Weizen. Hinsichtlich seiner Natur ist man sich über seine Trockenheit einig: Er ist trocken im zweiten Grad. Über seine Hitze oder Kälte ist man verschiedener Meinung. Es heißt, er sei kalt im ersten Grad, heiß im ersten Grad [oder] der Ausgeglichenheit nahe. Einige haben behauptet, dass er die Körper von Personen mit zu viel Hitze erhitzt. Dies ist nachvollziehbar angesichts seiner durch Erfahrung und Analogieschluss festgestellten Wirkung, die von seiner Klebrigkeit und

وقياسًا وذلك بسبب لزوجته ويبسه. فإنّه إذا عملت فيه الحرارة القوّية في أبدان المحرورين ازداد لزوجةً ويبسًا وسخن مزاجه، لأنّ الأشياء اللزجة القليلة الرطوبة واليابسة سريعة التسخُّن والاحتراق من الحرارة القوّية كما يشاهد من حالها على النار مثل الناطف ونحوه من الأطعمة اللزجة والغليظة. فهو إذًا يُسخّن باكتسابه الحرارة في تلك الأبدان وبإحداثه السُدّة في العروق الماساريقية، لأنّه يَلحَج في تلك المضائق بلزوجته ويَحُول بين الماء وبين الكبد فيسخّن المحرورين بالذات وبالعرض معًا. وأمّا في المبرودين المرطوبين فيقلّ يبسه ولزوجته لانتقاعه في الرطوبات فيميل مزاجه عن الاعتدال إلى البرودة أو يصير أبرد ممّا كان على أحد الرائين فيُبرِّد. وأوفق ما يكون الأرزّ إذا كان الهواء رطبًا وكانت المعدة شديدة الشهوة للطعام. وهو بطيء الانحدار ويحبس الطبيعة حبسًا معتدلاً، وممّا يعين على انحداره الدسم الكثير أو الملح وأن يُنقّع في ماء النخالة ليلة أو يُطبخ بماء القُرطُم. وممّا يعين على إمساكه ويقوّي قبضه أن يُتّخذ منه غير مغسول ويُختار منه الأحمر ويُقلَى ويُخلط به الجاوَرس ويدسّم بشحم كُلى الماعز. فأمّا متى كان الأرزّ أبيض وطُبخ بعد أن يُغسل غسلاً جيّدًا يفارق عنه ما كان مختلطًا به من القشر بدهن اللوز أو السَمن أو الشِيرَج أو الأَلية لم يكن له فعل في حبس الطبيعة. وإذا طُبخ بالماء واللبن الحليب يصير غذاءً جيّدًا كثير الغذاء معتدلاً في الرطوبة واليبس، لأنّ رطوبة اللبن تختلط بيبس الأرزّ فتجعله معتدلاً، ويزيد حينئذ في المني وخصب البدن ونضارة اللون وخاصّةً إذا أُكل بالسكّر ودهن اللوز. والأرزّ رديء لمن يتأذّى بالقُولنج والسُدَد نافع للسَحج الصفراوي وقروح الأمعاء، وعند ذلك ينبغي أن يُقلى ويُطبخ حتّى يتهرّأ ويصير بمنزلة ماء كشك الشعير ويحسّى. وقد يوكل الأرزّ المطبوخ بالسُماق ونحوه للقصد إلى عقل البطن ومع الرائب في بعض الأحوال للتطفئة وتسكين العطش، وذلك بعد جودة طبخ الأرزّ نفسه. وقد يُطلى الأرزّ بماء البطّيخ على الكَلَف.

١ وقياسا: -، ك ٢ التسخن: التسخين، غ ج ك ض ٤ اذا: اذن، ج م س ٥ في تلك المضائق: -، د || وبين: و، ط ٦ الرطوبات: الرطوبة، ق ٧ أو: و، م ٨ الشهوة: -، ض ١١ متى: + ماء، ق ١٢ به: -، ك || أو السمن: والسمن، ب س ك ض || أو الشيرج: والشيرج، م س ك ١٤ اللون: الوجه، د ١٦ ويطبخ: -، د ١٧ المطبوخ: -، م

Trockenheit herrührt. Wenn die starke Hitze in den Körpern der Personen mit zu viel Hitze auf ihn einwirkt, nimmt seine Klebrigkeit und Trockenheit zu und sein Temperament erhitzt sich, denn klebrige, wenig feuchte, trockene Dinge erhitzen sich schnell und verbrennen durch die starke Hitze, wie man auch anhand ihres Zustands auf dem Feuer – etwa bei weißem Nougat (*nāṭif*) und ähnlichen klebrig-groben Speisen – beobachten kann. Er erhitzt also, indem er in jenen Körpern an Hitze gewinnt und eine Obstruktion in den Mesenterialvenen hervorruft, denn durch seine Klebrigkeit steckt er in jenen Engstellen fest und versperrt dem Wasser den Weg zur Leber. So erhitzt er Personen mit zu viel Hitze zugleich essenziell und akzidentiell. In Personen mit zu viel Kälte und Feuchtigkeit ist seine Trockenheit und Klebrigkeit gering, da er in feuchten [Substanzen] eingeweicht ist, so dass sein Temperament von der Ausgeglichenheit zur Kälte neigt oder er für einen der Beobachter (*ar-rāʾīna*) (?) kälter wird als zuvor und somit kühlend wirkt. Reis ist am förderlichsten, wenn die Luft feucht ist und der Magen starken Appetit hat. Er sinkt langsam hinab und wirkt auf ausgeglichene Weise stopfend. Sein Hinabsinken unterstützt man unter anderem durch viel Fett oder Salz, indem man ihn über Nacht in Kleiewasser einweicht oder indem man ihn mit dem Wasser von Färberdistelsaat kocht. Seine zurückhaltende und stopfende Wirkung unterstützt und stärkt man unter anderem, indem man ihn ungewaschen zubereitet – man wählt dabei braunen [Reis] –, ihn röstet, mit Hirse vermischt und mit Ziegennierentalg einfettet. Wenn der Reis weiß ist und gekocht wird, nachdem man ihn gut gewaschen hat, scheiden sich durch Mandelöl, Butterschmalz, Sesamöl oder Fettschwanzfett die Schalen, die ihm beigemischt waren, von ihm, [und] er wirkt nicht stopfend. In Wasser und Milch gekocht wird er zu einem guten, sehr nahrhaften Nahrungsmittel, ausgeglichen in Feuchtigkeit und Trockenheit, da sich die Feuchtigkeit der Milch mit der Trockenheit des Reises vermischt und ihn ausgeglichen macht. Er vermehrt dann das Sperma und steigert die Fruchtbarkeit des Körpers und die Frische der Gesichtsfarbe – besonders, wenn man ihn mit Zucker und Mandelöl verzehrt. Reis ist schlecht für Personen, die unter Darmkoliken und Obstruktionen leiden und hilfreich bei gelbgalligen Abschabungen und Darmgeschwüren. Dafür sollte man ihn rösten, kochen, bis er zerkocht ist und Gerstenschleim gleich wird und dann langsam trinken. Gekochten Reis isst man zuweilen mit Sumach und Ähnlichem, um eine stopfende Wirkung zu erzielen, und unter bestimmten Umständen mit Dickmilch, um Durst zu löschen und zu lindern, [jedoch erst], nachdem der Reis selbst gut gekocht wurde. Manchmal wird Reis [auch] mit Melonensaft auf Sommersprossen aufgetragen.

وأمّا **خبز الأرزّ** فهو أعسر هضمًا وأبطأ خروجًا من خبز الحنطة، وقد وقف الناس منه بالتجربة على ذلك فلا يأكلونه إلا مع المالح أو الدسم الكثير أو اللبن أو مع الثوم. وذلك انّهم متّى لم يأكلوه مع هذه الأشياء عظم ضرره وكان منه القولنج الثُفلي والريحي. وليس يجترئ أحدٌ منهم على أن يأكله مع ماء الحصرم أو مع المَضِيرة ونحوها، وهو سريع إلى توليد السدد في الكبد والطحال وممّا يدفع ذلك التأدّم بكامخ الكَبَر والكرفس والسذاب.

الجاوَرس. وأمّا **الجاورس والدُخن والذُرّة** فكلّها باردة في الدرجة الأولى يابسة في آخر الثانية إلى الثالثة، قليلة الغذاء بطيئة الهضم عاقلة للبطن مجفّفة للبدن والدم المتولّد عنها ليس بمحمود. وإنّما يحتاج إليها من يحتاج إلى تجفيف معدته وتبريدها وليس بمحتاج إلى غذاء كثير. وقد يُحتاج إليها متّى كان الهواء رطبًا وكانت شهوة الطعام في المعدة كثيرةً، ويُنتفع بها حيث يُراد عقل الطبيعة وتجفيف البدن. ويمكن أن يغتذي بها المستسقون والمترهّلون، وأجود ما توكل هي للأصحّاء إذا طُبخت بالدسم والزيت وإذا طُبخت باللبن كان أجود. وإن طُبخ باللبن وماء نخالة السميذ ودهن اللوز الحلو غذّي غذاءً محمودًا وقلّ تيبيسه للطبيعة. وإن أُخِذَ الجاورس وهو يابس فسُحق ومُرس بالماء وصُفي ثمّ طُبخ كان أسرع انهضامًا وعقل البطن لا محالة. وإن طُبخ وهو صحيح كما هو عادة أكثر الناس كان أعسر انهضامًا وكثيرًا ما يطلق البطن ولا يعقله ويخرج في البِراز ولم يتغيّر كثير تغيُّر. والجاورس أفضل في جميع حالاته من الدخن وذلك انّه ألذّ وأقلّ أبطاءً في الانهضام وحبسًا للطبيعة وأكثر غذاءً، ويدرّ البول مع برده ويبسه وذلك لخاصّيةٍ فيه. ولا يبعد أن يكون ذلك لشدّة إمساكه للبطن وحبس الكيلوس في الأمعاء إلى أن ينجذب جميع ما فيه من المائية إلى الكبد ويخرج بالبول، كما أنّ الأشياء

---

١ هضما: انهضاما، م || من خبز الحنطة: -، د ٢ أو الدسم: والدسم، ق || انهم: ايضا، م ٣ منه: فيه، م ٦ الجاورس: في الجاورس، ○ || آخر: الدرجة، م ٧ عنها: منها، م ٨ وقد: و، م ١١ طبخ: طبخت، ق ١٢ طبخ: + بالماء، م ١٣ وهو صحيح: -، م || اكثر: -، س || اعسر: اكثر، م ١٧ ينجذب: ينحدر، ق

REISBROT ist schwerer verdaulich und wird langsamer ausgeschieden als Weizenbrot. Die Leute nehmen sich aufgrund dieser Erfahrung vor ihm in Acht und essen es nur mit salzigen, sehr fetthaltigen [Dingen], Milch oder Knoblauch. Denn als sie es ohne diese Dinge aßen, war es sehr schädlich und rief Darmkoliken mit Rückständen und Winden hervor. Niemand von ihnen wagt es, [Reisbrot] mit Agrest, Sauermilcheintopf (*maḍīra*) oder Ähnlichem zu verzehren. Es ruft schnell Obstruktionen in Leber und Milz hervor. Dem wirkt man entgegen, indem man es zum Beispiel mit Kapern-, Sellerie- und Rauten-*kāmaḫ*[7] isst.

HIRSE. Sowohl ECHTE HIRSE [*Panicum miliaceum*] als auch KOLBENHIRSE [*Setaria italica*][8] und SORGHUMHIRSE [*Sorghum bicolor*] sind kalt im ersten und trocken am Ende des zweiten Grades, zum dritten hin. Sie sind wenig nahrhaft, langsam verdaulich, wirken stopfend und trocknend auf den Körper und das von ihnen erzeugte Blut ist nicht löblich. Sie werden von denjenigen benötigt, deren Magen getrocknet und gekühlt werden muss, ohne dass sie vieler Nahrung bedürfen. Bisweilen braucht man sie auch, wenn die Luft feucht und der Appetit auf Speise im Magen groß ist, und zieht Nutzen aus ihnen, sofern man eine stopfende Wirkung erzielen und den Körper trocknen will. Wassersüchtige und Fettleibige können sich von ihnen ernähren. Die beste Form, in der Gesunde sie verzehren können, ist mit Fett und Olivenöl gekocht und [noch] besser ist es, sie in Milch zu kochen. Mit Milch, dem Kleiewasser des Hartweizenmehls und süßem Mandelöl gekocht nährt sie in löblichem Maße und ihre trocknende Wirkung auf die Natur ist gering. Wird Hirse im trockenen Zustand genommen, zerstoßen, in Wasser gelöst, gereinigt und dann gekocht, wird sie schneller verdaut und wirkt unweigerlich stopfend. Kocht man sie [hingegen] im ganzen Zustand – so wie es die meisten Menschen zu tun pflegen – ist sie schwerer verdaulich und wirkt oftmals eher abführend als stopfend. Sie kommt in den Exkrementen heraus, ohne sich stark verändert zu haben. In all ihren Zuständen ist die Echte Hirse der Kolbenhirse vorzuziehen, denn sie ist schmackhafter, weniger langsam in der Verdauung, wirkt weniger stopfend, ist nahrhafter und wirkt trotz ihrer Kälte und Trockenheit harntreibend – das ist eine ihrer spezifischen Eigenschaften. Es ist nicht unwahrscheinlich, dass dies auf ihrer stark stopfenden Wirkung und der Zurückhaltung des *kaylūs*[9] im Darm beruht, bis alles, was darin an Wässrigkeit ist, zur Leber hingezogen

7 Bei den *kawāmiḫ* handelt es sich um fermentierte Würzpasten (vgl. Kap. 2.8 b zum Kontext des *K. al-Aġḏiya wa-l-ašriba*).

8 Es könnte auch Perlhirse (*Pennisetum glaucum*) gemeint sein (vgl. Dietrich 1988, 248 f.).

9 *Kaylūs* (< griech. χυλός) bezeichnet einen Körpersaft, der bei der Verdauung aus dem Speisebrei des Magens entsteht und in der Leber weiterverarbeitet wird (Ullmann 1970b, 509).

المسهلة تُقلّ البول لسرعة إنزال الكيلوس وإخراجه مع ما فيه من المائية. وقيل في تقدير الماء الذي يُطبخ به الجاورس إنّه ينبغي أن يطبخ الرَطل من الجاورس بعشرة أرطال ماء. والدخن أقوى قبضًا وأقلّ غذاءً من الجاورس.

والخبز المتّخذ من الجميع أشدّ إمساكًا للبطن منها أنفسها وأقلّ غذاءً من خبز سائر الحبوب التي يتّخذ منها الخبز، لبرودتها وقحولتها وعدم اللُدونة والدسومة واللزوجة فيها. وإن كُمّد بالجاورس في كيس على المواضع التي تحتاج إلى تجفيف من غير تلذيع نفع غاية المنفعة.

العَدَس. وأمّا العدس جرمه **وخبزه** وكيف ما هو فمولّد للدم الغليظ الأسود يورث إدمانه الأمراض السوداوية. وهو بطيء الانهضام مولّد للرياح يُرى أحلامًا رديئةً ويضرّ بالأعضاء العصبانية. وهو أيضًا قليل الغذاء عديم اللدونة والدسومة واللزوجة، يجفّف البدن ويقطع الباه ويسكّن الدم ويُغلّظه ويطفئه ويبرّده، فلذلك يقلّ الطمث ويمسك درور البول الحادث من الحرارة. وهو قابض وقشره أقبض وفيه أيضًا قوّة مخالطة للقوّة القابضة مضادّة لها، ولذلك ماؤه يسهل وجرمه يحبس. وأمّا طبعه فبارد في الأولى يابس في الثانية وقيل معتدل في الحرارة والبرودة، وقيل في قشره حرافة وحدّة، ويمكن أن يكون سبب إسهال مائه تلك الحدّة والحرافة التي تحلّل في الماء، ولا مدخل لقشره في التغذية. وأجوده ما يلي البياض في لونه وكان عريضًا في شكله وإذا نُقع لم يسوّد الماء.

ونوع من العدس برّي غير مأكول أحمر اللون ظاهر الحرارة يقال له **العَدَس المُرّ** وهو يدرّ البول والطمث. ومن أجود ما يصلح به العدس أن يُطبخ مع كشك الشعير لمضادّته إيّاه، وخصوصًا إذا

---

٣ من الجاورس: منه، س ٦ المنفعة: النفع، م ٧ العدس: في العدس، ○ || جرمه: فجرمه، م || وكيف: كيف، ق م || فمولد للدم: يولد الدم، م || الغليظ: -، ك || يورث: ويورث، ق م ٨ مولد للرياح: يولد الرياح، م ١٠ يقل: يقلل، م ١١ ولذلك: وكذلك، ق ١٣ تحلل: تخلّ، ○ ١٤ ما يلي: مائل الى، ق ١٥ بريء ... العدس: -، ض

und mit dem Harn ausgeschieden wird. Gleichermaßen verringern abführende Substanzen den Harn, da sie den *kaylūs* schnell herabsinken lassen und mit der in ihm enthaltenen Wässrigkeit zur Ausscheidung bringen. Über die Bemessung des Wassers zum Kochen von Hirse heißt es, man solle ein *raṭl*[10] Hirse mit zehn *raṭl* Wasser kochen. Kolbenhirse wirkt stärker stopfend und ist weniger nahrhaft als Echte Hirse.

BROT AUS ALLEN [HIRSESORTEN] wirkt stopfender als [die Hirse] selbst und ist weniger nahrhaft als das Brot der übrigen Kornarten, aus denen man Brot macht – aufgrund ihrer Kälte und Trockenheit und ihrer fehlenden Geschmeidigkeit, Fetthaltigkeit und Klebrigkeit. In einem Beutel als warmer Umschlag auf Körperteile gelegt, die der Trocknung ohne Brennen bedürfen, ist Hirse äußerst nützlich.

LINSEN [*Lens culinaris*]. Linsen und [LINSEN]BROT (*ǧirmuhū wa-ḫubzuhū*) erzeugen mit ihrer Qualität grobes, schwarzes Blut [und] verursachen bei ständigem Verzehr schwarzgallige Krankheiten. Sie sind langsam verdaulich, erzeugen Winde, rufen schlechte Träume hervor und schädigen die nervlichen Organe. Zudem sind sie wenig nahrhaft und es fehlt ihnen an Geschmeidigkeit, Fettgehalt und Klebrigkeit. Sie wirken trocknend auf den Körper, unterbinden den Sexualtrieb, beruhigen das Blut und vergröbern, löschen und kühlen es. Daher vermindern sie den Menstruationsfluss und halten durch Hitze ausgelösten Harndrang zurück. [Linsen] wirken obstipierend, mehr noch ihre Schalen, [doch] ist ihnen auch eine der obstipierenden Kraft entgegengesetzte Kraft beigemischt. Deshalb wirkt ihr Wasser abführend und die Linsen selbst (*ǧirmuhū*) wirken stopfend. Ihre Natur ist kalt im ersten, trocken im zweiten Grad. Es heißt auch, sie seien ausgeglichen zwischen Hitze und Kälte und es heißt, in ihrer Schale sei Brennen und Schärfe. Jenes Brennen und jene Schärfe, die sich im Wasser lösen, könnten der Grund für die abführende Wirkung ihres Wassers sein. Ihre Schalen tragen nicht zur Ernährung bei. Die besten [Linsen] sind die hellfarbigen, breiten, die das Wasser nicht schwärzen, wenn man sie einweicht.

Eine Linsensorte ist wild und nicht essbar, rotfarben und von offenkundiger Hitze. Sie wird BITTERLINSE [*Vicia ervilia*] genannt und regt den Harn- und Menstruationsfluss an. Am besten korrigiert man Linsen, indem man sie mit Gersten-*kišk* kocht, da dieser ihnen entgegenwirkt – besonders, wenn man

---

10 1 *raṭl* (< griech. λίτρα) wog im Irak des 12.–14. Jh.s ca. 0,4 kg, in Damaskus 1,85 kg und in Jerusalem 2,5 kg (Hinz 1970, 27–33). Die Gewichtsangaben in den Einträgen zu Hirse und Linsen hat as-Samarqandī aus Ḥunayn b. Isḥāqs *K. al-Aġḏiya* (Hs. Bankipur, Khuda Bakhsh, 2142, 55[a]; 56[b]) übernommen, es dürfte somit zumindest ursprünglich das irakische *raṭl* gemeint gewesen sein.

طُرح فيه صَعتَر ونَعنَع ليزيل نفخه ويسرع انهضامه. وقد يُطبخ مع السِلق لمضادّته أيضًا ولإفادته سرعة الانحدار ومع الخُبّازَى والقثّاء والقرع. وينبغي إذا طُبخ مع كشك الشعير أن يكون الكشك أقلّ منه لأنّه ينتفخ وينحلّ في الماء بخلاف العدس. ويُطبخ أيضًا مع العُنّاب والخلّ ليقوى تغليظه للدم. وقد يُطيَّب ماؤه بملح ومُرّي وزيت ليزيد تليينه للبطن، وقد يقوّي قبضه وإمساكه للبطن بأن يقلى ويُغلّى في الماء ويُصبّ عنه الماء مرّتين، ثمّ يُطبخ بالخلّ والكُمَّثرى والسفرجل والزَعرور أو بمياهها أو ماء الرُمّان المُزّ وماء الحصرم والسماق أو ببقلة الحمقاء. والعدس يحتاج إذا طُبخ أن يُلقيَ على الرطل منه سبعة أرطال ماء. ومن أسوأ ما اتّخذ إذا اتّخذ باللحم المملّح لأنّه يزيد في غلظه ويبوسته، فأمّا اللحم الطري السمين فمحمود معه. وهو من أوفق الأغذية لأصحاب الذَرَب والخلفة التي من قرحة الأمعاء، ومن أبلغ الأشياء في حبس الطمث ويصلح لبثور الفم. وليس يوافق العدس إلا من كان في لحمه فضول مائية، فأمّا من كان يابس البدن نحيفًا مائلاً إلى السوداء أو كان دمه غليظًا، فهو أردأ الأشياء له لأنّه يولّد الأمراض السوداوية فيه سريعًا. وهو يضرّ البصر الصحيح لتجفيفه وينفع البصر إذا كانت به آفة من رطوبة. ولا ينبغي أن يُطبخ العدس بشيء حلو لأنّه يزيد في غلظه.

الباقِلّى. إنّ جوهر الباقلّى ليس بكثيف لكنّه رخوٌ سخيفٌ خفيف الوزن ولذلك ليس يتولّد منه لحم ملزَّز صلب، وفيه جلاء وسرعة انحدار والدم المتولّد منه ليس برديء ولا يحدث عنه سدد. وهو من الأغذية التي تحفظ الصحّة وتزيد في اللحم وتخصب البدن. وهو منفّخ لا يُدانيه شيء من الحبوب في ذلك، ولا يزول نفخه بكثرة الطبخ كما يزول نفخ الشعير. وهو أغلظ وأعسر هضمًا من كشك

---

١ صعتر: سعتر، م || لمضادته: + اياه، ق ك   ٥ عنه: عليه، غ   ٦ ببقلة: بالبقلة، ق: بقلة، ك   ٧ اذا اتخذ: -، ك   ١٣ الباقلى: في الباقلى، غ ج ق ب ط س ك د ض: في الباقلاء، م || جوهر الباقلى: جوهره، م
١٤ صلب: -، ٥   ١٥ اللحم: لحمه، ك

Thymian[11] und Pfefferminze hinzugibt, um ihre Blähwirkung zu entfernen und sie schneller verdaulich zu machen. Bisweilen kocht man sie mit Bete – denn auch sie wirkt ihnen entgegen und wirkt sich vorteilhaft auf die Geschwindigkeit des Herabsinkens aus – sowie auch mit Gartenmalve, Schlangengurke und Flaschenkürbis. Kocht man sie mit Gersten-*kišk*, sollte die Menge des *kišk* geringer sein, denn im Gegensatz zu den Linsen quillt er im Wasser auf und löst sich darin. Man kocht sie auch mit Jujuben und Essig, um ihre blutvergröbernde Wirkung zu stärken. Ihr Wasser würzt man manchmal mit Salz, *murrī*[12] und Olivenöl, um ihre abführende Wirkung zu steigern. Ihre obstipierende, stopfende Wirkung verstärkt man zuweilen, indem man sie röstet und in Wasser kocht, wobei man das Wasser zweimal von ihnen abgießt. Dann kocht man sie mit Essig, Birnen, Quitten und Azarolen oder ihren Säften, dem Saft von säuerlichem Granatapfel, Agrest und Sumach oder mit Portulak. Beim Kochen der Linsen muss man einem *raṭl* Linsen sieben *raṭl* Wasser hinzugeben. Ihr Verzehr mit eingesalzenem Fleisch gehört zu den schlechtesten [Arten], sie zu essen, denn es steigert ihre Grobheit und Trockenheit. Frisches, fettes Fleisch [hingegen] ist mit [Linsen] löblich. Sie gehören zu den förderlichsten Nahrungsmitteln für Personen mit Durchfall und von einem Darmgeschwür herrührendem Darmkatarrh sowie zu den wirksamsten Dingen zur Zurückhaltung der Menstruationsblutung und eignen sich [auch] bei Aphthen. Linsen sind nur für diejenigen geeignet, in deren Fleisch sich wässrige Überschüsse befinden. Wer hingegen einen trockenen Körper hat, schlank ist und zur schwarzen Galle neigt oder grobes Blut hat, für den gehören [Linsen] zu den schlechtesten Dingen, denn sie rufen in ihm schnell schwarzgallige Krankheiten hervor. Sie schädigen die gesunde Sehkraft durch ihre austrocknende Wirkung und nützen der Sehkraft, wenn diese durch Feuchtigkeit Schaden genommen hat. Linsen sollten nicht mit Süßem gekocht werden, denn dies verstärkt ihre Grobheit.

ACKERBOHNEN [*Vicia faba*]. Die Substanz der Ackerbohnen ist nicht dicht, sondern locker, schwach, und leichtgewichtig, daher erzeugen sie kein kompaktes, festes Fleisch. Sie haben klärende Wirkung, sinken schnell hinab, das von ihnen erzeugte Blut ist nicht schlecht und sie rufen keine Obstruktionen hervor. Sie gehören zu den Nahrungsmitteln, die die Gesundheit bewahren,

11 *Ṣaʿtar* steht bei Ullmann (2002 I, 300 f.) und Wehr (1985, 712) als „Thymian". Zusätzlich gibt Ullmann (2006 II, 474) an, es könne auch das Bohnenkraut bezeichnen. Dietrich (1988, 375 f.) sieht in *ṣaʿtar* eine Entsprechung zum griech. ὀρίγανον „Dost", das neben Thymian noch weitere Gattungen aus der Familie der *Labiatae* bezeichnen könne.

12 Es handelt sich um eine fermentierte Würzsoße auf Grundlage von verschimmeltem Gerstenbrot (vgl. S. 410 f.).

الشعير ولذلك غذاؤه أكثر من غذاء كشك الشعير. وليس تنفيخه مقصورًا على المعدة والأمعاء بل يحدث تكسيرًا وتمدّدًا في جميع البدن وسددًا وثقل الرأس ويُرى أحلامًا مشوّشةً. وممّا يقلّل نفخه أن يُطبخ طبخًا قويًّا بعد الإنبات والفَلق والتقشير، ويوكل وهو حارّ مع شيء ممّا يسخن ويلطّف. وهو يبرّد ويجفّف مثل الشعير إلا أنّه في هاتين الخلّتين قريب من الاعتدال. والباقلّى الرطب الطري بارد رطب في الدرجة الأولى وغذاؤه أقلّ وانحداره أسرع ونفخه أكثر، يكثر البلغم في المعدة والأمعاء ويهيّج فيها الرياح، وفيه شيء من المرارة والقبض بهما يبثّر الفم ويخشّن الحلق ويحدث الحكّة. والباقلّى رديء لمن يتأذّى بالقولنج الريحي والفَتق، وقشره قبّاض ولذلك ينفع المطبوخ بقشره في خلّ ممزوج من الذَرَب والقيء. وأمّا جرمه فلما فيه من الجلاء قد يعين على نفث الرطوبة من الصدر والرئة، إن أُكل بغير ملح أو شُرب ماؤه ينفع أصحاب السعال ويلين الحلق ويمنع النوازل الرقيقة التي تنزل من الرأس ويكون عنها السعال المُقلِق بالليل من نزولها، ولجلائه أيضًا ينقّي الكلف.

وأمّا خبزه فمنفّخ جدًّا كثير الصعود إلى الرأس مثقّل له، فمَن كان يعتريه الرياح في البطن فالأجود أن لا يقربه، فإن اضطرّ إليه أَكَلَه مع الأمراق الدسمة ومع الكَرَوَيا والكَمّون والصعتر والسذاب ليكسّر نفخه، والدسومات تسهل خروجه من البطن وتقلّل من صعود بخاره إلى الرأس. وممّا يسرع بخروجه ويمنع أيضًا من نفخه أكله بالملح الكثير والاصطباغ بالمرّي من بعد أكله والمدافعة لشرب الماء البارد عليه. وضماد دقيق الباقلّى بالخلّ والعسل ينفع من الفسوخ الحادثة في الأعصاب وبسويق الشعير ينفع من الأورام الحادثة من الضربة، وهو مع بعض العُصارات الباردة ضماد نافع من الأورام الحارّة الحادثة في الأُنثيَين والثديَين.

١ ولذلك : وكذلك، ك || ولذلك ... الشعير : -، س ٢ تكسيرا : تكثيرا، ض ٣ وهو حار : حار، ض ٦ والباقلى : + قابض، د ٧ قباض : قابض، ك || ينفع : وينفع، غ ق م ١٠ نزولها، ○: + فيه، أ || ولجلائه : وطلاوه، ق ١١ فمنفخ : منفخ، ب ك ١٢ ليكسر : لتكسير، ض ١٤ الكثير : -، م || لشرب : بشرب، ب س ك ١٥–١٦ الفسوخ ... ينفع من : -، م ١٦ الحارة : -، ق د ١٧ الحادثة : -، د

an Fleisch zunehmen lassen und den Körper fruchtbar machen. Sie wirken blähend – kein anderes Korn kommt ihnen darin gleich –, ohne dass ihre Blähwirkung durch ausgiebiges Kochen vergehen würde wie jene der Gerste. Sie sind gröber und schwerer verdaulich als Gersten-*kišk* und daher [auch] nahrhafter als dieser. Ihre blähende Wirkung beschränkt sich nicht auf Magen und Darm, sondern verursacht im gesamten Körper Zusammenziehen und Ausdehnung sowie Obstruktionen, Schwere im Kopf und verwirrte Träume. Ihre Blähwirkung verringert man unter anderem, indem man sie stark kocht, nachdem man sie keimen gelassen, gespalten und geschält hat, und sie heiß verzehrt, mit etwas Erhitzendem und Verfeinerndem. Wie Gerste wirken sie kühlend und trocknend, sind jedoch in diesen beiden Eigenschaften der Ausgeglichenheit nahe. Feuchte, frische Ackerbohnen sind kalt-feucht im ersten Grad, ihr Nährwert ist geringer, ihr Herabsinken schneller und ihre Blähwirkung stärker. Sie vermehren den Schleim in Magen und Darm und erregen dort Winde. Sie haben etwas Bitteres, Adstringierendes, wodurch sie Aphthen, eine raue Kehle und Juckreiz hervorrufen. Ackerbohnen sind schlecht für Personen, die an windiger Darmkolik und Eingeweidebruch leiden. Ihre Schalen wirken sehr obstipierend, daher helfen in gemischtem Essig gekochte ungeschälte [Ackerbohnen] bei Durchfall und Erbrechen. Durch die klärende Wirkung in ihnen unterstützen die Ackerbohnen (*ǧirmuhū*) zuweilen den Auswurf von Feuchtigkeit aus Brust und Lunge. Wenn man sie ohne Salz isst oder ihr Wasser trinkt, helfen sie Personen mit Husten, erweichen die Kehle und zersetzen dünnflüssige Sekrete, die vom Kopf hinabfließen und deren Hinabfließen den beunruhigenden nächtlichen Husten verursacht. Durch ihre klärende Wirkung läutern sie außerdem Sommersprossen.

[ACKERBOHNEN]BROT wirkt sehr blähend, steigt stark zum Kopf auf und beschwert ihn. Wer von Winden im Bauch befallen ist, sollte sich daher besser von ihm fernhalten. Ist er zu [seinem Verzehr] gezwungen, sollte er es mit fetthaltigen Brühen sowie mit Kümmel, Kreuzkümmel, Thymian und Raute essen, um seine Blähwirkung zu lindern. Die fetthaltigen Speisen erleichtern dabei seine Ausscheidung und vermindern das Aufsteigen seines Dampfes in den Kopf. Ebenso beschleunigt es seine Ausscheidung und unterbindet seine Blähwirkung, wenn man es mit viel Salz isst, nach seinem Verzehr *murrī* als Würzsoße verwendet und anschließend kein kaltes Wasser trinkt. In einem Verband mit Essig und Honig hilft Ackerbohnenmehl bei Ausrenkungen der Sehnen und [in einem Verband] mit Gerstengrütze bei Schwellungen, die durch Schlageinwirkung entstehen. Mit bestimmten kalten Extrakten hilft sein Verband gegen heiße Schwellungen, die in Hoden und Brüsten entstehen.

الحِمّص. إنّ جرم الحمّص عسر الانهضام كثير الغذاء، والدم المتولّد منه ليس بجيّد ونفخه ليس بدون نفخة الباقلّى، وفيه من قوّة الجلاء أكثر ممّا في الباقلّى حتّى انّه يدرّ البول والطمث ويليّن البطن وينقّي الكبد والطحال والصدر والكلى ويعين على خروج الجنين ويضرّ بقروح الكلى والمثانة. وفيه جوهران مخالطان له إذا طُبخ فارقاه وصارا في الماء، أحدهما حلو يدرّ البول والآخر مالح يلين البطن، ويمكن أن يكون هذا المعنى سبب إلقائه في القدور مع اللحم، ولذلك قيل إن الحمّص يفعل في اللحم ما يفعله الخمير في العجين والخلّ في الأرض. والماء المطبوخ فيه الحمّص مع الكمّون والدارصيني والشِبِتّ يكون مسخنًا ملطّفًا مقطّعًا للأخلاط الغليظة مفتّتًا للحصى نافعًا من الأمراض البلغمية والرياح الغليظة ووجع الظهر. ومن أراد أكله مسلوقًا من غير حاجة إلى الباه فليأكله بالصعتر والملح والفُوتَنج. ونوع من الحمّص يفتّت الحجارة التي في المثانة والكلى وهذا النوع منه أسود صغير، والأجود أن يتحسّى الماء الذي طُبخ فيه فقط وخاصّةً إذا طُبخ معه الكرفس والفِجل وصُبّ عليه دهن اللوز، وهو أشدّ حرارةً من الأبيض. والحمّص الأبيض حارّ في آخر الدرجة الأولى رطب في وسطها، ورطوبته ممازجة لجرمه ممازجةً يعسر على حرارة المعدة تمييزها وحلّها حتّى يصير رياحًا. فلهذا السبب يكون أكثر نفخه في العروق ولذلك يهيّج شهوة الجماع ويزيد في المني واللبن ويحسّن اللون ويسمّن، خاصّةً إذا خُلط بالباقلّى. وإذا نُقع بالماء وأُكل على الريق نيًّا يحدث الإنعاظ، ودقيقه يحلّل الأورام الحادثة عند الأذنين والبيضتين إذا صبت ويجلو الجَرَب والنَمَش والكَلَف ويغذو الرئة أفضل من كلّ شيء لشدّة اختلاط رطوبته بأجزائه وعسر تحلّلها مع غلظه وكثرة غذائه، فيجوز على القلب ويصل إلى الرئة صابرًا على تلك الحرارة حافظًا لرطوبته، فيغذو الرئة غذاءً رطبًا قويًّا، ولذلك ينفع الحساء المتّخذ منه ومن اللبن مَن جَفَّت رئته ودقّ صوته. والمقلو منه ومن الباقلّى أقلّ نفخًا وأبطأ انحدارًا وأشدّ غلظًا، والرطب منه منفّخ بطيء الهضم مولّد للفضول في المعدة والأمعاء، ولا ينبغي أن يشرب عليه الماء ساعةَ يوكل لئلا يكثر نفخه.

---

١ الحمص : في الحمص، ○ ‖ ونفخه : ونفخته، ق ٢ نفخة : نفخ، ب ك د ‖ البطن : -، ج ٦ والشبت : وبالشبت، ق ٧ مقطعا : -، م ٨ إلى الباه : -، د ‖ فليأكله : -، ض ٩ اسود صغير : ↔، س : اسود، ض ١٠ الماء : بالماء، س ك ‖ عليه : عنه، م ١٣ شهوة الجماع : شهوة الدماغ، م : الباه، ك ١٤ يحلل الاورام : محلل للأورام، ب ك ‖ الاذنين : الانثيين، ض ١٩ عليه الماء : ↔، ض : عليه، ك

Kichererbsen [*Cicer arietinum*]. Kichererbsen (*ǧirm al-ḥimmiṣ*) sind schwer verdaulich und sehr nahrhaft. Das von ihnen erzeugte Blut ist nicht gut und sie sind nicht weniger blähend als Ackerbohnen. Sie haben mehr klärende Kraft als Ackerbohnen, so dass sie den Harn- und Menstruationsfluss anregen, abführend wirken, Leber, Milz, Brust und Nieren reinigen, das Herauskommen des Fötus unterstützen und Geschwüren in Nieren und Blase schaden. In ihnen sind zwei vermischte Substanzen, die sie beim Kochen beide verlassen und ins Wasser übergehen. Eine von ihnen ist süß und harntreibend und die andere salzig und abführend. Dies könnte der Grund dafür sein, warum man sie zusammen mit Fleisch in die Kochtöpfe gibt. Daher heißt es: „Kichererbsen bewirken im Fleisch, was Sauerteig im Teig und was Essig in der Erde bewirkt." Das Wasser, in dem man Kichererbsen mit Kreuzkümmel, Zimt und Dill kocht, wirkt erhitzend, verfeinernd und zersetzend auf grobe Körpersäfte und Konkremente und es hilft bei schleimigen Krankheiten, groben Winden und Rückenschmerz. Wer sie gekocht essen möchte und kein Bedürfnis nach Geschlechtsverkehr hat, möge sie mit Thymian, Salz und Poleiminze essen. Eine Sorte der Kichererbsen zersetzt Blasen- und Nierensteine, diese Sorte ist schwarz und klein. Am besten trinkt man nur das Wasser, in dem sie gekocht wurden – besonders, wenn man sie mit Sellerie und Rettich gekocht und mit Mandelöl übergossen hat. Sie haben stärkere Hitze als die weißen [Kichererbsen]. Weiße Kichererbsen sind heiß am Ende und feucht in der Mitte des ersten Grades. Ihre Feuchtigkeit ist so mit ihrer Masse (*ǧirmihī*) vermischt, dass es der Hitze des Magens schwer fällt, sie zu trennen und zu lösen, damit sie zu Winden wird. Aus diesem Grund entfaltet sich ihre stärkste Blähwirkung in den Adern, wodurch sie die Lust auf Geschlechtsverkehr anregen, Sperma und Milch vermehren, die Gesichtsfarbe verbessern und Fett ansetzen lassen – vor allem, wenn man sie mit Ackerbohnen mischt. In Wasser eingeweicht und auf nüchternen Magen roh gegessen wirken sie erektionsfördernd. [Kichererbsen]mehl lässt verfestigte Schwellungen abklingen, die an Ohren und Hoden entstehen, klärt Krätze, Pigmentflecken und Sommersprossen und nährt die Lunge besser als alles andere, weil seine Feuchtigkeit stark mit seinen Teilen vermischt ist, die sich trotz seiner Grobheit und seines hohen Nährwerts nur schwer auflösen. So passiert es das Herz und gelangt zur Lunge, wobei es jene Hitze geduldig erträgt und seine Feuchtigkeit bewahrt, so dass es die Lunge mit kräftiger feuchter Nahrung nährt. Daher hilft Suppe aus [Kichererbsenmehl] und Milch Personen mit ausgetrockneter Lunge und dünner Stimme. Geröstete [Kichererbsen] und Ackerbohnen wirken weniger blähend, sinken langsamer hinab und sind von stärkerer Grobheit. Frische [Kichererbsen] sind blähend, langsam verdaulich und erzeugen Überschüsse in Magen und Darm. In der Stunde ihres Verzehrs sollte man kein Wasser trinken, um ihre Blähwirkung nicht zu verstärken.

وأمّا خبزه فبطيء الانهضام جدًّا لا يكاد ينزل، ولذلك ينبغي أن يكثر ملحه أو يوكل بالملح الكثير ويطرح في أمراق الاسفيدباجات المالحة الدسمة جدًّا، فإنّه متّى لم يفعل ذلك ولّد أوجاعًا في المعدة صعبة وتَبَندَقَ الثُفل وعسر خروجه وآلم الكلى والأمعاء. وقد قيل إنّه لا ينبغي أن يوكل الحمّص قبل الطعام ولا بعده ولكنّه في وسط منه، وأظنّ ذلك لاجتماع الخلال الثلاث فيه رداءة الدم المتولّد منه وعدم أسباب التأخير وعدم أسباب التقديم، كالقبض والإمساك والتليين والإزلاق لأنّ القوّة الجالية التي فيه تفارقه عند الطبخ، ودهن الحمّص يذهب بالقُوباء.

الماش محمود الكَيموس خصوصًا المقشّر، وهو قريب من الباقلّى إلا أنّه لا ينفّخ نفخة الباقلّى وليس معه من قوّة الجلاء ما مع الباقلّى، ولذلك هو أبطأ انحدارًا منه وغذاؤه أقلّ من غذاء الباقلّى. ويُتّخذ من الماش حسو يصلح لأصحاب النزلات والسعال كما يتّخذ من الباقلّى. وهو بارد في الدرجة الأولى معتدل في الرطوبة واليبس غير أنّه إلى اليبس أقرب وخاصّةً غير مقشّره لأنّ في قشره عفوصة وبرده دون برد العدس. وماء الماش يلين الطبيعة وجرمه يحبس وخاصّةً إذا طُبخ مرّتين وطُيّب بالجُلجُلان والسماق أو بحَبّ الرمّان أو بماء الحصرم. وهو غذاء خفيف جيّد للمحمومين إذا طُبخ بدهن اللوز الحلو مع البقول الموافقة لذلك. وأفضل أوقات استعماله الصيف، وهو صالح للمحرورين ومَن يحتاج إلى تدبير لطيف لأنّه يبرّد ويغذو غذاءً ليس بالكثير. وإصلاحه للمبرودين إن يُطبخ بماء القرطم. وهو ضماد نافع على الرَضّ والفَسخ والوَهن.

التُرمُس. فإنّه قبل أن يُطيَّب دواءٌ لا غذاءٌ وذلك انّه قوّي المرارة، وإذا نُقع وصُبّ ماؤه مرّات أو طُبخ بالماء والملح حتّى يذهب مرارته كان أحد الحبوب التي يغتذى بها. وهو غذاء غليظ عسر الانهضام

---

٣ وتبندقَ : ويُبندقُ، ق ٤ فيه : -، ب ٧ الماش : في الماش الماش، ○ ‖ الباقلى : الباقلا، ط ٧–٨ وليس ... الباقلى : -، م ٨ انحدارا منه : ↔، ب ١٠ وبرده : ورطوبة، ض ١١ بالجلجلان : بماء الجلجلان، م ١٦ الترمس : في الترمس واما الترمس، غ ج ق ب ط م س ك د : واما الترمس، ض ‖ قوى : اقوى، د

[KICHERERBSEN]BROT wird äußerst langsam verdaut und sinkt fast nicht hinab. Man sollte ihm daher viel Salz beimischen oder es mit viel Salz essen und in die Brühen salziger und sehr fetthaltiger *isfīdabāǧ*-Eintöpfe[13] geben. Tut man dies nicht, ruft es schwere Magenschmerzen hervor, der Rückstand [des Brots] formt sich zu kleinen Kugeln, wird nur schwer ausgeschieden und fügt Nieren und Darm Schmerzen zu. Es heißt, man solle Kichererbsen weder vor noch nach der Mahlzeit essen, sondern nur in der Mitte. Ich denke, dies beruht darauf, dass sie drei Eigenschaften in sich vereinen: Das von ihnen erzeugte Blut ist schlecht und es fehlt ihnen an Gründen für nachträglichen und auch für vorzeitigen Verzehr – wie etwa eine obstipierende, stopfende, erweichende oder glättende Wirkung, denn die klärende Kraft in ihnen verlässt sie beim Kochen. Kichererbsenöl vertreibt die Hautflechte.

ERBSEN [*Pisum sativum*][14] bringen eine löbliche Säftemischung (*kaymūs*)[15] hervor – besonders die geschälten. Sie stehen den Ackerbohnen nahe, haben jedoch nicht dieselbe Blähwirkung und Klärungskraft wie Ackerbohnen. Daher sinken sie langsamer hinab und sind weniger nahrhaft als Ackerbohnen. Wie aus Ackerbohnen macht man [auch] aus Erbsen Suppe, die für Personen mit Katarrhen und Husten geeignet ist. Sie sind kalt im ersten Grad und ausgeglichen in Feuchtigkeit und Trockenheit, obwohl sie der Trockenheit näher sind – besonders die ungeschälten, denn in ihren Schalen ist Adstringenz –, und ihre Kälte ist geringer als die der Linsen. Erbsenwasser wirkt abführend und die Erbsen selbst (*ǧirmuhū*) wirken stopfend – vor allem, wenn man sie zweimal kocht und mit Sesam und Sumach, Granatapfelkernen oder Agrest aromatisiert. Mit süßem Mandelöl und passendem Gemüse gekocht sind sie ein leichtes, gutes Nahrungsmittel für Fieberkranke. Die beste Verwendungszeit für [Erbsen] ist der Sommer. Sie sind geeignet für Personen mit zu viel Hitze und für diejenigen, die eine feine Zubereitung benötigen, denn sie kühlen und ihr Nährwert ist nicht hoch. Für Personen mit zu viel Kälte korrigiert man sie, indem man sie mit dem Wasser von Färberdistelsaat kocht. Sie liefern einen hilfreichen Verband bei Quetschungen, Ausrenkungen und Kraftlosigkeit.

LUPINEN [*Lupinus albus*]. Bevor man sie bekömmlich macht (*yuṭayyab*), sind Lupinen ein Heilmittel und kein Nahrungsmittel, da sie sehr bitter sind. Weicht man sie ein und gießt ihr Wasser mehrmals ab oder kocht man sie mit Wasser und Salz, um ihre Bitterkeit zu entfernen, stellen sie eine der Kornarten dar, von denen man sich ernährt. Sie sind ein grobes, schwer verdauliches

13 Eine Art von Fleischeintöpfen ohne färbende Würzmittel (vgl. S. 232 f.).

14 Vgl. S. 351 f.

15 Von griech. χυμός (vgl. Ullmann 1970b, 510).

بطيء الانحدار لأنّ جوهره صلب أرضي، يتولّد منه خلط غليظ خامّ إن لم يستحكم هضمه، فإن انهضم كان غذاؤه غذاءً كثيرًا ولذلك صار موافقًا لأصحاب الكدّ والتعب. وممّا يعين على هضمه أن يُطبخ بالماء والملح والصعتر والأَنجُذان والفوتنج ويُصبّ عليه المُرّي والزيت. وليس الدم المتولّد منه برديء فهو بهذا أفضل من العدس وبأنّ يبسه أقلّ من يبس العدس، وهو ممّا لا يعين على إطلاق البطن ولا على حبسه، وإن ترك فيه مرارة يسيرة ولم يبالغ في تعذيبه أسرع في الانحدار عن المعدة وقتل الدود التي في الأمعاء. وهو حارّ في الأولى يابس في الثانية، وإذا أُكل نيًّا بمرارته يدرّ البول والطمث ويسقط الأجنّة شربًا وحَمولاً ويخرج الحيّات وحَبّ القرع لعوقًا مع العسل وضمادًا على البطن، ويفتح السدد من الرئة والكبد والطحال. وماؤه أبلغ في هذه الأفعال من جرمه لا سيّما مع السذاب والفلفل، ويحلّل الخَنازير والصلابات إذا وُضع عليها مطبوخًا بالخلّ والعسل، وينفع من عِرق النَسا والجَرَب والبَهَق والآكِلة ويفتح أفواه البواسير.

اللُوبِيا. إنّ اللوبيا كثير الرياح والنفخ ونفخته أقلّ من نفخة الباقلّى وقريب من نفخة الماش، وانحداره من البطن وخروجه أسرع من خروج الماش إلا أنّ رطوبته كثيرة والدم المتولّد منه أقلّ جودةً من الدم المتولّد من الماش وأغلظ وأقرب من البلغم. وهو حارّ رطب في الدرجة الأولى يُخصب ويهيّج الباه ويدرّ البول والطمث، وخاصّةً اللوبيا الأحمر لأنّ فيه حرارة وتلطيف يلطّف الأخلاط بعض التلطيف، ويلين البطن ويسدّد الرأس ويُرى أحلامًا رديئةً. واللوبيا ليس بصالح للمعدة بل يغثي ويبخّر ولذلك ينبغي أن يُوكل بالخلّ والخردل والسذاب والمرّي، فإنّ الخلّ يمنع تبخيره إلى الرأس وتوليده الغثي. والمرّي والخردل يذهبان أيضًا بما فيه من تقليب النفس ويطيّبانه ويشهّيانه إلى الطبيعة ويسرعان بإخراجه من البطن، والسذاب يكسّر نفخه ورياحه. وإن أُكل اللوبيا طريًّا مع غلفه كما هو

١ فإن: فإذا، ○ ٥ حبسه: + أيضا، م ‖ ترك: تركت، غ ق ب ض د ‖ تعذيبه: تغذيته، ك ض ١١ اللوبيا: في اللوبيا، ○ ‖ ان اللوبيا: -، ك ‖ نفخة الباقلى: نفخ الباقلى، ب م ك ١٤ يلطف: -، ك

Nahrungsmittel, das langsam herabsinkt, denn ihre Substanz ist fest und erdartig. Sie erzeugen groben, rohen Körpersaft, wenn ihre Verdauung nicht vollzogen wird. Werden sie verdaut, sind sie sehr nahrhaft und daher geeignet für Personen, die harter, erschöpfender Arbeit nachgehen. Ihre Verdauung unterstützt man unter anderem, indem man sie mit Wasser, Salz, Thymian, Asant und Poleiminze kocht und mit *murrī* und Olivenöl übergießt. Das von ihnen erzeugte Blut ist nicht schlecht – in dieser Hinsicht sind sie besser als Linsen sowie auch darin, dass ihre Trockenheit geringer ist als die der Linsen. Sie gehören zu den [Nahrungsmitteln], die weder abführend noch stopfend wirken. Wenn man in ihnen leichte Bitterkeit belässt und sie nicht zu sehr süßt, sinken sie schneller vom Magen hinab und töten die Würmer (*dūd*), die sich im Darm befinden. Sie sind heiß im ersten und trocken im zweiten [Grad]. Isst man sie roh mit ihrer Bitterkeit, regen sie den Harn- und Menstruationsfluss an. Als Getränk oder Zäpfchen begünstigen sie Fehlgeburten[16]. Als Leckmittel mit Honig und als Verband auf dem Bauch führen sie zur Ausscheidung von Würmern (*ḥayyāt*) und Bandwürmern und öffnen Obstruktionen in Lunge, Leber und Milz. Ihr Wasser ist in diesen Wirkungen ergiebiger als die Lupinen selbst (*ǧirmihī*) – besonders mit Raute und Pfeffer. Sie lösen Skrofeln und Verfestigungen auf, wenn man sie mit Essig und Honig gekocht auf sie auflegt. Sie helfen gegen Ischialgie, Krätze, Vitiligo und Krebsgeschwüre und öffnen die Münder der Hämorrhoiden.

AUGENBOHNEN [*Vigna unguiculata*] erzeugen viele Winde und Blähungen. Ihre Blähwirkung ist geringer als die der Ackerbohnen und nahe bei jener der Erbsen. Sie sinken schneller vom Bauch hinab und werden schneller ausgeschieden als Erbsen, ihre Feuchtigkeit ist jedoch sehr ausgeprägt und das von ihnen erzeugte Blut ist von geringerer Qualität als das von Erbsen erzeugte. Es ist gröber und dem Schleim näher. [Augenbohnen] sind heiß-feucht im ersten Grad und regen die Fruchtbarkeit, den Sexualtrieb und den Harn- und Menstruationsfluss an – besonders die roten Augenbohnen, denn in ihnen ist Hitze und sie haben eine verfeinernde Wirkung, welche die Körpersäfte etwas verfeinert. Sie wirken abführend und rufen Obstruktionen im Kopf und schlechte Träume hervor. Augenbohnen sind nicht gut für den Magen, sondern erzeugen Übelkeit und Mundgeruch (*yubaḫḫar*), daher sollte man sie mit Essig, Senf, Raute und *murrī* verzehren. Der Essig verhindert, dass ihre Dämpfe zum Kopf aufsteigen und Übelkeit hervorrufen. *Murrī* und Senf vertreiben zudem, was in ihnen Magenkontraktionen erzeugt. Sie machen sie der Natur bekömmlich und schmackhaft und beschleunigen ihre Ausscheidung. Die Raute lindert ihre

16 Oder: „die Niederkunft".

عادة أكثر الناس كان غذاؤه أقلّ إلا أنّ انحداره وخروجه أسرع، لا سيّما إذا أُكل حارًّا مع المرّي. وممّا يعين على هضمه ويقلّ نفخه الملح والصعتر والفلفل. واستعمال اللوبيا وخاصّةً الأحمر منه في المقيّئات لتغثيته وتقليبه النفس وتلطيفه الأخلاط بعض التلطيف.

الجُلُّبان مجفّف قليل الغذاء رديء الدم يولّد خلطًا سوداويًا ويضرّ بالعصب، وهو بارد في الدرجة الأولى يابس في الثانية. فإن اضطرّ إلى إدمان أكله أو **خبزه** فليتلاحق مضرّته بالإكثار معه من الحلو أو الدسم ونفض البدن من السوداء ومَرخ خَرَز العنق والظهر ومخارج الأعصاب بالأدهان الحارّة العطرة المقوّية والاستحمام بالماء العذب الفاتر ثمّ الوقوع بعقبه في الماء البارد ليسلم من مضرّته للعصب وتغليظه للحواسّ وتوليده للسوداء.

البَلُّوط. قد يتّخذ من البلّوط خبز وهو عاقل للطبيعة جدًّا، وليس يسلم وخاصّةً مَن لم يعتده من مضرّة إدمانه إلا بالإكثار من الدسم والحلو والأشربة الحلوة. وهو بطيء الانهضام منفّخ في البطن الأسفل وطبعه بارد في الأولى يابس في الثانية.

والشاهبلُّوط أكثر غذاءً لما فيه من الحلاوة وأسرع خروجًا بالإضافة إلى البلّوط إلا أنّه أكثر رياحًا منه، وهو حارّ يابس في الأولى يمنع النّزَف وتُغزِر البول وعسى أن يكون لقبضه وإمساكه للبطن كما ذُكر في الجاورس.

في الحُبوب والبُزور التي لا يتّخذ منها الخبز

منها **الحُلبة** وهي مصدّعة مغثّية لا سيّما إن أُكلت بغير خبز وليس الخلط المتولّد منها بمحمود، وقوّتها منضجة مليّنة وفيها جلاء يهيّج الأمعاء للدفع، وماؤها المغلّى المصفّى إذا خُلط بالعسل القليل وشُرب

---

٢ واستعمال: واستعمل، ق   ٢–٣ وخاصة ... المقيئات: في المقيئات وخاصة الاحمر منه، م   ٤ الجلبان: في الجلبان الجلبان، غ ج ق ب ط م د ض: في الجلبان وهو، س: في الجلبان، ك || يولد: ويولد، م   ٥–٦ الحلو أو الدسم: الحلواء والدسم، ج ق س / ر: الحلو والدسم، ب م ك د   ٦ خرز: ضرر، ض   ٨ وتوليده: وتوليد، ض   ٩ البلوط: في البلوط، ○   ١٠ في البطن: للبطن، ط م   ١٢–١٣ الا ... منه: -، م   ١٤ ذكر: ذكرنا، ج م س   ١٥ منها الخبز، ○: ↔، أ   ١٦ منها، غ ج ق ط م س ض د: -، أ || اكلت: كانت، م

Blähwirkung und Winde. Isst man Augenbohnen frisch mit ihrer Hülle, so wie es die meisten Menschen zu tun pflegen, sind sie weniger nahrhaft, sinken jedoch schneller hinab und werden schneller ausgeschieden – vor allem wenn man sie heiß mit *murrī* verzehrt. Zu dem, was ihre Verdauung unterstützt und ihre Blähwirkung verringert, gehören Salz, Thymian und Pfeffer. Die Verwendung von – insbesondere roten – Augenbohnen in Brechmitteln beruht darauf, dass sie Übelkeit und Magenkontraktionen hervorrufen und die Körpersäfte etwas verfeinern.

PLATTERBSEN [*Lathyrus sativus*] sind austrocknend, wenig nahrhaft, von schlechtem Blut, erzeugen schwarzgalligen Körpersaft und schaden den Nerven. Sie sind kalt im ersten und trocken im zweiten Grad. Ist man gezwungen, sie regelmäßig zu verzehren oder aus ihnen BROT zu backen, sollte man ihre Schädlichkeit ausgleichen, indem man sie mit viel Süßem oder Fetthaltigem isst und dem Körper Erholung von der schwarzen Galle gewährt. Man sollte die Hals- und Rückenwirbel sowie die Nervenenden mit heißen, wohlriechenden, kräftigenden Ölen einreiben, in lauwarmem Süßwasser baden und sich anschließend in kaltes Wasser legen, um an ihrer Schädlichkeit für die Nerven, ihrer Vergröberung der Sinne und der von ihnen erzeugten schwarzen Galle keinen Schaden zu nehmen.

EICHELN [*Quercus* sp.]. Aus Eicheln wird manchmal BROT gemacht, das sehr stopfend wirkt. Vor der Schädlichkeit seines regelmäßigen Verzehrs ist man nur durch viel Fetthaltiges, Süßes und süße Getränke gefeit – dies betrifft besonders jene, die es nicht gewohnt sind. [Eicheln] werden langsam verdaut und wirken blähend im Unterleib. Ihre Natur ist kalt im ersten und trocken im zweiten Grad.

„KÖNIGSEICHELN“ [d.h. KASTANIEN][17] [*Castanea sativa*] sind aufgrund ihrer Süße nahrhafter und werden schneller ausgeschieden als Eicheln, obwohl sie mehr Winde erzeugen. Sie sind heiß-trocken im ersten Grad und wirken blutstillend und harnvermehrend – möglicherweise aufgrund ihrer obstipierenden und stopfenden Wirkung, wie im [Eintrag über] Hirse erwähnt.

KÖRNER UND SAATEN, AUS DENEN MAN KEIN BROT MACHT

Dazu zählt BOCKSHORNKLEE[SAAT] [*Trigonella foenum-graecum*]. Sie ruft Kopfschmerz und Übelkeit hervor – besonders, wenn man sie ohne Brot isst. Der von ihr erzeugte Körpersaft ist nicht löblich. Ihre Kraft ist reifefördernd und erweichend und sie hat klärende Wirkung, die die Darmperistaltik anregt. Ihr

17 Pers. *šāh ballūṭ* „Königseicheln“ in Anlehnung an griech. διοσβάλανοι „Eicheln des Zeus“ (vgl. Dietrich 1988, 167).

فإنّه يحدر جميع الأخلاط الرديئة التي في الأمعاء ويحدر الطمث ودم النِفاس. وإن طُبخت مع التين والتمر وأُخذ ماؤها وقُوّم بالعسل ولُعِق فإنّه يصفّي الصوت ويلين الحلق ويجلو البلغم الغليظ وينفع السعال العتيق والربو. والمنبوتة منها إذا أُكلت وحدها قبل الطعام مع مُرّي وخلّ أعانت على إطلاق البطن، وإن أُكلت مع الخبز على طريق ما يُتأدَّم به كان تليينها للبطن أقلّ. وهي حارّة في الدرجة الثانية يابسة في الأولى، فإذا نبتت نقصت في هاتين الخلّتين جميعًا. وقد توكل بَقلَتُها قبل أن تبزر بخلّ ومرّي وهي أيضًا تصدّع إذا أكثر منها إلا أنّها تنفع المعدة التي فيها عفن. والحلبة تحلّل الأورام الصلبة والبلغمية وتنقّي الحَزاز وتنتن رائحة البدن.

ومنها **السِمسِم**، وهو أكثر البزور دُهنًا، والصحيح منه لا يُنهضم البتّة والمدقوق لزج بطيء الانهضام يغثّي ويُرخي المعدة ويسقط الشهوة ويغيّر النكهة ويولّد خلطًا غليظًا لزجًا، وإصلاحه أن يُقلى أو يوكل بالعسل. وهو حارّ في الأولى رطب في الثانية يسمّن البدن، وغير المقشور منه أسرع انحدارًا والمقشور أكثر تسمينًا، ودهنه يسكّن حرقة المعدة وحدّة الأخلاط ويلين تشنّج الأعصاب وينفع الشُقاق والخشونة والحكّة إلا أنّه يرخي المعدة.

ومنها **الخَشخاش الأبيض**، وقوّته التبريد وقليل يبس ولذلك ينوّم تنويمًا معتدلاً قصدًا وينفع مَن يتحلّب من رأسه نزلة رقيقة حارّة ويسكّن السعال الحادث من الحرارة. وليس يصل منه إلى البدن كثير غذاء، والأجود أن يوكل مع العسل والسُكّر. وهو بطيء الانهضام بارد في الثانية يابس في الأولى ينفع من نفث الدم ويحبس البطن، ومع العسل يزيد في المني ويشبه أن يكون ذلك لمتانة جوهره مع دسم فيه، فيغلّظ المني ويخثره حتّى لا يتحلّل بسرعة فيزيد فيه بالعَرَض أكثر ممّا يزيد فيه بالذات. ونباته أبرد كثيرًا من بزره.

ومنها **بزر الكتّان**، وهو رديء للمعدة عسر الانهضام نفّاخ، وما ينال البدن منه من الغذاء يسير. والمقلوّ منه يعقل البطن ويدرّ البول وينفع مع العسل من السعال البلغمي يجلو وينضج ويعين على

---

٢ البلغم : + الكثير، ك ٥ نبتت : أنبتت، م ٦ تحلل الأورام : محللة للاورام، ك ٩ غليظا لزجا : ↔، م : لزجا، س || يقلي : يغلي، م ١٠ يسمن : يسخن، م ١٢ والخشونة : -، ب ١٣ التبريد : البرد، م ١٥ غذاء ... الانهضام : -، ض ١٦ ذلك : -، ك ١٧ فيه بالعرض : بالعرض، ب ١٩ ومنها : -، م || البدن منه : ↔، ك

gekochtes und gereinigtes Wasser lässt, mit ein wenig Honig vermischt getrunken, sämtliche schlechten Körpersäfte im Darm sowie das Menstruationsblut und den Wochenfluss abfließen. Wenn man sie mit Feigen und getrockneten Datteln kocht, ihr Wasser nimmt, mit Honig andickt und aufleckt, macht es die Stimme klar, erweicht die Kehle, klärt groben Schleim und hilft bei altem Husten und Asthma. Gekeimte [Bockshornkleesaat], einzeln vor der Mahlzeit mit *murrī* und Essig verzehrt, wirkt abführend. Isst man sie als Beikost zum Brot, ist ihre abführende Wirkung geringer. [Bockshornklee] ist heiß im zweiten und trocken im ersten Grad, und wenn [seine Saat] gekeimt ist, fehlen ihr diese beiden Eigenschaften. Bisweilen isst man sein Kraut bevor es Samen gebildet hat mit Essig und *murrī*. Es ruft ebenfalls Kopfschmerz hervor, wenn man viel davon zu sich nimmt, hilft jedoch bei Fäulnis im Magen. Bockshornklee lässt feste und schleimige Schwellungen abklingen, reinigt Kopfschorf und bewirkt schlechten Körpergeruch.

Dazu zählt SESAM [*Sesamum indicum*], die öligste aller Saaten. Das ganze [Sesamkorn] wird überhaupt nicht verdaut. Gemahlen ist es klebrig und langsam verdaulich, ruft Übelkeit hervor, lockert den Magen, lässt den Appetit schwinden, verändert den Mundgeruch und erzeugt groben, klebrigen Körpersaft. Man korrigiert ihn, indem man ihn röstet oder mit Honig isst. Er ist heiß im ersten, feucht im zweiten Grad und macht den Körper fett. Ungeschälter [Sesam] sinkt schneller hinab und geschälter lässt mehr an Fett zunehmen. Sein Öl lindert Magenbrennen und die Schärfe der Körpersäfte, erweicht Nervenkrämpfe und hilft bei Hautrissen, Rauheit und Juckreiz. Es lockert jedoch den Magen.

Dazu zählt WEISSER MOHN [*Papaver somniferum*]. Seine Kraft ist Kühlung und geringe Trockenheit, daher wirkt er in ausgeglichener, beabsichtigter Weise einschläfernd. Er hilft jenen, denen dünnflüssiges, heißes Sekret vom Kopf herabfließt und lindert durch Hitze hervorgerufenen Husten. Von ihm gelangt nicht viel Nahrung in den Körper, man isst ihn am besten mit Honig und Zucker. Er ist langsam verdaulich, kalt im zweiten und trocken im ersten Grad, hilft bei blutigem Auswurf und wirkt stopfend. Mit Honig vermehrt er das Sperma, was wahrscheinlich auf der Stabilität seiner Substanz und dem in ihm enthaltenen Fett beruht. So vergröbert er das Sperma, macht es dickflüssig, so dass es sich nicht schnell zersetzt und vermehrt es eher akzidentiell als substanziell. Seine Pflanze ist sehr viel kälter als seine Saat.

Dazu zählt LEINSAAT [*Linum usitatissimum*]. Sie ist schlecht für den Magen, schwer verdaulich und wirkt stark blähend. Was der Körper von ihr an Nahrung erhält, ist gering. Geröstete [Leinsaat] wirkt stopfend und harntreibend. Mit Honig ist sie hilfreich bei schleimigem Husten, klärt, fördert die Reifung und verhilft zu Auswurf. Sie ist heiß im ersten Grad und ausgeglichen in Feuchtig-

النفث. وهو حارّ في الدرجة الأولى معتدل في الرطوبة واليبس يعين على الباه إذا أُكل منه مقدارٌ كثيرٌ مع العسل والفلفل، وهو رديء للعين مسكّن للأوجاع نافع من الأظفار المتشققة والمبيّضة ضمادًا مع المُوم والعسل.

ومنها **الشَهدانج**، وهو عسر الانهضام رديء للمعدة مصدّع يسخن إسخانًا قوّيًا، ويرتفع منه إلى الرأس بخار حارّ دخاني يظلم البصر إلا أنّه يلطّف ويدرّ البول ويحلل النفخ والرياح. وهو حارّ في الثانية يابس في الثالثة مخفّف للمني بشدّة يبسه، والدم المتولّد منه رديء. ويدفع ضرره اللوز والخشخاش والسكّر والسكنجبين إن شُرب بعده. ودهنه ينشّف البلّة التي تَرشَح من الأذن، وعصارة ورقه تنفع من وجع الأذن الحادث من البرودة وينقّي الحَزاز ويطوّل الشعر ويستعمل بدل الآزاددِرَخت.

ومنها **القُرطُم**، وهو ملين للبطن مسهل للبلغم إذا أُخذ مُدافًا بالماء والعسل ومعجونًا بالتين أو مدافًا في مرقة الديك العتيق أو مطبوخًا فيه. وإسخانه قوّي وما ينال منه البدن من الغذاء يسير وهو حارّ في الثانية يابس في الأولى رديء للمعدة.

ومنها بزر **القِثّاء والقَثَد والبِطّيخ**، وهذه البزور تلين البطن وتدرّ البول وتنفع السعال الحادث من الحرارة، وما ينال منها البدن من الغذاء يسير.

ومنها بزر **الفَنجَنكَشت**، وقد يأكل بعض الناس هذا مقلوًّا يريد به تسكين شهوة الجماع، وما ينال منه البدن من الغذاء يسير مجفّف مسخن محلّل للرياح بقوّة، وبهذه الأسباب كلّها يصلح لمن يتعفّف عن الجماع. وليس يصدع كما يصدع الشهدانج لا سيّما إذا قُلي والمقلو أكثر تحليلاً للرياح. وهو حارّ

---

٤ ومنها: -، د || الشهدانج: الشهدانق، م ٧ والسكر: في السكر، ك ٩ والعسل: -، د ١٢ ومنها: -، ج
١٣ منها البدن: ↔، م || الغذاء: + مجفف، ض ١٤ ومنها: -، ج ق ١٦ الشهدانج: الشهدانق، م

keit und Trockenheit. In großer Menge mit Honig und Pfeffer verzehrt wirkt sie potenzsteigernd. Sie ist schlecht für die Augen, wirkt schmerzstillend und hilft in einem Verband mit Wachs und Honig gegen gespaltene, weiß verfärbte Fingernägel.

Dazu zählt HANF[SAAT] [*Cannabis sativa*].[18] Sie ist schwer verdaulich, schlecht für den Magen, ruft Kopfschmerz hervor und wirkt stark erhitzend. Von ihr steigt heißer, rauchiger Dampf zum Kopf empor, der die Sehkraft trübt. Sie wirkt jedoch verfeinernd und harntreibend und löst Blähungen und Winde auf. Sie ist heiß im zweiten und trocken im dritten Grad und wirkt durch ihre starke Trockenheit austrocknend auf das Sperma. Das von ihr erzeugte Blut ist schlecht. Ihrer Schädlichkeit entgegen wirken Mandeln, Mohn, Zucker und Oxymel[19], wenn man es nach ihrem [Verzehr] trinkt. Ihr Öl trocknet die Feuchtigkeit, die vom Ohr durchsickert. [Hanf]blattextrakt hilft bei von Kälte hervorgerufenen Ohrenschmerzen, reinigt Kopfschorf, verlängert das Haar und wird als Ersatzdroge für den Indischen Flieder[20] verwendet.

Dazu zählt FÄRBERDISTELSAAT [*Carthamus tinctorius*]. Sie wirkt verdauungsfördernd und Schleim abführend, wenn man sie mit Wasser und Honig befeuchtet und mit Feigen geknetet oder in der Brühe eines alten Hahns befeuchtet oder darin gekocht einnimmt. Ihre erhitzende Wirkung ist stark und was der Körper von ihr an Nahrung erhält gering. Sie ist heiß im zweiten und trocken im ersten Grad und schlecht für den Magen.

Dazu zählen SCHLANGENGURKEN- [*Cucumis melo* var. *flexuosus*], GURKEN- [*Cucumis sativus*] (*qaṯad*) und MELONENSAAT [*Cucumis melo*].[21] Diese Saaten wirken abführend und harntreibend und helfen gegen durch Hitze verursachten Husten. Was der Körper von ihnen an Nahrung erhält, ist gering.

Dazu zählt MÖNCHSPFEFFERSAAT [*Vitex agnus-castus*]. Einige Leute verzehren sie geröstet, um die Lust auf Geschlechtsverkehr zu beruhigen. Was der Körper von ihr an Nahrung erhält, ist gering. Sie wirkt austrocknend, erhitzend und löst sehr wirksam Winde auf. Aufgrund all dieser Ursachen ist sie für diejenigen geeignet, die sich des Geschlechtsverkehrs enthalten. Sie ruft nicht so starken Kopfschmerz hervor wie Hanfsaat – vor allem, wenn man sie geröstet hat. Geröstete [Mönchspfeffersaat] löst Winde besser auf. Sie ist heiß-trocken

18 *Šahdānağ* < pers. *šāh dāna* „Königskorn" (Díaz García 1978, 46).

19 Ein Sirup aus Honig und Essig (vgl. S. 280–283).

20 *Āzād-diraḫt* bezeichnet den Indischen oder Persischen Flieder (*Melia azedarach*), dessen Rinde und Samenöl als Heilmittel verwendet wurden (vgl. Dietrich 1988, 195).

21 *Qaṯad* ist gleichbedeutend mit *ḫiyār* (Lewicka 2011, 245, Anm. 561). Zu *qiṯṯā'* und *biṭṭīḫ* vgl. S. 395–397.

يابس في الدرجة الثانية، قوّته ملطّفة وفيه أيضًا قبض، فلذلك يصلح للسدد في الكبد والطحال لأنّ الخلط المسدّد إذا لطف وذاب يحتاج إلى قوّة الأعضاء لتدفع عن نفسها والقبض يقوّي الأعضاء ويعينها على ذلك.

ومنها **حبّ القِلْقِل**، وهو حارّ رطب زائد في الجماع ولا سيّما إذا خُلط بالسمسم وعُجن بعسل الطَبَرزَد والفانِيذ. وليس بمصدّع ولا خلطه الذي يولّده برديء، وإن قُلي كان أحمد والإكثار منه متَّخِم مهيِّض.

فهذه هي الحبوب التي يغتذي بها الإنسان، تمّ أحكام الحبوب.

---

١ فلذلك: فكذلك، ج ٢ والقبض: فالقبض، م ٦ تم ... الحبوب: -، ٥

im zweiten Grad, ihre Kraft ist verfeinernd und ebenfalls obstipierend. Daher ist sie bei Obstruktionen in Leber und Milz geeignet, denn wenn der obstruierende Körpersaft feiner wird und schmilzt, bedarf er der Kraft der Organe, damit sie sich abstoßen können und die Obstipation kräftigt die Organe und unterstützt sie dabei.

Dazu zählen die SAMEN DER TORAKASSIE [*Senna tora*] (?)[22]. Sie sind heißfeucht und fördern den Geschlechtsverkehr – besonders, wenn man sie mit Sesam mischt und mit *ṭabarzad*- und *fānīḏ*-Honig[23] verknetet. Sie rufen weder Kopfschmerz hervor noch ist der von ihnen erzeugte Körpersaft schlecht. Geröstet sind sie löblicher und wenn man viel von ihnen isst, rufen sie Magenverstimmungen und Brechdurchfall hervor.

Dies sind die Körner, von denen sich der Mensch ernährt. Das Thema der Körner ist abgeschlossen.

---

22 Die essbaren Samen der als *qilqil* bezeichneten Pflanze sind schwarz und hart und waren im Maghreb unbekannt (Ibn al-Ḥaššāʾ 1941, 109; Ibn Manẓūr 1990 XI, 567). Es handelt es sich vermutlich um die Torakassie, ihre Identifikation ist jedoch nicht sicher (vgl. Achundow 1893, 187; Dietrich 1988, 482).

23 Zu diesen Zuckerarten vgl. S. 172 f.

[٢] في اللُحمان

وأمّا اللحوم فإنّها أقوى أنواع الأغذية غذاءً، ولذلك صار الحيوانات التي تغتذي منها أقوى وأشدّ صَولةً وقهرًا لما يغالبه ويصطاده. وكذلك الأُمم التي جرت عادتهم من الناس بالاستكثار منها، غير أنّ هضمها يصعب إلا على مَن كانت القوّة الهاضمة منه قوّية، ولذلك يُمنع المرضى وخاصّةً المحرورون منها لعجز قوّاهم عن هضمها وتزايُد حرارتهم بها وعدم حاجتهم إلى الغذاء القوّي أو يُؤمَرُون بالأخفّ منها. وهي من أغذية الأصحّاء الأقوياء وأصحاب الكدّ والتعب، ولا يحتمل إدمانها غيرهم لأنّه يتولّد منها دم متين صحيح كثير وافر وذلك لأنّ اللحم متركّب من الدم وهو دم جامد، فإذا قدرت القوّة الهاضمة على هضمه واستمرائه عاد أكثره دمًا وقلّت الفضلة اليابسة التي تخرج منه، لأنّ عامّة ما في اللحم يصير غذاءً بخلاف الحبوب، ولذلك قيل اللحم أقلّ الطعام نَجوًا.

واللحوم كلّها حارّة رطبة وتختلف بحسب اختلاف أجناس الحيوانات وأزمانها ومواضعها وهزالها وسمنها وكثرة حركتها وقلّتها واختلاف أعضائها. فلحوم الحيوانات الكبيرة الجُثث أغلظ وأعسر هضمًا، ولحوم الحيوانات الطيّبة الروائح من المواشي والطيور قريبة من طبيعة الإنسان ملائمة لها. والخِصيان منها أوفق من الفُحولة والإناث، فإنّ الفحولة لمكان سِفادها تكون لحومها عضلةً مَسِيخةً والإناث لمكان وِلادها تكون ممصوصة الرطوبة التي فيها توجد العذوبة والدسومة، وذلك لأنّ الولاد في الإناث تفعل فعل السفاد في الذكورة، فإنّ كلا من المعنيَين يأخذ صفو أجساد الحيوانات ولباب أعضائها الذي يكون سبب طيب لحمها.

ولحوم الهَرمَى من الحيوانات صلبة عصبية بطيئة الانهضام قليلة الغذاء مسيخة الطعم تخالطها زهومة لعدم الدسومة والرطوبة التي تطيّبها. ولحوم الصغار جدًّا كثيرة الفضول قليلة الغذاء بلغمية إلا أنّها تنحدر سريعًا عن المعدة. والأجنّة التي تُستخرج من بطون الحيوانات الحاملة رديئة لا خير في

---

٢ صار : صارت، د س ٣ وكذلك : ولذلك، ض ‖ الناس بالاستكثار : الاستكثار، ك ٤ يصعب : يضعف، م ٧ وافر : -، ○ ‖ متركب : مركب، ق م : متولد، ك ٨ اكثره : اكثر، ض ‖ اليابسة : الثانية، س ١١ الكبيرة الجثث : الكثيرة الخبث، م ١٣ عضلة : عصبية، ق ١٤ الرطوبة : الرطوبات، س ‖ فيها توجد : ↔، ق : فيها يوخذ، غ ١٧ الهرمى : البّهرمى، ض ‖ عصبية : عضلية، ض ١٩ انها : + لا، م

[2] Fleisch

Beim Fleisch handelt es sich um die Nahrungsmittelart mit dem kräftigsten Nährwert, daher sind Tiere, die sich davon ernähren, stärker und kräftiger beim Angreifen und Unterwerfen derer, die sie überwältigen und erjagen. Ebenso verhält es sich mit den menschlichen Völkern, bei denen es Sitte geworden ist, viel davon zu verzehren. Außer für Personen mit starker Verdauungskraft ist seine Verdauung jedoch schwierig, weshalb man es Kranken, besonders jenen mit zu viel Hitze, verwehrt – weil ihre Kräfte nicht zu seiner Verdauung genügen würden, ihre Hitze dadurch ansteigen würde und sie keine kräftige Nahrung benötigen –, oder ihnen nur das leichteste [Fleisch] verschreibt. Es gehört zu den Nahrungsmitteln für Gesunde, Kräftige und Personen, die harter, erschöpfender Arbeit nachgehen. Alle anderen vertragen seinen ständigen Verzehr nicht, denn es erzeugt viel festes, gesundes, reichliches Blut, da Fleisch sich aus Blut zusammensetzt und verfestigtes Blut ist. Wenn die Verdauungskraft es nun zu verdauen und verarbeiten vermag, wird das meiste davon wiederum zu Blut und der trockene Überschuss, der aus ihm hervorgeht, ist gering, denn anders als bei den Körnern wird der größte Teil des Fleisches zu Nahrung. Daher heißt es, Fleisch sei die Speise mit der geringsten Stuhlmenge.

Alle Fleischsorten sind heiß-feucht und unterscheiden sich nach den verschiedenen Tierarten, ihren Zeiten und Orten, ihrer Magerkeit und Fettheit, darin, ob sie viel oder wenig Bewegung hatten und nach ihren verschiedenen Körperteilen. Das Fleisch von Tieren mit großen Leibern ist gröber und schwerer verdaulich. Das Fleisch von wohlriechendem Vieh und Geflügel ist der Natur des Menschen nahe und ihr angemessen. Kastrierte [Tiere] sind förderlicher als unkastrierte Männchen und Weibchen. Das Fleisch der Männchen wird durch das Bespringen [der Weibchen] muskulös und geschmacklos und bei den Weibchen wird durch das Gebären die Feuchtigkeit ausgelaugt, in der sich die Süße und der Fettgehalt befindet. Denn das Gebären bewirkt bei den Weibchen, was das Bespringen bei den Männchen bewirkt – beide Vorgänge (*al-maʿnayayn*) nehmen die Reinheit der Tierkörper und das Beste ihrer Körperteile hinweg, auf dem der Wohlgeschmack ihres Fleisches beruht.

Das Fleisch alter Tiere ist fest, sehnig, langsam verdaulich, wenig nahrhaft, fade im Geschmack und von üblem Geruch durchsetzt, da es ihm an Fett und Feuchtigkeit fehlt, die es wohlschmeckend machen würden. Das Fleisch sehr kleiner [Tiere] hat viele Überschüsse, einen geringen Nährwert und ist schleimig, obwohl es schnell vom Magen herabsinkt. Föten, die man aus dem Bauch trächtiger Tiere hervorholt, sind schlecht. An ihrem Verzehr ist nichts Gutes.

أكلها. وما دامت الحيوان في النمو كانت لحومها أجود من التي ولّت وصارت في النقصان. وكلّما كان الحيوان أطرى فلحمه أرطب وكلّما كان أسنّ فلحمه أيبس، وكلّما كان أكله وشربه أقلّ فهو أجفّ. والذكر أجفّ من الأنثى والفحل أجفّ من الخصي والأسود أجفّ من الأبيض والكثير الشعر أجفّ من قليله. والراضع من جميع الحيوان أرطب لحمًا وأحرى بأن يطلق البطن، والمستكمل أبطأ انحدارًا وأكثر غذاءً، والحيوان الوحشي كلّه أجفّ لحمًا من الأهلي. وكلّ حيوان طبعه يميل إلى اليبس مثل البقر والماعز والظباء فما دام فتيًا كان لحمه أجود في الاستمراء وأعدل غذاءً لأنّ فضل رطوبته من قِبَل صغر السنّ يعدّل مزاجه. وكلّ حيوان أرطب من المعتدل فإذا استكمل كان لحمه أجود للاستمراء والغذاء لأنّ فضل رطوبته الطبيعية يجفّ بعض الجفوف من أجل كبر السنّ ويعتدل. فأمّا لحم الحيوان الهرم وإن كان ذلك الحيوان في طبيعته رطبًا فإنّه رديء الاستمراء والدم والغذاء، وما كان من الحيوان رطبًا فذَكَره خير من أنثاه والمستكمل منه خير ممّا لم يستكمل بعد، وإذا كان يابسًا فأنثاه خير من ذكره وما لم يستكمل منه خير ممّا قد استكمل. ولحم الحيوان الجيّد الغذاء الموافق له جيّد وخلاف ذلك رديء، ولحم الحيوان الصحيح يولّد دمًا أجود من لحم الحيوان السقيم، ومزاج الحيوان الأهلي أرطب من مزاج الحيوان البرّي لرطوبة الهواء وقلّة حركته. وما يغتذي من الحيوان بغذاء أجفّ أفضل مما يغتذي بغذاء أرطب، وما يستنشق هواءً نقيًّا أفضل ممّا يستنشق هواءً على خلاف ذلك. وكلّ حيوان له حركة ورياضة أفضل ممّا ليست له حركة ولا رياضة، وما كان من الحيوان في الجبال ففضوله أقلّ ليبوسة الهواء وكثرة الحركة، ولحمه أصلب وشحمه أقلّ وهو أجود كثيرًا ممّا يأوي إلى البطون أو يُربّى في البيوت. ولحم الحيوان الذي يرتعي في المواضع الجافّة جافّ لا فضول فيه، والذي يرتعي في الآجام والمواضع الرطبة رطب كثير الفضول عسر النضج. ولحم الحيوان المعتدل في السِمَن أجود من لحوم الحيوانات

---

١ الحيوان: الحيوانات، ه || وصارت في: وصارت الى، س ٢ الحيوان: الحيوانات، م ٣ أجف: أخف، ق م ب ٦ والماعز: والمعز، ط || كان لحمه: فلحمه، س ٧ فضل: -، ض ٩ لحم: لحوم، س || ذلك الحيوان: ذلك الحيوانات، غ: ذلك اللحم، ك ١٠ والغذاء: المتولد منه رديء وكذا الغذاء، ك ١١ بعد: منه بعد، ك ١١–١٢ ولحم ... رديء: -، ج ١٣ لحم: لحوم، غ ١٧ أويربى: ويربى، ج ١٨ في الاجام: -، د

Solange das Tier sich noch im Wachstum befindet, ist sein Fleisch besser als das [der Tiere] fortgeschrittenen Alters (*allatī wallat*), die bereits abgebaut haben. Je frischer das Tier ist, desto feuchter ist sein Fleisch und je älter es ist, desto trockener ist sein Fleisch. Je weniger das Tier gefressen und getrunken hat, desto trockener ist es. Männchen sind trockener als Weibchen, unkastrierte Männchen trockener als kastrierte, schwarze [Tiere] trockener als weiße und stark behaarte trockener als schwach behaarte. Saugende Jungtiere haben von allen Tieren das feuchteste Fleisch und wirken am ehesten abführend. Ausgewachsene sinken langsamer hinab und sind nahrhafter. Sämtliche Wildtiere haben trockeneres Fleisch als domestizierte Tiere. Alle Tiere, deren Natur zur Trockenheit neigt – wie Rinder, Ziegen und Antilopen – haben, solange sie jung sind, besser bekömmliches Fleisch mit ausgeglichenerem Nährwert, denn der Überschuss ihrer Feuchtigkeit durch das junge Alter gleicht ihr Temperament aus. Alle Tiere, die feuchter als ausgeglichen sind, sind im ausgewachsenen Zustand bekömmlicher und nahrhafter, denn der Überschuss ihrer natürlichen Feuchtigkeit trocknet zum Teil durch das vorangeschrittene Alter und wird ausgeglichen. Das Fleisch alter Tiere ist, wenn das Tier seiner Natur nach feucht ist, schlecht bekömmlich, [erzeugt] schlechtes Blut und hat einen schlechten Nährwert. Von den feuchten Tieren sind Männchen besser als Weibchen und ausgewachsene besser als nicht ausgewachsene. Ist [das Tier] trocken, sind Weibchen besser als Männchen und nicht ausgewachsene besser als ausgewachsene. Fleisch von einem Tier mit guter, geeigneter Nahrung ist gut und das Gegenteil davon schlecht. Das Fleisch eines gesunden Tiers erzeugt besseres Blut als das eines kranken Tiers. Das Temperament des domestizierten Tiers ist feuchter als das des Wildtiers, aufgrund der Feuchtigkeit der Luft und seiner geringen Bewegung. Tiere, die sich von trockenerer Nahrung ernähren, sind denen vorzuziehen, die sich von feuchterer Nahrung ernähren, und jene, die saubere Luft atmen, sind denen vorzuziehen, die Luft von gegenteiliger [Qualität] atmen. Alle Tiere, die Bewegung haben und sich verausgaben, sind denen vorzuziehen, die sich weder bewegen noch verausgaben. Tiere, die in den Bergen leben, haben geringere Überschüsse, aufgrund der Trockenheit der Luft und der vielen Bewegung. Ihr Fleisch ist fester, ihr Talg geringer und sie sind sehr viel besser als jene, die in niederen Landstrichen Zuflucht suchen oder in Häusern aufgezogen werden. Das Fleisch eines Tiers, das in trockenen Gebieten weidet, ist trocken und enthält keine Überschüsse und [das Fleisch eines Tiers], das in Sümpfen und Feuchtgebieten weidet, ist feucht mit vielen Überschüssen und wird nur schwer gar. Fleisch von Tieren mit ausgeglichenem Fettanteil ist besser als Fleisch von Tieren, die kein oder übermäßig viel Fett haben. Wenn man Fleisch eines übermäßig

التي لا سِمَن لها أو هي مفرطة السمن، ولحم الحيوان المفرط السمن إذا مُيِّزَ من سمنه وأُكل وحده فهو أجود من لحوم الحيوانات التي لا سمن لها.

وأوفق الحيوان للتمليح ما كان لحمه صلبًا والرطوبة البلغمية فيه كثيرة، وأمّا اليابسة الأجسام والرخصة اللحوم فلا تصلح لذلك لأنّ الأولى تصير كالجلود المدبوغة والأخرى تذوب وتفسد. واللحم المملوح وإن كان في الأصل مرطِّبًا فإنّه يعود مجفِّفًا أشدّ من تجفيف كلّ لحم وغذاؤه قليل، وكلّ قَديد ونَمَكسُود فمناسب للحم الطري الذي منه يُعمل إلا أنّ التمليح يزيده فضل يبس وحرّ وبطء انهضام. وأمّا التقديد فيزيده مع ذلك كيفيةً أخرى بحسب التوابل والأبازير التي طُرحت عليه. والمخلّل منه المتّخذ بالكزبرة أقلّ حرًّا وأسرع هضمًا وألطف وخاصّةً إن أُنقع في الخلّ قبل ذلك. وأقلّ اللحمان عفونةً أقلّه شحمًا وأيبسه جوهرًا، وكلّ ما كان من اللحوم أصلب ممّا ينبغي أو أرطب ممّا ينبغي بالرطوبة البلغمية فإنّها إذا حُفظت وتُركت زمانًا لانَ منها ما كان صلبًا وجفّ منها ما كان رطبًا وصارت كلّها أسرع انهضامًا. وإذا كانت لينةً أو معتدلةً في الرطوبة أو جافةً فكلّما بقيت فإنّ الليّنة تصلب والمعتدلة في الرطوبة تجفّ والجافّة تزداد جفافًا ويبسًا فتصير كلّها أعسر انهضامًا. واللحوم التي تُحفظ بالثلج تبقى على أحوالها في جميع أمورها خلا أنّها تصير ألين وأرخص ممّا كان، والتي تُحفظ بالخلّ تستفيد بردًا ويبسًا وتعقل البطن، والتي تُحفظ بالملح تستفيد حرًّا ويبسًا أكثر وتصير أصلب ممّا كان إلا أنّها تطلق البطن.

والأحمر من اللحوم أكثر غذاءً وأقلّ فضولاً وأبطأ نزولاً، والسَمين أقلّ غذاءً وأكثر فضولاً وأسرع نزولاً، والمجزّع فيما بينهما. والأعضاء الكثيرة الحركة القليلة الشحم واللحم أقلّ غذاءً وأخفّ ممّا هو أقلّ تعبًا. والغليظة من اللحوم تصلح لمن يكدّ ويتعب واللطيفة لمن حاله بالضدّ. ومقاديم الحيوان ممّا يلي الصدر والأضلاع إلى الرأس أخفّ وأسخن لمكان القلب والكبد، ومآخيره أثقل وأبرد. وباطن

---

١ هي مفرطة: المفرطة، ك ٦ للحم: -، ج ٩ وكل ما، غ ج ق ب ط س ك: وكلما، أ: وما، د ١٠ فانها: -، ج || صلبا ... كان: -، د ١٣ تستفيد: + منه، م ١٧ واخف: واجف، غ ب س ك د ١٩ الصدر: الصدور، ك

fetten Tiers des Fettes entledigt und es allein verzehrt, ist es besser als Fleisch von Tieren, die kein Fett haben.

Am besten zum Einsalzen geeignet sind Tiere mit festem Fleisch und viel schleimiger Feuchtigkeit. [Tiere] mit trockenen Körpern und lockerem Fleisch sind dafür nicht geeignet, denn Erstere würden gegerbten Häuten gleich und Letztere würden sich auflösen und verderben. Obgleich eingesalzenes Fleisch ursprünglich befeuchtende Wirkung hatte, wirkt es schließlich in stärkerem Maße austrocknend als alle anderen Fleischarten und sein Nährwert ist gering. Jegliches Dörrfleisch (*qadīd*)[1] und Pökelfleisch (*namaksūd*)[2] entspricht jeweils dem frischen Fleisch, aus dem es gemacht wird. Das Einsalzen verleiht ihm jedoch einen Überschuss an Trockenheit und Hitze sowie langsame Verdaulichkeit. Zusätzlich vermehrt das Dörren in ihm eine weitere Qualität, entsprechend den Gewürzen und Würzmitteln, die man ihm hinzugefügt hat. In Essig mariniert und mit Koriander gewürzt ist [Fleisch] weniger heiß, schneller verdaulich und feiner, vor allem, wenn man es zuvor in Essig eingeweicht hat. Die am wenigsten faulenden Fleischsorten sind diejenigen mit dem geringsten Fettanteil und der trockensten Substanz. Von allen Fleischsorten, die fester oder – durch schleimige Feuchtigkeit – feuchter sind als sie sein sollten, werden die festen weicher, die feuchten trockener und alle besser verdaulich, wenn man sie konserviert und eine Zeit lang liegen lässt. Waren sie weich, ausgeglichen in Feuchtigkeit oder trocken, so werden die weichen – je länger sie verbleiben – fester, die in Feuchtigkeit ausgeglichenen trocken und die trockenen noch trockener und ausgetrockneter, so dass sie alle schwerer verdaulich werden. Mit Eis konserviertes Fleisch bleibt in jeder Hinsicht, wie es war und wird lediglich weicher und lockerer als zuvor. Mit Essig konserviertes [Fleisch] gewinnt an Kälte und Trockenheit und wirkt stopfend. Mit Salz konserviertes [Fleisch] gewinnt an Hitze und stärkerer Trockenheit und wird fester als zuvor, wirkt jedoch abführend.

Rotes Fleisch ist nahrhafter, hat weniger Überschüsse und sinkt langsamer hinab. Fettes [Fleisch] ist weniger nahrhaft, hat mehr Überschüsse und sinkt schneller hinab und marmoriertes Fleisch (*muǧazzaʿ*) befindet sich zwischen beiden. Körperteile mit viel Bewegung und wenig Fett und Fleisch sind weniger nahrhaft und leichter als solche mit weniger Erschöpfung. Grobe Fleischsorten eignen sich für jene, die harter und erschöpfender Arbeit nachgehen, und feine [Fleischsorten] für jene, die dies nicht tun. Die vorderen Teile des Tiers – von der Brust und den Rippen bis zum Kopf – sind durch das Herz

1 In der Sonne getrocknete, dünne Fleischstreifen, zuvor in Essig mariniert (Nasrallah 2007, 719).

2 Pökelfleisch aus ganzen oder halben Tieren, weniger trocken als *qadīd* (Nasrallah 2007, 718).

القوائم أفضل من ظاهرها لأنّ حركات القوائم إلى باطنها أكثر وأقوى، والأعضاء الظاهرة كلّها أفضل من الباطنة لأنّها أكثر تحلّلاً، وما يلي الظهر أمرأ ممّا يلي البطن لأنّ عظم الصُلب دائم الحركة والبطن دائم السكون، والصدر أيضًا أمرأ لدوام حركته بالتنفّس والصوت. وما كان من الأعضاء فيه السمين أكثر كان الشبع منه أسرع، وما كان اللحم فيه أكثر كان الشبع منه أبطأ ووقوفه في المعدة أكثر، والذي فيه السمين أكثر فطُفُوه فوق الطعام أكثر إلا أنّ انحداره عن البطن أسرع. وما كان من اللحم لاصقًا بالعظام أمرأ ممّا كان بعيدًا عنه لأنّه يتعب من تحريك العظام أكثر ممّا يتعب ما بَعُدَ منها. والجانب الأيمن أفضل من الجانب الأيسر لقرب الكبد واتّساعه في الغذاء الجيّد. واللحم أسرع انهضامًا من سائر الأعضاء وأعدل غذاءً. وأفضل أعضاء المواشي العضل لأنّها أكثر تعبًا لا سيّما وسطها لأنّ الغالب على أطرافها العصب. وهي أسرع انهضامًا وأقلّ حرارةً إلا أنّها تولّد دمًا فيه لزوجة. وأحشاء الحيوانات كلّها كثيرة الفضول عسرة الانهضام رديئة الخلط مختلفة الطبائع لأنّها أوعية وآلات بالحقيقة لا لحمان خالصة. وكذلك الرؤوس لأنّ الأعضاء التي فيها مختلفة المزاج اختلافًا شديدًا، فبعضها لزجة كثيرة الرطوبة وبعضها قحلة كثيرة اليبوسة. والأعضاء العصبانية كلّها فالخلط المتولّد منها مائل إلى البرد والنُهُوءة، يحتاج إلى زمان طويل حتّى يستحكم نضجه ويصير دمًا محمودًا.

الجلد بارد يابس إذا قِيسَ إلى اللحم، وهو عسر الانهضام يسير الغذاء لرقّته ويبسه ولأنّه عصبي ويولّد دمًا فيه لزوجة يولّد السدد. وأحمد الجلود جلد الراضع لغلبة الرطوبة عليه، فإذا تجاوز الرضاع غلظ جلده وعسر انهضامه.

الأطراف التي يؤمر بعض المرضى والناقهين بها وهي الأكارع والشفاه والآذان، يسيرة الغذاء قليلة الحرارة لأنّ الغالب عليها الجوهر العصبي والجلد، إلا أنّه لما كانت حركتها أكثر كان انهضامها أسرع من سائر ما في البدن كلّه من العصب والجلد. وفيها لزوجة والسبب في لزوجتها جوهر العصب

---

٢ تحلّلا، ○: تحليلا، أ ٤ السمين: السمن، ق || اللحم فيه: ↔، ○ ٤–٥ كان ... اكثر: -، ض ٦ عنه: منه، ج ب ط س: -، غ ٩ وسطها: وسيطها، م || الا انها: لانها، ك ١٢ العصبانية: + لزجة، م ١٣ البرد: البرودة، ب د ك ١٦ الراضع ... تجاوز: -، ض || تجاوز: جاوز، ب ١٨ يؤمر: + بها، ك || والاذان: والاذنان، ق ١٩ قليلة: -، ض || انه: انها، م

und die Leber leichter und wärmer. Seine hinteren Teile sind schwerer und kälter. Die Innenseiten der Gliedmaßen sind den Außenseiten vorzuziehen, denn die Bewegungen der Gliedmaßen nach innen sind zahlreicher und stärker. Sämtliche äußeren Körperteile sind den inneren vorzuziehen, denn sie lösen sich stärker auf. Was am Rücken liegt, ist bekömmlicher als das, was am Bauch liegt, denn das Rückgrat ist in ständiger Bewegung und der Bauch in ständiger Ruhe. Die Brust ist ebenfalls bekömmlicher aufgrund ihrer unablässigen Bewegung durch Atmung und Stimme. Körperteile mit hohem Fettanteil sättigen schneller, während solche mit hohem Fleischanteil langsamer sättigen und länger im Magen verbleiben. Jene mit höherem Fettanteil schwimmen eher an der Oberfläche des Speise[breis], obwohl sie schneller vom Bauch herabsinken. Fleisch, das an Knochen haftet, ist bekömmlicher als solches, das ihnen fern ist, da es durch die Bewegung der Knochen stärkerer Anstrengung unterworfen ist als [den Knochen] fernes [Fleisch]. Die rechte Seite ist der linken Seite vorzuziehen, aufgrund der Nähe der Leber und ihrer Ausdehnung in guter Nahrung. Fleisch wird schneller verdaut als die übrigen Organe und hat einen ausgeglichenen Nährwert. Die vorzüglichsten Körperteile der Landtiere sind die Muskeln, denn sie sind der größten Anstrengung unterworfen – vor allem ihr mittlerer Teil, da ihre Seiten vorwiegend aus Sehnen bestehen. Sie sind schneller verdaulich und weniger heiß, erzeugen jedoch Blut, in dem Klebrigkeit ist. Die Eingeweide der Tiere haben alle viele Überschüsse, sind schwer verdaulich und von schlechtem Körpersaft und unterschiedlichen Naturen, denn sie sind in Wirklichkeit Gefäße und Werkzeuge und kein reines Fleisch. Ebenso verhält es sich mit den Köpfen, denn die Organe in ihnen haben sehr unterschiedliche Temperamente: Einige sind klebrig mit viel Feuchtigkeit und andere spröde mit viel Trockenheit. Sämtliche Nervenorgane erzeugen Körpersaft, der zur Kälte und Ungarheit neigt und viel Zeit benötigt, bis er vollständig gar ist und zu löblichem Blut wird.

Haut ist kalt-trocken im Vergleich zum Fleisch. Sie ist schwer verdaulich und hat einen geringen Nährwert, da sie dünn, trocken und nervenartig ist. Sie erzeugt klebriges Blut, das Obstruktionen hervorruft. Die beste Haut ist die des saugenden Jungtiers, da in ihr die Feuchtigkeit überwiegt. Wenn es das Säuglingsalter überschritten hat, vergröbert sich seine Haut und ihre Verdauung wird schwerer.

Bei den Akren, die man einigen Kranken und Genesenden verschreibt, handelt es sich um Füße, Lippen und Ohren. Ihr Nährwert und ihre Hitze sind gering, da in ihnen nervenartige Substanz und Haut überwiegen. [Akren], die mehr Bewegung hatten, werden jedoch schneller verdaut als alles andere, was im Körper an Nerven und Haut ist. In ihnen ist Klebrigkeit und die Ursache für ihre Klebrigkeit ist die Nerven- und Hautsubstanz, denn diese Substanz wird

والجلد لأنّ هذا الجوهر إذا طُبخ صار لزجًا، والدم المتولّد منها وإن كان لزجًا فليس بغليظ فلذلك غذاؤها يسير وانحدارها عن المعدة والأمعاء سريع. أمّا قلّة غذائها فلهُزالها وقلّة اللحم والشحم فيها وأمّا سرعة انحدارها فللزوجتها. وهي نافعة من السعال الحارّ خاصّةً إذا طُبخت مع كشك الشعير.

الرُؤوس المَشوِية غليظة كثيرة الغذاء مسخنة، لا ينبغي أن توكل إلا في الزمان البارد وكثيرًا ما تهيّج منها الحمّى والقولنج ولكنّها تقوّي غاية التقوية وتزيد في الدم والمني إن انهضمت.

الدِماغ بارد رطب مغثّ ملطّخ للمعدة زَهِم لزج بطيء الانحدار سريع الفساد، ينبغي أن يوكل قبل سائر الطعام إلا إذا عُزِمٍ على القيء. ويصلح لأصحاب الأمزجة الحارّة لأنه يتولّد منه دم بارد لزج، والمشوي منه أبطأ نزولاً وأقلّ تلطيخًا للمعدة وينبغي أن يوكل مع الكواميخ والأبازير.

مُخّ العِظام ألذّ من الدماغ وأدسم، وهو قريب من الاعتدال إلا أنّه مائل إلى الحرارة يزيد في المني ويرخي المعدة إن أكثرَ منه.

والثَرب حارّ رطب إلا أنّه أقلّ رطوبةً من السمين يرخي المعدة ويذهب الشهوة.

مُخّ الفَقار بارد يابس إذا قُيس إلى مخّ العظام بطيء الانهضام ليس يغذو كما يغذو الدماغ وغذاؤه أغلظ من غذاء الدماغ لأنّه أصلب وخاصّةً ما بَعُدَ عن الدماغ.

الضُروع باردة رطبة بسبب اللبن، غليظة مولّدة للبلغم، كثيرة الغذاء بطيئة الهضم صالحة لأصحاب المعد والأكباد الحارّة.

وكذلك **الخُصى** إلا أنّها أقلّ عذوبةً وأكثر زهومةً وأبطأ انهضامًا والدم المتولّد منها أقلّ جودةً، وسائر اللحوم الرخوة شبيهة باللحم إلا أنّها أرخى وأرخص وأشدّ بياضًا يتولّد منها البلغم.

---

٢ عن : من، ق ٤ الزمان البارد : الازمان الباردة، س ض ٥ منها : منه، ج ٦ لزج : مرخى، م || الانحدار : + مُغَرٍّ، م ١١ السمين : السمن، ض ١٥ المعد : المعدة، ج ط م س ض د

klebrig, wenn man sie kocht. Das von ihnen erzeugte Blut ist zwar klebrig, aber nicht grob. Daher ist ihr Nährwert gering und sie sinken schnell von Magen und Darm herab. Ihr geringer Nährwert beruht auf ihrer Magerkeit und ihrem geringen Fleisch- und Fettanteil und das schnelle Verlassen [von Magen und Darm] auf ihrer Klebrigkeit. Sie helfen bei heißem Husten – besonders, wenn man sie mit Gersten-*kišk* kocht.

GEGRILLTE KÖPFE sind grob, sehr nahrhaft und wirken erhitzend. Man sollte sie nur in der kalten [Jahres-]zeit verzehren. Oft rufen sie Fieber und Darmkoliken hervor, sind jedoch äußerst kräftigend und vermehren Blut und Sperma, wenn sie verdaut werden.

HIRN ist kalt-feucht, ruft Übelkeit hervor, beschmiert[3] den Magen, ist übelriechend, klebrig, langsam im Herabsinken und schnell verderblich. Man sollte es vor den übrigen Speisen verzehren, es sei denn, man beabsichtigt zu erbrechen. Es ist für Personen mit heißen Temperamenten geeignet, da aus ihm kaltes, klebriges Blut entsteht. Gegrilltes [Hirn] sinkt langsamer hinab, beschmiert den Magen weniger und sollte mit *kāmaḫ*-Würzpasten und Gewürzen gegessen werden.

KNOCHENMARK ist wohlschmeckender als Hirn und fettiger. Es ist der Ausgeglichenheit nahe, neigt jedoch zur Hitze hin, vermehrt das Sperma und lockert den Magen, wenn man viel davon isst.

Das FETTNETZ ist heiß-feucht, jedoch weniger feucht als Schmalz. Es lockert den Magen und hemmt den Appetit.

RÜCKENMARK ist kalt-trocken im Vergleich zum Knochenmark, langsam verdaulich und weniger nahrhaft als Hirn. Seine Nahrung ist gröber als die des Hirns, da es fester ist – besonders seine dem Hirn fernen [Teile].

EUTER sind aufgrund der Milch kalt-feucht. Sie sind grob, schleimbildend, sehr nahrhaft, langsam verdaulich und geeignet für Personen mit heißen Mägen und Lebern.

Dasselbe gilt für HODEN, obgleich sie weniger süß sind, übler riechen, langsamer herabsinken und das von ihnen erzeugte Blut von schlechterer Qualität ist. Die übrigen weichen Fleischarten ähneln dem Fleisch, sind jedoch weicher, zarter und heller und erzeugen Schleim.

---

3 Das Verb *laṭṭaḫa* „beschmieren" beschreibt hier die Vorstellung, dass bestimmte Nahrungsmittel die Magenwand von innen mit einer Schicht versehen, so dass die übrige Nahrung nicht mehr in Kontakt mit ihr kommt und deren Verdauung gestört wird (vgl. Nasrallah 2007, 743).

وأمّا **العَين** ففيها حرارة يسيرة لدسمها، فأمّا الأغشية التي فيها فباردة يابسة فهي ضارّة للمعدة لدسمها بطيئة الانهضام لعصبيتها، فينبغي أن تُوكل بالأبازير.

والأَنف بارد يابس للغضروفية التي فيه عسر الانهضام. وإن سُلقت الخراطيم بالماء والملح رطبت وأعان ذلك على هضمها.

وأمّا **الشَفَتان** فأغلظ من الخراطيم.

وأمّا **الأُذنان** فباردتان يابستان للغضروفية التي فيهما عسرتا الانهضام.

فأمّا **اللِسان** فهو أخفّ أعضاء الرأس لأنّه مركّب من العضل ومن اللحم الرخو، فغذاؤه متوسّط بين ما يولّد اللحم الرخو وبين ما يولّد العضل إلا أنّ فيه غلظًا وإن كان كثير الحركة لاجتماع الرطوبة فيه.

الغَلصَمة عسرة الانهضام.

الحَنجَرة باردة يابسة تغذو غذاءً يسيرًا للغضروفية.

والأكارع قليلة الغذاء والفضول تولّد دمًا باردًا لزجًا وهي صالحة للمحمومين ومن يحتاج إلى غذاء قليل ولمن به نَفث الدم أو سَحج المِعاء أو جري الدم من أفواه البواسير، وبالجملة لمن يحتاج إلى تغرية وتسديد أو توليد الدُشبِذ لينجبر به عظم مكسور.

فأمّا **الكُرُوش والأمعاء** فقليلة الغذاء صلبة عسرة الانهضام والدم المتولّد منها دم رديء مائل إلى البرد، تتولّد عن إدمانها بلاغم كثيرة.

فأما **الأكباد** فجيّدة الغذاء لا سيّما أكباد الحيوانات المختارة كالجداء والحُملان والديوك والدجج السمينة. ومزاجها حارّ رطب وغذاؤها أكثر من اللحم وسائر الأحشاء إلا أنّها بطيئة الانهضام، فلا ينبغي أن يكثر منها، ويُختار المكبَّب على الجمر تكبيبًا رقيقًا بالملح والدارصيني أو مطجّنةً بالمرّي والزيت.

---

١ يسيرة لدسمها : يسيرة لدسومتها، ك ض ٣ رطبت : بطيب، ق ٤ واعان ذلك : وذلك يعين، د ٧ اخف : اجف، ب ٨ بين : -، م ١٠ الغلصمة : والغلصمة، ق ب ١١ الحنجرة : والحنجرة، ق ب ١٣ المعاء : الامعاء، ب ك ١٤ عظم مكسور : العظم، ك ١٥ فأما : -، م ‖ فقليلة : قليلة، م ١٦ البرد : البرودة، د ١٧ فاما، ق ط م س ض د : -، أ ‖ كالجداء : كالجدي، د ١٩ منها : -، ج ‖ مطجنة : مطنجنة، ج ب م ك ض

Im AUGE ist aufgrund seines Fettgehalts leichte Hitze. Die Membranen darin sind kalt-trocken, schaden dem Magen durch ihren Fettgehalt und sind aufgrund ihrer Nervenartigkeit langsam verdaulich. Man sollte es daher mit Gewürzen essen.

Die NASE ist kalt-trocken durch ihre knorpelartige Beschaffenheit und schwer verdaulich. Kocht man Rüssel in Wasser und Salz, werden sie feucht, was ihre Verdauung unterstützt.

LIPPEN sind gröber als Rüssel.

OHREN sind kalt-trocken aufgrund der Knorpelartigkeit in ihnen und schwer verdaulich.

Die ZUNGE ist das leichteste Organ des Kopfes, da sie aus Muskeln und lockerem Fleisch besteht. Ihr Nährwert ist in der Mitte zwischen dem, was lockeres Fleisch erzeugt und dem, was Muskeln erzeugen. Doch selbst, wenn sie viel bewegt wird, enthält sie aufgrund der in ihr angesammelten Feuchtigkeit Grobheit.

Der KEHLDECKEL ist schwer verdaulich.

Der KEHLKOPF ist kalt-trocken und nährt aufgrund seiner knorpelartigen Beschaffenheit in geringem Maße.

FÜSSE liefern wenig Nahrung und Überschüsse und erzeugen kaltes, klebriges Blut. Sie sind geeignet für Fieberkranke, Personen, die wenig Nahrung benötigen, und solche mit blutigem Auswurf, Abschabungen im Darm oder Blutfluss aus den Hämorrhoidenmündern sowie insgesamt für jene, die der Verklebung, der Obstruktion oder der Erzeugung von Kallus bedürfen, um einen gebrochenen Knochen wiederherzustellen.

MÄGEN UND DÄRME sind wenig nahrhaft, fest und schwer verdaulich. Das von ihnen erzeugte Blut ist schlecht und neigt zur Kälte. Bei regelmäßigem Verzehr erzeugen sie viel Schleim.

LEBERN haben einen guten Nährwert, besonders die Lebern ausgewählter Tiere, wie Ziegenlämmer, Lämmer, Hähne und fette Hennen. Ihr Temperament ist heiß-feucht. Sie sind nahrhafter als Fleisch und die übrigen Innereien, jedoch langsam verdaulich. Daher sollte man nicht viel von ihnen essen. Man sollte [Lebern] wählen, die mit Salz und Zimt in dünnen Scheiben am Spieß auf glühenden Kohlen oder mit *murrī* und Olivenöl gebraten wurden.

وأمّا **الطِحال** فإنّ الدم المتولّد منه دم أسود غليظ ولا يؤمَن على مُدمِنه الأمراض السوداوية. وهو من الحيوان الكبير والمهزول أردأ، وإن أخرج عنه عروقه ودُقّ مع السمين وطُبخ في المصارين جاد غذاؤه وقلّ توليده للسوداء.

وأمّا **الكُلى** فهي باردة يابسة رديئة الغذاء عسرة الهضم زهمة من قبل مائية البول، وتولّد دمًا غليظًا. ولا ينبغي أن توكل كلى الحيوانات العظام، فأمّا كلى الجداء فلتوكل بشحومها مع الملح والفلفل وكذلك كلى الحُملان.

وأمّا **الرِئة** فقليلة الغذاء بالنسبة إلى الكبد سريعة الانهضام بحسب فضل سخافتها ورخاوتها. ولا تصلح أن تطبخ بتّةً لفرط رطوبتها، وقد تصلح بأن تنقع في الخلّ والكرويا وتُشوى، وتختار رئات الحملان لا غير. وتصلح أن تطيّب به نَفس المحمومين، ومن يشتهي أن يأكل لحمًا ولا يجوز له ذلك فلتُشوَ لهم أمثال هذه الرئات، ويأكلون من أطرافها وما انشوى ويبِسَ ويجتنبون الرطب والعصب منها. وأمّا التي يستعملها التُرك نيّةً مصبوبًا فيها الرائب وبعض الأشياء الحادّة فسبيلها سبيل الكواميخ والصِباَغات.

وأمّا **القَلب** فجوهره صلب بطيء الانهضام جدًّا إلا أنّه إذا استحكم انهضامه غذّي غذاءً قويًّا كثيرًا ليس بالرديء.

وأمّا **السَمين** فحارّ رطب، **والشَحم** أقلّ حرارةً ورطوبةً من السمين وأميل إلى اليبس ولذلك كان أسرع جمودًا منه. وهما جميعًا يولّدان بلغمًا وفضولاً رطبةً ويرخيان المعدة، والسمين يستحيل في المعدة الحارّة إلى المَرار سريعًا ويورث جشاءً دخانيًا، وغذاؤهما يسير والدم المتولّد منهما ليس بمحمود.

الأَلية حارّة رديئة للمعدة متّخمة تولّد الصفراء. وإنّما يصلح منها ومن الشحم والسمين قدر يسير بقدر ما يلذّذ ويطيّب الطعام ولا يصلح أن يغتذى بها لأنّها رديئة الغذاء.

لحم العُنق فمحمود سريع الانهضام لكثرة حركته.

---

٥ الحيوانات : + الكبار، س ٧ الانهضام : الهضم، ○ ٨ لفرط ... وقد : أو قد، ج || وتشوى : + لفضل رطوبته، ج ٩ به : بها، ق ب س ض ك ١١ فيها : فيه، م || الحادة : + فلا مدخل للغذائية فيها، ج ط س ١٣ قويا كثيرا : كبيرا قويا، ض ١٤ بالرديء : برديء، ك ١٥ والشحم : واما الشحم، م ٢٠ لحم : واما لحم، ق ب ط م ض د || فمحمود : محمود، ب ج

Von der MILZ erzeugtes Blut ist schwarz und grob und wer sie regelmäßig isst, ist nicht gegen schwarzgallige Krankheiten gefeit. [Die Milz] von großen, mageren Tieren ist schlechter. Wenn man ihre Adern entfernt, sie zusammen mit Schmalz zerkleinert und in Därmen kocht, ist ihr Nährwert gut und sie erzeugt nur wenig schwarze Galle.

NIEREN sind kalt-trocken, von schlechtem Nährwert, schwer verdaulich, durch die Wässrigkeit des Harns übelriechend und erzeugen grobes Blut. Die Nieren großer Tiere sollten nicht verzehrt werden. Nieren von Ziegenlämmern hingegen sollte man einschließlich ihres Talges mit Salz und Pfeffer essen, ebenso Lammnieren.

Die LUNGE ist im Vergleich zur Leber wenig nahrhaft und entsprechend ihrem Überschuss an Schwäche und Lockerheit schnell verdaulich. Aufgrund ihrer übermäßigen Feuchtigkeit eignet sie sich überhaupt nicht zum Kochen. Man kann sie korrigieren, indem man sie in Essig und Kümmel einweicht und dann grillt. [Dazu] wählt man ausschließlich die Lungen von Lämmern. Sie sind geeignet, den Appetit von Fieberkranken zu befriedigen. Für Personen, die Appetit auf Fleisch haben, es aber nicht essen dürfen, sollte man solche Lungen grillen. Sie essen ihre Ränder und das Gegrillte, Getrocknete und meiden das Feuchte, Sehnige darin. Die [Lungen], welche die Türken roh verwenden und Dickmilch sowie einige scharfe Zutaten hineingießen, kommen den *kāmaḫ*-Würzpasten und Würzsoßen (*ṣibāġāt*) gleich.

Die Substanz des HERZENS ist fest und sehr langsam verdaulich. Wurde es jedoch vollständig verdaut, liefert es reichliche und kräftige Nahrung, die nicht schlecht ist.

SCHMALZ (*SAMĪN*)[4] ist heiß-feucht und TALG (*ŠAḤM*) ist weniger heiß und feucht als Schmalz und neigt stärker zur Trockenheit, daher verhärtet er sich schneller. Beide erzeugen Schleim und feuchte Überschüsse und lockern den Magen. Schmalz wandelt sich in heißen Mägen schnell zu Galle und ruft rauchiges Aufstoßen hervor. Ihrer beider Nährwert ist gering und das von ihnen erzeugte Blut nicht lobenswert.

SCHAFSCHWANZFETT ist heiß, schlecht für den Magen, magenverstimmend und erzeugt gelbe Galle. Eine geringe Menge an [Schafschwanzfett], Talg und Schmalz ist jedoch gut, in dem Maße, in dem sie der Speise Wohlgeschmack und Aroma verleihen. Es ist nicht dafür geeignet, sich von ihm zu ernähren, da es einen schlechten Nährwert hat.

HALSFLEISCH ist lobenswert und durch seine ausgiebige Bewegung schnell verdaulich.

---

4 Nach Ibn al-Ḥaššāʾ (1941, 116) bezeichnet *samīn* das weichere Gewebefett im Gegensatz zum Talg (*šaḥm*), der sich in Nieren und Fettnetz befindet.

والغُضروف من الحيوان المستكمل لا يُنهضم.

والذَنَب صلب وأمره في سائر حالاته على حسب فضل صلابته، أعني حالات انهضامه وغذائه إلا أنّ الفضول فيه ليست بكثيرة لكثرة حركته.

وهذه الأعضاء تتبع الحيوانات في الغلظ واللطافة وسرعة الهضم وبطوئه وقلّة الغذاء وكثرته وجودة الخلط ورداءته بحسب أجناسها وأنواعها وصغرها وكبرها وغير ذلك من أحوالها المذكورة. **قال جالينوس: إنّي لا أحمد صحّة البدن التي يُحسّ صاحبُها بفصل ما بين هذه الأشياء، وأمّا أبدان المرضى فتحسّ بذلك.**

[٢.١] وأمّا **لحوم المَوَاشِي** من الحيوان فأقربها مزاجًا وأشدّها ملائمةً لطبيعة الإنسان **لحم الضَأن**، ومرتبته في اللحوم كمرتبة الحنطة في الحبوب في مشاكلة كلّ منهما لمزاج الإنسان ولأنّ مزاجه حارّ رطب قريب من الاعتدال، ولذلك صار المختار للأكثر من الناس وصار الإنسان لا يملّه ولا يبشم منه على إدمان أكله كما يملّ ويبشم من غيره من اللحمان إذا واظب على أكله إلا أن يتغيّر هذا الحكم بالعادة. فإنّ هذا من فضيلته والدليل على صلاح مزاجه، وكذلك من فضيلته أنّه يصلح ويطيب اسفيدباجًا ومشويًا وأي نوع يُتّخذ من الأطعمة والباجات. وليس كذلك سائر اللحمان فإنّ منها ما يطيب بنوع ولا يطيب بغيره ويطيب بصنعة ولا يطيب بأخرى، ولم تكن توجد هذه الفضيلة فيه إلا لاعتدال مزاجه أو قربه من الاعتدال، ولحرارته ورطوبته صار نافعًا لأصحاب السوداء ويزيد في المني ويهيّج شهوة الباه.

---

٦ لا احمد : لاحمد، ض ‖ التي، ○/ح : الذي، أ ‖ يحسّ : يحسّن، ب ‖ بفصل : بفضل، ب م ك ض/ح
٧ فتحسّ : فتحسّن، ب ض/ح ٨ واما : في لحوم المواشي واما، ○ ‖ لحوم المواشي : لحومها، س ‖ فاقربها : واقربها، م ٩ كل : + واحد، ج ط م ‖ ولأن : لان، م ١١ واظب : وظب، ض ‖ يتغير : تغير، ض
١٢ وكذلك : ولذلك، ك ١٣ ما : -، ق د ١٤ تكن : -، ك

KNORPEL ausgewachsener Tiere ist nicht verdaulich.

Der SCHWANZ ist fest und in seinen übrigen Zuständen – gemeint sind die Zustände seiner Verdauung und seiner Nahrung – verhält er sich gemäß seinem Überschuss an Festigkeit, wobei die Überschüsse in ihm durch seine viele Bewegung nicht zahlreich sind.

Diese Organe richten sich in ihren [Eigenschaften wie] Grobheit und Feinheit, schneller und langsamer Verdaulichkeit, geringem und hohem Nährwert und gutem und schlechtem Körpersaft nach den Tieren – entsprechend ihren Gattungen und Arten, ihrem Alter und den übrigen erwähnten Umständen. Galen sprach: *Die körperliche Gesundheit desjenigen, der den Unterschied zwischen diesen Dingen wahrnimmt, lobe ich nicht.* [*Denn nur*] *die Körper der Kranken nehmen dies wahr.*[5]

[2.1] Fleisch von Landtieren

Das der menschlichen Natur vom Temperament her nächste und am stärksten für sie geeignete [Fleisch] ist SCHAFFLEISCH [*Ovis* sp.]. Sein Rang unter den Fleischsorten kommt dem Rang des Weizens unter den Körnern gleich, da beide dem menschlichen Temperament ähnlich sind und sein Temperament heiß-feucht und nahezu ausgeglichen ist. Daher ist es zur ausgewählten [Fleischsorte] der meisten Menschen geworden und wird dem Menschen [auch] bei häufigem Verzehr nicht langweilig oder zuwider, wie ihm andere Fleischsorten langweilig oder zuwider werden, wenn er sie unablässig isst. Dieses Urteil wandelt sich jedoch durch Gewohnheit. Dies gehört zu seinen Vorzügen und beweist die Eignung seines Temperaments. Ebenso gehört es zu seinen Vorzügen, dass es sowohl im *isfīdabāǧ*-Eintopf als auch gegrillt gut und wohlschmeckend ist sowie auch [in] allen anderen Arten von Speisen und Gerichten (*bāǧāt*). Mit den übrigen Fleischsorten verhält es sich nicht so: Unter ihnen gibt es solche, die in einer Art [von Speise] gut schmecken und in anderen nicht und die in einer Zubereitung gut schmecken und in einer anderen nicht. Dieser Vorzug findet sich im [Schaffleisch] nur durch die Ausgeglichenheit seines Temperaments oder seine Nähe zur Ausgeglichenheit. Aufgrund seiner Hitze und Feuchtigkeit ist es hilfreich für schwarzgallige Personen. Es vermehrt das Sperma und regt den Sexualtrieb an.

---

5 Dieses Zitat hat as-Samarqandī aus Ḥunayn b. Isḥāqs *K. al-Aġḏiya* abgeschrieben (Hs. Bankipur, Khuda Bakhsh, 2142, 100[a]). Es wird dort jedoch nicht Galen, sondern Rufus zugeordnet. Sofern die Hs. Bankipur nicht an dieser Stelle fehlerhaft ist, hat as-Samarqandī dies entweder übersehen oder absichtlich geändert.

ويقرب منه **لحم المعز** إلا أنّ لحم الضأن أكثر غذاءً من لحم المعز وأكثر إسخانًا وترطيبًا وأكثر فضولاً، والدم المتولّد منه أمتن وألزج وأكثر وأسخن من الدم المتولّد من لحم المعز. فلذلك لحوم المعز أوفق لأصحاب الأبدان الملتهبة والقليلة الرياضة وأبطأ في إحداث الامتلاء والحمّيات وأصلح في الأوقات والأزمان والبلدان الحارّة ولمن لا يحتاج إلى كثرة قوّة. ولحم الضأن أوفق لأصحاب الأمزجة المائلة عن الاعتدال إلى البرد ومن يعتريهم الرياح وفي الأزمان والبلدان الباردة ولمن يكدّ ويرتاض كدًّا معتدلاً ويحتاج إلى قوّة وجَلَد. وعلى الجملة فلحم الضأن أوفق للأصحّاء من لحم الماعز وهو أحرى بأن يلين البطن. ويصلح لحم الضأن بالخلّ في حال يُحتاج مع التلطيف إلى تبريد، وبالمرّي حين يحتاج إلى تلطيف فقط وسرعة إخراج، وبالمصل والرائب والكشك والسماق وحبّ الرمّان ونحوها حيث يحتاج إلى تبريد فقط، ويُشرب بعده من الأشربة ما يبرّد ويجفّف وكذلك من الفواكه. وتصلح لحوم الماعز باختيار الأسمن منها وبصنعتها بالبصل والزيت والحمّص واللفت والجزر ويُضاف إليها من الأشربة والفواكه ما يسخن ويرطّب.

وأمّا **لحوم الجِداء والحُملان** فلحم الجَدِي موافق لجميع الناس ممّن يجوز له أن يأكل اللحم لأنّه معتدل بريء من كلّ ذمّ يولّد دمًا معتدلاً غير أنّه لا يصلح لمن يكثر كدّه وتعبه، ولا ينبغي أن يُختار عليه من حاله ضدّ هذه الحال فإنّه ليس يبلغ من ضعفه أن يسقط القوّة ويهدمها البتّة، ولا يبلغ من كثرة غذائه ومن غلظه أن يملأ البدن أو يولّد فيه دمًا غليظًا بل المتولّد منه بين الرقيق والغليظ والحارّ والبارد والرطب واليابس. ولحم الحُملان أغلظ من لحوم الجداء وأقوى وأسخن وأكثر فضولاً، وهو تالٍ للحم الجداء في الجودة إلا أنّه أرطب من المعتدل وأحرى بأن يولّد البلغم والفضول الكثيرة في البدن.

ولحم العَجاجِيل يتلو لحم الضأن في جودة الغذاء واعتدال الدم المتولّد منه، ويصلح لجميع الأصحّاء.

---

٢ لحم: لحوم، غ ج ب س ك ض د ٣ في احداث: عن احداث، ج ق ط م ٤ كثرة: كثير، ب ٦ وجلد: -، م ‖ للاصحاء: للاصحاب، ض ‖ الماعز: المعز، ض ٩ ونحوها: ونحوه، س ١٠ والجزر: والجوز، ض ١١ يسخن: يحسن، م ١٢ الجدي: الجداء، ق د ١٤ الحال: الحالة، ب م ك ‖ يسقط: + الشهوة، ب ١٥ او: و، ك ١٦ لحوم: لحم، ك ‖ الجداء: الجدي، د ١٧ الجداء: الجدى، ك

ZIEGENFLEISCH [*Capra* sp.] steht ihm nahe, doch Schaffleisch ist nahrhafter, wirkt erhitzender und befeuchtender als Ziegenfleisch und ist reicher an Überschüssen. Von ihm erzeugtes Blut ist fester, klebriger, reichlicher und heißer als von Ziegenfleisch erzeugtes Blut. Daher ist Ziegenfleisch förderlicher für Personen mit entzündeten Körpern, die sich wenig körperlich betätigen. Es ruft langsamer Völlegefühl und Fieber hervor und ist geeigneter in heißen Zeiten, [Jahres]zeiten und Ländern sowie für jene, die nicht viel Kraft benötigen. Schaffleisch ist geeigneter für Personen, deren Temperamente von der Ausgeglichenheit zur Kälte hin neigen, und solche, die von Winden befallen sind. [Es ist geeigneter] in kalten [Jahres]zeiten und Ländern sowie für jene, die mäßig harter Arbeit und körperlicher Betätigung nachgehen und Kraft und Ausdauer benötigen. Insgesamt ist Schaffleisch für Gesunde förderlicher als Ziegenfleisch, es wirkt eher abführend. Schaffleisch wird mit Essig korrigiert, wenn man mit der Verfeinerung Kühlung benötigt, mit *murrī*, wenn man nur Verfeinerung und schnelle Ausscheidung benötigt, und mit Molke, Dickmilch, *kišk*, Sumach, Granatapfelkernen und Ähnlichem, wenn man nur Kühlung benötigt. Anschließend trinkt man Getränke, die kühlend und trocknend wirken und [isst] ebensolche Früchte. Ziegenfleisch wird korrigiert, indem man das fetthaltigste auswählt, es mit Zwiebeln, Olivenöl, Kichererbsen, Speiserüben und Karotten zubereitet und ihm Getränke und Früchte hinzufügt, die erhitzend und befeuchtend wirken.

FLEISCH VON ZIEGENLÄMMERN UND LÄMMERN. Ziegenlammfleisch ist für alle Menschen förderlich, die Fleisch essen dürfen, denn es ist ausgeglichen, frei von jedem Tadel und erzeugt ausgeglichenes Blut. Es ist jedoch nicht geeignet für jene, die viel harter, erschöpfender Arbeit nachgehen. Wer sich in einem gegenteiligen Zustand befindet, sollte es nicht auswählen. Seine Schwäche reicht nicht aus, um die Kraft zu Fall zu bringen und aufzuheben und sein Nährwert und seine Grobheit reichen nicht aus, um den Körper zu füllen oder in ihm grobes Blut zu erzeugen. Vielmehr befindet sich das, was es erzeugt, zwischen Feinem und Grobem, Heißem und Kaltem und Feuchtem und Trockenem. Lammfleisch ist gröber, kräftiger und heißer als Ziegenlammfleisch und hat mehr Überschüsse. Es folgt dem Fleisch der Ziegenlämmer hinsichtlich seiner Qualität, ist jedoch feuchter als ausgeglichen und erzeugt eher Schleim und viele Überschüsse im Körper.

KALBFLEISCH kommt nach Schaffleisch in der Qualität des Nährwerts und der Ausgeglichenheit des von ihm erzeugten Blutes. Es ist für alle Gesunden geeignet.

فأمّا **لحم البَقَر** فبارد يابس إذا قيس إلى لحم الغنم، يغذو غذاءً غليظًا ويولّد دمًا عكرًا سوداويًا، وهو بطيء الانهضام ويحدث إدمانه أمراضًا سوداويةً وخاصّةً للمستعدّين لها، ولا يصلح إلا لمن يكثر كدّه وتعبه لأنّه يغذو غذاءً كثيرًا ولا يتحلل بسرعة. وقد ينتفع المحرورون وأصحاب الأمزاج الحارّة بالسكباج المتّخذ بلحم البقر، ولا سيّما بمرقته المبرَّدة المصفّاة عن دسمه المسمّاة الأَهال. فإنّ هذه المرقة تبلغ إلى أن تذهب باليرقان إذا تأدّم به مع الخيار وتحسّى منه. فأمّا المبرودون فينبغي أن يصلحوا لحم البقر بعد التهرّئ بالثوم والكاشم والسذاب والجِرجِير والخَردَل ويقلّوا شُرب الماء عليه حتّى يخفّ البطن ثمّ يشربوا عليه ماء العسل.

و**لحوم التيُوس** رديء الخلط بطيء الانهضام لصلابته ويبوسته مولّد للمرّة السوداء.

وكذلك **لحم إناث المعز** رديء إلا أنّه أجود من لحوم التيوس بكثير.

ومن بعده **لحم النِعاج** لأنّه يولّد دمًا رديًّا بلغميًا من قبل أنّه أزيد رطوبةً من اللحم المعتدل.

لحم الكِباش أجود من هذه الثلاثة كلّها انهضامًا والدم المتولّد منه أجود من الدم المتولّد من جميعها.

وأمّا **لحوم الجُزُر** فمسخنة ملتهبة مع غلظ كثير، ويصلح أن يأخذها مَن يعتريه الرياح والأمراض الباردة في أواخرها.

وكذلك **لحوم الخَيل والحُمر الأهلية** فإنّ الدم المتولّد منها غليظ في غاية الرداءة تَؤُول عاقبته إلى السوداء، وهي عسرة الانهضام رديئة للمعدة.

[٢.٢] وأمّا لحوم الصَيد من المواشي، فلحم الغِزلان أصلحها وألذّها وأقربها إلى الطبيعة، وهو مجفّف للبدن بقياسه إلى لحم الماعز الأهلي فضلاً عن لحوم الضأن، فلذلك يصلح للأبدان الكثيرة

---

٢ للمستعدين: المستعدين، ب ٣ ينتفع: ينفع، م || الامزاج: الامزجة، ك ض ٤ بلحم البقر: منه، ك ٥ به: بهاء س ٦ البقر: -، م || يخف: يجف، غ ض ٩ لحوم: لحم، س || التيوس: التيس، ب ١٠ لحم: ولحم، ○ ١١ اجود من: اجود، ب ١٢ فمسخنة: مسخنة، م || الرياح: الرياض، ض ١٤ الدم: -، ك ١٦ الغزلان: الغزال، ك

RINDFLEISCH [*Bos* sp.] ist kalt-trocken im Vergleich zu dem Fleisch von Kleinvieh, nährt mit grober Nahrung und erzeugt trübes, schwarzgalliges Blut. Es ist langsam verdaulich und ruft bei ständigem Verzehr schwarzgallige Krankheiten hervor – vor allem bei jenen, die dazu veranlagt sind. Es ist nur für Personen geeignet, die viel harter und erschöpfender Arbeit nachgehen, denn es ist sehr nahrhaft und löst sich nicht schnell auf. Personen mit zu viel Hitze und heißen Temperamenten ist ein *sikbāǧ*-Eintopf[6] mit Rindfleisch bisweilen nützlich – vor allem auch dessen abgekühlte, entfettete Brühe, das sogenannte *ahāl*[7]. Diese Brühe kann sogar Gelbsucht vertreiben, wenn man sie mit Gurke als Brotwürze verwendet und sie langsam trinkt. Personen mit zu viel Kälte sollten Rindfleisch nach ausgiebigem Kochen mit Knoblauch, Liebstöckel, Raute, Rauke und Senf korrigieren und nach ihm nur wenig Wasser trinken, bis der Bauch leichter wird. Anschließend trinken sie Honigwasser.

ZIEGENBOCKFLEISCH ist von schlechter Mischung, langsam verdaulich durch seine Festigkeit und Trockenheit und erzeugt schwarze Galle.

Auch das FLEISCH WEIBLICHER ZIEGEN ist schlecht, es ist jedoch sehr viel besser als Ziegenbockfleisch.

Danach kommt das FLEISCH WEIBLICHER SCHAFE, denn es erzeugt schlechtes, schleimiges Blut, da es die Feuchtigkeit stärker vermehrt als ausgeglichenes Fleisch.

SCHAFBOCKFLEISCH ist besser verdaulich als diese drei und das von ihm erzeugte Blut ist besser als das von ihnen allen erzeugte Blut.

KAMELFLEISCH [*Camelus* sp.] wirkt erhitzend und entzündungfördernd mit viel Grobheit. Es ist für diejenigen zum Verzehr geeignet, die von Winden und kalten Krankheiten im Endstadium befallen sind.

Ebenso verhält es sich mit PFERDE- [*Equus caballus*] und HAUSESELFLEISCH [*Equus asinus*]. Das von ihnen erzeugte Blut ist grob, äußerst schlecht und wird letztlich zu schwarzer Galle. [Ihr Fleisch] ist schwer verdaulich und schlecht für den Magen.

[2.2] Fleisch erjagter Landtiere

Von diesem ist GAZELLENFLEISCH [*Gazella* sp.] am geeignetsten, wohlschmeckendsten und nächsten zur Natur [des Menschen]. Im Vergleich zum Fleisch der Hausziege wirkt es trocknend auf den Körper, ganz zu schweigen vom

6 Vgl. S. 234f.

7 Vgl. S. 220f.

الفضول والرطوبات ولا يصلح أن يتفرّد به من يحتاج إلى خصب بدنه وحفظ قوّته. وهو خفيف سريع الهضم ليس بكثير الغذاء وليس لاتّخاذه بالخلّ وجه لأنّه لا يحتاج إلى تلطيف ولا تجفيف ويُبطئ إذا اتّخذ به نزوله ويقلّ غذاؤه.

وأمّا **لحوم الأرانب** فحارّة يابسة تولّد دمًا غليظًا عكرًا سوداويًا متينًا وتعقل البطن وتدرّ البول، وهي موافقة لمن يحتاج إلى التدبير المجفّف وليست بموافقة لمن يحتاج إلى التدبير الملطّف، وإصلاحها أن تدسّم تدسيمًا كثيرًا، وإن شويت فلتشو على بُخار الماء. ودماغ الأرانب إذا شُوي نافع لمن به رعشة لا سيّما مع الفلفل والخردل.

وأمّا **لحوم حُمر الوَحش** فغليظة جدًّا ومسخنة وأُكل السمين من لحومها وتحسّي مرقتها مطيّبة بالأبازير والأفاويه، نافع لمن يشتكي وجع المفاصل والرياح الغليظة.

وأمّا **لحوم الأيائل** فالأجود أن يُجتنب وخاصّةً ما كان حديث العهد بالصيد وقد كان صِيدَ في زمان حارّ ولم يشرب ماءً كثيرًا. فإنّها إذا أكلت الحيّات تعطش عطشًا شديدًا ويمتنع من شرب الماء خوفًا من أن يدبّ السمّ في جوفها، فإنّ لحومها ربّما قتلت في هذه الأحوال، وهي غليظة رديئة الخلط ينبغي أن تصلح بشدّة التهرئة والتدسيم.

ويقرب من هذه **لحوم الكباش الجبلية** وهي أغلظ وأقرب إلى السوداوية.

ولحم الثَعلَب شبيه بلحم الأرنب في اليبوسة ودماغه يعين على نبات الأسنان.

ولحم السِباع عسر الانهضام ثقيل يحدث المَغص.

ولحم اليَربُوع يسير الغذاء يلين البطن.

---

٢ تلطيف ولا تجفيف : تجفيف وتلطيف، س ٣ ويقل : وثقل، غ د ٤ البطن : البدن، ك ٥ المجفف ... التدبير، ○ : -، أ ٨ حمر : الحمر، ط ‖ الوحش : الوحشية، ج ب ٩ والرياح الغليظة : -، د ١٠ وقد كان : وقد، ق م ١١ يشرب : + به، م ‖ شديدا : -، ج ١٢ خوفا من : خوفا، ب ك ‖ يدب : + من، ج ‖ جوفها : جوفه، ب م س ك ض ١٦ ولحم ... عسر : ولحوم الضباع عسرة، س : ولحوم السباع عسرة، ض

Schaffleisch. Es ist daher geeignet für Körper mit vielen Überschüssen und Feuchtigkeiten. Nicht geeignet ist es zum ausschließlichen Verzehr von Personen, die eines fruchtbaren Körpers bedürfen und ihre Kräfte bewahren müssen. Es ist leicht, schnell verdaulich und nicht sehr nahrhaft. Sein Verzehr mit Essig ist nicht sinnvoll, da es weder der Verfeinerung noch der Trocknung bedarf. Verzehrt man es damit, verlangsamt sich sein Herabsinken und sein Nährwert wird geringer.

HASENFLEISCH[8] ist heiß-trocken, erzeugt grobes, trübes, schwarzgalliges, festes Blut und wirkt stopfend und harntreibend. Es ist förderlich für Personen, die eine trocknende Zubereitung benötigen, und nicht geeignet für solche, die eine verfeinernde Zubereitung benötigen. Seine Korrektur erfolgt, indem man es stark einfettet. Wenn man es grillt, sollte man es im Wasserdampf grillen. Gegrilltes Hasenhirn ist hilfreich für Zitternde, vor allem mit Pfeffer und Senf.

WILDESELFLEISCH ist sehr grob und erhitzend. Von ihrem Fleisch verzehrt man das Schmalz und trinkt die Brühe, verfeinert mit Gewürzen und Würzmitteln. Es ist hilfreich für jene, die über Gelenkschmerzen und grobe Winde klagen.

HIRSCHFLEISCH [*Cervus elaphus*][9] sollte man besser meiden, vor allem erst kürzlich erjagtes, [von Hirschen, die] zu einer heißen Zeit erlegt wurden und nicht viel Wasser getrunken haben. Wenn sie Schlangen gefressen haben, sind sie äußerst durstig und versagen sich das Wassertrinken, aus Angst, dass sich das Gift in ihrem Inneren ausbreitet. Unter diesen Umständen kann [der Verzehr] ihres Fleisches tödlich sein. Es ist grob, von schlechtem Körpersaft und muss durch starkes Zerkochen und Einfetten korrigiert werden.

Ihm nahe steht BERGWIDDERFLEISCH, es ist [jedoch] gröber und der schwarzen Galle näher.

FUCHSFLEISCH [*Vulpes* sp.] gleicht Hasenfleisch in seiner Trockenheit. Fuchshirn unterstützt das Zahnwachstum.

RAUBTIERFLEISCH ist schwer verdaulich, wiegt schwer und ruft Bauchschmerzen hervor.

SPRINGMAUSFLEISCH [*Jaculus jaculus*] hat einen geringen Nährwert und wirkt abführend.

---

8 „Hasenfleisch" schließt an dieser Stelle auch Kaninchenfleisch mit ein (vgl. S. 370; Wehr 1985, 20).

9 Lane (1968 I, 128) verzeichnet *ayyil* bzw. *iyyal* als Synonym für *waʿl*, die Bergziege. In Ḥunayn b. Isḥaqs Galenübersetzung entspricht es jedoch dem Hirsch (ἔλαφος) und auch Wehr übersetzt *ayyil* als „Hirsch" (vgl. Wehr 1985, 56; *De alim. facult.* III, 1: Wilkins 2013, 183; Hs. Kairo, Dār al-kutub, 1727, III, 1).

ولحم القُنفُذ مرطّب نافع من الجُذام والسلّ والتشنُّج ووجع الكلى لا سيّما إذا جُفّف وشُرب وهو إلى الدواء أقرب منه إلى الغذاء.

وبالجملة فلحوم الوحش كلّها رديئة الغذاء وأقلّها رداءةً لحوم الغزلان لأنّها قليلة الفضول إلا أنّ الدم المتولّد منها يميل إلى السوداء ومن بعدها لحوم الأرانب، إلا أنّ المعز البرّي أخفّ وأجود من الأهلي في اللذاذة وكثرة الغذاء بخلاف سائر الوحوش.

[٢.٣] في لحوم الطَير

وأمّا لحوم الحيوان الهوائي من الطير فهي أخفّ من لحوم المواشي وأرقّ دمًا وأقلّ فضولاً بالحكم الأعمّ، فأمّا بالحكم الأخصّ فإنّه ربّما وجد منها ما يثقل لحمه على الطبيعة، وطبائعها تعد مختلفة وبعضها أخفّ من بعض. وأمّا الطيور المائية ففي لحمانها غلظ وزهومة فيبطئ انهضامها وتكثر فضولها ولا تكون لها خفّة الطيور الهوائية لأنّ الصفات التي تلزم الأرض والماء والهواء في الخفّة والثقل تقع على الحيوانات المنسوبة إلى كلّ واحد منها.

فما كان من الطيور أغلظ وأكثر غذاءً فهو أوفق لأصحاب التعب والرياضة الكثيرة، والألطف والأقلّ غذاءً أوفق لأصحاب الأبدان الضعيفة ولمن لا يرتاض، والأيبس أوفق لمن يعتريهم الأمراض الرطبة كالمستسقين ونحوهم، والأرطب أوفق للمحمومين والنحفاء ومن يعتريهم الأمراض اليابسة كالدِقّ ونحوه. والبرّي من الطير أخفّ من الحضري وأوفق للأبدان التي تحتاج من الغذاء إلى اليسير، والحضري من الطيور أكثر رطوبةً وأوفق للأبدان التي تحتاج من الغذاء إلى مقدار أكثر. وأفضل الطيور ما سَمِنَ في الرعي وأردأها ما سَمَّنَه الناس لأنّ الذي يرعى يتعب ويغتذي باعتدال والذي

---

١ مرطب : رطب، م ٣ الوحش : الوحوش، غ ج ق ب ط س ض ك ٤ المعز : غذاء، م : المعزى، ب ‖ أخف : اجف، ق ض ٦ الطير : الطيور، م ٧ واما ... الطير : -، ض ٨ وجد : يوخذ، ك ‖ تعد : -، م ١٠ والثقل : أو الثقل، غ د ١١ واحد : -، د ١٥ الطير : الطيور، ك د ‖ أخف : أجف، ج ق ط م ض ١٦ الطيور : الطير، غ ج ق ب ط م ك ض د ‖ اكثر : كثير، ب ك ١٧ سمنه : سمنها، م س

IGELFLEISCH [*Erinaceus* sp.] wirkt befeuchtend, hilft bei Aussatz, Schwindsucht, Krämpfen und Nierenschmerzen – vor allem, wenn man es trocknet und trinkt. Es ist eher Heilmittel als Nahrungsmittel.

Insgesamt haben alle Wildfleischarten einen schlechten Nährwert. Am wenigsten schlecht ist das Gazellenfleisch, da es wenige Überschüsse aufweist. Das von ihm erzeugte Blut neigt jedoch zur schwarzen Galle. Darauf folgt das Hasenfleisch. Die Wildziege wiederum ist leichter als die Hausziege und ihr in Wohlgeschmack und Nahrhaftigkeit überlegen, ganz im Gegensatz zu den übrigen Wildtieren.

[2.3] Geflügelfleisch

Im Allgemeinen ist das Fleisch fliegender Lufttiere leichter als Viehfleisch und [erzeugt] feineres Blut und weniger Überschüsse. Im Speziellen findet sich darunter zuweilen Fleisch, das die Natur beschwert. Ihre Naturen sind unterschiedlich und einige sind leichter als andere. Im Fleisch der Wasservögel ist Grobheit und übler Geruch, so ist ihre Verdauung langsam. Ihre Überschüsse sind zahlreich und sie verfügen nicht über die Leichtigkeit der Luftvögel. Denn die Eigenschaften, die Erde, Wasser und Luft an Leichtigkeit und Schwere auferlegt sind, kommen den Tieren zu, die mit jedem von ihnen in Verbindung stehen.

Gröberes, nahrhafteres Geflügel ist förderlicher für Personen mit viel erschöpfender und körperlicher Betätigung. Feineres, weniger nahrhaftes [Geflügel hingegen] ist förderlicher für Personen mit schwachem Körperbau und für jene, die keiner körperlichen Betätigung nachgehen. Trockeneres [Geflügel] ist förderlicher für jene, die von feuchten Krankheiten befallen sind – wie Wassersüchtige und Ähnliche –, und feuchteres [Geflügel] ist förderlicher für Fieberkranke und Magere sowie für jene, die von trockenen Krankheiten – wie hektischem Fieber und Ähnlichem – befallen sind. Wildgeflügel ist leichter als Hausgeflügel und förderlicher für Körper, die geringer Nahrung bedürfen. Hausgeflügel ist feuchter und förderlicher für Körper, die einer größeren Nahrungsmenge bedürfen. Das vorzüglichste Geflügel ist solches, das beim Weiden Fett angesetzt hat und das schlechteste ist das von Menschen gemästete. Denn jene, die weiden, ermüden und ernähren sich ausgeglichen und jene, die gefüttert werden, sind unbewegt und werden mit zu viel Nahrung ernährt. Je röter und dunkler das Fleisch von Bergvögeln ist, desto stärker erhitzend wirkt es und

يُعلف ساكن ويغذّي بغذاء مجاوز للمقدار. ولحوم الطيور الجبلية كلّما كانت أشدّ حُمرةً وسوادًا فهي أشدّ إسخانًا وأميل إلى أن تولّد دمًا سوداويًا. وما كان منها ومن طيور الماء والآجام له رائحة كريهة فإنّ ما يتولّد منه من الدم رديء لا ينبغي أن يُوكل البتّة.

والحُكم في **أعضاء الطير** كالحكم في أعضاء ذوات الأربع من أن بعضها أخفّ من بعض وأسرع انهضامًا.

فقَوانص الطيور غليظة ولذلك هي بطيئة الانهضام إلا أنّها إذا انهضمت غذّت غذاءً كثيرًا، ومنها ما هو لذيذ جدًّا مثل قوانص الوزّ وبعده قوانص الدجاج المسمّنة.

وأمّا **كبد الوَزّ** الذي يسمّن بغذاء معجون باللبن فألذّ الكبود وأكثرها غذاءً وأجودها غذاءً وليس خروجها من البطن بعسر.

وأجنحة الوزّ أيضًا صالحة في الهضم والغذاء وأجود منها أجنحة الدجاج. وبالجملة فإنّ الأجنحة من جميع الطير سريعة الانهضام لكثرة حركتها.

وكذلك **رِقابِ الطير** أيضًا سريعة الانهضام، إلا أنّ ما كان من الطيور كبير السنّ مهزولاً فأجنحته ورقابه بطيئة الانهضام لا خير فيها لغاية جفافها وصلابتها.

والخُصى من الطير محموده لا سيّما خصى الديوك المسمنة وخاصّةً إذا عُلفت بغذاء معجون باللبن، فإنّها عند ذلك تولّد غذاءً كثيرًا محمودًا وتنهضم سريعًا.

والأدمغة من الطيور أجود منها من المواشي لا سيّما ما كان من الطير يأوي في مواضع جافّة.

والزَمِكّى منها لطيف كثير الغذاء لحركتها ودسومتها.

وأسرع جميع الطير الحضري انهضامًا وأصلحه للغذاء **الفَراريج الذكورة** حين تبتدئ بالصياح **والدَجاج** قبل أن يَبيض، ومرقها إذا أُتّخذت ساذجةً تصلح لتعديل الفضول الرديئة ولمن يحسّ في معدته بالتهاب وتلين الطبيعة. وهي تولّد دمًا محمودًا وتقوّي الشهوة إذا شويت، وخاصّةً إذا حُشيت عند

---

١ ويغذّي: ويغتذي، ج م س ك ٣ منه من: منه، ك ٤ من أن: في أن، م ٧ جدا: -، د ٩ من البطن بعسر: من البطن سريعا، م ١٠ واجود: واجودها، م ١١ جميع الطير: جميع الطيور، م ١٢ ايضا: -، د ١٣ فيها: في اكلها، ك ١٤ الطير: الطيور، م ض || محموده: محمودة، غ ج ب م ك ض: محمود، س ١٥ فانها: وانها، ب ١٦ في: + كل، غ || مواضع جافة: موضع جاف، م ١٧ **والزَمِكّى** ... ودسومتها، غ ج ب ط* م س ك ض د: -، أ ١٨ الطير: الطيور، م ب ك || حين، ○/ح: حتى، أ

desto mehr neigt es zum Erzeugen von schwarzgalligem Blut. Berg-, Wasser- und Sumpfvögel mit abstoßendem Geruch erzeugen schlechtes Blut und sollten überhaupt nicht verzehrt werden.

Die Beurteilung der GEFLÜGELORGANE entspricht insofern der Beurteilung der Innereien der Vierfüßler, als einige leichter und schneller verdaulich sind als andere.

So sind GEFLÜGELMÄGEN grob und daher langsam verdaulich, jedoch sehr nahrhaft, wenn sie verdaut werden. Einige von ihnen sind sehr wohlschmeckend – wie etwa Gänsemägen, gefolgt von den Mägen gemästeter Haushühner.

Bei der LEBER VON GÄNSEN, die man mit Futter mästet, das mit Milch verknetet wurde, handelt es sich um die wohlschmeckendste und am meisten und besten nährende Leber. Sie bereitet keine Schwierigkeiten bei der Ausscheidung.

GÄNSEFLÜGEL sind ebenfalls gut in der Verdauung und im Nährwert und noch besser sind Hühnerflügel. Insgesamt sind die Flügel aller Vögel schnell verdaulich durch ihre viele Bewegung.

Auch GEFLÜGELHÄLSE werden schnell verdaut, doch bei altem, magerem Geflügel sind Flügel und Hälse langsam verdaulich und es ist nichts Gutes in ihnen, da sie äußerst trocken und hart sind.

GEFLÜGELHODEN sind der lobenswerte [Teil] des Geflügels – vor allem die Hoden gemästeter Hähne und besonders, wenn man sie mit mit Milch verkneteter Nahrung gefüttert hat. In diesem Fall erzeugen sie viel lobenswerte Nahrung und werden schnell verdaut.

GEFLÜGELHIRNE sind besser als Landtierhirne, vor allem von Geflügel, das an trockenen Orten Unterschlupf sucht.

VOGELSCHWÄNZE sind fein und durch ihre Bewegung und ihren Fettgehalt sehr nahrhaft.

Vom Hausgeflügel am schnellsten verdaulich und am besten zur Nahrung geeignet sind JUNGHÄHNE [*Gallus gallus domesticus*], wenn sie anfangen zu krähen, und HENNEN, bevor sie Eier legen. Nimmt man ihre Brühen ungewürzt ein, sind sie dazu geeignet, schlechte Überschüsse auszugleichen, sind gut für Personen, die Entzündungen im Magen verspüren, und wirken abführend. Grillt man sie, erzeugen sie lobenswertes Blut und stärken den Appe-

الشي بقطع التفّاح والسفرجل وبحبّ الرمّان والكزبرة والنعناع. والدجاجة المسمَّنة كثيرة الغذاء وربّما بلغت أن تكون كثيرة الفضول على حسب تسمينها وعلفها وموضعها، وهي ترطّب الجسد وتخصبه على مقدار تسمينه. وغير المسمّن أيضًا من الدجاج الأهلية أشدّ ترطيبًا للبدن من سائر الطيور الوحشية ويزيد في المني، ولحمه ملائم للبدن المعتدل الذي لا يكدّ كدًّا شديدًا ويحسّن اللون ويزيد في الدماغ، وخاصّةً أدمغة الدجاج فإنّها تغذو الدماغ كثيرًا وتصلح حال من خفّ عقله. **والدُيوك العَتِيقة** إذا طُبخت في الماء انحلّت منها في الماء قوّة بورقية فلذلك مرقتها تحسّى لإطلاق البطن لا سيّما إذا طبخت مع ملح كثير وكرنب ولَبلاب وحمّص وشِبِتّ وبَسْفايج مرضوض ولُباب القرطم. فإنّها إذا طُبخت كذلك أحدرت من البدن فضلاً غليظًا نيًّا ونفعت من القولنج والحمّيات العتيقة والربو والرعشة ونفخة المعدة ووجع المفاصل.

ويتلو الدجاج في جودة الغذاء **التَدارِج** إلا أنّ الدجاج أكثر غذاءً منه.

وأخفّ الطيور الوحشية كلّها وأجودها لحمًا لمن يريد أن يلطّف تدبيره **الطَيهُوج**.

ولحم **الدُرّاج** تالٍ له في ذلك وهو أيضًا قليل الفضول ليس له كثير إسخان ويتلوها فراريخ الدجاج ثمّ التدارج.

ولحم **القَبج** أغلظ من هذه كلّها وهو قوّي الغذاء ويمسك البطن.

وهذه كلّها جيّدة الغذاء إلا أنّها لا تصلح أن يُديمها الأصحّاء ويعتمدوا عليها لا سيّما مَن يكدّ ويتعب منهم ومن هو قوّي المعدة جيّد الهضم. فأمّا الضعفاء والمرضى ومن يحتاج إلى تلطيف تدبيره فلا شيء أوفق لهم منها، وينبغي أن تُصبَغ للمحرورين بالخلّ وماء الحصرم ونحوه ولمن ليس بملتهب البدن بالزيت والمرّي مطجّنًا ولمن يريد تجفيف بدنه بالشواء والكردناك، وكلّها تجفّف الطبع.

١ والدجاجة : والدجاج، م ٢ حسب : -، ض ٤ ولحمه : وبالجملة، م ٥ الدماغ : + غذاء، ○ || اذا : -، ض ١٠ التدارج : التذارج، ق ب م || ان الدجاج : انها، ○ ١١ الطيهوج : -، ك ١٢ الدجاج : الدراج، ض ١٥ يديمها : يدمنها، ج م س ك ١٧ وينبغي : ومما ينبغي، م || وماء الحصرم : والحصرم، ب ١٨ مطجنا : مطنجنا، م ب

tit – besonders, wenn man sie zum Grillen mit Apfel- und Quittenstücken, Granatapfelkernen, Koriander und Pfefferminze füllt. Gemästete Hennen sind sehr nahrhaft und möglicherweise auch reich an Überschüssen, je nach ihrer Mast, ihrem Futter und ihrem Aufenthaltsort. Nach Maß ihrer Mast befeuchten sie den Körper und machen ihn fruchtbar. Auch ungemästete Haushühner befeuchten den Körper stärker als das übrige Wildgeflügel und vermehren das Sperma. Ihr Fleisch ist für ausgeglichene Körper geeignet, die keiner sehr harten Arbeit nachgehen. Es verbessert die Gesichtsfarbe und vermehrt die Hirnmasse. Besonders Hühnerhirne sind überaus nahrhaft für das Gehirn und verbessern den Zustand derjenigen, deren Verstand leicht geworden ist. Kocht man ALTE HÄHNE in Wasser, löst sich von ihnen im Wasser eine natronhaltige Kraft. Daher trinkt man ihre Brühe zum Abführen – vor allem, wenn man sie mit viel Salz sowie mit Kohl, Ackerwinde, Kichererbsen, Dill, zerstoßenem Tüpfelfarn und Färberdistelmark gekocht hat. Wenn sie so zubereitet wurden, bringen sie groben, rohen Überschuss vom Körper herab und helfen gegen Darmkolik, alte Fieber, Asthma, Zittern, Magenblähung und Gelenkschmerz.

Den Haushühnern folgen im Hinblick auf die Qualität des Nährwerts die FASANE [*Phasianus* sp.], Haushühner sind jedoch nahrhafter.

Das leichteste Wildgeflügel überhaupt, mit dem besten Fleisch für Personen, die ihre Disposition (*tadbīr*) verfeinern wollen, sind JUNGE REBHÄHNE[10].

Darin folgt ihnen das Fleisch des FRANKOLINHUHNS [*Francolinus* sp.], es [erzeugt] ebenfalls wenig Überschüsse und wirkt nicht sehr erhitzend. Auf dieses folgen die jungen Haushühner und dann die Fasane.

REBHUHNFLEISCH [*Perdix perdix*] ist gröber als all diese, hat einen kräftigen Nährwert und wirkt stopfend.

Sie alle haben einen guten Nährwert, sind jedoch für Gesunde nicht zum ständigen Verzehr und als Grundnahrungsmittel geeignet – vor allem nicht für jene, die harter, erschöpfender Arbeit nachgehen und einen kräftigen, gut verdauenden Magen haben. Für Schwache und Kranke hingegen und für jene, deren Disposition verfeinert werden muss, gibt es nichts Förderlicheres. Man sollte [ihr Fleisch] für Personen mit zu viel Hitze mit Essig, Agrest und Ähnlichem würzen, für jene, die keinen entzündeten Körper haben, in Olivenöl und *murrī* braten und für jene, die ihren Körper trocknen wollen, als Grillfleisch (*šiwā'*) und *kardanāk*[11] [zubereiten]. Sie alle trocknen die Natur.

---

10 Vgl. Lane (1968 V, 1412). Nasrallah (2007, 725) übersetzt *ṭayhūǧ* stattdessen als Raufußhuhn („grouse“).

11 Am Spieß gegartes, aromatisiertes Fleisch (vgl. S. 244 f.).

وأمّا **القَنابِر** فإنّها وإن كانت سريعة الانهضام فغير صالحة الغذاء، وهي إذا طبخت الطبيخ الساذج الذي يقال له اسفيدباجة نفعت أصحاب القولنج، والأجود أن يقتصروا على مرقتها لأنّ لحمها ممسك للبطن شبيه بلحم ما عظم جسمه من الحمام الراعية إلا أنّها أجفّ.

والحَمام أجفّ من فِراخه وأقلّ إلهابًا، وفراخه أحرّ وأرطب بالرطوبة الفضلية يتولّد منها دم مشتعل يسرع إلى الحمّيات لا سيّما ما يُربّى منها في البيوت، ويصلحها الخلّ في حال والطبخ بالماء والحمّص والملح في أخرى، وعندما يراد سرعة خروجه من البطن هذا للمبرودين وذلك للمحرورين.

ولحوم **العَصافِير** حارّة يابسة تهيّج الباه وتزيد في الإنعاظ ولا سيّما أدمغتها وفراخها إذا اتّخذت منها عُجّة بصُفرة البيض والزيت ولا يوافق المحرورين ويوافق المبرودين. والمطجّنة منها أسرع خروجًا والمشوية عسرة الخروج، وينبغي أن تُنقّى من عظامها أو يُجاد طبخها وقضمها لئلا تبقى فيها قطع العظام الحادّة فتحدث خشونةً وخُدوشًا في ممرّها. وأمراقها تلين البطن ولحومها تعقله.

وأمّا **الفَواخِت والوَراشِين** فإنّها حارّة يابسة قليلة الغذاء وكذلك **الشَفانِين** وهي جميعًا صلبة اللحم عسرة الانهضام عاقلة للبطن، فينبغي أن تُترك بعد ذبحها يومًا حتّى تصير رخصةً.

ولحم **القَطَا** بارد يابس مولّد للسوداء.

ولحم **الكُركي** صلب لِيفي عَضِل غليظ يولّد دمًا سوداويًا فينبغي أن يترك بعد الذبح يومَين.

وكذلك لحم **الطَواوِيس** صلب غليظ وهو أعضل وأعسر انهضامًا وأقرب إلى الشَبَه بالليف.

ولحم **النَعام** صلب كثير الفضول زهم رديء للمعدة.

---

١ وإن: ان، ق ٣ أجف: أخف، غ ق ب م د ٤ اجف: اخف، ب ط ‖ احر: اجود، ب ٥ لا سيما :-، ج ‖ ما: التي، م ‖ والملح، غ ج ق ب ط م س ك ض د / ر: -، أ ٨ منها: -، ق ‖ ويوافق المبرودين :-، غ ‖ والمطجنة: والمطنجنة، ج ب م ك ١٠ وخدوشا: وخدشًا، ك ض ١٣ القطا: القطايا، ض ١٤ عضل: -، ب: عضلي، د ١٥ لحم: لحوم، م ‖ اعضل: اغلظ، د ‖ الشبه: التشيه، م ١٦ الفضول: + بطيء الهضم، م

LERCHEN [*Alaudidae*] haben, auch wenn sie schnell verdaut werden, keinen guten Nährwert. Kocht man sie [in] dem ungewürzten Gericht, das man *isfīdabāǧa* nennt, helfen sie Personen mit Darmkolik. Am besten beschränken sie sich auf ihre Brühe, denn ihr Fleisch wirkt stopfend und gleicht dem Fleisch weidender, großgewachsener Tauben. Diese sind jedoch trockener.

HAUSTAUBEN [*Columbidae*] sind trockener als ihre Küken und wirken weniger entzündungsfördernd. Ihre Küken sind heißer und feuchter durch die überschüssige Feuchtigkeit. Aus ihnen entsteht entflammtes Blut, das schnell zu Fiebern führt – vor allem [aus jenen Tauben], die in Häusern aufgezogen werden. Man korrigiert sie manchmal mit Essig und manchmal durch das Kochen in Wasser mit Kichererbsen und Salz. Wenn man möchte, dass sie schnell wieder ausgeschieden werden, empfiehlt sich Letzteres für Personen mit zu viel Kälte und Ersteres für Personen mit zu viel Hitze.

SPERLINGSFLEISCH [*Passer* sp.] ist heiß-trocken, regt den Sexualtrieb an und wirkt potenzsteigernd – besonders, wenn man aus [Sperlings]hirnen und -küken ein Omelett mit Eigelb und Olivenöl zubereitet. Sie sind nicht förderlich für Personen mit zu viel Hitze, aber für jene mit zu viel Kälte. Gebratene [Sperlinge] werden schneller ausgeschieden und gegrillte sind schwer auszuscheiden. Man sollte sie von ihren Knochen reinigen oder gut kochen und abnagen, damit in ihnen keine spitzen Knochensplitter verbleiben und sie in ihrer Passage keine Rauheit und Kratzer hervorrufen. Ihre Brühen wirken abführend und ihr Fleisch stopfend.

TÜRKENTAUBEN [*Streptopelia decaocto*] und RINGELTAUBEN [*Columba palumbus*] sind heiß-trocken und wenig nahrhaft, ebenso die TURTELTAUBEN [*Streptopelia turtur*].[12] Sie alle haben festes Fleisch, sind schwer verdaulich und wirken abführend. Man sollte sie nach dem Schlachten einen Tag lang liegenlassen, damit sie zart werden.

FLUGHUHNFLEISCH [*Pterocles* sp.] ist kalt-trocken und erzeugt schwarze Galle.

KRANICHFLEISCH [*Grus grus*] ist fest, faserig, muskulös, grob und erzeugt schwarzgalliges Blut. Man sollte es daher nach dem Schlachten zwei Tage lang liegenlassen.

Ebenso ist auch PFAUENFLEISCH [*Pavo cristatus*] fest und grob. Es ist muskulöser, schwerer verdaulich und noch faserartiger.

STRAUSSENFLEISCH [*Struthio camelus*] ist fest, reich an Überschüssen, übelriechend und schlecht für den Magen.

---

12 Zur Bestimmung der Taubenarten vgl. Viré 1965, 108 f.

ولحم **البَطّ والإوَزّ** شديد الحرارة والرطوبة كثير الفضول بطيء الهضم زهم سريع إلى حدوث الحمّيات، وليس هو بأكثر غذاءً من لحم الدجاج وشحمه محلل للأورام الباردة، وما كان من البطّ برّيًا فهو أفضل من الأهلي ولحمه أرخص.

وأفضل طيور الآجام **الاخَشَنسار** ولا ينبغي أن يُوكل حين يصاد لأنّه إن أُكل حين يصاد كان لحمه قليل اللذاذة وإدمانه أيضًا يولّد السوداء.

ولحوم **الحُبارَى** حارّة شديدة التجفيف وغذاؤه غليظ وينفع المبرودين ومن شبّكته الرياح، وإذا طُبخت بالماء والملح وصُبّ فيها دهن اللوز صلحت بعض الصلاح.

ولحم **السَلوَى** غير صالح في الانهضام ولا في الغذاء.

ولحم **الشَقِّراق** كاسر للرياح.

وأمّا **السُودانِيّات** فأردأ لحمًا من القنابر وأقلّ غذاءً وينبغي أن تصلح بالدهن الكثير، فإنّ في لحومها حدّة كثيرة لما تأكل من الجَراد وسائر الحشرات. وما كان من هذه سمينة بالطبع فهي أسرع نزولاً، ولا ينبغي أن يوكل منها ما لم تجر العادة به، فإنّ فيها عصافير تأكل الهَوامّ السمّية وأكثر هذه جبلية وقلّما تكون في المُروج ولحومها روائح وألوان منكرة.

[٢.٤] في السَمَك

وأمّا الحيوان المائي الذي جرت العادة بأكله هو جنس السمك وأنواعها كثيرة، وطبائعها في الخفّة والثقل والطيب والزهومة مختلفة بحسب اختلاف أجسادها في العظم والصغر واختلاف مواضع تولّدها من البحار والأودية الكبار والأنهار الصغار والغياض والآجام والمناقع، والغذاء الذي تغتذي به وبحسب صنعتها من الشيّ والقلي والطبخ والتمقير والتمليح. فالعظيم الجثّة أكثر غذاءً وأكثر فضولاً وأعسر هضمًا.

---

١ البط والأوز: ↔، م: البط والوز، د ‖ شديد: شديدة، م ‖ كثير: كثيرة، م ‖ بطيء: بطيئة، م: على، غ ٤ الاخشنسار: -، ب ٦ ولحوم: ولحم، م ب ‖ وغذاؤه: غذاؤه، ب ‖ شبكته: -، ق: شكته، م ٩ ولحم: لحم، ج ب م ١٠ لحومها: لحمها، م ١١ فهي: فهو، د ١٢ به: باكله، ك ض ١٣ وقلما: قل ما، ط ١٨ صنعتها: الصنعة، م

ENTEN- [*Anas* sp.] und GÄNSEFLEISCH [*Anser* sp.] ist von starker Hitze und Feuchtigkeit, reich an Überschüssen, langsam verdaulich, übelriechend und ruft schnell Fieber hervor. Es ist nicht nahrhafter als Hühnerfleisch und sein Talg lässt kalte Schwellungen abklingen. Wildenten sind Hausenten vorzuziehen, ihr Fleisch ist zarter.

Der vorzüglichste Sumpfvogel ist der *AḪAŠANSĀR*[13]. Man sollte ihn nicht sofort verzehren, wenn man ihn erlegt hat, denn verzehrt man ihn, wenn man ihn erlegt hat, ist sein Fleisch wenig wohlschmeckend. Bei ständigem Verzehr erzeugt er auch schwarze Galle.

TRAPPENFLEISCH [*Otididae*] ist heiß, stark trocknend und seine Nahrung ist grob. Es hilft Personen mit zu viel Kälte und jenen, die durch Winde verkrampft sind. Wenn man es mit Wasser und Salz kocht und Mandelöl dazu gießt, ist es relativ gut.

WACHTELFLEISCH [*Coturnix coturnix*] ist weder von der Verdauung noch vom Nährwert her gut.

RACKENFLEISCH [*Coraciidae*] lindert Winde.

STARE [*Sturnidae*] haben schlechteres Fleisch als Lerchen und sind weniger nahrhaft. Man sollte sie mit viel Öl korrigieren. In ihrem Fleisch ist viel Schärfe, da sie Heuschrecken und andere Insekten fressen. [Stare] mit fetter Veranlagung sinken schneller hinab. Man sollte keine [Stare] essen, deren Verzehr nicht üblich ist, denn unter ihnen sind Vögel, die giftiges Ungeziefer fressen. Die meisten davon halten sich in den Bergen auf. Je weniger sie sich auf den Wiesen aufhalten, desto abstoßendere Gerüche und Farben hat ihr Fleisch.

[2.4] Fisch

Die für gewöhnlich verzehrten Wassertiere gehören zur Gattung der Fische, von denen es zahlreiche Arten gibt. Ihre Naturen unterscheiden sich in Leichtigkeit und Schwere wie auch in Wohlgeruch und Gestank, je nachdem, ob sie große oder kleine Körper haben, nach ihren verschiedenen Herkunftsgebieten – Meere, große Flusstäler, kleine Flüsse, Schilfdickichte, Sümpfe und Tümpel –, der Nahrung, von der sich sich ernähren, und ihrer Zubereitungsart – Grillen, Braten, Kochen, Marinieren und Einsalzen. [Fische] mit großen Leibern sind nahrhafter, reicher an Überschüssen und schwerer verdaulich.

---

13 Vgl. S. 373.

والصَخري الذي يأوي المواضع الصخرية من شطوط البحار أفضل جميع السمك، وبعده **اللُجّي** الذي يأوي اللُجَج من البحار في جودة الدم وسرعة الهضم، إلا أنّه أصلب والدم المتولّد منه أغلظ. ثمّ التي تكون في أنهارٍ ماؤها كثير عذب وجريتها حادّة تجري على الرَضراض أو على الرمل، وهي بعيدة من المُدُن نقية المياه صافية مكشوفة للرياح ذات حشائشٍ جيّدةٍ محمودة الغذاء، وهي إذا صُيدت لا تعفن سريعًا بعد إخراجها من الماء وليست بسَهِكةٍ مُنتنة الرائحة ولا قليلة اللذاذة.

ويُحسَب نقصان **سمك الأنهار** عن **سمك البحر** في سرعة الانهضام وجودة الغذاء نقصان **سمك البُحيرة** عن سمك الأنهار **وسمك الأَجَمة** عن سمك البحيرة. وأجود السمك ألذّه وأقلّه سهوكةً صَغُرَ أم كبُر، وأردأ السمك الكثيرة السهوكة المنتنة الرائحة القليلة اللذاذة السريعة النتن والتعفّن وما اصفرّ منها أو اسودّ. وسمك الآجام والمياه القائمة في الغاية القصوى من الرداءة، والمفرط السمن اللزج اللحم رديء، وما كان منها في الأنهار التي ماؤها قليل وجريتها ضعيفة أو تمرّ بمُدُن عظام تقع فيها أقذار الناس وأوساخ المدينة أو ماؤها ماء كدر أو الحمأة فيها كثيرة فهي بطيئة الانهضام رديئة كثيرة اللزوجة والمُخاطيّة.

وعامّة أنواع السمك موصوفة بالبرودة والرطوبة ولا خيرَ في تناولها لأصحاب الأبدان الباردة الرطبة السمينة الكثيرة اللحم، لأنّها تكسبها زيادة برودة ورطوبة بلزوجتها ورطوبتها وتتولّد منها في تلك الأبدان بلاغم غليظة رديئة تتولّد منها أمراض خبيثة، إلا أن تجري بذلك العادة من قوم يكون السمك أكثر غذائهم من سكّان سواحل البِحار وجزائرها وغيرهم. فأمّا أصحاب الحرارة واليبس فربّما انتفعوا بالطري منها وكان لهم كالعلاج لأنّه يتولّد منه دم بلغمي يرطّب البدن ويزيد في المني، وينفع أصحاب الصفراء على أنّه في الجملة يسير الغذاء ولأن يُطفئَ الصفراء بغيره من الأطعمة خير وأصلح لأنّه لا يعدم منه طول الوقوف في المعدة وجَمع لزوجات رديئة في البدن تتولّد منها ضروب الأمراض الباردة، وكلّه عسر الهضم بطيء الوقوف معطِّش طريه ومالحه.

---

٣ التي تكون: الذي يكون، ك || تجري: -، ك ٤ المدن: المَعْدن، ك ٦ عن ... البحر: -، د ٧ الأنهار، غ ق ب ط م س ك ض د: البحر، أ ج ٧–٨ صغر أم كبر: صغير أم كبير، م ١١ او الحماة: والحماة، ب ١٣–١٤ في ... منها: -، د ١٦ البحار: البحر، م ١٧ انتفعوا: ينتفعوا، د || دم بلغمي: بلغم، م ١٩ يعدم: يومن، ب || وجمع: وجميع، م ج

Der in den felsigen Gebieten der Meeresküsten beheimatete FELSENFISCH ist der beste aller Fische. Ihm folgt der auf dem offenen Meer beheimatete HOCHSEEFISCH hinsichtlich der Qualität des [von ihm erzeugten] Blutes und seiner Verdauungsgeschwindigkeit, wobei er fester ist und das von ihm erzeugte Blut gröber. Dann [folgen] jene [Fische], die in Flüssen mit reichlichem Süßwasser und starker Strömung leben, die über Kieselsteine oder Sand fließt. Sie sind weit von den Städten entfernt, von klarem Wasser, rein, den Winden ausgesetzt und mit gutartigen Pflanzen [bewachsen]. Diese [Fische] haben einen lobenswerten Nährwert. Wenn man sie fängt, verderben sie nicht schnell, nachdem sie aus dem Wasser gezogen wurden. Weder stinken sie und riechen abstoßend noch sind sie wenig schmackhaft.

Die Minderwertigkeit der FLUSSFISCHE gegenüber den MEERESFISCHEN an Verdauungsgeschwindigkeit und Nährwert entspricht der Minderwertigkeit der FISCHE AUS SEEN gegenüber den Flussfischen und jener der SUMPFFISCHE gegenüber den Fischen aus den Seen. Die besten Fische sind jene mit dem besten Geschmack und dem geringsten Gestank, seien sie klein oder groß. Die schlechtesten Fische sind jene mit starkem Gestank, abstoßendem Geruch und schlechtem Geschmack, die schnell verwesen und faulen, sowie jene, die sich gelb oder schwarz verfärbt haben. Fisch aus Sümpfen und stehenden Gewässern ist äußerst schlecht und [Fisch] mit übermäßig viel Fett und klebrigem Fleisch ist schlecht. [Fisch], der in Flüssen mit wenig Wasser und schwacher Strömung lebt, oder [in Flüssen,] die durch große Städte fließen und in welche die Abfälle der Menschen und der Schmutz der Stadt fallen, oder [in Flüssen] mit trübem Wasser oder viel Schlamm, ist langsam verdaulich, schlecht und sehr klebrig und schleimig (*muḫāṭī*).

Die Fischarten werden allgemein als kalt und feucht beschrieben und Personen mit kalten, feuchten, fetten, fleischreichen Körpern haben nichts Gutes von ihrem Verzehr, denn [Fisch] steigert ihre Kälte und Feuchtigkeit durch seine Klebrigkeit und Feuchtigkeit und erzeugt in jenen Körpern grobe, schlechte Schleime. Diese rufen bösartige Krankheiten hervor – außer bei Völkern, bei denen es üblich ist, sich hauptsächlich von Fisch zu ernähren, wie den Bewohnern von Meeresküsten und Inseln und anderen. Personen mit Hitze und Trockenheit hingegen ist frischer Fisch vielleicht zuträglich. Er hat bei ihnen therapeutische Wirkung, da er schleimiges Blut erzeugt, das den Körper befeuchtet und das Sperma vermehrt. Er nützt auch Personen mit gelber Galle, obwohl er insgesamt einen geringen Nährwert hat. Um die gelbe Galle zu löschen ist er [zusammen] mit weiteren Speisen besser und geeigneter, da es ihm weder an langem Verweilen im Magen mangelt noch an Versammlung schlechter Klebrigkeiten im Körper, aus denen Arten kalter Krankheiten entstehen. Alle [Fische] sind schwer verdaulich, lange verweilend und rufen frisch wie gesalzen Durst hervor.

وقد يصلح السمك **مُسَكبَجًا** للمحرورين والمحمومين وينفع أصحاب اليرقان والأكباد الحارّة. وأضرّ ما يكون السمك بأصحاب الأمزاج الباردة والمعد البلغمية، فينبغي أن يصلحوه بالقلي والشيّ بدهن اللوز ويأكلوه حارًّا بالفلفل ونحوه ويصابروا العطش. والعسل أيضًا ممّا يصلحه إذا أُخذ عليه ويجلو بلاغمه ويُغيّر مزاجه لا سيّما إن كان معه شيء من الأفاوية. وربّما كان الخلّ أوفق منه في إصلاحه وإزالة تعطيشه في بعض الأمزجة. وأفضل ما يوكل السمك **اسفيدباجًا** بماء وزيت وملح وشبثّ وكراث. **والمكبّب على الجمر** أخفّ على المعدة من **المَقلي في الدهن** على أنّه ليس بجيّد أيضًا ولا مُرضٍ، **والمَشوي** أغذى وأبطأ نزولًا **والمطبوخ** بالضدّ. وأفضل طبخه أن يُطبخ الماء حتّى يغلي ثمّ يُلقى فيه. ومرقته مليّنة للبطن، وما لُوّث في الدقيق وقُلي بالدهن وخم جدًّا كثير الإعطاش بطيء النزول.

والمارماهِيج أقلّ برودةً من جميع أنواع السمك وأوفق للباه.

فأمّا **المملَّح** فهو حارّ يابس محرق للدم كثير الضرر معطش جدًّا وهو قديدُهُ، والمقدَّد من لحم السمك ومن كلّ لحم رديء لأنّه هو الشيء الذي قد ذهب صفوه ولبابه وبقي أثقل وأغلظ ما فيه. والأشياء المقدّدة حكم كلّ واحد منها حكم العفن الفاسد، فلذلك يجب تجنُّبها إلا أنّ السمك المالح من جهة أنّه مقطّع ملطّف يصلح أن يوكل منه يومَ يُعزَم على العلاج أو يستعمل منه القليل بقدر ما يستعمل الكواميخ وهو بحاله أو ممقورًا عند أكل الأغذية الدسمة ليُطَرِّيَ الشهوة.

٢ الامزاج : الامزجة، ك ‖ والمعد : والمعدة، م ‖ بالقلي والشي : ↔، ط م ض ٣ يصابروا : + على، ق
٤ ان : اذا، س ١١ قد : -، ك ١٢ واحد : -، ٥ ١٣ القليل : -، ض ١٤ ليطرّي : ليحرّك، ق : ليطرأ، م

Bisweilen ist FISCH IM *SIKBĀǦ*-EINTOPF für Personen mit zu viel Hitze und Fieberkranke geeignet und hilft Personen mit Gelbsucht und heißen Lebern. Am schädlichsten ist Fisch für Personen mit kalten Temperamenten und schleimigen Mägen. Sie sollten ihn durch Braten und Grillen mit Mandelöl korrigieren, ihn heiß mit Pfeffer und Ähnlichem verzehren und den Durst standhaft ertragen. Honig korrigiert ihn ebenfalls, wenn man ihn darauf einnimmt. Er klärt seine Schleime und ändert sein Temperament, vor allem in Begleitung einiger Gewürze. Möglicherweise ist Essig noch förderlicher zur Korrektur von [Fisch] und zum Entfernen seiner dursterzeugenden Wirkung in manchen Temperamenten. Fisch isst man am vorzüglichsten IM *ISFĪDABĀǦ*-EINTOPF mit Wasser, Olivenöl, Salz, Dill und Lauch. AUF KOHLENGLUT GEGRILLTER [Fisch] ist leichter für den Magen als IN ÖL GEBRATENER, obwohl auch jener weder gut noch zufriedenstellend ist. GEGRILLTER [FISCH] ist nahrhafter und sinkt langsamer hinab, ganz im Gegensatz zum GEKOCHTEN. Am vorzüglichsten kocht man [Fisch], indem man Wasser zum Kochen bringt und ihn dann hineingibt. Seine Brühe erweicht den Magen. In Mehl gewendeter und in Öl gebratener [Fisch] ist sehr unzuträglich, ruft viel Durst hervor und sinkt langsam hinab.

AALE [*Anguilla* sp.][14] sind von allen Fischarten am wenigsten kalt und am förderlichsten für die Potenz.

SALZFISCH ist heiß-trocken, Blut verbrennend, sehr schädlich und ruft starken Durst hervor. Es handelt sich dabei um gedörrte Fischstreifen (*qadīd*). Dörrfleisch von Fischen und allen [anderen Tieren] ist schlecht, denn es ist [Fleisch], dessen Reinheit und dessen bester Teil bereits entschwunden ist, während das Schwerste und Gröbste von ihm übrig geblieben ist. Die Bestimmung alles Gedörrten ist verderbendes Faulen, man sollte es daher meiden. Salzfisch ist jedoch von seiner zersetzenden, verfeinernden Eigenschaft her zum Verzehr geeignet – und zwar an einem Tag, an dem man sich zur Therapie entschließt, oder auch, [wenn] man [nur] wenig von ihm verwendet: In dem Maß, in dem man *kāmaḫ*-Würzpasten verwendet, in seinem Ausgangszustand oder mariniert zu fettigen Speisen, um den Appetit zu erfrischen.

---

14 *Mārmāhīǧ*, wörtl. „Schlangenfisch", von pers. *mār* „Schlange" und *māhī* „Fisch" (vgl. Dihḫudā 1998, XIII, 19947).

وكذلك جميع الكواميخ التي تُتّخذ من السمك إنّما يستعملها من يستعملها لتنقية المعدة وجلائها من البلغم وتجفيفها وتطييب النكهة وإزالة البخر المتولّد عن البلغم الفاسد في المعدة وتنبيه الشهوة الساقطة لوخامة الأطعمة الدسمة البشعة، ولا يصلح أن يُعتمد عليها وحدها في التأدّم بها والخلّ يكسر من عادية هذه كلّها وإعطاشها وعادية جميع الكواميخ المالحة جدًّا.

١-٢ السمك ... وجلائها من : -، ض ١ من يستعملها : -، ج ٢ وتنبيه : وثنية، ض ٣ ولا : فلا، ق || وحدها : -، م || بها : لها، م

Ebenso verwendet man sämtliche FISCHHALTIGEN *KĀMAḪ*-WÜRZPASTEN[15] zur Reinigung des Magens, um ihn von Schleim zu klären und zu trocknen, zur Parfümierung des Atems und Beseitigung von durch verderbenden Schleim im Magen erzeugtem Mundgeruch sowie zur Anregung abfallenden Appetits, der durch die Unzuträglichkeit fettiger, unangenehm schmeckender Speisen hervorgerufen wurde. Sie sind nicht dafür geeignet, als alleinige Brotwürze verwendet zu werden. Essig lindert das Ungemach all dieser [*kāmaḫ*-Würzpasten], ihre dursterzeugende Wirkung und das Ungemach aller sehr salzigen *kāmaḫ*-Sorten.

15 Es handelt sich um fermentierte Würzpasten (vgl. Kap. 2.8 b zum Kontext des *K. al-Aġḏiya wa-l-ašriba*).

[٣] في البَيض

وأمّا البيض فإنّه غذاءٌ يجانس اللحم لأنّه جزءٌ من الحيوان بل حيوان بالقوّة، وذلك لأنّ بياض البيض للفَرخ بمنزلة المني للجنين في كينونة الأعضاء الأصلية منه، والصُفرة له كدم الأقراء في تغذيته، وكما أن متوزِّع الدم ومَقْسم الغذاء في بدن الجنين من الوسط إلى الأطراف لورود الدم من كبد أُمّه إلى كبده بطريق السُرّة وانتشاره منها إلى جميع أعضائه، فكذلك جُعلت الصفرة وسط البياض مجتمعًا مُعَدًّا لتغذية أعضاء الفرخ يغتذي منها إلى أن تَفْنَى تلك ويقوى هو على طلب الغذاء فيخرج، وكان ذلك ولادةً له. وجُعلت صفرة البيض غذاء حيوان ضعيف الحرارة عديم منافذ الفضلات، جُعلت معتدلة المزاج إلى الحرارة لطيفة سريعة الاستحالة إلى الدم برُمَّتها. فاجتمع فيها ثلاثة معانٍ سرعة الاستحالة إلى الدم وقلّة الفضل الذي لا يستحيل منها إليه وكون الدم الذي يتولّد منها مجانسًا للدم الذي يغذو القلب خفيفًا يندفع إليه بالعَجَلة. فلذلك كانت أوفق ما يُتلافى به عادية الأمراض المحللة لجوهر الروح المقللة لمادّته التي هي دم القلب وينوب عن اللحم في بعض الأحوال.

وأجود البيض بيض الطيور المحمودة اللحم **كالدجاج والتَدرُج والدُرّاج والقَبج** وكان طريًا لم يمرّ عليه زمان ولم يكن موضوعًا في المواضع الحارّة. ومن بعدها **بيض البطّ** على أنّه رديء الغذاء. وأمّا **بيض الإوزّ والنعام** وما شاكل ذلك فثقيل وخم سَهِك بطيء الانهضام. وبيض الدجاج التي ليست معها دِيَكة أقلّ غذاءً من بيض الدجاج التي معها ديكة.

وبياض البيض بارد لزج عسر الهضم ليس بجيّد الدم.

والبيض السليق المشتدّ كثير الغذاء إلا أنّه عسر الهضم بطيء النزول، **والرقيق** سريع الغذاء والنزول،

---

٢ واما ... فانه : وهو، س ٣ منه : -، ب ك || له : -، س ٤ الدم : -، ض || بدن : -، ك ض ٥ الى : + جميع اعضائه لى، م ٦ وكان : فكان، ب ٧ وجعلت : ولما جعلت، ق ب ط س ك د || جعلت : وجعلت، ض ٨ برمتها ... الى الدم : -، ض || معان : معاني، أ ٩ منها اليه : منه اليه، ق || الدم : -، د ١٢ واجود : واجيد، غ || كالدجاج والتدرج : كالتذارج والدجاج، م || والتدرج : والتذرج، ق ب ١٣ زمان : الزمان، ك ١٥ بيض الدجاج : -، ك ١٦ الهضم : الانهضام، غ ١٧–١٨ الغذاء والنزول : ↔، س

[3] Eier

Ei ist ein Nahrungsmittel, das dem Fleisch sehr nahe steht, weil es Bestandteil des Tieres und sogar potenziell ein Tier ist. Denn das Eiweiß ist für das Küken wie das Sperma für den Fötus bei der Konstituierung seiner grundlegenden Organe daraus. Das Eigelb wiederum ist für das [Küken] wie das Menstruationsblut [für den Fötus] bei seiner Ernährung. So wie die Verteilung des Bluts und die Aufteilung der Nahrung im Körper des Fötus von der Mitte zu den Seiten hin [verläuft], da das Blut aus der Leber seiner Mutter durch den Nabel zu seiner Leber und von dort aus zu allen seinen Organen transportiert wird – ebenso wurde das Eigelb inmitten des Eiweißes angelegt, versammelt und bestimmt zur Ernährung der Organe des Kükens. Davon ernährt es sich, bis [das Eigelb] vergeht und [das Küken] stark genug für das Suchen von Nahrung ist und schließlich herauskommt. Dies ist seine Geburt. Das Eigelb wurde als Nahrung eines Tiers von schwacher Hitze geschaffen, dem es an Durchgängen für Überschüsse (*faḍalāt*) fehlt. Es wurde mit zur Hitze hin ausgeglichenem Temperament geschaffen, fein und sich schnell vollständig zu Blut wandelnd. In ihm versammeln sich drei Eigenschaften: die schnelle Umwandlung zu Blut, der geringe Überschuss, der aus ihm bei seiner Umwandlung entsteht, sowie [der Umstand], dass das von ihm erzeugte Blut jenem Blut gleicht, das das Herz leicht nährt und ihm schnell zugeführt wird. Es ist daher am förderlichsten zum Beheben des Ungemachs von Krankheiten, welche die Substanz des Geistes auflösen und sein Material – das Blut des Herzens – verringern und kann in manchen Fällen Fleisch ersetzen.

Die besten Eier stammen von Geflügel mit lobenswertem Fleisch – wie HAUSHÜHNERN, FASANEN, FRANKOLINHÜHNERN und REBHÜHNERN –, sind frisch, noch nicht sehr alt und wurden nicht an heißen Orten gelegt.

Die nächstbesten sind ENTENEIER, obwohl sie einen schlechten Nährwert haben.

EIER VON GÄNSEN, STRAUSSEN UND ÄHNLICHEN sind schwer, unbekömmlich, übelriechend und langsam verdaulich.

Eier von Haushühnern, bei denen keine Hähne sind, sind weniger nahrhaft als Eier von Haushühnern, bei denen Hähne sind.

EIWEISS ist kalt, klebrig, schwer verdaulich und [erzeugt] kein gutes Blut.

HARTGEKOCHTE EIER sind sehr nahrhaft, jedoch schwer verdaulich und langsam hinabsinkend. FLÜSSIGE [EIER] nähren schnell und sinken schnell hinab.

والرَعّاد متوسّط بينهما.

وأفضل ما كان من البيض ما سُلق في الماء ولم ينضج النضج التامّ حتّى ينعقد بل ينضج نصف النضج، وهو الذي يقال له **النيمبِرِشت** فتحسّى صفرته ويُترك بياضه، فإنّ ذلك يكون أسرع انهضامًا وأجود غذاءً.

والعُجّة ثقيلة وخمة بطيئة النزول وخاصّةً إن كانت على سمن وعلى الزيت أخفّ وأمرأ، وكلّما كانت العجّة أرطب كانت أسرع نزولاً والأجود أن لا يستعمل في العجّة بياض البيض بل صفرته فقط.

وبيض العصافير خاصّةً يهيّج الباه إذا أُتّخذت منها عجّةً على السمن والبصل، وليس يصلح أن يُدمَن ذلك على سبيل غذاء بل على سبيل علاج.

وما يحسّى من البيض يكون أقلّ غذاءً إلا أنّه أسرع انحدارًا ويملّس خشونة الحلق والرئة ويسكن اللذع والحرقة الحادثة في المثانة ويمنع النزلات.

وأبطأ البيض انحدارًا وأغلظه **ما دُفن في الرماد الحارّ** وتُرك حتّى ينعقد.

وأمّا **ما غُلّظَ على الطابق** فهو أردأ البيض غذاءً وينقلب في المعدة إلى البخار الدخاني ويفسد بفساده سائر الطعام.

وقد **يُفقَص البيض على زيت ومرّي** ويُضرب ويُطبخ في إناءٍ مضاعف حتّى يغلظ غلظًا معتدلاً ويرفع، فكان أسرع هضمًا وأجود غذاءً. وإذا شُويت صفرة البيض كانت أكثر تجفيفًا وأكثر تسكينًا للحدّة. وإذا سُلق البيض بالخلّ وأكل عقل البطن. وجميع البيض يزيد في الباه.

ومزاج البيض في جملتها أعني بياضها وصفرتها أميل إلى البرد فلا يوافق وخاصّةً المسلوق منه أصحاب الأمزاج الباردة والمعد الضعيفة. فإن اضطرّوا إلى إدمان أكله فليأكلوه بالملح والفلفل والمرّي والخل، فإنّ ذلك يلطّفه، وليجتنبوا البياض خاصّةً فإنّه يتولّد منه بلغم غليظ لزج، ولا يوكل البياض بالخلّ فإنّه يصلّبه أي يذهب بما فيه من الرطوبة والرقّة ويجفّفه، ولذلك متّى سُلق بالخلّ صار حابسًا

---

٢ التام: التمام، ض ٣ يقال له: يسمّى، س ٥ كانت، ك: كان، أ غ ج ق م ب ط س ض د ١٢ واغلظه: -، س ١٧ البطن: + سيما إذا أكل مع السماق أو حبّ الرمان، م ١٨ ومزاج البيض: والمزاج، ك ١٩ والمعد: والمعدة، ج || فليأكلوه: فيأكلوه، ب || بالملح والفلفل: ↔، د ٢٠ يتولد: يولد، ض

In der Mitte zwischen beiden befinden sich die WEICHGEKOCHTEN EIER (*ra‘‘ād*)[1].

Am vorzüglichsten ist in Wasser gekochtes Ei, das nicht vollständig gegart wurde, bis es fest wurde, sondern nur halb gar ist – das sogenannte „HALBGEGARTE“ (*nīmbirišt*)[2]. Man schlürft sein Eigelb und lässt das Eiweiß übrig, so ist es schneller verdaulich und nahrhafter.

OMELETT ist schwer, unzuträglich und sinkt langsam hinab – besonders, wenn es in Butterschmalz [gebraten wurde]. In Olivenöl [gebraten] ist es leichter und bekömmlicher. Je feuchter das Omelett ist, desto schneller sinkt es hinab. Am besten ist es, im Omelett nicht das Eiweiß, sondern nur das Eigelb zu verwenden.

Besonders SPERLINGSEIER regen den Sexualtrieb an, wenn man aus ihnen ein Omelett mit Butterschmalz und Zwiebeln macht. Dieses ist nicht als Nahrungsmittel zum ständigen Verzehr geeignet, sondern [nur] zur Therapie.

TRINKEIER sind weniger nahrhaft, sinken aber schneller herab. Sie glätten die Rauheit von Kehle und Lunge, lindern Stechen und Brennen in der Blase und verhindern Katarrhe.

Die am langsamsten herabsinkenden und gröbsten Eier sind die IN HEISSER ASCHE VERGRABENEN, die man dort belassen hat, bis sie fest wurden.

AUF DER PLATTE ANGEDICKTE [EIER] haben den schlechtesten Nährwert. Sie wandeln sich im Magen zu rauchigem Dampf und verderben mit ihrem Verderb die übrigen Speisen.

Zuweilen SCHLÄGT MAN EIER IN OLIVENÖL UND *MURRĪ* AUF, verrührt sie, gart sie in einem verstärkten Gefäß, bis sie mäßig angedickt sind und nimmt sie heraus. Sie sind dann schneller verdaulich und nahrhafter. Wenn man Eigelb grillt, wirkt es trocknender und mildernder auf Schärfe. Mit Essig gekocht und verzehrt wirkt Ei stopfend. Sämtliche Eier wirken potenzsteigernd.

Das Temperament der Eier in ihrer Gesamtheit – damit meine ich Eiweiß und Eigelb – neigt eher zur Kälte. So ist besonders gekochtes [Ei] nicht förderlich für Personen mit kalten Temperamenten und schwachen Mägen. Wenn sie zu seinem ständigen Verzehr gezwungen sind, sollten sie es mit Salz, Pfeffer, *murrī* und Essig essen, denn dies verfeinert es. Besonders das Eiweiß sollten sie meiden, denn es erzeugt groben, klebrigen Schleim. Eiweiß wird nicht mit Essig gegessen, denn er verfestigt es – das heißt, er vertreibt die Feuchtigkeit und Zartheit in ihm und trocknet es aus. Daher wirkt es verstopfend, wenn

1 *Ra‘‘ād* bezeichnet eigentlich den Zitterrochen, es entspricht hier dem galenischen τρομητὰ „Zitternde“ für weichgekochte Eier (vgl. S. 384).

2 Von pers. *nīm* „halb“ und *birištah* „geröstet“ (vgl. Dihḫudā 1998 XV, 22986).

للبطن على أنّ في الخلّ حرارة وبرودة، فإذا جُمع مع بياض البيض اجتمع البردان وانطفى الحرارة بينهما فصار بياض البيض أبرد ممّا كان وأعصى على القوّة الهاضمة. وأمّا الصفرة فإنّ الخلّ يحلّها حلاً لأنّها هشّة يغوص الخلّ في جميع أجزائها على السواء ويلطّفها. فإن آثَرَ مُؤثِرٌ أكل البياض فليأ كله بالملح والمرّي والزيت، فإنّ ذلك ممّا يعدّل مزاجه ويقطّعه ويخرجه سريعًا. وينبغي أن يجتنب البيض أصحاب القولنج.

وبيض السمك عسر الانهضام ليس بسريع الانحدار، وإذا استحكم انهضامه غذّي غذاءً كثيرًا.

وبياض البيض لبرودته وغرويته نافع للأوجاع اللاذعة والاحتراقات الحادثة عن الموادّ الحارّة والقروح، شديد التسكين لها إذا وُضع عليها وعلى الأورام الحارّة نيًّا.

وبيض السُلَحفاة البرّية مجرَّب لسعال الصِبيان.

---

١ جمع : اجتمع، ك ‖ وانطفى : وانطفت، س ٢ فصار بياض : وبياض، م ٣ جميع : -، ك ٧ الحارة : الحادة، ج

man es in Essig gekocht hat, obwohl im Essig Hitze und Kälte ist. Wenn man ihn mit Eiweiß zusammenbringt, versammeln sich beiden Kälten, die Hitze erlischt zwischen ihnen und das Eiweiß wird somit kälter als zuvor und der Verdauungskraft gegenüber widerspenstiger. Eigelb wird durch Essig gelöst, denn es ist durchlässig (*hašša*) und der Essig taucht in all seine Teile gleichmäßig ein und verfeinert sie. Wenn jemand nun den Verzehr des Eiweißes vorzieht, möge er es mit Salz, *murrī* und Olivenöl essen, denn dies gehört zu dem, was sein Temperament ausgleicht, es zersetzt und schnell zur Ausscheidung bringt. Personen mit Darmkoliken sollten Eier meiden.

FISCHROGEN ist schwer verdaulich und sinkt nicht schnell herab. Wird er vollständig verdaut, ist er sehr nahrhaft.

Eiweiß hilft durch seine Kälte und Zähigkeit (*ġirawīya*) bei brennenden Schmerzen und Verbrennungen durch heiße Substanzen und Geschwüre. Es lindert sie stark, wenn man es roh auf [die Geschwüre] und die heißen Geschwulste aufträgt.

LANDSCHILDKRÖTENEIER haben sich bei Kinderhusten bewährt.

[٤] في اللَبَن وما يُتّخذ منه

والذي يتلو البيض من أجزاء الحيوان هو اللبن لأنّه دم متين قوّي استحال بعض الاستحالة ونزل قليلاً عن مشابهة مزاج الأمّ إلى مشابهة مزاج الولد، فخلع صورة الدم وصار أرطب منه وأرقّ وأقلّ حرارةً ليكون أشدّ مناسبةً لمزاجه وأسرع استحالةً بحرارته إلى الدم الذي يناسب أعضاءه في الرقّة واللطافة. فلذلك إذا قُيس اللبن إلى مزاج المستكملين يكون أبرد وأرطب من المعتدل إلا أنّهم إذا شربوه وكانوا أصحّاء أقوياء فاستولت عليه حرارةٌ فاضلةٌ وردَته إلى طبيعة الدم المعتدل بسرعة فاغتذوا به غذاءً حَسَنًا. وأمّا أصحاب الأمزاج الباردة والمبلغمون فإنّ حرارتهم لا تحيلها إلى الدموية كما ينبغي وأبدانهم تستعمله قبل الإستحالة لقربه منها فيزيد في برودتهم ورطوبتهم. فأمّا أصحاب الأمزجة الحارّة اليابسة فينتفعون به غاية الانتفاع لأنّه مع ما يغذوهم غذاءً صالحاً يبلغ فيهم مبلغ الدواء النافع لهم إذا لم يكن في معدهم صفراء تحيله وتفسده.

وكلّ لبن فهو مركّب من جواهر مختلفة فيها قِوًى متضادّة لأنه مركّب من ثلاثة جواهر وهي الماء والجُبن والدَسم. فالمائية التي فيه ملطّفة للأخلاط الغليظة مطلقة للبطن لحدّة فيها وبورقية مستفادة من الدم الأوّل، والجُبنية مولِّدة للخلط الغليظ والسُدَد في الكبد والحجارة في الكلى والمثانة عاقلة للبطن بغَلظها وبرودتها، والدَسمية الزُبدية قريبة من الاعتدال إلى الحرارة والرطوبة. وكلّما كانت المائية فيه أكثر فهو آمن من السدد في الأحشاء والتجبن في المعدة إلا أنه أقلّ غذاءً وأشدّ إطلاقاً للبطن، وما كانت الجبنية فيه أكثر فهو أكثر غذاءً إلا أنّه غير مأمون العاقبة عند الإكثار منه.

وبين الألبان اختلاف في ذلك على حسب اختلاف أجناس الحيوان واختلاف الأوقات واختلاف غذاء الحيوان.

أمّا على حسب اختلاف أجناس الحيوان فإنّ لبن البقر أغلظ الألبان وأكثرها جبنيةً وأدسمها وأقلّها مائيةً ولذلك غذاؤه أكثر وانحداره أبطأ.

---

٣ مشابهة مزاج الولد، ○: مشابهة الولد، أ ٧ وأما: فأما، ق || الامزاج: الامزجة، ك ض || فان: فلأن، غ ج ق ب ط س ك ٨ الاستحالة: الاحالة، غ ج ق ب ط س ك ض د ١٤ وكلما: وكل ما، غ ج ق ب ط ١٧ اجناس: -، د

[4] Milch und Milchprodukte

Der nächste tierische Bestandteil nach dem Ei ist die Milch, denn sie ist festes, starkes Blut, das sich teilweise umgewandelt hat und ein wenig von der Ähnlichkeit zum Temperament der Mutter zur Ähnlichkeit zum Temperament des Kindes hinabgestiegen ist. So hat sie die Gestalt des Blutes abgelegt und ist feuchter, zarter und weniger heiß geworden, um seinem Temperament stärker zu entsprechen und sich in seiner Hitze schneller zu dem Blut zu wandeln, das seinen Organen an Zartheit und Feinheit angemessen ist. Daher ist Milch – gemessen am Temperament der Ausgewachsenen – kälter und feuchter als ausgeglichen. Wenn sie sie jedoch trinken und gesund und kräftig sind, bemächtigt sich ihrer eine überschüssige Hitze, die sie schnell der Natur ausgeglichenen Blutes zuführt, so dass sie sich gut von ihr nähren. Bei Personen mit kalten Temperamenten und zu viel Schleim wandelt deren Hitze die [Milch] nicht zur Blutartigkeit um, wie sie es eigentlich sollte. Ihre Körper verwenden sie bereits vor der Umwandlung, da sie ihnen nahe steht. So steigert sie deren Kälte und Feuchtigkeit. Für Personen mit heißen, trockenen Temperamenten [hingegen] ist [Milch] äußerst nützlich, denn sie liefert ihnen gute Nahrung und erreicht in ihnen [zugleich] das Maß eines für sie nützlichen Heilmittels, sofern in ihren Mägen keine gelbe Galle ist, die sie umwandelt und verdirbt.

Jede Milch ist aus unterschiedlichen Substanzen zusammengesetzt, in denen gegensätzliche Kräfte sind, denn sie ist aus drei Substanzen zusammengesetzt: Wasser, Käse und Fett. Der Wasseranteil in ihr wirkt verfeinernd auf die groben Körpersäfte und abführend, da er Schärfe und Natronartiges (*bawraqīya*) enthält, das vom ersten Blut herrührt. Der Käseanteil erzeugt groben Körpersaft, Obstruktionen in der Leber und Steine in Niere und Blase. Durch seine Grobheit und Kälte wirkt er stopfend. Der butterige Fettanteil ist der Ausgeglichenheit nahe, zur Hitze und Feuchtigkeit hin. Je höher ihr Wassergehalt ist, desto eher ist die [Milch] vor Obstruktionen in den Gedärmen und dem Verkäsen im Magen geschützt. Sie ist [dann] jedoch auch weniger nahrhaft und wirkt stärker abführend. [Milch] mit höherem Käsegehalt ist nahrhafter, jedoch mit ungewissen Folgen bei reichlichem Verzehr.

Die Milchsorten unterscheiden sich darin, je nach den unterschiedlichen Tierarten, den unterschiedlichen [Jahres]zeiten und der unterschiedlichen Ernährung der Tiere.

Hinsichtlich der unterschiedlichen Tierarten ist KUHMILCH die gröbste, käsehaltigste und fetthaltigste Milch mit dem geringsten Wassergehalt. Sie ist daher nahrhafter und sinkt langsamer hinab.

وأمّا **لبن اللِقاح** فهو أرقّ الألبان كلّها وأكثرها مائيةً وأقلّها دسمًا وجبنيةً ولذلك غذاؤه أقلّ وإطلاقه للبطن أكثر من جميع الألبان.

وأمّا **لبن المَعَز** فمتوسّط فيما بين هذين معتدل لأنّ هذه الجواهر الثلاثة فيه على اعتدال.

وأمّا **لبن النِعاج** فهو بين لبن المعز ولبن البقر إلا أنّ الجبنية على لبن النعاج أغلب من الدسم فهو إلى توليد البلغم أميل.

وأمّا **لبن الأُتُن ولبن الخَيل** فهما بين لبن المعز وبين لبن اللقاح إلا أنّ لبن الأتن إلى لبن المعز أقرب ولبن الخيل إلى لبن اللقاح أقرب. فلبن الأتن والخيل أعون على إطلاق البطن وأقلّ غذاءً ولبن البقر والنعاج أكثر غذاءً وأعون على إمساك البطن، ولبن اللقاح يطلق البطن أكثر وينفع من الاستسقاء وصلابة الطحال وسدد الرحم **ولبن الرِماك** يدرّ الطمث.

وأمّا اختلاف الألبان على حسب اختلاف الأوقات، ففي الربيع وعند قرب العهد بالولادة بعد فناء اللبن الثَخين الذي طال لبثه في الضرع في وقت الحمل واستحكم نضجه وغلظ حتّى جاوز المقدار وهو اللِبأ، فاللبن أرقّ ما يكون وأعون على تليين البطن ثمّ لا يزال كلّما تمادى به الزمان يغلظ قليلاً قليلاً حتّى يعتدل ثمّ لا يزال يتزايد غلظه إلى أن ينقطع، وكذلك كلّما أمعن الصيف إلى الخريف أمعن اللبن في الغلظ.

وأمّا الاختلاف بحسب غذاء الحيوان فالذي يرعى الحشيش الغضّ الطري أرطب وأرقّ وأعون على تليين البطن والذي يرعى أغصان الشجر القابض اليابس أقلّ تليينًا للبطن وأوفق للمعدة. ولذلك صار لبن المعز أوفق للمعدة وإمساك البطن لأنّه يرعى ذلك والذي يرعى حشائش مسهلة ويَتُوعات يصير لبنها مسهلاً وبالضدّ، والذي يرعى من الحشائش الخفاف الطيّبة الروائح ويتحوّل لذلك ويَجُول فلبنه أجود وألطف من لبن الحيوان الذي يُربط ويُعلف في البيوت، ولا سيّما إن أطعم الكُسب وحبّ القطن فإنّه يصير لبنه عند ذلك في غاية الغلظ وكثرة الفضول والنفخ.

---

٣ فيما : -، م د ٤ فهو ... النعاج : -، ض ٦ ولبن الخيل : والخيل، م || المعز : ماعز، ط || وبين لبن : ولبن، ج س ك ٧ الخيل ... فلبن : -، س ك ٧–٨ اطلاق ... على : -، ك ١٠ على حسب : بحسب، ض || وعند : عند، ج ١٢ يزال : يزول، د || قليلا : -، ط س ١٦ القابض اليابس : ↔، ○ ١٨ الخفاف : الجفاف، م د ١٩ لبن : -، ض ٢٠ يصير ... ذلك : لبنه عند ذلك يصير، ك

KAMELMILCH ist die dünnste und wasserhaltigste aller Milchsorten mit dem geringsten Fett- und Käsegehalt. Sie ist daher weniger nahrhaft und wirkt stärker abführend als alle [anderen] Milchsorten.

ZIEGENMILCH befindet sich in der Mitte zwischen diesen beiden. Sie ist ausgeglichen, da diese drei Substanzen in ihr im Gleichgewicht sind.

SCHAFSMILCH befindet sich zwischen Ziegen- und Kuhmilch, doch ist der Käsegehalt in Schafsmilch höher als der Fettgehalt, so dass sie eher zur Erzeugung von Schleim neigt.

ESELS- und PFERDEMILCH befindet sich zwischen Ziegen- und Kamelmilch, wobei Eselsmilch der Ziegenmilch und Pferdemilch der Kamelmilch näher ist. Esels- und Pferdemilch wirken eher abführend und sind weniger nahrhaft, während Kuh- und Schafsmilch nahrhafter sind und eher stopfend wirken. Kamelmilch wirkt am stärksten abführend und hilft gegen Wassersucht, Milzverhärtung und Gebärmutterobstruktionen. STUTENMILCH begünstigt den Menstruationsfluss.

Zur Verschiedenartigkeit der Milch nach den unterschiedlichen [Jahres]zeiten: Im Frühling und kurze Zeit nach der Geburt, nachdem die dicke Milch geschwunden ist, die während der Trächtigkeit lange im Euter verblieb, reifte und sich bis zum Übermaß vergröberte – dies ist das Kolostrum –, ist die Milch äußerst dünn und wirkt abführend. Sie wird dann im Laufe der Zeit allmählich immer gröber, bis sie ausgeglichen ist. Danach verstärkt sich ihre Grobheit weiter, bis sie versiegt. So wird die Milch immer gröber, je weiter der Sommer auf den Herbst zugeht.

Zur Verschiedenartigkeit [der Milch] nach der Ernährung der Tiere: [Milch von Tieren], die auf saftigem, frischem Gras weiden, ist feuchter, dünner und wirkt eher abführend. [Milch von Tieren], die Zweige von adstringierenden, trockenen Bäumen fressen, wirkt weniger abführend und ist besser für den Magen. Daher ist Milch von Ziegen besser für den Magen und zum Erzielen einer stopfenden Wirkung, denn sie fressen die [Zweige dieser Bäume]. Milch von [Tieren], die abführende Gräser und milchsafthaltige Pflanzen fressen, wirkt abführend und umgekehrt. Milch von [Tieren], die leichte, wohlriechende Gräser fressen und dafür Entfernungen zurücklegen und umherziehen, ist besser und feiner als Milch von Tieren, die man anbindet und in Ställen füttert – vor allem, wenn man ihnen Ölpresskuchen und Baumwollsaat zu fressen gibt, denn dann wird ihre Milch äußerst grob, reich an Überschüssen und sehr blähend.

وأفضل الألبان وأصلحها لأن يتولّد منه دم محمود ما كان من الحيوان الصحيح المعتدل اللحم، ولبن السقيم والهَرِم رديء كما أنّ لحمهما رديء. وإذا خرج اللبن من الضرع فعلى حسب طول لبثه ينقص من جودته. ومّما يستدلّ على صحّة اللبن أن لا يوجد فيه مرارة ولا حموضة ولا يكون له رائحة وإن كانت فطيّبة ويكون شديد البياض لذيذ الطعم كان فيه حلاوة ويكون مستوي الغلظ إن قطّرت منه قطرة على الظفر بقيت مجتمعةً قائمةً.

واللبن كثير الغذاء جيّدُه مخصّب للبدن مرطّب له، يدفع عنه القَشَف والأمراض اليابسة كالجَرَب والحكّة والسلّ ونحوها، ويحفظ رطوبات البدن الأصلية فيطول مدّة النشو. وهو صالح للصدر والرئة وما يليها غير صالح للرأس والعين والمعدة التي تسرع إليها النفخة، نافع للسعال اليابس وحرقة البول مانع للنوازل الحادّة مسكّن لحدّة الأخلاط الحرّيفة دافع لغائلة السموم الحادّة والبَنْج. وهو أفضل غذاءً للأبدان اليابسة يميل بها إلى الاعتدال ويخصّبها خصوصًا إن أُتّخذت منه الهرائس والشِيرَوغَن. ويزيد في الدم والمني ويهيّج الجماع حتّى اللبن الحامض والماست في الأبدان الحارّة المزاج بما ينفّخ وبما يرطّب. وينفع من قروح الرحم إذا أُحتقن به ومن الرمد الكائن من النوازل الحادّة، إذا ضُرب مع بياض البيض ووُضع على العين والغرغرة باللبن ينفع من وجع اللوزتين واللَهاة. والاقتصار على اللبن غير محمود للأصحّاء إلا لمن جرت عادتهم من الأُمم بذلك. وعامّة الألبان موصوفة بلُطف التركيب وسرعة الاستحالة إلى كلّ خلط يغلب على المعدة من أنواع البلغم والصفراء، فتقوّيه وتزيد فيه إلا أن تجعل إدامًا أو تقع في طبيخ، فإنّ طبيعتها تمتزج عند ذلك بطبيعة ما يكون مخلوطًا بها.

---

١ واصلحها: واصلح، ب ‖ لان: لا، ض   ٢ لحمهما: لحمه، س   ٣ يوجد: يوخذ، ض   ٣–٤ وان ... فطيبة: -، م   ١٠ اتخذت: اتخذ، ج ق ب ط   ١١–١٢ وبما يرطب: ويرطب، ط: بما ينفخ ويرطب، س   ١٢ الحادة: -، ض   ١٦ طبيخ: الطبيخ، ○

Die vorzüglichste und beste Milch – weil aus ihr löbliches Blut entsteht – kommt von gesunden Tieren mit ausgeglichenem Fleisch. Milch von kranken und alten [Tieren] ist schlecht, so wie auch ihr Fleisch schlecht ist. Wenn die Milch aus dem Euter kommt, ist ihre Qualität umso geringer, je länger sie [dort] bereits vorhanden war. Anzeichen für den einwandfreien Zustand von Milch sind, dass sie weder Bitterkeit noch Säure aufweist, dass sie geruchslos oder zumindest wohlriechend ist, sehr weiß und wohlschmeckend – von süßem [Geschmack] – und gleichmäßig dick: Wenn man einen Tropfen davon auf den Fingernagel tropfen lässt, bleibt er dort in seiner Form bestehen.

Milch ist sehr nahrhaft, gute Milch macht den Körper fruchtbar und befeuchtet ihn. Sie wirkt gegen rissige Haut an den Händen und trockene Krankheiten wie Krätze, Jucken, Schwindsucht und andere. Sie bewahrt die ursprünglichen Feuchtigkeiten des Körpers und verlängert die Wachstumsdauer. Sie ist gut für Brust, Lunge und die benachbarten [Organe] und nicht gut für Kopf, Augen und zu Blähungen neigenden Mägen. [Milch] hilft gegen trockenen Husten und Harnbrennen, verhindert akute Katarrhe, lindert die Schärfe beißender Körpersäfte und wirkt gegen das Unheil scharfer Gifte und des Bilsenkrauts [*Hyoscyamus niger*]. Sie hat den besten Nährwert für trockene Körper, die sie zur Ausgeglichenheit ausrichtet und fruchtbar macht – besonders, wenn man Getreidegrützen (*harāʾis*) und *šīrawġan*[1] mit ihr zubereitet. Sie vermehrt Blut und Sperma und durch ihre blähende und befeuchtende Wirkung regen sogar Sauermilch und Joghurt [die Lust auf] Geschlechtsverkehr in Körpern mit heißem Temperament an. [Sauermilch] hilft gegen Gebärmuttergeschwüre als Einlauf und gegen durch akute Katarrhe verursachte Augenentzündungen. Wenn man sie mit Eiweiß aufschlägt und mit Milch auf Auge und Kehle aufträgt, hilft sie gegen Mandel- und Gaumenzäpfchenschmerz. Ausschließlicher Milchverzehr ist für Gesunde nicht lobenswert, mit Ausnahme jener Völker, bei denen dies Sitte geworden ist. Milch wird im Allgemeinen so beschrieben, dass sie von feiner Zusammensetzung ist und sich schnell in jeden Körpersaft von Art des Schleims und der gelben Galle umwandelt, die im Magen vorherrschend ist. So stärkt und vermehrt sie [diesen Körpersaft] – außer, wenn man sie als Brotwürze einsetzt oder sie zum Gekochten dazugibt, denn dabei mischt sich ihre Natur mit der Natur dessen, dem man sie beimischt.

1 *Šīrawġan* wird bei Dihḫudā (1998 X, 14686) als „Sesamöl“ beschrieben, was hier wenig Sinn ergibt. Es handelt sich offenbar um ein Kompositum aus pers. *šīr* „Milch“ und *rawġan* „Öl, Fett“.

والحَلِيب منها هو الموصوف للعلاجات والمحمود في أغذية الذين يؤمرون بتناولها، والمذموم منها الذي هو بإزاء الحليب الحامض الشديد الحموضة لأنّ الحموضة من اللبن فساد عارض له لكن المعدة الحارّة طبعًا أو عرضًا تهضمه وتنتفع به. ولبن الأتن ينفع أصحاب الدِق والسلّ إذا شربوه حليبًا حين يخرج من الضرع إذا لم يكن حُمّاهم شديدةً. وأوفق الألبان وأنفعها لهم **لبن النساء** الصحيحات الأبدان الجيّدات الغذاء.

وإدمان اللبن يضرّ بالأسنان واللثات وذلك أنّه يُرخي اللثة ويَبُلّها ويعين على سرعة تأكُّل الأسنان، ويضرّ بأصحاب الحمّى والصداع وغلظ الأحشاء والرياح وبمن الغالب على برازه المرار. وإذا نُزعت عنه المائية بالطبخ أو بإلقاء الحجارة والحديد فيه صار حابسًا للبطن وإن صبّ عليه ماءً آخر لان قوّة الإسهال في تلك المائية الذاهبة. وإن فعل مثل هذا بالمخيض يصير أعقل للبطن لذهاب الزُبدية والمائية عنه معًا. وقد يُفعل باللبن خلاف هذا أعني أن يُنزع عنه الزبدية والجبنية بالإنفحة أو بالسَكَنجَبين وغير ذلك حتّى يبقى المائية مفردةً، وهي التي تُسمّى **ماء الجُبن**. وهو يلطّف الأخلاط الغليظة وينقّي الأحشاء ويغسلها ويسهل الفضول المحترقة والعفنة شُرب أو اُحتقن به من غير لذع بل يسكّن اللذع وينقّي القروح ويُبرئها وينفع أصحاب أوجاع الكبد واليَرَقان وأصحاب الأمراض الصفراوية والسوداوية.

واللبن الذي يُنزع عنه الزبد فقط وهو **المَخِيض** يكون موافقًا لأصحاب الأمزجة الحارّة وللخِلقة الصفراوية ولمن قد غلب على معدته الحرارة واليبوسة مع نهوك البدن ولأصحاب التعب ولمن قد اشتدّ عطشه.

والذي يُنزع زبده ويصفّى مائيته أيضًا حتّى يبقى منه الجزء الغليظ الجبني فقط ويحمّض ويسمّى حينئذٍ **الدُوغ**، فهو يغذو البدن غذاءً صالحًا وينفع أصحاب المعد الحارّة وأصحاب الإسهال المرّي لا

١ اغذية : الاغذية، ج س ك ‖ الذين : للذين، س ٢ الذي هو : ↔، ك ‖ لان الحموضة : -، م ‖ اللبن : + من، م ١٢ والعفنة : + اذا، م ١٣ الصفراوية والسوداوية : ↔، ج س : السوداوية، د ١٤ ينزع : + عنه، م ١٨ المعد : المعدة، م ض

FRISCHMILCH ist jene [Milch], die man für Behandlungen verschreibt, und die für jene, denen ihr Verzehr verordnet wird, ein lobenswertes Nahrungsmittel darstellt. Tadelnswerte – also saure – [Frischmilch], ist sehr sauer, denn Säure bedeutet bei Milch offensichtlichen Verderb. Ein natürlich oder akzidentiell heißer Magen verdaut sie jedoch und zieht Nutzen aus ihr. Eselsmilch hilft Personen mit hektischem Fieber und Schwindsucht als Frischmilch, wenn sie sie aus dem Euter trinken, sofern ihr Fieber nicht stark ist. Die förderlichste und hilfreichste Milchsorte für sie ist MUTTERMILCH von körperlich gesunden, wohlgenährten Frauen.

Ständiger Milchverzehr schadet Zähnen und Zahnfleisch, denn sie lockert das Zahnfleisch, befeuchtet es und beschleunigt die Abnutzung der Zähne. [Milch] schadet Personen mit Fieber, Kopfschmerz, groben Gedärmen und Winden sowie jenen, in deren Ausscheidungen die Galle überwiegt. Entzieht man ihr den Wasseranteil, indem man sie kocht oder Steine und Eisen hineinlegt, wird sie stopfend wirken – selbst, wenn man anderes Wasser dazugießt, denn die abführende Kraft ist in jenem entfernten Wasseranteil. Verfährt man so mit Buttermilch, wird sie [noch] stärker stopfend wirken, da der Butter- und der Wasseranteil ihr gemeinsam entschwunden sind. Bisweilen verfährt man mit Milch in gegenteiliger Weise – d.h. man entfernt den Butter- und den Käseanteil durch Lab oder Oxymel und anderes, so dass der Wasseranteil allein zurückbleibt. Dies ist das sogenannte KÄSEWASSER [d.h. MOLKE]. Es verfeinert grobe Körpersäfte, reinigt und wäscht die Gedärme und wirkt abführend auf verbrannte, verfaulte Überschüsse – getrunken oder als Einlauf –, ohne zu brennen. Stattdessen lindert es Brennen, reinigt und heilt Geschwüre und ist hilfreich für Personen mit Leberschmerzen und Gelbsucht sowie für Personen mit gelb- und schwarzgalligen Krankheiten.

Milch, der man nur die Butter entzieht – BUTTERMILCH –, ist förderlich für Personen mit heißen Temperamenten, [Personen] mit gelbgalligem Durchfall, für jene, deren Mägen mit körperlicher Erschöpfung einhergehend Hitze und Trockenheit beherrschen, sowie für Ermüdete und sehr Durstige.

[Milch], der man ihre Butter entzieht und von der man auch ihren Wasseranteil abgießt, bis nur der grobe, käsehaltige Teil übrig bleibt, und die man gerinnen lässt, wird *DŪĠ*[2] genannt. Er liefert dem Körper gute Nahrung und nützt Personen mit heißen Mägen und solchen mit bitterem Durchfall – beson-

2 *Dūġ* bezeichnet hier dicke, saure Buttermilch, der die Molke entzogen wurde (vgl. Nasrallah 2007, 585).

سيّما إن كان من لبن أغلظ إلا أنّ المعدة الباردة لا تهضمه. واللبن الحليب يحمّض ويتجبن أيضًا في مثل هذه المعدة، فينبغي أن يهجر أصحاب المعد الباردة اللبن وما يتّخذ منه ويحذروا منها أشدّ الحذر.

ويُدفع ضرر اللبن عن الأمزجة الباردة العسل والأبازير وعن الأمزجة الحارّة المرارية رُبوب الفواكه الحامضة، ويُدفع ضرره عن الأسنان واللثات التمضمض بعد شربه بما يجلوها. والملح والعسل ممّا يمنع تجبن اللبن في المعدة ويسرع بانحداره والطبخ يزيل نفخه، وأشدّ الألبان تجبّنًا في المعدة أكثرها جبنيةً خاصّةً إن شُربت وحدها.

وينبغي لمن شرب اللبن على سبيل التداوي أن يشربه حارًّا كما يُحلب ولا يتبعه بشيء حتّى ينهضم وينحدر، وإن شربه للاستمشاء فينبغي أن يكون شربه أكثر وأن يتمشّى مشيًا رفيقًا مرّة ويسكن أخرى حتّى يخرج. وإن شربه مطبوخًا لاختلاف المرار والسحج وغير ذلك فينبغي أن يحتاط ويرفق في طبخه كيلا يحترق ويفسد بأن يحرّكه دائمًا في القدر بعود عريض كأنّه يجرّده من جميع النواحي ويمسح ما غلا وفاض على شقّة القدر بخرقة خشنة نظيفة ولا يردّه إلى القدر لئلا يفسد اللبن بفساده، يفعل به هكذا إلى أن يغلظ غلظًا مستويًا.

واللبن الذي يُحلب من الحيوان الذي وَلَدَ قد يغلظ ويجمد في زمان يسير إذا وضع على رماد حارّ وهو **اللِبأ** وهو عسر الانهضام غليظ بطيء الانحدار والخروج ولا سيّما إذا لم يخلط معه عسل إلا أنّ البدن قد يغتذي به غذاءً كثيرًا.

الزُبد حارّ باعتدال مُغَرٍّ مملِّس ينفع من السعال ويعين على النفث ويذهب القوابى والخشونة من البدن ويلين الطبيعة ويسقط شهوة الطعام، ويذهب بوخامته الملح والجبن الحرّيف فقد يذهب بذلك أيضًا العسل إذا خُلط به.

وأمّا **الجُبن**، **فالرطب** منه متوسّط في الغذاء وفي الانحدار بين اللبن وبين الجبن اليابس لبَقِيّة المائية التي فيه. وهو بارد رطب في الثانية يزيد في الخصب ويكسر لهيب المعدة، وهو أقلّ توليدًا للخلط الغليظ،

---

٢ المعد: المعدة، ج س ك ض د ‖ الباردة: -، ب ٣ الباردة العسل ... الامزجة: -، ض ٤ التمضمض، ○: التمضيض، أ ٥ يمنع: ينفع، د ‖ يزيل: يزيد، د ٨ رفيقا: رقيقا، م ض ٩ المرار: -، ض ١١ غلا: غلى، ب م ك د ١٤ اللبأ وهو: اللبأ، ب ١٨ العسل ... به: اذا خلط به العسل، م ١٩ فالرطب: الرطب، ض

ders, wenn er von gröberer Milch stammt. Der kalte Magen hingegen verdaut ihn nicht. In einem solchen Magen gerinnt auch Frischmilch und wird zu Käse. Daher sollten Personen mit kalten Mägen sich von Milch und Milchprodukten fernhalten und sich vor ihnen sehr in Acht nehmen.

Der Schädlichkeit von Milch für kalte Temperamente wirken Honig und Gewürze entgegen, und [ihrer Schädlichkeit] für heiße, gallige Temperamente Dicksäfte aus sauren Früchten. Ihrer Schädlichkeit für Zähne und Zahnfleisch entgegen wirkt es, [den Mund] mit etwas sie Klärendem auszuspülen, nachdem man sie getrunken hat. Salz und Honig gehören zu den Dingen, die das Gerinnen der Milch im Magen verhindern und ihr Hinabsinken beschleunigen. Kochen vertreibt ihre blähende Wirkung. Die käsehaltigsten Milchsorten gerinnen am stärksten im Magen – besonders, wenn man sie allein trinkt.

Wer Milch zur Medikation trinkt, sollte sie warm trinken – so wie sie gemolken wird – und anschließend nichts anderes essen, bis sie verdaut ist und herabsinkt. Trinkt man sie als Abführmittel, sollte man mehr trinken und abwechselnd langsam umhergehen und ruhen, bis sie ausgeschieden wird. Trinkt man sie gekocht bei gallenbedingter Darmentzündung (*iḫtilāf al-marār*), Abschabungen [im Darm] und anderem, sollte man beim Kochen der [Milch] umsichtig und behutsam vorgehen, damit sie nicht anbrennt und verdirbt, indem man sie ständig mit einem breiten Holzstab im Kochtopf bewegt, als wenn man sie von allen Seiten [des Topfes] lösen würde. Die [Milch], die hochgestiegen und über den Rand des Topfes gelaufen ist, sollte man mit einem groben, sauberen Lappen abwischen und nicht wieder in den Topf zurückgeben, um die Milch nicht mit dem, was von ihr verdorben ist, zu verderben. So verfährt man, bis sie sich gleichmäßig verdickt hat.

Milch, die von einem Tier gemolken wird, das [kürzlich] geboren hat, kann sich innerhalb von kurzer Zeit verdicken und gerinnen, wenn man sie auf heiße Asche stellt. Dies ist das KOLOSTRUM, es ist schwer verdaulich, grob und langsam im Herabsinken und in der Ausscheidung – besonders, wenn man es nicht mit Honig versetzt hat –, doch der Körper erhält reichhaltige Nahrung davon.

BUTTER ist in ausgeglichenem Maße heiß, verklebend (*muġarrin*), glättend, hilft gegen Husten, unterstützt den Auswurf, beseitigt Hautflechten und Rauheit vom Körper, wirkt abführend und hemmt den Appetit auf Speisen. Ihre Unzuträglichkeit beseitigen Salz und scharfer Käse sowie auch Honig, wenn man ihn ihr beimischt.

KÄSE. FRISCH[KÄSE] befindet sich im Nährwert und im Herabsinken in der Mitte zwischen Milch und trockenem Käse, aufgrund des in ihm verbliebenen Wassergehalts. Er ist kalt-feucht im zweiten Grad, steigert die Fruchtbarkeit, lindert die Flamme des Magens und erzeugt weniger groben Körpersaft. Wenn

وإذا تُنُووِل قبل الطعام أطلق البطن سيّما مع العسل لأنّه يلطّفه وينزل به وهو غير صالح للمبرودين والمبلغمين. وأمّا **الجبن اليابس** فإنّه يغذو غذاءً كثيرًا قويًّا لأنّ أقوى ما في اللبن يصير جبنًا، إلا أنّه يستحيل في المعدة إلى الاحتراق والدخانية لدسمه وللحدّة التي استفادها من الإنفحة وعدم ما يكسر الحدّة ويغمرها من المائية التي في الجبن الرطب. ويعقل البطن لغلظه ويبسه لا سيّما إن سُلق وعُصر ثمّ شُوي، وهو أعسر انهضامًا وأردأ غذاءً والملطّفات تزيده شرًّا. **والمملوح** الغير العتيق بين الجبن الرطب واليابس في قلّة الغذاء وكثرته وبطء الانحدار وسرعته. وأمّا **الجبن العتيق** فيختلف حاله بمقدار عتقه، فالحرّيف منه حارّ مُلهِب معطش رديء الغذاء غير أنّه يقوّي فم المعدة إذا تلُقّم منه بعد الطعام، ويذهب البَشَم والوخامة التي تجلبها الأغذية الحلوة الدسمة.

وفي أصناف الجبن اختلاف كثير على حسب اختلاف طبائع الحيوانات التي تُتّخذ من ألبانها واختلاف صنعتها وعلى حسب ما مرّ عليها من الزمان، ويُتعرّف جودتها ورداءتها من جرم الجبن ومن طعمه ومن الجشاء الذي يتجشّأه آكله بعد أكله. أمّا من جرمه فما لان منه أجود ممّا صلب، والمتخلخل الرخو المنتفخ أجود من الكثيف المكتنز الملزّز، والمتوسّط بين المتين العَلِك واليابس الخشن السريع التفتّت أجود. وأمّا من قبل الطعم فاللذيذ الذي يضرب طعمه إلى الحلاوة أفضل من سائر ما له طعم قوّي، والمعتدل الملح أفضل من كثير الملح وعديمه. وأمّا من الجشاء فما كان طعمه يوجد في الجشاء بعد أكله قليلاً قليلاً ثمّ ينقطع فهو أجود، وما يبقى طعمه في الجشاء طويلاً فليس بمحمود لأن ذلك يدلّ على عسر استحالته وبطء انهضامه، لأنّ الطعام إذا انهضم فلا بدّ من أن يستحيل منه كلّ طعم فيه.

والإنفَحة لطيفة محلّلة حارّة يابسة في الثانية تحلل الدم واللبن الجامدين في المعدة وتجمد كلّ ذائب، وإن احتملت أعانت على الحبل وإن شُربت منعت الحبل ونفعت من الصَرَع.

---

١ تنوول: اكل، ب ‖ سيما: لا سيما، ج م ٤ سلق: + الجبن، ض ٤–٥ ثم شوي: -، د ٧ فالحريف: والحريف، م ١٠ وعلى حسب: وبحسب، ك ١١ بعد اكله: -، د ١٢ الملزز: المتلزز، غ ج ق ب ط م س ك: -، د ‖ المتين: اللين، ب ١٣ طعمه: -، ك ١٦ عسر: -، ق ١٩ الحبل: الحمل، م ‖ منعت الحبل: نفعت الحبل، د: منعته، ك ‖ الصرع: + والحبل، ب

man ihn vor der Mahlzeit verzehrt, wirkt er abführend – vor allem mit Honig, denn er verfeinert ihn und lässt ihn hinabsinken. Für Personen mit zu viel Kälte und zu viel Schleim ist er nicht geeignet. TROCKENER KÄSE liefert reichliche, kräftige Nahrung, denn die kräftigsten Bestandteile der Milch werden zu Käse. Im Magen wandelt er sich jedoch zu Verbrennen und Rauchigkeit aufgrund seines Fettgehalts, der ihm vom Lab verliehenen Schärfe und weil er nicht – wie Frischkäse – über einen Wasseranteil verfügt, der diese Schärfe lindern und überströmen könnte. Er wirkt durch seine Grobheit und Trockenheit stopfend – vor allem, wenn man ihn kocht, auspresst und dann grillt. Er ist schwerer verdaulich, hat einen schlechteren Nährwert und verfeinernde Substanzen (*mulaṭṭifāt*) steigern seine Schlechtigkeit. SALZKÄSE, der nicht alt ist, steht zwischen Frischkäse und trockenem Käse in Bezug auf seinen Nährwert und die Geschwindigkeit seines Herabsinkens. ALTER KÄSE unterscheidet sich in seinem Zustand je nach seinem Alter. Scharfer [alter Käse] ist heiß, entzündlich, dursterzeugend und hat einen schlechten Nährwert. Er stärkt jedoch den Magenmund, wenn man ihn in kleinen Stücken nach der Mahlzeit genießt und beseitigt die Übersättigung und Unzuträglichkeit, die süße, fettige Speisen mit sich bringen.

Die Käsesorten unterscheiden sich stark, entsprechend den Naturen der Tiere, aus deren Milch sie gemacht sind, und ihrer Herstellungsweise, sowie entsprechend ihrem Alter. Ihre Qualität lässt sich anhand der Käsemasse, ihres Geschmacks und des Aufstoßens bestimmen, das sie bei dem, der sie verspeist, nach dem Essen hervorrufen. Hinsichtlich der Masse ist weicher [Käse] besser als harter und lockerer, gelöster, luftiger besser als dichter, kompakter, zusammengedrängter. [Käse], der sich in der Mitte befindet zwischen dem Festen, Zähen und dem Trockenen, Rauen, schnell Zerfallenden ist am besten. Hinsichtlich des Geschmacks ist wohlschmeckender, leicht süßlicher [Käse] den übrigen [Käsesorten] mit kräftigem Geschmack vorzuziehen und mäßig gesalzener ist besser als jener mit viel oder ohne Salz. Hinsichtlich des Aufstoßens ist derjenige [Käse] am besten, dessen Geschmack nach seinem Verzehr nach und nach im Aufstoßen zu finden ist und dann verschwindet. [Käse], dessen Geschmack lange im Aufstoßen verbleibt, ist nicht lobenswert, da dies darauf hinweist, dass er sich [nur] schwer umwandelt und langsam verdaut wird. Denn wenn Speise verdaut wird, wandelt sich unweigerlich jeglicher Geschmack in ihr.

LAB ist fein, auflösend, heiß-trocken im zweiten Grad, löst im Magen geronnenes Blut und Milch auf und lässt alles Schmelzende gerinnen. Als Zäpfchen angewendet begünstigt es und getrunken verhindert es Schwangerschaft. Zudem hilft es gegen Epilepsie.

الماست أبرد من اللبن الحليب يطفّئ الحرارة ويصلح أن يوكل قبل الطعام في يوم تعب وحرّ.

والرائب أبرد من الماست كثيرًا وأسرع نزولاً وأشدّ تطفئةً وأكثر نفخًا وأوفق للمعدة الحارّة والمحرورين غير أنّه رديء للعصب وللعلل الباردة.

السَمن مُرخ للمعدة ملين للصلابات إذا ضُمدت به نافع من نهش الأفاعي والسموم الحادّة الحرّيفة، ويهيّج من إدمانه الأمراض البلغمية وهو أقوى الأدهان وأغلظها وأغذاها كلّها.

اللُور وَخِمٌ ثقيل لا يبعث الشهوة كما يبعث الجبن لكنّه أسرع نزولاً وأقلّ تسديدًا ولا يعطش، وهو أدسم من الجبن واللبن.

المَصل قوّي البرد مسكّن للعطش مطفّئ للصفراء رديء للعصب والأمراض الباردة.

الرَخبِين دونه في هذه الخلال وهو أقلّ بردًا منه.

الأَقِط هو جبن يتّخذ من الرائب فيه قوّة محلّلة وهو أقلّ ضررًا بالمعدة من الجبن المعروف.

---

٢ والرائب : الرائب، ب د ٤ السمن : السمين، ق || للمعدة : -، د || نافع : -، د ٥ واغذاها، ○/ ن : واقواها، أ ٦ اللور : اللوز، ق ٩ الرخبين : + المصنّف: الرخبين هو مائية اللبن المنعقدة، س* || وهو... منه : -، د

JOGHURT (*māst*) ist kälter als Frischmilch, löscht die Hitze und ist dafür geeignet, an einem erschöpfenden, heißen Tag als Vorspeise verzehrt zu werden.

DICKMILCH (*rāʾib*) ist sehr viel kälter als Joghurt, sinkt schneller hinab, löscht stärker, wirkt blähender und ist förderlicher für den heißen Magen und Personen mit zu viel Hitze. Sie ist jedoch schlecht für die Nerven und bei kalten Krankheiten.

BUTTERSCHMALZ entspannt den Magen und erweicht Verhärtungen, wenn man es in Verbänden anwendet. Es hilft gegen Schlangenbisse und scharfe, beißende Gifte. Bei ständigem Verzehr ruft es schleimige Krankheiten hervor. Es ist das stärkste, gröbste und nahrhafteste aller Fette.

MOLKENKÄSE (*lūr*)[3] ist unbekömmlich, schwer und weniger appetitanregend als Käse. Er sinkt jedoch schneller hinab, obstruiert weniger und ruft keinen Durst hervor. Er ist fetthaltiger als Käse und Milch.

DICKMILCHMOLKE (*maṣl*)[4] hat starke Kälte, löscht Durst und gelbe Galle und ist schlecht für die Nerven und bei kalten Krankheiten.

Bei GETROCKNETER DICKMILCH (*raḫbīn*)[5] sind diese Eigenschaften weniger ausgeprägt, sie ist weniger kalt als [Dickmilchmolke].

DICKMILCHKÄSE (*aqiṭ*) ist ein aus Dickmilch hergestellter Käse mit auflösender Kraft. Er ist weniger schädlich für den Magen als herkömmlicher Käse.

---

3 Vgl. pers. *lōr* und türk. *lor* (Nasrallah 2007, 589).

4 Es handelt sich um die Flüssigkeit, die bei der Herstellung von Dickmilchkäse (*aqiṭ*) übrigbleibt, wenn die Dickmilch gekocht und ausgepresst wird (Ibn Manẓūr 1990 XI, 624).

5 Eine choresmische Spezialität aus schwarzer, getrockneter Dickmilch (Ahsan 1979, 98; Aubaile-Sallenave 2000, 113; Nasrallah 2007, 590). Glosse in der Hs. BY, fol. 118[b]: „Der Verfasser: *Raḫbīn* bezeichnet die verfestigte Wässrigkeit der Milch".

[٥] في الفَوا كِه والثِمار

إنّ الفوا كه والثمار قليلة الغذاء بالنسبة إلى الحبوب ولحوم الحيوانات وأجزائها، وإنّما خُلقت للتفكُّه بها والتداوي لمن يُعاف الأدوية ويكرهها. فاجتمعت فيها خلال ثلاث التفكّه والتداوي والتغذية، إن أُوثِرَت إحداها واُستعملت هي لأجلها على شريطة موافقة الطبع والمزاج كانت الثنتان معاونتَين ومتممتَين لها. فلذلك صارت المداواة بها في التغيّرات القليلة والعوارض السهلة مثل التسخّن والتبرّد والتجفّف والترطّب والاستمساك والاسترسال ونحوها أخفّ على الطبع وأنجع، ولهذا ما أمر المعالجون بأن لا يعدلوا عنها وعن البقول إلا بالضرورة. وكذلك إنْ تَفَكَّهَ المتفكّه بها بما يناسب مزاجه منها ويوافق حاله كان له فيه العلاج أيضًا وبعض التغذية، وهكذا المغتذي الذي ليست له حاجة إلى كثير غذاء إن أخذها على مراقبة المناسبة لمزاجه أثمرت له المداواة والتفكّه والتنعّم بها ضمنًا. فينبغي أن تُتناول لهذه الأغراض الثلاثة ويتعلل بها ولا يستكثر منها كما يستكثر من الأغذية المطلقة لأنّ الملطّفة منها محرقة للدم والغليظة مبلغمة له مثقلة للبدن.

والفوا كه الرطبة إنّما توافق المتعبين المرتاضين الممرورين لأنّها ترطّب أبدانهم وتزيل ما نالهم من اليبس والقحل وتُبرّدهم أيضًا تبريدًا معتدلاً خاصّةً إن أكلوها مبرَّدةً، إلا أنّ الاستكثار منها يجعلهم عرضةً للحمّيات العفنية لأنّ كلّ ما يملأ الدم مائيةً يَغلي في البدن غليان العُصارات في خارج، وقد تصير تلك المائية صديديةً إذا لم تتحلل وبقيت في العروق. وكلّ ما يولّد المائية والخلط النيّ والمرار من الفوا كه الرطبة التَفِهة والحامضة والحلوة والحرّيفة، فإنّها تجلب الحمّيات لتعفين المائي منها للدم وتسديد اللزجة والغليظة منها للمجاري وتسخين المراري منها للبدن لحدّة الدم المتولّد منها. هذا إذا انهضمت في

---

٢ ان ... والثمار: انها، س :-، ض ٣ لمن ... والتداوى :-، ض ‖ خلال ثلاث :↔، ب ٤ احداها، ج ق : احديها، أ غ ب ط م س ك ض د ‖ كانت الثنتان : كان الثنيان، م ١٠ منها كما يستكثر :-، ك ‖ المطلقة لان :-، غ : الملطفة لان، ك ض ١٢ المتعبين، غ م ب ك : التعبين، أ ‖ الممرورين : المحرورين، م ١٣ ايضا :-، س ك ١٥ وكل ما : وكلما، غ م ١٦ للدم : الدم، م

[5] Obst und Früchte

Obst und Früchte sind im Vergleich zu Getreide, Fleisch und Tierprodukten[1] wenig nahrhaft. Sie wurden vielmehr zum Genuss (*tafakkuh*) erschaffen und zur Medikation derer, die keine Heilmittel mögen und ihnen abgeneigt sind. In ihnen sind drei Eigenschaften vereint: Genuss, Medikation und Ernährung. Zieht man eine von ihnen vor und verwendet [Obst und Früchte] zu diesem Zweck unter einer für Natur und Temperament geeigneten Bedingung, so wird sie von den beiden anderen unterstützt und ergänzt. Daher ist die Medikation mit [Obst und Früchten] bei geringen Veränderungen und leichten Störungen – wie Erhitzung, Verkühlung, Trocknung, Befeuchtung, Verstopfung, Durchfall und Ähnlichem – leichter und bekömmlicher für die Natur. So haben die behandelnden [Ärzte] (*al-muʿāliǧūn*) verordnet, auf [Obst, Früchte] und Gemüse nur im Notfall zu verzichten. Ebenso haben [Obst und Früchte] für jemanden, der sie in einer für sein Temperament angemessenen und seinem Zustand entsprechenden Weise genießt, auch therapeutische Wirkung und nähren ihn in gewissem Maße. Jemandem, der nicht viel Nahrung benötigt und sie – unter Beachtung dessen, was für sein Temperament geeignet ist – als Nahrung zu sich nimmt, bringen sie somit zugleich auch Medikation, Genuss und Wohlgefühl. Man sollte sie zu diesen drei Zwecken zu sich nehmen, sich mit ihnen zerstreuen und nicht so viel davon verzehren, wie von den reinen Nahrungsmitteln (*al-aġḏiya al-muṭlaqa*)[2], denn verfeinernde [Früchte] verbrennen das Blut und grobe [Früchte] verschleimen es und beschweren den Körper.

Feuchte Früchte sind geeignet für ermüdete, körperlich aktive Personen mit zu viel Galle, denn sie befeuchten ihre Körper und entfernen von ihnen, was sie an Trockenheit und Dürre befallen hat. Zudem kühlen sie sie in ausgeglichener Weise – besonders, wenn sie sie gekühlt verzehren. Essen sie jedoch viel davon, setzt sie dies fauligen Fiebern aus, denn alles, was das Blut mit Wässrigkeit füllt, siedet im Körper, so wie die Extrakte außerhalb [des Körpers] sieden. Diese Wässrigkeit kann eitrig werden, wenn sie sich nicht auflöst und in den Adern verbleibt. Alle feuchten, geschmacksneutralen, sauren, süßen und scharfen Früchte, die Wässrigkeit, rohen Körpersaft und Galle erzeugen, bringen Fieber mit sich, da die wasserhaltigen [Früchte] das Blut faulen lassen, die klebrig-groben [Früchte] die Gefäße obstruieren und die galligen [Früchte] durch die Schärfe des von ihnen erzeugten Blutes den Körper erhitzen. Dies

1 Wörtl. „Tierbestandteilen".

2 Gemeint sind Nahrungsmittel ohne heilende Eigenschaften (vgl. S. 3, Anm. 8).

المعدة ولم يفسد فيها، فأمّا إذا عفنت في المعدة وفسدت بلغت من رداءتها واستحالتها إلى الكيفيات الرديئة إلى أن تقارب السمّ. وينبغي أن يكون القصد منها للُبابها ويتجنّب قشورها فإنّها لا تكاد تنهضم فتلتصق بالمعدة والأمعاء وأن يتجنّب منها التي لم تدرك ولم تنضج، فإنّ فضل ما قد نضج من جميع الثمار على ما لم ينضج ليس باليسير. والتي قد عتقت وعفنت أو قاربت العفونة أيضًا رديئة، ويُتجنّب أيضًا المضادّ منها لمزاج من يطعمه، فإنّ حكمها في هذا الباب حكم اللحمان والحبوب بل حكم الأشربة والرُبوب. والثمار الرطبة الليّنة سريعة الانحدار سريعة النفوذ في البدن كلّه سريعة الاستفراغ بالبول والتحلّل من الجلد ولذلك صارت قليلة الغذاء، وأمّا الجاسية الغليظة منها فحالها على خلاف ذلك. وكلّ ما كان أسرع انحداره وألان البطن أحمد ممّا بَطُؤَ انحداره، وما كان منها ألين فهو أجود ممّا كان أصلب، وما يمكن أن يدخّر من جميع الثمار ويبقى فهو أحمد وما كان يسرع إليه الفساد خارجًا فهو في البدن أيضًا كذلك. وينبغي أن تُترك الفواكه كلّها حتّى تجفّ قليلاً ثمّ توكل. وأشبه الفواكه بالغذاء التين والعنب الحلو النضيج والتمر لسرعة نفوذها في البدن وصداقة الكبد لها والقوّة الغاذية بحلاوتها ولذاذتها مع ما فيها من المتانة والقوام.

فنبدأ من **ثَمَر النَخل** لأنّها أشرف الشجر وأعلاها مرتبةً، ومن ثمرها الجُمّار والطَلع والبَلَح والبُسر والرُطَب والتَمر والقَسب.

أمّا **الجُمّار** فبارد يابس في الأولى يعقل الطبيعة ويقمع المرّة الصفراء والدم الحرّيف الحادّ وهو بطيء الانحدار عن المعدة وغذاؤه يسير جدًّا، فإن أَكثَرَ منه مُكثِرٌ فليشرب بعده ماء العسل المطبوخ.

---

٢ منها : -، د   ٣ فتلتصق : فيلصق، ض ‖ والامعاء : والمعاء، م ‖ تدرك : تدارك، غ   ٤ ما لم : ما، م ‖ وعفنت : أو عفنت، م   ٨ وكل ما، غ ج ب ط س ك ض د : وكلما، أ ق م ‖ انحداره : انحدارا، ق ‖ وألان، ○ : ولان، أ ‖ وما كان : + منها، ق ب ط ك د   ٨–٩ كان اصلب : اصلب، ك   ١٠ ايضا كذلك : ↔، م   ١٣ ثمر : تمر، ض ‖ الشجر : + شرف النخلة بحديث النبي عليه السلام: نعمت العمة لكم النخلة فانها خلقت من فضلة طينة آدم عليه السلام، ب* ‖ ثمرها : ثمارها، م ‖ والطلع والبلح : ↔، ك   ١٤ والتمر : -، ج   ١٥ الطبيعة : البطن، ك

[geschieht], sofern sie im Magen verdaut werden und nicht dort verderben. Faulen und verderben sie hingegen im Magen, werden sie derart schlecht und wandelbar in schlechte Qualitäten, dass sie nahezu giftig sind. Man sollte das Mark [der Früchte] anstreben und ihre Schalen meiden, denn sie werden kaum verdaut und setzen sich in Magen und Darm fest. Noch nicht vollständig gereifte [Früchte] sollte man meiden, denn der Vorzug reifer Früchte aller [Arten] gegenüber den unreifen ist nicht gering. [Früchte], die bereits abgelagert und faulig geworden oder der Fäulnis nahe sind, sind ebenfalls schlecht. Zudem sollten [Früchte] gemieden werden, die im Gegensatz zum Temperament der Person stehen, die sie verzehrt. Ihre Beurteilung in diesem Kapitel entspricht der Beurteilung der Fleischsorten und Körner – ja sogar der Beurteilung der Getränke und Dicksäfte. Feuchte, weiche Früchte sinken schnell herab, durchdringen schnell den gesamten Körper und werden schnell mit dem Harn ausgeschieden und über die Haut aufgelöst, daher haben sie einen geringen Nährwert. Feste, grobe [Früchte] hingegen verhalten sich auf entgegengesetzte Art. Alle [Früchte], die schnell herabsinken und abführend wirken, sind lobenswerter als solche, die langsam herabsinken. Weichere [Früchte] sind besser als härtere. Von allen Früchten sind jene, die gelagert werden können und sich halten, besser als solche, die außerhalb [des Körpers] schnell verderben, denn dies tun sie auch innerhalb des Körpers. Man sollte sämtliche Früchte liegen lassen, bis sie ein wenig getrocknet sind und sie erst dann verzehren. Die nahrhaftesten Früchte sind Feigen, süße, reife Trauben und getrocknete Datteln, denn sie durchdringen den Körper schnell und die Leber ist ihnen wohlgesonnen. [Hinzu kommt] die nährende Kraft ihrer Süße und ihres Wohlgeschmacks, zusammen mit der ihnen eigenen Festigkeit und Stärke.

Beginnen wir mit den Früchten der DATTELPALME [*Phoenix dactylifera*], denn sie ist der edelste und ranghöchste Baum.[3] Zu ihren Früchten zählen Palmherz, Palmblütenstand, unreife, grüne Datteln (*balaḥ*), unreife, gelblichrote Datteln (*busr*), frische, reife Datteln (*ruṭab*), getrocknete Datteln (*tamr*) und harte, trockene Datteln (*qasb*).

Das PALMHERZ ist kalt-trocken im ersten Grad, wirkt stopfend und unterdrückt gelbe Galle und beißendes, scharfes Blut. Es sinkt langsam vom Magen herab und sein Nährwert ist sehr gering. Wenn jemand viel davon isst, sollte er anschließend gekochtes Honigwasser trinken.

---

3 Glosse der Hs. P1, fol. 171[a]: „Der Adel der Dattelpalme beruht auf dem Ausspruch des Propheten – Heil sei mit ihm: ‚Die Tante väterlicherseits, die Dattelpalme, hat euch Wohlergehen beschert, denn sie wurde aus dem restlichen Lehm Adams – Heil sei mit ihm – erschaffen.'" Diese Glosse ist in der Hs. S3 als Notiz des Verfassers (*ḥāšiyat al-muṣannif*) markiert. Vgl. S. 393, Anm. 259.

وأمّا **الكُفَرَّى** وهو الطَلع فاليبس أغلب عليه وبرده كبرد الجمّار، وهو بطيء الانحدار عاقل للطبيعة يورث الكثرة منه وجعًا في المعدة وقولنجًا، فلذلك ينبغي أن يوكل مع الأغذية الدسمة والأبازير.

وأمّا **البَلَح** فبارد يابس في أوسط الثانية دابغ للمعدة واللثة والفم رديء للصدر والرئة للخشونة التي فيه، بطيء في المعدة يغذو غذاءً يسيرًا ضعيفًا.

فإذا صار **بُسرًا** وحَلَا وعَذُبَ صار حارًّا في الأولى يابسًا في الثانية يدلّ على ذلك حلاوته وعفوصته، ولذلك كان نافعًا للفم واللثة والمعدة عاقلاً للبطن ويولّد القراقر والنفخ إذا شُرب على أثره الماء، ومصُّه والقاء ثفله أحمد من أكله.

وأمّا **الرُطَب** فحارّ في الثانية رطب في الأولى لَثِق ملطّخ للمعدة ملين للطبيعة. وهو أقلّ حرارةً من التمر وخاصّةً المجزَّع والمنصَّف منه، وهو أكثر مضرّةً منه وتوليدًا للخلط الفاسد وخاصّةً في البلاد الباردة لأنّه لا يعذب فيها ولا ينضج تمام النضج. **وجالينوس** يمدح الرُطَب القليل الرطوبة الخفيف الذي فيه عفوصة يسيرة كالقسب لأنّ ما كان كذلك كان دابغًا للمعدة. وأحمد الرطب الهَيرُون وما أشبهه.

وأصناف **التَمر** كثيرة، وأردأها أغلظها جرمًا وأعظمها وما اسودّ منها وأشدّها حرارةً أصدقها حلاوةً وأقبضها أشدّها إمساكًا وأغذاها أحلاها. وجميع أصناف التمر عسرة الانهضام وما ينفذ منها في البدن من الغذاء فهو لا محالة غليظ وربّما كان لزجًا إذا كان التمر لحيمًا. وإذا اجتمع في الغذاء الغلظ واللزوجة والحلاوة ولّد دمًا غليظًا حارًّا واحدث سددًا وغلظًا في الأحشاء، فلذلك يضرّ بأصحاب

---

٢ الكثرة : الكثيرة، ط ٥ وحلا : وحلى، م ٨ ملطخ : ما لطخ، ض ‖ وهو : -، ق ١٠ يعذب : يقذف، ج ‖ تمام النضج : -، د ١١ كالقسب، ○: كالقصب، أ ١٢ واشدها، ○: واشد، أ د ١٤ من الغذاء : الطعام، ض

Der geschlossene PALMBLÜTENSTAND (*kufarrā*) – d.h. der Blütenstand (*ṭalʿ*)[4] – wird von Trockenheit beherrscht und seine Kälte ist wie die des Palmherzens. Er sinkt langsam herab und wirkt stopfend. In großer Menge [verzehrt] ruft er Magenschmerzen und Darmkoliken hervor, daher sollte man ihn mit fetthaltigen Nahrungsmitteln und Gewürzen essen.

UNREIFE, GRÜNE DATTELN sind kalt-trocken in der Mitte des zweiten Grades. Sie wirken gerbend auf Magen, Zahnfleisch und Mund, sind schlecht für Brust und Lunge aufgrund ihrer Rauheit, langsam im Magen und nähren in geringem, schwachem Maße.

Wenn sie zu UNREIFEN, GELBLICH-ROTEN DATTELN und süß und wohlschmeckend geworden sind, werden sie heiß im ersten und trocken im zweiten Grad, worauf ihre Süße und Adstringenz hindeuten. Deswegen sind sie nützlich für Mund, Zahnfleisch und Magen und wirken stopfend. Sie rufen Magenknurren und Blähungen hervor, wenn man nach ihrem [Verzehr] Wasser trinkt. Es ist empfehlenswerter, sie auszusaugen und ihren Rest wegzuwerfen, als sie zu essen.

FRISCHE, REIFE DATTELN sind heiß im zweiten und feucht im ersten Grad, klebrig (*laṯiq*), beschmieren den Magen und wirken abführend. Besonders die teilweise (*muǧazzaʿ*) und halb gereiften (*muṣannaf*) sind weniger heiß als getrocknete Datteln, schädlicher und erzeugen mehr verderbenden Körpersaft – vor allem in kalten Ländern, denn dort werden sie nicht süß und reifen nicht vollständig. Galen lobt die leichten, wenig feuchten, frischen Datteln, in denen leichte Adstringenz ist, wie in harten, trockenen Datteln, denn was so beschaffen ist, wirkt gerbend auf den Magen. Die löblichsten frischen Datteln sind die *hayrūn*-Datteln[5] und ähnliche.

Es gibt zahlreiche Sorten GETROCKNETER DATTELN. Die schlechtesten sind jene mit der gröbsten Masse, die größten und jene, die schwarz geworden sind. Jene mit der stärksten Hitze haben die aufrichtigste Süße. Die adstringierendsten wirken am stopfendsten und die nahrhaftesten sind am süßesten. Sämtliche Sorten getrockneter Datteln sind schwer verdaulich und was von ihnen an Nahrung den Körper durchdringt, ist zwangsläufig grob und bisweilen klebrig, wenn die Datteln fleischig sind. Wenn in der Nahrung Grobheit, Klebrigkeit und Süße zusammenkommen, erzeugen sie grobes, heißes Blut und rufen Obstruktionen und Grobheit in den Gedärmen hervor. Daher schaden

---

4 *Kufarrā* bezeichnet sowohl die Blütenscheide, die den Blütenstand der Dattelpalme (*ṭalʿ*) umhüllt, als auch den Blütenstand selbst in geschlossenem Zustand (Lane 1968 VII, 2622).

5 Die Bedeutung von *hayrūn* ist unklar. Diese Dattelsorte war im Maghreb unbekannt (vgl. Ibn al-Ḥaššāʾ 1941, 129).

الأمزجة الحارّة المستعدّين للحمّيات والصداع والرَمَد والقُلاع والخوانيق. فأمّا الباردو المزاج السليمو الأحشاء فيوافقهم ويخصبهم ويزيد في الدم والمني فيهم.

وما يدفع به ضرر الرطب والتمر السكنجبين وماء الرمّان الحامض والبوارد، ومن أصلح ما يوكل معه اللَوز والخشخاش، ويدفع مضرّتهما عن الأسنان التمضمض بعد أكلهما بالخلّ أو السّكنجبين.

وأمّا **القَسب** فهو قريب من البُسر وهما جيّدان للمعدة حابسان للطبيعة حرارتهما أقلّ من حرارة الرطب.

وأمّا **التَمر الهِندي** فبارد يابس في الثانية يقمع الصفراء ويسهلها ويقبض المعدة المسترخية ويقطع القذف المرّي وينفع الحمّيات الصفراوية ويسكّن العطش.

التين. إنّ فضل النضيج من التين على غير النضيج يتبين أكثر ممّا يتبين في سائر الفواكه، لأنّه كلّما كان أبعد من النضج كان جرمه أبرد والرطوبة اللبنية التي فيه أحدّ وأجفّ، لأنّ التين له في نفسه طبع ولأوراقه يُتوعيّةٌ فهو عند والنُهوءة قريب من الأوراق ولذلك إذا وُضع التين الفجّ على الخِيلان والتوثة قلعها مثل ما يفعل لبن شجر التين وعصارة ورقها. وأجوده الأبيض ثمّ الأحمر ثمّ الأسود، والطري منه المستحكم النضج يتولّد منه دم أجود وأكثر تغذيةً ممّا يتولّد من سائر الثمار الرطبة وينحدر عن المعدة سريعاً وينفذ في البدن كلّه نفوذًا حسناً ويخرج عنه. وذلك لأنّ فيه جلاءً قوّيًا، فلسرعة انحداره وخروجه وقوّة جلائه كان أقلّ مضرّةً من سائر الفواكه وبها ينقّى مجاري البول وقصبة الرئة ويطلق البطن، وله نفخة إلا أنّها قليلة اللبث. وهو حارّ رطب في الدرجة الأولى واليابس منه حارّ في الثانية معتدل في الرطوبة واليبس، وهو أكثر غذاءً ويسخن ويعطش ويميل إلى المرار، وفيه قوّة ملطّفة قطّاعة مع تغرية بها يهيّج البطن للاستطلاق وينقّي الأمعاء والكلى والصدر، وإدمانه يُقمل ويورث الحكّة لدفعه الرطوبات المتعفنة من الأحشاء إلى ناحية الجلد أو لتوليده الدم الرديء في الأبدان التي يبطؤ نفوذه فيها وتحلّله عنها.

---

٤ أو السكنجبين : والسكنجبين، ق ب م س ٥ للطبيعة : للطبع، م ٧ في الثانية : -، ق ‖ يقمع الصفراء : قامع للصفراء، ض ٨ العطش، ○: + والله اعلم : أ ٩ التين : في التين، ○ ‖ لانه : الا انه، ج ‖ كلما، ○: كل ما، أ ١٠ واجف : واخف، ق م س ١١ طبع : طبخ، م ١٢ والتوثة : والتوتة، ق ب ‖ شجر : شجرة، ك ض ١٣ دم : -، ض ١٧ ويسخّن : ويسمّن، ك ١٨ تغرية : تغريته، ض ١٩ من : في، ب

[Datteln] Personen mit heißen Temperamenten, die zu Fiebern, Kopfschmerz, Augenentzündungen, Mundfäule und Halsbräune neigen. Für Personen mit kaltem Temperament und gesunden Gedärmen sind sie förderlich. Sie machen sie fruchtbar und vermehren Blut und Sperma in ihnen.

Der Schädlichkeit von frischen und getrockneten Datteln entgegen wirken unter anderem Oxymel, saurer Granatapfelsaft und Kaltspeisen (*bawārid*). Zu dem, was man am besten mit ihnen isst, gehören Mandeln und Mohn. Ihrer Schädlichkeit für die Zähne wirkt man entgegen, indem man [den Mund] nach ihrem Verzehr mit Essig oder Oxymel ausspült.

Harte, trockene Datteln sind den unreifen, gelblich-roten Datteln nahe. Beide sind gut für den Magen, wirken stopfend und ihre Hitze ist geringer als die Hitze der frischen Datteln.

„Indische Datteln“ [d.h. Tamarinden] [*Tamarindus indica*] sind kalt-trocken im zweiten Grad, unterdrücken die gelbe Galle und führen sie ab. Sie ziehen den entspannten Magen zusammen, unterbrechen das Ausstoßen von Galle, helfen bei gelbgalligen Fiebern und löschen den Durst.

Feigen [*Ficus carica*]. Der Vorzug reifer Feigen vor unreifen ist offensichtlicher als bei den übrigen Früchten, denn je weiter sie von der Reife entfernt sind, desto kälter ist ihre Masse und desto schärfer und trockener ist die milchige Feuchtigkeit in ihnen. Denn die Feigen haben ihre eigene Natur, während ihre Blätter milchsafthaltig sind und im unreifen Zustand sind sie den Blättern nahe. Trägt man daher unreife Feigen auf Leberflecken und Warzen auf, ziehen sie diese heraus, so wie die Milch des Feigenbaums und der Extrakt seiner Blätter. Die besten [Feigen] sind die weißen, vor den roten und den schwarzen. Aus frischen, vollständig gereiften [Feigen] entsteht besseres und nahrhafteres Blut als aus den übrigen feuchten Früchten. Sie verlassen den Magen schnell, durchdringen den gesamten Körper gut und verlassen ihn. Dies beruht auf ihrer stark klärenden Wirkung. Da sie schnell herabsinken und ausgeschieden werden und über klärende Kraft verfügen, sind sie weniger schädlich als die übrigen Früchte. Durch sie werden Harnwege und Luftröhre gereinigt und sie wirken abführend. Sie haben auch blähende Wirkung, doch ist diese von kurzer Dauer. [Feigen] sind heiß-feucht im ersten Grad und getrocknete [Feigen] sind heiß im zweiten Grad und ausgeglichen in Feuchtigkeit und Trockenheit. Sie sind sehr nahrhaft, wirken erhitzend, erzeugen Durst und neigen zur Galle. In ihnen ist verfeinernde, unterbrechende Kraft mit Verklebung, durch die sie abführend wirken und Därme, Nieren und Brust reinigen. Bei ständigem Verzehr lassen sie Fett ansetzen (*yuqmilu*) und rufen Juckreiz hervor, weil sie die verfaulten Feuchtigkeiten von den Gedärmen zur Haut hin treiben oder weil sie in Körpern, die sie [nur] langsam durchdringen und in denen sie sich [nur] langsam auflösen, schlechtes Blut erzeugen.

والجمّيز أسرع نزولاً وألطف نفخًا إلا أنّه رديء للمعدة وأسرع إلى الغَثي وفيه قوّة جذب وتحليل .

وإصلاح التين كإصلاح التمر، وإذا أكل التين اليابس مع الجوز واللوز ولّد كيموسًا أجود، وينبغي أن يُقشّر الرطب ثمّ يوكل لأنّ قشره عسر الانهضام. والتين المطبوخ يحلّل الأورام الصلبة ضمادًا بدقيق الشعير وبدقيق الحنطة ينضجها.

العِنَب. إنّ العنب شبيه بالتين في قلّة رداءة الدم المتولّد منه وأفضل من الرُطَب إلا أنّه أقلّ غذاءً من التين، وهو بريء ممّا يولّد التمر من السدد يسرع في الانحدار ويغذو غذاءً متوسّطًا. والصادق الحلاوة يطلق البطن لا سيّما ما كان منه رقيقًا كثير الماء ويخصب البدن سريعًا وينفّخ ويزيد في الإنعاظ. وهو حارّ رطب في الأولى والحرارة أغلب عليه من الرطوبة. وأمّا الذي يعتريه حموضةٌ فإنّه لا يسخن بل ربّما أطفأ إذا غُسل بالماء البارد وأُكل قبل الطعام إلا أنّه ليس يصلح للاغتذاء وتليين البطن والاستمراء والنفوذ في البدن. وأجود العنب الأبيض الرقيق القشر الكثير الماء، وأكثر العنب غذاءً ما بقي في الشتاء لأنّ ذلك يدلّ على قلّة رطوبته وكثرة لحمه إلا أنّه بطيء الانحدار عن المعدة. وإذا أُكل العنب حين يُقطف يثّور البطن ويطلقه ويحدث نفخةً، فإن عُلِق زمانًا صالحًا نقصت هذه الأشياء منه. والأجود ان يُمتصّ العنب ويُبتلع ماؤه ليُسرع هضمُه وانحداره، فإنّ عَجَمه بارد يابس قابض يجوز من أعضاء الغذاء كلّها ولم يحدث فيه تغيّر محسوس. وكذلك قشره بارد يابس يسير التغيّر في المعدة إلا أنّ غذاء العنب بحاله أكثر وعصيره أسرع نفوذًا وانحدارًا.

وأمّا **الزَبِيب** فإنّ نسبته إلى العنب نسبة التين اليابس إلى الطري، وأفضله ما كان لحيمًا رقيق القشر مكتنزًا. وهو أغذى من العنب وأولى أن يوكل بعد نزع عجمه، وهو أقلّ جلاءً وتليينًا للبطن من التين اليابس إلا أنّه أوفق للمعدة منه، ولا يسدّد كما يسدد التمر إلا أنّ التمر أقوى غذاءً منه، وهو نافع للصدر

---

٢ وينبغي : ويجب، د ٥ العنب : في العنب، ○ ٧ البطن : الطبيعة، د ١٣ ويبتلع : ويبلع، ق ‖ قابض :-، ض ١٧ للبطن :-، ض

MAULBEERFEIGEN [*Ficus sycomorus*] sinken schneller hinab und bewirken feinere Blähungen. Sie sind jedoch schlecht für den Magen, rufen schneller Übelkeit hervor und verfügen über Anziehungs- und Auflösungskraft.

Die Korrektur von Feigen entspricht der Korrektur von Datteln. Isst man getrocknete Feigen mit Walnüssen und Mandeln, erzeugen sie eine bessere Säftemischung (*kaymūs*). Frische [Feigen] sollte man schälen und dann essen, denn ihre Schale ist schwer verdaulich. Gekochte Feigen lassen als Verband mit Gerstenmehl angewandt verhärtete Schwellungen abklingen, mit Weizenmehl bringen sie sie zur Reife.

WEINTRAUBEN [*Vitis vinifera*]. Weintrauben ähneln Feigen in Bezug auf die geringe Schlechtigkeit des von ihnen erzeugten Blutes. Sie sind frischen Datteln vorzuziehen, jedoch weniger nahrhaft als Feigen. Sie sind frei von dem, was getrocknete Datteln an Obstruktionen erzeugen, sinken schnell herab und nähren in mittlerem Maße. Wirklich süße [Weintrauben] wirken abführend, vor allem die zarten, sehr saftigen. Sie machen den Körper schnell fruchtbar und wirken blähend und potenzsteigernd. Sie sind heiß-feucht im ersten Grad, wobei die Hitze sie stärker beherrscht als die Feuchtigkeit. [Weintrauben], die von Säure befallen sind, wirken nicht erhitzend, sondern bisweilen löschend, wenn man sie mit kaltem Wasser wäscht und vor der Mahlzeit verzehrt. Sie eignen sich jedoch nicht zur Ernährung, zum Abführen, zur bekömmlichen Verdauung und zum Durchdringen des Körpers. Die besten Weintrauben sind die weißen, dünnhäutigen, saftigen. Die nahrhaftesten Weintrauben sind jene, die im Winter übriggeblieben sind, denn dies deutet auf ihre geringe Feuchtigkeit und ihren hohen Fruchtfleischanteil hin. Sie sinken jedoch nur langsam vom Magen herab. Verzehrt man Weintrauben frisch gepflückt, bringen sie den Bauch in Aufruhr, wirken abführend und erzeugen Blähungen. Hat man sie [hingegen] eine angemessene Zeit lang aufgehängt, treten diese Dinge nicht auf. Am besten saugt man die Weintrauben aus und schluckt ihren Saft herunter, um ihre Verdauung und ihr Herabsinken zu beschleunigen. Ihre Kerne sind kalt-trocken, adstringierend und passieren sämtliche Verdauungsorgane, ohne sich spürbar zu verändern. Ebenso ist auch ihre Haut kalt-trocken und von geringer Veränderung im Magen. Der Nährwert der Weintrauben an sich ist jedoch größer und ihr Saft durchdringt [den Körper] schneller und sinkt schneller herab.

ROSINEN stehen in demselben Verhältnis zu Weintrauben wie getrocknete zu frischen Feigen. Die vorzüglichsten [Rosinen] sind die fleischigen, dünnhäutigen, kompakten. Sie sind nahrhafter als Weintrauben und am besten dafür geeignet, nach Entfernen ihrer Kerne verzehrt zu werden. Sie wirken weniger klärend und abführend als getrocknete Feigen, sind jedoch besser für den Magen. Sie obstruieren nicht wie getrocknete Datteln, getrocknete Datteln sind

والرئة إذا كان فيهما رطوبة. والزبيب صديق للمعدة والكبد خاصّةً مقوّ لهما خصوصًا ما كان فيه قبض وأُكل بعجمه ينفع من به عفن في معدته ويحبس البطن.

والمَيبُختَج وهو عصير العنب الذي قد ذهب ثُلثاه بالطبخ ينفع من السعال والربو ووجع الكلى والمثانة.

وأمّا **الحِصرِم** فهو بارد يابس قابض نافع من العطش والخلفة الصفراوية والغَمّ والخُمار قامع للدم والصفراء نافع للمعدة والكبد الحارّتين والحبلى والجنين وفساد الهواء والعلل الحادّة مانع للقيء.

الكِشمِش شبيه بالزبيب إلا أنّه ألين قبضًا وأسهل خروجًا.

التُوث. إنّ التوث إذا ورد على المعدة وهي خالية من الطعام نقية من الخلط أسرع في الانحدار عنها وطَرَّقَ لسائر الأطعمة ولم يولّد خلطًا رديًّا إلا ان يُكثَر منه، فإن لم يصادف المعدة خاليةً نقيةً فسد فيها فسادًا عجيبًا. وفيه جلاء وقوّة إسهالية مستفادة من قشر شجرته، وما ينال البدن منه من الغذاء يسيرٌ وَتحٌ بمنزلة ما يناله من البِطّيخ، وهو حارّ رطب ملطّخ للمعدة مصدّع للمحرورين، ويدفع ضرره السكنجبين والأجود أن يُغسل قبل أن يوكل.

وأمّا **التوث الشامي** فبارد معتدل في الرطوبة واليبس ينفع المعدة الملتهبة ويشّهي الطعام ويمنع أنواع التحلُّب وينفع الذِبحة والأورام الحارّة في الفم. والفجّ منه الأحمر بارد يابس قابض كالسماق، والمجفّف منه يقوم مقام السماق يقمع الصفراء ويحبس البطن.

---

٣ والميبختج : والميفختج، ج ب س ك   ٥ فهو بارد : فبارد، د   ٦ مانع : نافع، ك   ٧ الكشمش : القشمش، ق س   ٨ التوث : في التوت، ق س د: في التوث، ب ط ك ‖ ان : -، ك ض ‖ التوث : التوت، غ ق س د ‖ على : -، ○   ١١ يناله : يناوله، غ ‖ رطب : + وهو، س ك   ١٣ التوث : التوت، غ ق س د ‖ معتدل : يابس، د   ١٤ انواع : -، س

jedoch nahrhafter. Sie sind gut für Brust und Lunge, in denen Feuchtigkeit ist. Rosinen sind besonders gut und stärkend für Magen und Leber. Vor allem die adstringierenden [Rosinen], die man mit ihren Kernen isst, helfen Personen mit Fäulnis im Magen und wirken stopfend.

Beim GEKOCHTEN WEIN (*maybuḫtağ*)[6] handelt es sich um den Saft von Weintrauben, von dem zwei Drittel durch Kochen hinweggegangen sind. Er hilft gegen Husten, Asthma und Nieren- und Blasenschmerzen.

UNREIFE WEINBEEREN sind kalt-trocken, adstringierend, helfen gegen Durst, gelbgalligen Durchfall, Kummer und die unangenehmen Nachwirkungen des Trinkens von Alkohol (*ḫumār*). Sie unterdrücken Blut und gelbe Galle und sind hilfreich für heiße Mägen und Lebern, für Schwangere und Ungeborene sowie bei verdorbener Luft und akuten Krankheiten und sie verhindern Erbrechen.

KIŠMIŠ-TRAUBEN[7] sind den Rosinen ähnlich, jedoch weicher in ihrer Adstringenz und werden leichter ausgeschieden.

MAULBEEREN [*Morus alba*].[8] Wenn Maulbeeren in einen Magen kommen, der leer von Speisen und von Körpersaft gereinigt ist, sinken sie sehr schnell von ihm herab und bereiten den Weg für die übrigen Speisen, ohne schlechten Körpersaft zu erzeugen – es sei denn, man isst viel davon. Finden sie den Magen nicht leer und rein vor, verderben sie dort auf erstaunliche Weise. In ihnen ist Klärung und abführende Kraft, die sie von der Rinde ihres Baumes haben. Was der Körper von ihnen an Nahrung erhält, ist gering und nutzlos – wie das, was er von Melonen erhält. [Maulbeeren] sind heiß-feucht, beschmieren den Magen und rufen bei Personen mit zu viel Hitze Kopfschmerz hervor. Ihrer Schädlichkeit entgegen wirkt Oxymel. Am besten wäscht man sie vor dem Verzehr.

SYRISCHE MAULBEEREN [*Morus nigra*] sind kalt und ausgeglichen in Feuchtigkeit und Trockenheit. Sie helfen bei entzündetem Magen, machen die Speisen appetitlich, regulieren die Speichelproduktion und helfen bei Angina und heißen Geschwulsten im Mund. Unreife, rote [Maulbeeren] sind kalt-trocken und adstringierend wie Sumach. Getrocknet nehmen sie den Platz von Sumach ein, unterdrücken gelbe Galle und wirken stopfend.

---

6 Von pers. *may* „Wein“ und *puḫtah* „gekocht“ (Dozy 1927 II, 626). Vgl. S. 288 f.

7 Auch *qišmiš*. Eine kleine, kernlose Traubensorte aus Chorasan, die im Maghreb unbekannt war (vgl. Ibn al-Ḥaššā’ 1941, 64).

8 In den arabischen Wörterbüchern steht sowohl *tūṯ* als auch *tūt* für Maulbeeren (Lane 1968 I, 321).

المِشمِش. إنّ الرطوبة التي في هذه الثمرة ونفس جرمها سريعة الفساد والدم المتولّد منها رديء سريع العفونة، فلا ينبغي أن يوكل بعد الطعام لأنّه يفسد ويطفو في فم المعدة. وهي باردة رطبة تُوهِن المعدة وتطفئ نارها ويتولّد من إكثارها الحمّيات بعد مدّة. وأمّا أصحاب المعد الحارّة والجشاء الدخاني فكثيرًا ما ينتفعون بها خاصّةً في يوم تعب وحرّ، وهي تطلق البطن وتقمع الصفراء وتذهب بالبخر الكائن من حرارة المعدة. والشديدة الحلاوة منها أسرع فسادًا وعفونةً وتنقلب إلى المرار سريعًا خصوصًا في المعد الحارّة المرارية. والمشمش اليابس إذا نُقع بالماء وشُرب الماء نفع من الحمّيات الحادّة وسكّن العطش. ودُهن نوى المشمش حارّ يابس في الثانية ينفع من البواسير.

الخوخ بارد رطب في الثانية غليظ بطيء النزول عسر الاستحالة إلى الدم، يتولّد منه بلغم كثير لزج يورث الحمّيات البلغمية إلا أنّه لا يفسد في المعدة كالمشمش، وهو أوفق للمعدة الملتهبة من المشمش ويشهّي الطعام. وما كان رخوًا يخرج منه نواه بسهولة فهو أسرع انهضامًا وانحدارًا عن المعدة، وما كان ملتصقًا بنواه وجوهره صلبٌ مندمجٌ فهو أغلظ وأبطأ انهضامًا. وينبغي أن يوكل الخوخ قبل الطعام ليصادف من المعدة حرارة تعين على هضمه، ولا يوكل عليه الأغذية الحامضة ولا يُشرب عليه ماء الثلج. وهو نافع للمحمومين في وقت صعود الحمّى الحادّة إذا كانت غبًّا خالصةً ومحرقةً. وإن دُقّ ورقه وفُقّاحه وعُصر وشُرب أسهل حَبّ القرع والديدان، وكذلك إن وُضع على السرّة أو قُطّر في الإذن.

الرُمّان قليل الغذاء جيّدُه، والحلو منه معتدل في الحرارة والبرودة رطب في الأولى موافق لمزاج الروح بِشِفّه وحلاوته خصوصًا روح الكبد، يحطّ الطعام عن فم المعدة إذا أُمتصّ بعد جودة مضغه وينفخ إلا أنّ نفخته سريعة التفشّي، وكثيرًا ما يضرّ أصحاب الحمّيات الحادّة لأنّه ينقلب فيهم إلى المرار سريعًا. وحبّه يعقل البطن وماؤه يطلق ويلين الحلق والصدر إلا أنّه ينقص شهوة الطعام. والنوع

---

٣ المعد : المعدة، م ض ٤ وهي تطلق : وتطلق، ط ٥ المعد : المعدة، ك ض ٦ المرارية : الصفراوية والمرارية، م : والمرارية، ب ٧ البواسير : + ووجع البطن والوركين بالأكل والتمريخ، ك ٨ الخوخ : في الخوخ، ○ || بارد : الخوخ بارد، غ ق ط م ض : وهو بارد، س ١٠ يشهي : يشتهى، ض ١٣ للمحمومين : للمحرورين، د || الحمى، ○: حمى، أ ١٦ الرمان : في الرمان الرمان، غ ج ق ب ط م س ض د : + اما الرمان، ك ١٨ سريعا : -، د

APRIKOSEN [*Prunus armeniaca*]. Die Feuchtigkeit in dieser Frucht und in ihrer Masse selbst ist schnell verderblich und das von ihr erzeugte Blut schlecht und schnell faulend. Man sollte sie daher nicht nach der Mahlzeit verzehren, denn sie verderben und schwimmen im [Bereich des] Magenmunds obenauf. [Die Aprikose] ist kalt-feucht, schwächt den Magen, löscht sein Feuer und ruft nach einer Weile Fieber hervor, wenn man viel davon isst. Personen mit heißen Mägen und rauchigem Aufstoßen ist sie oft nützlich, besonders an Tagen der Erschöpfung und Hitze. Sie wirkt abführend, unterdrückt die gelbe Galle und vertreibt auf Hitze des Magens beruhenden Mundgeruch. Die sehr süße [Aprikose] verdirbt und fault schneller und wandelt sich schnell zu Galle um – besonders in heißen, galligen Mägen. Weicht man getrocknete Aprikosen in Wasser ein und trinkt das Wasser, hilft es gegen akute Fieber und löscht den Durst. Aprikosenkernöl ist heiß-trocken im zweiten Grad und hilft gegen Hämorrhoiden.

PFIRSICHE [*Prunus persica*] sind kalt-feucht im zweiten Grad, grob, langsam hinabsinkend und schwer in Blut umwandelbar. Sie erzeugen viel klebrigen Schleim, der schleimige Fieber verursacht, verderben jedoch nicht im Magen wie die Aprikosen. Für entzündete Mägen sind sie förderlicher als Aprikosen und regen den Appetit auf Speisen an. Lockere [Pfirsiche], deren Kern leicht herausgeht, sind schneller verdaulich und sinken schneller vom Magen herab. [Pfirsiche], die an ihrem Kern haften und deren Substanz fest und kompakt ist, sind gröber und langsamer verdaulich. Pfirsiche sollte man vor der Mahlzeit verzehren, damit sie beim Magen Hitze vorfinden, die ihre Verdauung unterstützt. Nach ihrem [Verzehr] sollte man weder saure Speisen essen noch Eiswasser trinken. Sie helfen Fieberkranken zur Zeit des Anstiegs des akuten Fiebers, wenn es sich um reines und brennendes Wechselfieber handelt. Wenn man Blätter und Blüten des [Pfirsichbaums] zermahlt, auspresst und trinkt, wirken sie abführend auf den Bandwurm und [andere] Würmer sowie auch wenn man sie auf den Bauchnabel aufträgt oder ins Ohr tropft.

GRANATAPFEL [*Punica granatum*]. Gute [Granatäpfel] sind wenig nahrhaft. Süße [Granatäpfel] sind ausgeglichen in Hitze und Kälte, feucht im ersten [Grad] und entsprechen dem Temperament des Geistes – besonders dem Geist der Leber – durch ihre geringe Quantität und Süße. Sie senken die Speisen vom Magenmund hinab, wenn man sie nach ausgiebigem Kauen aussaugt. Sie wirken blähend, doch ihre Blähung verteilt sich schnell. Oft schaden sie Personen mit akuten Fiebern, da sie sich in ihnen schnell zu Galle wandeln. Ihre Kerne wirken stopfend und ihr Saft löst und erweicht Kehle und Brust, verringert

الإِملِيسي اللين العجم ينفع من السعال الحادث من حرارة. والمُزّ منه ينفع من وجع الفؤاد الحادث من خلطٍ لاذعٍ لفم المعدة خاصّةً ماؤه مع سويق الشعير، وهو معتدل إلى البرد نافع لمن اعتدلت طبيعته يحفظها على حالها. وعجمه قابض وشحمه مسهل بالعصر فعلى حسب خلطهما به يصير قابضًا ومسهلاً. وأمّا الحامض فهو لطيف قوّي البرد معتدل في الرطوبة واليبس يخشّن الصدر ويبرّد المعدة والكبد خاصّةً ويطفّئ نائرة الصفراء والدم ويكسر الخُمار ويمنع القيء ويذهب شهوة الباه للمبرودين وجميعه ينفع الخفقان. وحبّ الرمّان الحامض إذا جُفف عقل الطبيعة ومنع الموادّ الصفراوية من الانصباب إلى البطن. وكذلك سويقه إذا أُخذ بماء بارد، وفي جميع أجزائه قبض وأقبض أجزائه الأقماع.

السَفَرجَل. إنّ السفرجل هو من أصلح الأشياء لتقوية المعدة والبطن كلّه وحبس الطبيعة وإنهاض الشهوة والعون على هضم الطعام، وهو لا يكاد يفسد في معدة المريض فضلاً عن معدة الصحيح، وغذاؤه كثير إلا أنّه بطيء الانهضام. وإذا نضج كان أسهل انهضامًا، وإنضاجه أن يُنقّى من الحبّ ويُقشّر ويُطبخ في ماء العسل وهذا يشدّ المعدة ولكن لا يحبس البطن كثير حبس، أو ينقّى من حبّه ويلقى مكانه عسل ويُطبق ويُلبس عجينًا ويُدفن في رماد حتّى يحترق العجين، وهذا إنّما ينبغي أن يفعل بالسفرجل العَفِص ليصير ألين وأجفّ وأنفع، فأمّا اليسير القبض منه فالإنضاج والشيّ يذهب عنه جميع ما فيه من القبض. وهو بارد في الأولى يابس في الثانية إلا الحلو منه فإنّه معتدل المزاج في الحرّ والبرد وأقلّ قبضًا، وأشدّه قبضًا أشدّه إمساكًا وماؤه أشدّ تقويةً وجرمه أشدّ حبسًا

---

٢ خلط : حرارة أو خلط، م ٣ طبيعته : طبيعة، ض ‖ على : عن، م ‖ بالعصر : -، ج ٤ واليبس : واليبوسة، س ٥ الصفراء والدم : ↔، م ٦ الطبيعة : البطن، د ٧ بارد : -، ب ٩ السفرجل : في السفرجل، ○ ‖ ان ... هو : وهو، س ‖ اصلح : اصل، د ‖ المعدة : البطن، د ١١ نضج : انضج، غ ق ج ب ط س ك ‖ الحب : حبه، س ١٤ واجف : واخف، ○ ‖ منه : -، ض ١٦ الحر والبرد : الحرارة والبرودة، د

jedoch den Appetit auf Speisen. Die weichkernigen *imlīsī*-Granatäpfel[9] helfen gegen Husten, der durch Hitze entsteht. Säuerliche [Granatäpfel] helfen gegen Herzschmerzen, die durch brennenden Körpersaft am Magenmund entstehen, vor allem ihr Saft mit Gerstengrütze. Sie sind ausgeglichen zur Kälte hin, für jene nützlich, deren Natur ausgeglichen ist und halten sie in diesem Zustand. Ihre Kerne wirken stopfend und ihr Fruchtfleisch abführend, wenn man es auspresst. Je nach dem Mischverhältnis von [Kernen] und [Fruchtfleisch] in ihnen wirken sie stopfend oder abführend. Saure [Granatäpfel] sind fein, von starker Kälte und ausgeglichen in Feuchtigkeit und Trockenheit. Sie machen die Brust rau, kühlen besonders Magen und Leber, löschen die Feurigkeit der gelben Galle und des Bluts, lindern die unangenehmen Nachwirkungen des Trinkens von Alkohol, verhindern Erbrechen und vertreiben bei Personen mit zu viel Kälte die sexuelle Lust. Alle Granatäpfel helfen bei Palpitationen. Trocknet man die Samen saurer Granatäpfel, wirken sie stopfend und hindern gelbgallige Stoffe daran, in den Bauch zu fließen. Ebenso [wirkt] auch ihre Grütze (*sawīq*), wenn man sie mit kaltem Wasser zubereitet. In allen ihren Teilen ist Adstringenz, wobei ihre adstringierendsten Teile die Fruchthüllen (*aqmāʿ*) sind.

QUITTEN [*Cydonia oblonga*] gehören zu den geeignetsten Dingen, um den Magen und den gesamten Bauch zu stärken, eine stopfende Wirkung zu erzielen, den Appetit anzuregen und die Verdauung der Speisen zu unterstützen. Sie verderben kaum im Magen des Kranken, geschweige denn im Magen des Gesunden. Ihr Nährwert ist hoch, sie werden jedoch langsam verdaut. Wenn sie gar sind, sind sie leichter verdaulich. Man gart sie, indem man ihre Kerne entfernt, sie schält und in Honigwasser kocht – dies stärkt den Magen, wirkt jedoch nicht sehr stark stopfend – oder indem man ihre Kerne entfernt, an deren Stelle Honig hineingibt, sie schließt, mit Teig umhüllt und in Asche vergräbt, bis der Teig verbrannt ist. So sollte man mit adstringierenden Quitten verfahren, damit sie weicher, trockener und nützlicher werden. Leicht adstringierenden [Quitten] nimmt das Garen und Grillen alle Adstringenz, die in ihnen ist. Sie sind kalt im ersten und trocken im zweiten [Grad], mit Ausnahme der süßen [Quitten]. Diese haben ein in Hitze und Kälte ausgeglichenes Temperament und sind weniger adstringierend. Die adstringierendsten [Quitten] sind jene, die am stopfendsten wirken. Ihr Saft wirkt am stärksten kräftigend und ihre Masse

9 *Imlīsī* bezeichnet eine süße, wohlschmeckende Granatapfelsorte. Während as-Samarqandī sie hier als „weichkernig" (*layyin al-ʿağam*) beschreibt, steht bei Ibn Manẓūr, sie seien kernlos (*la ʿağama lahū*). Die Bezeichnung ist möglicherweise abgeleitet von *imlīs* „vegetationsloses Gebiet" (vgl. Ibn Manẓūr 1990 VI, 222).

وزهره أيضًا قابض وكذلك دهنه، وحبّه ملين بلا قبض وهو يسكن العطش. والسفرجل يمنع النزف ويقطع الخمار والإكثار منه يولّد القولنج، وينبغي أن يحذر ممّا لم ينضج منه تمام النضج لأنّه وإن كان كريم الجنس فإنّه حينئذ يكون باردًا غليظًا يولّد دمًا رديئًا. وأمّا المستحكم النضج المخزون إلى الشتاء والربيع فكثير الانتفاع في الأمراض ينفع أصحاب القيء المراري ونفث الدم والذَرَب وعَقر الأمعاء، وأوفق ما يستعمل في ضعف المعدة الحادث عن الحرارة والرطوبة العفص ثمّ القابض. وأمّا الحامض فيُستعمل حيث يكون في المعدة خلط غليظ ليس بالبارد، وجميعه يشدّ المعدة ويعقل البطن ويثير الشهوة ويقطع القيء حتّى الرائحة منه ويكثر البول بالعرض كسائر الأغذية القابضة، وعقله للبطن إذا أُكل قبل الطعام فأمّا إن أكل بعد الطعام فإنّه يلين البطن بعَصر المعدة إلا أن يُتناول منه اليسير فإنّه يدفع الطعام عن رأس المعدة ويمنع البخار عن الدماغ.

التُفّاح مقوٍّ للقلب لخاصّيةٍ فيه ويعينها تغذيته وعطريته وتعديله لمزاج الروح، وقيل التفّاح للقلب والسفرجل للمعدة والرمّان للكبد. وهو جيّد أيضًا لفم المعدة مقوٍّ له غير أنّه يملأ المعدة لزوجات لأنّ الغالب على جوهره رطوبة فضلية، وغذاؤه أقلّ من غذاء السفرجل والكُمَّثرَى وأكثر من غذاء الرمّان. وهو مقاوم للسموم كلّها وطبعه بارد وأبرده أحمضه وأقبضه إلا أنّ الحلو النضيج منه معتدل في الحرارة والبرودة، والذي يستكمل منه في الربيع يولّد المرار والعفص يولّد خلطًا غليظًا باردًا والحامض يولّد خلطًا باردًا لطيفًا وهو موافق للمحرورين، والمُزّ يولّد خلطًا لطيفًا معتدلاً والحلو يولّد خلطًا إلى الحرارة جيّد لمن يكون معدته باردةً وما لم يكن له طعم فالرطوبة أغلب عليه يولّد البلغم. وكلّها بطيء الانحدار، وما لم ينضج منه على شجره فرديء جدًّا وكذلك من جميع الفواكه لأنّه بطيء الانهضام ولا يسلك في العروق سهلاً ويولّد خلطًا جاسيًا صلبًا، والمزّ والعفص منه قابض نافع من الغثي المتولّد من المرّة الصفراء. وكذلك سويقه والرُبّ المتّخذ منه يحبسان الطبيعة ويقمعان الصفراء وهما باردان

---

٢ لم: لا، ض ٣ حينئذ يكون: ↔، غ ج ب ط م س ك ض ٨ فاما ... الطعام: -، د ٩ ويمنع: فيمنع، م ١٠ التفاح: في التفاح التفاح، غ ج ق ب ط م ك ض د: في التفاح وهو، س ‖ ويعينها: يعينها، ○ ‖ تغذيته: بعذوبته، م ١٤ والعفص: + منه، م ١٥ باردا لطيفا ... موافق: -، ق ‖ لطيفا: + معتدلا، ب ١٦ وكلها: -، م

am stärksten stopfend. Auch ihre Blüten wirken adstringierend so wie auch ihr Öl. Ihre Kerne wirken erweichend ohne Adstringenz und löschen den Durst. Quitten wirken blutstillend, lindern die unangenehmen Nachwirkungen des Trinkens von Alkohol und wenn man viel von ihnen isst, rufen sie Darmkoliken hervor. Man sollte sich vor nicht vollständig gereiften Quitten in Acht nehmen, denn selbst wenn sie einer edlen Sorte angehören, sind sie dann kalt-grob und erzeugen schlechtes Blut. Vollreife [Quitten], die für den Winter und Frühling eingelagert werden, sind überaus nützlich bei Krankheiten. Sie helfen Personen mit galligem Erbrechen, blutigem Auswurf, Durchfall und wundem Darm. Am förderlichsten zur Verwendung bei durch Hitze und Feuchtigkeit verursachter Magenschwäche sind herbe, gefolgt von adstringierenden [Quitten]. Saure [Quitten] finden dort Anwendung, wo sich im Magen ein grober, nicht kalter Körpersaft befindet. Alle [Quitten] stärken den Magen, wirken stopfend, regen den Appetit an, unterbinden – sogar durch ihren Geruch – Erbrechen und wie die übrigen adstringierenden Nahrungsmittel vermehren sie nebenbei den Harn. Sie wirken stopfend, wenn man sie vor der Mahlzeit verzehrt. Verzehrt man sie hingegen nach der Mahlzeit, wirken sie durch Auspressen des Magens abführend – es sei denn, man isst nur wenig davon. Sie vertreiben die Speisen vom oberen Teil des Magens und verhindern, dass Dampf zum Gehirn gelangt.

Äpfel [*Malus domestica*] stärken das Herz durch eine in ihnen vorhandene Eigenschaft, die unterstützt wird durch ihren Nährwert, ihr Aroma und ihre verändernde Wirkung auf das Temperament des Geistes. Es heißt: „Äpfel fürs Herz, Quitten für den Magen und Granatäpfel für die Leber." Auch für den Magenmund sind sie gut und stärkend, obwohl sie den Magen mit Klebrigem füllen, da ihre Substanz von überschüssiger Feuchtigkeit beherrscht wird. Sie sind weniger nahrhaft als Quitten und Birnen und nahrhafter als Granatäpfel. Sie wirken gegen sämtliche Gifte und ihre Natur ist kalt, wobei die kältesten [Äpfel] die sauersten und adstringierendsten sind. Süße, reife [Äpfel] hingegen sind in Hitze und Kälte ausgeglichen. Im Frühling ausgereifte [Äpfel] erzeugen Galle, herbe [Äpfel] groben, kalten Körpersaft und saure [Äpfel] kalten, feinen Körpersaft – dieser ist förderlich für Personen mit zu viel Hitze. Säuerliche [Äpfel] erzeugen feinen, ausgeglichenen Körpersaft, süße [Äpfel] zur Hitze neigenden Körpersaft – gut für jene, deren Mägen kalt sind – und geschmacksneutrale [Äpfel] werden von Feuchtigkeit beherrscht und erzeugen Schleim. Sie alle sinken langsam herab. [Äpfel], die nicht am Baum gereift sind, sind sehr schlecht. So verhält es sich mit allen Früchten, denn sie werden langsam verdaut, fließen nicht leicht in den Adern und erzeugen festen, harten Körpersaft. Säuerliche und herbe [Äpfel] wirken adstringierend und helfen gegen von gelber Galle hervorgerufene Übelkeit. Auch [Apfel]grütze (*sawīq*) und der aus

يابسان في الأولى وإن كان يبوسة السويق إلى آخر الأولى. والإكثار من التفّاح ضارّ للعصب خصوصًا الحامض منه وفيه نفخ وخاصّةً فيما ليس بنضيج. وعُصارة ورقه تستعمل في إدمال الجراحات ومنع التحلّب. قال بعض الأطبّاء إنّ من خاصّيته إيراث النسيان ويمكن أن يكون ذلك مخصوصًا بالعفص والحامض منه لتوليدهما الخلط البارد لا للخاصّية.

الأُترُجّ. إنّ الأترجّ مختلف المزاج على حسب اختلاف أجزائه وفيها جميعها تفريح وترياقية. أمّا قشوره فلها مدخل في الغذائية لجساوتها وصلابتها ومدخل في الدوائية لعطريتها وحرافتها. وهي حارّة قريبة من الاعتدال إلى الدرجة الأولى يابسة في الثانية مقوّية للمعدة والكبد الباردتين صالحة للغثي مطيّبة للنكهة لطيفة محللة للرياح معينة على الهضم ما لم يكثر، فإن أكثر منها لا ينهضم لصلابتها والمحرورون يجب أن يأكلوها بشيء من لحمه أو حُمّاضه، ويقرب منها ورقه وفُقّاحه وهما ألطف منها. وأمّا لحمه فبارد رطب في الأولى غليظ بطيء الانهضام لصلابته ينال البدن منه إذا انهضم غذاءً كثيرًا إلا أنّه رديء للمعدة منفّخ مولّد للقولنج يولّد خلطًا غليظًا، ولذلك يوكل بالعسل وليطيّب طعمه أيضًا. وأمّا حُمّاضه فليس فيه غذاء ولكنّه من المقوّيات للقلب الحارّ المزاج. وهو بارد يابس في الثالثة قامع للصفراء حابس للطبيعة مُشَهّ للطعام، فيه تقطيع وجلاء يذهب القوباء والكلف ويزيل اليرقان إذا أُكتحل به. وحبّه لا يصلح للأكل، وهو حارّ يابس في الثانية محلل مجفّف يقاوم السموم شُربًا وضمادًا ودهنه ينفع البواسير. والدُهن الذي يتّخذ من قشور الأترجّ ينفع أمراض العصب ولسع

---

١ كان : كانت، ج ٢ نفخ : نفخة، م ٥ الاترج : في الاترج، ○ ‖ وفيها : وفي، م ‖ جميعها : جميعا، ك
٨ على الهضم : للهضم، د ٩ او حماضه : وحماضه، ك ١٠ لصلابته : لصلابة، ج ١٢ المزاج : -، د ‖ الثالثة : الثانية، ق ١٥ ودهنه ينفع : + من، ○ ‖ ينفع : فينفع من، ك

[Äpfeln] hergestellte Dicksaft wirken stopfend und unterdrücken gelbe Galle. Beide sind kalt-trocken im ersten [Grad], wobei die Trockenheit der Grütze jedoch dem Ende des ersten [Grads] zuneigt. Der Verzehr vieler Äpfel schadet den Nerven, besonders [der Verzehr] saurer [Äpfel]. Sie haben blähende Wirkung, vor allem die unreifen. Den Extrakt ihrer Blätter verwendet man für die Wundheilung und zur Unterbindung des Speichelflusses. Einige Ärzte haben gesagt, dass es zu den Eigenheiten [der Äpfel] gehöre, Vergesslichkeit zu bewirken. Dies gilt möglicherweise nur für die herben und sauren [Äpfel], da beide kalten Körpersaft erzeugen, und stellt keine Eigenheit [aller Äpfel] dar.

Zitronatzitronen [*Citrus medica*]. Die Zitronatzitrone unterscheidet sich in ihrem Temperament entsprechend ihren Teilen. Sie alle wirken erheiternd (*mufarriḥ*) und antidotisch. Ihre Schalen sind Nahrungsmittel durch ihre Festigkeit und Härte und Heilmittel durch ihr Aroma und ihre Schärfe. Sie sind heiß, der Ausgeglichenheit nahe zum ersten Grad hin und trocken im zweiten [Grad]. Sie stärken kalte Mägen und Lebern, sind gut bei Übelkeit, parfümieren den Atem, sind fein, lösen Winde auf und unterstützen die Verdauung, sofern man nicht zu viel davon isst. Isst man zu viel von ihnen, werden sie aufgrund ihrer Festigkeit nicht verdaut und Personen mit zu viel Hitze sollten sie mit ein wenig Mesokarp[10] oder Fruchtfleisch [der Zitronatzitrone] verzehren. Sie sind den Blättern und Blüten [der Zitronatzitrone] nahe, die noch feiner sind als die [Schalen]. Ihr Mesokarp ist kalt-feucht im ersten [Grad], grob und aufgrund seiner Festigkeit langsam verdaulich. Wird es verdaut, erhält der Körper von ihm reichhaltige Nahrung, obgleich es schlecht für den Magen ist, blähend wirkt, Darmkoliken hervorruft und groben Körpersaft erzeugt. Man isst es daher mit Honig – auch, um seinen Geschmack zu verbessern. Ihr Fruchtfleisch hat keinen Nährwert, gehört jedoch zu den [Mitteln], die Herzen mit heißem Temperament stärken. Es ist kalt-trocken im dritten [Grad], unterdrückt gelbe Galle, wirkt stopfend und macht Speisen appetitlich. In ihm ist [eine] zersetzende und klärende [Kraft]. Es vertreibt Hautflechte und Sommersprossen und beseitigt Gelbsucht, wenn man es als Kajal aufträgt. Ihre Kerne sind nicht zum Verzehr geeignet. Sie sind heiß-trocken im zweiten [Grad], auflösend, austrocknend und wirken getrunken oder als Verband Giften entgegen. Ihr Öl hilft gegen Hämorrhoiden. Aus den Schalen der Zitronatzitrone hergestelltes Öl hilft bei Nervenerkrankungen[11] und Skorpionstichen.

---

10 Mit *laḥm* „Fleisch" scheint das ausgeprägte weiße Mesokarp der Zitronatzitrone und mit *ḥummāḍ* ihr saures Fruchtfleisch gemeint zu sein (vgl. Brigand/Nahon 2016, 13–15).

11 Oder: „Sehnenerkrankungen".

العقارب. والأترجّ نافع لشهوة الحبالى ويجب أن يوكل الأترجّ مفردًا لا يُخلط بطعام قبله ولا بعده حتّى ينهضم وذلك لغلظه وصلابته، ورائحته تنفع الوباء وتصلح الهواء.

الكُمَّثْرَى كثير الغذاء بالقياس إلى التفّاح والسفرجل سيّما ما كان منه عظيمًا حلوًا ولذلك يُقَدَّد ويوكل في الشتاء. وقيل إنّه أحمد خلطًا من التفّاح وأسرع هضمًا منه وفيه أيضًا خاصّية ما في تفريح القلب تعينها عطريته وقبضه ومتانة جوهره، ويقوّي المعدة وخاصّةً الصيني، ويقطع العطش ويسكّن الغثي ويقمع الصفراء إلا أنه كثير النفخ بطيء النزول عاقل للبطن إلا أن يوكل بعد الطعام فيسرع في إحدار الثفل ثمّ يكون عاقبته عقل البطن. وهو بارد في الأولى يابس في الثانية مختلف الطعم كاختلاف التفّاح. فمنه الحامض وهو بارد لطيف ومنه العفص وهو بارد غليظ ومنه الحلو اللين وهو أقرب إلى الحرارة والرطوبة. والحامض والعفص يخلطان في الأضمدة التي يراد بها دفع الفضول المنحدرة إلى الأعضاء وعقل الطبيعة ولا سيّما إذا طُبخ بالخلّ. والمقدّد منه إذا طُبخ مع حبّ الآس فعل ذلك، والاستكثار منه يولّد القولنج وماء العسل يدفع ضرره وخاصّةً المفوَّه، وأكله على الطعام يمنع البخار عن الرأس. وشرّه فجّه وأقلّه حلاوةً وأحلاه وأنضجه أسرعه نزولاً وأقلّه وقوفًا إلا أنّه ليس يخلو على حال وإن كان في غاية الحلاوة والنضج من نفخ وطول وقوف.

---

٣ الكمثرى : في الكمثرى الكمثرى، غ ج ق ب ط م ك ض د : في الكمثرى وهو، س ‖ سيما : لا سيما، ج ط م س   ٥ تعينها : يعينها، ج ‖ وخاصة الصيني : -، ○   ٦–٧ فيسرع في احدار : فليسرع باحدار، س   ٩ والحامض : + منه، ○ ‖ يخلطان، ج م س ك : يخلط، أ   ١٠ حب، ○ : -، أ   ١٢ واقله ... واحلاه، ○ / ر : وأقل حلاوة، أ   ١٣ على : عن، م : + كل، د / ر

Die Zitronatzitrone nützt dem Appetit von Schwangeren. Man sollte sie allein verzehren, damit sie verdaut wird und aufgrund ihrer Grobheit und Festigkeit weder zuvor noch danach mit anderer Speise vermischen. Ihr Geruch hilft gegen die Seuche (*al-wabāʾ*)[12] und verbessert die Luft.

BIRNEN [*Pyrus communis*] sind sehr nahrhaft im Vergleich zu Äpfeln und Quitten – besonders die großen, süßen [Birnen]. Man trocknet sie daher in Streifen geschnitten und isst sie im Winter. Es heißt, sie würden einen lobenswerteren Körpersaft [erzeugen] als Äpfel und seien schneller verdaulich. Sie haben auch eine gewisse Eigenheit der Erheiterung (*tafrīḥ*) des Herzens, die von ihrem Aroma, ihrer Adstringenz und der Festigkeit ihrer Substanz unterstützt wird. Sie stärken den Magen – vor allem die chinesischen [Birnen] – unterbinden Durst und lindern Übelkeit. Sie unterdrücken gelbe Galle, obgleich sie sehr blähend wirken, langsam herabsinken und stopfend wirken – selbst, wenn man sie nach der Mahlzeit verzehrt, denn sie bringen die Rückstände (*ṯufl*) schneller herab, woraufhin sie stopfend wirken. [Birnen] sind kalt im ersten und trocken im zweiten [Grad] und wie die Äpfel unterschiedlich im Geschmack. Es gibt saure – kalt-feine –, adstringierende – kalt-grobe –, und süße, weiche [Birnen], die der Hitze und Feuchtigkeit am nächsten sind. Saure und herbe [Birnen] mischt man Verbänden bei, mit denen man zu den Organen herabsinkenden Überschüssen entgegenwirken und eine stopfende Wirkung erzielen will – besonders, wenn man sie mit Essig gekocht hat. In Streifen geschnittene, getrocknete [Birnen] (*muqaddad*) haben dieselbe Wirkung, wenn man sie mit Myrtenbeeren kocht. Der Verzehr von [Birnen] in großer Menge erzeugt Darmkoliken und Honigwasser wirkt ihrer Schädlichkeit entgegen, besonders das gewürzte. Wenn man sie nach der Mahlzeit verzehrt, verhindern sie [das Aufsteigen] der Dämpfe zum Kopf. Am schlimmsten sind die unreifen und am wenigsten süßen [Birnen]. Die süßesten und reifsten [Birnen] sinken am schnellsten herab und stagnieren am wenigsten, obgleich sie selbst bei äußerster Süße und Reife nicht ganz frei von Blähung und Stagnation sind.

12 *Al-wabāʾ* könnte auch die Pest bezeichnen. As-Samarqandī benennt diese jedoch im Eintrag über Rhababer als *aṭ-ṭāʿūn* und unterscheidet sie dort von *al-wabāʾ* (vgl. S. 168f.).

الإجّاص. إنّ الإجّاص خاصّيته تبريد المعدة وترطيبها وتليين الطبيعة لما فيه من اللزوجة والرطوبة وهو رديء للمعدة مسقط للشهوة خاصّةً الحلو منه، وليس يصل إلى البدن من الغذاء منه إلا اليسير. والرطب منه أبلغ في الإطلاق وخاصّةً الحلو اللين إلا أنّ الحامض قد يطلق البطن أيضًا بالتقطيع والتلطيف كسائر الأشياء الحامضة الصِرفة إذا صادفت في المعدة والأمعاء فضلاً، فأمّا إن صادف المعدة نقيةً فهو إلى أن يحبس البطن أقرب على أنّ المعدة النقية من الفضول كالنادر، فلذلك يسهل الحامض منه أيضًا بالحموضة ولزوجة الجوهر ورطوبته أيضًا. وما كان منه صغيرًا صلبًا قابضًا فهو رديء وذلك أنّه غير لذيذ وليس يطلق البطن. وماء العسل تعين على إطلاقه ويدفع ضرره عن المعدة الباردة. وهو بارد في الأولى رطب في الثانية، والحامض أشدّ بردًا وأقلّ تليينًا يطفئ الصفراء ويسكّن العطش. والإجّاص اليابس إن طُبخ بالماء وصفّي وشُرب بالسكّر أو الترنجبين أو العسل كان أبلغ في تليين الطبيعة. وينبغي للمحرورين أن يتناولوا الإجّاص قبل الطعام ولا يبادروا إلى الطعام حتّى ينحدر ويطفئ الحرارة ويسهل المرّة الصفراء. والأبيض منه بطيء الانهضام ليس يسهل كغيره من الإجّاص ويوكل للتفكّه لا للعلاج. والإجّاص المُزّ موافق لتسكين التهاب القلب.

الزَيتُون يسير الغذاء وخاصّةً الفجّ الذي يُجعل في الماء والملح ويسمّى زيتون الماء، وهذا الزيتون أعني الفجّ الأخضر مقوّ للمعدة منهض للشهوة لأنّ الغالب عليه الجوهر القابض، وهو بارد يابس في الأولى دابغ للمعدة وإذا جُعل في الخلّ كان أقوى وأبلغ في هذه الأفاعيل. وأمّا زيتون الزيت فهو أغذى لأنّ الغالب عليه الجوهر الدسم، والحديث منه الذي يضرب إلى الحمرة يعقل البطن ويشدّ المعدة، والأسود النضيج سريع الفساد مرخٍ للمعدة مصدّع ضارّ للعين، وهو حارّ يابس في الأولى.

---

١ الاجاص: في الاجاص، غ ج ق ب ط م س د: -، ض ‖ ان: + في، ك ٢ للمعدة: -، س ٩ اليابس: -، د ‖ أو الترنجبين أو العسل، ○: والترنجبين والعسل، أ ١٣ الزيتون: في الزيتون الزيتون، غ ج ق ب ط م ك ض د: في الزيتون وهو، س ‖ وخاصة: + الاخضر، ○ ١٥ زيتون: -، ب

PFLAUMEN [*Prunus domestica*].[13] Die Eigenheit der Pflaumen ist die Kühlung und Befeuchtung des Magens und die abführende Wirkung durch die Klebrigkeit und Feuchtigkeit in ihnen. Sie sind schlecht für den Magen und appetithemmend – besonders die süßen [Pflaumen] – und der Körper erhält von ihnen nur leichte Nahrung. Feuchte [Pflaumen] sind wirksamer beim Abführen, besonders die süßen, weichen, obwohl auch saure [Pflaumen] abführend wirken können, indem sie zersetzen und verfeinern – wie die übrigen rein sauren Dinge, wenn sie in Magen und Darm einen Überschuss vorfinden. Finden sie den Magen hingegen rein vor, wirken sie eher stopfend. Ein von Überschüssen reiner Magen ist jedoch selten. Daher wirken auch saure [Pflaumen] abführend, durch die Säure und auch durch die Klebrigkeit und Feuchtigkeit der Substanz. Kleine, feste, adstringierende [Pflaumen] sind schlecht, da sie nicht gut schmecken und nicht abführend wirken. Honigwasser unterstützt ihre abführende Wirkung und wirkt ihrer Schädlichkeit für den kalten Magen entgegen. Sie sind kalt im ersten und feucht im zweiten [Grad]. Saure [Pflaumen] haben stärkere Kälte, wirken weniger abführend und löschen gelbe Galle und Durst. Wenn man Trockenpflaumen in Wasser kocht, das Wasser von ihnen abgießt und [es] mit Zucker, *taranǧubīn*-Honigtau oder Honig trinkt, wirken sie stärker abführend. Personen mit zu viel Hitze sollten Pflaumen vor der Mahlzeit zu sich nehmen und nicht sofort danach mit der Mahlzeit beginnen, damit sie [den Magen] verlassen, die Hitze löschen und die gelbe Galle abführen können. Weiße [Pflaumen] sind langsam verdaulich und wirken nicht abführend wie die anderen Pflaumen. Man verzehrt sie zum Genuss, nicht zur Therapie. Säuerliche Pflaumen sind förderlich zur Linderung der Entzündung am Herzen.

OLIVEN [*Olea europaea*] haben einen geringen Nährwert, vor allem die unreifen, die man in Wasser und Salz einlegt und als Wasseroliven bezeichnet. Diese Oliven – ich meine die unreifen, grünen – stärken den Magen und regen den Appetit an, denn sie werden von adstringierender Substanz beherrscht. Sie sind kalt-trocken im ersten [Grad], gerben den Magen und wenn man sie in Essig einlegt, sind sie stärker und wirksamer in diesen Wirkungen. Ölolivem sind nahrhafter, denn sie werden von fettiger Substanz beherrscht. Die frischen, rötlichen [Öloliven] wirken stopfend und stärken den Magen. Die schwarzen, reifen verderben schnell, entspannen den Magen, rufen Kopf-

13 Im Maghreb bezeichnet *iǧǧāṣ* nicht Pflaumen, sondern Birnen. Mit der Bedeutung „Pflaumen" sind dialektale Reflexe von *iǧǧāṣ* heutzutage fast nur noch im Irak belegt (vgl. Tab. S. 390 und Behnstedt/Woidich 2011, 499–502).

والزيتون إذا أُكل في وسط الطعام استجلب شهوة الطعام وقلّ إبطاؤه في المعدة وإن أُكل ما عظم منه بالمرّي أطلق الطبيعة.

وأمّا **زيت الأنفاق** وهو المتّخذ من الزيتون الأخضر على سبيل الاستعجال للأنفاق فبارد يابس في الدرجة الأولى مضادّ للسموم دابغ للمعدة مقوّ لها صالح للمحرورين ولا سيّما إن كان مغسولاً. وأمّا الزيت المتّخذ من الزيتون المُدرَك وهو الذي يسمّى **الزيت الرِكابي** لأنّه يُحمل على الإبل فحارّ في الأولى معتدل في الرطوبة واليبس نافع من البلغم والبرد، ويجب على المحرورين اجتنابه وأحرّه أكثره لذعًا وأشدّه ريحًا. والعتيق منه حارّ يابس في الثانية جلاء محلل ولذلك يستعمل بدل دهن الخِروَع. وورق الزيتون ينفع من القروح في الفم ويقوّي اللثة والعمود إذا مُضغ أو تمضمض بمائه.

الجَوز قليل الغذاء بطيء الانهضام إلا أنّه يولّد دمًا محمودًا لطيفًا إذا لم يكن عتيقًا، وهو حارّ في الدرجة الثانية يابس في الأولى وفيه رطوبة غريبة إذا عتق تذهب عنه. وفي قشره الداخل قبض يسير فهو لذلك يحبس البطن بعض الحبس وخاصّةً المقلو منه ويضرّ بالسعال. والجوز رديء للمعدة الحارّة لأنّه ينقلب فيها إلى الدخانية والمرار سريعًا لكثرة دسمه، وأمّا المعدة الباردة فتهضمه وتغتذى به.

---

٤ الدرجة : -، ب || الاولى، ○ : -، أ ٦ اكثره، ○ : اكثر، أ ٧ ريحا : زنخًا، ق || وورق : ورق، ب
٩ الجوز : في الجوز ان الجوز : غ ج ق ب ط م س ك د : في الجوز الجوز، ض ١٢ الى ... سريعا : سريعا الى الدخانية والمرار، ○ || وتغتذي : ويغذي، م

schmerz hervor und schädigen die Augen. Sie sind heiß-trocken im ersten [Grad]. In der Mitte der Mahlzeit gegessen regen Oliven den Appetit auf die Speisen an und verlangsamen sie nur geringfügig im Magen. Isst man große Oliven mit *murrī*, wirken sie abführend.

UNFĀQ-ÖL, das aus grünen Oliven gewonnen wird, indem man sie durch Rohre (?) (*anfāq*) presst,[14] ist kalt-trocken im ersten Grad und wirkt Giften entgegen. Es gerbt und kräftigt den Magen und ist für Personen mit zu viel Hitze geeignet – besonders, wenn es gewaschen wurde.[15] Das aus gereiften Oliven hergestellte Öl, das man KAMEL-ÖL nennt, weil es auf Kamelen transportiert wird,[16] ist heiß im ersten [Grad], ausgeglichen in Feuchtigkeit und Trockenheit und hilfreich gegen Schleim und Kälte. Personen mit zu viel Hitze sollten es meiden. Das heißeste [Olivenöl] brennt am meisten und hat den stärksten Geruch. Altes [Olivenöl] ist heiß-trocken im zweiten [Grad] [und] wirkt klärend-auflösend, daher verwendet man es als Ersatz für Rizinusöl. Ölbaumblätter helfen gegen Geschwüre im Mund und stärken Zahnfleisch und Wirbelsäule, wenn man sie kaut oder den Mund mit ihrem Wasser ausspült.

WALNÜSSE [*Juglans regia*] sind wenig nahrhaft und langsam verdaulich, obgleich sie lobenswertes, feines Blut erzeugen, wenn sie nicht alt sind. Sie sind heiß im zweiten und trocken im ersten [Grad] und in ihnen ist eine seltsame Feuchtigkeit, die mit zunehmendem Alter der [Walnüsse] verschwindet. In ihrer inneren Schale ist leichte Adstringenz, daher wirken besonders die gerösteten leicht stopfend und schaden bei Husten. Walnüsse sind schlecht für den heißen Magen, denn aufgrund ihres Fettgehalts wandeln sie sich in ihm schnell zu Rauchartigem und Galle um. Der kalte Magen hingegen verdaut sie und nährt sich von ihnen.

---

14 *Unfāq* < ὀμφάκιον, lat. *omphacium*, bezeichnet das Öl unreifer Oliven (Nasrallah 2007, 623). As-Samarqandī versucht hier, eine arabische Etymologie zu konstruieren. Eine Glosse der Hs. T4 (S. 88), stellt richtig, dass es sich bei *unfāq* um ein griech.-röm. (*rūmī*) Lehnwort handelt, das nicht auf die arabische Wurzel *n-f-q* zurückgeht. Auch Ibn Buṭlān (1990, 82 f.) hatte *unfāq* von der Wurzel *n-f-q* abgeleitet – als Olivenöl, das die Bauern „verbrauchen" (*yunfiqūnahū*).

15 „Gewaschenes" Öl wurde bei der Extraktion mit heißem Wasser behandelt (Nasrallah 2007, 623).

16 Mit „Kamel-Öl" ist das gewöhnliche Olivenöl gemeint. Maimonides gibt an, die Araber hätten es so genannt, da man es auf Kamelen aus der Levante zu ihnen brachte (Meyerhof 1940, 16).

وما عتق منه فلا يصلح للأكل لأنّه يستحيل عند ذلك إلى اللطافة والدسم فيسرع استحالته إلى المرار، ويبثر الفم ويصدّع ويحدث العطش. والجوز الطري أقلّ رداءةً للمعدة وأوفق لتليين البطن لا سيّما إذا أُكل مع المرّي. وما لم يستكمل من الجوز ولم يجفّ ففيه رطوبة لم يستحكم نضجها كما في سائر الثمار قبل بلوغها. وإذا قُشر الجوز من قشره الرقيق ذهب عنه أكثر مضرّته للفم والحلق، ويسهل تقشيره بأن يلقى مع نُخالة الحوّارى على طابق ويُقلى قليًا طويلاً رفيقًا، فإنّ النخالة تحرق تلك القشرة الرقيقة ثمّ يُفرك ويُنشف فينقّى من ذلك القشر ويصير أصلح. ودهنه أحمد منه وهو شديد الحرارة قوّي التحليل، والرطب منه أقلّ إسخانًا وهو أسرع نزولاً عن المعدة وأوفق لها من اللوز الطري وذلك لرخاوة جرمه وفضل حرارته على اللوز. والمقشّر من الطري إذا أُكل مع السكّر يغذو غذاءً كثيرًا ويسمّن البدن ويزيد في المخّ والمني والدماغ. والجوز مع التين والسذاب دواء لجميع السموم ومع البصل والملح ضماد على عَضّة الكلب الكلب وغيره. وإذا أُكل الجوز على الريق أعان على القيء وإذا أكثر منه أخرج حبّ القرع. وعصارة قشره تنفع من الخناق والأورام الحارّة الحادثة في الفم وكذلك خلّه.

البُندُق. إنّ البندق مع أنّه قليل الغذاء فهو أغذى من الجوز لكثافة جرمه وتلزّزه وقلّة الدهنية وكثرة الأرضية التي تدلّ عليها قبضه إلا أنّ الجوز أسرع انهضامًا وأقلّ رداءةً للمعدة منه، وإذا قُشر أَسرَعَ انحداره عن المعدة والأمعاء. وهو حارّ يابس في الأولى يولّد رياحًا في الأسافل ويصدّع، ويقاوم السموم إذا أُكل مع التين والسذاب وينفع من لذع العقارب.

اللَوز شبيه بالجوز إلا أنّه أبطأ انهضامًا منه ولذلك غذاؤه أغلظ وأبقى من غذاء الجوز وأقلّ دهنيةً، وفيه مرارة خفيفة وحلاوة بهما يجلو وينقّي الأحشاء ويفتح سددها ويعين على النفث وفيه أيضًا تغيرة تلين الحلق وتسكّن حرقة البول. وهو معتدل في الحرارة والبرودة رطب في الأولى، وقالوا ليس

---

٥ على طابق : -، ك ‖ تلك : -، ب ٦ فينقى : فيبقى، ج : فينتقى، ك ٧ قوى : وقوى، ك ‖ وهو اسرع : فهو اسرع، م : واسرع، د ٩ المخ والمني : المني، ق ١١ والاورام : وفي الاورام، د ‖ الحارة : -، ○ ‖ خله : يوخذ الجوز اذا صار مثل البندقة ويوضع في الخل اياما فذلك هو خله، ك ١٢ البندق : في البندق، غ ج ق ط م س ك ض د : في الفندق، ب ‖ البندق : الفندق، ب ١٣ الا ان : ولان، ك ١٤ في الأولى : -، ○
١٦ اللوز : في اللوز ان اللوز، غ ج ق ب ط م ك ض د : في اللوز وهو، س

Alte [Walnüsse] sind nicht zum Verzehr geeignet, denn sie wandeln sich dabei zu Feinheit und Fett, so dass sich ihre Umwandlung zu Galle beschleunigt. Sie rufen Aphthen, Kopfschmerz und Durst hervor. Frische Walnüsse sind weniger schlecht für den Magen und förderlicher zum Abführen – vor allem, wenn man sie mit *murrī* isst. In unreifen, ungetrockneten Walnüssen ist unvollständig gereifte Feuchtigkeit, wie in den übrigen Früchten, bevor sie reif werden. Entfernt man die dünne Schale der Walnüsse, ist ihre Schädlichkeit für Mund und Kehle größtenteils von ihnen gewichen. Das Entfernen ihrer Schalen wird erleichtert, indem man sie mit der Kleie von weißem Weichweizenmehl auf eine Platte gibt und lange behutsam röstet, wobei die Kleie jene dünne Schale verbrennt. Dann reibt und trocknet man sie und entledigt sie der Schalen. [Die Walnüsse] werden [dadurch] besser. Ihr Öl ist lobenswerter als die [Walnüsse] selbst, es hat starke Hitze und wirkt stark auflösend. Feuchte [Walnüsse] wirken weniger erhitzend und sinken schneller vom Magen hinab. Sie sind förderlicher für ihn als frische Mandeln, durch die Lockerheit ihrer Masse und den Vorzug ihrer Hitze den Mandeln gegenüber. Isst man geschälte, frische [Walnüsse] mit Zucker, nähren sie in reichhaltigem Maße, machen den Körper fett und vermehren Mark, Sperma und Hirn. Mit Feigen und Raute sind Walnüsse ein Heilmittel gegen alle Gifte und mit Zwiebeln und Salz [lässt sich aus ihnen] ein Verband gegen den Biss tollwütiger Hunde und anderer [Tiere zubereiten]. Auf nüchternen Magen gegessen unterstützen Walnüsse das Erbrechen und wenn man viel davon isst, holen sie den Bandwurm heraus. Der Extrakt ihrer Schalen hilft – ebenso wie [Walnuss]essig – gegen Halsbräune und heiße Geschwulste, die im Mund entstehen.

HASELNÜSSE [*Corylus avellana*]. Trotz ihres geringen Nährwerts sind Haselnüsse nahrhafter als Walnüsse, aufgrund der Dichte ihrer Masse, ihrer festen Verbundenheit, dem geringen Öl- und dem hohen Erdgehalt, auf den ihre Adstringenz hinweist. Walnüsse werden jedoch schneller verdaut und sind weniger schlecht für den Magen. Wenn man [Haselnüsse] schält, sinken sie schneller von Magen und Darm herab. Sie sind heiß-trocken im ersten [Grad], erzeugen Winde im Unterleib und Kopfschmerz. Sie bekämpfen Gifte, wenn man sie mit Feigen und Raute isst und helfen bei Skorpionstichen.

MANDELN [*Prunus dulcis* var. *dulcis*] sind Walnüssen ähnlich, werden jedoch langsamer verdaut. Daher ist ihre Nahrung gröber und bleibender als die der Walnüsse und weniger fetthaltig. In ihnen ist leichte Bitterkeit und Süße, durch die sie die Gedärme klären und reinigen, ihre Obstruktionen öffnen und den Auswurf unterstützen. Zudem haben sie verklebende Wirkung, die die Kehle erweicht und lindern Harnbrennen. Sie sind ausgeglichen in Hitze und Kälte und feucht im ersten [Grad]. Es heißt, in ihnen sei überhaupt keine Adstringenz. Damit sind jedoch geschälte Mandeln gemeint, denn es heißt

فيه قبض بتّةً وإنّما أرادوا المقشّر منه لأنّهم قالوا إنّه ينفع من بلّة المعدة ويدبغها، ولا شكّ أنّ ذلك ليبوسة في قشره وكيف لا وفيه عفوصة وحموضة. وإذا قُلي بقشره كان أدبغ للمعدة والمقشّر غير المقلو ربّما يلين البطن خاصّةً إن أُكل مع التين، وإن أُكل مع السكّر الطَبَرزَد أو الفانيد غذّى غذاءً كثيرًا وسمّن البدن وزاد في المني خاصّةً الرطب منه. ودهنه أخفّ وألطف من جرمه وطبعه إلى الاعتدال جيّد للصدر والرئة والمثانة والكلى غير أنّه وخم بطيء النزول. ودهن اللوز المرّ أحرّ منه وألطف. والمملّح المشوي منه يصلح لتعليل النفس عند الجوع الكاذب.

وأمّا **اللَوز المُرّ** فإنّه يستعمل كالدواء لا كالغذاء، وهو حارّ يابس في الثانية جلاء يفتح السدد وينفع من الربو والحَصى في الكلى والمثانة وينفع من الكلف والنمش إذا طُلي به، ويعين على نفث الأخلاط الغليظة اللزجة من الصدر والرئة.

الفُستُق قليل الغذاء صالح لمن يحتاج إلى التدبير الملطّف من المبرودين، وفيه مرارة قليلة وقبض مع عطرية، فلذلك يصلح لتقوية الكبد ونفض الأخلاط التي قد تمكّنت في مجاريها وفي الصدر والرئة. وبين الأطبّاء الأقدمين خلاف في أنّه هل ينفع المعدة أم لا، والظاهر أنّه ينفع المعدة للقبض والعطرية التي فيه وخاصّةً المقلو منه وينبغي أن يوكل بعد الطعام لما فيه من القبض. وهو حارّ يابس في الثانية وقشره الخارج ينفع من القيء والفُواق وقشره الداخل ينفع من سدد الكبد. وأمّا دهنه فإنّه ينفع من وجع الكبد الحادث من رطوبة ومن لسع الهوامّ.

النارجِيل. مزاجه حارّ في الثانية رطب في الأولى وهو بطيء الانهضام والانحدار يغذو غذاءً كثيرًا جيّدًا ويزيد في المني ويسخن الكلى ونواحيها. والمختار منه الحديث الأبيض الذي فيه الماء العذب، وينبغي لأكله أن يقشّر أعلاه ويأكل الأبيض منه بالفانيد أو بالطبرزد ليسرع انهضامه. وأكل العتيق

---

١ قبض، ○ : -، أ ‖ انه : -، س ١–٢ ذلك ليبوسة : هذه اليبوسة، د ٣ الطبرزد أو الفانيد : والفانيد، غ ٨ والحصى : والحصاة، م ١٠ الفستق : في الفستق ان الفستق، غ ج ق ب ط م ك ض د : في الفستق وهو، س ١١ مجاريها : مجاورتها، ض ‖ وفي : في، ب ١٢ هل : -، ض ١٦ النارجيل : في النارجيل، غ ج ق ب ط م س ك د ‖ كثيرا : -، ب

[ebenfalls], [Mandeln] würden bei feuchtem Magen helfen und ihn gerben und dies beruht zweifellos auf der Trockenheit in ihren Schalen. Wie sollte es auch anders sein, wo in ihnen doch Herbheit und Säure ist. Röstet man sie mit ihren Schalen, gerben sie den Magen stärker, während geschälte, ungeröstete [Mandeln] bisweilen abführend wirken – besonders, wenn man sie mit Feigen verspeist. Isst man sie mit *ṭabarzad* oder *fānīd*-Zucker[17], sind sie sehr nahrhaft, lassen den Körper Fett ansetzen und vermehren das Sperma – insbesondere frische [Mandeln]. Ihr Öl ist leichter und feiner als ihre Masse. Seine Natur neigt zur Ausgeglichenheit, [es ist] gut für Brust, Lunge, Blase und Niere, obwohl es unzuträglich ist und langsam herabsinkt. Das Öl der Bittermandel ist heißer und feiner. Gesalzene gegrillte [Mandeln] sind dafür geeignet, den Appetit bei trügerischem Hunger zu zerstreuen.

BITTERMANDELN [*Prunus dulcis* var. *amara*] verwendet man als Heilmittel, nicht als Nahrungsmittel. Sie sind heiß-trocken im zweiten [Grad], klärend, öffnen Obstruktionen und helfen gegen Asthma und Nieren- und Blasensteine sowie gegen Sommersprossen und Pigmentflecken, wenn man diese damit einreibt. Sie unterstützen den Auswurf grober, klebriger Körpersäfte aus Brust und Lunge.

PISTAZIEN [*Pistacia vera*] haben einen geringen Nährwert und sind für Personen mit zu viel Kälte geeignet, die einer verfeinernden Zubereitung bedürfen. In ihnen ist ein wenig Bitterkeit und Adstringenz, zusammen mit Aroma. Daher sind sie zur Kräftigung der Leber und zum Abstreifen (*nafḍ*) der Körpersäfte geeignet, die sich in ihren Gefäßen sowie in Brust und Lunge festgesetzt haben. Die antiken Ärzte waren sich uneinig darüber, ob sie gut für den Magen sind oder nicht. Es ist [jedoch] offensichtlich, dass sie gut für den Magen sind, aufgrund der Adstringenz und des Aromas in ihnen – besonders [in] gerösteten [Pistazien]. Aufgrund der Adstringenz in ihnen sollte man sie nach der Mahlzeit verzehren. Sie sind heiß-trocken im zweiten [Grad], ihre äußere Schale hilft gegen Brechreiz und Schluckauf und ihre innere Schale gegen Obstruktionen der Leber. Ihr Öl hilft bei durch Feuchtigkeit hervorgerufenem Leberschmerz und Ungezieferbissen.

KOKOSNÜSSE [*Cocos nucifera*]. Ihr Temperament ist heiß im zweiten und feucht im ersten [Grad]. Sie sind langsam verdaulich, sinken langsam herab, nähren in reichhaltigem, gutem Maße, vermehren das Sperma und erhitzen die Nieren und ihre Umgebung. Man sollte die jungen, hellen [Kokosnüsse] wählen, in denen sich das süße Wasser befindet. Um sie zu essen, sollte man die Schale an ihrer Oberseite entfernen und das weiße [Kokosfleisch] mit

17 Vgl. Kap. 2.6 zum Kontext des *K. al-Aġḏiya wa-l-ašriba*.

منه يخرج حبّ القرع والديدان، والادّهان بدُهنه نافع من رياح الأفِرسة والبواسير، وماؤه يزيد في الباه.

العُنّاب. إنّ القدماء لم يتكلّموا فيه كلامًا مشبعًا سوى أنّه عسر الانهضام قليل الغذاء فاشتبه أمره على المتأخّرين. فقال بعضهم هو حارّ رطب في الأولى نافع من السعال والربو وخشونة الحلق ووجع الصدر والكلى والمثانة ملين للطبيعة. وقال بعضهم هو بارد رطب مولّد للبلغم مطفّئ مبرّد مسكّن لنائرة الدم على حلاوته مطفّئ للصفراء كاسر للذع والحدّة العارضين في الأحشاء مقلل للمني مضعف للإنعاظ وتحذلقوا أيضًا في ذلك. فقال من قال إنّه حارّ هو حارّ رطب في وسط الدرجة الأولى والحرارة فيه أغلب من الرطوبة يسكّن الدم ولكن ليس بمسكّن للدم الغالب عليه الرطوبة إذا هاج. وقال بعض من قال إنّه بارد هو بارد إلى الأولى معتدل في اليبوسة والرطوبة وهو إلى قليل رطوبة، وقال ينفع حدّة الدم الحارّ لتغليظه وتلزيجه إيّاه. فلَيتَ شِعْرِي كيف يبرّد على شدّة حلاوته أو كيف يفعل التغليظ بالبرودة وهو مائل عن الاعتدال بزَعمه إلى الدرجة الأولى من البرودة لا فيها أو كيف يكون تغليظه للدم سببًا وعلّةً لنفعه من حدّة الدم كالخشخاش وإنّما يفعل الخشخاش ذلك بيبسه وشدّة برده، وهو رطب قليل البرودة. ونحن لا نشكّ أنّ الشيء الرقيق الحارّ إذا صار غليظًا لزجًا من غير تبرّد في مزاجه صار أحدّ ممّا كان مثل العسل إذا صار ناطفًا والماء الزُعاق إذا صار شورجًا والبول إذا صار ملحًا بل كاللبن إذا انعقد في كرش الفصيل وصار انفخةً. فلَيتَهم أهملوا أمره كما أهمله المتقدّمون

---

٣ العناب : في العناب، ○ ٤ على : مع، ك ٦–٧ مضعف للانعاظ : -، د ٧ ايضا في ذلك : في ذلك ايضا، ض || حار هو : -، س ك : هو، د || حار : -، ق ٩ اليبوسة والرطوبة : ↔، ج د ١٠ فليت : وليت، م || او كيف : وكيف، م ١١ البرودة : البرد، ○ : + وكيف يكون ذلك، ط

fānīd- oder *ṭabarzad*-Zucker essen, um seine Verdauung zu beschleunigen. Der Verzehr alter Kokosnüsse holt den Bandwurm und [andere] Würmer heraus. Das Einreiben mit [Kokos]öl hilft gegen Buckelwinde[18] und Hämorrhoiden. [Kokos]wasser wirkt potenzsteigernd.

Jujuben [*Ziziphus jujuba*]. Die früheren [Ärzte] (*al-qudamāʾ*) haben sich zu ihnen nicht ausführlich geäußert – nur, dass sie schwer verdaulich und wenig nahrhaft seien. So sind die späteren [Ärzte] über sie im Zweifel. Einige sagen, sie seien heiß-feucht im ersten [Grad], würden gegen Husten, Asthma, raue Kehle, Schmerzen in Brust, Nieren und Blase helfen und abführend wirken. Andere sagen, sie seien kalt-feucht, würden Schleim erzeugen, löschend und kühlend wirken und trotz ihrer Süße die Feurigkeit des Blutes lindern, gelbe Galle löschen, Brennen und Schärfe in den Eingeweiden lindern, das Sperma verringern und die Potenz schwächen. In [diesen Äußerungen] zeigen sie zudem übertriebene Genauigkeit. Denn jene, die sagen, sie seien heiß, sagen, sie seien heiß-feucht in der Mitte des ersten Grads und eher von Hitze als von Feuchtigkeit beherrscht. Sie würden das Blut beruhigen, nicht aber von Feuchtigkeit beherrschtes Blut, wenn es aufwallt. Einige derer, die sagen, sie seien kalt, sagen, sie seien kalt zum ersten [Grad] hin, ausgeglichen in Trockenheit und Feuchtigkeit, leicht zur Feuchtigkeit neigend. Sie sagen, sie würden gegen die Schärfe heißen Blutes wirken, indem sie es grob und zähflüssig machten. Wenn ich nur wüsste, wie sie trotz ihrer starken Süße kühlen oder wie sie mit Kälte vergröbern [sollen] – wo sie doch ihrer Behauptung nach von der Ausgeglichenheit dem ersten Grad der Kälte zuneigen, sich [also] nicht in ihm befinden – oder wie ihr Vergröbern des Blutes Anlass und Ursache für ihren Nutzen bei scharfem Blut sein [soll], so wie beim Mohn. Der Mohn bewirkt dies jedoch durch seine Trockenheit und heftige Kälte, während [Jujuben] feucht sind und von geringer Kälte. Ich bezweifle nicht, dass etwas Dünnes, Heißes schärfer wird als zuvor, wenn es grob und zähflüssig wird, ohne dass sich sein Temperament abkühlt – wie Honig, wenn er zu weißem Nougat (*nāṭif*) wird, Brackwasser, wenn es zu Salpeter wird, Harn, wenn er zu Salz wird – ja sogar wie Milch, wenn sie im Magen eines jungen Kamels gerinnt und zu Lab wird. Wenn [die späteren Ärzte] doch das Thema [der Jujuben] vernachlässigt hätten, so wie es die früheren Ärzte getan haben, und ihnen zugestanden hätten,

18 Unter „Buckelwinden" (*riyāḥ al-afrisa*) verstehen die arabischen Ärzte Winde an der Wirbelsäule, die einzelne Wirbel herauslösen, so dass der Rücken buckelig wird (vgl. Ibn Manẓūr 1990 VI, 162).

وأذعنوا لهم في أنّهم هم الموفقون في ذلك! **وقال جالينوس: إنّي ما وجدتُ للعنّاب في حفظ الصحّة على الصحيح ولا ردّها على السقيم كثير عملٍ.**

الغُبَيراء. هو بارد في الأولى يابس في الثانية يغذو غذاءً يسيرًا ويحبس الطبيعة ويشدّ المعدة، وسويقه أقوى في ذلك إذا لم يكن معه سكّر وخاصّةً إذا أُستفّ مع سويق السماق ويسكّن القيء. وهو غذاءٌ موافق للأطفال لأنّه يعدّل طبيعتهم ويسكّن العطش عن الصفراء وينفع من السعال الحادث من الحرارة ومن السحج.

الحبّة الخَضراء. غذاؤها يسير جدًّا رديء وهي بطيئة الانهضام حارّة يابسة في الدرجة الثانية تنفع أصحاب البلغم والرطوبة وتعقل البطن وتنفع الطحال إلا أنّها رديئة للمعدة، وفيها قوّة ملطّفة تدرّ البول والطمث وتبثّر الفم وتصدّع وتذهب بشهوة الطعام. وهي تسخّن الكلى ونواحيها وتسمّنها وتعين على الباه وتنفع من نهش ذوات السموم. وصمغه يطلق البطن ويخرج الأثفال إذا أُخذ منه مثل البُندُقة، ودُهنه ينفع من الأمراض الباردة، وورقه يطوّل الشَعر.

حَبّ الصَنَوبَر يولّد دمًا محمودًا إلا أنّه غليظ وغذاؤه كثير وليس بسريع الانهضام. **والكبار** منه الرقيق القشر الأحمر المطاول الشكل الأبيض اللبّ الذي يؤتَى به من الهند حارّ في الأولى معتدل في الرطوبة واليبس، فيه تسكين وتغرية للمواضع الخشنة من الصدر والكلى والمثانة وينفع من السعال الحادث من البرودة ويعين على نفث ما يجتمع في الصدر والرئة ويزيد في الباه والمني ويدرّ البول ويسخّن الكلى.

---

١ لهم: -، د ٢ ولا: + في، ق ٣ الغبيراء: في الغبيراء، ○ ٤ سكر: سلّ، ب ٦ ومن: و، ض ٧ الحبة الخضراء: في الحبة الخضراء، ○ || غذاؤها: غذاء، ض ١٠ وصمغه: وصمغها، غ ب ك ض د || البطن: -، د || منه: -، ب ١١ ودهنه: ودهنها، غ ب س ك ض د || وورقه: وورقها، غ ب ك ض د ١٢ حب الصنوبر: في حب الصنوبر، ○: + ان حب الصنوبر، غ ج ق ب ط م ك ض د: + وهو، س ١٣ المطاول: المتطاول، م ج

dass sie damit Recht hatten! Galen hat gesagt: *Ich habe bei der Jujube weder zur Bewahrung der Gesundheit für den Gesunden noch zu ihrer Wiederherstellung für den Kranken große Wirkung festgestellt.*[19]

SPEIERLINGSFRÜCHTE [*Sorbus domestica*][20] sind kalt im ersten und trocken im zweiten [Grad], nähren in geringem Maße, wirken stopfend und stärken den Magen. Ihre Grütze (*sawīq*) wirkt diesbezüglich stärker, wenn sie nicht mit Zucker versetzt ist – vor allem, wenn man sie zusammen mit Sumachgrütze einnimmt – und lindert [zudem] das Erbrechen. [Speierlingsfrüchte] sind ein für Kinder geeignetes Nahrungsmittel, denn sie gleichen ihre Natur aus, löschen den Durst von der gelben Galle und helfen gegen von Hitze hervorgerufenen Husten und Darmabschabungen.

TEREBINTHENBEEREN [*Pistacia terebinthus*]. Ihr Nährwert ist sehr gering und schlecht. Sie sind langsam verdaulich, heiß-trocken im zweiten Grad und hilfreich für Personen mit Schleim und Feuchtigkeit. Sie wirken stopfend und nützen der Milz, sind jedoch schlecht für den Magen. In ihnen ist eine verfeinernde Kraft, die den Harn- und Menstruationsfluss fördert, Aphthen und Kopfschmerz hervorruft und den Appetit auf Speisen vertreibt. Sie erhitzen die Nieren und ihre Umgebung, lassen sie Fett ansetzen, unterstützen den Sexualtrieb und helfen gegen den Biss giftiger Tiere. [Terebinthen]harz löst den Bauch und bringt Rückstände zur Ausscheidung, wenn man ein haselnussgroßes Stück davon einnimmt. [Terebinthen]öl hilft gegen kalte Krankheiten und [Terebinthen]blätter lassen die Haare länger werden.

PINIENKERNE erzeugen lobenswertes Blut, sind jedoch grob. Sie haben einen hohen Nährwert und werden nicht schnell verdaut. Die großen, dünnschaligen, braunen, länglichen [Pinienkerne] [*Pinus pinea*] mit weißem Mark, die aus Indien herangebracht werden, sind heiß im ersten [Grad] und ausgeglichen zwischen Feuchtigkeit und Trockenheit. Sie haben lindernde und verklebende Wirkung auf raue Stellen in Brust, Nieren und Blase, helfen gegen durch Kälte hervorgerufenen Husten und unterstützen den Auswurf dessen, was sich in Brust und Lunge ansammelt. Sie steigern die Potenz und vermehren das Sperma, wirken harntreibend und erhitzen die Nieren. Die kleinen

---

19 Dieses Galenzitat (*De alim. facult.* II, 32: Wilkins 2013, 138) hat as-Samarqandī aus Ḥunayn b. Isḥāqs *K. al-Aġḏiya* (Hs. Bankipur, Khuda Bakhsh, 2142, 75[b]) übernommen. In Ḥunayns früherer Übersetzung von Περὶ τροφῶν δυνάμεως stand es noch in einem geringfügig anderen Wortlaut (vgl. Hs. Kairo, Dār al-kutub, 1727 II, 31).

20 Die Bezeichnung *ġubayrāʾ* als Diminutiv zu *ġabrāʾ* „staubfarben" ist von der staubartigen Farbe der Blätter des Speierlings abgeleitet (vgl. Dietrich 1988, 183 f.).

وأمّا **الصغار** ذوات الأضلاع الصلاب القشور فهي أشبه بالدواء منها بالغذاء، وفيها قوى مختلفة من عفوصة وحرافة ومرارة إن لم تنقع في الماء الحارّ حتّى تزول عنها تلك الكيفيات لم تغذ البدن غذاءً محمودًا. وهي حارّة يابسة في الثانية تُسخِن إسخانًا قويًّا وتزيد في الباه وتسخن الكلى جدًّا وتكسر الرياح. ولا ينبغي للمحرورين أن يقربوها، فأمّا المشايخ والمبرودون فينتفعون بها في إسخان أبدانهم وقلع ما في رئاتهم ومثاناتهم من البلاغم. وخَشَبُه إذا طُبخ بالخلّ وتمضمض به نفع من وجع الضرس، ودخّان خشبه يحسّن الأشفار.

في النَبَق. الرطب منه بارد رطب في الأولى مولّد للبلغم، والحلو منه أقلّ بردًا والمائل إلى الحموضة أشدّ بردًا وفيه قبض به يعقل البطن وغذاؤه يسير. واليابس منه بارد يابس في الأولى مسكّن للصفراء مقوٍّ للمعدة دابغ لها حابس للطبيعة وخاصّةً سويقه، وورقه وجميع أجزائه قابض يشدّ أصول الشعر حتّى لا يتناثر.

الزَعرُور شديد القبض يغذو غذاءً يسيرًا ويبطؤ نزوله وينفخ، وهو أشبه بالأدوية منه بالأغذية وأقبض من الغبيراء كثيرًا إلا أنّ الغبيراء ألذّ منه. والجَبَلي الأصفر المائل إلى الحموضة يسيرًا بارد في الأولى يابس في الثانية يشدّ المعدة ويقوّيها ويقمع الصفراء والدم ويقطع القيء، وفيه عطرية بها يقوّي المعدة والكبد الحارّتين. فأمّا الزعرور البُستاني الأحمر فبارد رطب مولّد للبلغم هذا ما قيل فيه، فأما نحن فلم نجد في زعرورَي بلدنا الأصفر والأسود قبضًا يعتدّ به، وإن عُدَّ الأحمر والأبيض اليَقَق من أنواعه فهما أشبه بما قالوا إلا أنّهما إلى اليبوسة أقرب من الرطوبة لقوّة قبضهما.

---

١ فهي، غ ج ق ب ط م س ك ض : فهو، أ د ٢ وحرافة : وحرارة، ك ‖ ومرارة : وحرارة، ج ٣ في الثانية : -، ك ٤ ولا : فلا، ب ‖ ان يقربوها : ليقربوها، غ : ان يقربوا، د : ان ياكلوها، ض ٧ رطب : -، م ‖ مولّد، ○ : متولّد، أ ٧–٨ والمائل ... بردا : -، د ١١ الزعرور: في الزعرور، ○ : + ان الزعرور، غ ج ق ب ط م ك د ض : + وهو، س ١٥ زعروري : زعرور، س ‖ بلدنا : بلادنا، ض ‖ الاصفر والاسود : ↔، م ‖ عد : غذا، م

[Zedernkerne] [*Cedrus libani*][21] mit [flachen] Seiten (*aḍlāʿ*) und festen Schalen kommen eher Heilmitteln als Nahrungsmitteln gleich. In ihnen sind unterschiedliche Kräfte von Herbheit, Schärfe und Bitterkeit. Weicht man sie nicht in heißem Wasser ein, damit diese Qualitäten von ihnen weichen, nähren sie den Körper nicht in lobenswerter Weise. Sie sind heiß-trocken im zweiten [Grad], wirken stark erhitzend, steigern die Potenz, erhitzen die Nieren sehr und lindern die Winde. Personen mit zu viel Hitze sollten ihnen nicht zu nahe kommen. Alte und Personen mit zu viel Kälte hingegen ziehen Nutzen aus ihnen zur Erhitzung ihrer Körper und zur Entfernung des Schleimes, der in ihren Lungen und Blasen ist. Wenn man ihr Holz mit Essig kocht und damit den Mund ausspült, hilft es gegen Backenzahnschmerz. Der Rauch ihres Holzes verschönert die Lidränder.

Christdornbeeren [*Ziziphus spina-christi*]. Frische [Christdornbeeren] sind kalt-feucht im ersten [Grad] und erzeugen Schleim. Süße [Christdornbeeren] sind weniger kalt und zur Säure neigende sind kälter. In ihnen ist Adstringenz, durch die sie stopfend wirken und ihr Nährwert ist gering. Getrocknete [Christdornbeeren] sind kalt-trocken im ersten [Grad], lindern die gelbe Galle, stärken und gerben den Magen und wirken stopfend – dies gilt vor allem für ihre Grütze (*sawīq*). Die Blätter des [Christdorns] und all seine Teile sind adstringierend und stärken die Haarwurzeln, so dass [die Haare] nicht ausfallen.

Azarolen [*Crataegus azarolus*] sind sehr adstringierend, nähren in geringem Maße, sinken langsam hinab und blähen. Sie kommen eher Heilmitteln als Nahrungsmitteln gleich und sind sehr viel adstringierender als Speierlingsfrüchte, die jedoch besser schmecken. Die gelbe Bergazarole, die leicht zur Säure neigt, ist kalt im ersten und trocken im zweiten [Grad], stärkt und kräftigt den Magen, unterdrückt gelbe Galle und Blut, unterbindet Erbrechen und in ihr ist ein Aroma, durch das sie heiße Mägen und Lebern stärkt. Von der roten Gartenazarole heißt es, sie sei kalt-feucht und erzeuge Schleim. Ich habe jedoch in beiden Azarolen meines Landes, der gelben und der schwarzen, keine verlässliche adstringierende Wirkung gefunden. Zählt man die rote und die strahlend weiße [Azarole] zu ihren Sorten, so kommen diese beiden dem näher, was gesagt wurde. Beide sind jedoch durch die Kraft ihrer Adstringenz eher trocken als feucht.

21 As-Samarqandī versteht Zedernkerne als kleine Pinienkerne. Bereits Ḥunayn b. Isḥāq hatte den griechischen Begriff der „Zedernfrucht“ (κέδρων καρπός) aus Galens Nahrungsmittellexikon (*De alim. facult.* II, 16: Wilkins 2013, 117 f.) in seiner arabischen Übersetzung als „Frucht einer Art von Pinie, die man *qadrūs* nennt“ (*ṯamarat nawʿ min aṣ-ṣanawbar yuqāl lahā qadrūs*) umschrieben (Hs. Kairo, Dār al-kutub, 1727 II, 15).

السِبِستان. مزاجه بارد رطب كثير الرطوبة واللزوجة مسكّن للحدّة ملين للطبيعة بلزوجته قليل الغذاء مولّد للبلغم نافع للحلق والصدر والسعال الحادث من الحرارة مانع للعطش.

المَوز كثير الغذاء محمود الخلط بطيء الانحدار عن المعدة. الإكثار منه يولّد النفخ، وهو حارّ رطب في الدرجة الأولى رديء للمعدة مغثٍّ سريع الاستحالة إلى الصفراء يسقط الشهوة ويلين البطن ويذهب خشونة الحلق ويزيد في المني ويوافق الكلى والمثانة ويدرّ البول.

حَبّ الآس يغذو غذاءً يسيرًا، وهو بارد يابس مقوّ للمعدة حابس للطبيعة بالعفوصة التي فيه، صالح لنفث الدم نافع للسعال لحلاوة فيه. وكذلك رُبّه وشرابه، وليس في الأشربة شيء يحبس الطبيعة وينفع السعال إلا شرابه وشراب الخشخاش.

الخرُنُوب الشامي رديء الغذاء رديء للمعدة عسر الانهضام بطيء الانحدار لأنّه خشبي، وهو حارّ في الأولى يابس في الثانية، الرطب منه يطلق البطن واليابس يعقله وهو أوفق للمعدة من الطري ويغزّر البول وهو غير ضارّ للصدر والرئة لحلاوته.

في البِطّيخ. إنّ جوهر البطّيخ على اختلاف أجناسه بارد مع رطوبة كثيرة، وهو في رطوبته في الدرجة الثانية إلا أنّه في المعدة الحارّة، خصوصًا إذا صادف هناك فضلاً حادًّا وكان شديد الحلاوة

---

١ السبستان : في السبستان، غ ج ق ب ط م ك ض د : والسبستان، س ‖ رطب :-، د ٢ مانع : نافع، س ٣ الموز، ق : - أ : في الموز الموز، غ ج ب ط م ك ض د : في الموز، س ٦ حب الاس: في حب الاس، ○: + حب الاس، غ ج ق ب ط م ض د : + وهو، س ٩ الشامي، ○/ ح :-، أ

SEBESTENPFLAUMEN [*Cordia myxa*]. Ihr Temperament ist kalt-feucht mit viel Feuchtigkeit und Klebrigkeit. [Sie] lindern Schärfe, wirken durch ihre Klebrigkeit abführend, sind wenig nahrhaft, erzeugen Schleim, sind hilfreich für Kehle und Brust und bei durch Hitze hervorgerufenem Husten und verhindern Durst.

BANANEN [*Musa* sp.][22] sind sehr nahrhaft, von lobenswertem Körpersaft und sinken langsam vom Magen herab. In großer Menge verzehrt erzeugen sie Blähungen. Sie sind heiß-feucht im ersten Grad, schlecht für den Magen, erregen Übelkeit, werden schnell in gelbe Galle umgewandelt und wirken appetithemmend und abführend. Sie vertreiben die Rauheit der Kehle, vermehren das Sperma, sind förderlich für Nieren und Blase und wirken harntreibend.

MYRTENBEEREN [*Myrtus communis*] nähren in geringem Maße. Sie sind kalt-trocken, stärken den Magen, wirken durch die ihnen innewohnende Herbheit stopfend, sind zum Auswurf von Blut geeignet und helfen durch die in ihnen enthaltene Süße gegen Husten. Ebenso verhält es sich mit [Myrtenbeeren]dicksaft und dem [Myrtenbeeren]trank. Außer dem [Myrtenbeeren]trank und dem Mohntrank gibt es keinen Trank, der stopfend wirkt und gegen Husten hilft.

SYRISCHES JOHANNISBROT [*Ceratonia siliqua*] hat einen schlechten Nährwert, ist schlecht für den Magen, schwer verdaulich und sinkt aufgrund seiner holzartigen Beschaffenheit langsam herab. Es ist heiß im ersten und trocken im zweiten [Grad]. Feuchtes [Johannisbrot] wirkt abführend und getrocknetes [Johannisbrot] wirkt stopfend und ist förderlicher für den Magen als das frische. Es vermehrt den Harn und ist durch seine Süße nicht schädlich für Brust und Lunge.

MELONEN [*Cucumis melo*].[23] Die Substanz der Melonen ist ungeachtet der Verschiedenheit ihrer Sorten kalt mit viel Feuchtigkeit. Sie befinden sich in ihrer Feuchtigkeit im zweiten Grad, wandeln sich jedoch in heißen Mägen zu gelber Galle. Dies gilt besonders, wenn sie dort einen scharfen Überschuss vorfinden, sehr süß und gut gereift sind und man [den Teil] ihres [Fruchtfleisches]

---

22 *Mawz* (< sanskr. *moca*) bezeichnet Dessertbananen und Kochbananen gleichermaßen. Sie können in den Quellen auch auf Grundlage ihrer Verwendung nicht unterschieden werden, da man auch Dessertbananen im unreifen Zustand gepflückt und gekocht hat, so wie es auch süße Kochbananensorten gab, die roh verzehrt wurden (vgl. Watson 1983, 171; Davidson 2006, 56).

23 *Biṭṭīḫ* wird hier zugleich als Oberbegriff für sämtliche Melonenarten und als Bezeichnung für die Zuckermelone (*Cucumis melo*) verwendet (vgl. S. 396f.; Amar/Lev 2011, 195; Paris/Amar/Lev 2012, 25).

جيّد النضج وأُكل منه ممّا يلي بزره ولم يوغل فيه إلى ناحية القشر يستحيل صفراءً، خصوصًا إذا أُكل على جوع شديد ولم يُتبع بطعام. وإذا اتّفق من أضداد هذه الأسباب وهو الأكثَري يستحيل بلغمًا لأنّه ميّال سريع الاستحالة إلى الصفراء وإلى البلغم إذا لم يستمرئ على ما ينبغي. وهو سريع الانحدار عن المعدة والأمعاء لجلائه ولذلك يدرّ البول ويقلع الوسخ والكلف والبَهَق الرقيقين. وبزره أحلى من جرمه حتّى أنّه ينقّي الكلى والمثانة من الحصى الصغار المتولّدة فيها. والبطّيخ رديء للمعدة مغثّ والإكثار منه يولّد الهيضة الرديئة، وينبغي للمحرورين أن يتبعوه بالسكنجبين أو يتجرّعوا عليه الخلّ وللمبرودين بما يسخن المعدة ويجلو البلغم عنها. وأصل البطّيخ من مقيّئات الصفراء.

والبطّيخ المستطيل الحامض الذي يكون من القِثّاء إذا كبر ونضج فإنّه لا يستحيل إلى الصفراء، وينتفع به المحمومون والملتهبون لأنّه مع حموضته لا يخلو من جلاء وبرد.

وأمّا **البطّيخ الهندي** فإنّه قوّي الترطيب والتطفئة نافع لأصحاب الحمّيات المحرقة ولمن يحتاج أن يتولّد فيه بلغم رطب يقاوم مَرارًا حادًّا رديء الكيفية قليل الكمّية لا يجيب إلى الإسهال وبدنه ضعيف نحيف، فإنّه وإن كان يمكن أن يبدّل مزاج ذلك المرار بالأشياء الحامضة فإنّ التَفِه في هذا الوقت أوفق إذ كانت الحوامض لا تخلو من تقطيع وتلطيف ومثل هذا البدن لا يحتمل ذلك. فإن أُديم عليه السكنجبين زاده هُزالاً وضعفَ قوّةٍ وأوهن معدته وربّما سحج أمعاءه، وإن أديم عليه الحوامض التي معها قبض لم يخل من تكثيف ذلك الخلط والزيادة في السدد إن كانت في كبده أو مَسامّه، ولم يرطب أيضًا لأنّ القابض الحامض يجفّف ولا يرطّب. فأمّا التَفِه ولا سيّما ما له غلظ جرم مع أدنى حلاوة كما عليه البطّيخ الهندي فإنّه يرطّب ويبدّل مزاج المرار ويولّد في الكبد دمًا مائيًا يصلح

---

٣ ميال: سيال، ك ‖ والى: أو الى، ق ٤ ولذلك، غ ج ق ب ط م س ك د: وكذلك، أ، ض ‖ الرقيقين: الرقيق، د ٧ الخل: -، ض ١٠ الترطيب: الرطب، ض ١٣ اذ، ○: اذا، أ ١٤ وان: فان، م

gegessen hat, an dem sich die Kerne befinden, ohne weit zu dem [an der] Schale [gelegenen Fruchtfleisch] vorzudringen, sowie [auch], wenn man sie mit starkem Hunger gegessen und danach keine Speise folgen lassen hat. Wenn sie den Gegenteilen dieser Ursachen entsprechen – und dies ist bei den meisten [Melonen] der Fall –, wandeln sie sich zu Schleim, denn sie neigen [dazu] und wandeln sich schnell zu gelber Galle und Schleim, wenn sie nicht richtig verdaut werden. Durch ihre klärende Wirkung sinken sie schnell von Magen und Darm herab, wirken daher harntreibend und entfernen leichte Formen von Schmutz, Sommersprossen und Vitiligo. Ihre Kerne sind süßer als ihre Masse und reinigen sogar Nieren und Blase von den kleinen Steinen, die in ihnen entstehen. Melonen sind schlecht für den Magen und rufen Übelkeit hervor. In großer Menge gegessen erzeugen sie bösartigen Brechdurchfall. Personen mit zu viel Hitze sollten nach ihrem Verzehr Oxymel oder einige Schlucke Essig trinken. Personen mit zu viel Kälte sollten nach ihrem Verzehr etwas zu sich nehmen, was den Magen erwärmt und ihn von dem Schleim klärt. Die Wurzel der Melonenpflanze gehört zu den Mitteln, die das Erbrechen von gelber Galle veranlassen.

„Längliche, saure Melonen“ [d.h. Schlangenmelonen] [*Cucumis melo* var. *flexuosus*], die aus der Schlangengurke (*qiṯṯāʾ*) entstehen, wenn diese ausgewachsen und gereift ist, wandeln sich nicht zu gelber Galle. Fieberkranke und Personen mit Entzündungen ziehen Nutzen aus ihnen, da sie trotz ihrer Säure nicht frei von Klärung und Kälte sind.

„Indische Melonen“ [d.h. Wassermelonen] [*Citrullus lanatus*] wirken stark befeuchtend und löschend. Sie helfen Personen mit brennenden Fiebern sowie jenen, die feuchten Schleim in sich bilden müssen, der scharfe Gallen von schlechter Qualität und geringer Quantität bekämpft, die nicht auf das Abführen (*ishāl*) ansprechen, während ihre Körper schwach und schmächtig sind. Selbst wenn das Temperament jener Gallen durch saure Dinge geändert werden kann, sind geschmacksneutrale [Melonen] zu dieser Zeit förderlicher, da saure Dinge (*ḥawāmiḍ*) nicht frei von Zersetzung und Verfeinerung sind und derartige Körper dies nicht vertragen. Gibt man den [Melonen] Oxymel hinzu, verstärken sie die Magerkeit und Kraftlosigkeit [der Patienten], schwächen ihre Mägen und können ihren Darm abschaben. Gibt man ihnen saure Dinge hinzu, die Adstringenz aufweisen, sind sie nicht frei davon, jenen Körpersaft zu verdichten und die Obstruktionen zu vermehren – seien sie in ihren Lebern oder ihren Poren. Sie wirken auch nicht befeuchtend, denn Adstringierendes, Saures wirkt trocknend und nicht befeuchtend. Geschmacksneutrale [Melonen] – besonders jene, die wie Wassermelonen grobe Masse mit geringer Süße haben – wirken befeuchtend, ändern das Temperament der Galle und erzeugen in der Leber wässriges Blut, das die Schlechtigkeit galligen Blutes in

به رداءة الدم المراري في العروق إذا امتزج به. وفي البطّيخ أنواع قريبة من البطّيخ الهندي في قلّة الحلاوة وبعد الاستحالة إلى الصفراء وتبريد البدن وترطيبه إلا أنّها لا تبلغ شأوه في لطافة الجوهر وشدّة الترطيب سوى أنّ المحرور لا يحتاج إلى إصلاحها.

وأمّا الحَدَج فرديء عسر الهضم ولا سيّما ما صلب وكبر منه وأمّا الصغار والرطب منه فدون ذلك، وإذا أكثر منه أورث النفخ ووجع البطن.

القِثّاء والخِيار. هما باردان رطبان في الدرجة الثانية يسكّنان العطش ويبرّدان المعدة ويقمعان الصفراء ويدرّان البول إلا أنّهما بطيئا الانحدار يتولّد منهما في العروق والأَورِدة خلط غليظ يتولّد منه حمّيات. والمختار منهما ما صغر حبّه وجسمه وأحمد ما فيهما اللباب، وليس سائرهما بمحمود لعسر انهضام ذلك وغلظه. وهما من طعام المحرورين ويضرّان بالمبرودين، والخيار أعني القَثَد أبرد مزاجًا من القثّاء وأعسر استمراءً وشمّه صالح للغشي الحادث من الحرارة. وبزر القثّاء خير من بزر الخيار وهما يدرّان البول وينفعان من السعال الحادث من الحرارة ويلينان الصدر ويطفّئان حرارة المعدة. وأصل الخيار إذا طُبخ بالماء وتمضمض به سكّن وجع الأسنان.

القَرع. إنّ القرع يغذو البدن غذاءً باردًا رطبًا يسيرًا جيّدًا فلذلك يصلح للمحمومين ولمن به عطش، وهو سريع الانحدار للزوجته ورطوبته نافع من السعال وهو أيضًا سريع الفساد في المعدة إذا أبطأ فيها أو كان فيها فضل رديء. وأحمد ما اتّخذه أصحاب المرّة الصفراء وأبعد من الاستحالة أن يتّخذ بماء الحصرم أو بماء الرمّان أو الخلّ ودهن اللوز، وإذا عمل بالسفرجل ولّد خلطًا محمودًا. وأصلح ما عمل

---

٢ شاؤه: ماءه، م ٤ ما، ○: -، أ ٦ القثاء والخيار: في القثاء والخيار، غ ج ق ب م س ك ض د: في الخيار والقثاء، ط ٧ والاوردة، ك: والأوراد، أ غ ج ق ب ط م س ض د ٨ بمحمود: محمودا، م ٩ القثد: القثاء، د ١١ من السعال: السعال، ق ١٢ به: -، ب ١٣ القرع: في القرع، ○ ‖ ان: -، ك ١٥ أو كان: وكان، ج س د ‖ واحمد: واحمده، م ‖ اصحاب: صاحب، د

den Adern korrigiert, wenn es sich mit ihm mischt. Unter den Melonen gibt es Sorten, die der indischen Melone nahe sind in ihrer geringen Süße, ihrer nicht naheliegenden Umwandlung zu gelber Galle und ihrer kühlenden und befeuchtenden Wirkung auf den Körper, doch erreichen sie nicht ihr Maß an feiner Substanz und Intensität der befeuchtenden Wirkung. Nur jemand mit zu viel Hitze braucht sie nicht zu korrigieren.

UNREIFE MELONEN (*ḫadağ*) sind schlecht und schwer verdaulich, besonders die harten und großen. Die [Wirkung] kleiner, feuchter [unreifer Melonen] ist geringer. Isst man viel davon, rufen sie Blähungen und Bauchschmerzen hervor.

SCHLANGENGURKEN [*Cucumis melo* var. *flexuosus*] und GURKEN [*Cucumis sativus*]. Beide sind kalt-feucht im zweiten Grad, löschen den Durst, kühlen den Magen, unterdrücken gelbe Galle und wirken harntreibend. Sie sinken jedoch langsam herab und erzeugen in den Adern und Venen groben Körpersaft, aus dem Fieber entstehen. Man sollte von beiden die kleinen Früchte mit kleinen Kernen wählen, wobei ihr Innerstes am lobenswertesten ist. Die übrigen sind nicht lobenswert, da sie schwer verdaulich und grob sind. Beide gehören zur Speise der Personen mit zu viel Hitze und schaden Personen mit zu viel Kälte. Gurken (*ḫiyār*) – damit meine ich *qaṯad*-Gurken[24] – haben ein kälteres Temperament als Schlangengurken und sind schwerer verdaulich. Das Riechen an ihnen hilft gegen durch Hitze ausgelöste Bewusstlosigkeit. Schlangengurkensamen sind besser als Gurkensamen, beide wirken harntreibend, helfen gegen durch Hitze ausgelösten Husten, erweichen die Brust und löschen die Hitze des Magens. Wenn man die Wurzel der Gurkenpflanze in Wasser kocht und damit den Mund ausspült, lindert sie Zahnschmerzen.

FLASCHENKÜRBISSE [*Lagenaria siceraria*][25] liefern dem Körper kalte, feuchte, geringe und gute Nahrung und sind daher für Fieberkranke und Durstige geeignet. Aufgrund ihrer Klebrigkeit und Feuchtigkeit sinken sie schnell herab, helfen gegen Husten und verderben auch schnell im Magen, wenn sie sich darin verlangsamen oder sich darin ein schlechter Überschuss befindet. Für Personen mit gelber Galle am lobenswertesten und am weitesten von der Umwandlung entfernt sind sie, wenn man sie mit Agrest, Granatapfelsaft oder Essig und Mandelöl zu sich nimmt. Mit Quitten zubereitet erzeugen sie lobenswerten Körpersaft. Für Fiebernde und Hustenpatienten sind sie am besten

24 Vgl. S. 61, Anm. 21.

25 Anders als im modernen Arabischen bezeichnet *qarʿ* hier nur den Flaschenkürbis. Die amerikanische Kürbisgattung *Cucurbita* kam erst nach Kolumbus in den Mittelmeeraum und war den Arabern zur Abbasidenzeit noch nicht bekannt (vgl. Janick 2007, 1453).

به للمحمومين وأصحاب السعال أن يُطبخ مع كشك الشعير والماش المقشّر. ولا ينبغي أن يُسلق القرع لئلا يزداد رطوبته، والمشوي منه والمقلو يذهب عنه كثير من رطوبته وليس فيما يبقى منه قوّة قوّية، وإذا طُبخ مع اللحم كان من أسرع الأشياء وأجودها انهضامًا ومتّى طُبخ وحده كان أعسر انهضامًا ويجب أن يطيّب بالتوابل الحارّة ليقلّ رطوبته ويعذب ويصير ذا طعم فتقبله المعدة وتستمرئه. وهو بارد رطب في الدرجة الثانية يطلق البطن ولا يدرّ البول. ودهنه بارد رطب جالب للنوم جيّد للحرّ والسَهَر.

الباذِنجان حارّ يابس في آخر الدرجة الثانية ودليل حرارته مرارته وحرافته، وهو يولّد دمًا الغالب عليه الحرافة والحدّة يستحيل بعد وقت يسير مرّةً سوداءً يتولّد منها فساد اللون والأمراض السوداوية. ولصيرورة الدم المتولّد منه إلى المرّة السوداء مال أمره إلى إحداث الأمراض السوداوية. قال بعض الأوائل إنّه بارد يابس، وإذا أُكل الباذنجان نيًّا كما هو عادة أهل العراق فهو أحرى بأن يبثّر الفم ويسخن الدم ويحرقه. وبعده في توليد هذه المضارّ ما أُكل منه مشويًا بلا دهن وبعده المشوي بالدهن لأنّه لم يبق فيه من الحدّة إلا اليسير ولا يتبين ضرر ذلك إلا أن يكثر منه، لأنّه غذاء مألوف لذيذ حبيب إلى الطبيعة فتُقبل عليه وتجيد هضمه وتنفى عنه ما لا يصلح للبدن. وأمّا إذا سُلق الباذنجان أولاً سلقةً خفيفةً بعد أن يُنزع قشره ثمّ يُعمل منه البُوراني بدُهن عذب كدهن اللوز ودهن الخَلّ فهو جدير بأن لا يضرّ البتّة لذهاب الحدّة عنه وأولى بأن لا يتولّد منه الأمراض السوداوية، وهو جيد

---

٢ كثير: كثيرا، ق ٣ اعسر: اسرع، ب س ك ض د ٦ والسهر: واليبس، س ك: -، د ٧ الباذنجان : في الباذنجان، ○: + ان الباذنجان، غ ج ق ب ط م ض: + الباذنجان، ك: + وهو، س د ٩ ولصيرورة: لصيرورة، ب ‖ المرة: المرارة، ك ١٠ فهو: -، ج ١١ بلا ... المشوي: -، د ١٣ عليه: + الطبيعة، س ١٤ منه البوراني: -، ج: البوراني، ك ١٥ لذهاب ... عنه: -، ب

geeignet, wenn man sie mit Gersten-*kišk* und geschälten Erbsen kocht. Flaschenkürbisse sollte man nicht [in Wasser] kochen, um nicht ihre Feuchtigkeit zu erhöhen. Gegrillte und gebratene [Flaschenkürbisse] verlieren viel von ihrer Feuchtigkeit und in dem, was von ihnen übrig ist, ist keine starke Kraft. Mit Fleisch gekocht gehören sie zu den am schnellsten und am besten verdaulichen Dingen. Allein gekocht [hingegen] sind sie schwerer verdaulich und müssen mit heißen Gewürzen versetzt werden, damit ihre Feuchtigkeit abnimmt, sie süß werden und Geschmack bekommen, so dass sie der Magen annimmt und verdaut. Sie sind kalt-feucht im zweiten Grad, wirken abführend und nicht harntreibend. Ihr Öl ist kalt-feucht, schlafbringend und gut bei Hitze und Schlaflosigkeit.

AUBERGINEN [*Solanum melongena*] sind heiß-trocken am Ende des zweiten Grades. Auf ihre Hitze weisen ihre Bitterkeit und Schärfe hin. Sie erzeugen Blut, das von scharfem Geschmack (*ḥarāfa*) und Schärfe (*ḥidda*) beherrscht wird und sich nach kurzer Zeit zu schwarzer Galle wandelt, welche die Gesichtsfarbe verdirbt und schwarzgallige Krankheiten hervorruft. Da das von ihnen erzeugte Blut zu schwarzer Galle wird, neigen sie dazu, schwarzgallige Krankheiten hervorzurufen. Einige der früheren [Ärzte][26] sagten, sie seien kalt-trocken. Verzehrt man Auberginen roh, wie es im Irak Sitte ist, rufen sie eher Aphthen im Mund hervor und erhitzen und verbrennen das Blut. Die nächstschädlichen in dieser Hinsicht sind [Auberginen], die man ohne Öl gegrillt isst, und diesen folgen die in Öl gegrillten, weil in ihnen nur noch geringe Schärfe ist, deren Schädlichkeit nur dann zu Tage tritt, wenn man sie in großer Menge zu sich nimmt. Denn sie sind ein vertrautes, wohlschmeckendes Nahrungsmittel, das der Natur lieb ist, so dass sie es annimmt, gut verdaut und von dem reinigt, was für den Körper nicht förderlich ist. Wenn man Auberginen nach dem Schälen zunächst leicht kocht und aus ihnen dann mit süßem Öl – wie Mandelöl und Sesamöl – *būrānī*[27] zubereitet, schaden sie möglicherweise überhaupt nicht, da ihre Schärfe sie verlassen hat und sie weniger dazu neigen, schwarzgallige Krankheiten hervorzurufen. Sie sind gut für den Magen,

26 Mit *awāʾil* meint as-Samarqandī hier frühere arabische Ärzte. Galen und den anderen griechischen Ärzten waren Auberginen noch unbekannt, während Ärzte des 7. und 8. Jh.s wie Ibn Māsarǧawayh und Ibn Māsawayh sich bereits zu ihnen geäußert hatten (vgl. S. 397; Ibn Sīnā 1877 I, 272).

27 In Salzwasser eingelegte und dann in Öl gebratene Auberginen, die angeblich auf der Hochzeit von Būrān, der Tochter des Kalifen al-Maʾmūn, serviert worden waren (Perry 2001a, 241–243).

للمعدة التي تقيء الطعام دائمًا رديء للعين والرأس وفيه تفتيح لسدد الكبد والطحال. وإذا طُبخ بالخلّ ذهب عنه إضراره بالرأس وبقي تفتيحه للسدد. والمشوي منه أصلح للمعدة والمطبوخ بالخلّ أوفق للمحرورين وأصحاب الأكباد الحارّة والأطحلة الغليظة حتّى أنّه ينفعهم نفعًا بيّنًا. والحديث منه أجود من العتيق وأقلّ مرارةً وليس له بانفراده نسبة إلى عقل البطن وإمساكه. وأقماعه المجففة في الظلّ نافعة من البواسير نثورًا وطلاءً وبخورًا.

الكمأة. هي عديمة الطعم تقبل جميع الطعوم باردة رطبة غليظة الجوهر عسرة الانهضام، ينبغي أن توكل بالأبازير والمرّي لأنّها إن انهضمت فليس الخلط المتولّد منها برديء وإن لم يستحكم انهضامها يتولّد منها خلط بلغمي غليظ يورث أمراضًا بلغميةً، وماؤها يجلو العين.

والفُطر من أنواعها وفيه أصناف قاتلة لكيفية رديئة تستفيدها ممّا يجاورها عند نباتها، يعرف ذلك بلونها من الحُمرة والتطويس وبرائحتها المنكرة ولزوجتها وسرعة عفونتها ونباتها عند أجحار الهوامّ والأشجار الرديئة. والمختار والجيّد منه الشديد البياض بارد جدًّا أيضًا يقرب برده من برد الأدوية القتالة، ويعرض من إكثاره الذبحة والخوانيق والهيضة الصعبة وبرد الأطراف وعسر البول، فلذلك تركه أحمد من التعرض له. وسبب فضل الكمأة على الفطر في قلّة الرداءة أنّ الكمأة تنبت في مواضع رملية قليلة الرطوبة والفطر ينبت في المواضع الندية.

وأمّا **الغَوشَنة** فهي قريبة من الكمأة باردة رطبة وهي أقلّ بردًا وأصلح، وفيها بورقية وملوحة تفارقها عند السلق ويصلحها السلق. وليس له من الغلظ واللزوجة ورداءة الخلط ما للكمأة وهي توكل بالحموضات ولذّته كلذّة الغضاريف.

---

١ دائما: + هو، ك ٣ الاطحلة، ج ق ب ط م س ك ض د: الاطلحة، أغ ‖ والحديث: والجديد، ب ٤ البطن، ○: -، أ ٥ وطلاء وبخورا: ↔، م ٦ الكمأة: في الكماة، ج ق ب ط ك ض د ٧ المتولد منها، ○: المتولد منه، أ ٨ وماؤها، ض: وماؤه، أغ ج ق ب ط م س ك د ٩ لكيفية: بكيفية، غ ض د ‖ تستفيدها: يستفيد، د ١٣-١٤ مواضع رملية: المواضع الرملية، ك ١٥ الغوشنة: الغوشينة، ب ‖ بردا: + منه، ق ب م ك

der ständig Speisen erbricht, schlecht für Augen und Kopf und wirken öffnend auf Leber- und Milzobstruktionen. Kocht man sie mit Essig, verlässt sie ihre schädliche Wirkung auf den Kopf und ihre öffnende Wirkung auf die Obstruktionen bleibt. Gegrillte [Auberginen] sind besser für den Magen und mit Essig gekochte sind förderlicher für Personen mit zu viel Hitze und Personen mit heißer Leber und grober Milz – sie sind ihnen sogar ausgesprochen nützlich. Frische [Auberginen] sind besser als alte und weniger bitter. [Auberginen] allein haben keine abführende oder stopfende Wirkung. Im Schatten getrocknete [Auberginen]stiele helfen gegen Hämorrhoiden, wenn man sie damit bestreut, bestreicht oder beräuchert.

TRÜFFELN [*Terfezia* sp.] haben keinen Eigengeschmack und nehmen sämtliche Geschmäcker an. Sie sind kalt-feucht, von grober Substanz, schwer verdaulich und man sollte sie mit Gewürzen und *murrī* verzehren, denn wenn sie verdaut werden, ist der von ihnen erzeugte Körpersaft nicht schlecht. Werden sie [jedoch] nicht vollständig verdaut, erzeugen sie schleimigen, groben Körpersaft, der schleimige Krankheiten hervorruft. [Trüffel]saft klärt das Auge.

Zu ihren Arten gehören die *FUṬR*-PILZE[28]. Bestimmte *fuṭr*-Pilze wirken tödlich, aufgrund einer schlechten Qualität, die sie beim Wachsen von ihrer Umgebung erlangen. Man erkennt dies an ihrer roten Farbe und ihrem Schmuck (*taṭwīs*), ihrem abstoßenden Geruch, ihrer Klebrigkeit, ihrer schnellen Verderblichkeit und daran, dass sie bei Ungezieferhöhlen und schlechten Bäumen wachsen. Die auszuwählenden, guten [*fuṭr*-Pilze] sind sehr weiß und auch sehr kalt. Ihre Kälte ist der Kälte tödlicher Drogen nahe. Verzehrt man viel davon, stellen sich Angina, Halsbräune, schwerer Brechdurchfall, kalte Akren (*aṭrāf*) und Schwierigkeiten beim Harnlassen ein. Es ist daher löblicher, auf sie zu verzichten als sich ihnen auszusetzen. Die Ursache des Vorzugs der Trüffeln vor den *fuṭr*-Pilzen aufgrund geringerer Schlechtigkeit ist, dass Trüffeln in sandigen, wenig feuchten Gebieten wachsen und *fuṭr*-Pilze in feuchten Gebieten.

ĠAWŠANA-PILZE[29] sind den Trüffeln nahe, kalt-feucht und dabei weniger kalt und tauglicher. Sie haben einen Natron- und Salzgehalt, der sie beim Kochen [in Wasser] verlässt – das Kochen korrigiert sie [somit]. Sie haben nicht die Grobheit, die Klebrigkeit und den schlechten Körpersaft der Trüffeln. Man isst sie mit Saurem (*al-ḥumūḍāt*) und ihr Wohlgeschmack gleicht dem von Knorpel.

---

28 Dietrich (1988, 588) geht davon aus, dass es sich bei *fuṭr* um echte Pilze (*Fungi*) handelt. Die arabischen Gelehrten betrachteten sie offenbar als Unterart der Trüffel (*kamʾ*) (vgl. Ibn Manẓūr 1990 V, 56).

29 Eine im Maghreb unbekannte Pilzart (Dozy 1927 II, 231).

وأمّا **الكَشنَج** فهو من جنس الكمأة ملزّز مجتمع في عظم الكلية وأكبر منها محزّز الرؤوس جدًّا كَمِدها غائرُ التحازيز أبيض الأصول ينبت في الرمال نبات الكمأة لذيذ يكثر ببلاد ما وراء النهر وخُراسان أيضًا. وهو أصلح هذه في بابها وأقلّها في مضرّتها ولم يسمع قطّ أنّه ضرّ أحدًا مضرّة الفطر والكمأة، وإصلاحه يكون بالمرّي والزيت والملح والصعتر.

الرِيباس بارد يابس في الثانية عاقل للبطن مطفئ للحرارة مسكّن للصفراء والدم قاطع للعطش مقوّ للمعدة مانع للغثيان والقيء الحادث عن حرارة المعدة، وينفع من الحصبة والجدري والطاعون والوباء له قوّة حُمّاض الأترجّ والحصرم.

قَصَب السُكَّر حارّ رطب باعتدال يلين الحلق والصدر والرئة ويجلو الرطوبة التي فيها وينفع من السعال ويدرّ البول ويذهب بالحرقة الكائنة عند خروجه. ومعه نفخ ورياح فمَن أراد أن يقلّ نفخه فليقشّره ويغسله بالماء الحارّ ويبرّده فانّه يقلّ نفخه وفيه معونة على القيء، والصمغ الذي يوجد عليه كالملح يجلو العين.

وأمّا **الإجّاص البرّي** و**ثمرة العليق** و**عِنَب الثَعلَب** فغذاؤها يسير جدًّا ومع ذلك رديء للمعدة وقيل إنّها تورث اختلاطًا. وثمر العليق إذا أُكل وهو بين الفجّ والنضيج عقل البطن. و**حبّ السِمنة** حارّ يزيد في الباه ويسمّن، وكذلك **حبّ الزَلَم**.

وأمّا البلّوط والشهدانق والسمسم والخشخاش وحبّ القلقل فقد ذُكِرَت في الحبوب والبزور.

---

١ واكبر: واكثر، غ: والاكثر، ج ‖ جدا: -، ض ٢ أبيض، أ: بيض، ○ ‖ لذيذ: لذيذه، م ٣ مضرتها: ضررها، ج ‖ ضر: أضر، ب ٥ الريباس: في الريباس، ○: + الريباس، غ ج ق ب ط م ض د: + وهو، س ٧ والحصرم: -، ض ٨ قصب السكر: في قصب السكر، ○: + قصب السكر، غ ج ق ب ط م ك د ض: + وهو، س ٩ ويذهب: فيذهب، ق ‖ ومعه: ومع، ج ١٠ فليقشره ... نفخه: -، د ١٣ وثمر: وثمرة، س ك ض

Kašnaǧ-Pilze gehören der Gattung der Trüffeln an. Sie sind fest und kompakt, nierengroß und größer, mit sehr eingekerbten Köpfen, deren farblich veränderter Teil (*kamiduhā*) unterirdische Einkerbungen hat, und mit weißen Wurzeln. Wie die Trüffeln wachsen sie in Sandgebieten, sind wohlschmeckend und ebenfalls zahlreich in Transoxanien und Chorasan. Sie sind die besten und am wenigsten schädlichen dieser Gruppe. Man hat noch nie vernommen, dass sie jemandem so geschadet hätten wie *fuṭr*-Pilze und Trüffeln. Ihre Korrektur erfolgt durch *murrī*, Olivenöl, Salz und Thymian.

Rhabarber [*Rheum ribes*] ist kalt-trocken im zweiten [Grad], wirkt stopfend, löscht Hitze, beruhigt gelbe Galle und Blut, löscht den Durst, stärkt den Magen und hemmt durch Magenhitze ausgelöste Übelkeit und Erbrechen. Er hilft gegen Masern, Pocken, die Pest und die Seuche und verfügt über die Kraft von Zitronatzitronenfruchtfleisch und unreifen Weinbeeren.

Zuckerrohr [*Saccharum officinarum*] ist ausgeglichen heiß-feucht. Es erweicht Kehle, Brust und Lunge und klärt die Feuchtigkeit in ihnen. Es hilft gegen Husten, wirkt harntreibend und vertreibt das Brennen beim Wasserlassen. Es geht mit Blähung und Winden einher. Wer seine Blähwirkung verringern möchte, sollte es schälen, mit heißem Wasser waschen und abkühlen lassen, so ist seine Blähwirkung gering. [Zudem] unterstützt es das Erbrechen. Das Harz, das sich auf dem [Zuckerrohr] befindet, ist wie Salz und klärt das Auge.

Wildpflaumen, Brombeeren [*Rubus* sp.] und Nachtschatten[beeren] [*Solanum* sp.] haben einen geringen Nährwert, der dennoch schlecht für den Magen ist. Es heißt, sie rufen Verwirrung hervor. Isst man Brombeeren, bevor sie richtig reif sind, wirken sie stopfend. „Fettbeeren" (*ḥabb as-simna*)[30] sind heiß, steigern die Potenz und lassen Fett ansetzen. Ebenso verhält es sich mit Erdmandeln [*Cyperus esculentus*].

Eicheln, Hanf, Sesam, Mohn und die Samen der Torakassie fanden bereits bei den Körnern und Samen Erwähnung.

30 Nach Maimonides handelt es sich bei der „Fettbeere" um Samen einer im Maghreb unbekannten Hanfsorte (Meyerhof 1940, 37; vgl. Ibn al-Ḫaššā' 1941, 35).

في العَسَل. العسل طَلٌّ كالمَنّ خفيٌّ يقع على الزهر وعلى غيره فيَلقُطه النحل ويُجمع في حَوصَلته ثمّ يضعه في كُوره للإدّخار لأنّ ذلك غذاؤه، فيجتمع منه الكثير وقد تأثّر من حرارة مزاجه ونضج وسخن سخونةً قوّيةً. وقد يختلف العسل في مزاجه ولونه وطعمه ورائحته على حسب ما يقع عليه ويُجتَنَى منه، فما سقط منه على ورق النبات الحارّ اليابس مثل الصعتر فهو أسخن وأحدّ، والمُجتَنى من الأَفسِنتين مرٌّ تَفُوح منه رائحة الأفسنتين والمجتنى من الأزهار الطيّبة طيّب الرائحة. وأجوده الأحمر الناصع الطيّب الرائحة الصادق الحلاوة الصافي الذي ينفذ فيه البصر لصفائه ومذاقتُه حرّيفة لذيذة، وإذا رُفع بالإصبع امتدّ إلى الأرض ولم ينقطع لتَساوِي أجزائه. والغليظ كثير الموم والرقيق كثير الفضول والربيعي أجود من الصيفي. وكلّه حارّ يابس في الثانية إلا نوعًا منه رديئًا سمّيًا حرّيفًا جدًّا حتّى أنّ شمّه يعطس وأكله يورث ذهاب العقل. العسل النيّ لطيف جلاء لحّاس للبلغم وفيه تحليل وحدّة يطلق البطن ويهيّج القيء وينقّي القروح الوسخة وينال منه البدن غذاءً أقلّ ممّا ينال من المطبوخ لأنّه ينحدر قبل أن ينهضم ويغذو البدن ويولّد نفخة في المعدة والأمعاء. وإذا طُبخ العسل ذهبت عنه حدّته وقلّ جلاؤه ولا سيّما إذا صُبّ عليه ماء كثير ونزعت رغوته، فعند ذلك لا يهيّج البطن ولا ينفّخ بل ينفذ إلى البدن بسرعة ويدرّ البول وينفع السعال ويكون غذاؤه أكثر، وهو من أوفق الأشياء للأبدان الباردة من قبل السنّ أو من قبل مزاجها الطبيعي لأنّه يُنهضَم فيها ويصير دمًا، وفي الأبدان الحارّة اليابسة يستحيل صفراء قبل أن يصير دمًا، وإذا انقلب إلى المرار لم يمكن أن يغذو. ويدفع مضرّته عن الشُبّان والمحرورين الخلّ والربوب الحامضة. والعسل يجفف مفردًا وإذا خُلط بالماء يرطّب لأنّ العسل ينفذ رطوبة الماء إلى الأعضاء فيصل إليها ويرطبها ويدرّ البول أيضًا لهذا السبب. وإذا تناول العسل مَن الغالب على بدنه المرار أطلق بطنه لأنّ العسل يزداد حدّةً في بدنه فيهيّج البطن، وإذا تناول

---

١ في العسل العسل، ○: العسل، أ ٢ يضعه، ○: يضعها، أ: + اي بطريق فمه، ض ٤–٥ الافسنتين ... من: -، م ٥ مرّ: منّ، ب ٧ رفع: وقع، ج ‖ بالاصبع: بالاصابع، س ٨ نوعا منه: بوخامته، ج ١١ حدته: الحدة، س ١٤–١٥ وفي ... دما: -، ض ١٦ والمحرورين، غ ج ق ب ط م س ك ض: والمحرورون، أ: -، د ١٧ الماء: -، ض

Honig. Honig ist ein[e Art] Tau wie Manna. Er ist leicht [und] fällt auf Blüten und Anderes. Die Bienen nehmen ihn auf und er sammelt sich in ihrem Honigmagen. Dann legen sie ihn zum Lagern in ihrem Nest ab, denn dies ist ihre Nahrung. So kommt eine große Menge davon zusammen, wobei [der Honig] von der Hitze seines Temperaments beeinflusst wurde, gereift und sehr heiß geworden ist. Honig kann sich in Temperament, Farbe, Geschmack und Geruch unterscheiden, je nachdem, worauf er fällt und wovon er geerntet wurde. [Honig], der auf die Blätter heißer, trockener Pflanzen wie Thymian gefallen ist, ist heißer und schärfer, vom Wermutkraut geernteter [Honig] ist bitter und verströmt den Geruch von Wermut und von wohlriechenden Blüten geernteter [Honig] ist wohlriechend. Der beste [Honig] ist der leuchtend rote, wohlriechende, aufrichtig süße, reine, der durch seine Reinheit transparent ist und einen scharfen, köstlichen Geschmack hat. Wenn man mit dem Finger etwas davon aufnimmt, dehnt es sich bis zum Boden ohne abzureißen – aufgrund des Gleichgewichts seiner Teile. Grober [Honig] enthält viel Wachs, dünner [Honig] viele Überschüsse und Frühlingshonig ist besser als Sommerhonig. Sie alle sind heiß-trocken im zweiten Grad, bis auf eine schlechte, giftige und sehr scharfe Sorte, die so scharf ist, dass schon das Riechen daran Durst hervorruft. Ihr Verzehr lässt den Verstand schwinden. Roher Honig ist fein, klärend und schleimverzehrend. In ihm ist auflösende Wirkung und Schärfe, er wirkt abführend, regt zum Erbrechen an und reinigt verschmutzte Wunden. Der Körper erhält von ihm weniger Nahrung als von gekochtem [Honig], denn er sinkt herab, bevor er verdaut wurde, nährt den Körper und erzeugt Blähung in Magen und Darm. Kocht man Honig, verlässt ihn seine Schärfe und seine klärende Wirkung nimmt ab – vor allem, wenn man ihn mit viel Wasser übergießt und seinen Schaum entfernt. In dem Fall bringt er weder den Bauch in Unruhe noch bläht er. Vielmehr durchdringt er den Körper schnell, wirkt harntreibend, hilft gegen Husten und hat einen höheren Nährwert. Er gehört zu den nützlichsten Dingen für aufgrund des Alters oder des natürlichen Temperaments kalte Körper, da er in ihnen verdaut und zu Blut wird. In heiß-trockenen Körpern wandelt er sich zu gelber Galle, bevor er zu Blut wird. Wenn er zu Galle geworden ist, kann er nicht nähren. Seiner Schädlichkeit für junge Menschen und Personen mit zu viel Hitze wirken Essig und saure Dicksäfte entgegen. Honig allein wirkt austrocknend, mit Wasser vermischt wirkt er jedoch befeuchtend, denn er transportiert die Feuchtigkeit des Wassers in die Organe, gelangt auf diese Weise zu ihnen und befeuchtet sie. Aus diesem Grund wirkt er auch harntreibend. Wenn jemand, dessen Körper von Galle beherrscht wird, Honig zu sich nimmt, löst er seinen Bauch, denn der Honig wird in seinem Körper schärfer, sodass er den Bauch in Unruhe versetzt. Nimmt [ihn] jemand zu sich, der von Schleim beherrscht wird, wirkt er stopfend, weil es ihm an Schärfe fehlt

مَن الغالب عليه البلغم عقل بطنه من قبل نقصان حدّته ومن قبل أنّه يفيد الرطوبة البلغمية التي في معدته حلاوةً، فإذا حَلَت دعت الكبد إلى اجتذابها فنفذت إليها وإلى سائر البدن.

في السُكَّر. إنّ لسُكَّر شبيه القوّة بالعسل في الجلاء والتحليل إلا أنّ حلاوته أقلّ من حلاوة العسل فلذلك لا يعطش ولا يسخن إسخان العسل، وحرارته في الدرجة الأولى وكذلك رطوبته والعتيق إلى اليبس ما هو، وغذاؤه أكثر من غذاء العسل وهو لا يضرّ المعدة كما يضرّ العسل إلا المعدة المرارية لتهييجه إيّاها. وهو ملين للطبيعة لجلائه والأحمر أقوى في ذلك.

وليس **الطَبَرزَد** أعني الشديد البياض بملين للطبيعة وهو أبرد الأنواع وأجودها يسكّن السعال ويلين الصدر وينفع المثانة والكلى.

وأمّا **سُكَّر العُشَر** وهو مَنٌّ يقع على العُشر بالِحجاز كقطع الملح وكالمصطكى، وفيه عفوصة ومرارة فهو ينفع الاستسقاء إذا شُرب مع لبن اللقاح ويحدّ البصر إذا أُكتحل به.

وأمّا **الفانِيد** فالسِجزي منه يلين البطن ويكسر الرياح ويسخن إسخانًا بيّنًا، والخَزائني دونه في الإسخان. والفايند يلين البطن والصدر وينفع السعال ويسخن المثانة والكلى.

التَرَنجُبِين فهو إلى الحرارة رطب في الأولى قريب من السكّر يلين الحلق ويسكن السعال ويسهل بالخاصّية وبِعَرَض الترطيب والإرخاء ويضعف المعدة وأجوده الطري الأبيض.

والشِيرَخُشت أقلّ حرارةً منه وأقوى إسهالاً.

---

١ عليه : على بدنه، س ٢ فنفذت : فيقدف، ب ٣ ان السكر : وهو، س ٤ فلذلك ... العسل : -، د ٩ بالحجاز : بالحجارة، ض ‖ عفوصة ومرارة : ↔، م ١١ بينا : قويا، ض ١٢ والفانيد : -، ب ‖ المثانة والكلى : ↔، ق ١٣ الترنجبين : في الترنجبين، ○ : + واما الترنجبين، غ ج ق ب ط م ك ض د ‖ فهو : وهو، س

und weil er der schleimigen Feuchtigkeit, die in seinem Magen ist, Süße gibt. Denn wenn sie süß ist, veranlasst sie die Leber dazu, sie anzuziehen. So dringt sie dann zu ihr und in den übrigen Körper vor.

ZUCKER. Zucker hat eine ähnliche Kraft der Klärung und Auflösung wie Honig, seine Süße ist jedoch geringer als die des Honigs. Daher ruft er keinen Durst hervor und wirkt nicht so erhitzend wie Honig. Seine Hitze ist im ersten Grad, so wie auch seine Feuchtigkeit. Alter [Zucker] neigt zur Trockenheit. Er ist nahrhafter als Honig und schadet dem Magen nicht so sehr wie Honig – außer dem galligen Magen, da er ihn in Unruhe versetzt. Aufgrund seiner klärenden Wirkung wirkt er abführend, wobei brauner [Zucker] darin stärker ist.

ṬABARZAD-ZUCKER[31] – damit meine ich den sehr weißen – wirkt nicht abführend. Es ist die kälteste und beste [Zucker]sorte, sie beruhigt den Husten, erweicht die Brust und ist nützlich für Blase und Nieren.

Bei *ʿUŠAR*-ZUCKER[32] handelt es sich um Honigtau (*mann*), der auf die *ʿušar*-Pflanze im Hedschas fällt, Salzstücken oder Mastix gleich. In ihm ist Herbheit und Bitterkeit, daher hilft er gegen Wassersucht, wenn man ihn mit Kamelmilch trinkt. Trägt man ihn als Kajal auf, schärft er die Sehkraft.

FĀNĪD-ZUCKER aus Sidschistan[33] wirkt abführend, lindert die Winde und wirkt deutlich erhitzend. Eingelagerter [*fānīd*][34] wirkt weniger erhitzend. *Fānīd* wirkt abführend, erweicht die Brust, hilft gegen Husten und erhitzt Blase und Nieren.

TARANǦUBĪN-HONIGTAU[35] ist der Hitze zugeneigt, feucht im ersten [Grad] und dem Zucker nahe. Er erweicht die Kehle, lindert Husten und wirkt aufgrund seiner Eigenart und des Akzidens der Befeuchtung und Entspannung abführend. Er schwächt den Magen. Der beste [*taranǧubīn*-Honigtau] ist der frische, weiße.

ŠĪRAḪUŠT-HONIGTAU[36] ist weniger heiß und wirkt stärker abführend.

---

31 Von pers. *tabar* „Axt“ und *zad* „schlug“. Harter Kristallzucker, der mit Milch gekocht wurde, um eine möglichst weiße Färbung zu erreichen (Ouerfelli 2008, 729).

32 Es handelt sich um den Milchsaft der Pflanze *Calotropis procera* (Kuhne-Brabant 1997, 59).

33 *Fānīd* oder *fānīḏ* bezeichnet dreifach gekochten Rohrzucker, der mit Mandelöl versetzt wird (Ouerfelli 2008, 726). Sidschistan war für seinen *fānīd*-Zucker berühmt und lieferte diesen regelmäßig an den Bagdader Kalifenhof (Ahsan 1979, 101).

34 Schwarz (1920, 240) schlägt für *fānīd ḫazāʾinī* die Übersetzung „für die Schatzkammern bestimmter *fānīd*“ vor.

35 Honigtau, der in Chorasan, Transoxanien, Kurdistan und den libanesischen Bergen niedergeht (Ibn al-Quff 1989, 315).

36 Honigtau, der in Chorasan und Herat niedergeht (Ibn al-Quff 1989, 316).

[٦] في البقُول

إنّ البقول كلّها لا ينال البدن منها إلا أقلّ ما يكون من الغذاء والذي ينال منها مائي رقيق رديء يقلّ الانتفاع به، ولا يكاد ينهضم ما يُتناول منها غير مطبوخ وذلك إنّها قد عدمت في طباعها النضج والبلوغ، بل توخذ فجّةً من أوّل منبتها إلى أن تجفّ خلا أنّها تكون في أوّل منبتها ألطف وأطرأ ثمّ تصير بآخره أصلب وأعسى. وكذلك أصول النبات كلّها رديئة الغذاء لأنّ الحرّيفة منها مولّدة للمرار والتي لا حرافة لها ولا تلذيع فإنّها مولّدة للبلغم، حتّى السلق مع بُعْدِه من توليد البلغم للبورقية التي فيه وسرعة خروجه من البطن. وجميع النبات الحرّيفة التي توكل كالصعتر والفوتنج والنعنع والسذاب فإنّها ما دامت طرية وفي النشو تكون ناقصة القوى لكثرة ما فيها من الرطوبة، فلذلك قد تغذو غذاءً ما كالأغذية الملطّفة. فأمّا إذا يبست اشتدّت كيفياتها وانتقلت عن أن تكون غذاءً وصارت دواءً لا تصلح إلا لتطييب الطعام.

ومن النبات ما جَلَّ جوهره إنّما هو فيما فوق الأرض منه وذلك أشرف أجزائه، والغذاء الذي يَجتَذِبُه الأصل من الأرض يَستَلِبُه القُضبان والورق منه إلى نفسها ولا تدع منه إلا بقايا يسيرة كأنّها نُفايته فيكون غذاء الأصل من تلك البقايا. فلذلك كان قضبانه وورقه أقوى من أصله وذلك كالخسّ والكرنب والهندباء وما أشبهها. ومن النبات ما جَلَّ جوهره في أصله وأكثر قصد طبيعته تغذية الأصل وتمنيته، ويُقذف ما لم يستحكم نضجه في الأصل إلى الورق والقضبان، فلذلك صار أصله أقوى وأعظم من قضبانه كالفجل والبصل والشلجم وما أشبهها. وقد توجد الطبيعة في الحيوان كذلك تستعمل أيضًا فضل غذائه في تكوين أعضاء منه ليست باضطرارية كالقرن والشعر وما أشبههما، ولذلك كلّ نبات أكثر ما يوكل منه أصله فبزره وقضبانه لا تكاد توكل وكلّ نبات يوكل بزره أو ثمره فلا يكاد يوكل أصله.

---

٣ طباعها: طبائعها، م ٤ توخذ: توجد، ج س ٥ وأعسى: وأعصى، م ب س ك: واعشى، غ: وايبس، ض || لان: الا ان، ج ٦ لها: فيها، م: -، د || حتى ... البلغم: -، غ ٧ النبات: النباتات، ك ٨ وفي: في، ك || قد: فلا، د ١١ فيما: -، ق: في ما، م || منه: -، ب ١٢ يستلبه: يجتذبه، ض ١٣ غذاء: -، ب ١٦ كالفجل ... وما أشبهها، غ ج ق ط م س ك ض د: كالفجل ... وأشباهه، ب: -، أ ١٨ اصله: اصلب، ض

[6] Gemüse[1]

Der Körper erhält von allen Gemüsen nur äußerst wenig Nahrung, und was er von ihnen erhält, ist wässrig, dünn, schlecht und wenig nützlich. Ungekocht verzehrt werden sie fast nicht verdaut, da es ihnen ihrem Wesen nach an Reife und Ausreifung fehlt. Man nimmt sie vielmehr im unreifen und frisch gesprossenen bis hin zum getrockneten Zustand zu sich. Sie sind jedoch am Anfang ihres Wachstums feiner und frischer und werden am Ende dann härter und trockener. Auch die Wurzeln sämtlicher Pflanzen haben einen schlechten Nährwert, denn die scharfen erzeugen Galle und jene, die nicht scharf sind oder brennen, erzeugen Schleim – sogar die Bete, obwohl ihr durch ihren Natrongehalt und ihre schnelle Ausscheidung das Erzeugen von Schleim [eigentlich] fern ist. Allen scharfen, essbaren Pflanzen – wie Thymian, Poleiminze, Pfefferminze und Raute – fehlt es aufgrund ihrer ausgeprägten Feuchtigkeit an Kräften, solange sie frisch und im Wachstum sind. Sie nähren daher bisweilen in gewissem Maße wie die verfeinernden Nahrungsmittel. Sind sie getrocknet, verstärken sich ihre Qualitäten und sie werden allmählich von Nahrungs- zu Heilmitteln, die nur zum Würzen der Speisen geeignet sind.

Die erhabenste Substanz einiger Pflanzen ist in ihrem oberirdischen Teil, dies ist ihr edelster Teil. Die Nahrung, die die Wurzeln aus der Erde ziehen, nehmen ihnen die Zweige und Blätter für sich weg und lassen nur geringe, abfallartige Reste davon übrig. Die Nahrung der Wurzel besteht aus diesen Resten, daher sind die Zweige und Blätter [dieser Pflanzen] kräftiger als ihre Wurzeln – wie bei Lattich, Kohl, Endivie und Ähnlichem. Die erhabenste Substanz anderer Pflanzen ist in ihren Wurzeln. Ihre Natur ist hauptsächlich auf die Ernährung und das Wachstum der Wurzel ausgerichtet, während das, was in der Wurzel nicht vollständig gereift ist, an die Blätter und Zweige abgegeben wird. Daher wird ihre Wurzel kräftiger und größer als ihre Zweige – wie bei Rettich, Zwiebel, Speiserübe und Ähnlichem. Auch bei Tieren wirkt die Natur dahingehend, dass sie den Überschuss ihrer Nahrung für die Bildung von Organen verwendet, die nicht lebensnotwendig sind – wie Hörner, Haare und Ähnliches. So werden von allen Pflanzen, von denen man hauptsächlich die Wurzel isst, Samen und Zweige nur selten verzehrt, und von allen Pflanzen, deren Samen oder Früchte man isst, wird nur selten die Wurzel verzehrt.

---

1 Im engeren Sinne bezeichnet *buqūl* oberirdisches Blattgemüse und Kräuter (vgl. Lane 1968 I, 236), so unterscheidet as-Samarqandī im Abschnitt über in Essig Eingelegtes auch zwischen *buqūl* als „Blattgemüse“ und deren Wurzeln *uṣūl al-buqūl* (S. 220 f.). In dem hier mit *buqūl* betitelten Kapitel behandelt er jedoch Blatt- und Wurzelgemüse gleichermaßen.

وجميع أصناف البقول ما كان منها برّيًا فهو أشدّ يبسًا ولذلك يكون أردأ غذاءً وأشبه بالدواء، وما كان منها بستانيًا فهو أكثر رطوبةً، وما ينبت في المَشرَقة والمواضع العطشة أقوى في بابه. والبقل الذي هو صلب في طبعه إذا طُبخ لان وصار أسرع انهضامًا، والبقل الذي هو في طبعه لين إذا طُبخ صار كالسُيُور وصار أعسر انهضامًا كالكراث إذا طُبخ. ولما كانت البقول أقرب إلى الدوائية من الفواكه والثمار كثيرًا فينبغي أن يُتناول منها ممّا يدعو إليه الشهوة شيء قليل ويُتحرّى أن يكون ممّا يُحمد منها ويناسب المزاج والحال والوقت الحاضر.

الخَسّ. إنّ الخسّ أفضل البقول كلّها والدم المتولّد منه أجود من الدم المتولّد من جميع البقول، وهو سريع الانهضام لا يحبس البطن لأنّه لا قبض فيه ولا يطلقه لأنّه ليس فيه حدّة ولا ملوحة ولا جلاء. وهو بارد رطب في الدرجة الثانية والمسلوق منه أكثر غذاءً وهو مقوٍّ للمعدة لا سيّما في أوّل نباته وآخره لما فيه من المرارة اليسيرة يطفئ ويبرد لا سيّما إذا أُكل بالخلّ، وقد يعطى المفتصدون والمحتجمون إيّاه لذلك. وما لم يتولّد فيه لبن فهو أبرد يجلب النوم ويزيد في اللبن ويسكن العطش. وغير المغسول منه أجود لأنّ الغسل يزيد في رطوبته، وإدمانه يورث ظلمة البصر وهو قاطع للباه وخاصّةً بزره رديء فيما يُلتمس من باب الولد من الكثرة والذكاء والنجابة، ضارٌّ جدًّا لمن في صدره خلط يحتاج أن ينتفث نافع لأصحاب السعال اليابس والنزلات الرقيقة. كان **جالينوس** يأكل كلّ ليلةٍ بُقَيلةً من خسّ وقال: **إنّي شيخٌ هِمٌّ يَنفَعُني النوم.**

الهِندباء. إنّ في الهندباء قوى مختلفة يدلّ عليها الطعوم المختلفة فيه من المرارة والقبض والتفه، والغالب عليه الجوهر البارد وخاصّةً البستاني منه، وكلّما كان أشدّ مرارةً كان الدم المتولّد منه أقلّ جودةً، وأوفق ما يوكل أن يسلق ويوكل بمرّي وزيت، وإذا سُلق وطُيّب بالخلّ حبس البطن. وهو

١-٢ بريا ... منها : -، ض ٣ طبعه اذا : طبيعته اذا، ب ‖ اسرع : اعسر، ض ٣-٤ صار كالسيور : لان، ض ٤ الفواكه : البقول، د ٧ الخس : في الخس، ○ ٨ لا ... البطن : -، ج ‖ البطن : الطبيعة، ق ١٥ هِمّ : هَرِم، م ك ض د ١٦ الهندباء : في الهندباء، ○ ‖ في الهندباء : فيه، س ١٧ البستاني منه : البستاني، ب ض ‖ وكلما، ○ : وكل ما، أ ١٨-1.178 وطيب ... وليس : -، ج

Von allen Gemüsesorten sind Wild[gemüse] trockener und daher weniger nahrhaft und den Heilmitteln ähnlicher. Garten[gemüse] ist feuchter und [Gemüse], das im Osten und in dürren Gegenden wächst, ist seinerseits kräftiger. Gemüse, das seinem Wesen nach hart ist, wird beim Kochen weich und schneller verdaulich und Gemüse, das seinem Wesen nach weich ist, wird beim Kochen Ledergurten gleich und schwerer verdaulich – wie gekochter Lauch. Da Gemüse dem Wesen der Heilmittel sehr viel näher steht als Obst und Früchte, sollte man [nur] wenig von demjenigen [Gemüse] zu sich nehmen, auf das man Appetit verspürt, und dafür Sorge tragen, dass es zu dem lobenswerten [Gemüse] gehört und dem Temperament, dem Zustand und der gegenwärtigen Zeit angemessen ist.

LATTICH [*Lactuca sativa*] ist das vorzüglichste Gemüse überhaupt und erzeugt besseres Blut als alle anderen Gemüsesorten. Er ist schnell verdaulich und wirkt weder stopfend, da keine Adstringenz in ihm ist, noch abführend, denn in ihm ist weder Schärfe noch Salzigkeit oder Klärung. Er ist kalt-feucht im zweiten Grad. Gekocht ist [Lattich] nahrhafter und stärkt den Magen durch seine leichte Bitterkeit – vor allem am Anfang und Ende seines Wachstums. Er löscht und kühlt, besonders, wenn man ihn mit Essig isst. Daher verabreicht man ihn bisweilen Patienten, die zur Ader gelassen oder geschröpft worden sind. [Lattich], in dem sich keine Milch gebildet hat, ist kälter, wirkt schlafbringend, verstärkt die Milchbildung und löscht den Durst. Ungewaschener [Lattich] ist besser, da das Waschen seine Feuchtigkeit vermehrt. Sein ständiger Verzehr führt zur Trübung der Sehkraft und er unterbindet den Sexualtrieb. Besonders seine Samen sind schlecht für das, was man an Quantität, Intelligenz und Vortrefflichkeit für seine Nachkommenschaft ersucht, sehr schädlich für Personen mit auszuwerfendem Körpersaft in der Brust und hilfreich für Personen mit trockenem Husten und dünnflüssigen Katarrhen. Galen pflegte jeden Abend eine kleine Lattichpflanze zu verspeisen. Er sprach: *Ich bin ein altersschwacher Mann, Schlaf ist mir dienlich.*[2]

ENDIVIE [*Cichorium endivia*]. In Endivien sind unterschiedliche Kräfte, worauf die unterschiedlichen bitteren, adstringenten und neutralen Geschmäcker in ihnen hinweisen. Sie werde von kalter Substanz beherrscht – besonders die Garten[endivien]. Je bitterer sie sind, desto weniger gut ist das von ihnen erzeugte Blut. Am besten verzehrt man sie [in Wasser] gekocht mit *murrī* und

2 In seinem Nahrungsmittellexikon schrieb Galen, er habe kein anderes Mittel gegen seine altersbedingte Schlaflosigkeit gefunden, als abends eine Lattichpflanze zu essen (*De alim. facult.* II, 40: Wilkins 2013, 147; Hs. Kairo, Dār al-kutub, 1727 II, 39). Der hier zitierte Satz steht dort jedoch nicht.

قريب من الخسّ غير أنّه أقلّ بردًا ورطوبةً وليس معه من التطفئة والترطيب وتسكين العطش ما مع الخسّ. وخاصّيته تفتيح سدد الكبد والنفع من أوجاعها الحارّة والباردة، وأقواه في ذلك أشدّه مرارةً ولا يخلو ذلك عن حرارة ما، وهو مقوّ للمعدة خاصّةً البرّي منه. وطبعه بارد يابس في الأولى والبستاني بارد في الأولى معتدل في اليبس والرطوبة صالح للمعدة والكبد الملتهبتين نافع بعد الفصد والحجامة إذا أُكل بالخلّ ليس بموافق لأصحاب السعال والمبرودين. وإن اتّخذ ضماد من دقيق الشعير وماء الهندباء نفع من الخفقان وجميع الأورام الحارّة، وأصله ينفع من لذع العقارب وإذا تغرغر بمائه مع الخِيارشَنبَر نفع من أورام الحلق.

وأمّا **الطَرَخشَقُوق** فاليبس أغلب عليه وهو مقوّ للمعدة دابغ لها نافع من لسع العقرب ضُمد به أو شُرب من مائه.

الملُوكية وهي الخبّازَى البستاني. إنّ لهذه البقلة من اللزوجة والرطوبة ما ليس للخسّ، ولذلك هي سريعة الانحدار جيّدة الغذاء سيّما إذا أُكلت مع زيت ومرّي كثير وغير ذلك ممّا يقطع لزوجتها وينقص رطوبتها، وهي في الانهضام على حال متوسّطة وما يتولّد منها وإن كان لزجًا فليس بغليظ ولا برديء إلا أنّه مائل إلى البلغم وما ينال منه البدن من الغذاء أكثر ممّا ينال من سائر البقول. وهي رديئة للمعدة ملينة للبطن إلا أنّها نافعة للأمعاء والمثانة زائدة في اللبن نافعة للسعال ملينة لخشونة قصبة الرئة والصدر. وبزرها وأوراقها إذا دُقّت ووُضعت على لسع الزنبور حلّت الورم. وهي باردة رطبة في الأولى وقيل معتدلة في الحرّ والبرد رطبة، **قال جالينوس: هي بعيدة من البرد بل فيها سخونة يسيرة لذيذة.**

---

١ ما : + هو، ض ٢ اشده : اشد، ج م ض د ٥ وان : واذا، غ ٦–٧ لذع ... من : -، م ٨ العقرب : العقارب، ب : العقارب اذا، ك ١٠ الملوكية : في الملوكية، ○ || الخبازي البستاني : الخبازية البستانية، م || اللزوجة والرطوبة : ↔، ○ ١١ سريعة ... ومري : -، ض || سيما : لا سيما، ج س ١٣ سائر : -، د ١٤ قصبة : قصب، ط ١٥ وبزرها : وبزورها، ض ١٦ قال : وقال، غ ط م ك

Olivenöl. Wenn man sie gekocht und mit Essig gewürzt hat, wirken sie stopfend. Sie sind dem Lattich nahe, sind jedoch weniger kalt und feucht und haben nicht dieselbe löschende, befeuchtende und durstlöschende Wirkung des Lattichs. Ihre spezifische Eigenart ist das Öffnen von Obstruktionen der Leber und die Linderung ihrer heißen und kalten Schmerzen. Die bittersten [Endivien] wirken dahingehend am stärksten, wobei es [ihnen] auch nicht an gewisser Hitze fehlt. Besonders wilde [Endivien] stärken den Magen, ihre Natur ist kalt-trocken im ersten [Grad]. Garten[endivien] sind kalt im ersten [Grad] und ausgeglichen in Trockenheit und Feuchtigkeit. Sie sind geeignet für entzündete Mägen und Lebern, mit Essig verzehrt hilfreich nach Aderlass und Schröpfen, [jedoch] nicht förderlich für Hustenpatienten und Personen mit zu viel Kälte. Stellt man einen Verband aus Gerstenmehl und Endiviensaft her, hilft er gegen Palpitationen und sämtliche heißen Geschwulste. Ihre Wurzel hilft gegen Skorpionstiche und das Gurgeln mit [Endivien]saft und Röhrencassie [*Cassia fistula*] hilft gegen Geschwulste der Kehle.

LÖWENZAHN [*Taraxacum* sect. *Ruderalia*][3] wird von Trockenheit beherrscht. Er wirkt stärkend und gerbend auf den Magen und hilft gegen Skorpionstiche, wenn man ihn im Verband anwendet oder von seinem Saft trinkt.

GARTENMALVE [*Malva* sp.], die kultivierte Malve (*ḫubbāzā*). Dieses Gemüse verfügt über Klebrigkeit und Feuchtigkeit, die der Lattich nicht hat. Es sinkt daher schnell herab und hat einen guten Nährwert – besonders, wenn man es mit viel Olivenöl, *murrī* und anderem isst, was seine Klebrigkeit zersetzt und seine Feuchtigkeit vermindert. In der Verdauung nimmt [die Gartenmalve] eine mittlere Position ein. Was sie erzeugt, ist – selbst, wenn es klebrig ist – weder grob noch schlecht, neigt jedoch dem Schleim zu und der Körper erhält von ihr mehr Nahrung als von dem übrigen Gemüse. Sie ist schlecht für den Magen und wirkt abführend, obgleich sie für Darm und Blase nützlich ist, die Milch vermehrt, bei Husten hilft und die Rauheit in Luftröhre und Brust erweicht. Wenn man ihre Samen und Blätter zermahlt und auf Wespenstiche aufträgt, lassen sie die Schwellung abklingen. Sie ist kalt-feucht im ersten [Grad]. Es heißt [auch], sie sei in Hitze und Kälte ausgeglichen und feucht. Galen sagte [hingegen]: *Sie ist weit von der Kälte entfernt, viel eher ist in ihr leichte, angenehme Wärme.*[4]

---

3 Löwenzahn (*ṭaraḫšaqūq*) wird auch als „wilde Endivie" (*hindibāʾ barrī*) bezeichnet (al-Isrāʾīlī 1992, 363).

4 Ähnlich zitiert in Ḥunayn b. Isḥāqs *K. al-Aġḏiya* (Hs. Bankipur, Khuda Bakhsh, 2142, 79^{b}) aus Galens Eintrag zur Gartenmalve (*De alim. facult.* II, 42: Wilkins 2013, 150; Hs. Kairo, Dār al-kutub, 1727 II, 41).

السِلق. إنّ في السلق رطوبة بورقية يجلو جلاءً يسيرًا وبها يهيج البطن للانطلاق ويلذع المعدة، ولذلك هو من الأغذية الرديئة للمعدة. وماؤه يطلق البطن وجرمه يعقل ويولّد البلغم وغذاؤه غذاء يسير ليس بالجيّد لكنّه أسرع خروجًا من البطن من جميع البقول. وهو بارد رطب في الأولى ولأجل أنّه مركّب القوّة قال بعضهم إنّه حارّ رطب، وفيه تلطيف وتفتيح لسدد الكبد والطحال لا سيّما إذا أُكل مع الخردل ولا أقلّ من أن يوكل مع الخلّ، ويصلح للمحرورين إذا اتّخذت منه باردة مع الماست أو طُرح في الطِفْشِيل إذا لم يكن معه الحمّص والبصل والجزر والأفاويه. وأصوله أعسر نزولاً وأكثر نفخًا وأردأ للمعدة من قضبانه ويصلح للمبرودين بالمرّي والافاويه والأبازير. وقيل إنّ الأسود منه يعقل البطن والأبيض يطلقه، وماء أصله ينفض فضول الدماغ إذا استعط به وينقّي الإ برِية ويُحقن به لإخراج الثفل، والسلق قد يُضمد به الأورام مسلوقًا وغير مسلوقٍ فيحلّلها.

الإسفاناخ. غذاؤه جيّد حميد وهو سريع الانحدار جيّد للحلق والرئة نافع للسعال، وفيه قوّة جالية غسّالة بها يلين البطن. وهو بارد رطب في الدرجة الأولى قامع للصفراء والدم، وقيل معتدل في الحرّ والبرد ولذلك يوافق المحرورين والمبرودين إلا أنّ الأوفق أن يُتّخذ للمحرورين بكشك الشعير ودهن اللوز فيكون نافعًا من الحمّى والسعال مع يبس البطن. وأمّا المبرودون فيتّخذ لهم باللحم السمين والأرزّ مع الأفاويه فلا يكون له ما يكون لأكثر البقول من النفخ وكثرة البلغمية في الدم.

الحُمّاض. إنّ البقلة الشبيهة بالهندباء المدعوة الحمّاض باردة يابسة في الدرجة الأولى قابضة، والحامضة منها أقوى بردًا وقبضًا يدبغ المعدة ويطفّئ الصفراء والعطش ويعقل البطن، خاصّةً إن طُبخ بماء السماق وماء الرمّان والأَنبَربارِيس. وأمّا التي ليست بحامضةٍ فهي تولّد خلطًا محمودًا وقوّتها

---

١ السلق : في السلق، ○ || في السلق : فيه، س ٩ يحقن : يحتقن، ج || وغير مسلوق : أو غير مسلوق، غ : - ، د ١٠ الاسفاناخ : في الاسفاناخ، ○ ١٣ يبس : تليين، ك ١٥ الحماض : في الحماض، ○ || الحماض : بالحماض، ب س ك ١٦ الصفراء : الحرارة، س ١٧ فهي، ○ : فهو، أ

BETE [*Beta vulgaris*]. In der Bete ist natronhaltige Feuchtigkeit, sie wirkt leicht klärend und abführend und brennt im Magen – daher gehört sie zu den magenschädigenden Nahrungsmitteln. Ihr Saft wirkt abführend und ihre feste Masse stopfend. Sie erzeugt Schleim und ihr Nährwert ist gering und nicht gut, doch wird sie schneller ausgeschieden als alle [anderen] Gemüse. Sie ist kalt-feucht im ersten [Grad] und da ihre Kraft zusammengesetzt ist, sagten einige, sie sei heiß-feucht. Sie verfeinert und öffnet Obstruktionen in Leber und Milz – besonders, wenn man sie mit Senf und nicht weniger, wenn man sie mit Essig verzehrt. Sie ist für Personen mit zu viel Hitze geeignet, wenn man aus ihr eine Kaltspeise [*bārida*] mit Joghurt zubereitet oder sie zum *ṭifšīl*[5] hinzugibt, solange Kichererbsen, Zwiebeln, Karotten und Gewürze [noch] nicht darin sind. Ihre Wurzeln sinken schwerer hinab und sind blähender und schlechter für den Magen als ihre Zweige. Sie sind mit *murrī*, Würzmitteln und Gewürzen für Personen mit zu viel Kälte geeignet. Es heißt, Rote Bete (*al-aswad*) wirke stopfend und Mangold (*al-abyaḍ*) abführend.[6] Der Saft ihrer Wurzeln entfernt Überschüsse des Gehirns, wenn man ihn schnupft. Er beseitigt Kopfschuppen und man verarbreicht ihn als Einlauf zur Ausscheidung des Bodensatzes (*ṯufl*). Bisweilen verbindet man Schwellungen mit gekochter und ungekochter Bete, so lässt sie sie abklingen.

SPINAT [*Spinacia oleracea*] hat einen guten, lobenswerten Nährwert, sinkt schnell hinab, ist gut für Kehle und Lunge, hilft gegen Husten und in ihm ist eine klärende, reinigende Kraft, durch die er abführend wirkt. Er ist kalt-feucht im ersten Grad und unterdrückt gelbe Galle und Blut. Es heißt auch, er sei ausgeglichen in Hitze und Kälte, daher sei er sowohl für Personen mit zu viel Hitze als auch für Personen mit zu viel Kälte geeignet. Für Personen mit zu viel Hitze ist es jedoch besser, ihn mit Gersten-*kišk* und Mandelöl zuzubereiten, so hilft er trotz des trockenen Bauchs gegen Fieber und Husten. Für Personen mit zu viel Kälte hingegen bereitet man ihn mit fettem Fleisch und Reis mit Gewürzen zu – so wirkt er nicht so blähend wie die meisten Gemüse und ruft weniger Schleimigkeit im Blut hervor.

AMPFER [*Rumex* sp.]. Das der Endivie ähnliche Gemüse, das man Ampfer nennt, ist kalt-trocken im ersten Grad und adstringierend. Saure [Ampfer] haben stärkere Kälte und Adstringenz, gerben den Magen, löschen gelbe Galle und Durst und wirken stopfend – besonders, wenn man sie mit Sumachwasser, Granatapfelsaft und Berberitzen kocht. Nicht saure [Ampfer] erzeugen

5 Ein Gericht aus Hülsenfrüchten (Dozy 1927 II, 48).

6 Rote Bete hier wörtlich als „dunkle Bete", Mangold als „helle Bete". Zur Bestimmung der Sorten vgl. Berendes 1902, 219 und Dietrich 1988, 270.

مركّبة من قوّة تحلّل وقوّة تشدّ، وهي شبيهة الطعم والقوّة بالسلق إلا أنّ السلق أطيب منها وفيها رطوبة لزجة ليست بمُخاطية بها تطلق البطن إذا طُبخت بالماء ودهن اللوز أو اللحم السمين، وبها تنفع السحج العارض في الأمعاء من المرّة الصفراء لإزلاقها إيّاها وتغريتها للسحج بلزوجتها. وبزرها بارد في الأولى يابس في الثانية يحبس الطبيعة وينفع من اليرَقان، وأصولها مع الخلّ نافع من الجرب والقوابى ضمادًا، وطبيخ أصولها نافع من الحكّة نطولاً.

الكُرُنب مختلف المزاج فالرطوبة التي فيه تجلو وتسهل لحدّةٍ فيها وجرمه لما فيه من قوّة التجفيف يعقل البطن، وهو من الأغذية الملطّفة يغذو غذاءً يسيرًا ويولّد دمًا رديئًا ليس بمحمود يتولّد من إدمانه المرّة السوداء. وإن طُبخ باللحم السمين أو الدجاج قلّت غائلته وهو نافع من ظلمة البصر التي من الرطوبة ضارّ للبصر الصحيح ليبسه ويكسر عادية الخمار ويخفف السكر وينفع الرِعشة. ومرقه يدرّ البول والطمث ويلين الحلق والصدر وتحسّي مرقته يسرع إخراج جرمه من البطن وينفع من وجع الظهر العتيق ووجع الركبة. وهو حارّ يابس في الأولى يشوّش الأحلام ويضرّ المعدة. وبزره يقتل الديدان وينقّي الكلف ويفسد المني إذا اُحتمل، وقصبانه إذا احرقت تجفّف وتحلّل تجفيفًا وتحليلاً قويًّا، وفُقاحه يدرّ الطمث، وأصل الكرنب أصلح للمعدة وأدرّ للبول.

وأمّا **الكُرُنب الشامي** وهو القُنَّبِيط، فهو أكثر غلظًا وأبطأ في المعدة وأكثر توليدًا للسوداء إلا أنّه أقلّ حرارةً.

القَطَف وهو السَرمَق، بارد في الأولى رطب في الثانية جيّد الغذاء، يغذو غذاءً باردًا رطبًا صالحًا للمحرورين والمحمومين وهو مع ذلك سريع الانحدار والنفوذ في البدن للزوجته ورطوبته لا لبورقية

---

١ وقوة: ومن قوة: د ‖ تشدّ: تشدّد، ج ‖ الطعم والقوة: ↔، ك ‖ منها: منه، أ○ ‖ وفيها: وفيه، ب ٢ بالماء: الماء، غ ‖ أو اللحم: واللحم، ط ٦ الكرنب: في الكرنب ان الكرنب، غ ج ق ب ط م ك ض د: في الكرنب وهو، س ٩ عادية: غائلة، ب ١٥ حرارة: حرا، غ ج ق ب ط م ك ض د ١٦ القطف: في القطف، ○: + ان القطف، غ ج ق ب ط م ك ض د ‖ وهو: هو، ض

lobenswerten Körpersaft und ihre Kraft ist zusammengesetzt aus einer auflösenden und einer stärkenden Kraft. Sie ähneln den [Blättern der] Bete in Geschmack und Kraft, wobei Beten[blätter] jedoch besser schmecken. In ihnen ist unschleimige, klebrige Feuchtigkeit, durch die sie abführend wirken, wenn man sie mit Wasser und Mandelöl oder mit fettem Fleisch kocht. Durch sie wirken sie gegen durch gelbe Galle im Darm verursachte Abschabungen, indem sie [den Darm] glätten und mit ihrer Klebrigkeit die Abschabungen verkleben. Ihre Samen sind kalt im ersten und trocken im zweiten [Grad], wirken stopfend und helfen gegen Gelbsucht. Ihre Wurzeln helfen als Verband mit Essig gegen Krätze und Hautflechte und der Absud ihrer Wurzeln hilft als warmer Umschlag[7] gegen Juckreiz.

KOHL [*Brassica oleracea*] hat unterschiedliche Temperamente. Die Feuchtigkeit in ihm klärt und wirkt abführend durch ihre Schärfe und seine feste Masse wirkt durch das, was in ihr an trocknender Kraft ist, stopfend. Er gehört zu den verfeinernden Nahrungsmitteln, nährt in geringem Maße, erzeugt schlechtes Blut, das nicht lobenswert ist, und bringt bei ständigem Verzehr schwarze Galle hervor. Kocht man ihn mit fettem Fleisch oder Huhn, ist sein Unheil geringer. Er hilft gegen durch Feuchtigkeit hervorgerufene Trübung der Sehkraft und schadet durch seine Trockenheit der gesunden Sehkraft. Er hilft gegen die unangenehmen Nachwirkungen des Trinkens von Alkohol, mildert den Rausch und hilft gegen Zittern. Seine Brühe fördert den Harn- und Menstruationsfluss, erweicht Kehle und Brust und das Trinken seiner Brühe in kleinen Schlucken beschleunigt die Ausscheidung seiner festen Masse und hilft gegen alten Rückenschmerz und Knieschmerzen. Er ist heiß-trocken im ersten [Grad], verwirrt die Träume und schadet dem Magen. Seine Samen töten Würmer ab, reinigen von Sommersprossen und verderben das Sperma, wenn man sie als Zäpfchen anwendet. Wenn man seine Triebe verbrennt, wirken sie stark trocknend und auflösend und seine Blüten fördern den Menstruationsfluss. Die Kohlwurzel ist besser für den Magen geeignet und harntreibender.

SYRISCHER KOHL – der Blumenkohl [*Brassica oleracea* var. *botrytis*] – ist gröber und langsamer im Magen und ruft mehr schwarze Galle hervor, ist jedoch weniger heiß.

GARTENMELDE [*Atriplex hortensis*] – *sarmaq*[8] – ist kalt im ersten und feucht im zweiten [Grad] und hat einen guten Nährwert. Sie liefert kalt-feuchte Nahrung, die für Personen mit zu viel Hitze und Fieberkranke geeignet ist. Dennoch sinkt sie schnell herab und durchdringt den Körper schnell, durch

7 Oder: „in einem warmen Bad" (*naṭūlan*).

8 Von pers. *sarmah* „Gartenmelde" (vgl. Dihḫudā 1998 IX, 13623).

فيه وحدّة، وفيه مع هذا شيء من التحليل يلين الطبيعة وينفع اليرقان والأكباد الحارّة والأورام الحارّة في ابتدائها ضمادًا. وفي بزره قوّة تحلّل وتُنَقّي ولذلك ينفع من اليرقان الحادث بسبب سدد الكبد.

البَقلة اليَمانية. هي باردة رطبة في الثانية ولذلك يكون الدم المتولّد منها أقلّ جودةً من الدم المتولّد من القَطَف وأقلّ موافقةً للمعدة إلا أنّها أوفق للمحرورين وأنفع للسعال الحادث من الحرارة والعطش الحادث من الصفراء، وتلين الطبيعة وتنفع أصحاب الحمّيات المحرقة واليرقان.

البَقلة الخُراسانية. هي البقلة الحامضة الشبيهة أوراقها بأوراق الكرنب النَبَطي، تعقل الطبيعة وتطفّئ حدّة الدم والصفراء. وهي باردة في الأولى يابسة في الثانية تفتُق الشهوة الفاسدة من قبل الحرارة وتصلح للمحرورين.

البَقلة الحَمقاء. وهي التي تسمّى الفِرفين والفَرنَخ والرِجلة وبقلة الزهراء والبقلة المباركة والبقلة المطلقة غير مضافة إلى شيء ولا موصوفة بصفة. هي باردة رطبة وغذاؤها يسير ومحمود وبرودتها في الدرجة الثانية وفي ورقها لزوجة وفي قضبانها قبض، فهي تنفع من الضِرس ومن نزف الدم ونفثه ومن السحج وتطفّئ الالتهاب والعطش وتقطع الاختلاف الكائن من الصفراء وتسكّن اللذع والحرقة التي تكون في الكلى والمثانة وتُفتِر شهوة الجماع وتقطع القيء المراري وتضعف الشهوة. وبالجملة هو من طعام المحرورين إذا أُلقِيَ في أنواع طبيخهم المبرّدة كالحصرمية والمَضيرة، ولا تصلح للمبرودين إلا أن تخلط بالنعناع والكرفس. وهي تنفع من التهاب الكبد والمعدة شربًا وضمادًا، وعصارتها تنفع من الصداع الحارّ والأورام الحارّة طلاءً. وبزرها أيضًا يسكّن العطش وينفع السحج ويقطع والنزف

---

١ والأورام الحارة: -، ط ٣ البقلة: في البقلة، ○ || منها: منه، أ○ ٤ انها: انه، أ○ ٥ الطبيعة: الطبع، م ٦ البقلة الخراسانية: في البقلة الخراسانية، ○ || الطبيعة: البطن، م ٧ الدم: -، ض || تفتق: يفيق، م ب ٩ البقلة: في البقلة، غ ج ب م س ك ض: في بقلة، ق ط د || وهي: -، د ١٦ طلاء: + وضمادا، ك

ihre Klebrigkeit und Feuchtigkeit – nicht durch Natrongehalt und Schärfe in ihr. Sie hat trotzdem etwas Auflösendes, das abführend wirkt und als Verband bei Gelbsucht, heißen Lebern und beginnenden heißen Schwellungen hilft. In ihren Samen ist eine Kraft, die auflöst und reinigt, daher helfen sie gegen durch Leberobstruktionen hervorgerufene Gelbsucht.

„Jemenitisches Kraut" [d.h. Gemüsefuchsschwanz] [*Amaranthus blitum*] ist kalt-feucht im zweiten [Grad], daher erzeugt es weniger gutes Blut als die Gartenmelde und ist weniger gut für den Magen. Es ist jedoch besser für Personen mit zu viel Hitze und hilfreicher bei durch Hitze hervorgerufenem Husten und durch gelbe Galle hervorgerufenem Durst. Es wirkt abführend und hilft Personen mit brennenden Fiebern und Gelbsucht.

„Chorasanisches Kraut" [d.h. Stumpfblättriger Ampfer] [*Rumex obtusifolius*]. Es handelt sich um das saure Kraut, dessen Blätter denen des Nabatäischen Kohls ähneln. Es wirkt stopfend und löscht die Schärfe von Blut und gelber Galle. Es ist kalt im ersten und trocken im zweiten [Grad], öffnet (*taftuqu*) den von Hitze verdorbenen Appetit und ist für Personen mit zu viel Hitze geeignet.

„Dummkraut" [d.h. Portulak] [*Portulaca oleracea*]. Man nennt es *firfīn*[9], *farfaḫ*, *riǧla*, das Kraut der Strahlenden (*az-zahrāʾ*), gesegnetes Kraut und universelles Kraut, das zu nichts hinzugegeben wird und unbeschreiblich ist. Es ist kalt-feucht, sein Nährwert ist gering und lobenswert und seine Kälte im zweiten Grad. In seinen Blättern ist Klebrigkeit und in seinen Stengeln Adstringenz. Daher hilft es gegen Backenzahn[schmerz], Blutungen, blutigen Auswurf und Darmabschabungen. Es wirkt entzündungshemmend und durstlöschend, unterbindet von gelber Galle herrührende Darmentzündung (*iḫtilāf*), lindert Stechen und Brennen in Nieren und Blase, schwächt die Lust auf Geschlechtsverkehr, unterbindet galliges Erbrechen und schwächt den Appetit. Insgesamt gehört es zur Speise von Personen mit zu viel Hitze, wenn man es zu ihren verschiedenen kühlenden Gerichten, wie Agresteintopf (*ḥiṣrimīya*) und Sauermilcheintopf (*maḍīra*), hinzugibt. Für Personen mit zu viel Kälte ist es nur geeignet, wenn man es mit Pfefferminze und Sellerie mischt. Als Getränk und Verband hilft es gegen Leber- und Magenentzündung. [Auf die Haut] aufgetragen hilft sein Extrakt gegen heißen Kopfschmerz und heiße Geschwulste. Seine Samen wirken zudem durstlöschend, helfen gegen Darmabschabungen und unterbinden Blutungen und blutigen Auswurf. Sie sind kalt im ersten [Grad]

---

9 Von pers. *parpahan* „Portulak" (vgl. Dihḫudā 1998 XI, 17091; IV, 5461).

والنفث، وهو بارد في الأولى معتدل في اليبس والرطوبة وإذا قلي يصير يابسًا في الدرجة الأولى. والبقلة للزوجة ورقها وقبض قضبانها تطلق البطن وتمسكه على حسب استعداد الأبدان.

الجِرجِير يُسخِن إسخانًا بيّنًا جدًّا ويلطّف ولذلك لا ينبغي أن يُوكل وحده لأنّه يصدع ويسدد ويظلم العين ولكن يخلط بالخسّ والهندباء ليعتدل، وهو مهيّج للباه، فإن أُكل مع الخلّ أو شُرب عليه السكنجبين قلّ تبخيره إلى الرأس وذهب ما يهيّج من الإنعاظ. وليس مع حرارته بموافق لمن يعتريه النفخ والرياح لأنّه منفّخ، وهو حارّ في الثانية رطب في الأولى يلين الطبيعة ويهضم الطعام ويدرّ اللبن.

الباذَرُوج. إنّ هذه البقلة رديئة الغذاء جدًّا ضارّة للمعدة عسرة الانهضام إلا أنّها تدخل في عداد الأغذية الملطّفة. وهي حارّة يابسة في الدرجة الأولى وفيها رطوبة ليست بطبيعية ولكن من جنس الفضل ولذلك يظلم البصر إن أكثر منها. وفيها خاصّية التفريح وعطرية وقبض يعينانها إلا أنّ عاقبة تفريحها ليست بمحمودة إن استكثر منها لأنّها تولّد دمًا رديئًا سوداويًا وتجفف الصدر والرئة. وهي سريعة الفساد تنقلب إلى المرار سريعًا وتولّد نفخةً للرطوبة الفضلية التي فيها وتدرّ البول واللبن وتطلق البطن. وقال بعضهم هي في طبيعتها حابسة للبطن ويشبه أن يكون فيها قوّتان متضادّتان كما في الكرنب، فمتى عاون البطن وما يتّفق فيه القوّة المطلقة التي فيها أطلقت البطن ومتى عاون القوّة الحابسة حبست البطن. وقال بعض المتأخّرين إنّها تجفّف المني واللبن وتقوّي المعدة. أمّا تجفيفها للمني واللبن فلا يكاد يكون لأنّ حرارتها لا تجاوز الدرجة الأولى ومعها رطوبة فضلية كثيرة، فهي بإدرارهما أولى من تجفيفهما كما ذكر المتقدّمون إلا أن يُراد بذلك أنّ إدمانها يولّد خلطًا سوداويًا مضادًّا في مزاجه اللبن والمني فتجفّفهما، وأمّا تقويتها لفم المعدة فليست ببعيدة للقبض الذي فيها. وهي تنفع من لسع الزنابير إذا دُقّت وبُرّدت ووُضعت على موضع اللسع ويسكّن العُطاس إذا شُمّ، وماؤها يجلو العين إذا اُكتحل

---

١ اليبس والرطوبة: ↔، ج س ك ٢ والبقلة، ○: -، أ ‖ الابدان: + لذلك، غ ج ب ط م س ك ض د: + كذلك، ق ٣ الجرجير: في الجرجير ان الجرجير، غ ج ق ب ط م ك ض د: في الجرجير وهو، س ‖ بينا جدا: جدا، ب ض: جيدا، ك ٤ ليعتدل: لتعدّل، م ٦ اللبن: البول، ط س ٧ الباذروج: في الباذروج، ○ ١٣ اطلقت: اطلق، م ١٣–١٤ ومتى ... البطن: -، ك ١٣ حبست: حبس، أ○/ح ١٥ فهي، ○: فهو، أ

und ausgeglichen in Trockenheit und Feuchtigkeit. Röstet man sie, werden sie trocken im ersten Grad. Aufgrund der Klebrigkeit seiner Blätter und der Adstringenz seiner Stengel wirkt [das „Dummkraut"] abführend oder stopfend, je nach Disposition der Körper.

RAUKE [*Eruca vesicaria*] wirkt sehr deutlich erhitzend und verfeinernd und sollte daher nicht allein verzehrt werden, da sie Kopfschmerz und Obstruktionen hervorruft und die Sehkraft trübt. Stattdessen sollte man sie mit Lattich und Endivie mischen, damit sie ausgeglichen wird. Sie regt den Sexualtrieb an. Wenn man sie mit Essig verzehrt oder nach ihr Oxymel trinkt, steigen ihre Dämpfe weniger zum Kopf auf und ihre erektionsfördernde Wirkung verschwindet. Trotz ihrer Hitze ist sie nicht für Personen geeignet, die unter Blähungen und Winden leiden, denn sie wirkt blähend. Sie ist heiß im zweiten und feucht im ersten [Grad], wirkt abführend, fördert die Verdauung der Speisen und regt den Milchfluss an.

BASILIKUM [*Ocimum basilicum*]. Dieses Kraut hat einen sehr schlechten Nährwert, ist schädlich für den Magen und schwer verdaulich, obwohl es zu den verfeinernden Nahrungsmitteln zählt. Es ist heiß-trocken im ersten Grad und in ihm ist Feuchtigkeit, die nicht natürlich ist, sondern von Art eines Überschusses. Daher trübt es die Sehkraft, wenn man viel davon isst. Es hat die spezifische Eigenheit der Erheiterung sowie Aroma und Adstringenz, die sie unterstützen. Die Folge seiner Erheiterung ist jedoch nicht lobenswert, wenn man zu viel davon zu sich nimmt, da sie schlechtes, schwarzgalliges Blut erzeugt und Brust und Lunge austrocknet. [Basilikum] ist schnell verderblich, wandelt sich schnell zu Galle, ruft durch den Überschuss an Feuchtigkeit in ihm Blähungen hervor, regt den Harn- und Milchfluss an und wirkt abführend. Bei einigen [Ärzten] heißt es, es wirke seiner Natur nach stopfend und es scheint, dass es – wie [auch] der Kohl – zwei gegensätzliche Kräfte enthält. Wenn der Bauch und das, was in ihm geschieht, die abführende Kraft unterstützt, die im [Basilikum] ist, wirkt es abführend, und wenn er die zurückhaltende Kraft unterstützt, wirkt es stopfend. Bei einigen späteren [Ärzten] heißt es, [Basilikum] trockne Sperma und Milch aus und stärke den Magen. Seine trocknende Wirkung auf Sperma und Milch ist [jedoch] kaum vorhanden, da seine Hitze nicht den ersten Grad übersteigt und von viel überschüssiger Feuchtigkeit begleitet wird. Es neigt somit eher dazu, ihren Fluss anzuregen, als sie zu trocknen, wie [schon] die früheren [Ärzte] bemerkt hatten. Es sei denn, damit ist gemeint, dass sein ständiger Verzehr schwarzgalligen Körpersaft erzeugt, der in seinem Temperament der Milch und dem Sperma entgegengesetzt ist, so dass es die beiden trocknet. Seine Stärkung des Magenmunds ist nicht weit entfernt von der Adstringenz in ihm. Es hilft bei Wespenstichen, wenn man es zermahlt, kühlt und auf den Stich aufträgt und beruhigt das Niesen, wenn man an ihm riecht. Sein Was-

به ومع الخلّ والكافور يقطع الرُعاف إذا وضع في الأنف بفتيلةٍ، وورقه أضرّ للمعدة من بزره وبزره نافع من الصرع وأسر البول.

النَعناع. هو ألطف البقول المأكولة جوهراً وهو حارّ في الثانية يابس في الأولى وحرارته أيسر من حرارة الفوتنج النابت على الأنهار وفيه رطوبة فضلية ولذلك ينفّخ نفخًا ليس بالكثير ويهيّج الإنعاظ. وفيه قوّة قابضة بها يُقوّي المعدة والكبد الباردتين ويعين على الهضم ويشهّي الطعام ويسكّن الغثي الحادث من البلغم والفواق ويُجشّئ ويسكّن الهيضة ويشدّد أوعية المني ويقتل الديدان.

الطَرخُون حارّ يابس في الثانية بطيء في المعدة عسر الانهضام يجفّف الرطوبات ويحدث وجع الحلق، جيّد للقلاع في الفم إذا مُضغ وأمسك في الفم زمانًا طويلاً.

الباذَرَنجبُويَه حارّ يابس في الثانية يقوّي المعدة ويعين على الهضم ويفتح السدد في الدماغ ويصفّي الذهن، وينفع من الخفقان والهَمّ والوحشة وعلل القلب الباردة ويفرّح القلب ويقوّيه بخاصّيةٍ يعينها عطريته وتلطيفه وقبضه وينفع من جميع العلل البلغمية والسوداوية ويطيّب النكهة.

الرَشاد والحُرف حارّان يابسان حرّيفان رديئان للمعدة ويسخنان المعدة والكبد ويقطعان ويلطّفان الأخلاط الغليظة ويُخرجان الدود ويحرّكان شهوة الباه وينقّيان الرئة، ويُحدِران رطوبة بلغمية بيضاء إلى المثانة إذا أكثرَ من أكلهما حتّى أنّه يحدث منهما كثيرًا تقطير البول، ولا يصلحان لأصحاب الأمزجة الحارّة البتّةً.

الكَرَفس. إنّ الكرفس إذا أُكل نيًّا أو مطبوخًا يلطّف ويدرّ البول والطمث واللبن، وهو ألذّ وأصلح للمعدة من سائر البقول التي تشاكله وعلى طريقته إلا أنّ انهضامه عسر وانحداره ليس بسريع على ما

---

٢ الصرع ... البول : اسر البول والصرع، ق : الصرع وعسر البول، م ٣ النعناع : في النعناع، ○ ٥ الطعام : -، ض ٦ ويجشئ : -، ك ٩ الباذرنجبويه: في الباذرنجبويه، غ ج ق ب ط م س ض د : + هي، ك || حار : حارة، أ ○ || يابس : يابسة، أ ○ ١٠ وبفرح القلب، ○ : وتفرح، أ ١١ النكهة : + ويدفع الفواق، ق ١٢ الرشاد : في الرشاد، ق ج م : حب الرشاد، ب || ويسخنان ... ويقطعان : -، ب ك ١٤ أكثر، ○ : كثر، أ ١٥ لاصحاب : -، ك ١٦ الكرفس : في الكرفس، ○ || ان الكرفس : انه، س : -، ك || اذا : ان، غ ج ب ط م ك ض

ser klärt das Auge, wenn man es mit Essig und Kampfer als Kajal aufträgt und unterbindet mit einem Docht in der Nase aufgetragen Nasenbluten. Seine Blätter sind schädlicher für den Magen als seine Samen. [Basilikum]samen helfen gegen Epilepsie und Harnverhaltung.

PFEFFERMINZE [*Mentha* x *piperita*] verfügt unter den essbaren Kräutern über die feinste Substanz. Sie ist heiß im zweiten und trocken im ersten [Grad]. Ihre Hitze ist geringer als die der Minze, die an Flüssen wächst, und in ihr ist überschüssige Feuchtigkeit, daher wirkt sie leicht blähend und potenzsteigernd. In ihr ist eine adstringierende Kraft, durch die sie kalte Mägen und Lebern stärkt, die Verdauung unterstützt, Speisen appetitlich macht, durch Schleim hervorgerufene Übelkeit und Schluckauf beruhigt, Aufstoßen begünstigt, Brechdurchfall lindert, die Spermagefäße stärkt und Würmer abtötet.

ESTRAGON [*Artemisia dracunculus*] ist heiß-trocken im zweiten [Grad], langsam im Magen, schwer verdaulich, trocknet die Feuchtigkeiten und ruft Halsschmerzen hervor. Er ist gut gegen Mundfäule, wenn man ihn kaut und lange Zeit im Mund behält.

ZITRONENMELISSE [*Melissa officinalis*][10] ist heiß-trocken im zweiten [Grad], stärkt den Magen, unterstützt die Verdauung, öffnet Obstruktionen im Gehirn und reinigt den Geist. Sie hilft gegen Palpitationen, Kummer, Einsamkeit und kalte Herzkrankheiten. Sie erheitert und stärkt [das Herz] durch eine spezifische Eigenheit, die von ihrem Aroma und ihrer verfeinernden und adstringierenden Wirkung unterstützt wird. Sie hilft gegen sämtliche schleimigen und schwarzgalligen Krankheiten und parfümiert den Atem.

GARTENKRESSE und GARTENKRESSESAMEN [*Lepidium sativum*] sind beide heiß-trocken, scharf und schlecht für den Magen. Sie erhitzen Magen und Leber, zersetzen und verfeinern die groben Körpersäfte, führen zur Ausscheidung von Würmern, regen die sexuelle Lust an und reinigen die Lunge. Wenn man viel von ihnen verzehrt, bringen sie eine schleimige, weiße Feuchtigkeit in die Blase hinab, so dass sie oftmals Harnträufeln hervorrufen. Für Personen mit heißen Temperamenten sind sie überhaupt nicht geeignet.

SELLERIE [*Apium graveolens*].[11] Verzehrt man Sellerie roh oder gekocht, verfeinert er und fördert den Harn-, Menstruations- und Milchfluss. Er ist wohlschmeckender und besser für den Magen als die übrigen Gemüse, die ihm ähnlich sehen und seinem Wesen entsprechen. Seine Verdauung ist jedoch

---

10 Von pers. *bādrang-būya* „nach Zitronen riechend“ (Dietrich 1988, 394).

11 *Karafs* kann neben Sellerie auch Petersilie bezeichnen (vgl. Nasrallah 2007, 666). Gemeint sind an dieser Stelle vermutlich die Blätter und nicht die Wurzeln des *karafs* (vgl. S. 404, Anm. 311).

فيه من الحرارة، وليس ينبغي أن يقدّم على الطعام لذلك. وهو حارّ يابس في الثانية يحلل الرياح ويفتح سدد الكبد والطحال ويصدّع ويضرّ أصحاب الصَرع والحبالى والمرضعة لإ يراثه المُرضَع صَرعًا. وهو صالح للمعدة مسكّن للغثي محرّك للجشاء بتحليله نافع من البخر، وينبغي أن يجتنب أكله إذا خُيف من لذع العقرب لأنّ نكايته عند ذلك أشدّ وذلك لتفتيحه سدد الأحشاء حتّى تنفذ السمّية إلى حوزة البدن أو لخاصّية فيه.

الكُزبرة الرطبة. هي بقلة أشبه بالدواء منه بالغذاء وليست ممّا يوكل مفردةً والقليل منها يعمل ما يعمل الكثير من الحسّ من التنويم والتخدير غير أنّها لا ترطّب. وإنّما تصلح أن تقع في الطبيخ لتطييب الطعام ومنع بخاره عن الصعود إلى الرأس وإيقافه في المعدة حتّى يتمّ هضمه، وتلك هي خاصّيتها ولذلك تنفع أصحاب زلق الأمعاء والإسهال ومن لا يحتوي معدته على الطعام، وخاصّةً إذا أُكلت مع السماق. وهي مركّبة القوى والغالب عليها البرودة واليبوسة وفيها قبض ولذلك ينفع ماؤها من الرعاف والقلاع وبثور الفم، وهي تحلّل الأورام الحارّة وتسكّن ضربانها والإكثار منها يظلم البصر ويخلط الذهن. وأمّا اليابسة وهي الجُلجُلان فشديدة اليبوسة تقوّي المعدة وتعقل الطبيعة وتقطع النزف إذا قليت، وتنفع من الخفقان الحارّ وتمنع القيء. ورطبها ويابسها تكسر قوّة الباه وتخفّف المني.

القُنّابِرَى وهو البَرغَست، حارّ يابس في الأولى لطيف جلاء قطّاع مطلق للبطن مفتّح لسدد الكبد والطحال، وينبغي أن يأكله المبرودون اسفيدباجًا وكذلك مَن يريد إطلاق الطبيعة، وأمّا المحرورون

---

٤ حوزة : جميع، ب   ٦ الكزبرة : في الكزبرة، ج ق ب م ك || الرطبة : -، ج   ٦–٧ ما يعمل، أ / ن : ما يعمله، غ ج ق ب ط م س ض د   ٨ وايقافه : وابقاؤه، ك || هي : -، ب ك   ٩ تنفع : يصلح، ب || أصحاب، ◦ / ر : -، أ   ١١ وهي تحلل : وتحلل، ض   ١٢ فشديدة : فشدّة، ب   ١٣ رطبها ويابسها تكسر، ط : رطبه ويابسه يكسر، أ غ ج ق م ب س ك ض د   ١٤ القنابرى : في القنابرى، ج ط م س ك ض د

schwierig und er sinkt trotz der Hitze in ihm nicht schnell herab – man sollte ihn daher nicht als Vorspeise essen. Er ist heiß-trocken im zweiten [Grad], löst Winde auf, öffnet Leber- und Milzobstruktionen, ruft Kopfschmerz hervor und schadet Epileptikern, Schwangeren und Stillenden, da er beim Säugling Epilepsie hervorruft. Er ist gut für den Magen, lindert Übelkeit, fördert das Aufstoßen durch seine auflösende Wirkung und hilft gegen Mundgeruch. Man sollte seinen Verzehr vermeiden, wenn man Skorpionstiche zu befürchten hat, denn ihr Schaden ist dann stärker – [entweder] weil [Sellerie] die Obstruktionen der Eingeweide öffnet, so dass das Giftige den gesamten Körper durchdringt, oder aufgrund einer spezifischen Eigenheit [des Selleries].

FRISCHER KORIANDER [*Coriandrum sativum*] ist ein Kraut, das eher einem Heilmittel als einem Nahrungsmittel gleicht. Es gehört nicht zu den Dingen, die man einzeln isst und eine geringe Menge davon hat dieselbe einschläfernde und betäubende Wirkung wie eine große Menge Lattich, obgleich [Koriander] nicht befeuchtend wirkt. Er ist vielmehr dafür geeignet, dass man ihn in gekochte Gerichte gibt, um die Speise zu würzen, zu verhindern, dass ihr Dampf zum Kopf aufsteigt und sie im Magen zu halten, damit sie verdaut werden kann. Dies ist seine Eigenart, daher ist er hilfreich gegen Darmglätte und Durchfall sowie bei Personen, deren Magen keine Speise enthält – besonders, wenn man ihn mit Sumach isst. Er hat zusammengesetzte Kräfte, wird von Kälte und Trockenheit beherrscht und in ihm ist Adstringenz. Sein Wasser hilft daher gegen Nasenbluten, Mundfäule und Aphthen. Er lässt heiße Schwellungen abklingen und lindert ihr Pulsieren. Wenn man viel [Koriander] isst, trübt er die Sehkraft und verwirrt den Geist. Getrockneter [Koriander][12] – die Korianderbeere – ist äußerst trocken, stärkt den Magen und wirkt stopfend und blutstillend, wenn man ihn röstet. Er hilft gegen heiße Palpitationen und verhindert Erbrechen. Frisch und getrocknet schwächt [Koriander] die Kraft der Potenz und trocknet das Sperma aus.

BLEIWURZ (?) – *barġast*[13] – ist heiß-trocken im ersten [Grad], fein, klärend, zersetzend, wirkt abführend und öffnet Obstruktionen in Leber und Milz. Personen mit zu viel Kälte und jene, die eine abführende Wirkung erzielen wollen, sollten ihn im *isfīdabāǧ*-Eintopf essen. Personen mit zu viel Hitze kochen ihn [in Wasser] und verzehren ihn dann mit Essig, Molke und Ähnlichem. Er hat

---

12 Vgl. auch S. 212 f.

13 Pers. für *qunnābirā* (Dihḫudā 1998 III, 4591). Die Bedeutung von *qunnābirā* ist unklar, die arabischen Ärzte haben die Bezeichnung für verschiedene Pflanzen verwendet (Dietrich 1988, 276). Dozy (1927 II, 408) übersetzt es als Bleiwurz.

فيسلقونه ثمّ يتّخذونه بالخلّ والمصل ونحو ذلك. وفيه جلاء قوي يجلو البَهَق والكلف أكلاً وطلاءً، وماء أصله إذا استعط به يخرج الرطوبات الغليظة من الدماغ.

الهِليَون وهو المسمّى مارجُوبه، حارّ في الأولى معتدل في الرطوبة واليبس، والبستاني أرطب وأكثر غذاءً يولّد المني ويحرّك شهوة الباه ويدرّ البول. وغذاؤه متوسّط في الكثرة والقلّة وفيه بعض الجلاء ولذلك يفتح السدد ويلين البطن وينفع من وجع الظهر ويسمّن الكلى ويسخن المثانة صالح للصدر والرئة، وهو يوكل مطبوخًا باللحم ومطجنًا بالزيت والمرّي، ويتّخذ منه عجّة ومَن كان محرورًا فليطرح منه في المضيرة ونحوها.

اللِفت وهو الشَلجَم. إنّ أصله إذا أُكل مطبوخًا فليس شيء ممّا هو في جنسه من النبات أغذى منه إلا أنّ غذاؤه أغلظ من المعتدل، فلذلك ينبغي أن يصلح بجودة السلق، والدم المتولّد منه متوسّط فيما بين الجيّد والرديء وهو ممّا ينفّخ وينعظ ويزيد في المني ويصلح لمن يريد أن يخصب بدنه وفيه قوّة ملطّفة بها يدرّ البول. وهو حارّ في أوّل الثانية رطب في الأولى يلين الحلق والصدر ويسخن الكلى والظهر وينفع من ضعف البصر الحادث من الرطوبة، وليس بموافق للمحرورين إلا المخلّل منه. وقضبانه الرخصة إن أكلت مسلوقةً أدرّت البول. وماء اللفت نافع من الخُضرة الحادثة في الأطراف من البرد ومن انِقرِس ووجع المفاصل نطولاً، وبزره نافع من السموم.

البَصَل مسخن ملهب معطش يلطّف الأخلاط الغليظة اللزجة ويقطعها ويفتح السدد ويغذو البدن غذاءً يسيرًا إن طُبخ مرّتين، فأمّا قبل الطبخ فليس يغذو بل يصدّع ويضرّ الرأس والعين إلا أنّه يصلح لمن قد ذهبت شهوته لبلغم كثير في معدته، فإن طُبخ ذهبت حدّته وولد البلغم وكان صالحاً للسعال وخشونة الصدر. وهو حارّ في نحو من الدرجة الرابعة يابس في الثانية، وفيه رطوبة كثيرة فضلية

---

١ اكلا وطلا : -، ○ ‖ وماء : واما، ق س   ٢ من الدماغ : -، د   ٣ الهليون : في الهليون، ج ب ط م س د   ٦ ومطجنا : ومطنجنا، ب م   ٨ اللفت : في اللفت، ○   ١١ اول : -، د : + الدرجة، غ ج ب م س ض   ١٣ وماء، ○ : واما، أ   ١٥ البصل : في البصل ان البصل، غ ج ق ب ط م ك ض د : في البصل وهو، س   ١٦ فأما : + ما، ب   ١٧ معدته : المعدة، م ‖ صالحا : نافعا، د   ١٨ نحو من : -، ب : نحو درجةٍ من، د ‖ فضلية : -، د

stark klärende Wirkung, mit der er Vitiligo und Sommersprossen klärt, wenn man ihn isst und wenn man ihn [auf die Haut] aufträgt. Schnupft man den Saft seiner Wurzel, entfernt er grobe Feuchtigkeiten aus dem Gehirn.

SPARGEL [*Asparagus officinalis*] – der sogenannte *mārǧūba*[14] – ist heiß im ersten [Grad] und ausgeglichen in Feuchtigkeit und Trockenheit. Garten[spargel] ist feuchter und nahrhafter, er erzeugt Sperma, regt die sexuelle Lust an und wirkt harntreibend. Er hat einen mittleren Nährwert, weder hoch noch gering. Er hat einige klärende Wirkung, daher öffnet er Obstruktionen, wirkt abführend, hilft gegen Rückenschmerzen, verfettet die Nieren, erhitzt die Blase und ist gut für Brust und Lunge. Man isst ihn gekocht mit Fleisch und gebraten mit Olivenöl und *murrī* und bereitet Omelett mit ihm zu. Wer zu viel Hitze hat, gebe ihn in den Sauermilcheintopf (*maḍīra*) und ähnliche [Gerichte].

SPEISERÜBEN [*Brassica rapa*] – *šalǧam*[15]. Verzehrt man ihre Wurzeln gekocht, gibt es keine Pflanze in ihrer Gattung, die nahrhafter wäre, ihre Nahrung ist jedoch gröber als ausgeglichen. Man sollte sie daher korrigieren, indem man sie gut kocht. Das von ihnen erzeugte Blut ist von mittlerer Güte und sie gehören zu den [Dingen], die blähend und potenzsteigernd wirken. Sie vermehren das Sperma und sind für jene geeignet, die ihren Körper fruchtbar machen wollen. In ihnen ist verfeinernde Kraft und sie wirken harntreibend. Sie sind heiß am Anfang des zweiten und feucht im ersten [Grad], erweichen Kehle und Brust, erhitzen Nieren und Rücken und helfen gegen durch Feuchtigkeit hervorgerufene Sehschwäche. Für Personen mit zu viel Hitze sind nur in Essig eingelegte [Speiserüben] geeignet. Verzehrt man ihre weichen Stengel [in Wasser] gekocht, wirken sie harntreibend. Speiserübensaft hilft als warmer Umschlag[16] bei durch Kälte hervorgerufener Blaufärbung[17] der Akren, sowie bei Gicht und Gelenkschmerzen. Ihre Samen sind hilfreich gegen Gifte.

ZWIEBELN [*Allium cepa*] wirken erhitzend, entzündungfördernd und dursterzeugend. Sie verfeinern und zersetzen grobe, klebrige Körpersäfte, öffnen Obstruktionen und nähren den Körper in geringem Maße, wenn man sie zweimal kocht. Bevor man sie kocht, nähren sie nicht, sondern rufen Kopfschmerz hervor und schaden Kopf und Augen. Sie helfen jedoch denjenigen, die aufgrund von zu viel Schleim im Magen ihren Appetit verloren haben. Kocht man sie, vergeht ihre Schärfe und sie erzeugen Schleim und helfen gegen Husten und Rauheit der Brust. Sie sind heiß im ungefähr vierten und trocken im zwei-

14 Pers. für „Spargel“ (Dihḫudā 1998 XIII, 19941).

15 Arabisierter pers. Begriff für „Speiserübe“ (Dihḫudā 1998 IX, 14434).

16 Oder: „in einem warmen Bad“ (*naṭūlan*).

17 Zum Farbspektrum von *aḫḍar* im vormodernen Arabischen vgl. Fischer 1965, 305–314.

ونفخة تحرّك شهوة الباه وتزيد في المني ولذلك كلّما كان أجفّ كان أقلّ توليدًا للرياح. والطويل منه أشدّ حرافةً من المستدير، والأحمر من الأبيض واليابس من الرطب والنيّ من المطبوخ. وهو يفتق الشهوة حتّى شمّه ويطيّب الطبيخ ويذهب بزهومة اللحم ويلين البطن ويحسّن اللون ويحدّ البصر إذا اكتحل بمائه مع العسل. ولا يصلح للمحرورين إلا أن يصلح بالخلّ، والمخلّل لا يضرّ الرأس. وله خاصّية في دفع ضرر المياه وريح السموم والإكثار منه يولّد خلطًا رديئًا ويفسد العقل، والدلك به ينبت الشعر في داء الثعلب. وبزره يذهب البهق إذا طُلي به بالخلّ، وماؤه ينفع من ثقل السمع إذا قُطّر فيه ويفتح أفواه البواسير إذا احتمل وينفع من عضّة الكلب الكلب إذا نُطل به.

الثُوم أشدّ حرارةً ويبسًا وأقوى فعلاً من البصل إلا أنّه يسخن البدن إسخانًا شبيهًا بالغريزي، وهذه أفضل خلّة فيه، ويجوّد الهضم ويحلّ الرياح ويفشّها حتّى أنّه يمنع تولُّد القولنج الريحي إذا أدمن، ويطلق البطن ويدرّ البول ويجفّف المني ويعطش إلا أنّه يقطع العطش الكاذب الحادث من البلغم المتولّد في المعدة وينفع من وجع الظهر والورك العتيق ويحمّر اللون ويرقّق الدم ويفتح السدد ويلطّف الأغذية الغليظة الباردة ويضرّ بالعين ويضعف البصر أكثر من البصل لقوة تحليله وشدّة تجفيفه، وغذاؤه نَزر وَتِح وهو أشبه بالدواء منه بالغذاء. وإذا طُبخ ذهبت عنه الحرافة وغذي غذاءً صالحًا ليس برديءٍ، وهو حارّ يابس في الرابعة رديء للرأس والكلى يخرج حبّ القرع ويلين البطن وينفع السعال المتقادم وينفع من جميع الأعلال الباردة وداء الثعلب ووجع الأسنان من البرودة. وهو يقوم مقام الترياق في لسع الهوامّ، وينفع من عرق النَسا إذا اُحتقن بمائه ومن عضّة الكلب الكلب إذا ضُمد به.

---

١ اجف : اخف، ب ٢ يفتق : يفيق، ب م ٤ بمائه : به، س ‖ الرأس، ○ : -، أ ٦ به : -، م ‖ بالخل : الخل، غ ‖ فيه : به، غ ٧ احتمل : ضمد، م ٨ الثوم : في الثوم ان الثوم : ج ق ط م ك ض د : في ثوم الثوم، غ ب : في الثوم وهو، س ٩ ويحل : ويحلل، ب ض ١٤ يخرج : ويخرج، ب ١٥ مقام : -، ض ١٦ بمائه : + غاية النفع، ب ‖ الكلب الكلب : الكلب، ض ‖ ضمد : ضمدت، م

ten Grad. In ihnen ist viel überschüssige Feuchtigkeit und Blähwirkung, die den Sexualtrieb anregen und das Sperma vermehren. Sie erzeugen daher umso weniger Winde, je trockener sie sind. Längliche [Zwiebeln] sind schärfer als runde, rote schärfer als weiße, trockene schärfer als feuchte und rohe schärfer als gekochte. Sie öffnen den Appetit – sogar, wenn man [nur] an ihnen riecht –, würzen gekochte Speisen, entfernen die Unbekömmlichkeit von Fleisch, wirken abführend, verbessern die Gesichtsfarbe und schärfen die Sehkraft, wenn man ihren Saft mit Honig als Kajal aufträgt. Sie sind nicht für Personen mit zu viel Hitze geeignet, außer man korrigiert sie mit Essig. In Essig eingelegt sind sie nicht schädlich für den Kopf. Sie haben die Eigenart, der Schädlichkeit der Wasser und des Geruchs von Giften entgegenzuwirken. Der Verzehr vieler [Zwiebeln] erzeugt schlechten Körpersaft und verdirbt den Verstand. Einmassiert fördern sie den Haarwuchs bei Haarausfall. Ihre Samen vertreiben Vitiligo, wenn man sie zusammen mit Essig [auf die Haut] aufträgt. Ihr Saft hilft gegen Schwerhörigkeit, wenn man ihn ins [Ohr] tropfen lässt. Als Zäpfchen angewendet öffnet er die Münder der Hämorrhoiden und als warmer Umschlag[18] hilft er gegen den Biss tollwütiger Hunde.

KNOBLAUCH [*Allium sativum*] hat stärkere Hitze und Trockenheit und eine kräftigere Wirkung als Zwiebeln, erhitzt den Körper jedoch in einer Weise, die der inhärenten [Hitze] (*al-ġarīzī*) gleichkommt. Dies ist seine beste Eigenschaft. Er verbessert die Verdauung, löst Winde und lässt sie abklingen. Bei regelmäßigem Verzehr verhindert er sogar die Entstehung windiger Darmkoliken. Er wirkt abführend, harntreibend, trocknet das Sperma und ruft Durst hervor, unterbindet jedoch den trügerischen Durst, der von im Magen erzeugtem Schleim herrührt. Er hilft gegen alten Schmerz in Rücken und Hüfte, rötet die Gesichtsfarbe, verfeinert das Blut, öffnet Obstruktionen, verfeinert grobe, kalte Nahrungsmittel, schadet dem Auge und schwächt die Sehkraft durch die Kraft seiner auflösenden Wirkung und seine heftige Trockenheit noch stärker als Zwiebeln. Sein Nährwert ist unbedeutend und gering und er gleicht eher einem Heil- als einem Nahrungsmittel. Kocht man ihn, verlässt ihn die Schärfe und er liefert geeignete, nicht schlechte Nahrung. Er ist heiß-trocken im vierten [Grad], schlecht für Kopf und Nieren, entfernt Bandwürmer, wirkt abführend, hilft gegen fortgeschrittenen Husten und alle kalten Krankheiten sowie gegen Haarausfall und Zahnschmerzen, die auf Kälte beruhen. Bei Ungezieferbissen wirkt er als Gegengift. Er hilft gegen Ischialgie, wenn man seinen Saft als Einlauf verabreicht, und gegen den Biss tollwütiger Hunde, wenn man ihn im Verband anwendet.

---

18 Oder: „in einem warmen Bad" (*naṭūlan*).

الكُرَّاث أقلّ إسخانًا وتصديعًا وإظلامًا للبصر من الثوم والبصل، وهو حارّ في الثالثة يابس في الثانية بطيء الهضم رديء للمعدة يولّد كيموسًا رديئًا، وفيه قبض قليل به يقطع الدم الجاري وتلطيف وتقطيع للأخلاط اللزجة وتحليل للرياح الغليظة. فلذلك ينفع أصحاب البواسير إذا سُلق في الماء مرارًا ثمّ جُعل في ماءٍ باردٍ وطُجّن بالزيت، وينفعهم أيضًا ضمادًا وعصارته مع الخلّ وتراب الكُندُر تقطع الرعاف. وبزره إذا قُلي وخُلط مع حبّ الآس نفع من الزحير واختلاف الدم الحادث من قبل المقعدة. وإذا طُبخ الكرّاث مع الشعير نفع من الربو الحادث عن الأخلاط الغليظة، وهو يحرّك شهوة الجماع وينعظ ويعين على الإكثار منه، ويفتق شهوة الطعام إلا أنّ إدمانه يصدّع ويظلم البصر ويُرى أحلامًا رديئةً ويمنع من ذلك الخلّ وسائر ما يمنع صعود البخار إلى الرأس. وهو يدرّ البول والطمث ويضرّ قروح الكلى والمثانة ويقطع الجشاء الحامض. وبزره يقتل الدود في الأسنان إذا بُخّر به مع القَطران، والجلوس في طبيخه نافع لجساوة الرحم. والكرّاث الشامي أقلّ حرًّا ويبسًا من النَبَطي.

الفُجل حارّ غليظ طويل الوقوف في المعدة بطيء الانحدار عنها، فلذلك يعفَن ويعفّن ما يلقى من الطعام ويحدث الغثيان والجشاء المنتن. وإذا أُكل قبل الطعام مع المرّي لين البطن، وغذاؤه غذاء رديء لأنّ الغالب عليه الحرافة وبتلك الحرافة يقطع ماؤه البلغم الذي في المعدة ويذيبه وينقّيه بالقيء، وبها يدرّ البول وينقّي الكلى والمثانة. وورقه يفعل ذلك أقلّ ممّا يفعله أصله إلا أنّه أهضم للطعام من جرمه وأبعث للشهوة، وقيل بل هو أمرأ من جرمه، وليس ولا واحد منهما يهضم الطعام وليت الفجل يهضم نفسه. والظاهر أنّ الربيعي الضئيل الجسم الحادّ الحرّيف منه يهضم الطعام كسائر البقول الملطّفة والخريفي العظيم الجحم الذي يُدّخر للشتاء لا يقدر على هضم الطعام لقلّة حدّته وكثرة رطوبته. والسُوق التي تخرج له في الربيع إذا أُكلت مسلوقةً بالزيت والمرّي تغذو أكثر ممّا يغذو الفجل الذي أُكل نيًّا

١ الكراث : في الكراث الكراث، غ ج ق ب ط م ك ض د : في الكراث وهو، س ٢ به : -، م ٣ فلذلك : ولذلك، ب ٤ وطجن : وطنجن، م ‖ بالزيت : بزيت، ط ك ‖ وعصارته : + بنفع، ب ٧ ويظلم : ويضعف، د ٩ الكلى والمثانة : ↔، ق ‖ الدود : الديدان، م ١١ الفجل : في الفجل الفجل، غ ج ق ب ط م س ك ض د : في الفجل وهو، س ١٢ البطن : الطبع، س ١٤ البول : -، ق ١٥ الطعام : + كسائر البقول، ك ١٦ الطعام : -، ب ‖ الملطفة : المطلقة، ض ١٧ السوق : والسويق، م ١٨ له : منه، م

LAUCH [*Allium ampeloprasum*] wirkt weniger erhitzend, Kopfschmerz erzeugend und Sehkraft trübend als Knoblauch und Zwiebeln. Er ist heiß im dritten und trocken im zweiten [Grad], langsam verdaulich, schlecht für den Magen und erzeugt eine schlechte Säftemischung (*kaymūs*). In ihm ist geringe Adstringenz, mit der er das fließende Blut unterbricht. Er verfeinert und zersetzt klebrige Körpersäfte und löst grobe Winde. Daher hilft er Personen mit Hämorrhoiden, wenn man ihn mehrmals in Wasser kocht, dann in kaltes Wasser gibt und in Olivenöl brät. Er hilft ihnen auch als Verband und sein Extrakt mit Essig und Weihrauchstaub unterbindet Nasenbluten. Geröstet und mit Myrtenbeeren vermischt helfen seine Samen gegen Ruhr und aus dem Gesäß herrührende blutbedingte Darmentzündung. Kocht man Lauch mit Gerste, hilft er gegen Asthma, das durch grobe Körpersäfte entsteht. Er regt die sexuelle Lust an, wirkt erektionsfördernd und unterstützt oftmaligen [Geschlechtsverkehr]. Er öffnet den Appetit auf Speisen, erzeugt bei regelmäßigem Verzehr jedoch Kopfschmerz, trübt die Sehkraft und bewirkt schlechte Träume. Dies verhindern Essig und Sonstiges, was das Aufsteigen von Dampf in den Kopf verhindert. Er fördert den Harn- und Menstruationsfluss, schadet Geschwüren in Nieren und Blase und unterbindet saures Aufstoßen. Seine Samen töten den Zahnwurm, wenn man sie mit Teer als Räuchermittel verwendet. Das Sitzen in gekochtem [Lauch] hilft gegen Gebärmutterverhärtung. Syrischer Lauch ist weniger heiß und trocken als Nabatäischer [Lauch].

RETTICH [*Raphanus sativus*] ist heiß, grob, liegt lange im Magen und sinkt nur langsam von ihm herab. Daher fault er, lässt das, was er an Speise antrifft, [ebenfalls] faulen und erzeugt Übelkeit und übelriechendes Aufstoßen. Verzehrt man ihn vor der Mahlzeit mit *murrī*, wirkt er abführend. Sein Nährwert ist schlecht, da er von Schärfe beherrscht wird. Durch diese Schärfe zersetzt sein Saft den Schleim, der sich im Magen befindet, löst ihn auf und bereinigt ihn durch Erbrechen. Durch sie fördert er den Harnfluss und reinigt Nieren und Blase. Seine Blätter bewirken dies in geringerem Maße als seine Wurzel, sie wirken jedoch stärker verdauend auf Speisen und appetitanregender als der Rettich selbst (*ǧirmihī*). Man sagt, sie seien sogar bekömmlicher als der Rettich selbst und weder der Rettich noch seine Blätter (*wa-lā wāḥid minhimā*) würden die Verdauung von Speisen fördern. Wenn der Rettich nur seine eigene Verdauung fördern würde! Offenbar fördert der dünne, scharfe, beißende Frühlings[rettich] die Verdauung von Speisen, so wie die übrigen verfeinernden Gemüse. Der große Herbst[rettich] hingegen, den man für den Winter einlagert, vermag es aufgrund seiner geringen Schärfe und vielen Feuchtigkeit nicht, die Verdauung von Speisen zu fördern. Isst man die Triebe, die im Frühling aus ihm wachsen, gekocht mit Olivenöl und *murrī*, sind sie nahrhafter als roh verzehrter Rettich, ihr Nährwert ist jedoch gering. Gekochter Rettich hilft Perso-

على أنّ غذاءه قليل. والفجل المطبوخ نافع لأصحاب السعال المتقادم ونتولّد من النيّ رياح غليظة نانخة جدًّا ولا سيّما مع الأغذية الغليظة كالكشكية ونحوها، ويولّد نفخًا ورياحًا لا في أسفل البطن بل في أعلاه، ولذلك قيل إنّ إدمانه يصفّي الحواسّ وذلك لتسخين بخاره سخونةً تلطّف بعض التلطيف. وورقه يفتح سدد الطحال ويزيل اليرقان الحادث منه ويحدّ البصر وينفع من وجع الأذن الحادث من البرودة، ويزيل الخُضرة الحادثة من الضربة. وبزره أقوى منه يزيل البهق الأسود إذا طُلي به مع الكُندُس. وأحمد الفجل ما دَقَّ ولم يعظم، والإكثار منه يحدث المغص. ودهنه حارّ لطيف محلّل ينفع من وجع الأذن الذي من البرد والريح الغليظة.

الجَزَر. إنّ الجزر يوكل نيًّا ومطبوخًا وغذاؤه أقلّ من غذاء الشلجم ويسخن إسخانًا بيّنًا. وهو حارّ في الثانية رطب في الأولى عسر الانهضام يدرّ البول ويحدر الطمث. وبزره أقوى في ذلك وفيه قوّة نانخة تهيّج شهوة الجماع، والبرّي أحرّ وأقوى في تحريك الباه. والجزر ليس بضارٍّ للصدر والرئة وليس بموافق للمحرورين، وهو كثير النفخ بطيء النزول يسخن الكلى وله حرافة يسيرة. ينبغي أن يُسلق مرارًا ويُوكل باللحم والمرّي والخلّ، واسفيدباجه بالتوابل يصلح للمبرودين.

الحَرشَف وهو الكَنكَر، قيل إنّه حارّ أسخن من الهليون وألطف وأقلّ رطوبةً، وقيل معتدل في الحرارة والبرودة رطب في الثانية، وقيل حارّ في الأولى وقيل بارد رطب وقيل بارد يابس. ولا يبعد أن تكون أصنافًا مختلفة الطبائع بحسب اختلاف البلاد والبقاع. والبقلة التي تسمّى عندنا تِيْغ ناى

٢ البطن: البدن، د ٣ ان: -، ب ك ٦ الكندس، غ ق س ك / و: الكندش، أ ج ب ط م ض د ٨ الجزر: في الجزر، ○ || ان الجزر: هو، س: الجزر، ب || ومطبوخا: -، س ١٠ شهوة الجماع: الجماع، غ ج ب ط م ك د: الرياح، س ١٣ الحرشف: في الحرشف، ○ || وألطف: -، ب ١٥ والبقاع: -، ك || تسمى عندنا: ↔، ب || تيغ ناى، غ ج ق ب ط م س ك د: سع، أ: تبعاء، ض

nen mit fortgeschrittenem Husten und roher [Rettich] erzeugt grobe, sehr blähende Winde – besonders mit groben Nahrungsmitteln wie *kišk*-Eintopf und anderen. Er erzeugt Blähung und Winde nicht im unteren, sondern im oberen Teil des Bauches. Daher heißt es, sein regelmäßiger Verzehr reinige die Sinne, aufgrund der erhitzenden Wirkung seines Dampfes mit einer Hitze, die in gewisser Weise verfeinernd wirkt. Seine Blätter öffnen Milzobstruktionen, entfernen die dadurch verursachte Gelbsucht, schärfen die Sehkraft, helfen gegen durch Kälte verursachte Ohrenschmerzen und entfernen die durch Schlageinwirkung verursachte Grünblaufärbung [von Blutergüssen]. Seine Samen sind stärker [in ihrer Wirkung], sie entfernen *Vitiligo nigra*, wenn man sie mit Niesgarbe [*Achillea Ptarmica*][19] [auf die Haut] aufträgt. Am lobenswertesten ist der zarte Rettich, der nicht groß geworden ist. Isst man viel davon, ruft er Bauchschmerzen hervor. Sein Öl ist heiß, fein und auflösend und hilft gegen durch Kälte und groben Wind verursachte Ohrenschmerzen.

KAROTTEN [*Daucus carota*]. Karotten werden roh und gekocht verzehrt, sind weniger nahrhaft als Speiserüben und wirken deutlich erhitzend. Sie sind heiß im zweiten und feucht im ersten [Grad], schwer verdaulich und fördern den Harn- und Menstruationsfluss. Ihre Samen wirken dahingehend stärker und enthalten eine blähende Kraft, die die Lust auf Geschlechtsverkehr anregt. Wilde [Karotten] sind heißer und wirken stärker aphrodisierend. [Karotten] sind nicht schädlich für Brust und Lunge und nicht für Personen mit zu viel Hitze geeignet. Sie wirken sehr blähend, sinken langsam hinab, erhitzen die Nieren und haben leichte Schärfe. Man sollte sie mehrmals kochen und mit Fleisch, *murrī* und Essig verzehren. Ihr *isfīdabāǧ*-Eintopf mit Gewürzen ist für Personen mit zu viel Kälte geeignet.

ARTISCHOCKEN [*Cynara cardunculus*] – *kankar*[20]. Man sagt, sie seien heiß, heißer als Spargel, feiner und weniger feucht. Man sagt, sie seien ausgeglichen in Hitze und Kälte, feucht im zweiten [Grad]. Man sagt, [sie seien] heiß im ersten [Grad], man sagt, sie seien kalt-feucht und man sagt, sie seien kalttrocken. Es ist nicht auszuschließen, dass es sich um Sorten mit unterschiedlichen Naturen handelt, entsprechend den unterschiedlichen Ländern und [Anbau]gebieten. Das Gemüse, das man bei uns *tīġnāy* (?)[21] nennt, halte ich für

19 Es könnte auch Seifenkraut (*Saponaria officinalis*) oder Gipskraut (*Gypsophila* sp.) gemeint sein (vgl. Ullmann 1970b, 379).

20 Pers. Bezeichnung für die kultivierte Artischocke (vgl. Ibn al-Ḥaššāʾ 1941, 66).

21 Diese Pflanze ist weder in den arabischen Wörterbüchern noch bei Dihḫudā verzeichnet.

أظنّه من أنواع الحرشف. والمشهور من أفعال الحرشف أنّه حارّ منفّخ زائد في الباه مدرّ للبول مسخن للكلى مذهب لنتن العرق مخرج لما في الرئة من الخلط الغليظ، والإكثار منه يولّد صداعًا ووجع الضرس.

السَذاب. الرطب منه حارّ يابس في الثانية وهو أطرد البقول كلّها للريح وأنفعها للأمعاء السفلى ولمن يعتريه القولنج غير أنّه ليس بجيّد للمعدة ولمن يسرع إليه الصداع. وخاصّيته تجفيف المني وتسكين شهوة الجماع لشدّة يبسه، ومذهبه مذهب الأدوية لا مذهب الأغذية. وهو يدرّ البول والطمث ويقاوم الأدوية القتالة إذا أُكل قبلها ويحدّ البصر ويذهب برائحة الثوم والبصل ويحلل الأخلاط الغليظة اللزجة.

الكَبَر. إنّ في الكبر قوّة ملطّفة قوّية، وسواء في ذلك حبّه وثمره الذي يسمّى قثاء الكبر وقضبانه الرخصة، وما ينال البدن منه من الغذاء يسير جدًّا. وهو حارّ يابس في الثانية يطلق البطن لا سيّما المتّخذ بالملح. وينهض الشهوة إذا ضعفت أو بطلت ويجلو وينقص البلغم من المعدة ومن الأمعاء ويفتح سدد الكبد والطحال خصوصًا المتّخذ بالخلّ، وفيه مرارة وحرافة بها يلطّف ويقطع وقبض به يقوّي، وتزداد حدّته وتنقص على حسب المواضع التي ينبت فيها. وما عُمل منه بالملح فقط فإنّه يطلق البطن ويعطش وهو للمعدة أردأ، وما عُمل بالخلّ فهو أقلّ إطلاقًا وتوليدًا للعطش وأصلح للمعدة.

الشِبِتّ حارّ جيّد لوجع الظهر والرياح إذا وقع في الطبيخ إلا أنّه يبخّر إلى الرأس ولا يصلح للمحرورين، وهو رديء للمعدة مغثّ يزيد في اللبن ويلين البطن وينضج الأورام الباردة ويحلّلها. ورطبه أشدّ إنضاجًا ويابسه أشدّ تحليلاً، وحرارته بين الثانية والثالثة وتجفيفه بين الأولى والثانية، وفي بزره تقيئة ورماده نافع من القروح المترهّلة الكثيرة الصديد وخاصّةً في أعضاء التناسل.

---

١ الحرشف : -، د ‖ الباه : المني، د ٢ الغليظ : -، ك ٣ السذاب : في السذاب، ○ ٦ الثوم والبصل : ↔، غ ض ٨ الكبر : في الكبر، ○ ‖ ان في الكبر : ان فيه، س : فيه، ب ٩ حار … الثانية : -، ○ ١٠ وينقص : وينفض، ب ط ‖ ومن الامعاء : والامعاء، غ ج ط م ك ض ١١ خصوصا : وخصوصا، ض ‖ يلطف ويقطع : ↔، ض ‖ وقبض : وقيض، ب ١٢ عمل : + منه، ق ١٥ الشبت : في الشبث، غ ج ق ط ك ض د : في الشبت، ب م : في الشبت وهو، س ‖ جيد : جدا، ض ١٧ انضاجا … اشد : -، م ‖ وحرارته … والثانية : -، غ ج ق ط م س ض د ١٨ تقئية : تغثية، م : تفتيح، ب

eine Artischockenart. Zu den berühmten Wirkungen der Artischocken zählt, dass sie heiß und blähend sind, die Potenz steigern, harntreibend wirken, die Nieren erhitzen, üblen Schweißgeruch beseitigen und groben Körpersaft aus der Lunge befördern. In großer Menge verzehrt rufen sie Kopf- und Zahnschmerzen hervor.

RAUTE [*Ruta graveolens*]. Frische [Raute] ist heiß-trocken im zweiten [Grad]. Von allen Gemüsen vertreibt sie den Wind am meisten und ist für die unteren Gedärme sowie für Personen, die unter Darmkolik leiden am nützlichsten. Trotzdem ist sie weder für den Magen gut noch für Personen, die schnell Kopfschmerzen bekommen. Ihre spezifische Eigenheit ist das Trocknen des Spermas und die Beruhigung der Lust auf Geschlechtsverkehr aufgrund ihrer starken Trockenheit. Sie verhält sich wie ein Heilmittel, nicht wie ein Nahrungsmittel. Sie fördert den Harn- und Menstruationsfluss, bekämpft tödliche Drogen, wenn man sie vor ihnen verzehrt, schärft die Sehkraft, vertreibt den Geruch von Knoblauch und Zwiebeln und löst grobe, klebrige Körpersäfte auf.

Den KAPERN [*Capparis spinosa*] wohnt eine starke verfeinernde Kraft inne, sowohl ihren Samen als auch ihren Früchten, die man „Kaperngurken" (*qiṯṯāʾ al-kabar*) nennt, und ihren weichen Stielen. Was der Körper von ihnen an Nahrung erhält, ist sehr gering. Sie sind heiß-trocken im zweiten [Grad] [und] wirken abführend – vor allem mit Salz verzehrte [Kapern]. Sie regen den Appetit an, wenn er nachgelassen hat oder verschwunden ist, klären und verringern den Schleim in Magen und Darm und öffnen Obstruktionen in Leber und Milz. Dies gilt besonders für mit Essig verzehrte [Kapern]. In ihnen ist Bitterkeit und Schärfe, durch die sie verfeinern und zersetzen, sowie Adstringenz, durch die sie kräftigen. Entsprechend den Gebieten, in denen sie wachsen, ist ihre Schärfe ist ausgeprägter oder geringer. Nur mit Salz zubereitete [Kapern] wirken abführend, rufen Durst hervor und sind schlechter für den Magen. Mit Essig zubereitete [Kapern] wirken weniger abführend, rufen weniger Durst hervor und sind besser für den Magen.

DILL [*Anethum graveolens*] ist heiß und gut bei Rückenschmerzen und Winden, wenn man ihn in gekochte Speisen gibt. Seine Dämpfe steigen jedoch zum Kopf empor und er ist nicht für Personen mit zu viel Hitze geeignet. Er ist schlecht für den Magen, erregt Übelkeit, vermehrt die Milch, wirkt abführend, bringt kalte Schwellungen zur Reife und lässt sie abklingen. Frischer [Dill] wirkt stärker reifend und getrockneter [Dill] stärker abklingend. Seine Hitze befindet sich zwischen dem zweiten und dritten [Grad] und seine trocknende Wirkung zwischen dem ersten und zweiten [Grad]. Seine Samen fördern das Erbrechen und seine Asche hilft bei dicken, stark eiternden Geschwüren, besonders an den Fortpflanzungsorganen.

الراسَن يسخن البدن ويكسر الريح ويطردها يهضم الطعام ويجشّئ فيفتح سدد الكبد والطحال، وهو جيّد للمعدة ويكسر من حدّته وحرافته الخلّ، وهو بطيء في المعدة لجُسُوّه والخشبية التي فيه، حارّ يابس في الثانية، والمحمود منه أطرافه والإكثار منه يورث الصداع ويفسد الدم ويقلل المني. وخاصّيته ردّ المفصل المنخلع من الرطوبة أكلاً وضمادًا وتقوية المثانة والإعانة على نفث الأخلاط الغليظة.

السُخَّر. وأظُنّه المسمّى عندنا كاكسر، حارّ يابس مجفّف للمعدة طارد للرياح ضارّ للرأس جيّد لأصحاب الصرع، ولا يصلح للمحرورين بتّةً ويجلب الحمّى سريعًا.

الحَندَقُوق. وهو المسمّى دِيوسَبِست، حارّ مصدّع حارّ يابس في الثانية مغثّ ضارّ للمحرورين جدًّا نافع من وجع الظهر والورك وبرد المثانة وتقطير البول وأوجاع الأرحام.

الصَعتَر. جميع أصنافه حارّ يسخن البدن ويطرد الرياح، وهو من بقول المبرودين، حارّ يابس في الثالثة يعين على هضم الطعام ويلطّف الأطعمة الغليظة ويسرع بانهضامها ونزولها، ويدرّ البول والطمث ويحدّ البصر، ولذلك ينبغي أن يوكل مع الباذروج لأنّ الباذروج يظلم البصر فيدفع ضرره.

الكَشُوث. فيه مرارة وعفوصة وهو حارّ باعتدال يابس يقوّي المعدة والكبد ويفتح السدد ويدرّ البول ويخرج الفضول العفنة من العروق وينفع الحمّيات المتقادمة، وينبغي أن يأكله المحرورون بالخلّ.

---

١ الراسن : في الراسن، غ ج ق م س ض د : في الراسن وهو، ط : في الراسن هو حار يابس في الثانية، ب ك ‖ الريح : الرياح، ب س ‖ ويطردها ... الطعام :-، س   ٢ للمعدة : + ويطرد الرياح ويهضم الطعام، س   ٢-٣ حار ... الثانية :-، ○   ٥ السخر : في السخر، ○ ‖ كاكسر : كاكستر، ج   ٧ الحندقوق : حندقوقى، ○ ‖ مصدع : يابس مصدع، ك : يابس في الثانية مصدع، ب ‖ حار يابس في الثانية- :، ○   ٩ الصعتر : في الصعتر، ○   ٩-١٠ يابس في الثالثة :-، ○   ١٢ الكشوث : في الكشوث، ○

ALANT [*Inula helenium*] erhitzt den Körper, lindert und vertreibt den Wind, verdaut Speisen und führt zum Aufstoßen, so öffnet er Obstruktionen in Leber und Milz. Er ist gut für den Magen und seine Schärfe und beißende Eigenschaft wird von Essig gelindert. Aufgrund seiner Härte und seines Holzgehalts ist er langsam im Magen. Er ist heiß-trocken im zweiten [Grad]. Das Lobenswerte an ihm sind seine Spitzen (*aṭrāf*) und wenn man zu viel von ihm isst, ruft er Kopfschmerz hervor, verdirbt das Blut und vermindert das Sperma. Seine Eigenart ist das Einrenken durch Feuchtigkeit ausgerenkter Gelenke, wenn man ihn isst oder im Verband anwendet, sowie die Stärkung der Blase und das Unterstützen des Auswurfs grober Körpersäfte.

SUḪḪAR.[22] Ich halte ihn für [jenes Kraut], das man bei uns *kāk-s-r* (?) nennt. Es ist heiß-trocken, trocknet den Magen, vertreibt Winde und ist schädlich für den Kopf und gut für Epileptiker. Für Personen mit zu viel Hitze ist es überhaupt nicht geeignet und ruft schnell Fieber hervor.

LOTOS[23] – der sogenannte *dīvāspist*[24] – ist heiß, Kopfschmerz erzeugend, heiß-trocken im zweiten [Grad], Übelkeit erregend und sehr schädlich für Personen mit zu viel Hitze. Er hilft bei Rücken- und Hüftschmerzen, Kälte der Blase, Harnträufeln und Gebärmutterschmerzen.

THYMIAN [*Thymus* sp.].[25] Alle seine Sorten sind heiß, erhitzen den Körper und vertreiben Winde. Er gehört zu den Kräutern für Personen mit zu viel Kälte, ist heiß-trocken im dritten [Grad], unterstützt die Verdauung der Speise, verfeinert grobe Speisen und beschleunigt ihre Verdauung und ihr Herabsinken. Er fördert den Harn- und Menstruationsfluss und schärft die Sehkraft. Daher sollte man ihn mit Basilikum essen, denn Basilikum trübt die Sehkraft und [Thymian] wirkt seiner Schädlichkeit entgegen.

FLACHSSEIDE [*Cuscuta epithymum*]. In ihr ist Bitterkeit und Herbheit und sie ist ausgeglichen heiß und trocken. Sie stärkt Magen und Leber, öffnet Obstruktionen, wirkt harntreibend, holt faulige Überschüsse aus den Adern hervor und hilft bei fortgeschrittenen Fiebern. Personen mit zu viel Hitze sollten sie mit Essig verzehren.

---

22 *Suḫḫar* bezeichnet ein Kraut aus Chorasan und gilt als synonym zu *saykarān*, dem Weißen Bilsenkraut (*Hyoscyamus albus*) (vgl. Dozy 1927 II, 668; Ibn Manẓūr 1990 IV, 354; Dihḫudā 1998 IX, 13507). Der Terminus *kāk-s-r* (oder, wie in der Hs. IÜ verzeichnet, *kāk-s-t-r*) konnte nicht identifiziert werden (vgl. auch S. 447).

23 *Ḥandaqūq(ā)* entspricht dem griech. λωτός und bezeichnet verschiedene Pflanzen aus der Familie der Hülsenfrüchtler (*Leguminosae*), wie Luzerne (*Medicago sativa*), Steinklee (*Melilotus officinalis*) und Hornklee (*Trigonella caeruela*) (vgl. Dietrich 1988, 614 f.).

24 Pers. für *ḥandaqūq(ā)* (Dihḫudā 1998 VIII, 11449).

25 Vgl. S. 47, Anm. 11.

اللَبلاب بارد رديء للمعدة يطلق البطن ويغثّي ويُكرب.

الجَنبيل حارّ لطيف كالصعتر.

بَقلة الحلُبة حارّة منفّخة مصدّعة.

باقي البُقول البرّية والبُستانية

إنّ البقول البرّية لا تصلح أن يغتذى بها لكن تستعمل على طريق الدواء.

أمّا **عِنَب الثعلَب** فبارد يابس في الدرجة الثانية، ثمرتها تدرّ البول وتنقّي الكبد والكلى والمثانة.

الشاهتَرَج يقوّي المعدة لا سيّما إذا أُكل مع الخلّ وينهض الشهوة، وفيه قبض تخالطه مرارة بيّنة قوّية وليست حرارته ببيّنةٍ وهو مجفّف.

وأمّا **الفُوتَنج النهري** فيدرّ البول ويقطع القيء وإن أكثر من أكله أذاب المني حتّى يسيل ومنع من الإنعاظ وأضعف البدن.

الفُوتَنج البرّي يطلق البطن.

والفوتنج الجبلي يحدر البراز ويخرجه وكذلك الصعتر.

والحاشا يطلق البطن ويدرّ البول ويحدر الفضل البلغمي، وكذلك **الزُوفا** وينفعان من ظلمة البصر ويسهلان النفث.

وورق **القُرَّيص** وهو الأَنجُرَة، إذا طُبخ وأُكل ألان البطن وأذهب النفخ وأدرّ البول، وإن طُبخ مع كشك الشعير أعان على نفث ما في الصدر.

والرازيانَج عسر الانهضام رديء الغذاء إلا أنّه يدرّ البول.

---

١ اللبلاب : في اللبلاب، ق ٢ الجنبيل : الحسك، ب ‖ حار لطيف :-، ج : حار ملطف، ك ٣ بقلة :-، ق ‖ حارة، ○ : حار، أ ‖ مصدعة، ○ : + والله اعلم، أ ٤ باقي : في باقي، ○ ٥ ان :-، ب ٦ فبارد : بارد، ب ‖ الكبد والكلى والمثانة : الكلى والمثانة والكبد، ب ك ٧ الشاهترج : واما الشاهترج، م : والشاهترج، ط ض ‖ لا سيما :-، ك ٨ ببينة : بينة، ب ٩ فيدر : يدر، ق ب ١١–١٢ البري ... الفوتنج :-، ك ١٢ والفوتنج الجبلي: والجبلي، س الفضل البلغمي : الفضول البلغمية، س ض ١٥ واكل ... طبخ :-، ض ‖ الان، غ ج ق ب ط م س ض د : لان، أ ك ١٧ الغذاء :-، ب ك

ACKERWINDE [*Convolvulus arvensis*] ist kalt, schlecht für den Magen, wirkt abführend, erregt Übelkeit und ruft Betrübnis hervor.

ǦANBĪL[26] ist heiß und fein wie Thymian.

BOCKSHORNKLEE [*Trigonella foenum-graecum*] ist heiß, blähend und ruft Kopfschmerz hervor.

DIE ÜBRIGEN WILD- UND GARTENGEMÜSE

Wildgemüse eignen sich nicht zur Ernährung, sondern werden als Heilmittel verwendet.

SCHWARZER NACHTSCHATTEN [*Solanum nigrum*] ist kalt-trocken im zweiten Grad. Seine Frucht wirkt harntreibend und reinigt Leber, Nieren und Blase.

ERDRAUCH [*Fumaria officinalis*][27] stärkt den Magen – besonders, wenn man ihn mit Essig verzehrt – und regt den Appetit an. In ihm ist Adstringenz, die von deutlicher, kräftiger Bitterkeit durchzogen ist. Seine Hitze ist nicht deutlich und er wirkt austrocknend.

BACHMINZE [*Mentha aquatica*] wirkt harntreibend, unterbindet den Brechreiz und wenn man zu viel von ihr isst, verflüssigt sie das Sperma, bis es fließt, verhindert Erektionen und schwächt den Körper.

POLEIMINZE [*Mentha pulegium*] wirkt abführend.

BERGMINZE [*Clinopodium vulgare*] lässt den Stuhl hinabsinken und bringt ihn zur Ausscheidung, so wie auch der Thymian.

WALD-BERGMINZE [*Clinopodium menthifolium*][28] wirkt abführend, harntreibend und lässt schleimigen Überschuss herabsinken, ebenso YSOP [*Hyssopus officinalis*]. Beide helfen bei getrübter Sehkraft und erleichtern den Auswurf.

Blätter der BRENNNESSEL – d. h. der Pillennessel [*Urtica pilulifera*] – wirken abführend, vertreiben Blähungen und wirken harntreibend, wenn man sie gekocht und verspeist hat. Kocht man sie mit Gersten-*kišk*, unterstützen den Auswurf dessen, was sich in der Brust befindet.

FENCHEL [*Foeniculum vulgare*] ist schwer verdaulich und hat einen schlechten Nährwert, wirkt jedoch harntreibend.

---

26 Es handelt sich um einen persischen Begriff für *ṣaʿtar* (Dihḫudā 1998 V, 7868), das seinerseits verschiedene Thymianarten bezeichnen kann (vgl. S. 47, Anm. 11).

27 Die Benennung dieser Pflanze als Erdrauch (*šāhtarağ*) beruht offenbar auf einem Übersetzungsfehler Ḥunayn b. Isḥāqs. Die hier beschriebenen Eigenschaften galten bei Galen dem Pfefferkraut (*Lepidium latifolium*), arabisch *šīṭarağ* (vgl. S. 405).

28 Vgl. Kahl 2007, 314; 346. Die Deutung von *ḥāšā* ist jedoch unsicher (vgl. Dietrich 1988, 384).

[٧] في التَوابِل والأَبازِير والكَوامِيخ والرَواصِير والمُخَلّلات والمُرَبَّيات والأَنبِجات

إنّ سبب استعمال التوابل والأبازير في الأطعمة وإلقائها في القدور أمور خمسة: إمّا تفاهة الطعام ليجعله ذا طعمٍ فتقبله الطبيعة وتلتذّه وتهضمه، وإمّا زهومة الطعام وكراهة رائحته فتطيّبه وتحبّبه إلى الطبع، وإمّا برودة مزاج الطعام فتخلط به لتعدّله وتصلحه وتردّه إلى الاعتدال، وإمّا غلظه وعُسر انهضامه فتلطّفه ليسهل انهضامه، وإمّا ليصير الطعام لطيفًا وملطّفًا أيضًا للأخلاط البلغمية والفضول النيّة واللزجة مفتّحًا للمجاري جاليًا لها، وذلك يصلح لمن كان يجتمع في بدنه فضل بلغمي غليظ لزج فقط.

فلذلك ينبغي أن يكون استعمالها على حسب هذه الأغراض الخمسة ولا يستكثر منها، فإنّها إن غلبت على الأطعمة لذعت آلات الغذاء التي تمرّ بها وأحدثت في الكيموسات كيفيةً حادّةً حرّيفةً، وربّما كانت سببًا للقروح والأورام والأمراض الصعبة، وذلك لأنّ الذي يفعله كيفية الدم باستحالته عن طبيعته وقوامه أضرّ بالإنسان ممّا يفعله بكمّيته إذا زادت على المقدار. فهذه الأشياء للعلاج أصلح منها للغذاء إلا بمقدار يحصل به هذه الأغراض والغرض الأخير منها أشبه بالعلاج فالذي يوافقه الأغذية الملطّفة أشبه بالمرضى منه بالأصحّاء، ولذلك يكون استعمالها في هذا الغرض أكثر. وأمّا

---

١ والابازير والكواميخ : ↔، ك ٢ والمربيات والانبجات : ↔، ض ‖ الانبجات : + الرواصير مثل البوارد الا انها اصول البقول والانبجات مثل المربيات الا انها متخذة بالعسل وتلك غير متخذة والتوابل ما يطيب به القدر وكذلك الابازير الا انها رطبة ويابسة وتلك يابسة، ط* ك*، + حاشية من خط المصنف، س* ٤ ان سبب : اقول ان، ض ‖ القدور : القدر، د ٥ وتلتذه : وتلتذ، م ٧ للاخلاط : للاختلاط، ض ١٠ ينبغي : يجب، م ‖ استعمالها : -، ض ‖ فانها ان : فان، ق ١١ الكيموسات : الكيموس، ك ١٢ وربما : ربما، ج ق ب م ١٤ منها : -، ك ١٥ ولذلك : فلذلك، ب م ك د ‖ هذا الغرض : هذه، ك ‖ اكثر : -، د

[7] Würzmittel, Gewürze, *kāmaḫ*-Würzpasten, sauer eingelegte Gemüse (*rawāṣīr*), in Essig Eingelegtes und in Dicksaft und Honig Eingelegtes[1]

Es gibt fünf Beweggründe für die Verwendung von Würzmitteln und Gewürzen in Speisen und ihre Zugabe in die Kochtöpfe: Entweder die Geschmacklosigkeit der Speise, um ihr Geschmack zu geben, dann nimmt die Natur sie an, genießt und verdaut sie – oder der Gestank und abstoßende Geruch der Speise, dann geben sie ihr Wohlgeruch und machen sie der Natur schmackhaft – oder das kalte Temperament der Speise, dann vermischen sie sich mit ihr, um sie auszugleichen, zu korrigieren und zur Ausgeglichenheit zurückzuführen – oder die Grobheit und schwere Verdaulichkeit [der Speise], dann verfeinern sie sie, damit sie leichter verdaulich wird – oder [aber], damit die Speise fein und auch verfeinernd für die schleimigen Körpersäfte und die rohen, klebrigen Überschüsse wird und die Gefäße öffnet und klärt. Dies eignet sich nur für diejenigen, in deren Körper sich schleimiger, grober, klebriger Überschuss angesammelt hat.

Man sollte sie daher im Sinne dieser fünf Zwecke einsetzen und nicht zu viel von ihnen verwenden. Wenn sie die Speisen dominieren, lösen sie Brennen in den Verdauungsorganen aus, die sie passieren, rufen in den Säftemischungen eine scharfe, beißende Qualität hervor und sind zuweilen Ursache für Geschwüre, Schwellungen und schwere Krankheiten. Dies liegt daran, dass das, was die Qualität des Blutes durch seine Umwandlung von der Natur und seine Konsistenz (*qawām*) bewirkt, schädlicher für den Menschen ist als das, was es durch seine Menge bewirkt, wenn diese das Maß überschreitet. Diese Dinge sind zur Therapie geeigneter als zur Ernährung – außer in dem Maß, mit dem diese Zwecke erreicht werden. Der letzte Zweck ist dabei eher der Therapie zuzuordnen, denn jemand, dem verfeinernde Nahrungsmittel zuträglich sind, ist eher krank als gesund. Daher werden sie für diesen Zweck in größerer Menge verwendet. *Kāmaḫ*-Würzpasten sind nicht dafür geeignet, als alleinige

---

1 Glosse der im Editionstext verwendeten Hss. BY, K1 und T1, in den Hss. BY, CB, QA und S1 markiert als Randnotiz des Verfassers: „*Rawāṣīr* sind wie *bawārid*, nur das es sich bei ihnen um [sauer eingelegte] Wurzelgemüse handelt. Honigkonserven (*anbiǧāt*) sind wie Dicksaftkonserven (*murrabayāt*), nur das sie mit Honig hergestellt werden und jene nicht. Mit Würzmitteln (*tawābil*) würzt man den Kochtopf und ebenso mit Gewürzen (*abāzīr*). Erstere sind jedoch feucht und trocken und Letztere [nur] trocken."

الكواميخ فليس يصلح أن يعتمد عليها في التادُّم بها لكن يُصطبغ بها على المائدة بعد الطعام المسدّد والدسم فتقلّ الوخامة وتفتق الشهوة. فأمّا إدمانها فمضعف للبدن مجفّف له مفسد للدم ضارّ للعين والرأس.

الملح. هو حارّ يابس في الثانية جلاء محلّل قابض، فهو يجفّف تجفيفًا قوّيًا لتحليله وقبضه، ويمنع إسراع العفونة إلى الدم ويعين على هضم الطعام ويذهب بوخامة الطبيخ ويلطّفه ويهيّج الشهوة ويشحذها. والإكثار منه يحرق الدم ويضعف البصر ويقلّل المني ويورث الجَرَب والحكّة، وهو موافق لأصحاب الأبدان الرطبة جدًّا ضارّ للنحفاء. وهو أنواع كثيرة أشدّها حرارةً أكثرها مرارةً، والمُحرَق أشدّ تحليلاً من غير المحرق، والمحتفَر أحمد من غيره، والذَراني أكثر حرارةً ويبسًا، والنَفطي أسخن منه، وكلّه يسهّل خروج الثفل وانحدار الطعام ويعين على القيء وخصوصًا النفطي، فإنّه أجود في القيء وفي إخراج البلاغم والمائية بالحقن. وأمّا الأسود الشديد السواد الهندي فهو أجود في إسهال البلغم والسوداء، ويدفع ضرر الملح الدسومات والحلاوات والاستحمامات الرطبة.

الخَلّ. هو مركّب من جوهرَين مختلفَين حارّ وبارد، والجوهر البارد أكثر فيه من الجوهر الحارّ وكلاهما لطيفان لانّ الحموضة بَردُها لطيف. وهو قوّي التجفيف ولذلك يضرّ بالأعصاب ولغوصه بحموضته الخالصة. ويمنع انصباب الموادّ قامع للدم مطفّئ للصفراء ملطّف مقطع، يلطّف الأطعمة إذا عُملت به ويضرّ بأصحاب الطبائع السوداوية والأمزجة الباردة وأصحاب السعال وضعف العصب ويهزل البدن ويقلّل المني ويضعف الانتشار، ويُتلاحق ضرره بالحلواء والاسفيدباجات الدسمة.

---

١ في التأدم : بالتأدم، ب ٤ الملح : في الملح، م ‖ جلاء محلل : ↔، ب ك ‖ فهو يجفف : مجفف، ب ٥ الطبيخ، ○/ ن : الطبع، أ ٧ جدا ضار : ↔، ض ٨ تحليلا : تحريفا، ك ‖ اكثر : اكثرها، ك ٩ في القيء : للقيء، س ١٠ البلاغم : البلغم، د ١٢ الخل : في الخل، ض ‖ اكثر فيه : ↔، م س ١٤ بحموضته : بالحموضة، ك ‖ ملطف مقطع : ↔، ج س ‖ يلطف الاطعمة : للاطعمة، س ١٥ وضعف : ويضعف، ب ١٦ ويتلاحق : ويدفع، م ‖ بالحلواء : بالحلو، ب ك

Brotwürze verwendet zu werden, stattdessen benutzt man sie bei Tisch als Würzpaste nach einer obstruierenden, fettigen Speise. Sie verringern dann die Unbekömmlichkeit und öffnen den Appetit. Bei ständiger Verwendung schwächen sie den Körper, trocknen ihn aus, verderben das Blut und schaden Augen und Kopf.

SALZ ist heiß-trocken im zweiten [Grad], sehr klärend, auflösend, adstringierend und wirkt aufgrund seiner auflösenden und adstringierenden Wirkung stark austrocknend. Es verhindert, dass Fäule schnell das Blut befällt, unterstützt die Verdauung der Speise, vertreibt die Unbekömmlichkeit gekochter Speisen, verfeinert sie, regt den Appetit an und kräftigt ihn. Viel [Salz] verbrennt das Blut, schwächt die Sehkraft, verringert das Sperma und ruft Krätze und Juckreiz hervor. Es ist geeignet für Personen mit sehr feuchten Körpern und schädlich für Magere. Es gibt viele Arten [von Salz]: Das mit der stärksten Hitze ist das bitterste, gebranntes [Salz] wirkt stärker auflösend als ungebranntes, ausgegrabenes [Salz] ist lobenswerter als anderes, *ḏarānī*-Salz[2] ist heißer und trockener und Naphtha-Salz[3] ist heißer als alle anderen [Salzarten]. Es erleichtert die Ausscheidung des Bodensatzes und das Herabsinken der Speise und unterstützt das Erbrechen – besonders das Naphtha-Salz. Dieses ist besser zum Erbrechen und zur Ausscheidung von Schleimen und Wässrigkeit durch Einläufe geeignet. Das tiefschwarze indische [Salz] wiederum ist besser zum Abführen von Schleim und schwarzer Galle geeignet. Der Schädlichkeit des Salzes entgegen wirken fetthaltige Speisen, Süßungsmittel und feuchte Bäder.

ESSIG ist aus zwei verschiedenen Substanzen zusammengesetzt, einer heißen und einer kalten, wobei die kalte Substanz in ihm überwiegt. Beide sind fein, da die Kälte der Säure fein ist. Er wirkt stark trocknend, daher schadet er den Nerven, sowie [auch] durch sein Eintauchen in seine reine Säure. Er verhindert das Herausfließen der Substanzen, unterdrückt das Blut, löscht die gelbe Galle und wirkt verfeinernd und zersetzend. Er verfeinert Speisen, wenn man sie mit ihm zubereitet und schadet Personen mit schwarzgalligen Naturen und kalten Temperamenten sowie Personen mit Husten und Nervenschwäche. Er lässt den Körper mager werden, verringert das Sperma und schwächt die Schwellung. Seine Schädlichkeit korrigiert man durch Süßwaren und fetthaltige *isfīdabāǧ*-Eintöpfe.

---

2 In anderen Quellen als *milḥ anḏarānī*. Es bezeichnet wahrscheinlich sehr weißes Steinsalz (vgl. Nasrallah 2007, 579).

3 Gemeint ist Salz, das nach Naphtha riecht (Dietrich 1993b, 58).

المُرِّي حارّ مجفّف ينشف بِلّة المعدة ويلطّف الأغذية الغليظة ويقطع اللزوجات ويمنع من اجتماع البلغم الغليظ في المعدة والأمعاء، ولذلك ينفع مَن يعتريه القولنج أو يتولّد فيه الديدان. ويسهل البطن ويفتق الشهوة ويطيّب النكهة غير أنّه يجفّف البدن ويعطش، وليس بموافق لمن في صدره خشونة ولمن به حكّة وبواسير. وهو يعمل عمل الملح بل هو أقوى وألطف منه، وخاصّيته النفع من وجع الورك حَقنًا وشُربًا.

الفُلفُل قوّي الحرارة واليبس يقوّي المعدة والكبد، ويهضم الأطعمة ويمنع من تولّد الفضول الغليظة منها ويخرج ما في صدور أصحاب الربو والسعال الرطب، ويسخن الدم ويرقّقه حتّى يحمرّ اللون ويذهب بالجشاء الحامض، ويقطّع كلّ غذاء غليظ ويعدّه للهضم ويكسر الرياح غير أنّ إسخانه قوّي، فهو من أجل ذلك ضارّ للأبدان الحارّة لا سيّما في الصيف. ويُدفع ضرره بالخلّ والفواكه الحامضة وربوبها وماء الثلج وإن اُتّخذ منه حَمُول أفسد المني ومنع الزَرع.

والدارفُلفُل يذهب مذهب الفلفل إلا أنّه أقلّ إسخانًا.

الدارصِيني حارّ يابس لطيف في غاية اللطافة وليس بحارّ في غاية الحرارة، يجفّف تجفيفًا شديدًا بلطافة جوهره ويلطّف الأغذية الغليظة ويعدّها للهضم، ويقوّي المعدة وينفع أكثر أوجاعها ويفتح سدد الكبد ويدرّ البول والطمث ويحدّ البصر. وينفع مَن به ربو وأخلاط غليظة في صدره ولمن لسعته الهوامّ، وليس يبلغ من كسر الرياح ما يبلغ الفلفل والخاولنجان ونحوهما بل ينفخ قليلاً إذا وَجَدَ الرطوبات أو خُلِطَ بطعام رطب، ولذلك يعين على الإنعاظ ويمكن أن يكون ذلك للطافة جوهره

---

١ المري : والمري، م ٢ المعدة والامعاء : ↔، م ‖ ينفع : -، ج ٤ ولمن : ومن، غ ب : وبمن، ج ط ٨ بالجشاء : الجشاء، ك ١٠ وان ... منه : -، ج ١١ يذهب ... الفلفل : كالفلفل، ب ١٢ الدارصيني : في الدارصيني، ض ‖ اللطافة ... غاية : -، ض ١٣ وينفع : + من، ك

MURRĪ[4] ist heiß und trocknend. Es trocknet die Feuchtigkeit des Magens, verfeinert grobe Nahrungsmittel, zersetzt Klebrigkeiten und verhindert die Ansammlung von grobem Schleim in Magen und Darm. Daher ist es hilfreich für Personen, die von Darmkoliken oder Würmern befallen sind. Es wirkt abführend, öffnet den Appetit und parfümiert den Atem, obgleich es den Körper austrocknet, Durst hervorruft und nicht für Personen mit rauer Brust oder mit Juckreiz und Hämorrhoiden geeignet ist. Es wirkt wie Salz und ist sogar noch stärker und feiner als dieses. Seine Eigenart ist es, gegen Hüftschmerz zu helfen, wenn man es als Einlauf verabreicht oder trinkt.

PFEFFER [*Piper nigrum*] hat starke Hitze und Trockenheit und stärkt Magen und Leber. Er verdaut Speisen, verhindert die Entstehung grober Überschüsse aus ihnen und holt hervor, was in der Brust von Personen mit Asthma und feuchtem Husten ist. Er erhitzt und verdünnt das Blut, sodass die Gesichtsfarbe rötlich wird und vertreibt saures Aufstoßen. Er zerteilt jegliche grobe Nahrung, bereitet sie auf die Verdauung vor und wirkt entblähend, seine erhitzende Wirkung ist jedoch stark. Daher schadet er heißen Körpern, besonders im Sommer. Seiner Schädlichkeit wirkt man mit Essig, sauren Früchten, deren Dicksäften und Eiswasser entgegen. Stellt man aus ihm ein Zäpfchen her, verdirbt er das Sperma und verhindert das Einpflanzen [des Samens].

LANGPFEFFER [*Piper longum*] verhält sich so wie Pfeffer, wirkt jedoch weniger erhitzend.

ZIMT[5] ist heiß-trocken, äußerst fein, [aber] nicht äußerst heiß. Durch die Feinheit seines Wesens wirkt er stark austrocknend. Er verfeinert grobe Nahrungsmittel und bereitet ihre Verdauung vor, stärkt den Magen und hilft bei den meisten Magenschmerzen. Er öffnet Leberobstruktionen, fördert den Harn- und Menstruationsfluss und schärft die Sehkraft. [Zimt] ist hilfreich für Asthmatiker, Personen mit groben Körpersäften in der Brust und Personen, die von Ungeziefer gestochen worden sind. Er wirkt weniger entblähend als Pfeffer, Galgant und Ähnliches und stattdessen sogar leicht blähend, wenn er auf Feuchtigkeit trifft oder mit feuchter Speise vermischt wird. Daher unterstützt er

4 Eine fermentierte Würzsoße auf Grundlage von verschimmeltem Gerstenbrot (vgl. S. 410 f.).

5 Von pers. *dār čīnī* „chinesisches Holz“. Es ist unklar, für welche Zimtart genau *dārṣīnī* steht, da der chinesische Zimt (*Cinnamomum cassia*) auch mit dem Begriff *salīḫa* bezeichnet wird, der nicht gleichbedeutend mit *dārṣīnī* ist. Ceylonzimt (*Cinnamomum ceylanicum*) ist in den arabischen Texten vermutlich nicht gemeint, da dieser in der Zeit vor dem 14. Jh. nur selten aus Sri Lanka exportiert worden ist (vgl. Dietrich 1981, 197).

ونفوذه في العروق وإحالة الرطوبات هناك رياحًا نافخةً، فيحدث الإنعاظ. وأمّا قرفة الدارصيني فكأنّها دارصيني ضعيف وله عطرية وخاصّية تفريح.

الخاولَنجان هاضم للطعام كاسر للرياح، لطيف، موافق لمن يكثر به القولنج الريحي والجشاء الحامض. وهو حارّ يابس في الثانية يطيّب النكهة ويقوّي المعدة ويعين على الباه.

الكُزبَرة اليابسة باردة يابسة، شأنها أن توقف الغذاء في المعدة حتّى يتمّ هضمه ولذلك ينبغي أن لا يكثر منها في الأغذية الغليظة، ويكثر في طعام مَن يقيء طعامه ويطرح معها الأفاويه المسخنة الملطّفة، وليقلّل منها في طعام من به ربو ويحتاج أن ينفث شيئًا من صدره ومن به بلادة ونسيان وأمراض باردة في الدماغ، ولا يُتفرّد بها بل يطرح معها التوابل الملطّفة. وهي عاقلة للبطن مسكّنة لالتهاب المعدة دابغة لها بيبسها.

الكَرَويا حارّ يابس في الثالثة يطرد الرياح ويدرّ البول وينشف رطوبة المعدة ويقوّيها ويعينها على هضم الطعام ويلطّف الأغذية الغليظة. وإذا وقع مع الخلّ قلّ إسخانه وعقل الطبيعة وانتقص تلطيفه وأصلحَ أكثر الأغذية المنفّخة، وهو يقتل الديدان وحبّ القرع ويحبس الطبيعة.

الكَمّون حارّ في الثانية يابس في الثالثة ملطّف طارد للرياح مجشٍّ هاضم للطعام، مدرّ للبول مذهب للنفخ مجفّف للمعدة يعقل الطبيعة المستطلقة من الرطوبة خصوصًا المنقوع في الخلّ المقلو، ويقطع النزف والرعاف وينفع المغص ويحلّل أورام الأُنثَيَين وينفع من عسر النَفَس الحادث من الرطوبة.

---

٣ للطعام: للمعدة، غ ‖ كاسر: يجلو، د ٧ الملطفة: المطلقة، ض ١٠ الكرويا: كرويا، ط م ١٢ أكثر الاغذية: + الغليظة، ك ١٤ المقلو: -، ك ١٥ النزف والرعاف: ↔، م ‖ وينفع المغص: والمغص، ض ‖ اورام: الاورام التي في، ك

die Potenz, was möglicherweise auf die Feinheit seiner Substanz, sein Durchdringungsvermögen in den Adern und die dortige Umwandlung der Feuchtigkeiten zu blähenden Winden zurückzuführen ist, so dass er erektionsfördernd wirkt. Zimtrinde[6] wirkt wie Zimt in abgeschwächter Form. Sie hat Aroma und die Eigenart der Erheiterung.

GALGANT [*Alpinia officinarum*] begünstigt die Verdauung der Speisen und wirkt entblähend. Er ist fein und geeignet für Personen, die oft unter windigen Darmkoliken und saurem Aufstoßen leiden. Er ist heiß-trocken im zweiten [Grad], parfümiert den Atem, stärkt den Magen und unterstützt den Sexualtrieb.

GETROCKNETER KORIANDER [*Coriandrum sativum*] ist kalt-trocken. Er hält die Nahrung im Magen, bis sie verdaut wird, daher sollte man nicht zu viel von ihm zu groben Nahrungsmitteln geben. In die Speise von Personen, die ihr Essen erbrechen, sollte man [hingegen] viel [Koriander] geben und erhitzende und verfeinernde Gewürze hinzufügen. In die Speise von Personen mit Asthma, die etwas aus ihrer Brust auswerfen müssen, und solchen, die unter Apathie, Vergesslichkeit und kalten Krankheiten im Gehirn leiden, sollte man wenig [Koriander] geben, wobei er nicht einzeln, sondern zusammen mit verfeinernden Gewürzen verwendet werden sollte. Er wirkt stopfend, lindert die Entzündung des Magens und gerbt ihn durch seine Trockenheit.

KÜMMEL [*Carum carvi*] ist heiß-trocken im dritten [Grad], vertreibt Winde, wirkt harntreibend, trocknet die Feuchtigkeit des Magens, stärkt und unterstützt ihn bei der Verdauung der Speise und verfeinert grobe Nahrungsmittel. Wenn man ihn zusammen mit Essig hinzugibt, ist er weniger erhitzend und wirkt stopfend. Seine verfeinernde Wirkung nimmt dann ab und er korrigiert die meisten blähenden Nahrungsmittel. Er tötet Würmer und den Bandwurm ab und wirkt obstipierend.

KREUZKÜMMEL [*Cuminum cyminum*] ist heiß im zweiten und trocken im dritten [Grad]. Er verfeinert, vertreibt Winde, löst Aufstoßen aus und begünstigt die Verdauung der Speise. Er wirkt harntreibend, entblähend, den Magen austrocknend und wirkt stopfend bei durch Feuchtigkeit ausgelöstem Durchfall – dies gilt besonders für in Essig eingeweichten und gerösteten [Kreuzkümmel]. Er unterbindet Blutungen und Nasenbluten, hilft bei Bauchschmerzen, lässt Schwellungen in den Hoden abklingen und hilft bei durch Feuchtigkeit hervorgerufenen Atembeschwerden. Wenn man ihn häufig verzehrt oder sich das Gesicht mit [Kreuzkümmel]wasser wäscht, färbt er die Haut gelb.

6 „Zimtrinde" (*qirfat ad-dārṣīnī*) könnte auch eine Unterart des Zimts bezeichnen (vgl. Dietrich 1981, 197).

والإكثار منه يصفّر اللون وغسل الوجه بمائه يفعل ذلك أيضًا، وهو لا يوافق الخلّ ولا يلائمُه ملائمة الكرويا بل يلائم الاسفيدباجات وماء الحمّص والشبتّ.

الصَعتَر حارّ يابس في الثالثة مُمرِئ جدًّا باعث للشهوة طارد للرياح مشهٍّ للطعام منقٍّ للمعدة والأمعاء من البلاغم الغليظة ملطّف للأطعمة الغليظة. إذا وقع مع الخلّ لطّف اللحوم الغليظة وكسّبها فضل لذاذة وسرعة هضم ويدرّ البول والطمث وينفع من وجع الورك.

الأَنجُذان حارّ يابس في الثالثة غليظ الجرم بطيء الوقوف مخشّن للمعدة مجفّف للرطوبة ملطّف للطعام مدرّ للبول محدر للطمث مغيّر لرائحة الفم، فينبغي أن يستعمل منه خلّه. وقد يتعجّب منه ومن الدارصيني والزنجبيل والأُشترُغاز في تحليلها نفخ الأغذية النافخة وتوليدها من ذاتها نفخة يسيرة بُخارية تعين في الإنعاظ وتُسخِن الكلى ونواحيها، ولا ينبغي أن يتعجّب منها كلّ التعجُّب لأنّ في الثلاثة منها رطوبة غريبة تفعل بها تلك النفخة، وأمّا الدارصيني فلشدّة لطافته يغوص وينفذ في أقصى العروق ويحلّل ما هناك من الرطوبات وينفّخ. والأَنجُذان يقاوم السموم وينفع من وجع المفاصل الحادث من البرودة ويجذب الموادّ إلى ناحية الجلد جذبًا قوّيًا إذا وُضع على البدن من خارج، وكذلك أصله المسمّى المَحروت وبالفارسية رافَه قريب منه في القوّة وأعسر انهضامًا وأضرّ بالمعدة من الحِلتِيت.

كاشِم وهو بزر المحروت الرومي، حارّ يابس في الثالثة يطرد الرياح ويفتح السدد ويدرّ البول والطمث ويهضم الطعام ويلطّف اللحوم الغليظة، ويقلّ إسخانه إذا وُقع مع الخلّ. ولا ينبغي أن يوكل مرقة تلك اللحوم بعد غَرْفها إلا بعد سُوَيعةٍ ليتفشّي عنها بخار الكاشم لأنّه كثيرًا ما يصدع أصحاب الرؤوس الحارّة.

---

٢ وماء الحمص : والماء حمص، غ ج ب س ك ض د / ر : والماء الحمص، م || والشبت : والشبث، ك ض
٣ الثالثة : الثانية، ض ٤ ملطف ... الغليظة : -، ب ٦ مخشن : محسّن، ج : مجشٍ، ق ٩ منها كل : مثلها كل، م ١٠ تفعل بها : ↔، م ١٣ المحروت : المحروث، ط م || الحلتيت : الحلتيث، ط م ١٤ كاشم : الكاشم، ج || في الثالثة : في الثانية، م : -، ض ١٥ اللحوم : -، غ ١٦ ليتفشى : لينقى، ك

Er harmoniert nicht mit Essig und passt nicht so zu ihm wie Kümmel. Stattdessen passt er zu *isfīdabāǧ*-Eintöpfen, Kichererbsenwasser und Dill.

THYMIAN [*Thymus* sp.] ist heiß-trocken im dritten [Grad]. Er macht [Speisen] sehr bekömmlich, regt den Appetit an, vertreibt Winde, macht Speisen appetitlich, reinigt Magen und Darm von groben Schleimen und verfeinert grobe Speisen. Verwendet man ihn zusammen mit Essig, verfeinert er grobes Fleisch und verleiht ihm den Vorzug von Wohlgeschmack und schneller Verdaulichkeit. Er fördert den Harn- und Menstruationsfluss und hilft bei Hüftschmerzen.

ASANT [*Ferula assa-foetida*] ist heiß-trocken im dritten [Grad] und von grober Masse. Er macht den Magen rau, trocknet die Feuchtigkeit, verfeinert Speisen, wirkt harntreibend, bringt die Menstruation hinab und verändert den Mundgeruch. Man sollte ihn daher in Form des aus ihm [hergestellten] Essigs verwenden. Bisweilen hat man sich darüber gewundert, dass [Asant], Zimt, Ingwer und „Kameldorn" (*ušturġāz*) die Blähwirkung blähender Nahrungsmittel auflösen, [zugleich aber] selbst eine geringe dampfartige Blähung erzeugen, welche die Potenz unterstützt und die Nieren und ihre Seiten erwärmt. Dieses Erstaunen über sie ist überhaupt nicht angebracht, denn in dreien von ihnen ist ungewöhnliche Feuchtigkeit, die jene Blähung in ihnen bewirkt. Der Zimt hingegen taucht aufgrund seiner starken Feinheit in die äußersten Adern ein, durchdringt sie, löst auf, was sich dort an Feuchtigkeit befindet und bläht. Asant bekämpft Gifte, hilft gegen durch Kälte hervorgerufene Gelenkschmerzen und zieht die Substanzen (*al-mawādd*) stark zur Haut hin, wenn man ihn äußerlich auf den Körper aufträgt. Ebenso ist die Wurzel der [Asantpflanze], die man *maḥrūt* – persisch *rāfa*[7] – nennt, ihr von der Kraft her nahe. Sie ist schwerer verdaulich und schädlicher für den Magen als das Asantharz (*ḥiltīt*).

LIEBSTÖCKELSAAT [*Levisticum officinale*]. Es handelt sich um die Saat der Byzantinischen Asantwurzel (*al-maḥrūt ar-rūmī*). Sie ist heiß-trocken im dritten [Grad], vertreibt Winde, öffnet Obstruktionen, fördert den Harn- und Menstruationsfluss, begünstigt die Verdauung der Speise und verfeinert grobes Fleisch. Ihre erhitzende Wirkung ist gering, wenn man sie zusammen mit Essig hinzugibt. Wenn man das Fleisch aus dem Topf genommen hat, sollte man seine Brühe erst nach einer Weile verzehren, damit der Dampf der Liebstöckelsaat sich verziehen kann, denn er ruft bei Personen mit heißen Köpfen oft Kopfschmerz hervor.

7 Vgl. Dihḫudā 1998 VIII, 11753.

نانخواه حارّ يابس في الثالثة ينفع من بلّة المعدة خاصّةً إذا نُقع في الخلّ وجُفّف، ويسكّن الغثيان وتقلُّب النفس وهو جيّد للمعدة والكبد الباردتين ويحلّل الرياح العارضة في الجوف وينقّي الكلى والمثانة ويدرّ الطمث ويزيل المغص الحادث من الريح ومن البلغم، والإكثار منه يصفّر اللون أيضًا مثل الكمّون.

شِبِتّ حارّ يابس في الثانية نافع من المغص الحادث من الرياح ومن البلغم ومن الفواق المتولّد من الامتلاء ويولّد النوم لتحليله الرطوبة المعتدلة ولنَفْيِه التعب عن البدن.

زَعفَران حارّ في الثانية يابس في الأولى هاضم للطعام دابغ للمعدة للعفوصة اليسيرة التي فيه مقوّ للكبد ليس بمحمود للدماغ مذهب لشهوة الطعام، فلذلك ينبغي أن يقلّل منه. وخاصّيته تحسين اللون وإذهاب عسر النفس وتقوية القلب وتفريحه.

أُشترُغاز. جرمه بطيء الهضم رديء للمعدة وخلّه يجلو المعدة وينقّيها ويفتح الشهوة وهو حارّ يابس في الثالثة.

زَنجَبِيل حارّ في الثالثة يابس في الثانية، فيه رطوبة فضلية لذلك يتأكّل ولأجلها يزيد في شهوة الباه. وهو ملين للطبيعة هاضم الطعام ملطّف للموادّ الغليظة طارد للرياح نافع من ظلمة البصر الحادثة من الرطوبة ومن رطوبة المعدة التي تجتمع من أكل الفواكه الرطبة، ويقرب منه الدارفلفل في المزاج وفي النفع من الأمراض الباردة الرطبة.

الشُونِيز حارّ يابس في الثالثة حرّيف مقطّع للبلغم جلاء مذهب للنفخ قاتل للديدان. ولو طلى على البطن نافع من انتضاب النفس مفتّت للحصاة مدرّ للطمث، نافع من اللقوة إذا نُقع في الخلّ وجُفّف وسُحق واُستُنشِقَ.

---

١ نانخواه: النانخواه، ج ٣ الريح: الرياح، ك ٥ شبت، أ ب م س: شبث، ق ب: الشبث، ج ٦ ولنفيه: ولنفثه، ض ٧ زعفران: الزعفران، ج ١٠ اشترغاز: الاشترغاز، ج ‖ وينقيها: ويقويها، ب ١١ في الثالثة: -، ك ١٢ زنجبيل: الزنجبيل، ج: في الزنجبيل، ض ١٥ وفي: في، ب ١٦ الشونيز: في الشونيز، ض ١٧ البطن: البدن، ق ١٨ وسحق: -، م

AJOWAN [*Trachyspermum ammi*] ist heiß-trocken im dritten [Grad] und hilft gegen die Feuchtigkeit des Magens – besonders, wenn man ihn in Essig einweicht und trocknet. Er lindert Übelkeit und Brechreiz, ist gut für kalte Mägen und Lebern, löst Winde auf, die sich im Inneren manifestieren, reinigt Nieren und Blase, fördert den Menstruationsfluss und entfernt von Wind und Schleim hervorgerufene Bauchschmerzen. Bei häufigem Verzehr färbt er – wie auch Kreuzkümmel – die Gesichtshaut gelb.

DILL [*Anethum graveolens*] ist heiß-trocken im zweiten [Grad], hilft gegen von Winden und Schleim hervorgerufene Bauchschmerzen sowie gegen durch Völle hervorgerufenen Schluckauf. Er wirkt einschläfernd, da er die ausgeglichene Feuchtigkeit auflöst und dem Körper die Erschöpfung verwehrt.

SAFRAN [*Crocus sativus*] ist heiß im zweiten und trocken im ersten [Grad], begünstigt die Verdauung der Speise, gerbt den Magen durch die leichte Adstringenz in ihm, stärkt die Leber, ist nicht lobenswert fürs Gehirn und vertreibt den Appetit auf Essen. Er sollte daher nur in geringen Mengen verwendet werden. Seine Eigenart ist die Verschönerung der Gesichtsfarbe, die Beseitigung von Atembeschwerden sowie die Stärkung und Erheiterung des Herzens.

„KAMELDORN" (*UŠTURĠĀZ*).[8] Seine Masse ist langsam verdaulich und schlecht für den Magen. Sein Essig klärt und reinigt den Magen und öffnet den Appetit. Er ist heiß-trocken im dritten [Grad].

INGWER [*Zingiber officinale*] ist heiß im dritten und trocken im zweiten [Grad]. In ihm ist überschüssige Feuchtigkeit, aufgrund derer er glänzt (*yata'akkalu*) und die sexuelle Lust steigert. Er wirkt abführend, begünstigt die Verdauung der Speise, verfeinert grobe Substanzen, vertreibt Winde und hilft gegen getrübte Sehkraft, die durch Feuchtigkeit hervorgerufen wird, und die Feuchtigkeit im Magen, die sich durch den Verzehr feuchter Früchte ansammelt. Ihm steht der Langpfeffer von seinem Temperament und seinem Nutzen gegen kalt-feuchte Krankheiten her nahe.

SCHWARZKÜMMEL [*Nigella sativa*] ist heiß-trocken im dritten [Grad], beißend, zersetzt Schleim, klärt, entbläht und tötet Würmer ab. Würde man den Bauch mit einer Paste aus [Schwarzkümmel] bestreichen, hülfe er gegen Atemnot (*intiḍāb an-nafas*), zersetzte Steine und begünstigte den Menstruationsfluss. Er hilft gegen Gesichtslähmung, wenn man ihn in Essig einweicht, trocknet, zermahlt und schnupft.

8 „Kameldorn" von pers. *usturḫār* (*ustur* „Kamel" und *ḫār* „Dorn"). Eine dem Asant ähnliche Wurzel, die auch „Persischer Ingwer" (*zanǧabīl al-ʿaǧam*) und „Chorasanischer Asant" (*anǧuḏān ḫurāsānī*) genannt wird (Dihḫudā 1998 II, 2608 f.; Nasrallah 2007, 653).

الكَوامِيخ. الأصل والخميرة في الكواميخ أن يُتّخذ جَرادِق من دقيق الشعير فطيرًا وتُدفن في التبن أربعين يومًا حتّى تتكرّج، ثمّ تُنقع في اللبن وتُربّى في الشمس. ويُضاف إليه ما يُراد من التوابل والأبازير، فتكون طبيعتها طبيعة ما يُخلط بها وتنسب هي إليه ككامخ الكبر وكامخ الأنجذان والشونيز والباذروج والفلنجمشك وغير ذلك، وتكتسب أيضًا من الملح والعَفَن فضلَ يبسٍ وحرارةٍ وحدّةٍ. وكلّها تقطع وتلطّف وتشهّي الطعام وتدفع فضوله إلى أسفل لكنّها معطشة ملهبة ضارّة للعين إذا أدمنت. فأمّا ما يقع فيه الخلّ فهو أقلّ إعطاشًا وإلهابًا للبدن وأوفق للمحرورين.

وأمّا **الرَواصِير والبَوارِد** وهي البقول المطبوخة الموضوعة في الأشياء الحامضة كالخلّ وماء الحصرم والسماق وماء التفّاح والريباس والماست ونحوها، فهي أيضًا على طبيعة تلك البقول والحموضات. وكلّها مطفئة مبرّدة تصلح للمحرورين وفي الأزمان والأوقات الحارّة، والمتّخذة منها بالخلّ تبرّد ولا تغلّظ والمتّخذة بمياه الفواكه الحامضة تبرّد وتغلّظ وتطفّئ المرّة والدم وتعقل البطن وتهيّج الرياح وتضرّ الصدر والرئة والمثانة والأرحام.

وأمّا **المُخَلّلات** فإنّها تكتسب من الخلّ فضلَ لطافةٍ وبردٍ وهي إمّا بقول وأصول بقول وإمّا لحوم لطيفة رطبة كالفراريخ والأكارع ولحوم الجداء الصغار مطبوخة في الخلّ مع البقول والأبازير، وهي

---

١ الكواميخ: في الكواميخ، ◦ ‖ والخميرة في الكواميخ: في الخميرة والكواميخ، د ٢ اليه: اليها، س ٥ فاما: واما، ق ٦ يقع: يقطع، ض ‖ الخل، ◦/ ر: -، أ ‖ للبدن: -، د ٧ واما: فاما، غ ‖ البقول: + الرطبة، م ١٠ والمتخذة ... وتغلظ: -، ك ‖ بمياه: بماء، ق ‖ المرة والدم: ↔، م ‖ الرياح: -، ج ١١ الصدر: بالصدر، د ‖ والرئة: -، ب ١٢ واصول: واصل، د: او اصول، ك ١٣ الجداء: الجدى، د

KĀMAḪ-WÜRZPASTEN.[9] Die Grundlage und das Ferment (*ḫamīra*) der *kāmaḫ*-Würzpasten besteht darin, dass man dicke, ungesäuerte Brotlaibe (*ǧarādiq*) aus Gerstenmehl nimmt und sie für vierzig Tage in feingehacktem Stroh vergräbt, so dass sie schimmeln. Dann weicht man sie in Milch ein und konserviert sie in der Sonne. Man fügt ihnen nach Belieben Würzmittel und Gewürze hinzu, woraufhin ihre Natur dann der Natur der [Zutaten] entspricht, die man ihnen beigemischt hat und nach denen sie benannt werden – wie etwa Kapern-*kāmaḫ*, Asant-*kāmaḫ*, Schwarzkümmel-*kāmaḫ*, Basilikum-*kāmaḫ* und Limonenbasilikum-*kāmaḫ*. Zudem erhalten sie durch das Salz und den Schimmel einen Überschuss an Trockenheit, Hitze und Schärfe. Sie alle zersetzen, verfeinern, machen die Speise appetitlich und drücken ihre Überschüsse nach unten. Bei ständigem Verzehr erzeugen sie jedoch Durst, fördern Entzündungen und schaden den Augen. Mit Essig versetzte *kāmaḫ*-Würzpasten rufen weniger Durst und Entzündungen im Körper hervor und sind besser für Personen mit zu viel Hitze geeignet.

RAWĀṢĪR und *BAWĀRID*[10] sind gekochte Gemüse, die in saure Substanzen – wie etwa Essig, Agrest, Sumachwasser, Apfelsaft, Rhabarbersaft oder Joghurt – eingelegt worden sind. Ihre Natur richtet sich somit ebenfalls nach jenen Gemüsen und den sauren Nahrungsmitteln. Sie alle wirken löschend und kühlend und sind für Personen mit zu viel Hitze sowie zu heißen Jahreszeiten und Zeiten geeignet. Mit Essig zubereitete *rawāṣīr* und *bawārid* kühlen, ohne vergröbernd zu wirken und mit dem Saft saurer Früchte zubereitete kühlen, vergröbern, löschen Galle und Blut, wirken stopfend, erregen Winde und schaden Brust, Lunge, Blase und Gebärmutter.

IN ESSIG EINGELEGTES

Es erhält durch den Essig einen Überschuss an Feinheit und Kälte. Es handelt sich entweder um Blatt- und Wurzelgemüse oder um feine, feuchte Fleischsorten, wie Küken, Füße und das Fleisch kleiner Ziegenlämmer, die mit Gemüse und Gewürzen in Essig gekocht werden. Wenn sie abgekühlt sind, verfestigen sie sich und werden *QARĪṢ*-SÜLZE[11] genannt. Diese ist für Personen mit heißen

9 Von pers. *kāmah* „Würzmittel" (vgl. Lane 1968 VII, 2630). Zu den *kāmaḫ*-Würzpasten s. Kap. 2.8 b zum Kontext des *K. al-Aġḏiya wa-l-ašriba*.

10 Es handelt sich um kalte Vorspeisen, die vor den warmen Speisen serviert wurden (vgl. Nasrallah 2007, 604).

11 Vgl. Nasrallah 2007, 180; 615.

تنعقد إذ بَرُدَت وتسمّى **القَرِيص** وهو يصلح لأصحاب الأمزاج والأكباد الحارّة وفي البلدان والأحوال الحارّة ويطفّئ المرّة والدم ويقطع البلغم، ويضرّ بأصحاب السوداء وضعف العصب وخشونة الصدر.

وأمّا لحوم غليظة كلحوم البقر والعجاجيل موضوعة في الخلّ بعد طبخها في الماء وتجفيفها عن المائية مع بعض البقول والأبازير وتسمّى **الهُلام** وهو ليس يبرّد كتبريد القَرِيص ولا يوافق المحرورين موافقته، وهو أغلظ مع أنّه أيضًا غير موافق لأصحاب الأمزاج والأمراض الباردة ولا يقمع الدم والمرّة قمع القريص.

وأمّا فراخ مطبوخة كذلك محشوة بالبقول الحارّة أو الباردة وتسمّى **المَصُوص** وهو قريب من القريص إلا ما اتّخذ بفراخ الحمام أو أكثر في حشوه من الثوم والسذاب، وليس المصوص من طعام المبرودين. والخلّ المصفّى من هذه يسمّى **الأهال**.

وهذه جميعًا هي أغذية المحرورين والممرورين ومن يفسد الطعام في معدته ويحترق لحرارة مزاجها أو لأخلاط صفراوية فيها، ولأصحاب الأكباد الحارّة ولذهاب شهوة الطعام من الحرارة على حسب قوّة الهضم وضعفها وكثرة الحرارة وقلّتها.

وأمّا البقول وأصول البقول

فالكَبَر المخلّل يلطّف الطحال ولا يسخن ولا يعطش إلا قليلاً ويفتح السدد.

الخيار المخلّل مبرّد مطفّئ جدًّا بمقدار حموضته وعتقه إلا أنّه طويل الوقوف في المعدة.

البصل المخلّل باعث للشهوة جدًّا وإذا عتق في الخلّ لم يكن له صعود إلى الرأس ولا إعطاش.

وكذلك **الثوم المخلّل** يصلح لمن يميل نفسه من المبرودين إلى هذا الجنس من المخلّلات، وكذلك **بصل الزِيز** إلا أنّه بطيء النزول.

والشَلجَم المخلّل بارد لا نفخةَ له يطفّئ المرّة.

---

١ اذ : اذا، س ض ‖ البلدان : + والازمان، س ك ‖ والاحوال : والاوقات، م ٤ بعض : -، د ‖ كتبريد : كتبرد، ك : كثير في، ض ٧ او الباردة : والباردة، س ض ٨ بفراخ، غ ق ب م س ك د : بالفراخ، أ ج ‖ الحمام : -، ج ١٠ الطعام : -، ض ١١ لاخلاط : اخلاط، ب ‖ فيها : -، غ ١٢ وقلتها، ٥ : + والله اعلم : أ ١٣ واصول البقول : -، ك ١٤ فالكبر : اما الكبر، د ١٥ الخيار : في الخيار، م ض : واما الخيار، ك ‖ مبرد ... جدا : يبرد ويطفى، ب ١٦ البصل : في البصل، ض ‖ المخلل : + مبرد، ق ١٧ الثوم ... وكذلك : -، ض ١٩ نفخة : نفخ، ب

Temperamenten und Lebern geeignet sowie in heißen Ländern und Umständen. Sie löscht Galle und Blut, zersetzt Schleim und schadet Personen mit schwarzer Galle, Nervenschwäche und rauer Brust.

Grobes Fleisch, wie Rind- und Kalbfleisch, legt man in Essig ein, nachdem man es in Wasser gekocht und mit einigen Gemüsen und Gewürzen von seiner Wässrigkeit getrocknet hat. Man nennt es *HULĀM*-SÜLZE. Sie kühlt nicht so sehr und ist nicht so sehr für Personen mit zu viel Hitze geeignet wie *qarīṣ*-Sülze. Sie ist gröber, ist jedoch auch nicht für Personen mit kalten Temperamenten und Krankheiten geeignet und unterdrückt Blut und Galle nicht so sehr wie *qarīṣ*-Sülze.

Ein so gekochtes Küken, gefüllt mit heißem oder kaltem Gemüse – die sogenannte *MAṢŪṢ*-SÜLZE – ist der *qarīṣ*-Sülze nahe, sofern sie nicht aus Taubenküken zubereitet oder mit viel Knoblauch und Raute gefüllt wurde. *Maṣūṣ*-Sülze gehört nicht zu den Speisen für Personen mit zu viel Kälte.

Den von [den Sülzen] abgeseihten Essig nennt man *AHĀL*.

Sie alle gehören zu den Nahrungsmitteln für Personen mit zu viel Hitze und Gallen sowie für diejenigen, denen die Speise im Magen verdirbt und verbrennt – aufgrund der Hitze ihres Temperaments oder aufgrund von gelbgalligen Körpersäften in ihnen. Für Personen mit heißen Lebern wie auch bei durch Hitze hervorgerufenem Appetitschwund sind sie je nach dem Maß der Verdauungskraft und der Hitze förderlich.

BLATT- UND WURZELGEMÜSE

ESSIGKAPERN verfeinern die Milz, wirken nur in geringen Maße erhitzend und dursterzeugend und öffnen Obstruktionen.

ESSIGGURKEN wirken sehr kühlend und löschend, nach Maß ihrer Säure und ihres Alters, verweilen jedoch lange im Magen.

ESSIGZWIEBELN regen den Appetit sehr an. Wenn sie in Essig gealtert sind, steigen sie weder zum Kopf auf noch rufen sie Durst hervor.

Ebenso ist auch ESSIGKNOBLAUCH förderlich für Personen mit zu viel Kälte, deren Gemüt dieser Art von Eingelegtem zugeneigt ist. Dasselbe gilt auch für die BITTERZWIEBELN [*Muscari comosum*], obwohl sie [nur] langsam herabsinken.

ESSIGSPEISERÜBEN sind kalt, ohne Blähwirkung und löschen die Galle.

والباذنجان المخلّل يذهب مذهب الكبر المخلّل.

واليَازَاب رديء الخلط لاجتماع الحرافة والحموضة فيه، ضارّ للعصب منفّخ إلا أنّه قد يفتق الشهوة بعض الفتق.

والكَبراب رديء مغثّ منتن مفسد للحشاء والنكهة.

والأشترغاز المخلّل مسخن معين على الهضم.

وكلّ الكواميخ المالحة والمخلّلات ضارّة لمن في حلقه خشونة، والمالحة منها خاصّةً رديئة لمن يعتريه الجرب والحكّة والسَعفَة ونحوها من الأمراض الكائنة عن احتراق الدم وفساده.

وأمّا **الجَراد** فغير المالح منه يسخن وهو رديء الغذاء، والمالح منه يسخن أكثر ويعطش ويحرق الدم.

والزيتونات. أمّا زيتون الماء فإنّه يطلق البطن ويذهب بوخامة الطعام الدسم ويقوّي المعدة، وزيتون الزيت دون ذلك في هذه الأفعال إلا أنّه أقلّ إعطاشًا.

في المُرَبَّيَات والأَنبِجَات

الأَنبِجات هي التي أُختلطت عند التربية بالعسل وأُتّخذت به والمربّيات ما لم يُتّخذ به. فمنها ما يُستعمل لتقوية المعدة ومنها ما يستعمل لتنقيتها من الفضول والرطوبات الباقية عن الغذاء المتقدّم، ومنها ما يستعمل لتطييب النكهة وتقوية الباه، ومنها ما يستعمل للذّة لا غير.

---

١ مذهب : -، ض ٢ واليازاب : والباراب، ب م ٤ والكبراب : والكراث، م ‖ مغث منتن : -، ب ١١ اعطاشا، ○ : + والله اعلم، أ ١٣ الانبجات : -، ك ‖ واتخذت به : -، د ١٤ ومنها ما : وما، ب ‖ المتقدم : المقدّم، ك ١٥ لتطييب ... يستعمل، ○ : - أ ‖ غير : لغير، ج

ESSIGAUBERGINEN verhalten sich so wie Essigkapern.

ESSIGRETTICH (*yāzāb*)[12] [erzeugt] schlechten Körpersaft, da er Schärfe und Säure in sich vereint. Er schadet den Nerven und wirkt blähend, öffnet jedoch bisweilen leicht den Appetit.

SALZKAPERN (*kabarāb*)[13] sind schlecht, Übelkeit erregend, übelriechend und verderben das Aufstoßen und den Atem.

ESSIG-„KAMELDORN" wirkt erhitzend und unterstützt die Verdauung.

Alle salzigen *kāmaḫ*-Würzpasten und in Essig eingelegten [Nahrungsmittel] sind schädlich für Personen mit rauer Kehle. Die salzigen sind besonders schlecht für Personen, die von Krätze, Juckreiz, Hautausschlag (*saʿfa*) und ähnlichen Krankheiten befallen sind, die von Verbrennung und Verderb des Blutes herrühren.

HEUSCHRECKEN. Ungesalzene [Heuschrecken] wirken erhitzend und haben einen schlechten Nährwert. Salzige [Heuschrecken] erhitzen mehr, rufen Durst hervor und verbrennen das Blut.

OLIVEN. Wasseroliven wirken abführend, vertreiben die Unbekömmlichkeit fettiger Speise und stärken den Magen. Öloliven sind weniger stark in diesen Wirkungen, rufen jedoch weniger Durst hervor.

IN DICKSAFT UND HONIG EINGELEGTES

Anbiǧāt[14] werden beim Konservieren mit Honig versetzt und mit ihm zubereitet, während *murabbayāt*[15] ohne Honig zubereitet werden. Einige von ihnen verwendet man zur Stärkung des Magens, einige zur Reinigung des Magens von Überschüssen und Feuchtigkeiten, die von der vorangegangenen Nahrung übriggeblieben sind, einige zur Parfümierung des Atems und zur Stärkung der Potenz und einige lediglich zum Genuss.

---

12 Der Begriff *yāzāb* stammt aus einer transoxanischen Sprache und bezeichnet in Essig eingelegten Rettich (Dihḫudā 1998 XV, 23683).

13 Von pers. *kabar* „Kapern" + *āb* „Wasser". Es handelt sich um in Salzlake eingelegte Kapern (vgl. ar-Rāzī 1888, 32).

14 Mit Honig konservierte Früchte, abgeleitet von *anbaǧ* „Mango" (< pers. *anbā*) in Anlehnung an das in Indien übliche Konservieren von Mangos in Honig (vgl. Ibn Manẓūr 1990 II, 372; Hs. Teheran, Kitābḫāna-yi Maǧlis-i Sinā, 25, *anbiǧāt*).

15 Wörtlich „in Dicksaft (*rubb*) Eingelegtes" (Lane 1968 III, 1024). Der Begriff wird in den arabischen Medizinbüchern jedoch auch für in Honig eingelegte Zutaten verwendet und zumeist nicht von den *anbiǧāt* unterschieden (vgl. z.B. Kahl 2009, 84–90).

الجُلُنجَبين صالح للمعدة التي فيها رطوبات إذا أُخذ على الريق وأجيد مضغه، ولا يصلح للمحرورين وخاصّةً في القيظ فإنّه يسخنهم ويعطشهم. والمتّخذ بالسكّر أنقص فعلاً منه في تقوية المعدة وتنقيتها من الرطوبات إلا أنّه لا يسخن إسخانه وخاصّةً الطري منه.

الهَليلَج المربّى دابغ للمعدة مقوّلها يعصر عنها الفضول الرطوبية المتخلّفة عن الهضم الباقية عن الغذاء المتقدّم، ولذلك إدمانه يبطئ بالشيب ويحسن اللون وينفع من البواسير وأصحاب السوداء المتولّدة من البلغم. وكذلك يفعل **الأَملَج المربّى** إلا أنّ فعله أضعف من فعل الهليلج، **والاِطرِيفُل الصغير** أقوى وأبلغ في هذه الأفاعيل كلّها إلا أنّه يقلّل المني.

الأُترُجّ المربّى عسر الانهضام بطيء في المعدة، وإن كان العسل لطّفه وأذهب عنه أكثر غلظه إلا أن يجعل فيه أفاويه لطيفة، فيسخن المعدة حينئذ ويجلو ما فيها من الرطوبة ويهضم الطعام ويشهّي ويطيّب النكهة وينفع من وجع المعدة.

الزَنجَبيل المربّى قوّي الحرارة يسخن المعدة والكبد ويعين على الاستمراء وينعظ ويهضم الطعام ويجلو وينفع الهرم والبلغم الغالب على البدن.

الشَقاقُل المربّى حارّ رطب أقلّ حرارةً من الزنجبيل وهو وخم يسقط الشهوة غير أنّه يزيد في المني زيادة كثيرة إذا أدمن.

والجَزَر المربّى ينفع من ضعف الكلى ويزيد في الباه، وكذلك **اللفت المربّى**.

---

١ الجلنجبين : في الجلنجبين الجلنجبين، ض || رطوبات : رطوبة، م || الريق : الرقيق، ب ٢ القيظ : القبض، د ٤ الهليلج : في الهليلج، ض ٦ يفعل : + فعل، ك ٦–٧ اقوى ... كلها : في هذه الافاعيل كلها اقوى وابلغ، م ٧ كلها : -، د ١٢ الهرم : من الدم، ب : من الهرم، ج ط ض || على البدن : في البدن، م ١٥ والجزر ... المربى : -، ك

ROSENHONIG (*ǧulanǧabīn*)[16] ist gut für den Magen, in dem Feuchtigkeiten sind, wenn man ihn auf nüchternen Magen verzehrt und gut kaut. Für Personen mit zu viel Hitze ist er – vor allem im Hochsommer – nicht geeignet, da er sie erhitzt und durstig macht. In Zucker eingelegte [Rosenblüten] sind weniger wirksam bei der Stärkung und Reinigung des Magens von den Feuchtigkeiten, wirken jedoch [auch] weniger erhitzend. Dies betrifft besonders frisch eingelegte [Rosenblüten].

SÜSS EINGELEGTE MYROBALANEN [*Terminalia* sp.][17] gerben und stärken den Magen und pressen die feuchten Überschüsse aus ihm heraus, die von der Verdauung und von der vorangegangenen Speise übriggeblieben sind. Ihr regelmäßiger Verzehr verlangsamt daher das Ergrauen der Haare, verschönert die Gesichtsfarbe, ist hilfreich bei Hämorrhoiden und für Personen mit aus Schleim entstandener schwarzer Galle. Ebenso wirken auch SÜSS EINGELEGTE AMLA-FRÜCHTE [*Phyllanthus emblica*], ihre Wirkung ist jedoch geringer als die der Myrobalanen. Stärker und wirksamer in all diesen Wirkungen ist der KLEINE *IṬRĪFUL*[18], er verringert jedoch das Sperma.

SÜSS EINGELEGTE ZITRONATZITRONEN sind schwer verdaulich und langsam im Magen. Wenn der Honig sie [auch] verfeinert und ihre Grobheit zum größten Teil entfernt hat, fügt man ihnen doch feine Gewürze hinzu. So erhitzen sie dann den Magen, klären, was darin an Feuchtigkeit ist, begünstigen die Verdauung der Speise, regen den Appetit an, parfümieren den Atem und helfen bei Magenschmerzen.

SÜSS EINGELEGTER INGWER hat starke Hitze, erhitzt Magen und Leber, unterstützt die Verdauung, wird erektionsfördernd, verdaut die Speise, klärt und hilft gegen Altersschwäche und den Körper dominierenden Schleim.

SÜSS EINGELEGTE PASTINAKEN [*Pastinaca sativa*] sind heiß-feucht und weniger heiß als Ingwer. Sie sind unbekömmlich und lassen den Appetit sinken, vermehren bei regelmäßigem Verzehr jedoch deutlich das Sperma.

SÜSS EINGELEGTE KAROTTEN helfen gegen Nierenschwäche und wirken aphrodisierend, so auch die SÜSS EINGELEGTEN SPEISERÜBEN.

---

16 Von pers. *gul* „Rose“ und *angabīn* „Honig“ (Dihḫudā 1998 v, 7834).

17 Die den griechischen Ärzten noch unbekannten Myrobalanen kamen erst zu islamischer Zeit aus Asien in den Mittelmeerraum und stellten im mittelalterlichen Kairo das meistverwendete Heilmittel dar (Lev/Amar 2008, 510).

18 Ein Elektuarium aus Myrobalanen, möglicherweise von griech. τρυφερόν (Ullmann 1970a, 295).

والقرع المربّى لذيذ الطعم، ليس فيه من الحرارة ما يقوّى به على الهضم وتسخين المعدة ولا من البرد ما يقوّي به على تطفئة الحرارة، فلذلك يُستعمل للذّة لا للمنفعة.

السَفَرجَل المربّى يقوّي المعدة ويذهب بالغثي، وهو جيّد في الهيضة ويمنع القذف العارض من ضعف فم المعدة.

وكذلك **التفّاح المربّى** يقوّي المعدة والقلب.

البَنَفسَج المربّى يلين الحلق ويسهل السعال ويلين البطن غير أنّه يرخئ المعدة ويسقط الشهوة.

الوَجّ المربّى يزيد في الحفظ وينفع من الفالج واللَقوة.

اللَيمُو المربّى يطيّب النكهة ويقمع الصفراء ويذهب بوخامة الغذاء ويعين على الهضم.

وكذلك جميع المربّيات إنّما يفعل ما يفعله قبل التربية بعينه مفردًا إلا أنّه يكتسب من العسل والأفاويه قوّةً على حسب ما خُلط به.

١ ولا : -، ض ٤ فم : في، ض ٥ وكذلك : والقلب، م : -، غ ٦ البنفسج : في البنفسج، ض

SÜSS EINGELEGTE FLASCHENKÜRBISSE sind wohlschmeckend. In ihnen ist weder Hitze, die sie zur Verdauungsförderung ermächtigen und den Magen erhitzen, noch Kälte, die sie zur Löschung der Hitze ermächtigen könnte. Daher verwendet man sie zum Genuss und nicht zum Nutzen.

SÜSS EINGELEGTE QUITTEN stärken den Magen und vertreiben Übelkeit. Sie sind gut bei Brechdurchfall und verhindern das von der Schwäche des Magenmunds herrührende Ausstoßen (*qaḏf*).

Ebenso stärkt auch SÜSS EINGELEGTER APFEL Magen und Herz.

SÜSS EINGELEGTE VEILCHEN [*Viola odorata*] erweichen die Kehle, erleichtern das Husten und wirken abführend. Sie entspannen jedoch den Magen und lassen den Appetit sinken.

SÜSS EINGELEGTER KALMUS [*Acorus calamus*] steigert die Gedächtniskraft (*ḥifẓ*) und hilft bei Hemiplegie und Gesichtslähmung.

SÜSS EINGELEGTE ZITRONEN [*Citrus limon*] parfümieren den Atem, unterdrücken gelbe Galle, vertreiben die Unbekömmlichkeit der Nahrung und unterstützen die Verdauung.

So haben sämtliche süß eingelegten Nahrungsmittel dieselbe Wirkung, die sie jeweils selbst [bereits] vor dem Einlegen hatten. Sie erhalten jedoch vom Honig und den Gewürzen eine Kraft, je nachdem, womit man sie versetzt hat.

[٨] في صنعة الطعام وأنواع الطبيخ

إنّ العناية بصنعة الطعام حتّى يكون من تمام النضج وطِيب الطعم والرائحة على غاية ما تشتهيه الطبيعة وتميل إليه بعد أن يكون فاضلاً في جوهره كثير الغَناء عظيم الجدوى في الأصحّاء والمرضى. وفَوت جودة الصنعة أضرّ بالغذاء من رداءة الجوهر لأنّ الرديء الجوهر الجيّد الصنعة الشهي قد تقبل عليه الطبيعة لطيبه ولذاذته، فتهضمه وتصلحه وتنفي عنه الرداءة وتغذّي البدن بأجود ما فيه، وتَشمَئزّ عن الطعام الكريه ولا تميل إليه ولا تقبل عليه ويحلّ منها محلّ الدواء، وإن كان فاضل الجوهر حسن الكيموس. وإنّما صارت الصنعة بالغذاء أملك من جوهره في الإنسان ولا يحتاج إليها سائر الحيوانات الأخرى للطافة مزاج الإنسان ونقاء تركيبهم واعتدال حرارتهم الغريزية. وأحوج الناس إلى تفقّدها واستعمال النيّقة فيها أرقّهم طبعًا وألطفهم حواسّ من الملوك وأهل النعمة الذين جرت عادتهم بتناوُل الطعام الطيّب الجوهر الجيّد الصنعة، لأنّهم متّى أحسّوا بأدنى فساد وتغيّر في الأطعمة انقبضت أنفسهم عن تناولها، فإن هُم تناولوا على كراهتها لم يحمدوا استمراءها ولم يأمنوا استحالتها بخلاف أفناء الناس وعوامّهم.

وإصلاح الأطعمة أولاً بإزالة الكيفيات المضادّة للغذائية عنها كالمرارة والعفوصة والحرافة والملوحة بالسلق والإنقاع وإلقاء الأبازير والدسومات فيها حتّى لا يكون لشيءٍ منها طعم قوّي أو رائحة قوّية. وقد قيل فيما تقدّم من تدبير الحبوب واتّخاذ الخبز منها وإجادة ذلك وإصلاح البقول والبيض والألبان ما فيه كفاية.

---

٣ كثير، م : كثيرة، أ غ ج ق ط ب س ك ض د ‖ الغناء : الغذاء، م ‖ عظيم : عظيمة، أ ○ ٨ واعتدال : + مزاج، س ٩ النيقة، غ ج ق ط م س ك د : النِقيه، أ : النيفة الحسن، ض : التنقية، ب ‖ فيها : فمنها، ض ‖ حواس : حواص، م ١١ فان هم : فان، ب ط م ك : فانهم، ض ١٢ افناء : افياء، ق ١٣ المضادة : المتضادة، ق م د ١٤ والملوحة : -، ك

[8] Speisezubereitung und die Arten gekochten Essens

Das Sorgetragen um die Zubereitung der Speise [erfolgt], damit sie vollkommen gar, wohlschmeckend und wohlriechend sei – im äußersten Maße so, wie die Natur sie begehrt und sich ihr zuneigt –, nachdem sie ihrer Substanz nach vorzüglich ist, sehr nützlich und zum großen Vorteil für Gesunde wie Kranke. Das Verfehlen guter Zubereitung schadet der Nahrung mehr als schlechte Substanz, denn etwas mit schlechter Substanz, das gut zubereitet und appetitlich ist, wird die Natur möglicherweise aufgrund seines Aromas und Wohlgeschmacks annehmen. Dann verdaut sie es, korrigiert es, vertreibt seine Schlechtigkeit und nährt den Körper mit dem besten, was in ihm ist. Vor widerwärtiger Speise [jedoch] schreckt sie zurück, neigt sich ihr weder zu, noch nimmt sie sie an. Sie fasst sie dann als Arzneimittel auf – selbst, wenn [die Speise] über vorzügliche Substanz und eine vortreffliche Säftemischung (*kaymūs*) verfügt. Die Zubereitung der Nahrung ist für die Menschen wichtiger geworden als ihre Substanz, während die übrigen Lebewesen ihrer nicht bedürfen. Dies beruht auf der Feinheit des Temperaments [der Menschen], der Reinheit ihrer Zusammensetzung und der Ausgeglichenheit ihrer inhärenten Hitze. Diejenigen Menschen, die es am nötigsten haben, auf [die Zubereitung ihrer Nahrung] zu achten und dabei wählerisch zu sein, sind die zartmütigsten und feinsinnigsten unter den Königen und wohllebenden Leuten, die es gewohnt sind, Speisen von wohlschmeckender Substanz und guter Zubereitung zu sich zu nehmen. Denn sobald sie die geringste Verdorbenheit und Veränderung in Speisen spüren, schrumpft ihr Appetit auf ihren Verzehr zusammen. Verspeisen sie diese trotz ihrer Widerwärtigkeit, vermögen sie sie nicht in lobenswerter Weise zu verdauen und können ihre Umwandlung nicht gewährleisten – im Gegensatz zu den Menschen unbestimmter Abstammung und dem gemeinen Volk.

Die Korrektur der Speisen erfolgt zunächst dadurch, dass man jene Qualitäten von ihnen entfernt, die den nährenden [Qualitäten] entgegenwirken – wie Bitterkeit, Herbheit, Schärfe und Salzigkeit. [Dies geschieht], indem man sie kocht, einweicht und ihnen Gewürze und Fette hinzufügt, so dass keine [Speise] einen kräftigen Geschmack oder Geruch aufweist. Im Vorigen wurde bereits in ausreichender Weise auf die Zubereitung der Körner, darauf, wie man am besten Brot aus ihnen herstellt, sowie auf die Korrektur von Gemüse, Eiern und Milchprodukten eingegangen.

وبقي الآن صنعة اللحم، ومَلاك الأمر في جودة صنعته أن يبالغ في إنضاجه، وإنّ أعظم آفات ما يُصنع من اللحم أن يبقى فيه نُهوءة يصعب لذلك هضمه واستمراؤه إلا على أصحاب المعد القويّة والحرارة الكثيرة المزاولين للأعمال الشاقّة، على أنّ الإنضاج الشديد يذهب قوّة اللحم كما أن اختمار العجين يقلّل من قوّته. وممّا يجب العمل به في صنعة اللحم أن يُشوى ما كان منه رطبًا شيًّا جيّدًا كالسمك والصغار من الخِرفان لتعتدل رطوبته بالتجفيف الذي يناله من التشوية، ويُطبخ ما كان منه يابسًا كلحوم المُسِنّة من الحيوانات واليابسة الأمزجة منها والمهزولة أو يشوي فوق الماء لتعتدل يبوسته برطوبة الطبخ وبخار الماء إلا لمن يريد تجفيف بدنه وتقوية غذائه وإمساك بطنه، فإنّ الطبيخ أزيد في رطوبة البدن ولين البطن من القلية والشواء. وأحمد الشواء الكَرْدَناك لأنّ الحرارة تصل إليه برفق ولا يناله من التغميم ما ينال التنّوري. والمسموط ممّا يُشوى من الخِرفان والجداء أحمد من المسلوخ لأنّ الحرارة تصل إليه من وراء وقائه فلا تقحله ولا تجفّفه ولا تأخذ من صفوه. وما يُعمل بالكانون من اللحم فهو أخفّ ممّا يعمل بالتنّور وذلك انّ الذي يُعمل بالكانون تخرج منه بخاراته ويتنفّس فيقلّ لذلك ثقله، والذي يعمل بالتنوريُغَمّ فيتراجع إليه البخار الذي يخرج منه، فيكسبه ذلك ثقلاً ووخامةً وصعوبةَ استمراءٍ وحرارةً. وإذا طُبخ لحم فيه زهومة وابتداء عفونة فينبغي أنّه تُنحّى عنه عظامه، فإن مخّ العظام يعفن ويتغيّر رائحته قبل سائر ما في اللحم. ولحوم الحيوانات البرّية ولحوم البقر تحتاج أن تُترَك بعد الذبح زمانًا حتّى تلين، وكذلك بعض الطيور العَضِلة الصلبة اللحم. فأمّا السمك فينبغي أن يُشوى وهو يعد يتحرّك فإنّه لا يحتمل اللبث، والحركة الشديدة قبل الذبح تَهرأ لحوم الطير وسائر الحيوانات. وإذا أُرِيدَ طَبخ الشيء مرّتين فلا ينبغي أن يلقاه عند مفارقته الماء الأوّل لا هواء بارد ولا ماء بارد، فإنّه إن لَقِيَه لم يَتَهَرّأ بعد ذلك غاية التَهَرُّؤ.

١ وان: فان، ك ض ٢ ان: -، ض ٥ الخرفان: الحملان، ب ٥-٦ ما كان منه: منه ما كان، ج ق م س ض ٦ الامزجة: المزاج، م ٧ يريد، أ/خ: يراد، غ ج ق ب ط م س ك د ٨ والشواء: والشوى، د ٩ ينال: يناله، ق ‖ والجداء: والجدى، د ١٠ صفوه: صفوته، م ١١ اخف: اجف، ض ١٣ لحم: -، ج ‖ فيه: في، ض ‖ انه: ان، غ ج ط ك د ١٥ وكذلك: ولذلك، أ: فلذلك، ض ‖ العضلة: العضلية، ب ١٦ يعد يتحرك: بعد ما يحرك، ض ١٧ لا: -، د

Es bleibt nun die Zubereitung von Fleisch. Die Grundlage guter [Fleisch]zubereitung ist das ausgiebige Garen und das größte Übel beim Zubereiten von Fleisch ist es, wenn in ihm Ungares verbleibt. Dann ist es [nur] schwer verdaulich und bekömmlich, außer für Personen mit starken Mägen und viel Hitze, die harter Arbeit nachgehen. Starkes Garen nimmt jedoch die Kraft des Fleisches hinweg, so wie das Fermentieren von Teig dessen Kraft verringert. Zum erforderlichen Vorgehen bei der Fleischzubereitung gehört es, feuchtes [Fleisch] – wie Fisch oder junge Hammel – gut zu grillen, damit ihre Feuchtigkeit durch die Trocknung, die sie durch das Grillen erhalten, ausgeglichen wird. Trockenes [Fleisch] – etwa von alten Tieren, Tieren mit trockenem Temperament und mageren [Tieren] – sollte man kochen oder über Wasser dämpfen, damit seine Trockenheit durch die Feuchtigkeit des Kochens und den Wasserdampf ausgeglichen wird. Dies gilt nicht für Personen, die ihren Körper trocknen, ihre Nahrung stärken und eine stopfende Wirkung erzielen möchten, denn Gekochtes steigert die Feuchtigkeit des Körpers und die Weichheit des Bauchs mehr als Gebratenes und Gegrilltes. Das lobenswerteste Grillfleisch ist *kardanāk*[1], da die Hitze es behutsam erreicht und es nicht so sehr zugedeckt ist wie im *tannūr*-Ofen zubereitetes [Fleisch]. Gebrühtes Grillfleisch von Lämmern und Ziegenlämmern ist lobenswerter als abgehäutetes, denn die Hitze erreicht es indirekt durch seine schützende [Haut] (*min warāʾa wiqāʾihī*), so dörrt sie es weder aus noch trocknet sie es oder nimmt etwas von seiner Reinheit hinweg. Fleisch, das über einer Feuerstelle (*kānūn*) zubereitet wird, ist leichter als im *tannūr*-Ofen zubereitetes, denn von dem über einer Feuerstelle zubereiteten [Fleisch] entweichen seine Dämpfe und es atmet, so dass es dadurch weniger schwer ist. Im *tannūr*-Ofen zubereitetes [Fleisch] wird bedeckt, so dass der Dampf, der ihm entweicht, zu ihm zurückkehrt. Dies macht es gewichtiger, ungesünder, unbekömmlicher und heißer. Kocht man Fleisch, das bereits übel riecht und anfängt zu faulen, sollte man es von seinen Knochen befreien, denn das Knochenmark fault und ändert seinen Geruch vor den anderen Fleischteilen. Fleisch von wilden Tieren und Rindern muss man nach dem Schlachten eine Zeit lang liegen lassen, damit es weich wird. Dies gilt auch für einiges muskulöses Geflügel mit festem Fleisch. Fisch muss gegrillt werden, wenn er sich noch bewegt. Er verträgt es nicht, vor dem Schlachten liegen zu bleiben. Heftige Bewegungen vor dem Schlachten schaden dem Fleisch von Geflügel und den übrigen Tieren. Will man es zweimal kochen, sollte man es, wenn [es] zum ersten Mal aus dem Wasser kommt, weder kalter Luft noch kaltem Wasser aussetzen. Denn wenn es ihnen ausgesetzt war, zerkocht es danach nicht mehr vollständig.

---

1 Gewürztes Grillfleisch (vgl. Ibn al-Ḥaššāʾ 1941, 67).

وينبغي أن يقصد إلى ما يُحتاج إليه لتطييب القدور قصدًا نحو قوّاها ومياهها دون أجرامها ليُدفع بذلك غائلة ما يتولّد من ثقل الحبوب والبقول والأفاويه، ويقلّل منها بحيث لا تغلب على الطعام، لأنّ الغذاء الصالح الحقيقي للأصحّاء الذي يتهيّأ لهم أن يداوموا على أكلها هو المعتدل العذب الطعم الذي لا يغلب عليه شيء من الطعوم الدالّة على غلبة كيفية من الكيفيات. والعذب الطعم كالخبز واللحم، وهو من جنس الحلو إلا أنّ هذا النوع من الحلاوة هو في أوّل مراتبها فلذلك لا يعمل في حاسّة المذاق ما يعمله الحلو المفرط الحلاوة.

وممّا يدخل في باب جودة صنعة الطعام من جهة الأسباب التمامية أن يُجتنب أكل الطبيخ الحارّ الذي هو في بقية من غليانه فإنّه كالشيء الذي لم يدرك بعد لأنّه لم يفارق الأجزاء النارية التي تلتهب فيه ولم تسكن أجزاؤه. ويجب أن لا يوكل أيضًا باردًا ولا غابًّا، فإنّ البارد جدًّا يطفّئ حرارة المعدة فيفسد لذلك الهضم ويقلّ اغتذاء البدن منه، والغابّ كالشيء العفن. وأوفق النار لجميع ما يُطبخ أو يُشوى النار الهادئة الساكنة المستوية.

الاِسفِيدباج. أمّا الاسفيدباجة المطلقة وهي الشورباج فغذاء صالح وهو يصلح في أكثر الأحوال والأوقات ولجميع الأسنان والأمزاج، ولا طبيخَ للصحيح السليم المعتدل المزاج أوفق منه وذلك إنّه ليس بمسخن جدًّا ولا بمبرّد ولا فيه طعم قوّي من حرافة وحموضة وغيرهما يكسب الدم كيفيةً رديئةً، ولذلك لا يحتاج إلى إصلاحه بتّةً إلا الملتهبون جدًّا في الأوقات الحارّة ويكفيهم شرب الماء الصادق البرد جدًّا. وأمّا سائر الاسفيدباجات الأُخَر فمائلة عن الاعتدال إلى الحرارة بقدر ما يقع فيها من التوابل والأبازير الحارّة، وهي من أغذية الشتاء وتقويتها للبدن وغذاؤها أكثر من سائر الطبيخ

---

٢ غائلة، ○: غاية، أ ٣ للاصحاء: لاصحاب، د || على: + الذي له، ب ٤ غلبة: -، د ٥ هو: وهو، س || اول: اقل، ك || فلذلك: فكذلك، ق ٦ الحلو: الحلواء، م ض ٧ جودة صنعة الطعام: صنعة جودة الطعام، ك: الصنعة، د ٨ في: -، ض || لم يفارق: لا يفارق، ض ١٠ والغاب: -، م ١٢ الاسفيدباجة المطلقة: الاسفيدباج الملطفة، ك || الشورباج: الشوباج، ض ١٧ للبدن: -، ق

Man sollte bei den Dingen, die zum Würzen der Kochtöpfe benötigt werden, eher ihre Kräfte und Wässer anstreben, als ihre festen Bestandteile (*aǧrām*), um dadurch dem Unheil dessen entgegenzuwirken, was aus der Schwere von Körnern, Gemüse und Gewürzen entsteht. Man nimmt wenig davon, damit sie die Speise nicht dominieren. Denn die geeignete, wirkliche Nahrung für Gesunde, die sie langfristig regelmäßig verzehren können, ist ausgeglichene [Nahrung] von süßem Geschmack, die nicht von einem der Geschmäcker beherrscht wird, die auf die Dominanz einer bestimmten Qualität hinweisen. Süßschmeckendes ist etwa Brot und Fleisch, sie gehören zur Sorte des Süßen, obwohl diese Art von Süße sich in der ersten ihrer [Intensitäts]stufen befindet, so dass sie nicht dasselbe im Geschmackssinn bewirkt wie überaus Süßes.

Hier noch einige ergänzende Mittel (*asbāb tamāmīya*) zur guten Speisezubereitung: Man sollte es vermeiden, heiße, gekochte Speise zu verzehren, die sich noch im Zustand der Siedehitze befindet, denn diese kommt Ungarem gleich, weil sie sich nicht von den feurigen Teilen, die in ihr brennen, getrennt hat, so dass ihre Teile nicht zur Ruhe gekommen sind. Ebensowenig sollte man sie kalt verzehren oder wenn sie bereits über Nacht abgestanden ist, denn sehr Kaltes löscht die Hitze des Magens, so dass es dadurch die Verdauung verdirbt und der Körper [nur] wenig von ihm genährt wird und über Nacht Abgestandenes kommt Fauligem gleich. Das beste Feuer für alles, was man kocht und grillt, ist ruhiges, stilles, beständiges Feuer.

Isfīdabāǧ-Eintopf.[2] Der allgemeine *isfīdabāǧ*-Eintopf – d.h. das *šūrbāǧ* – ist eine gute Nahrung, die in den meisten Umständen und Zeiten sowie für alle Altersgruppen und Temperamente geeignet ist. Es gibt keine Speise, die für einen Gesunden, Unversehrten mit ausgeglichenem Temperament förderlicher wäre, denn sie wirkt weder sehr erhitzend noch kühlend noch hat sie kräftigen Geschmack nach Schärfe, Säure oder anderem, das dem Blut eine schlechte Qualität gäbe. Daher muss man sie überhaupt nicht korrigieren. [Dies müssen] nur Personen mit vielen Entzündungen zu heißen Jahreszeiten, wobei es für sie ausreicht, wirklich sehr kaltes Wasser [dazu] zu trinken. Die übrigen *isfīdabāǧ*-Eintöpfe neigen von der Ausgeglichenheit der Hitze zu, je nachdem, was man ihnen an heißen Gewürzen und Würzmitteln beigibt. Sie gehören zu den Winternahrungsmitteln und stärken und nähren den Körper mehr als die übrigen gekochten Speisen. Sie vermehren Blut und Sperma, stär-

---

2 Von pers. *safīd* „weiß“ und *bā* „Suppe“. Ein Eintopfgericht ohne färbende oder saure Würzmittel, das auf persisch *šūrbā* genannt wird (Dihḫudā 1998 II, 2317; Perry 2001b, 266). Im Bagdader Kochbuch *K. aṭ-Ṭabīḫ* des Muḥammad b. Ḥasan al-Baġdādī (13. Jh.) als Fleischeintopf mit Zwiebeln, Kichererbsen und Mandelmilch (vgl. Arberry 2001, 55).

وتزيد في الدم والمني وتقوّي الجسد وترطّبه وتحسّن لونه وتكسبه خصبًا وجَلَدًا، إلا أنّها في الصيف وخمة مسخنة جالبة للحمّى.

السِكباج وما عُمل بالخلّ، فإنّه ينقص من حرارة اللحم ويكسبه بردًا ويبسًا ويقمع الصفراء والدم ويصلح للأكباد الحارّة ولأصحاب اليرقان والسدد والمحتجمين والمفتصدين ولا يصلح لشاربي الدواء ولمن به علّة في العصب وللنحفاء لأنّه ملطّف مقطّع مع تبريد ولذلك ينفع لبعض المبلغمين. وهو جيّد في الأزمان والبلدان الحارّة ولأصحاب اللحوم والدماء الكثيرة، وأكثر مضرّته لأصحاب السوداء وخشونة الصدر والسعال والسحج وضعف المعدة والأرحام والمثانة والقولنج ووجع الظهر المزمن والورك، ويدفع ضرره بالحلاوات والفالوذجات الرقيقة.

الزِيرباج. هو أيضًا من الأغذية اللطيفة القليلة الغذاء بالقياس إلى الاسفيدياج، ولذلك لا يصلح أن يديمه ويدمنه الأصحّاء، ويصلح للمحمومين حمّى شطر الغِبّ والنائبة ولمن ليس من الأصحّاء بوثيق الصحّة وذلك انّه يطفّئ المرّة ويقطع البلغم ويفتح السدد. وهو صالح لأصحاب الأكباد الحارّة وليس يوافق أصحاب الرياح والأمراض الباردة، وتقلّ منفعته وتكثر للمبرودين والمبلغمين على حسب ميله إلى الحموضة والحلاوة، وفي الجملة فإنّه يذهب مذهب السكنجبين.

المَضيرة كثيرة الغذاء باردة المزاج عسرة الهضم غليظة موافقة للمحرورين والنحفاء ولأصحاب المعد الملتهبة وفي الأوقات الحارّة، رديئة لأصحاب الأمراض الباردة والرياح الغليظة إلا أن تصلح بكثرة الفوتنج والسذاب والصعتر، ولا ينبغي أن يتّخذ من لحوم الطيور ولا من لحم المعز بل من لحوم الضأن والحملان ليقلّ بردها.

---

٣ السكباج : في السكباج، م : + السكباج، ط : في السكباج السكباج، ض ٤ لشاربي : لشارب، ط ٥ لبعض : بعض، ○ ٦ والبلدان : والبلاد، د ٨ بالحلوات : بالحلواء، س || الرقيقة : -، ض ٩ الزيرباج : في الزيرباج، م || اللطيفة : الملطفة، ك || القليلة : -، ض ١٠ ان : لان، س ك || يديمه ويدمنه : ↔، س : يديم منه، ب ١١ لأصحاب الاكباد : للأكباد، م ١٢ يوافق : بموافق، ق || اصحاب : لاصحاب، ب ك || منفعته : + للمحرورين، م ب || للمبرودين : -، ب : للممرورين، س : للمحرورين، ك ١٤ الهضم : الانهضام، س ١٥ المعد : المعدة، غ ج ب ط م س ك د ١٦ والصعتر : والسعتر، م س || الطيور : الطير، م ب د || لحوم : لحم، ك

ken den Körper und befeuchten ihn, verschönern seine Farbe und machen ihn fruchtbarer und ausdauernder. Im Sommer sind sie jedoch unbekömmlich und wirken erhitzend und fiebererzeugend.

Sikbāǧ-Eintopf[3] und mit Essig Zubereitetes verringert die Hitze des Fleisches, verleiht ihm Kälte und Trockenheit, unterdrückt gelbe Galle und Blut und ist für heiße Lebern und Personen mit Gelbsucht und Obstruktionen sowie für Geschröpfte und zur Ader Gelassene geeignet. Nicht geeignet ist er für Personen, die Arzneimittel einnehmen, für solche, die unter Nervenkrankheiten leiden, sowie für Magere, denn er wirkt verfeinernd und unterbindend. Er kühlt jedoch und ist daher für einige Personen mit zu viel Schleim hilfreich. Er ist gut in heißen Jahreszeiten und Ländern sowie für Personen mit viel Fleisch und Blut. Am schädlichsten ist er für Personen mit schwarzer Galle, rauer Brust, Husten, Darmabschabungen, Magen-, Gebärmutter- und Blasenschwäche, Darmkoliken und chronischen Rücken- und Hüftschmerzen. Seiner Schädlichkeit entgegen wirken feine Süßigkeiten und *fālūḏaǧ*-Süßwaren[4].

Zīrbāǧ-Eintopf[5] gehört ebenfalls zu den feinen, im Vergleich zum *isfīdabāǧ*-Eintopf wenig nahrhaften Speisen, daher sollten Gesunde ihn nicht ständig und regelmäßig zu sich nehmen. Er ist für Fieberkranke geeignet, die an Halbtertianfieber und täglichem Fieber leiden, sowie für Gesunde, deren Gesundheit nicht sehr stabil ist, denn er löscht Galle, unterbindet Schleim und öffnet Obstruktionen. Er ist gut für Personen mit heißen Lebern und nicht förderlich für Personen mit Winden und kalten Krankheiten. Sein Nutzen für Personen mit zu viel Kälte und mit zu viel Schleim kann, abhängig von seiner Neigung zur Säure und Süße, gering oder groß sein. Insgesamt verhält er sich wie Oxymel.

Sauermilcheintopf (*maḍīra*)[6] ist sehr nahrhaft, von kaltem Temperament, schwer verdaulich und grob. Er ist förderlich für Personen mit zu viel Hitze, Magere, Personen mit entzündeten Mägen und zu heißen Jahreszeiten. Schlecht ist er für Personen mit kalten Krankheiten und groben Winden – außer, wenn man ihn mit viel Poleiminze, Raute und Thymian korrigiert. Man sollte ihn nicht mit Geflügel- oder Ziegenfleisch, sondern mit Schaf- oder Lammfleisch zubereiten, damit seine Kälte gering ist.

---

3 Süßsaurer Fleischeintopf mit Essig und Honig oder Zucker und Gewürzen. Es können auch Trockenfrüchte, Nüsse und Gemüse hinzugefügt werden (vgl. Perry 1999, 135).

4 Vgl. S. 250 f.

5 Geflügeleintopf mit Zucker, Essig und Mandeln (vgl. Perry 1999, 137 f.; Nasrallah 2007, 620).

6 Fleischeintopf mit Sauermilch, Zwiebeln, Gemüse und Gewürzen (vgl. Arberry 2001, 49; Nasrallah 2007, 300).

الكِشكيّة. كشك الشعير مبرّدة منفّخة صالحة للمحرورين وفي الأزمان الحارّة، وهي أكثر نفخًا من المضيرة والمصلية وليجتنب شرب الفقّاع عليها وأكل الفواكه قبلها. وممّا يدفع ضررها ويزيل نفخها الثوم والسذاب والفوتنج.

المَصلِيّة تذهب مذهب المضيرة.

وأمّا **المطجّنة** – وهي أن يقطع ويشوى على الطَيجَن – **والطَباهِجة** – وهي أن يُقطع ويشوى في أي دُهن كان – **والقليّة** – وهي أن يقطع ويطبخ في الماء حتّى ينضب الماء ثمّ يقلى – فكلّها قريبة بعضها من بعض وكلّها قليلة الغذاء بالإضافة إلى الألوان التي لها ثُرُد وأمراق. وهي تصلح للذين يشكون الرطوبات ويريدون تجفيف أبدانهم خاصّةً ما عُمل منها بالخلّ والمرّي والكرويا لأنّها تجفّف المعدة الرطبة وتقوّيها وهي أسرع انهضامًا من القلايا الساذجة. وما عُمل منها بالمرّي من غير خلّ فإنّها أشدّ حرارةً ويبسًا وتلين الطبيعة، والمقلوة بالشحم والسمين من القلايا حارّة رطبة كثيرة الغذاء بطيئة الانهضام، وما كان منها مقلوًا بالزيت فإنّ غذاؤه كثير أيضًا إلا أنّ انهضامه أسرع، وكلاهما يولّدان دمًا كثيرًا ويخصبان البدن ويصلحان لأصحاب الأمزجة اليابسة، وما قلي منها في الشحم والسمين كان وخمًا بطيء النزول قوّي الغذاء وما قلي منها في الزيت كان أخفّ وأمرأ. وبالجملة هي أغذية حميدة تصلح في أكثر الأحوال والأوقات وتحفظ الصحّة لأنّها لا تغلّظ ولا تسدّد ولا تبقى في البطن

---

١ الكشكية: الكشك، ب: + من، ق ‖ صالحة: -، ك ٢ المضيرة والمصلية: ↔، ط ‖ عليها، ق / ر: عليه، أ غ ج ب ط م س ك ض د ٣ الثوم: النوم، د ٥ المطجنة: الطباهجة، م: المطنجن، ب: المطنجنة، ج ‖ يقطع: + اللحم، غ ب ط س ك ض د ‖ ويشوى: -، د ‖ على الطيجن: في أي دهن كان، م: على الطنجن، ب: على الطنجين، ك ‖ والطباهجة: والمطنجنة، م ‖ يقطع: + اللحم، ط م س ‖ ويشوى: ويقلى، س ٥–٦ في ... كان: على الطيجن، م ٦ يقطع: + اللحم، م س ك ‖ ويطبخ: ثم يطبخ، س ٦–٧ قريبة ... وكلها: -، ض ٨–٩ بالخل ... منها: -، د ١٠ الطبيعة: البطن، ك ١١ منها: -، م ‖ فان غذاؤه: فغذاؤه، م ١٢ اليابسة: الباردة، ○ ١٢–١٣ في ... منها: -، د ١٣ كان: -، ض ‖ في الزيت: بالزيت، غ ‖ اخف: اجف، ض

KIŠK-EINTOPF (*kiškīya*).[7] Gersten-*kišk* wirkt kühlend und blähend und ist geeignet für Personen mit zu viel Hitze und zu heißen Jahreszeiten. Der [*kisk*-Eintopf] wirkt blähender als der Sauermilcheintopf und der Molkeneintopf, man sollte es daher vermeiden, danach *fuqqāʿ*[8] zu trinken und davor Obst zu essen. Seiner Schädlichkeit und Blähwirkung entgegen wirken unter anderem Knoblauch, Raute und Poleiminze.

MOLKENEINTOPF (*maṣlīya*)[9] verhält sich wie der Sauermilcheintopf.

MUṬAĞĞANA – [Fleisch], das man in Stücke schneidet und in der Pfanne (*ṭayǧan*) brät –, *ṬABĀHIĞA* – [Fleisch], das man in Stücke schneidet und in einem beliebigen Öl brät – und *QALĪYA* – [Fleisch], das man in Stücke schneidet, in Wasser kocht, bis das Wasser aufgesaugt ist und dann brät (*yuqlā*)[10] – sind einander alle sehr nahe und wenig nahrhaft im Vergleich zu dem Fleisch, aus dem man *ṯarīd*[11] und Brühen macht. Sie sind für Personen geeignet, die über Feuchtigkeiten klagen und ihre Körper trocknen wollen – besonders, wenn sie mit Essig, *murrī* und Kümmel zubereitet sind, denn sie trocknen und stärken den feuchten Magen und sind schneller verdaulich als ungewürzte *qalāyā*. Mit *murrī* und ohne Essig zubereitet haben sie stärkere Hitze und Trockenheit und wirken abführend. In Talg und Schmalz gebratene *qalāyā* sind heiß-feucht, sehr nahrhaft und langsam verdaulich, in Olivenöl gebratene sind auch sehr nahrhaft, werden jedoch schneller verdaut. Beide erzeugen viel Blut, machen den Körper fruchtbar und sind für Personen mit trockenen Temperamenten geeignet. Die in Talg und Schmalz gebratenen sind unbekömmlich, sinken langsam hinab und nähren kräftig und die in Olivenöl gebratenen sind leichter und bekömmlicher. Insgesamt sind sie lobenswerte Nahrungsmittel, die in den meisten Umständen und Jahreszeiten geeignet sind und die Gesundheit bewahren,

---

7 Fleischeintopf mit Gemüse und *kišk*. Anders als im Körnerkapitel bezeichnet *kišk* hier nicht den medizinischen Gerstenabsud, sondern ein aus der persischen Kulinarik übernommenes Produkt aus Gerste und in der Sonne getrockneter Sauermilch (vgl. Aubaile-Sallenave 2000, 111; 119 f.), das für die *kiškīya* fein gemahlen wird und zum Andicken dient (Ibn al-Ḥaššāʾ 1941, 63; Nasrallah 2007, 291).

8 Vgl. S. 284–289.

9 Fleischeintopf mit Molke, Zwiebeln und Gewürzen (vgl. Arberry 2001, 51; Nasrallah 2007, 303).

10 *Qalīya* und *muṭaǧǧana* unterscheiden sich auch dahingehend, dass *qalīya* in einer *miqlāt*-Pfanne und *muṭaǧǧana* in einer *ṭayǧan*-Pfanne (< griech. τήγανον) gebraten wird (Perry 2001c, 281). Im Unterschied zu *ṭabāhiǧa* wird *qalīya* ohne Soße und Gemüse serviert (Nasrallah 2007, 614).

11 *Ṯarīd* (Pl. *ṯurud*) bezeichnet ein Fleischgericht mit in Brühe eingeweichten Brotstücken (vgl. Wehr 1985, 152).

ولا تنفّخ، وليست من كثرة الغذاء في حدّ ما يملأ البدن ولا من لطافته في حدّ ما يضعفه، وما عُمل منها بالجزر والبصل فحارّ رطب يزيد في الباه، والقلايا اليابسة تصلح لمن يتجشّى جشاءً حامضًا.

الحصرميّة باردة قامعة للصفراء والدم ممسكة للبطن غير أنّها لا تلطّف ولا تفتح السدد كما يفعل السكباج، وتولّد رياحًا في الأمعاء والمعدة لأنّها من ثمرة فجّة لم تنضج.

السُماقيّة باردة يابسة نافعة للمحرورين مقوّية للمعدة الحارّة، وهي أصلح للمعدة وأعقل للبطن من الحصرمية نافعة لنزف الدم ونفثه وتصلح للدمويين خاصّةً. وينبغي لمن لا يريد بها حبس البطن أن يطبخ معها السلق والإسفاناخ ومن أراد بها حبس البطن أن يطبخ معها ورق الحمّاض وعيدان بقلة الحمقاء.

الزِرِشكيّة نظيرة للسماقية في جميع أفعالها إلا أنّها أصلح للكبد الحارّة.

وأمّا **الريباسيّة والرمّانيّة والتفّاحيّة** وما نحا نحوها من الفواكه فمبرّدة عاقلة للبطن تصلح للمحرورين ومَن به خِلفة صفراوية وفي البلدان والأزمان الحارّة. وهي والحصرمية ونحوها من أغذية الصيف إذا جُعل فيها القرع والخيار ونحوها. وتضرّ المبرودين وأصحاب النفخ والقولنج وخشونة الصدر، وينبغي أن لا يأكلوا قبلها الفواكه الرطبة ويأكلوا بعدها الاسفيدباجات الدسمة والحلواء العسلي.

---

١ ولا من : ولا في، م د ٣-٤ السدد ... السكباج : -، د ٤ رياحا : الرياح، م ٦ ونفثه : ونزفه، د ٧ السلق ... معها : -، م || والاسفاناخ : -، س ٩ افعالها : احوالها، د ١٠ واما : -، ط || وما نحا نحوها : ونحوها، م س ض ١١ اغذية الصيف : الاغذية الصيفية، ك ١٣ بعدها : -، د

da sie weder vergröbern noch obstruieren, im Bauch verbleiben oder blähend wirken. Sie sind weder derart nahrhaft, dass sie den Bauch füllen, noch ist die Nahrung derart fein, dass sie ihn schwächt. Mit Karotten und Zwiebeln zubereitete [*qalāyā*] sind heiß-feucht und steigern die Potenz. Trockene *qalāyā* sind für Personen geeignet, die sauer aufstoßen.

EINTOPF MIT UNREIFEN WEINBEEREN[12] ist kalt, unterbindet gelbe Galle und Blut und wirkt stopfend, obgleich er weder verfeinert noch Obstruktionen öffnet, wie der *sikbāǧ*-Eintopf. Er erzeugt Winde in Darm und Magen, da er mit einer unreifen, noch nicht ausgereiften Frucht [zubereitet wurde].

SUMACHEINTOPF[13] ist kalt-trocken, hilft Personen mit zu viel Hitze und stärkt den heißen Magen. Er ist besser für den Magen und wirkt stopfender als der Eintopf mit unreifen Weinbeeren, hilft bei Blutungen und blutigem Auswurf und ist vor allem für Personen mit zu viel Blut geeignet. Wer nicht möchte, dass er stopfend wirkt, sollte ihn mit Bete und Spinat kochen und wer möchte, dass er stopfend wirkt, sollte ihn mit Ampferblättern und Portulakstengeln kochen.

BERBERITZENEINTOPF[14] entspricht dem Sumacheintopf in all seinen Wirkungen, ist jedoch besser für die heiße Leber.

RHABARBER-[15], GRANATAPFEL-[16] UND APFELEINTOPF[17] sowie [Eintöpfe mit] ähnlichen Früchten wirken kühlend und stopfend und sind geeignet für Personen mit zu viel Hitze, Personen mit gelbgalligem Durchfall und in heißen Ländern und Jahreszeiten. Sie gehören – wie auch der Eintopf mit unreifen Weinbeeren und die ihm ähnlichen [Eintöpfe] – zu den Sommerspeisen, wenn man ihnen Flaschenkürbis, Gurke und Ähnliches hinzugibt. Sie schaden Personen mit zu viel Kälte und Personen mit Blähungen, Darmkoliken und rauer Brust. Diese sollten vorher keine feuchten Früchte essen und hinterher fetthaltige *isfīdabāǧ*-Eintöpfe und honighaltige Süßwaren verzehren.

---

12 Fleischeintopf mit Agrest, Gemüse, Mandelmilch und Gewürzen (vgl. Arberry 2001, 44).

13 Fleischeintopf mit Sumach, Gemüse und Gewürzen, zuweilen mit pochierten Eiern serviert (vgl. Arberry 2001, 46).

14 Berberitzeneintopf wird wie Sumacheintopf zubereitet, wobei man den Sumach durch Berberitzen ersetzt (vgl. Marín/Waines 1993, 18).

15 Fleischeintopf mit Rhabarbersaft, Zwiebeln, Mandeln und Gewürzen (vgl. Marín/Waines 1993, 18).

16 Fleischeintopf mit Granatapfelsaft, Gemüse und Gewürzen (vgl. Arberry 2001, 45; Nasrallah 2007, 279).

17 Fleischeintopf mit Apfelpüree, Zwiebeln, Mandeln und Gewürzen (vgl. Arberry 2001, 44).

الهَرِيسة كثيرة الغذاء جدًّا يتولّد منها دم متين تصلح لمن يريد أن يخصب بدنه ويقوّي لا سيّما إذا اتّخذ باللبن، إلا أنّها غليظة بطيئة الانهضام لا تصلح إلا لأصحاب الكدّ والرياضة وفي الأوقات الباردة. وإدمانها يولّد فضولاً كثيرة غليظة يتولّد منها الحصى في الكلى والمثانة والحمّيات وأوجاع المفاصل والخراجات والأورام. وأمّا ما طُبخ منها بالأرزّ فهو أقلّ غذاءً وأسرع انهضامًا وهي صالحة للصدر والرئة.

والكُرُنبيّة والقُنَّبِيطيّة. مذهبهما مذهب الاسفيدباجات غير أنّ إدمانهما يولّد دمًا أسود. والكرنبية خاصّيتها أن تلين البطن وتسهّل خروج الرياح خاصّةً مرقتها. والقنّبيطية خاصّيتها أن تثقل الرأس وتظلم البصر وترى أحلامًا مشوّشةً ويدفع ذلك أن توكل بصباغ متّخذ من خلّ ويشرب بعده السكنجبين.

اللفتيّة والجزَرِيّة. كلاهما منفخة كثيرة الغذاء مهيّجة للباه، إلا أنّ اللفتية أكثر غذاءً والجزرية أشدّ تهييجًا للإنعاظ ومذهبهما مذهب الاسفيدباجات. واللفتية صالحة للكلى والمثانة وليس تضرّ بأصحاب القولنج مضرّة الجزرية ولا يصلحان جميعًا للمحرورين ولا في الأوقات الحارّة.

الإسفاناخيّة معتدلة الحرارة مطلقة ملينة للطبيعة صالحة لخشونة الصدر وأصحاب السعال.

العَدَسية مولّدة للرياح ومرقتها ملينة للطبيعة، وما عُمل منها بالعدس المقشّر والخلّ فإنّه يصلح لغلبة الدم ويحبس.

---

١ متين: + جيد، س ٢ الا لاصحاب: لاصحاب، ج ٣ والحميات: والحمى، م ٦ غير ان، ○/ ر: غير، أ ٨ ويدفع: + ضرر، ض ‖ خل: الخل، س د ‖ بعده: بعدها، س ٩ أشد: أكثر، ط ١٢ الاسفاناخية: الاسفيدباحية، ض ١٤ ويحبس: + الطبيعة، ○

HARĪSA[18] ist überaus nahrhaft, erzeugt festes Blut, ist geeignet für jene, die ihren Körper fruchtbar machen wollen und kräftigt – vor allem, wenn man sie mit Milch zubereitet. Sie ist jedoch grob, langsam verdaulich und nur für Personen geeignet, die harter Arbeit und körperlicher Betätigung nachgehen, sowie in kalten Jahreszeiten. Ihr regelmäßiger Verzehr erzeugt viele grobe Überschüsse, aus denen in Nieren und Blase Steine entstehen, sowie Fieber, Gelenkschmerzen, Abszesse und Schwellungen. Mit Reis gekochte [*harīsa*] ist weniger nahrhaft, schneller verdaulich und gut für Brust und Lunge.

KOHL[19] – UND BLUMENKOHLEINTOPF verhalten sich so, wie die *isfīdabāǧ*-Eintöpfe, obwohl ihr ständiger Verzehr schwarzes Blut erzeugt. Die spezifische Eigenheit des Kohleintopfs – besonders seiner Brühe – ist es, abführend zu wirken und die Ausscheidung der Winde zu erleichtern. Die Eigenart des Blumenkohleintopfs ist es, den Kopf zu beschweren, die Sehkraft zu trüben und verwirrte Träume zu erzeugen. Dem wirkt man entgegen, indem man ihn mit einer essighaltigen Würzsoße (*ṣibāġ*) isst und danach Oxymel trinkt.

RÜBEN- UND KAROTTENEINTOPF[20] wirken beide blähend, sind sehr nahrhaft und regen den Sexualtrieb an, wobei der Rübeneintopf nahrhafter ist und der Karotteneintopf potenzsteigernder. Sie verhalten sich wie die *isfīdabāǧ*-Eintöpfe. Rübeneintopf ist gut für Nieren und Blase und schadet Darmkolikpatienten nicht so sehr wie Karotteneintopf. Beide sind weder für Personen mit zu viel Hitze noch in heißen Jahreszeiten geeignet.

SPINATEINTOPF[21] ist von ausgeglichener Hitze, wirkt auflösend und abführend und ist geeignet bei rauer Brust und für Personen mit Husten.

LINSENEINTOPF[22] erzeugt Winde und seine Brühe wirkt abführend. Mit geschälten Linsen und Essig zubereitet ist er bei Dominanz des Blutes geeignet und wirkt stopfend.

---

18 Gekochter Brei aus Hackfleisch und zerstoßenem Weizen (vgl. Arberry 2001, 69). In der modernen nordafrikanischen Küche bezeichnet *harīsa* hingegen eine scharfe Sauce für Fleisch und Couscous (vgl. Ibn Ḫalṣūn 1999, 97).

19 Fleischeintopf mit Kohl und Gewürzen (vgl. Nasrallah 2007, 610).

20 Fleischeintopf mit Karottenstückchen, Honig, Safran, Essig und Gewürzen (vgl. Perry 2001c, 363f.).

21 Fleischeintopf mit Spinat, Kichererbsen, Reis und Gewürzen (vgl. Arberry 2001, 51f.).

22 Linseneintopf mit Fleisch, Speiserüben und Gewürzen (vgl. Arberry 2001, 54) oder ohne Fleisch, mit Essig, Zucker, Mandeln, Jujuben, Rosinen und Gewürzen (vgl. Perry 2001c, 310).

المدقّقة كثيرة الغذاء مقوّية للبدن نافعة لمن استفرغ منه الدم ولمن استكثر من الباه وتزيد فيها، وهي من أطعمة الشتاء والهواء البارد.

الأُرُزّ باللَبن. غذاؤه معتدل في اليبس والرطوبة مائل إلى البرد يغذو البدن غذاءً كثيرًا، وهو سريع الانهضام إذا أُكل بالسكّر أو العسل غير موافق لأصحاب السُدَد والحصى.

الجُوذابات. أمّا المعمولة منها بالخبز فغذاؤها غذاء محمود والدم المتولّد منها دم جيّد لأنّها معمولة من خبز نضيج، وهي ملينة للطبيعة نافعة من خشونة قصبة الرئة. وإن كانت باللبن والسكّر وماء النارجيل وعلّقت عليها بطّة سمينة أو دجاجة مسمنة زادت في الباه زيادةً كثيرةً. والمعمولة بالحنطة غليظة بطيئة الهضم حارّة معطشة، والمعمولة بالأرزّ دونها في هذه الخلال. وكلّها كثير الغذاء بطيء النزول، ينبغي أن يستعان على هضمها بطول النوم وأن لا توكل هي إلا على جوعٍ صادق.

الشِواء حارّ معتدل في الرطوبة واليبس غليظ كثير الغذاء، قوّيه بطيء الانهضام لا تستمرئه إلا المعدة القوّية الحارّة ممسك للبطن وخاصّةً ما كان منه مهزولاً أو لم يوكل منه السمين. والشواء ضارّ لمن يعتريه القولنج وينبغي أن لا يسرع في شرب الماء البارد عليه، وهو صالح للمرطوبين وأصحاب الرياضة، وينبغي أن يوكل المجزّع أو يقدّم السمين على اللحم الأحمر منه، فإنّه بذلك يسهل خروجه.

اللَقانِق كثير الغذاء جدًّا عسر الهضم والخروج من البطن، فلا ينبغي أن يتفرّد به ويوكل ما يوكل منه بالتوابل ويستعان بالتجوُّع والنوم بعده.

---

٢ والهواء البارد: -، ○ ٤ موافق، ○/ ل: مضرة، أ ٦ باللبن والسكر: ↔، ج س د ٨ معطشة: معطسة، ض ٩ هضمها: اكلها، ك ‖ صادق، أ/ ر: + ولا يوكل بعدها الا على جوع صادق، غ ق ب ط م س د ١١ أو لم: ولم، ط س: ولا، ك ‖ يوكل: يكن، ج ‖ والشواء: والجوذاب، غ ج ق ب (ط) ض ١٣ المجزع: + منه، ط م ك ض ‖ يقدم: يقل، ض ١٤ جدا: -، ب م ض ‖ ينبغي: -، ض ١٥ بالتجوع: بالجوع، ض

HACKFLEISCHKUGELN (*mudaqqaqa*) sind sehr nahrhaft und kräftigen den Körper. Sie nützen jenen, deren Blut sich geleert hat und jenen, die viel Geschlechtsverkehr gehabt haben und wirken aphrodisierend. Sie gehören zu den Speisen des Winters und der kalten Luft.

MILCHREIS. Seine Nahrung ist ausgeglichen in Trockenheit und Feuchtigkeit, der Kälte zugeneigt. Er liefert dem Körper viel Nahrung, wird schnell verdaut, wenn man ihn mit Zucker oder Honig verzehrt und ist nicht förderlich für Personen mit Obstruktionen und Steinen.

ǦŪḎĀBĀT[23] aus Brot haben einen lobenswerten Nährwert und erzeugen gutes Blut, denn sie sind aus durchgegartem Brot gemacht. Sie wirken abführend und helfen gegen Rauheit in der Luftröhre. Mit Milch, Zucker und Kokoswasser zubereitet und einer fetten Ente oder einem gemästeten Huhn darüber gehängt wirken sie sehr aphrodisierend. [*Ǧūḏābāt*] aus Weizen sind grob, langsam verdaulich, heiß und erzeugen Durst. Bei [*ǧūḏābāt*] aus Reis sind diese Eigenschaften weniger ausgeprägt. Sämtliche [*ǧūḏābāt*] sind sehr nahrhaft und sinken langsam hinab. Man sollte ihre Verdauung durch langes Schlafen unterstützen und sie nur essen, wenn man wirklich hungrig ist.

GRILLFLEISCH (*šiwāʾ*)[24] ist heiß, ausgeglichen in Feuchtigkeit und Trockenheit, grob und sehr nahrhaft. Kräftiges [Grillfleisch] ist langsam verdaulich und bekommt nur kräftigen, heißen Mägen. Es wirkt stopfend – besonders [Grillfleisch] von mageren [Tieren] oder von solchen, die kein Schmalz gefressen haben. Grillfleisch ist schädlich für Personen, die von Darmkoliken befallen sind, sie sollten kaltes Wasser nicht zu schnell nach ihm trinken. Es ist für Personen mit zu viel Feuchtigkeit und Personen mit körperlicher Betätigung geeignet. Vor dem Verzehr von rotem Grillfleisch sollte man teilweise gereifte Datteln (*muǧazzaʿ*) oder Schmalz zu sich nehmen, dies erleichtert seine Ausscheidung.

LAQĀNIQ-WÜRSTE[25] sind sehr nahrhaft und schwer zu verdauen und auszuscheiden. Man sollte sie daher nicht einzeln essen, sie mit Gewürzen verzehren und sich behelfen, indem man anschließend dem Magen nichts mehr zuführt und schläft.

---

23 Sg. *ǧūḏāb*(*a*) (< pers. *kūḏāb*): Im *tannūr*-Ofen gebackener Brot- bzw. Getreidepuddig, über dem Fleisch hängt, dessen Saft in den Pudding tropft (Nasrallah 2007, 608).

24 Große Fleischstücke, gewürzt oder in Essig mariniert und im *tannūr*-Ofen gegrillt (vgl. Nasrallah 2007, 617).

25 *Laqāniq* bzw. *naqāniq* (< lat. *lucanica* „lukanische Wurst") bezeichnet im arabischen Osten Wurst aus gewürztem Schafshackfleisch (Rodinson 1959, 1063).

الزُماوَرد طعام غليظ غير موافق لمن يعتريه القولنج والرياح الغليظة، فينبغي أن يتّخذ من أرخص ما يكون من اللحم ومن صفرة البيض والبقول الملطّفة الكاسرة للريح، ويوكل بالخلّ الثقيف والمرّي. والمحرورون يتّخذونه بصدور الدجاج والمصوص وصفرة البيض والخسّ والكزبرة.

السَنبُوسَق غليظ طويل الوقوف في المعدة معطش مبخّر إلى الرأس، ينبغي أن يوكل بالخلّ، والمتّخذ منه بالخسّ والقرع والكزبرة ونحوها بدهن اللوز وصدور الفراريخ يرطّب الدماغ ويسكن من حرارته.

الكَباب بطيء الهضم طويل الوقوف في المعدة كثير الغذاء، ومصّه أصلح من ابتلاع جرمه إلا أن يكون لحمًا رخصًا جدًّا. وهو يقوّي البدن ويغذوه بسرعة ويصلح لمن استفرغ بدنه غير أنّه لبطوء هضمه لا يكاد يستولي عليه الهضم عن آخِره بل بَدَرَت منه بادرة سريعة إلى غذاء البدن ويبقى أكثره غير منهضم. وإن نُقع في الخلّ ثمّ كُبّب كان أسرع هضمًا، ولا ينبغي أن يبادر بشرب الماء البارد عليه أيضًا إلا أن يمصّ ويتجرّع إن لم يكن منه بدّ.

الكَردناك. هو عسر الهضم والخروج أيضًا، يصلح لمن يريد تجفيف البدن، وينبغي أن يُعنَى بسرعة إخراجه من البطن بأن يُصطبَغ عليه بمرّي ولا يبادر إلى شرب الماء البارد عليه.

الخَلّ زَيت يذهب مذهب الزيرباج، وهو طعام لطيف مطفّئ يصلح للمحمومين ولمن يسافر في الحرّ الشديد أن يقدّمه قبل الطعام. ولا يمكن أن يعتمد عليه ويدمنه أصحاب الأبدان الصحيحة. وهو أن يتّخذ بالزيت المغسول أو بدهن اللوز أو البُختج والسكّر الطبرزد والخلّ الثقيف، وألقي عليه الخسّ والخيار وما أشبه ذلك وطيّب بشيء من نعناع.

١ الزماورد: البزماورد، م ٢ اللحم: اللحوم، ق ب ط م س ض د ‖ للريح: للرياح، ب ٣ وصفرة البيض، غ ج ب ط م س ك ض د / ر: والبيض، أ ق ٥ منه: -، ج

Zumāward[26] ist eine grobe Speise und nicht für von Darmkoliken und groben Winden Befallene geeignet. Man sollte sie mit dem weichsten Fleisch, Eigelb und verfeinerndem, entblähendem Gemüse zubereiten und mit sehr saurem Essig und *murrī* verzehren. Personen mit zu viel Hitze bereiten sie mit Hühnerbrust, *maṣūṣ*-Sülze, Eigelb, Lattich und Koriander zu.

Sanbūsaq[27] ist grob, verweilt lange im Magen, ruft Durst hervor und steigt als Dampf zu Kopf. Man sollte es mit Essig essen. *Sanbūsaq* mit Lattich, Flaschenkürbis, Koriander und Ähnlichem sowie mit Mandelöl und Hähnchenbrust befeuchtet das Gehirn und lindert seine Hitze.

Kabāb[28] ist langsam verdaulich, verweilt lange im Magen und ist sehr nahrhaft. Es ist besser, es auszusaugen, als seine Masse herunterzuschlucken, außer es handelt sich um sehr weiches Fleisch. Es stärkt den Körper, nährt ihn schnell und ist für Personen geeignet, deren Körper sich entleert hat. Aufgrund der Langsamkeit seiner Verdauung vermag sich die Verdauung seiner jedoch kaum vollständig zu bemächtigen. Stattdessen entsteht aus ihm eine schnelle Regung zum Nähren des Körpers, während es zum größten Teil unverdaut bleibt. Wenn man es in Essig einweicht und anschließend zu Kugeln formt, wird es schneller verdaut. Man sollte auch kein kaltes Wasser gleich nach seinem Verzehr trinken, es sei denn, man saugt es aus und schluckt es herunter, sofern dies unausweichlich ist.

Kardanāk ist schwer zu verdauen und auch auszuscheiden und geeignet für jene, die ihren Körper trocknen wollen. Man sollte sich um seine schnelle Ausscheidung bemühen, indem man es mit *murrī* würzt und kein kaltes Wasser gleich nach seinem Verzehr trinkt.

„Essigöl“ (*ḫall zayt*)[29] verhält sich so wie der *zīrbāǧ*-Eintopf. Es ist eine feine, löschende Speise, geeignet für Fieberkranke und als Vorspeise für Personen, die in großer Hitze reisen. Für Gesunde ist es kein Grundnahrungmittel, sie können es nicht ständig verzehren. Man bereitet es aus gewaschenem Olivenöl, Mandelöl oder gekochtem Saft (*buḫtaǧ*) sowie *ṭabarzad*-Zucker und saurem Essig zu, fügt Lattich, Gurke und Ähnliches hinzu und würzt es mit etwas Pfefferminze.

---

26 *Zumāward* bzw. *bazmāward* sind in Scheiben geschnittene, gefüllte Fladenbrotrollen, die besonders bei Gastmahlen der abbasidischen Oberschicht beliebt waren (Nasrallah 2007, 605; Lewicka 2011, 160).

27 Von sanskr. *samosā*. In Dreiecke geschnittenes Brot, mit gewürztem Fleisch oder süßer Füllung gefüllt und in Öl frittiert (Lewicka 2011, 160).

28 Kleine, am Spieß über Kohlenglut gegrillte Fleischstücke (Nasrallah 2007, 609).

29 Bei ar-Rāzī (1888, 31), von dem dieses Lemma übernommen wurde, als *al-ḫall wa-z-zayt* „Essig und Olivenöl“. Kaltspeise aus in süßsaurem Essigwasser eingeweichtem Gebäck mit Olivenöl, Gurke und Kräutern (Nasrallah 2007, 237).

ماء اللحم المتّخذ من جرم اللحم نفسه دون أن يخلط به غيره من الماء بأن يسخن في قدر مغطّى الرأس ثمّ يُعصر منه ويُطبخ، صالح لكلّ من انحلّت قوّته وضعفت شهوته للغذاء وهضمه له، وهو أنفع شيء لضعف القلب.

ماء الحمّص غذاء معتدل لطيف، إذا اتّخذ بدهن اللوز أو البُختج ينفع من ضعف الكلى ويعين على الباه ويدرّ الطمث والبول ويحسن اللون، فأمّا إذا اتّخذ باللحم فهو حارّ.

الإطرية غذاء صالح لمن كان حارّ المزاج ويحتاج إلى غذاء متين، وهي نافعة من السعال إذا لم يكن معه خلط.

وأمّا **المُزَوَّرات** وهي الأطعمة التي لا يكون فيها شيء من اللحوم وإنّما اتّخذت بالأدهان، فهي أغذية المرضى. فمنها المتّخذة بالبقول الباردة الرطبة وهي تصلح للأمراض الحارّة اليابسة وتنفع من علل الصدر والمثانة، ومنها الأحساء المتّخذة من الأدقّة والحبوب وحليب اللوز والخشخاش والنشاء وغيرها محلّاة بالسكّر وغير محلّاة لمثل تلك العلل. والأحساء كلّها سريعة الانهضام في المعدة سريعة الفساد فيها إن أبطأت في النزول عنها، والبقول وخصوصًا إذا كانت محمّضة بالحموضات الباردة قابضة كانت كحبّ الرمّان والسماق والحصرم أو مطلقة كالتمر الهندي والإجّاص والنُلك فإنّها بعيدة من الفساد في المعدة مطفّئة للصفراء والدم إلا أنّها غير صالحة لعلل الصدر والكلى والمثانة لنكاية الحموضات بتقطيعها وتخشينها إيّاها.

٨–٩ فهي ... المرضى : -، ب ١١ وغير محلاة : + بالسكر، م ‖ الانهضام ... سريعة : -، ض

FLEISCHSAFT stellt man aus der Fleischmasse selbst her, ohne sie mit zusätzlichem Wasser zu versetzen, indem man sie in einem geschlossenen Kochtopf erhitzt und anschließend auspresst und kocht. Er ist geeignet für alle, deren Kraft sich aufgelöst hat und deren Appetit auf Essen und deren Verdauung schwach geworden ist. Es ist das hilfreichste [Mittel] gegen Herzschwäche.

KICHERERBSENWASSER[30] ist ein ausgeglichenes, feines Nahrungsmittel. Mit Mandelöl oder gekochtem Saft (*buḫtağ*) hilft es gegen Nierenschwäche, unterstützt den Sexualtrieb, fördert den Menstruations- und Harnfluss und verschönert die Gesichtsfarbe. Mit Fleisch ist es heiß.

IṬRIYA-EINTOPF[31] ist ein gutes Nahrungsmittel für Personen mit heißem Temperament, die starke Nahrung benötigen. Er hilft gegen Husten, dem kein Körpersaft beigemengt ist.

SPEISEIMITATE (*muzawwarāt*).[32] Es handelt sich um Speisen, die kein Fleisch enthalten und stattdessen mit Ölen zubereitet werden. Sie sind Nahrungsmittel für Kranke. Es gibt [Speiseimitate] mit kalt-feuchtem Gemüse, die bei heißen, trockenen Krankheiten geeignet sind und gegen Brust- und Blasenleiden helfen. Desweiteren gibt es Suppen aus Mehlen, Körnern, Mandelmilch, Mohn, Stärke und anderem – mit Zucker gesüßt oder ungesüßt – gegen derartige Krankheiten. Sämtliche Suppen werden schnell im Magen verdaut und verderben dort schnell, wenn sie zu langsam von ihm herabsinken. Gemüse [hingegen] – vor allem, wenn es mit kalten, adstringierenden, sauren Nahrungsmitteln (*ḥumūḍāt*), wie Granatapfelkernen, Sumach und unreifen Weinbeeren oder mit lösenden [sauren Nahrungsmitteln], wie Tamarinden, Pflaumen und Mispeln [*Mespilus* sp.] gesäuert wurde – ist weit vom Verderben im Magen entfernt und löscht gelbe Galle und Blut. Es ist jedoch nicht bei Brust-, Nieren- und Blasenleiden geeignet, aufgrund der schädlichen Wirkung der sauren Nahrungsmittel, die [diese Organe] zersetzen und aufrauen würden.

---

30 Gemeint ist Wasser, in dem man Kichererbsen über Nacht eingeweicht hat. Es kann zur Zubereitung von Fleischgerichten verwendet werden (vgl. Nasrallah 2007, 287).

31 *Iṭriya* als Gericht bezeichnet im Kochbuch al-Baġdādīs einen Fleischeintopf mit *iṭriya*-Fadennudeln, Kichererbsen, Gemüse und Gewürzen (vgl. Arberry 2001, 53).

32 *Muzawwarāt* („Imitate") sind vegetarische Speisen, die Fleischgerichten nachempfunden sind. Sie entstammen vermutlich der christlich-nestorianischen Tradition, nach der zur Fastenzeit herkömmliche Fleischgerichte vegetarisch zubereitet wurden. Im islamischen Kontext erfuhren die *muzawwarāt* einen Funktionswandel und wurden – wie as-Samarqandī bekundet – als Krankenkost eingesetzt (Waines 2003, 578; vgl. S. 418 f.).

[٩] في الحلَواء

إنّ الحلواء إذا انهضم فإنّه يغذو غذاءً كثيرًا جيّدًا، لأنّ الحلاوة هي طعم الغذاء الحقيقي دون غيرها من الطعوم. والحلواء بالجملة مسخّن للبدن زائد في الدم والمرّة صالح للصدر والرئة مطلق للطبيعة، والشيء الحلو إذا كان من الأشياء الأصلية كالتمر والعسل كان أشدّ تسخينًا وإحراقًا للدم. وأمّا الحلو الدسم كالفالوذجات والأخبصة وما أشبهها فإنّها تكون أقلّ غائلةً من تثوير الحرارة لأنّ الدسومة التي تقع فيها تكسر الحرارة وتمنع سَورتها وحدّتها إلا أنّ هذا النوع من الحلو يكون أثقل على المعدة لمكان الدسومة التي فيه. وإذا استسقي الماء فشرب عليه لم يُؤمَن ضرره لقلّة مداخلته وممازجته به وكسر حرارته بخلاف الحلواء الذي ليس فيه دسومة، ولذلك ربّما أعقب التُخمة وأنواعًا من الضرر. وكلّ طعام حلو أو دسم فهو يشبع سريعًا من قِبل انه ينبسط وينتفخ فيصير من اليسير منه مقدار كثير فيملأ البطن لذلك ولجذب القوّى الطبيعية أيضًا إيّاه بسبب محبّتها له وشوقها إليه فيدعو القوّة الجاذبة إلى السكون. والأطعمة التي لها طعوم أخرى تُنهض الشهوة بعضها لضدّ هذه الخلال وبعضها لتفتيح أفواه العروق وتلطيف الأغذية وتجفيفها. وكلّ غذاء غليظ لزج إذا خالطه حلاوة فهو سريع الإحداث للسدد في الكبد والطحال خصوصًا إن كان بهما ورم أو جساوة بسبب جذب القوى الطبيعية له قبل هضمه لطيبه ولذاذته فيزدحم في الكبد عند أطراف شُعب باب الكبد المُلاقية لشُعَب العرق الطالع. وقد يتولّد منه الرمل والحجارة في الكلى والمثانة، خصوصًا ما اتّخذ بالدقيق والنشاء ويعقل البطن أيضًا. وما اتّخذ منه بالعسل فهو أقلّ ضررًا لمن كانت أحشاؤه سليمة من السدد إلا أنّه يسخن إسخانًا قويًّا، وما عُمل بالسكّر الطبرزد واللوز المقشّر فهو أقلّ إسخانًا.

---

١ في، ○ : -، أ   ٢ ان الحلواء : انه، س || فانه : -، ض   ٤ الأصلية، ○ / خ : الاشياء أ || الحلو : الحلواء، ق م ض   ٥ فانها تكون : فانه يكون، ج || من : في، ق   ٦ تقع : -، ك || الحلو : الحلواء، ق م ك   ٧ يؤمن : يمنع، ك || به : له، س   ٨ الحلواء : الحلو، غ ب ط س ض   ٩ مقدار كثير : مقدارا كثيرا، س ك   ١٠ له : -، ك || الجاذبة : الحادثة، ض   ١١ بعضها، ○ : وبعضها، أ || لضد : بضد، ب   ١٦ وما اتخذ : والمتخذ، ب || فهو : فيه، ب || اقل : اقله، ض

[9] Süßwaren

Wenn Süßwaren verdaut werden, liefern sie reichhaltige, gute Nahrung, denn Süße ist vor den übrigen Geschmacksrichtungen der Geschmack wirklicher Nahrung. Süßwaren wirken insgesamt erhitzend auf den Körper, vermehren Blut und Galle, sind förderlich für Brust und Lunge und wirken abführend. Wenn die Süßwaren aus ursprünglichen Dingen wie Datteln oder Honig bestehen, wirken sie stärker erhitzend und blutverbrennend. Fetthaltige Süßwaren hingegen – wie *fālūḏaǧ*, *ḫabīṣ*-Puddinge und Ähnliches – bringen weniger Unheil durch Heraufbeschwören von Hitze, da das in ihnen enthaltene Fett die Hitze lindert und ihre Stärke und Schärfe verhindert. Diese Art von Süßwaren liegt jedoch aufgrund ihres Fettgehalts schwerer im Magen. Wenn man um Wasser bittet und es nach ihnen trinkt, ist man nicht vor ihrer Schädlichkeit gefeit, da es – anders als bei den fettlosen Süßwaren – zu wenig in sie eindringt, sich mit ihnen vermischt und ihre Hitze lindert. Sie haben daher möglicherweise Verdauungsstörungen und [andere] Arten von Schäden zur Folge. Alle süßen oder fetthaltigen Speisen sättigen schnell, da sie sich ausbreiten und öffnen, so dass aus einer geringen Menge davon eine große Menge wird und sie den Bauch füllen – aufgrunddessen und auch, weil die natürlichen Kräfte sie anziehen, denn sie lieben sie und sehnen sich nach ihnen und die anziehende Kraft verlangt nach Ruhe. Speisen mit anderen Geschmacksrichtungen regen den Appetit an – einige aufgrund des Gegensatzes dieser Eigenschaften und einige aufgrund der Öffnung der Adermünder und der Verfeinerung und Trocknung der Nahrungsmittel. Wenn sich ihnen Süße beimischt, rufen alle groben, klebrigen Nahrungsmittel schnell Obstruktionen in Leber und Milz hervor – besonders wenn sie geschwollen oder verhärtet sind –, da die natürlichen Kräfte sie aufgrund ihres Aromas und Wohlgeschmacks anziehen, bevor sie verdaut werden. So drängen sie sich in der Leber in den Kapillaren der Leberpforte (*aṭrāf šuʿab bāb al-kabd*), die auf die Kapillaren der aufsteigenden Ader stoßen. Sie erzeugen bisweilen Sand und Steine in Nieren und Blase. Dies gilt besonders für [Süßwaren] aus Mehl und Stärke, die auch stopfend wirken. Mit Honig zubereitet sind [Süßwaren] weniger schädlich für Personen mit obstruktionsfreien Eingeweiden, wirken jedoch stark erhitzend. Mit *ṭabarzad*-Zucker und geschälten Mandeln zubereitet wirken sie weniger erhitzend.

الفالُوذَج صالح للصدر والرئة وليس بصالح للمعدة وهو كثير الغذاء بطيء النزول لا سيّما المعقّد منه، والمتّخذ بالسكّر ودهن اللوز معتدل يصلح لمن قد نهك بدنه، وإدمانه يورث السدد في الكبد والسكنجبين يمنعه من توليد السدد. وأمّا المشايخ والمبرودون فالعسلي أوفق لهم ولا يحتاجون إلى إصلاحه.

الخَبِيص أقلّ لزوجةً من الفالوذج وأقلّ غذاءً وأبعد من توليد السدد وأجود للمعدة، وإذا كان نضيجًا جيّد الشيّ لم يكن له كثير وخامة ووقوف في المعدة والمحرور ينبغي أن يمتصّ بعده الرمّان الحامض.

العَصيدة. أمّا المتّخذة بالتمر ودقيق الأرزّ فكثيرة الغذاء بطيئة النزول مولّدة للحصى وأوجاع المفاصل إن أدمنت، ولا ينبغي أن توكل على الأطعمة القابضة الحامضة كالحصرمية ونحوها ولا على الكثيرة الغذاء والبطيئة النزول كالرؤوس والشواء. وأمّا المتّخذة من دقيق الحنطة والسكّر فدون ذلك في الغلظ واللزوجة وأبعد من الرداءة.

القَطائف غليظ وخم كثير الغذاء، والمعمول بالجوز ودهنه مسخن مُبَثّر للفم إلا أن يقشّر جوزه، وهو أسرع نزولاً وأوفق للمشايخ والمبرودين من المتّخذ باللوز واللوزي أوفق للمحرورين.

اللَوزِينَج صالح للصدر والرئة وخشونة المثانة وهو في نحو القطائف غير أنّه أخفّ منه كثيرًا.

---

٦ والمحرور: والمحرورون، ب ‖ يمتص: يمتصوا، ب ٨ المتخذة، ٥ / ر: المتخذ: أ ‖ بالتمر: بالسمن، ر ‖ للحصي: للحصاة، ب ١٢ القطائف: + القطائف، م ١٤ في: -، ب

FĀLŪḎAĞ[1] ist gut für Brust und Lunge und nicht gut für den Magen. Es ist sehr nahrhaft und sinkt langsam herab, vor allem verfestigtes [*fālūḏağ*]. Mit Zucker und Mandelöl zubereitet ist es ausgeglichen und geeignet für Personen, deren Körper ausgezehrt ist. Sein regelmäßiger Verzehr ruft Obstruktionen in der Leber hervor und Oxymel hindert ihn am Erzeugen der Obstruktionen. Für Alte und Personen mit zu viel Kälte ist Honig-*fālūḏağ* förderlicher und sie brauchen ihn nicht zu korrigieren.

ḪABĪṢ-PUDDING[2] ist weniger klebrig als *fālūḏağ*, weniger nahrhaft, neigt weniger zum Erzeugen von Obstruktionen und ist besser für den Magen. Wenn er gar und gut gegrillt ist, ist er nicht sehr unbekömmlich und verweilt nicht lange im Magen. Jemand mit zu viel Hitze sollte nach [seinem Verzehr] sauren Granatapfel aussaugen.

ʿAṢĪDA[3] aus getrockneten Datteln und Reismehl ist sehr nahrhaft, sinkt langsam hinab und erzeugt bei regelmäßigem Verzehr Steine und Gelenkschmerzen. Man sollte sie weder nach adstringierenden, sauren Speisen – wie Eintopf mit unreifen Weinbeeren und Ähnlichem – noch nach sehr nahrhaften, langsam herabsinkenden Speisen – wie Köpfen und Grillfleisch – essen. [*ʿAṣīda*] aus Weizenmehl und Zucker ist weniger grob und klebrig und weniger schlecht.

CRÊPES (*qaṭāʾif*)[4] sind grob, unbekömmlich und sehr nahrhaft. Walnusscrêpes mit Walnussöl wirken erhitzend und rufen Aphthen hervor, außer wenn die Nüsse geschält wurden. Sie sinken schneller hinab und sind für Alte und Personen mit zu viel Kälte besser geeignet als Mandelcrêpes, die sich wiederum besser für Personen mit zu viel Hitze eignen.

MANDELKONFEKT (*lawzīnağ*)[5] ist gut für Brust und Lunge und bei rauer Blase. Es ist den Crêpes ähnlich, jedoch sehr viel leichter.

---

1 Von pers. *pālūda*. Transparente, mit Puderzucker bestreute Masse aus Stärke und Honig oder Zucker mit Sesamöl und Rosenwasser, im Osmanischen Reich bekannt als *rāḥat luqum* „Gaumengenuss" (türk. *lokum*) (Nasrallah 2007, 595 f.).

2 Pudding aus Zucker, Öl und Weizenbrotkrümeln (Arberry 2001, 82 f.; Nasrallah 2007, 388; 397).

3 Im islamischen Osten ein süßer Brei aus Weizenmehl und Wasser mit Datteln und Butterschmalz (Nasrallah 2007, 604), in al-Andalus auch als herzhafte Variante mit Kräutern oder Spinat (Arié 1990, 145).

4 Aufgerollte, in Sirup getauchte Crêpes mit süßer Walnuss- oder Mandelfüllung (Arberry 2001, 87; Nasrallah 2007, 600). Es handelt sich um die in den Geschichten aus 1001 Nacht am häufigsten erwähnte Süßigkeit (Perry 1999, 135 f.).

5 Mit Rosenwasser aromatisierte Marzipanstangen in dünner Teighülle (vgl. Arberry 2001, 84 f.; Nasrallah 2007, 410 f.). *Lawzīnağ* könnte ein Vorläufer des heute bekannten *baqlāwa* gewesen sein (Salloum 2013, 28), zumal *baqlāwa* – eine Süßigkeit aus dünnem Teig mit Nussfüllung und Sirup – weder in den mittelalterlichen Rezeptbüchern noch in den medizinischen Nahrungsmittellexika angeführt wird (vgl. Lewicka 2011, 311).

الزَلابِيّة. أمّا العسلية منها فقوّية الإسخان والسُكّرية أسكن حرارةً، إلا أنّ العسلية إذا زيد في إنضاجها وخُلط بها من العسل مقدار أكثر قلّ إبطاؤها في الانحدار وتولّدت دمًا مختلطًا من لطيف وغليظ وتكون للكبد والطحال والكلى إذا كانت صحيحة أوفق ممّا يتّخذ من غير العسل. وأعظم هذه الأشياء كلّها ضررًا ما اُتّخذ من دقيق قوّي اللزوجة والمتانة.

الحَرِيرة المتّخذة من الدقيق والنشاء بالسكّر ودهن اللوز نافعة لأصحاب علل الصدر والرئة والسعال إلا لمن كان منهم في رئته سدد. والمتّخذة من حليب كشك الشعير ودهن اللوز والترنجبين والنشاء موافقة لأصحاب المزاج الحارّ ولمن به سعال من حرارة، وإذا اتّخذت بحليب بزر الخشخاش وبزر الفرنج والسكّر الطبرزد فهي نافعة لمن به قرحة في صدره ورئته ولأصحاب النزلات.

البَهَطّ. الحلواء المتّخذ من دقيق الأرزّ كثير الغذاء مقوّ للبدن جدًّا زائد في الدم والمني خصوصًا إن اتّخذ باللبن، ملين للصدر غير أنّ معه نفخًا وغلظًا وثقلاً وبطوء انحدار، ينبغي أن يطال النوم بعده ولا يوكل على أطعمة غليظة حامضة.

الناطِف. ما عُمل منه بالجوز والعسل فهو شديد الحرارة يصدّع ويولّد الصفراء، ويضرّ الشبّان وأصحاب الأمزجة الحارّة ويوافق المشايخ وأصحاب الأمزجة الباردة. وما كان معمولاً باللوز فهو أقلّ حرارةً ويوافق أصحاب السعال من رطوبة، وما عُمل منه بالسكّر فهو أوفق لأصحاب السعال من حرارة، وما عُمل منه بالفستق والعسل فإنّه موافق لمن في رئته وصدره خلط بلغمي ولمن به سدد في هذه المواضع إلا أنّه يسخن إسخانًا قوّيًا. وما عُمل منه بالسمسم فهو أكثر غذاءً وفيه وخامة وثقل نافع من السعال والصدر والرئة ويرخى المعدة، والمتّخذ من عقيد العنب ليس له كثير إسخان، والمعمول من حبّ الصنوبر أكثر غذاءً، وإن كانت القوّة قوّية استحكم انهضامه وتولّد منه دم محمود.

---

٢ مقدار اكثر: مقدارا كثيرا، م ض: مقدارا اكثر، ج ‖ تولدت: تولد، أ ○ ٢-٣ لطيف وغليظ: ↔، د ٤ اتخذ: + منها، ٥ المتخذة، غ ج ق ط م س ك ض د: متخذ، أ ب ٧ المزاج الحار: الامزجة الحارة، ك ‖ حرارة: الحرارة، م ٩ البَهَط: البَهَطَة وهو، م: البهطة وهي، ب: + وهو، غ ج ق ط س ك ض د ١٣ الحارة: -، د ١٤ رطوبة ... من: -، م ١٥ حرارة: رطوبة، ض ‖ بالفستق والعسل: ↔، ك ‖ موافق: يوافق، م

ZALĀBĪYA[6] mit Honig wirkt stark erhitzend, mit Zucker ist ihre Hitze milder. Gart man Honig-*zalābīya* jedoch mehr und versetzt sie mit mehr Honig, sinkt sie weniger langsam herab, erzeugt fein-grob gemischtes Blut und ist für Leber, Milz und Nieren – sofern sie gesund sind – besser als [*zalābīya*] ohne Honig. Am schädlichsten von allen ist *zalābīya* aus sehr klebrigem und festem Mehl.

ḤARĪRA[7] aus Mehl und Stärke mit Zucker und Mandelöl hilft Personen mit Brust- und Lungenleiden und Husten, ausgenommen jenen mit Obstruktionen in der Lunge. [*Ḥarīra*] aus Gersten-*kišk*-Milch, Mandelöl, *taranǧubīn*-Honigtau und Stärke ist gut für Personen mit heißem Temperament und mit durch Hitze verursachtem Husten. Wenn man sie aus Mohnsamenmilch, Portulaksamen und *ṭabarzad*-Zucker zubereitet, hilft sie jenen, die ein Geschwür in Brust und Lunge haben, sowie Personen mit Katarrhen.

REISPUDDING (*bahaṭṭ*).[8] Die Süßspeise aus Reismehl ist sehr nahrhaft, stärkt den Körper sehr und vermehrt Blut und Sperma – vor allem, wenn man sie mit Milch zubereitet. Sie erweicht die Brust, bringt jedoch Blähung, Grobheit, Schwere und langsames Herabsinken mit sich. Man sollte nach ihrem Verzehr lange schlafen und sie nicht nach groben, sauren Speisen essen.

WEISSER NOUGAT (*nāṭif*)[9] mit Walnuss und Honig ist überaus heiß und erzeugt Kopfschmerz und gelbe Galle. Er schadet den Jungen und Personen mit heißen Temperamenten und nützt den Alten und Personen mit kalten Temperamenten. Nougat mit Mandeln ist weniger heiß und hilft Personen mit feuchtem Husten und Nougat mit Zucker ist besser für Personen mit heißem Husten. Nougat mit Pistazien und Honig hilft Personen mit schleimigem Körpersaft in Lunge und Brust oder mit Obstruktionen in diesen Körperteilen, er wirkt jedoch stark erhitzend. Nougat mit Sesam ist nahrhafter und in ihm ist Unbekömmlichkeit und Schwere. Er ist nützlich gegen Husten und für Brust und Lunge und entspannt den Magen. Nougat mit eingedickten Weintrauben wirkt nicht sehr erhitzend, Nougat mit Pinienkernen ist nahrhafter und wenn die Kraft stark ist, wird er vollständig verdaut und erzeugt lobenswertes Blut.

---

6 Flüssiger Teig, in verschiedenen Formen in Öl frittiert und in Honig getränkt (vgl. Perry 1999, 135; Nasrallah 2007, 414). Neben den „Gitter-*zalābīya*" (*z. mušabbaka*), die den modernen indischen Jalebi entsprechen, bezeichnete man die maghrebinischen frittierten *sfenǧ*-Teigringe als „Ofen-*zalābīya*" (*z. furnīya*) (Nasrallah 2007, 602 f.; vgl. S. 360, Anm. 99).

7 Suppe aus Stärke, Wasser, Zucker und Fett, von seidiger Konsistenz (Nasrallah 2007, 604). Im modernen Marokko bezeichnet *ḥarīra* eine herzhafte Suppe mit Fleisch, Hülsenfrüchten und Gemüse (vgl. Diouri 1994, 101–103).

8 Von sanskr. *bhāt* „gekochter Reis" (Ahsan 1979, 92). Pudding aus Reismehl, Milch und Zucker (Marín/Waines 1993, 46), zuweilen auch mit Fleisch gegessen (vgl. Ibn al-Ḥaššāʾ 1941, 15).

9 Durch Erhitzen angedickte Masse aus Zucker oder Honig und Eiweiß, verknetet mit Nüssen, Samen und Trockenfrüchten (s. Perry 2001c, 425; Salloum 2013, 157).

وكلّها أسرع نزولاً وأقلّ غذاءً من سائر ضروب الحلاوى التي فيها دهن وخبز ودقيق، وتصلح لمن لا يحتاج إلى غذاء كثير ولا حلواء كثير الغذاء ولا يحتاج أن يُعنى بسرعة خروجها من البطن.

الحَيس كثير الغذاء بطيء النزول لا ينبغي أن يوكل على طعام غليظ ويُعنَى بسرعة هضمه وإخراجه عن البطن بالنوم الطويل، والمتّخذ منه بالزبد ألين وأعدل.

الخَشخاشِيّة جالبة للنوم جيّدة للسعال وحرقة البول زائدة في الباه.

الشكربينَك يسخن باعتدال وهو قليل اللزوجة واللطخ، فلذلك هو أصلح الحلواء لمن يعتريه السدد ولمن به ضعف المعدة.

الخَبيصة الفارسيّة اليابسة تُشبهه في ذلك ولها طول وقوف في المعدة، يصلح ذلك منها بشُرب الجُلّاب عليها.

---

٢ من البطن : -، ض ٣ الحيس : + حلواء يتخذ من السمن والكعك والتمر، ب ك ‖ الغذاء : + وهو الحلواء الذي اتخذ من التمر والسمن والكعك المسحوق انه، ض ‖ لا : عن المعدة ولا، ض ٤ الين واعدل : ↔، د ٦ فلذلك هو، ٥ / ر : ↔، أ ٨ تشبهه، غ ق ط س ك ض د : شبيه، ب : تشبه، أ ‖ ولها : وبها، غ

Sie alle sinken schneller hinab und sind nahrhafter als die übrigen Sorten von Süßwaren, die Öl, Brot und Mehl enthalten. Sie sind für diejenigen geeignet, die weder vieler Nahrung noch einer nahrhaften Süßspeise bedürfen und nicht auf die Geschwindigkeit ihrer Ausscheidung zu achten brauchen.

Ḥays[10] ist sehr nahrhaft und sinkt langsam hinab. Man sollte es nicht nach grober Speise verzehren und seine Verdauungs- und Ausscheidungsgeschwindigkeit durch langes Schlafen begünstigen. [*Ḥays*] mit Butter ist weicher und ausgeglichener.

Mohnspeise (*ḫašḫāšīya*)[11] wirkt schlafbringend, ist gut gegen Husten und Harnbrennen und steigert die Potenz.

Šikarbīnak[12] erhitzt in ausgeglichener Weise, ist wenig klebrig und verschmutzend und daher die geeignetste Süßspeise für diejenigen, die an Obstruktionen und Magenschwäche leiden.

Trockene persische *ḫabīṣa*[13] ähnelt ihm dahingehend und verbleibt lange im Magen. Man korrigiert dies an ihr, indem man anschließend *ǧullāb*[14] trinkt.

10 Im Kochbuch al-Baġdādīs als Kugeln aus Semmelbröseln, Datteln, Nüssen, Sesamöl und Puderzucker beschrieben (Arberry 2001, 88). *Ḥays* soll schon auf einer der Hochzeiten des Propheten serviert worden sein und bestand im damaligen beduinischen Kontext noch aus Datteln, Butterschmalz und Dickmilchkäse (*aqiṭ*). Al-Baġdādīs Rezept mit Nüssen und Sesamöl ist bereits an die urbane islamische Kochkultur angepasst (Waines 1989, 104).

11 Ein Gericht aus gebratenen Fleischstücken mit Zimt, Zucker und Mohnsaat, gewürzt mit Safran und Rosenwasser (vgl. Marín/Waines 1993, 23; Arberry 2001, 65).

12 Diesen Eintrag hat as-Samarqandī von ar-Rāzī (1888, 51) übernommen. Was für eine Süßspeise *šikarbīnak* (vgl. pers. *šikar* „Zucker") bezeichnet, ist unklar.

13 Ibn Sayyār al-Warrāq beschreibt trockene *ḫabīṣa* in seinem Kochbuch als verfestigte Masse aus Mandelstiften und mit Honig gekochtem Eiweiß, die man aufrollt und in Scheiben geschnitten serviert (Nasrallah 2007, 392 f.).

14 Von pers. *gul* „Rose" und *āb* „Wasser". Sirup aus Rosenwasser und Zucker oder Honig (Nasrallah 2007, 552). Vgl. S. 284 f.

الخُشكُانَك والرَوغَن جَزدِيك والبُلكَند والمخلدي كلّها تسخن وتعطش وتسدد لأنّها فطيرة العجين وتورث الجشاء الدخاني. والمحشو منها باللوز والسكّر أقلّ إسخانًا من المحشو بالفانيد والتمر والجوز إلا أنّه أكثر غذاءً وأكثر توليدًا للدم الغليظ.

وبالجملة فجميع الحلواء زائد في الدم والمني مسمّن للبدن رديء للكبد والطحال المتهيّئين للسدد والورم جيّد للحلق والرئة زائد في المخّ والدماغ. وما اتّخذ منها بالسكّر كان أقلّ حرًّا من المتّخذ بالعسل، وأصلح الأدهان التي تستعمل فيها دهن اللوز، فأمّا المتّخذ بالعسل والنارجيل والفستق والجوز فمفرط الحرارة.

---

١ الخشكانك: الخشنانك، ب ‖ والروغن جزديك: والروغنجزديك، م ٧ الحرارة، ٥: + والله أعلم، أ

ḪUŠKUNĀNAK[15], *RAWĠAN ǦAZDĪK*,[16] *BULKAND*[17] und *MUḪALLADĪ* (?)[18] wirken alle erhitzend, rufen Durst hevor und erzeugen Obstruktionen, denn sie sind aus ungesäuertem Teig und führen zu rauchigem Aufstoßen. Mit Mandeln und Zucker gefüllt wirken sie weniger erhitzend als mit *fānīd*-Zucker, getrockneten Datteln und Walnüssen gefüllt, sind jedoch nahrhafter und erzeugen mehr grobes Blut.

Insgesamt vermehren alle Süßwaren Blut und Sperma und lassen den Körper Fett ansetzen. Sie sind schlecht für zu Obstruktionen und Schwellung neigende Leber und Milz, gut für Kehle und Lunge und vermehren Mark und Hirn. [Süßwaren] mit Zucker sind weniger heiß als solche mit Honig. Das beste in ihnen verwendete Öl ist Mandelöl. [Süßwaren] mit Honig, Kokosnuss, Pistazien und Walnuss haben übermäßig viel Hitze.

15 Von pers. *ḫušk* „trocken" und *nān* „Brot". Halbmondförmige Kekse aus Weizenmehl und Sesamöl, mit oder ohne Füllung, nach Nasrallah (2007, 569) die beliebstesten Kekse im islamischen Mittelalter (vgl. Arberry 2001, 86). Der Dichter Ibn ar-Rūmī starb an vergifteten *ḫuškunānaǧ*-Keksen, die ihm der Wesir des Kalifen al-Muʿtadid serviert hatte (Salloum 2013, 127).

16 Es handelt sich offenbar um ein Ölgebäck (vgl. pers. *rawġan* „Öl").

17 Eine Art Ölgebäck (Dihḫudā 1998 IV, 4970).

18 Dieser Terminus ist nicht bei Dihḫudā verzeichnet. Wahrscheinlich handelt es sich ebenfalls um ein Ölgebäck.

[١٠] في الأشربة وما يتّصِل بها

[١٠.١] أمّا **الخمر** منها فقد أسقطت الشريعة مؤنتها عنّا كما أسقطت من الأغذية لحم الخنزير، ومَن أَبَى إلا شَرحها فعليه بكُتب اليهود والنصارى ومَن يجري مجراهم، على أنّ جميع الأطبّاء المتقدّمين منهم والمتأخّرين بعد أن أثبتوا لها المنفعتَين الجليلتَين اللتين هما الغاية من مطالب الناس في هذه الدنيا لمن رضي بالحياة الدنيا واطمأنّ بها، وهما منفعة الجسد من الصحّة والقوّة ومنفعة النفس من السرور والنشاط، فقد اتّفقوا على أنّ الكثير منها إلى حدّ السُكر ضارّ وأنّ القليل منها دون السكر نافع، لا لجميع الناس بل لصنف منهم دون صنف ولا أيضًا لجميع ذلك الصنف بل لشخص دون شخص ومزاج دون مزاج وفي حال دون حال ووقت دون وقت وبمقدار منها دون مقدار. وشرطوا لذلك شروطًا أخرى يقلّ مَن يستقلّ بمراقبتها والوفاء بها وإن كان طبيبًا حاذقًا.

ولو وجد واحد من الناس عالمًا بتلك الشروط مستحضرًا لتلك القوانين ولا يشغله شغل عن مراقبتها وكان في جِبلته ومزاجه ممّن يوافقه الخمر وكان ضابطًا لنفسه قادرًا عليها قامعًا لهواها، فإنّه عند الاندفاع إليها والخوض في شربها لا يقدر على ضبط نفسه والاكتفاء بالقدر النافع له في مزاجه، لأنّ القليل من الخمر يدعو إلى كثيره.

---

٢ مؤنتها : موونتها، ج || كما : -، غ || الاغذية : + مؤنة، ق ٣ ابى الا : اتى الى، م ٤ منهم : -، ب ك ٥ من السرور : -، ج ٦ ضار : + لجميع الناس، ○ || وان ... لا : -، ج ٩ اخرى : -، م ١٠ واحد : -، ق : احد، ض || عالما : عالم، ق || مستحضرا : مستحضر، ق || شغل : شاغل، م ١٣ كثيره : الكثير، ○

[10] Getränke und was mit ihnen zusammenhängt

[10.1] Wein (*ḫamr*)[1]

Die islamische Gesetzgebung (*šarīʿa*) hat uns untersagt, [Wein] zu uns zu nehmen, so wie sie auch Schweinefleisch als Nahrungsmittel verboten hat. Wer auf Erläuterung [des Weines] besteht, möge die Bücher der Juden, Christen und ihrer Gleichgesinnten konsultieren. Jedoch haben sämtliche früheren und späteren Ärzte die beiden erhabenen Nutzen [des Weines] festgestellt, die für jene, die mit dem diesseitigen Leben zufrieden sind und sich darin sicher fühlen,[2] die äußersten menschlichen Verlangen im Diesseits darstellen: der Nutzen des Körpers an Gesundheit und Kraft und der Nutzen der Seele an Freude und Aktivität. So waren sie sich darüber einig, dass viel [Wein] bis hin zur Trunkenheit schädlich und wenig [Wein], der noch nicht trunken macht, nützlich ist. Dies gilt [allerdings] nicht für alle Menschen, sondern für eine Gruppe mehr als für andere und auch nicht für jene Gruppe insgesamt, sondern für [bestimmte] Personen mehr als für andere, für ein Temperament mehr als für andere, in einem Zustand mehr als in anderen, zu einer [bestimmten] Zeit mehr als zu anderen und in einer [bestimmten] Menge mehr als in anderen. Daher haben sie weitere Bedingungen festgelegt, die selbst unter den erfahrenen Ärzten [nur] wenige selbstständig befolgen und einhalten.

Selbst wenn ein Mensch nun jemanden fände, der jene Bedingungen kennt und dem jene Vorschriften gegenwärtig sind, ihn nichts von ihrer Befolgung abhielte, er von seiner Veranlagung und seinem Temperament her zu denjenigen gehörte, für die Wein geeignet ist, er sich selbst unter Kontrolle hätte und beherrschte und seine Leidenschaft unterdrückte, könnte er sich selbst, wenn er sich [dem Wein] hingäbe und sich ins Trinken versenkte, nicht kontrollieren und es nicht bei der für sein Temperament nützlichen Menge belassen, denn wenig Wein verlangt nach viel [Wein].

---

1 Der Begriff *ḫamr* bezeichnete ursprünglich nur Traubenwein und erfuhr spätestens Anfang des 14. Jh.s eine Bedeutungserweiterung, nach der er auch Weine aus anderen Früchten, Honig oder Getreide bezeichnen konnte (Heine 1982, 45; vgl. Kap. 2.11 a zum Kontext des *K. al-Aġḏiya wa-l-ašriba*).

2 Die Wendung *man raḍiya bi-l-ḥayāti d-dunyā wa-ṭmaʾanna bihā* ist koranischen Ursprungs. Vgl. Q 10:7–8: *Inna llaḏīna lā yarǧūna liqāʾanā wa-raḍū bi-l-ḥayāti d-dunyā wa-ṭmaʾannū bihā* […] / *ulāʾika maʾwāhumu n-nāru* […] – „Jene, die Uns nicht begegnen wollen und die mit dem diesseitigen Leben zufrieden waren und sich darin sicher fühlten […] / deren Zuflucht ist das Feuer […]“ (Übers. der Verfasserin).

ولا يوجد شيء من الأطعمة والأشربة إلا وأوّل ما يُتناول منه يكون أطيب من آخره إلا الخمر، فإنّ كلّ جرعة تأخّرت منها أفادت صاحبها فضل لذّة على الجرعة الأولى، فيزداد شاربها على تتابعها حِرصًا عليها وكَلَفًا بها وشَغَفًا بشربها، لأنّها إن شربت باعتدال ولّدت روحًا كثيرة معتدلة المزاج والقوام شديدة النُورانيّة ساطعها. فلذلك استعدت للفرح وفرح بأدنى سبب من الأسباب المفرحة. ويكون تأثّرها من الأسباب النافعة في الحاضر والوقت أكثر من تأثرها من الأسباب النافعة في المستقبل، وتأثّرها من النافعة في اللذّة أكثر من تأثّرها من النافعة في الجميل ومِن الذي يكون يُحسَب الظنّ أكثر من الذي يكون يحسب العقل.

والسبب في ذلك إنّ القوى النفسانيّة التي في الدماغ تحتاج أن تكون روحها معتدلةً في الرطوبة لتُطيع الحركة الفكرية واستعمال العقل، وعند الانتشاء تكون شديدة الرطوبة فلا تذعن للعقل ومع ذلك تكون شديدة التموّج والاضطراب لما يتصعّد إليها من البخارات المضطربة. فلرطوبتها لا تذعن للتحريك اللطيف الروحاني بل للقَسري الجسماني وباضطرابها لا تذعن أيضًا للتشكيل الروحاني بل للتشكيل القسري الجسماني، فيصعب على الفكرة الحقيقية استعمالها فتعرض للقوّة العقلية أعراض بقدر مقتضى حالها عنها رَيثَ ما يعتدل مزاجها ويسكن تموّجها فيتمكّن عند ذلك اللذّات الحسّية، لأنّ الحسّ أقهر للروح الباطن وأقوى على تحريكه من العقل.

وإذا كان كذلك قلّ تأثير المفرحات المستقبلة والجميلة العقلية في نفس الشارب واستولى عليه تأثير المفرحات اللذيذة والطيّبة وخصوصًا الوقتية، فأمعن في شربها ظنًّا منه أنّه كلّما ازداد من شربها ازداد فرحه حتّى ذَهِل عن مصالح بدنه ونفسه ودنياه ودينه. وأوّل ما يقع فيه زوال العقل الذي إذا ذهب سلطانه استوت حال مَن يفقَد منه وحال المجنون المستَلَب العقل، بل يوجد أسوأ حالاً منه والإنسان قد يُوارِي سَوآته بالثياب ويستحي أن يُرى عريانًا، والسوآت الباطنة من الصفات البهيمية والسَبعية في الإنسان أكثر وأقبح من السوآت الظاهرة والخمر يكشف عن جميع ذلك، ثمّ بطلان الحواسّ التي

---

٢ فان: فانه، ج ‖ كل: كان، ض ٤ ساطعها: ساطعتها، ج ق ب ٦ اللذة ... في: -، ق ‖ من النافعة: -، ض ٩ الحركة الفكرية: لحركة الفكرة، غ ج ق ك ض ‖ الانتشا: الانتشار، م ض ١٠ اليها: عليها، غ ١١ للتحريك: للحركة، م ١١-١٢ الروحاني بل للتشكيل: -، ض ١٢ الفكرة: المفكّرة، ق ب ١٣ ريث ما: ريثما، ج ق ب م س د ‖ اللذات: -، ج ١٥ واذا: فاذا، ق ‖ العقلية: والعقلية، م ١٦ والطيبة: والظنّية، س ١٨ المستلب: المسلوب، ب ١٩ والسوات: والسواة، م

Bei allen Speisen und Getränken schmeckt das Erste, was man von ihnen zu sich nimmt, besser als das Letzte – außer beim Wein. Denn jeder spätere Schluck bringt dem Trinkenden noch mehr Genuss als der erste Schluck, so dass er ihr Aufeinanderfolgen steigert aus Begierde, Zuneigung und Leidenschaft für das Trinken. Denn wenn man [Wein] in ausgeglichener Weise trinkt, erzeugt er viel Geist von ausgeglichenem Temperament und Beschaffenheit, dessen Ausstrahlung (*sāṭiʿuhā*) von starker Leuchtkraft ist.

Daher macht er für Freude empfänglich und [der Trinkende] freut sich aus jedem noch so geringen Anlass heraus. Er wird eher von den nützlichen Anlässen der Gegenwart beeinflusst als von jenen der Zukunft, eher von den nützlichen [Anlässen] des Genusses als von jenen des Guten (*al-ǧamīl*) und eher von jenen, die von Argwohn zeugen als von jenen, die von Vernunft zeugen.

Der Grund dafür ist, dass der Geist der seelischen Kräfte im Gehirn in Feuchtigkeit ausgeglichen sein muss, um sich der gedanklichen Bewegung zu fügen und den Verstand zu benutzen. Im Rauschzustand ist er sehr feucht und gehorcht dem Verstand nicht, wobei er wegen der verwirrenden Dämpfe, die zu ihm aufsteigen, sehr aufgeregt und verwirrt ist. Durch seine Feuchtigkeit gehorcht er nicht der feinen, geistigen Dynamik, sondern der gewaltsamen, körperlichen [Dynamik], so wie er durch seine Verwirrung ebenfalls nicht der geistigen Gestaltung gehorcht, sondern der gewaltsamen, körperlichen. So ist es für den wirklichen Gedanken schwierig, ihn zu benutzen. Die Verstandeskraft wird nach Maß der Erfordernisse ihres Zustandes mit Akzidenzien versehen, bis ihr Temperament ausgeglichen ist und sich ihre Aufregung gelegt hat. Sie kann dann die sinnlichen Genüsse erfahren, denn das Gefühl hat mehr Gewalt über den inneren Geist und vermag ihn stärker zu bewegen als der Verstand.

Wenn dies so ist, hat der Einfluss der empfangenden, guten, vernünftigen Anlässe zur Freude in der Seele des Trinkenden sich verringert und der Einfluss der genussvollen, angenehmen – und besonders der vorübergehenden – Anlässe zur Freude hat sich seiner bemächtigt. So gibt er sich dem Trinken hin, in dem Glauben, dass seine Freude mehr würde, umso mehr er tränke, bis ihm die Interessen seines Körpers und seiner Seele sowie seines diesseitigen und jenseitigen Lebens gleichgültig sind. Das erste, was ihm widerfährt, ist das Schwinden des Verstandes und wenn dieser nicht mehr herrscht, stellt sich [beim Trinkenden] der Zustand dessen ein, der seiner beraubt wurde – der Zustand des Verrückten, dem sein Verstand genommen wurde. Doch es gibt noch schlimmere Zustände als diesen. Der Mensch bedeckt seine Schamgegend mit Kleidung und schämt sich, nackt gesehen zu werden, dabei ist die innere Schande an tierischen und bestialischen Eigenschaften im Menschen

تظهر بها الأفعال الحيوانية من السمع والبصر وما سواهما واعتقال اللسان الذي هو آلة البيان والمنطق اللذين بهما فضلَ الله الإنسان على سائر الحيوان. ثمّ عدم منفعة السعي والتناول من اليدين والرجلين حتّى يبقى جثّة مملؤوة من الخمر لا يعقل ولا يسمع ولا يبصر ولا يدبّر شيئًا ولا يخاف ولا يهاب ولا يوجد من عنده دفع ولا انصاف ولا انتصاف.

ثمّ يتولّد منها الخُمار وأعراضه من خبث النفس وبلادة الفهم وكلال الحواسّ وفتور الشهوات وتنغّص اللذّات وكمودة اللون وذهاب إشراقه وبهائه حتّى يتصوّر صاحبه بصورة مَن عَمِلت فيه علةٌ مُضنِية. ثمّ عند تكرّر شربها وإدمانها يعرض تخلّف في قوى نفسه من الذهن والفهم والذكاء وفي قوى بدنه من ضعف الهضم وسائر آلات الغذاء وسوء الاستمراء وفتور الشهوة للطعام واستحالة اللون إلى التهيّج والكمودة والرعشة المستولية على الأعصاب وتعطُّل عامّة الجوارح والاندفاع في آخر ذلك إلى الأمراض الصعبة المُتلِفة من السلّ والدقّ والاستسقاء وما أشبهها إن لم يحدث أمر عظيم وموت وحيّ قبل ذلك في خلال شربها من سكتة عظيمة وخناق قلبي وحمّى صالب ونحوها.

فلما كان القليل من الخمر داعيًا إلى الكثير والكثير مؤديًا إلى هذه الآفات وإلى الضدّ عن ذكر الله وإلى حدوث العداوة والبغضاء وتولّد الإحَن والتحازُب وفساد الدنيا وخراب الدين حرّم الله تعالى قليلها وكثيرها، ليكون الامتناع عنها رأسًا وسيلةً إلى حَسم باب الكثير الداعي إلى فساد الدنيا والدين. وقد أبعد مَن فسّر قول الله سبحانه وتعالى {**وَمَنَافِعُ لِلنَّاسِ**} بالمنافع البدنية، وقد قال الله تعالى

٢ اللذين : -، ض || الله : + تعالى، ○ ٣ يبقى : -، ض ٤ انصاف : انصباب، ض ٥ منها : منه، د ٧ تكرر، ○ : -، أ || وفي قوى : وقوى، م ١٢ مؤديا : مؤدٍ، ب || الافات : الاوقات، غ ١٣ الله : + تعالى، ○ || والتحازب : والتجارب، ج د || الله : -، غ ج ق ط م س ك ض

größer und hässlicher als die äußere Scham – und der Wein enthüllt all diese. Dann kommt es zum Aussetzen der Sinne, anhand derer die tierischen Handlungen offenbar werden, wie Gehör, Sehkraft und ihresgleichen, und zur Lähmung der Zunge – dem Organ der klaren Rede und Logik, mit denen Gott den Menschen über die anderen Lebewesen erhoben hat. Es folgt die Unfähigkeit, zu laufen und Hände und Füße zu gebrauchen, bis [schließlich] ein mit Wein gefüllter Körper übrigbleibt, der weder bei Verstand ist noch hört, sieht oder irgendetwas zustande bringt, der weder Angst noch Furcht kennt und weder Antrieb aufweist noch gerecht handelt oder Gerechtigkeit widerfahren lässt.

Danach entfaltet [der Wein] seine unangenehme Nachwirkung (*ḫumār*) mit ihren Symptomen: Verlangen, Einfältigkeit, Abstumpfung der Sinne, Ermattung der Gelüste, Störung der Genüsse, Trübung der Gesichtsfarbe und Verschwinden ihrer Leucht- und Strahlkraft, so dass der Trinkende in der Gestalt von jemandem erscheint, der von einer auszehrenden Krankheit befallen ist. Bei wiederholtem und regelmäßigem [Wein]konsum stellt sich dann ein Nachlassen seiner seelischen Kräfte an Geist, Verständigkeit und Intelligenz ein sowie [ein Nachlassen] seiner körperlichen Kräfte in Form von Schwäche der Verdauung und der übrigen Ernährungsorgane, Verdauungsstörungen, Ermattung des Appetits, Wandlung der Gesichtsfarbe zu Entzündlichkeit und Trübheit, Zittern, das die Nerven befällt, Funktionsschwäche der Gliedmaßen im Allgemeinen und schließlich der Neigung zu schweren, vernichtenden Krankheiten, wie Schwindsucht, hektischem Fieber, Wassersucht und Ähnlichem – sofern es nicht schon zuvor während des Trinkens zu einem bedeutenden Ereignis zwischen Leben und Tod gekommen ist, durch Schlaganfall, Angina Pectoris (*ḫunāq qalbī*), heißes Fieber und Derartiges.

Da nun wenig Wein nach viel verlangt und viel [Wein] zu derartigen Schäden führt sowie zum Gegenteil des Gedenkens Gottes, dem Hervorrufen von Feindseligkeit und Hass, der Erzeugung verwurzelter Feindschaften und Gruppenbildung, dem Verderbnis des weltlichen Lebens und der Zerstörung der Religion, hat Gott – der Erhabene – wenig und viel [Wein] verboten, um durch die Enthaltsamkeit davon direkt das Tor zum vielen [Wein], der zum Verderbnis des weltlichen Lebens und der Religion anstiftet, zu schließen. Jene, die den Ausspruch Gottes – Preis sei dem Erhabenen – {*Und Nutzen für die Menschen*} als körperliche Nutzen ausgelegt haben, sind zu weit gegangen. Gott –

{وَإِثْمُهُمَا أَكْبَرُ مِن نَّفْعِهِمَا}، فأي منفعةٍ بدنية في المَيسِر حتّى يُقرن الخمر به فيها بل منافع الخمر مثل منافع الميسر عند تعاطيهما من اجتماع الناس عليهما وارتفاق بعضهم ببعض. هذه حال الخمر وجميع الأشربة المسكرة ومَن اشتبه عليه أمرها فليتأمل أحوال المتعاطين لها والمدمنين لشربها.

[١٠.٢] في الماء

قد جرت العادة بأن يُسمّى كلّ ما يُشرب شرابًا، والشراب بالحقيقة هو الشيء الذي إذا طُبخ لم ينعقد منه شيء وصار جميعه بخارًا ولم يكن له طعم أو كيفية أخرى، وشأنه أن يرقّق الطعام ويصير له مَركبًا فقط كالماء. فأمّا ما يبقى له ثُفل أو ينعقد منه شيء إذا طبخ أو له كيفية، فهو إلى الطعام أقرب منه إلى الشراب وبالدواء أشبه منه بالماء، كالألبان وربوب الفواكه ومياهها وما يتّخذ من الحبوب والثمار، وإن كانت هي تَسُدُّ مَسَدَّ الماء في بعض الأحوال وتقوم مقامه.

فأمّا الماء فهو أصل الأشربة كلّها وسمّاه الله تعالى شرابًا وجعله قوامًا لكلّ ما أنشأ في هذا العالم، وهو شراب مشترك لجميع الحيوان لا يستغني عنه شيء منها في قوام حياته. والحاجة إليه تُقترن بالحاجة إلى الطعام ولا يقوم أحدهما ولا يكمل فعله إلا بالآخر، لأنّ الطعام عامّته جسم أرضي يحتاج إلى ماءٍ يرقّق أجزاءه ويُهيّئه للقوّة الهاضمة حتّى تعمل عملها فيه وتُسلّمه إلى الكبد فتصير دمًا، ثمّ تغذو الكبد

١–٢ بل ... ببعض: -، ج ١ بل: -، ض ٢ ببعض: لبعض، س ٣ لها: -، ض ٩ والثمار: -، د
١٠ اصل: اصول، ب: أجل، ج ط ‖ تعالى: سبحانه وتعالى، ب ‖ شرابا: + حيث قال لكم منه شراب ومنه شجر وقال هذا ماء بارد وهذا شراب، ج* ١١ الحيوان: الحيوانات، م ك ‖ عنه: -، م

der Erhabene – sprach: {*Ihrer beider Sünde ist größer als ihr Nutzen*}.[3] Welcher körperliche Nutzen ist denn im *maysir*-Spiel[4], dass der Wein darin mit ihm verglichen würde? Vielmehr sind die Nutzen des Weines wie jene des *maysir*-Spiels, wenn man sich beiden widmet – nämlich, dass die Menschen bei ihnen zusammenkommen und voneinander profitieren. So verhält es sich mit dem Wein und mit sämtlichen berauschenden Getränken. Wer Zweifel über ihre Angelegenheit hegt, möge den Zustand derer betrachten, die sich ihnen hingeben und sie regelmäßig trinken.

[10.2] Wasser

Es ist üblich geworden, alles, was man trinkt, als „Getränk" zu bezeichnen. Tatsächlich aber ist ein Getränk etwas, dem nichts anhaftet, wenn man es kocht, das vollständig zu Dampf wird und keinen anderen Geschmack oder andere Qualität hat. Seine Aufgabe ist es, die Speise zu verdünnen und lediglich eines ihrer Bestandteile zu werden – so wie Wasser. Alles, was einen Bodensatz hinterlässt, [alles], dem etwas anhaftet, wenn man es kocht, oder was eine Qualität hat, ist eher Speise als Getränk und gleicht eher einem Heilmittel als dem Wasser. Dies gilt für Milch, Fruchtdicksäfte und -säfte und für das, was aus Körnern und Früchten gewonnen wird – selbst, wenn sie zuweilen das Wasser ersetzen und seinen Platz einnehmen.

Wasser ist der Ursprung aller Getränke und Gott – der Erhabene – hat es zum Getränk ernannt und es zum Grundstoff (*qawāman*) von allem gemacht, was er auf dieser Welt geschaffen hat. Es ist das gemeinsame Getränk aller Lebewesen, keines kann zum Leben darauf verzichten. Das Bedürfnis nach [Wasser] gleicht dem Bedürfnis nach Speise, beide können nur mit dem anderen bestehen und ihre vollständige Wirkung entfalten. Denn die Speise ist im Allgemeinen ein erdiger Körper, der Wasser braucht, das seine Teile verdünnt und für die Verdauungskraft vorbereitet, damit sie ihre Arbeit an ihnen vollführt und sie der Leber zuführt, so dass sie zu Blut werden. Dann nährt die Leber mit jenem Blut den ganzen Körper. Das Bedürfnis nach Wasser währt von dem [Moment]

3 Die beiden Koranzitate stammen aus folgendem Zusammenhang (Q 2:219): *Yasʾalūnaka ʿani l-ḫamri wa-l-maysiri qul fīhimā iṯmun kabīrun wa-manāfiʿu li-n-nās wa-iṯmuhumā akbaru min nafʿihimā* […] – „Sie fragen dich nach dem Wein und dem *maysir*-Spiel. Sprich: In ihnen ist große Sünde und Nutzen für die Menschen, wobei ihrer beider Sünde größer ist als ihr Nutzen […]".

4 *Maysir* ist ein koranisch verbotenes, vorislamisches Glücksspiel, bei dem man mit Pfeilen um die Stücke geschlachteter Kamele spielte (Fahd 1990, 925 f.).

بذلك الدم جميع الجسد وتستمرّ الحاجة إلى الماء من لَدُن ورود الطعام إلى المعدة إلى أن يصل إلى جميع أقاصي البدن ويتّصل بكلّ عضو وجزء عضو مُبَذرِقًا له ومطلِقًا إيّاه. فحينئذ يُستغنى عنه فبعضه يتحلّل بخارًا خفيًا وبعضه محسوسًا هو العَرَق وبعضه يعود قَهقَرَى إلى الكبد ويندفع منها إلى آلات البول. ولذلك ينصبغ بول المختضب بالحِنّاء لبيتوتة الماء مع الحنّاء في أطراف الأعضاء وانفعاله عنه وانصباغه به. فلذلك وجب أن يكون الشراب الذي يوافق هذا الغرض أعني تسييل الغذاء وترقيقه وبَذرَقَتها نافذًا إلى العروق هو الماء الصافي لا غير.

وللماء بعد هذه المنفعة الشريفة منافع أُخَر وهي حفظ الرطوبات الأصلية على البدن ونضارة اللون ورخوصة اللحم وتبريد البدن خصوصًا إن كان باردًا، وترطيبه وتسكين العطش وحرارة الأحشاء وتطفئة الحمّيات ومنع العفونة عمّا في العروق وتكثيف المعدة وجمعها حتّى تحتوي على الطعام وغير ذلك من المنافع. وكما أنّ الاستكثار منه والإفراط فيه يرهّل البدن ويبرّد العصب ويورث الرعشة والأمراض الباردة فالإقلال منه والتقصير فيه عن مقدار الحاجة يجفّف البدن ويوهن جميع الشهوات ويضعف البصر وجميع الحواسّ ويسهر ويسرع بالهرم والذُبول.

وأمّا **اختيار المياه** فإنّما يُحكم عليها ويوثق بجودتها بعد الدلائل المحمودة الموجودة فيها بالتجربة عند شربها ووجدان صفات دالّة على فضيلتها، وهي العذوبة واللذاذة وسهولة الإساغة وسرعة الانحدار من أعالي البطن. وأمّا اختيارها بالدلائل، فمن الدلائل على جودتها خُلُوّها من الطعوم والروائح كلّها وصفاء اللون وخفّة الوزن وسرعة التبرّد والتسخّن وسرعة تَهَرُّء ما يُهرّئ فيها ونضج ما يُطبخ فيها، وأن يكون من عيون حرّة الأرض أو مجرية المنبع جارية بعيدة المبدأ طيّبة المسلك مكشوفة للشمس والشمال متوجّهة إلى إحداهما سريعة الجريان.

---

٢ ومطلقا: وملطّفا، غ ج ق ب ط م س ض د ‖ اياه: -، غ د ٣ قهقرى: القهقرى، ق ٧ الشريفة: -، س ك ‖ اخر: اخرى، م س ك د: -، ب ‖ البدن: الاعضاء، ك ٩ حتى: على، أ ١٢ ويسرع: ويسارع، ب ١٨ احداهما: احديهما، غ ض

an, wenn die Speise im Magen ankommt, bis es in sämtliche Extremitäten des Körpers gelangt und mit jedem Organ und Teilorgan in Verbindung getreten ist, indem es es begleitet und löst. Danach kann man es entbehren. Ein Teil davon löst sich unmerklich in Dampf auf und ein Teil spürbar – das ist der Schweiß. Ein anderer Teil zieht sich in die Leber zurück und wird von dort in die Harnorgane weitergeleitet. Daher verfärbt sich auch der Urin von jemandem, der sich die Haare mit Henna gefärbt hat, da das Wasser mit dem Henna in den Rändern der Organe verblieben ist und von ihm beeinflusst und gefärbt wurde. Deshalb ist das Getränk, das diesem Zweck entspricht – damit meine ich die Verflüssigung und Verdünnung der Nahrung und ihre Begleitung, indem es in die Adern dringt – reines Wasser, nichts anderes.

Neben diesem edlen Nutzen hat Wasser [noch] andere Nutzen, nämlich die ursprünglichen Feuchtigkeiten im Körper, die Frische der Gesichtsfarbe und die Lockerheit des Fleisches zu bewahren, den Körper zu kühlen – besonders, wenn es kalt ist – und zu befeuchten, Durst und Hitze in den Eingeweiden zu lindern, Fieber zu löschen, das Faulen von dem, was in den Adern ist, zu verhindern, den Magen zu verdichten und versammeln, damit er die Speise halten kann, sowie noch weitere Nutzen. So wie zu viel und übermäßiges [Wassertrinken] den Körper aufschwemmt, die Nerven kühlt und Zittern und kalte Krankheiten hervorruft, trocknet zu seltenes [Wassertrinken] und sein Verringern unter das Maß des Notwendigen den Körper aus, schwächt sämtliche Gelüste sowie die Sehkraft und alle [anderen] Sinne, macht schlaflos und beschleunigt das Altern und Verwelken.

DIE AUSWAHL DES WASSERS

Man beurteilt es und vertraut auf seine Güte, nachdem man in ihm lobenswerte Merkmale beim Trinken wahrgenommen hat und [aufgrund] der Existenz von Eigenschaften, die auf seine Vorzüglichkeit hindeuten. Diese sind Süße, Wohlgeschmack, Leichtigkeit des Herunterschluckens und schnelles Hinabsinken vom oberen Teil des Bauchs. Bei seiner Auswahl den Merkmalen nach gehören zu diesen qualitätsbezeugenden Merkmalen die Freiheit von jeglichen Geschmäckern und Gerüchen, klare Farbe, leichtes Gewicht, schnelles Abkühlen und Erhitzen sowie, dass das, was man in ihm zerkocht, schnell zerkocht und dass das, was man in ihm kocht, schnell gar wird. Es sollte aus Quellen stammen, die frei von Erde oder steinigen Ursprungs sind, weit von ihrem Ursprung entfernt fließen, einen guten Wasserlauf haben, freiliegend unter Sonne und Nordwind, auf einen von beiden ausgerichtet sind und schnell dahinfließen.

والمياه التي تنبع من عيون في الجبال ثمّ تنحدر وتجري على الرضراض والحجارة جريًا قويًا وهي غزيرة ممتدّة من الثلوج الكثيرة الغزيرة السليمة كالأودية العظام، فإنّه قد يوجد فيها أكثر تلك الصفات المحمودة وخاصّةً ما كان منها مُغتَرَفًا من آخره وهي وإن كانت كَدِرةً فهي تصفو في زمان يسير للطافتها فهي أفضل المياه وأصحّها.

وماء المَطَر مَرِيء خفيف سريع النزول، وهو أصفى المياه وأخفّها وزنًا وأجودها وأنقاها وأعذبها، لأنّه من بخارات مياه وأجسام رطبة بخّرت الشمس ألطف ما فيها. ولذلك أجود ما يكون ما كان قطره قليلاً قليلاً وعلى هدوء لأنّ ذلك يدلّ على غاية لطافة البخار المحدث له واعتدال تأثير حرارة الشمس وقلّة تثويرها للرطوبات التي فوق الأرض ولطف تحليلها حتّى تصعّد ألطف ما فيها. ولذلك ألطف ما يكون ماء المطر هو الذي يجيء قُبيل الربيع ثمّ الذي ينزل مع رعد وبرق أجود من الذي مع زوبعة ورياح عاصفة، إلا أنّ لماء المطر خلّة واحدة لولاها لفاق المياه كلّها جودةً وصلاحًا وهي سرعة التعفّن، وتلك لشدّة لطافته ورقّته فيؤثّر فيه المفسد الأرضي والهوائي بسرعة، وإذا ابتدأ يعفن يحدث من شربه البُحُوحة والسعال وثقل الصوت، ويصير تعفّنه سببًا لتعفّن الأخلاط فيحدث الحمّى للمتهيّئين لها وخاصّةً في الخريف، ويُدفع ضرره بأن يُشرب بالسكنجبين الحامض.

ومياه القُنِي بالقياس إلى مياه العيون رديئة لأنّها مستخرجة بقوّة قاسرة إلا أنّها أجود من **مياه الآبار** لحركتها وجريانها.

وماء النزّ أردأ من ماء البئر لأنّ ماء البئر يستجدّ بنوعه بالنَزح، وأمّا ماء النزّ فماء يطول تردّده في منافس الأرض المعفّنة.

وأردأ المياه **مياه الآجام والبطائح والمياه التي تجري إليها أقذار المُدُن وأوساخها**، لأنّ فيها حرارةً وغلظًا تُفسد الأحشاء وتُسمّج اللون وتولّد الحمّيات.

والمياه الجليدية والثلجية غليظة.

---

١ عيون : العيون، م ٣ كدرة : كدورة، ج ٦ بخرت : بحزّر، ج ٧ واعتدال : بعد اعتدال، ب
٨–٩ ما ... الطف : -، م ٩ يكون : + من، م ١٠ لفاق : لفاقت، م ج ١١ الارضي والهوائي : ↔، م
١٢ لتعفن : لبعض، ض ١٤ قاسرة : قاصرة، ب ١٦ لان ماء البئر : لان البئر، ض ‖ واما : فاما، ب
١٧ المعفنة : العفنة، م ١٨ اقذار : اقضار، ب

In BERGQUELLWASSER, das hinabströmt, kraftvoll über Kiesel und Steine fließt, dabei reichlich ist und sich von reichlichen, unversehrten Schneemassen ausdehnt – wie die Flüsse der großen Flusstäler (*al-awdiya*) –, finden sich vielleicht die meisten dieser lobenswerten Eigenschaften, besonders [in dem] vom Ende [der Flussläufe] geschöpften [Wasser]. Auch wenn es trübe ist, wird es aufgrund seiner Feinheit innerhalb von kurzer Zeit wieder klar. Es ist das vorzüglichste und gesündeste Wasser.

REGENWASSER ist gesund, leicht und sinkt schnell hinab. Es ist das klarste, leichteste, hochwertigste, reinste und süßeste Wasser, denn es besteht aus dem Dampf von Wasser und feuchten Körpern, von denen die Sonne das feinste, was in ihnen war, verdampfen lassen hat. Daher ist das beste [Regenwasser] jenes, das allmählich und ruhig herabtropft, denn dies weist darauf hin, dass der Dampf, der [den Regen] verursacht hat, äußerst fein war, dass der Einfluss der Sonnenhitze ausgeglichen war und die Feuchtigkeiten auf der Erde nur wenig erregt hat, und dass ihre Auflösung sanft ist, so dass das Feinste in ihnen aufsteigt. Das feinste Regenwasser ist daher jenes, das kurz vor dem Frühling kommt. Danach ist das, was mit Donner und Blitz niedergeht, besser als jenes, [das] mit Sandstürmen und Sturmwinden [niedergeht]. Regenwasser hat jedoch eine Eigenschaft, ohne die es sämtliche Wassersorten an Wertigkeit und Güte übertreffen würde: das schnelle Verfaulen. Diese [Eigenschaft] beruht auf seiner ausgeprägten Feinheit und Zartheit, so dass das erd- und luftartige Verderbende es schnell beeinflusst. Wenn es zu faulen begonnen hat, ruft sein Trinken Heiserkeit, Husten und Stimmschwere hervor und sein Faulen wird zur Ursache für das Faulen der Körpersäfte, so dass es bei dazu neigenden Personen Fieber erzeugt – besonders im Herbst. Man wirkt seiner Schädlichkeit entgegen, indem man saures Oxymel trinkt.

KANALWASSER ist im Vergleich zu Quellwasser schlecht, da es mit gewaltsamer Kraft gefördert wurde. Es ist jedoch aufgrund seiner Bewegung und seines Fließens besser als BRUNNENWASSER.

SICKERWASSER ist schlechter als Brunnenwasser, denn Brunnenwasser erneuert sich, wenn man es ausschöpft. Sickerwasser hingegen ist Wasser, das lange in faulenden Erdlöchern hin und her schwappt.

Die schlechtesten Wassersorten sind WASSER AUS SÜMPFEN UND STEHENDEN GEWÄSSERN und WASSER, DENEN DER SCHMUTZ UND DRECK DER STÄDTE ZUFLIESST, denn in ihnen ist Hitze und Grobheit, die die Eingeweide verdirbt und eine hässliche Gesichtsfarbe und Fieber hervorruft.

EIS- UND SCHNEEWASSER sind grob.

والمياه الراكدة تولّد سددًا في الكبد وحجارة في الكلى وذلك لغلظها واختلاط الأرضية بها، والمكشوفة للشمس منها أردأ وحكم المغترفة من العين قريب من حكم الراكدة الغير المكشوفة للشمس.

والتصعيد بالقرع والأَنبِيق والترويق بالراوُوق ممّا يجوّد المياه الرديئة ويلطّفها ويذهب بكيفياتها، وهما فعلان صناعيان أُستُخرِجا من الطبيعة لما شوهد من ارتفاع البخار والسحاب من المياه المالحة الرديئة كالبحار والمستنقعات والآجام ونزولها مطرًا عذبًا، ومن حفر الآبار بجوار البحار وقرب المياه الراكدة العفنة ووجدان الماء العذب الصافي فيها المتصفّى إليها. **والماء المقطّر** سريع النزول إلا أنّه سريع التبخّر إلى الرأس ولذلك يضرّ بمن تمتلأ رؤوسهم سريعًا ويظلم أعينهم ويسرع إليهم الزكام. والطبخ يلطّف الماء بإزالة تكثيف البرد له وبترسيب الخلط المخالط له ويذهب بنفخه ويسرع بانحداره. والمخض أيضًا ممّا يلطّفه أدني تلطيف.

الماء البارد الصادق البرد أو المبرّد بالثلج والجمد يبرّد المعدة والكبد الحارّتين ويجوّد الهضم ويحسّن اللون ويحمّره ويزيد في شهوة الطعام ويمنع الوقوع في الحمّيات والأمراض الحارّة. وهذه منافع يختصّ بها الشُبّان والمحرورون وذوو الألوان الحُمر واللحوم الكثيرة، ويضرّ بهؤلاء الماء الحارّ لأنّه لا يسكّن عطشهم فيضطرّون إلى الإكثار منه فيصير ذلك سببًا لترهّل أبدانهم وفساد مزاجهم. وضرر الماء البارد إنّما يكون لأصحاب الأمزاج الباردة والأبدان الشحيمة والمشايخ والذين لا تزال تعتريهم الأمراض الباردة ولمن يفرط في الإصابة منه لاستلذاذه إيّاه، وهم الذين إذا ذكروا لذّة الماء البارد استدعوه وشربوا منه وأكثروا، ولو لم يدعهم إلى ذلك عطش صادق فيحدث الماء البارد في هؤلاء أمراضًا باردة رديئة في الأعضاء العصبية والدماغ، وفيمن كان به ورم في أحشائه يحتاج أن ينضج. ويضرّ ضررًا شديدًا بأصحاب الربو والسعال ويمنع من نضج الزكام ويفسد الطمث من النساء حتّى يقلّ ويولّد في المفاصل أخلاطًا غليظةً لزجةً. وللماء الصادق البرد إذا أُخذ منه بقدر الريّ ضربةً بعقب

---

٦ البحار: البحر، س ٧ ووجدان: ووجدنا، ض ٨ ويظلم اعينهم: -، ب ١١ الماء: والماء، م || او المبرّد : وليبرّد، د : والمبرد، س : المبرد، ك ١٣ يسكن: يكسر، س ١٥ الشحيمة: الشَحِمة، س ١٨ باردة: -، س || وفيمن: وفي من، ج س || به: له، ب ٢٠ وللماء: والماء، ض

ABGESTANDENE WASSER erzeugen Leberobstruktionen und Nierensteine, da sie grob sind und ihnen Erdartiges beigemischt ist. Unter der Sonne freiliegendes [abgestandenes Wasser] ist schlechter und die Beurteilung an der Quelle geschöpften [Wassers] kommt jener von abgestandenem, nicht unter der Sonne freiliegendem [Wasser] nahe.

Das Destillieren in Kolben (*qarʿ*) und Destillierhelm (*anbīq*) und das Filtrieren im Filter (*rāwūq*) gehören zu [den Prozessen], die schlechtes Wasser verbessern, es verfeinern und seine Qualitäten vertreiben. Es handelt sich um zwei chemische Vorgänge, die man der Natur nachgeahmt hat, als man beobachtete, wie Dampf und Wolken von salzigem, schlechtem Wasser – etwa aus Meeren, Mooren und Sumpfgebieten – aufsteigen und als süßer Regen niedergehen, und als man beim Graben von Brunnen in der Nähe von Meeren und stehenden, fauligen Gewässern süßes, klares Wasser in ihnen fand, das sich für sie gereinigt hatte. DESTILLIERTES WASSER sinkt schnell hinab, steigt jedoch [auch] schnell als Dampf zum Kopf auf. Daher schadet es Personen, deren Köpfe sich schnell füllen, trübt ihre Augen und bringt ihnen schnell Katarrhe. Kochen verfeinert das Wasser, indem es ihm die Verdichtung der Kälte nimmt und sich den ihm beigemischten Körpersaft absetzen lässt. Es vertreibt seine Blähwirkung und beschleunigt sein Herabsinken. Auch starkes Schütteln verfeinert [Wasser] in sehr geringem Maße.

KALTES WASSER – [sei es] wahrhaft kalt oder mit Schnee und Eis gekühlt – kühlt heiße Mägen und Lebern, verbessert die Verdauung, verschönert die Gesichtsfarbe und macht sie röter, steigert den Appetit und verhindert Infektionen mit Fieber und heißen Krankheiten. Diese Nutzen sind den Jungen, Personen mit zu viel Hitze und jenen mit roter Gesichtsfarbe und viel Fleisch vorbehalten. Für sie ist warmes Wasser schädlich, da es ihren Durst nicht stillt. So müssen sie viel davon trinken und dies führt zum Aufschwemmen ihrer Körper und Verderben ihres Temperaments. Die Schädlichkeit kalten Wassers betrifft Personen mit kalten Temperamenten, [Personen] mit fetten Körpern, Alte, jene, die ständig von kalten Krankheiten befallen werden, jene, die übermäßig viel davon trinken, weil es ihnen gut schmeckt – das sind jene, die beim Gedanken an den Wohlgeschmack kalten Wassers danach verlangen, es trinken und zu viel davon zu sich nehmen: Wenn es nicht aufrichtiger Durst war, der sie dazu veranlasst hat, ruft das kalte Wasser bei ihnen kalte, schlechte Krankheiten in den nervlichen Organen und im Gehirn hervor – sowie jene mit einer Schwellung in den Eingeweiden, die reifen muss. Es ruft starken Schaden bei Asthma- und Hustenpatienten hervor, verhindert die Reifung des Schnupfens, verdirbt die Menstruation der Frauen, bis sie gering wird, und erzeugt grobe, klebrige Körpersäfte in den Gelenken. Trinkt man wahrhaft kaltes Wasser in der Menge, bis man nicht mehr durstig ist auf einmal gleich nach einem sehr

الحمّام الحارّ جدًّا أو بعقب الحركة العنيفة والبدن ملتهب بعد مضرّة عظيمة في تبريد مزاج الكبد وتأدية ذلك إلى الاستسقاء. وينبغي أن يحذر أيضًا من شربه صادق البرد دفعةً مقدارًا كثيرًا قبل الطعام وبعده لأنّه يطفّئ حرارة المعدة، وفي خلال الأكل وبعد أن يُترك الأكل ساعة لا ينبغي أيضًا أن يُستوفَى الريّ بل يتجرّع جُرعًا لأنّ الماء إذا أكثر في هذا الوقت منع المعدة عن الاحتواء على الطعام وولّد النفخ والقراقر وأساء الهضم وربّما أورث انطلاق البطن. وقلّة الشرب على المائدة والامتناع عنه محمود، إلاّ أنّ الحارّ المعدة إذا احتمل العطش عند ذلك تَشَيَّطَ الطعام في معدته وفسد وهاج الجشاء الدخاني. ولذلك يكون الأصلح له أن لا يحتمل العطش تحمّلاً شديدًا ولا يعطي نفسه ريّها لكن يسكّن نائرة العطش بالتجرّع قليلاً قليلاً ما دام يأكل وبعد ذلك بساعة أو أكثر إلى أن يرى أعالي المعدة قد خفّت ونزل الطعام عنها، ثمّ يشرب من الماء ما يدعوه إليه نفسه. وبالجملة فالصبر على العطش بعد أن يُصاب من الماء قليل يوهن العطش ويكسره، ثمّ أنّه يذهب به البتّة خصوصًا في المرطوبين كما يذهب الصبر عن السَعْلة بالسعال وعن الحكّ بالحكّة.

وأمّا تبريد الماء بالثلج والجَمَد فسَواءً أُذِيبَا فيه أو بُرِّدَ بهما من خارج إذا كان الثلج واقعًا على الأراضي الصلبة الطيّبة أو على الرمال والصخور، والجمد من ماء عذب جيّد، إلا أنّ المبرّد بإذابتهما فيه يكون أبطأ انحدارًا عن فم المعدة وأصلح لمن يحتاج إلى تبريد البدن. وتبريد الماء بهما من خارج أصلح لمن يضرّه الماء البارد وإنّما يضطرّه إليه الشهوة ولا يمكنه أن يشرب غير الصادق البرد لأنّه لا يبلغ تبرّد الماء بهما من خارج ما يبلغ بإذابتهما فيه. فأمّا إذا كان الجمد من ماء رديء والثلج مكتسبًا كيفيةً رديئةً فلا ينبغي أن يذابا في الماء بل يبرّد بهما من خارج، وإذا كان الماء غير جيّد والجمد من ماء أجود والثلج نقيًا فإذابتهما في الماء والإكثار منهما أصلح.

٣-٤ ايضا ... الري: ان يستوفى الري ايضا، م: ان يستوفي الري، ك ٦ الحار: حار، م: الحارة، ب ٧ ريها: + دفعة، م ‖ لكن: + الاصلح له ان، م ١٢ تبريد الماء: تبريده، م ‖ والجمد: -، د: او الجمد، ك ‖ من: -، ض ١٣ الا: -، ج ١٥ يضطره، ○: يضطر، أ ١٦ مكتسبا: يكتسب، ب ١٧ جيد: الجيد، ب

heißen Bad oder nach heftiger Bewegung, wenn der Körper erhitzt ist, hat es großen Schaden zur Folge, indem es das Temperament der Leber kühlt, was zur Wassersucht führt. Man sollte sich ebenfalls davor in Acht nehmen, eine große Menge wahrhaft kalten [Wassers] auf einmal vor und nach der Mahlzeit zu trinken, denn es löscht die Hitze des Magens. Während des Essens und eine Stunde nach Beendigung der Mahlzeit sollte man sich auch nicht satt trinken, sondern nur einzelne Schlucke nehmen. Denn wenn man zu dieser Zeit zu viel Wasser trinkt, hindert es den Magen daran, die Speise zu halten, ruft Blähungen und Magenknurren hervor, stört die Verdauung und kann abführend wirken. Bei Tisch wenig oder nichts zu trinken ist lobenswert. Wenn jedoch jemand mit heißem Magen dabei Durst leidet, brennt die Speise in seinem Magen, verdirbt und erregt rauchiges Aufstoßen. Es ist daher besser für ihn, den Durst weder stark auszuhalten noch ihn vollständig zu stillen, sondern die Feurigkeit des Durstes während des Essens und eine Stunde oder mehr danach mit kleinen Schlucken zu lindern, bis er merkt, dass der obere Teil des Magens leicht geworden und die Speise von ihm herabgesunken ist. Danach [kann] er soviel Wasser trinken, wie sein Appetit verlangt. Insgesamt schwächt das geduldige Aushalten des Durstes, nachdem man ein wenig Wasser zu sich genommen hat, den Durst, lindert ihn und vertreibt ihn schließlich vollständig – besonders bei Personen mit zu viel Feuchtigkeit –, so wie [auch] das Aushalten des Hustenreizes den Husten und das Aushalten des Juckreizes das Jucken vertreibt.

Das Kühlen von Wasser mit Schnee und Eis erfolgt, indem man beide in ihm schmilzt oder indem man es von außen mit ihnen kühlt, wenn der Schnee auf festes, gutes Land oder auf Sand und Felsen gefallen ist und das Eis aus gutem Süßwasser besteht. Durch ihr Schmelzen gekühltes [Wasser] sinkt jedoch langsamer vom Magenmund herab und ist besser für jene, die der Kühlung ihres Körpers bedürfen. Die äußere Kühlung des Wassers durch [Schnee und Eis] ist besser für jene, denen kaltes Wasser schadet, die aber der Appetit dazu nötigt, [es zu trinken] und die nur wahrhaft kaltes [Wasser] trinken können. Denn die Kühlung des Wassers von außen erreicht nicht [dasselbe Maß], das sie durch das Schmelzen [von Schnee und Eis] in ihm erreicht. Wenn das Eis aus schlechtem Wasser besteht und der Schnee eine schlechte Qualität angenommen hat, sollte man sie nicht im Wasser schmelzen, sondern es von außen mit ihnen kühlen. Wenn das Wasser nicht gut ist, das Eis aus besserem Wasser besteht und der Schnee rein ist, ist es besser, sie in großer Menge im Wasser zu schmelzen.

وقيل إنّ الثلج ضرره بالشيوخ عاجل وبالشباب آجل، والظاهر أنّ ذلك في أصحاب الأمزجة الباردة فكم رأينا من شيخ محرور لا ينهضم طعامه وإن كان حامضًا إلا بشُرب الماء البارد عليه، وذلك من حرارة المزاج ومن الاعتياد أيضًا. فإنّ من شأن العادات تغيير الأحكام فإنّها كثيرًا ما تقلب أحكام الطبائع حتّى تجعل الشيء النافع في الحكم ضارًّا والضارّ نافعًا. ولذلك **قال نبيّنا صلّى الله عليه وسلّم: عَوِّدُوا كُلَّ نَفْسٍ مَا اعْتَادَ.** والماء الذي لا يبلغ من برده أن يستلذّ فإنّه ينفخ البطن ولا يبلغ من كسر العطش مبلغًا ويسقط الشهوة ويرخى الجسد.

والماء الفاتر يغثّي.

والماء الحارّ إذا تجرّع على الريق غسل المعدة من فضول الغذاء المتقدّم وربّما أطلق البطن غير أنّ السَرَف في استعماله يُخلق المعدة ويوهنها ويرخى الجسد.

وأمّا **أصناف المياه الغير العذبة** وهي التي لها كيفيات رديئة ومياه المعادن والحمّات فإنّها متروكة الشُرب إلا عند الاضطرار لفقد الماء المشروب أو للتداوي.

أمّا **المالح** فإنّه يجفّف البدن ويولّد الجرب والحكّة ويطلق طبيعة مَن لم يعتده ثمّ إنّه يعقلها عند الإدمان والاعتياد لتجفيفه بعد جلاء ما في المعدة والأمعاء من الرطوبات ويقشّف الجلد ويهزل البدن ويفسد الدم ويحرقه. وإصلاحه يكون بأن يخلط بالطين الحرّ أو الكعك والسويق الجيّد القلي، ويُروّق أو يلقي فيه قطاع الفواكه الحامضة أو يُقطّر من حَباب وجرار رقيقة أو يُصعّد. وممّا يدفع

---

١ وبالشباب: وبالشبان، ج ط م ٢ طعامه: الطعام، ط ‖ الا: لا، ج ٣ كثيرا، ○: -، أ ٤ تقلب: تُقلِّب، م ‖ نبينا: + وصاحب شريعتنا، ج ق ط م س ٤–٥ صلى الله عليه وسلم: عليه الصلوة والسلام، ب: عليه السلام، د: صلى الله عليه، ض ٥ وسلم: -، ق: وآله وسلم، م ‖ من: في، م ٩ ويوهنها ويرخى: ويدخل، ب ١٠ المعادن والحمات: ↔، م ١١ لفقد: لفقدان، ض ١٣ ويهزل: ويرهل، ب ١٤ او الكعك: والكعك، ض ‖ والسويق: أو السويق، ج ق م ب ك ض

Man sagt, die Schädlichkeit von Schnee zeige sich bei den Alten früher und bei den Jungen später. Offenbar gilt dies [nur] für Personen mit kalten Temperamenten, denn wie viele alte Männer mit zu viel Hitze habe ich gesehen, deren Speise – selbst, wenn sie sauer ist – nur verdaut wird, wenn sie danach kaltes Wasser trinken. Dies beruht auf der Hitze des Temperaments und auch auf Gewohnheit. Gewohnheiten können Grundsätze (*aḥkām*) verändern, sie wandeln oft die Grundsätze der Naturen um, bis etwas dem Grundsatz nach Nützliches schädlich wird und Schädliches nützlich. Daher sprach unser Prophet – Gott segne ihn und gebe ihm Heil: *Gebt jeder Seele erneut das zu essen, was sie gewohnt ist.*[5] Wasser, dessen Kälte nicht dafür ausreicht, dass es gut schmeckt, bläht den Bauch auf, stillt den Durst nicht ausreichend, hemmt den Appetit und lockert den Körper.

LAUWARMES WASSER ruft Übelkeit hervor.

HEISSES WASSER reinigt – auf nüchternen Magen in kleinen Schlucken getrunken – den Magen von den Überschüssen der vorangegangenen Nahrung und wirkt bisweilen abführend. Seine übermäßige Verwendung nutzt den Magen jedoch ab, schwächt ihn und lockert den Körper.

NICHTSÜSSE WASSERSORTEN

Das sind jene [Wassersorten], die schlechte Qualitäten haben, sowie Mineralwässer und Wässer aus heißen Quellen. Man verwendet sie nur zum Trinken, wenn man bei Verlust des Trinkwassers dazu gezwungen ist, oder zur Medikation.

SALZWASSER trocknet den Körper aus und ruft Krätze und Juckreiz hervor. Es wirkt auf Personen, die es nicht gewohnt sind, abführend und wenn man es regelmäßig trinkt und seine austrocknende Wirkung gewohnt ist, nach Klärung der Feuchtigkeiten in Magen und Darm stopfend. Es macht die Haut rissig, den Körper mager, verdirbt das Blut und verbrennt es. Seine Korrektur besteht darin, es mit reinem Lehm oder Keksen (*kaʿk*)[6] und gut gerösteter Grütze (*sawīq*) zu mischen. Man filtriert es, fügt ihm Stücke saurer Früchte hinzu, filtert feine Körnchen oder Tonstückchen (*ǧirār*) heraus oder destilliert es. Zu dem, was seiner Schädlichkeit entgegenwirkt, gehören Öle, Oxymel und die

5 Dieser Hadith steht bei Ibn al-Ǧawzī (1986, 522) als: *ʿAwwidū kulla badanin mā ʿtāda* – „Gebt jedem Körper erneut das zu essen, was er gewohnt ist." In den kanonischen Hadithsammlungen ist dieser Prophetenausspruch jedoch nicht verzeichnet (vgl. Wensinck et al. 1962 IV, 414; 418).

6 Vgl. S. 360, Anm. 101.

ضره الأدهان والسكنجبين وربوب الفواكه الحامضة، وقد ينتفع بهذا الماء من به رهل في المعدة والبدن ومن به ذَفَر أو بخر.

وأمّا **الماء القابض** فهو في الأكثر شَبِّي أو زاجي أو كان في مَبالِط أو أراضٍ فيها خُرنُوب كثير وضروب من الأشجار القابضة. وهو نافع من استطلاق البطن ورهل البدن وكثرة التحلّل ويضرّ بعقله للطبيعة وإمساكه للبطن وبطوء نزوله عن المعدة وسَدِّهِ لَمسامّ البدن وتجفيفه للحم بقلّة نفوذه إلى الأعضاء وإضراره بالصوت والنفس بتجفيفه قصبة الرئة، وتُدفع هذه المضارّ بأكل العسل وشرب دهن الحَلّ على نقيع الزبيب وتدسيم الغذاء وإدمان الحمّام.

والشَّبّي منه ينفع من النزوف ونفث الدم غير أنّه شديد الإثارة للحمّى في الأبدان المستعدة لها.

والماء الكبريتي يهيّج الصداع ويظلم العين ويضعف المعدة ويسخن الكبد إلا أنّه يسكن الرياح وينفع من به وجع الصُلب والمفاصل والقروح العتيقة والجرب والحكة شُرِبَ أو استحمّ به، وتُدفع مضرّته بأن لا يشرب وقت غَرفِه بل بعد وقت طويل وبعد صبّه من إناءٍ إلى إناءٍ وخصوصًا أوانٍ خزفية جُدد أو صبّه على طين حُرّ وتصفيته عنه وبشُربه مع مياه الفواكه الحامضة.

وأمّا **المياه النفطية والقَفرِية** فحالهما حال الكبريتية.

والجِصّية ثقيلة رديئة للمعدة جدًّا.

وأمّا **النُوشادِرية والزُعاق** فإنّها تطلق البطن إذا شُربت أو جُلس فيها أو حُقن بها.

وأمّا **الحارّة التي تغلى وتسمّط** فإنّها تحلّ القولنج وتُفَشّ الرياح الغليظة المشتبكة في الأعضاء والتشنُّج الرطب.

والماء المُرّ ينفع من تفتيح السدد وتلطيف الأخلاط إلا أنّه يفسد الدم وينهك البدن بكثرة الإسهال، ولذلك ينبغي أن يصلح بالسكّر والعنّاب والبسر والخرنوب الشامي وحبّ الآس.

والماء المُنتن مضرّته تعفين الدم وتوليد الحمّيات، ويدفع ضرره الماء ورد والأفاويه.

---

١ بهذا الماء: بهذه المياه، م ٣ في الاكثر: على الاكثر، ب ‖ أو أراض: وأراض، ٥ ٥ لمسام: مسام، ق ٦–٧ وشرب دهن: ودهن، ك ٨ النزوف: النزف، ب ٩ والماء، ق ب ط ك ض / ر: واما، أ غ ج م س د ‖ يهيج: فيهيج، ج س ١١ اوان: في اواني، غ ط ١٣ واما المياه: والمياه، ك: واما، ج ‖ والقفرية: والنُورية، ب: القيرية، ر: + هو الماء الذي يخرج من منابع فيها قفر اليهود، ط* ‖ حال: كحال، ب ١٤ جدا: حلا، ض ١٥ او حقن: وحقن، ب س ١٨ والماء: واما، ق ٢٠ والماء: واما، ق ‖ الدم: -، ض

Dicksäfte saurer Früchte. Dieses Wasser könnte denjenigen nützlich sein, deren Magen und Körper schlaff ist, sowie [auch] denjenigen, von denen Gestank oder Mundgeruch ausgeht.

ADSTRINGIERENDES WASSER ist größtenteils alaunisch oder vitriolisch oder findet sich in Eichenwäldern oder Gegenden mit viel Johannisbrot und adstringierenden Baumarten. Es ist hilft bei Durchfall, Schlaffheit des Körpers und zu viel Auflösung. Es schadet insofern, als es stopfend und obstipierend wirkt, langsam vom Magen hinabsinkt, die Poren des Körpers obstruiert, das Fleisch austrocknet, da es die Organe nur in geringem Maße durchdringt, und Stimme und Atem schädigt, da es die Luftröhre austrocknet. Dieser Schädlichkeit wirkt man entgegen, indem man Honig isst, Sesamöl mit Rosinenaufguss trinkt, die Nahrung einfettet und regelmäßig badet.

Das ALAUNISCHE WASSER davon hilft bei Blutungen und blutigem Auswurf, obwohl es in den dazu disponierten Körpern stark fiebererregend wirkt.

SCHWEFELWASSER erregt Kopfschmerz, trübt die Sehkraft, schwächt den Magen und erhitzt die Leber. Es lindert jedoch Winde und hilft Personen mit Lenden- und Gelenkschmerzen, alten Geschwüren, Krätze und Juckreiz, wenn sie es trinken oder darin baden. Seiner Schädlichkeit wirkt man entgegen, indem man es nicht trinkt, wenn es geschöpft wird, sondern erst nach längerer Zeit und nachdem man es von einem Gefäß ins andere – besonders neue Tongefäße – oder auf reinen Lehm gegossen und davon abgeseiht hat – sowie auch, indem man es mit dem Saft saurer Früchte trinkt.

NAPHTHA- UND BITUMENWASSER[7] sind so wie Schwefelwasser.

GIPSWASSER ist schwer und sehr schlecht für den Magen.

AMMONIAK- UND BRACKWASSER wirken abführend, wenn man sie trinkt, darin ein Sitzbad nimmt oder sie als Einlauf verabreicht.

HEISSES, GEKOCHTES SIEDEWASSER löst Darmkoliken und lässt grobe Winde, die in den Organen festsitzen, sowie feuchte Krämpfe nachlassen.

BITTERES WASSER hilft bei der Öffnung von Obstruktionen und Verfeinerung der Körpersäfte, obgleich es das Blut verdirbt und den Körper durch seine stark abführende Wirkung entkräftet. Man sollte es daher mit Zucker, Jujuben, unreifen gelblich-roten Datteln, Johannisbrot und Myrtenbeeren korrigieren.

Die Schädlichkeit FAULIGEN WASSERS besteht darin, das Blut zum Verfaulen zu bringen und Fieber zu erzeugen. Rosenwasser und Gewürze wirken seinem Schaden entgegen.

---

7 In einer Glosse der Hs. T1 (nicht foliiert) steht zur Erklärung des Begriffs *miyāh qafrīya*, es handele sich um Wasser, das aus Quellen stamme, in denen es „Judenpech“ (*qafr al-yahūd*) gebe.

وإصلاح الماء الغليظ يكون بالتقطير والطبخ والتصفية براوُوق مطلّى بخبز السميذ المحلول في الماء، وإن اضطرّ إلى شُربه قبل إصلاحه أُخذ بعده ما يفتّح سدد الكبد وينقّي مجاري الكلى والمثانة. وكذلك الماء الآجامي يصلح بالطبخ الطويل والتصفية البليغة ويشرب مع الفواكه الحامضة والمخلّلات. وهذه المياه إنّما تضرّ الأبدان الضعيفة والمستعدّة لما يتولّد منها. فأمّا الأبدان الوكيدة الصحّة القوّية فلا تكاد تؤثّر فيها في يوم ويومين هذه المياه، والمريضة التي أمراضها مضادّة لما يحدث عن هذه المياه فإنّها تنتفع بها، وقد ينتفع عند اختلاف المياه بالخلّ والبصل المنقوع فيه.

فأمّا المياه الجارية على المعادن، فالنُحاسية تنفع من يعتريه القولنج الصعب الشديد وتجفّف رطوبات البدن وتنفع من فساد المزاج وتولّد سحجًا رديئًا واغِلاً في جرم المعاء، وتدفع من مضرّتها الأغذية المغيّرة والأدوية النافعة من السحج.

وأمّا **الحَديدية** فنافعة من استرخاء المقعدة وضعف المعدة وتزيد في الإنعاظ إلا أنّها مياه قابضة حامضة فينبغي أن تُصلح بما يُصلح به الماء القابض.

وأمّا **الرَصاصية** فتولّد النفخ الشديد وتحبس البول ولذلك ينبغي أن تُلاحَق بما يدرّ البول ويسهل البطن، والتي جُعل لها مسالك في الرصاص فقد يأخذ شيئًا من قوّة الرصاص.

وأمّا **الذَهَبية** فدون النحّاسية في الرداءة وتنفع من الخفقان والتوحّش والمالنخوليا.

وكذلك **المياه الموجودة في معادن الفِضّة** فإنّها دون الرصاصية في مضرّتها وتنفع من الخفقان.

---

٢ اخذ : -، ض ‖ وينقى : وما ينقى، م ٤ الصحة : الصحية، ق ‖ القوية : -، س ٥ ويومين : اويومين، م ك ض ‖ المريضة : الأبدان المريضة، ق ٧ فأما ق : واما، م ب ‖ فالنحاسية، ق : النحاسية، ب : والنحاسية، ض ‖ وتجفف : وتجفيف، ض ٨ المعاء : المعى، ج ٩ والأدوية : -، ب ١٠ فنافعة، ○ : فنافع، أ ١٤ في الرداءة : -، ج ١٥ معادن الفضة : المعادن الفضية، ب ك : معادن الفضية، غ

Die Korrektur groben Wassers erfolgt durch Destillation, Kochen und Reinigung in einem Filter, der mit in Wasser aufgelöstem Hartweizenbrot bestrichenen wurde. Ist man gezwungen, es vor seiner Korrektur zu trinken, nimmt man danach etwas zu sich, was die Leberobstruktion öffnet und die Gefäße von Nieren und Blase reinigt. Ebenso korrigiert man auch Sumpfwasser durch langes Kochen und gründliche Reinigung und trinkt es mit sauren Früchten und in Essig Eingelegtem. Diese Wasser schaden schwachen Körpern, die für das, was sie erzeugen, anfällig sind. Kräftige Körper mit stabiler Gesundheit hingegen beeinflussen diese Wasser [für die Dauer] von ein bis zwei Tagen kaum. Kranke [Körper], deren Krankheiten dem, was diese Wasser hervorrufen, entgegengesetzt sind, profitieren von ihnen. Bei wasserbedingter Darmentzündung (*iḫtilāf*) sind bisweilen Essig und darin eingeweichte Zwiebel hilfreich.

WASSER, DAS ÜBER MINERALIEN FLIESST

KUPFERWASSER hilft denjenigen, die von schwerer, starker Darmkolik befallen sind, trocknet die Feuchtigkeiten des Körpers aus, hilft gegen den Verderb des Temperaments und erzeugt schlechte, tiefgehende Abschabungen in der Darmmasse. Seiner Schädlichkeit entgegen wirken verändernde Nahrungsmittel (*aġḏiya muġayyira*) und Heilmittel gegen Darmabschabungen.

EISENWASSER hilft gegen Gesäßerschlaffung und Magenschwäche und steigert die Potenz. Es handelt sich jedoch um ein adstringierendes, saures Wasser und sollte daher mit einer [Substanz] korrigiert werden, die adstringierendes Wasser korrigiert.

BLEIWASSER ruft starke Blähung hervor und hält den Harn zurück. Man sollte daher anschließend etwas Harntreibendes und Abführendes zu sich nehmen. Wasser, das man durch Bleileitungen leitet, nimmt bisweilen etwas von der Kraft des Bleis an.

GOLDWASSER ist weniger schlecht als Kupferwasser und hilft bei Palpitationen, Entfremdung (*tawaḥḥuš*) und Melancholie.

Wasser, das sich in SILBERMINEN befindet, ist weniger schädlich als Bleiwasser und hilft bei Palpitationen.

[١٠.٣] في سائر الأشربة

إنّ الإنسان بعد المشاركة لسائر الحيوان في الحاجة إلى الماء مخصوص بأشربة سوى الماء يتّخذها بصنعته وتدبيره، إمّا ليغيّر به الماء الذي يشرب على الطعام إذا كان كريه الطعم أو وخيم المزاج لأنّ الماء وإن كان به حياة كلّ حيّ فإنّ في أصنافه ما يوجد كريه الطعم أو وخيم المزاج، لا تحتمله طبيعة الإنسان احتمال سائر الحيوان، فلا يستغني عن مزجه بما يصلحه، وإمّا ليبدّل مزاج الماء ليدفع ضرر برده ورطوبته عن المشايخ والمبرودين والمرطوبين، فإنّهم تأذّوا بشرب الماء الكثير واحتاجوا إلى مزجه بما يصلحه ويقلل برده ورطوبته، وإمّا لطلب اللذاذة وليجعل مشرب الإنسان أشهى وأطيب في المذاق وإمّا للعلاج ومداواة الأسقام.

والمخصوص بكثرة الاستعمال وكثرة المنافع **السِكَنجَبِين** وهو أوفق لجميع الإنسان وجميع الطبائع من سائر الأشربة يحفظ على الأبدان الصحّة الوثيقة لأنّه يفتّح جميع السدد والمجاري الضيّقة حتّى لا يحتبس في شيء منها شيء من الفضول الغليظة اللزجة، ويطفّئ الصفراء والدم ويكسر العطش إذا لم يكن مفرط الحلاوة وكان سكّريًا، ويقطع مع ذلك البلغم ويلطّف ويجلو ويدرّ البول. والعسلي أقوى من السكّري فيما يُراد السكنجبين لأجله لقوّة جلاء العسل وشدّة تلطيف الخلّ اللذين بهما مدار أفضل المعالجات ولأنّ الخلّ والعسل هما اللذان بهما يُدفع أغراض العفونة والفساد عمّا يُقصد استبقاؤه من الأغذية والأدوية كالمصوصات والمربّيات ليؤمن عليه أسباب العفونة والفساد العاجل. والسكنجبين يمكن أن يمال مرّة إلى الحلاوة ومرّة إلى الحموضة ومرّة إلى المرارة بحسب اختلاف الأمزجة وفصول السنة، فالحلو نافع لأصحاب البلغم ولمن كان مزاجه باردًا، والمرّ نافع لمن اعتدل

---

٢ الحيوان : الحيوانات، ب ‖ بصنعته : بصنعة، ب ك ٣ الطعم : الطعام، ب ٤ في : -، ج ‖ اصنافه : اضافة، ب ‖ يوجد : يوخذ، د ٦ والمرطوبين : -، ب ‖ فإنهم : + ربما، ج س ٩ الاستعمال : العلاج، م ‖ المنافع، ٥/ ر : + والله اعلم، أ ‖ وهو : هو، ض ‖ الطبائع : الطباع، ب ١٠ من : + بين، ب ‖ السدد و : -، ج ١٤ مدار افضل : ↔، د ١٥ عليه : عليها، س ك

[10.3] Die übrigen Getränke

Nachdem der Mensch das Bedürfnis nach Wasser mit den übrigen Lebewesen teilt, sind ihm allein Getränke neben dem Wasser vorbehalten, die er nach eigener Rezeptur und Zubereitungsweise herstellt. Entweder, um das Wasser, das er zum Essen trinkt, zu verändern, wenn es widerwärtig schmeckt oder ein ungesundes Temperament hat. Denn obwohl Wasser die Lebensgrundlage alles Lebendigen ist, gibt es auch Wassersorten mit widerwärtigem Geschmack oder ungesundem Temperament, das die Natur des Menschen nicht so verträgt, wie es die übrigen Lebewesen vertragen. Daher muss er es mit etwas mischen, das es korrigiert. Oder um das Temperament des Wassers zu ändern, um der Schädlichkeit seiner Kälte und Feuchtigkeit für Alte und Personen mit zu viel Kälte und mit zu viel Feuchtigkeit entgegenzuwirken. Denn es schadet ihnen, viel Wasser zu trinken und sie müssen es mit etwas mischen, das es korrigiert und seine Kälte und Feuchtigkeit verringert. Oder aufgrund des Verlangens nach Wohlgeschmack, um das Getränk des Menschen appetitlicher und geschmacklich aromatischer zu machen. Oder aber zur Therapie und Medikation von Krankheiten.

Das [Getränk], das sich durch seine zahlreichen Anwendungen und zahlreichen Nutzen auszeichnet, ist OXYMEL[8]. Es ist für alle Menschen und sämtliche Naturen förderlicher als die übrigen Getränke und bewahrt den Körpern eine solide Gesundheit, da es sämtliche Obstruktionen und engen Gefäße öffnet, damit sich in keinem von ihnen grobe, klebrige Überschüsse festsetzen. Es löscht gelbe Galle und Blut, stillt den Durst, wenn es nicht übermäßig süß ist und mit Zucker zubereitet wurde, zersetzt dennoch Schleim, verfeinert, klärt und wirkt harntreibend. Mit Honig wirkt Oxymel stärker als mit Zucker in den Wirkungen, wegen derer man es zu sich nimmt. Dies beruht auf der klärenden Kraft des Honigs und der stark verfeinernden Wirkung des Essigs, die beide im Zentrum (*madār*) der besten Behandlungen stehen, und darauf, dass es Essig und Honig sind, mit denen man die Anzeichen von Fäulnis und Verderben von Nahrungs- und Heilmitteln fernhält, die man konservieren möchte, um sie vor Anlässen zu Fäulnis und schnellem Verderb zu bewahren – wie *maṣūṣ*-Sülzen und süß Eingelegtes (*murabbayāt*). Oxymel kann mal zur Süße, mal zur Säure und mal zur Bitterkeit neigen, je nach den unterschiedlichen Temperamenten und Jahreszeiten. Süßes [Oxymel] ist nützlich für Personen mit Schleim

8 *Sikanǧabīn* (< pers. *sik* „Essig" und *angabīn* „Honig") entspricht dem griech. ὀξύμελι, einem Sirup aus Essig und Honig, der mit Wasser verdünnt getrunken wurde (Renaud/Colin 1934, 173; Nasrallah 2007, 555).

مزاجه، والحامض نافع لأصحاب المرّة الصفراء، فلذلك صار من أفضل الأشربة المعمولة. ويمكن أيضًا أن يتّخذ من السكّر وماء الهندباء المعصور وماء الورد وديف فيه لبّ بزر القثاء والقثد فيكون أنفع لأصحاب الحرارة وفي البلدان والأزمان الحارّة، وأن يتّخذ مع ذلك بأصول الهندباء وبزره فيكون شرابًا نافعًا عجيبًا للمحرورين وأصحاب السدد منهم وسوء المزاج الحارّ في الكبد. ويمكن أن يتّخذ من العسل فيكون نافعًا من الأمراض المركّبة من الصفراء والبلغم وفساد المزاج والاستسقاء ويعين على نفث البُصاق من الصدر والرئة من غير أن يسخن كثير إسخان. ويمكن أن يتّخذ بالعسل مع الأصول والبزور الحارّة المُدِرّة فيكون أصلح لأصحاب الرطوبات وفي الشتاء والبلدان الباردة وأشدّ تقطيعًا للبلغم الغليظ اللزج، ويكون علاجًا قويًّا في الأمراض البلغمية ويحلّ الرياح وينفع الحمّيات المزمنة ذوات النوافض.

ومضرّة السكنجبين إنّما تكون لأصحاب المعد الضعيفة الباردة والبطون المنطلقة والصدور الخشنة والنزلة والزكام والسعال اليابس الذي لا يحتاج إلى قلع شيء من الصدر، وأصحاب السحج والمشرفين على الوقوع فيه والإسهال وقروح الصدر والرئة وأصحاب الرعشة وضعف العصب وأوجاع الأرحام وتقطير البول وعند الغثيان وتقلّب النفس، ومتّى كان أحمض كان أضرّ بالعصب وأضرّ بشهوة الباه. والمتّخذ من خلّ العُنصُل ينفع من السَكتة والفالج واللَقوة ويعين على نفث الفضول الغليظة من الصدر. والسفرجلي منه مع ما يقطع بلغم المعدة ويخرج عنها الصفراء فإنّه يقوّي المعدة وينفع من ذهاب شهوة الطعام ويمنع القيء والغثيان ويصلح للناقهين من المرض لتقوية أعضائهم وإثارة شهوتهم. وقد يتّخذ رُمّانيًا وتُفّاحيًا على مثال السفرجلي لتقوية الكبد والقلب ومراقبة جانبهما عند استعمال السكنجبين فيما يُراد له.

---

٢ وماء الورد: والماء ورد، ب ٦ البصاق: البزاق، د || من غير... الأصول: ومن، م || بالعسل: من العسل، ب د ٨ ويحل: ويحلل، س ١٠ ومضرة السكنجبين: ومضرته، ك || المعد: المعدة، ب ط ك || المنطلقة: المطلقة، ض ١١ والسعال: والسل، د ١٢ فيه: + والزحير والشقاق في المقعدة والبواسير والقولنج وجميع الأمراض السوداوية، م س* ١٤ نفث: بعض، د ١٥ عنها: عنه، ب د ١٦ شهوة: الشهوة من، س ١٨ له: + وسبيل اتخاذه ان يجعل لكل رطل من السكر نصف رطل من الماء ومن الماء ورد عشر رطل، هكذا ذكرت في الذخيرة، ويطبخ بأرفق ما يكون ويستصفى في نزع الرغوة، ك

und solche mit kaltem Temperament, bitteres für diejenigen, deren Temperament ausgeglichen ist, und saures für Personen mit gelber Galle. Es gehört daher zu den besten hergestellten Getränken. Man kann es auch aus Zucker, dem Saft ausgepresster Endivien und Rosenwasser zubereiten, dem man das Mark von Schlangengurken- und Gurkenkernen hinzugibt. Es ist dann nützlicher für Personen mit Hitze sowie in heißen Ländern und Zeiten. Man kann es jedoch [auch] mit Endivienwurzeln und -samen zubereiten, dann ist es ein nützliches, wunderbares Getränk für Personen mit zu viel Hitze und solche mit Obstruktionen und schlechtem heißen Temperament in der Leber. Es kann mit Honig zubereitet werden und hilft dann bei zusammengesetzten Krankheiten aus gelber Galle und Schleim, Verderb des Temperaments und Wassersucht und unterstützt den Auswurf von Speichel aus Brust und Lunge, ohne stark erhitzend zu wirken. Man kann es [auch] mit Honig und heißen, treibenden (*mudirra*) Wurzeln und Samen zubereiten, dann ist es besser für Personen mit Feuchtigkeiten sowie im Winter und in kalten Ländern geeignet und zersetzt groben, klebrigen Schleim stärker. Es wirkt stark therapierend bei schleimigen Krankheiten, löst Winde auf und hilft bei Wechselfiebern mit Schüttelfrost.

Oxymel schadet Personen mit schwachen, kalten Mägen, Durchfall, rauer Brust, Katarrhen, Schnupfen, trockenem Husten, der nichts aus der Brust herauslösen muss, Personen mit Darmabschabungen und denjenigen, die dem Befall mit ihnen nahe sind, [Personen] mit Brust- und Lungengeschwüren und solchen, die unter Zittern, Nervenschwäche, Gebärmutterschmerzen und Harnträufeln sowie unter Übelkeit und Brechreiz leiden. Ist er saurer, wirkt er sich schädlicher auf die Nerven und die sexuelle Lust aus. [Oxymel] mit Meerzwiebelessig hilft gegen Schlaganfälle, Hemiplegie und Gesichtslähmung und unterstützt den Auswurf grober Überschüsse aus der Brust. Quitten-[Oxymel] mit etwas, was den Schleim des Magens zersetzt und die gelbe Galle aus ihm entfernt, stärkt den Magen, hilft gegen Appetitlosigkeit, verhindert Brechreiz und Übelkeit und ist nützlich für Genesende zur Stärkung ihrer Organe und Anregung ihres Appetits. [Oxymel] wird zuweilen nach Vorbild des Quitten-[Oxymels] auch mit Granatapfel und Apfel zubereitet, zur Stärkung von Leber und Herz und der Kontrolle von beiden (*murāqabat ǧānibihimā*) beim Einsatz von Oxymel für die mit ihm beabsichtigte Wirkung.

الجُلاَّب معتدل وقيل إلى البرد ما هو وقيل إلى الحرارة ولا شكّ في ترطيبه، ويمكن أن يكون سبب الخلاف فيه اختلاف أصناف السكّر في البياض والحمرة وشدّة الحلاوة وقلّتها واختلاف أنواع الماء ورد في المرارة والعفوصة والحموضة والتفاهة. والمتّخذ من سكّر في غاية البياض واللطافة وقد أكثر فيه الماء ورد التفه أو الحامض أو القابض حتّى قلّت حلاوته جدًّا لم يبعد أن يُبرّد المعدة والكبد ويرطّب البدن سيّما إن اتّخذ خامًا وشرب مبرّدًا بالثلج. فتصير تلك الحلاوة القليلة الشبيهة بحلاوة البطّيخ الهندي سببًا في نفوذ ماء الورد فتبرّد الأعضاء وترطّبها تلك المائية وتطفّئ حرارة المعدة والكبد وتقوّيهما لقوّة الورد فيها، ويكسر حدّة الحمّى وحرقة المثانة ويصلح للصدر والرئة بتلك الحلاوة. ويمكن أن يتّخذ من سكّر أحمر ويُقلّل فيه الماء ورد ويكون مع ذلك ماء وردًا مرًّا، فتجتمع الحلاوة الصادقة والمرارة فيميل مزاجه إلى الحرارة، ولذلك كثيرًا ما يسكّن أوجاع المعدة الباردة إن شُرب حارًّا. والجلاّب ممّا يجتنب عنه أيضًا عند انطلاق الطبيعة والسحج والزحير والبواسير لجلائه.

فأمّا **ماء العَسَل** الساذج وهو القَراطُن فإنّه شراب فاضل جلاء نافع إذا سقي في العلل الباردة ملين للطبيعة مدرّ للبول رديء لأصحاب المرار ومن كان في أحشائهم ورم. وأمّا ما عُمل بالأفاويه والزعفران فإنه أبلغ منفعةً في الأمراض الباردة الرطبة ولا يحتمله إلا المبرودون والمبلغمون وأصحاب المعد الكثيرة الرطوبة.

الفُقّاع. قد تغيّر رسم اتّخاذ الفقّاع عمّا كان في القديم لأنّهم قد اتّخذوه من خبز الحوّارى ومن الأرزّ ومن دقيق الشعير، فإمّا أن أكثروا فيه من الأفاويه أو أقلّوا، ولذلك وصف فريق منهم وهم

١ البرد : البرودة، س   ٣ والمتخذ : فالمتخذ، ط   ٥ سيما : لا سيما، ج || فتصير تلك : -، ط : فتصير بذلك، س   ٦ وترطبها تلك : ويرطبها بتلك، ب || والكبد : -، ج   ٧–٨ ويمكن ان : و، ك   ٩ ولذلك : + أيضا، م || اوجاع : وجع، ك   ١٠ انطلاق : اطلاق، ب || لجلائه : بحلاوته، ب : لحلاوته، د : -، ج   ١٤ المعد : المعدة، ك ض

„ROSENWASSER" (*ǦULLĀB*) ist ausgeglichen. Es heißt [bei einigen], es sei der Kälte [zugeneigt] und [bei anderen], es sei der Hitze [zugeneigt]. Kein Zweifel besteht über seine befeuchtende Wirkung. Die Uneinigkeit über [dieses Getränk] könnte auf den unterschiedlichen Zuckerarten von weißer und brauner Farbe mit starker und geringer Süßkraft beruhen sowie auf den unterschiedlichen bitteren, herben, sauren und geschmacksneutralen Rosenwassersorten. Bei [*ǧullāb*] aus äußerst weißem und feinem Zucker, dem man viel geschmacksneutrales, saures oder adstringierendes Rosenwasser hinzugefügt hat, um seine Süße stark zu verringern, ist es nicht abwegig, dass es Magen und Leber kühlt und den Körper befeuchtet – besonders, wenn man es roh zu sich nimmt und eisgekühlt trinkt. Jene geringe Süße, die jener der Wassermelone ähnelt, wird dann zur Ursache für das Durchdringen des Rosenwassers, so dass jene Wässrigkeit die Organe kühlt und befeuchtet, die Hitze von Magen und Leber löscht und beide durch die Kraft der Rosen in ihr stärkt, während [der *ǧullāb*] mit jener Süße die Schärfe des Fiebers und das Brennen der Blase lindert und gut für Brust und Lunge ist. [*Ǧullāb*] kann auch mit braunem Zucker zubereitet werden, dem man [nur] wenig, aber dennoch bitteres Rosenwasser beifügt. Somit versammeln sich wahrhaftige Süße und Bitterkeit und sein Temperament neigt der Hitze zu. Es lindert daher oftmals Schmerzen des kalten Magens, wenn man es heiß trinkt. Aufgrund seiner klärenden Wirkung gehört *ǧullāb* auch zu dem, was man bei Durchfall, Darmabschabungen, Ruhr und Hämorrhoiden meiden sollte.

REINES HONIGWASSER – *qarāṭun*[9] – ist ein vorzügliches, klärendes Getränk, das bei kalten Krankheiten verabreicht hilfreich ist. Es wirkt abführend und harntreibend, ist schlecht für Personen mit Gallen und jene, die ein Geschwür in den Eingeweiden haben. Mit Gewürzen und Safran versetztes [Honigwasser] ist nützlicher bei kalt-feuchten Krankheiten und wird nur von Personen mit zu viel Kälte, Personen mit zu viel Schleim sowie Personen mit sehr feuchten Mägen vertragen.

FUQQĀʿ.[10] Die Herstellungsweise von *fuqqāʿ* hat sich seit dem Altertum geändert, denn man hat es aus Weichweizenbrot, Reis und Gerstenmehl hergestellt und entweder viele oder wenige Gewürze hinzugefügt. Daher haben einige von ihnen – jene, die viele [Gewürze] hinzugefügt haben – geschil-

9 Persische Bezeichnung für Honigwasser (< griech. μελίκρατον), von Dioskurides beschrieben als Mischung aus Honig und Wasser, die man kocht oder in der Sonne stehen lässt (vgl. Dihḫudā 1998 XI, 17487; Powell 2003, 157).

10 *Fuqqāʿ* bezeichnet fermentierte Getränke auf Getreide- oder Rosinenbasis (vgl. S. 433f.).

المكثرون بأنّه حارّ يابس مولّد للكيموس الرديء والجُذام محرق لموادّ البدن إذا استعمل كثيرًا مولّد للنفخ والقراقر مهيّج للقيء. ونرى نحن تغيّر الأشربة المتّخذة من الحنطة والذرّة والأرزّ وأدقّتها ممّا يسمّونه بكنَى وبَخسِم وسُدابى واستحالتها إلى حرارة غريبة وحدّة مع أنّها تكون مكشوفة بحيث تتحلّل بخاراتها عنها، فمتى أُضيفت إليها الأفاويه الكثيرة وجُعلت في أكواز الفقّاع واستوثق رأسها بحيث لا يتنفّس ولا يخرج بخارها البتّة بل يتردّد فيها، وتغلي هي على نفسها مع ما فيها من الأفاويه الحارّة ولا يبعد أن تنقلب إلى مزاجٍ يتولّد منها بسبب ذلك المزاج الكيموس الرديء وتحرق أخلاط البدن وتولّد القراقر والنفخ للرطوبة والريحية المحتقَنة فيها الممتزجة بها ويهيّج القيء لفسادها ورداءتها وقرصها للمعدة بحدّتها وارتفاعها إلى أعالى المعدة بالريحية التي فيها. ووصف بعضهم بأنّه مبرّد للمعدة ضارّ للعصب منفّخ يصلح عند التهاب المعدة والعطش الشديد من خمار كان ذلك أو طول عهد بالطعام والشراب ويكسر حدّة الحرارة. ولا شكّ أنّ هذا الصنف هم المقلّون للأفاويه فيها ولأنّ خميرة هذا الفقّاع خصوصًا المتّخذ من الشعير المسمّى رُسته باردة رطبة واكتسبت بالعفونة اليسيرة والأفاويه القليلة حدّةً صارت ضارّة للعصب لحدّتها وغوصها كالخلّ مبرّدة مطفّئة منفّخة للريحية التي فيها.

وأمّا الفقاع المتّخذ في زماننا وبلادنا فليس من القَبيل الأوّل ولا من القبيل الثاني لأنّا نقتصر من خميرتهم على مرّة واحدة عند تطييب الأكواز ونكتفي بما تلطّخت به منها في تعفين ما يصبّ فيها وتغيير ما لاقاه وبات معه فقّاعًا. ونتّخذ الفقاع من الزبيب فلا تكون له تلك الحدّة ورداءة الجوهر ولا تلك البرودة بل هو متوسّط بينهما، وهو قريب من الجُلاّب المفوّه وقُربه منه وبُعده عنه بحسب

١ المكثرون : الاكثرون، ب ٢ وادقتها : -، د ٤ اضيفت : اضيف، س ٥ بخارها : بخاراتها، ج || يتردد : يبرد، ض ٦ ولا : فلا، ب م || يبعد : + عن، ب || مزاج : الامزاج، ب ٨ اعالى : اعلى، ب ١١ الشعير : السعتر، ض ١٢ وغوصها : وعفونتها، ب ١٣ ولا : و، ض ١٦ بحسب : بسبب، ض

dert, dass es heiß-trocken sei, eine schlechte Säftemischung (*kaymūs*) und Aussatz hervorrufe, bei häufigem Konsum die Substanzen des Körpers verbrenne, Blähungen und Magenknurren erzeuge und Brechreiz errege. Wir sehen, wie sich jene Getränke aus Weizen, Hirse, Reis und ihren Mehlen, die man *baknā*, *baḫsum* und *sudābā* nennt,[11] verändern und zu seltsamer Hitze und Schärfe wandeln, obwohl sie unbedeckt sind und sich ihre Dämpfe von ihnen lösen. Wenn man ihnen also die vielen Gewürze hinzufügt, sie in die *fuqqāʿ*-Gefäße (*akwāz*) gibt, ihren Deckel dahingehend überprüft, dass sie nicht atmen und ihr Dampf überhaupt nicht entweicht, sondern auf sie zurückfällt und sie mit den heißen Gewürzen in ihnen vor sich hin kochen, liegt es nicht fern, dass sie in ein Temperament umschlagen, durch das sie eine schlechte Säftemischung erzeugen und die Körpersäfte verbrennen. [Zudem liegt es nicht fern,] dass sie [dann] durch die Feuchtigkeit und Windigkeit, die sich in ihnen staut und mit ihnen mischt, Magenknurren und Blähungen hervorrufen und durch ihren Verderb, ihre Schlechtigkeit, die Reizung des Magens durch ihre Schärfe und weil sie durch das Windartige in ihnen zum oberen Teil des Magens aufsteigen, Brechreiz erregen. Einige haben geschildert, [*fuqqāʿ*] wirke kühlend auf den Magen, schädige die Nerven, wirke blähend, sei geeignet bei Magenentzündungen und starkem Durst – seies als unangenehme Nachwirkung des Trinkens von Alkohol oder nach ausgiebigem Essen und Trinken – und lindere die Schärfe der Hitze. Hierbei handelt es sich zweifellos um diejenigen, die ihm wenige Gewürze beigefügt haben, denn das Ferment (*ḫamīra*) dieses *fuqqāʿ* – besonders dasjenige aus der sogenannten *rusta*-Gerste[12] – ist kalt-feucht und die leichte Fäulnis und die wenigen Gewürze haben ihm Schärfe verliehen, [so dass] es durch seine Schärfe und sein Eintauchen (*ġawṣ*) wie Essig schädlich für die Nerven ist und durch die Windartigkeit in ihm kühlend, löschend und blähend wirkt.

Das *fuqqāʿ*, das man heutzutage in unserem Land herstellt, gehört weder der ersten noch der zweiten Sorte an, denn wir verwenden deren Ferment nur einmal beim Würzen der Becher und begnügen uns mit dem, was es von ihnen befleckt hat, bei der Gärung dessen, was in sie gegossen wird und der Umwandlung dessen, dem es begegnet ist und mit ihm zu *fuqqāʿ* geworden ist. Wir stellen *fuqqāʿ* aus Rosinen her, so hat es weder jene Schärfe und schlechte Sustanz noch jene Kälte, sondern ist ausgeglichen zwischen ihnen. Es kommt gewürztem *ǧullāb* nahe, wobei sich seine Nähe oder Distanz zu ihm nach dem

11 Es handelt sich um persische Bezeichnungen für fermentierte Getreidegetränke (vgl. Dihḫudā 1998 IV, 4926; III, 4413; IX, 13517).

12 Pers. Bezeichnung für unreife, grüne Gerstenkörner (vgl. Dihḫudā 1998 VIII, 12043).

شدّة الحلاوة ونقصانها وكثرة الأفاويه وقلّتها، إلا أنّه لا يعدم النفخ والإضرار بالعصب وتبريد المعدة والأمعاء وإضعافهما وتثوير الأخلاط والصعود إلى الرأس، كلّ ذلك لاستحالته إلى عفونةٍ ما وعدم خروج بخاراته وحدوث حدّة ولذع فيه، ولذلك يضرّ المبطونين ولو اتّخذوه من أقبض ما يكون من الأشربة. والمتّخذ بماء الرمان يطفّئ الحرارة ويسكن العطش وينفع أصحاب الصفراء.

وأمّا الأشربة التي تتّخذ اتّخاذ الفقّاع على جهة التعفين وإحداث الحدّة فيها، فهي قريبة من الفقّاع وبعضها أبرد وبعضها أسخن بحسب الموادّ التي تتّخذ منها، وهي ضارّة للدماغ والعصب مثقلة للرأس رديئة للمعدة ومنزلتها ومنزلة الفقّاع من الأشربة منزلة الكواميخ من الأغذية.

المَيبُختَج والدِبس وغيرهما. وأمّا الشراب الحلو الغير المُسكر الذي يستعمله كثير من الناس ويتّخذونه مرّة من العصير ومرّة من الزبيب ومرّة ساذجًا ومرّة بأفاويه كالخردلي والمَيفُختَج فإنّها ينفّخ ويطلق البطن، ولذلك ينبغي أن يجتنب منها عند انطلاق البطن والرياح ويحذرها مَن يسرع إليه الصلابة في كبده وطحاله. وإن كانت متّخذة بالأفاويه فإنّها تسخن الكبد، والميبختج خاصّةً ينفع من خشونة الصدر والمثانة وتقطير البول وسَلَسه.

شراب البَنَفسَج معتدل إلى البرد مرطّب جيّد للحنجرة والرئة يسهل الصفراء برفق في جميع الأمراض الحارّة وينفع من علل الصدر والكلى والمثانة من الحرارة والحمّيات التي معها سعال ويبس في الطبيعة، رديء للمعدة ملين للبطن محمود في ذات الجنب والشوصة وهو أوفق لصاحب ذات الجنب من الجلاّب لعفوصة ماء الورد المجعول في الجلاّب.

---

٨ الميبختج : المَيفُختَج، س ‖ الذي : المطبوخ الذي ذهب ثلثاه، ض ٩ فانها، ○/ ر: فانه، أ ١٠ انطلاق : اطلاق، د ١١ الكبد، ○/ ر: -، أ ‖ والميبختج : والميفختج، ب ط م س ك ض ١٢ وسلسه : -، ب ١٣ جيد : جدا، ض ١٥–١٦ والشوصة ... الجنب : -، ض ١٥ وهو اوفق : واوفق، ب ‖ لصاحب : لأصحاب، م ١٦ ماء : -، ك

Grad der Süße und der Menge an Gewürzen richtet. Es ist jedoch nicht frei von blähender und nervenschädigender Wirkung, Kühlung und Schwächung von Magen und Darm, Erregung der Körpersäfte und Aufstieg zum Kopf. All dies beruht auf seiner Umwandlung hin zu einer gewissen Fäulnis, dem nicht erfolgten Abzug seiner Dämpfe und dem Entstehen von Schärfe und Brennen in ihm. Daher schadet es Personen, die an Bauchbeschwerden leiden, selbst wenn sie es aus den adstringierendsten Getränken zubereiten. Mit Granatapfelsaft zubereitetes [*fuqqāʿ*] löscht die Hitze, stillt den Durst und nützt Personen mit gelber Galle.

Getränke, die man wie *fuqqāʿ* durch Gärung und das Erzeugen von Schärfe in ihnen herstellt, stehen dem *fuqqāʿ* nahe, wobei manche kälter sind und manche heißer, entsprechend den Substanzen, aus denen sie hergestellt werden. Sie sind schädlich für Gehirn und Nerven, beschweren den Kopf und sind schlecht für den Magen. Ihr Rang und der Rang des *fuqqāʿ* unter den Getränken entspricht dem Rang der *kāmaḫ*-Würzpasten unter den Nahrungsmitteln.

MAYBUḪTAǦ,[13] DATTELSAFT[14] UND ANDERES. Süße, nicht berauschende Getränke, die viele Menschen verwenden und aus Saft oder Rosinen ungewürzt oder mit Gewürzen zubereiten – wie *ḫardalī*[15] und *mayfuḫtaǧ* – wirken blähend und abführend. Man sollte sie daher bei Durchfall und Blähungen meiden und vorsichtig mit ihnen sein, wenn man zu schneller Leber- und Milzverhärtung neigt. Mit Gewürzen wirken sie erhitzend und besonders *maybuḫtaǧ* hilft gegen raue Brust und Blase sowie Harnträufeln und unwillkürlichen Harnfluss.

VEILCHENTRANK[16] ist ausgeglichen zur Kälte hin. Er wirkt befeuchtend, ist gut für Kehle und Lunge und wirkt behutsam abführend auf gelbe Galle bei sämtlichen heißen Krankheiten. Er hilft bei Brust-, Nieren- und Blasenleiden, die auf Hitze [zurückzuführen sind], sowie bei Fiebern, die von Husten und Trockenheit der Natur begleitet werden. Er ist schlecht für den Magen, wirkt abführend und ist lobenswert bei Brustfellentzündung und Pleuritis. Für Personen mit Brustfellentzündung ist er wegen der Herbheit des dem *ǧullāb* beigefügten Rosenwassers förderlicher als *ǧullāb*.

---

13 Von pers. *may* „Wein" und *puḫta* „gekocht" (im nachfolgenden Satz als *mayfuḫtaǧ*). Durch Kochen eingedickter Traubenwein, von dem zwei Drittel verdampft sind. Er wurde mit Wasser verdünnt getrunken und galt durch den Kochvorgang als *ḥalāl* (Nasrallah 2007, 556). Vgl. S. 132 f.

14 *Dibs* bezeichnet den dickflüssigen Saft frischer Datteln (Lane 1968 III, 848).

15 Es handelt sich offenbar um ein senfhaltiges, süßes Getränk.

16 Die im Folgenden angeführten „Tränke" (*ašriba*) zählen nach al-Balḫī zu den Heilmitteln. Es handelt sich um verdünnte Sirupe mit Extrakten aus Früchten und Pflanzenteilen, die nur zu medizinischen Zwecken getrunken wurden (al-Balḫī 2005, 414 f.; Chipman 2010, 281; vgl. S. 432).

شراب العُنّاب. قيل إنّه بارد رطب يطلق الطبيعة ويلين الصدر ويمنع السعال وينفع من قرحة المثانة ويسكّن غليان الدم ويقمع حدّة الصفراء ويمنع كون الجُدَري والبثور والقروح والدماميل، والقول الحقّ فيه ما قال جالينوس في العنّاب.

شراب الخشخاش مبرّد معتدل في اليبس والرطوبة لأنّ يبوسة الخشخاش لا تُجاوِز الدرجة الأولى فيعدّلها رطوبة السكّر التي هي في مثل تلك الدرجة. وهو نافع للنزلات وقروح الصدر ويغلّظ الموادّ الرقيقة ويسكّن الحدّة وينفع من السهر ومن قروح المثانة والكلى وجَربهما ويذهب بحدّة الأخلاط وليس بمطلق بل ربمّا يمسك الإسهال الكائن من نزلة، وليس يفوقه شيء في علاج المسلولين الذين بهم السعال وانحلال الطبيعة.

شراب النَيلُوفَر مبرّد مرطّب نافع من السعال الحادث من الحرارة وللمحمومين إذا كان بهم خشونة في الصدر وسعال من موادّ لَذّاعة تنصب إلى الصدر والرئة.

شراب حُمّاض الأُترُجّ مبرّد مطفّئ نافع من الحمّيات الحادّة الدموية والصفراوية مسكن للعطش والقيء مقوٍ للشهوة نافع من الخفقان الحارّ، إلا أنّه مضرّ بالصدر والرئة لحموضته.

شراب الوَرد مبرّد مجفّف مسهل للطبيعة يخرج الصفراء إذا شُرب بالسكنجبين والثلج، وينفع من الحمّى والغمّ والحرقة في المعدة ويقوّي المعدة ويسكن الحرارة والعطش.

شراب السَفَرجَل وخصوصًا السفرجل الحامض بارد يابس يعقل البطن ويقوّي المعدة ويسكّن العطش.

شراب الرُمّان بارد يابس قامع للصفراء مسكّن للقيء الصفراوي لا سيّما ما عُمل بالنعناع ويعقل البطن، جيّد للخمار والغثي والصداع الذي مع التهاب ويسكّن العطش وينفع من أوجاع فم المعدة الحادثة عن المرار.

---

١ قرحة : قرح، ض ٣ قال : قاله، ض ٤ الخشخاش : + الساذج، ○ ‖ تجاوز : تتجاوز، ض ٥ فيعدلها : يعدلها، ب ٩ كان : كانت، م ١١ حماض، غ ط / ل : الحماض، أ ق ب م س ك ض د ١٧ الرمان : + الحامض، م ١٩ الحادثة : -، ض

JUJUBENTRANK. Man sagt, er sei kalt-feucht, wirke abführend, erweiche die Brust, verhindere Husten, helfe gegen das Blasengeschwür, lindere das Kochen des Blutes, unterdrücke die Schärfe der gelben Galle und verhindere Pocken, Pusteln, Geschwüre und Abszesse. Die Wahrheit darüber hat Galen [im Abschnitt] über die Jujube zum Ausdruck gebracht.

MOHNTRANK wirkt kühlend und ist ausgeglichen in Trockenheit und Feuchtigkeit. Denn die Trockenheit des Mohns übersteigt nicht den ersten Grad, so dass sie die Feuchtigkeit des Zuckers ausgleicht, die sich in ungefähr demselben Grad befindet. Er hilft gegen Katarrhe und Brustgeschwüre, vergröbert die feinen Substanzen, lindert die Schärfe, hilft gegen Schlaflosigkeit sowie Geschwüre der Blase und Nieren und ihre Krätze, vertreibt die Schärfe der Körpersäfte und wirkt nicht abführend, sondern hält zuweilen vielmehr den durch einen Katarrh hervorgerufenen Durchfall zurück. Nichts übertrifft [den Mohntrank] bei der Behandlung von Schwindsuchtpatienten mit Husten, deren Natur sich auflöst.

SEEROSENTRANK [*Nymphaea lotus*] wirkt kühlend und befeuchtend und ist hilfreich bei durch Hitze hervorgerufenem Husten und für Fieberkranke, wenn sie eine raue Brust und Husten durch brennende Substanzen haben, die Brust und Lunge abnutzen.

TRANK AUS ZITRONATZITRONENFRUCHTFLEISCH wirkt kühlend und löschend, hilft gegen akute, blutige und gelbgallige Fieber, lindert Durst und Erbrechen, stärkt den Appetit und hilft gegen heiße Palpitationen. Er ist jedoch aufgrund seiner Säure schädlich für Brust und Lunge.

ROSENTRANK wirkt kühlend, trocknend und abführend. Mit Oxymel und Eis getrunken holt er die gelbe Galle heraus. Er hilft gegen Fieber, Kummer und Magenbrennen, stärkt den Magen und lindert die Hitze des Durstes.

QUITTENTRANK – besonders [aus] sauren Quitten – ist kalt-trocken, wirkt stopfend, stärkt den Magen und stillt den Durst.

GRANATAPFELTRANK ist kalt-trocken, unterdrückt die gelbe Galle, lindert gelbgalliges Erbrechen – vor allem mit Pfefferminze zubereitet – und wirkt stopfend. Er ist gut gegen die unangenehmen Nachwirkungen des Trinkens von Alkohol sowie gegen Übelkeit und Kopfschmerz, der mit Entzündung einhergeht, stillt den Durst und hilft bei Schmerzen am Magenmund, die von Galle hervorgerufen wurden.

شراب التُفّاح الحامض بارد يابس مقوّ لفم المعدة نافع من الخفقان مقوّ للنفس مسكّن للقيء حابس للبطن، وما كان منه أطيب رائحةً فهو أقوى في تقوية القلب.

شراب الرِيباس مبرّد مطفّئ للحرارة مقوّ للمعدة الصفراوية حابس للبطن نافع للمحرورين.

شراب الحِصرِم ينفع من حرارة المعدة ويقوّيها ويدبغها ويقطع الإسهال والقيء الكائنين من المرّة الصفراء ويسكّن الغمّ الحادث منهما وينفع من الأمراض التي تكون من فساد الهواء ويقطع العطش الذي مع حرارة. وهو صالح للحوامل يمنع تحلّب الفضول إلى معدهنّ ويقوّي أرحامهن وأَجِنَّتهنّ ويمنع من الإسقاط إذا كان من الحرارة وينفع من الحمّيات الحادّة ويقمع الصفراء والدم.

شراب التَمر الهندي مبرّد مطفّئ قامع للصفراء مسهل لها ملين للطبيعة مقوّ للمعدة مسكّن للقيء والعطش.

شراب اللَيمُو بارد يابس وفيه حرارة ما بسبب ما يتأدّي إلى حموضته من قوّة قشره، قامع للصفراء نافع من الحمّيات الصفراوية مقوّ للمعدة قاطع للقيء منهض للشهوة مجوّد للهضم.

شراب الإجّاص يطفّئ الدم والصفراء ويسهل البطن وينفع من الحمّيات الصفراوية إذا كانت الطبيعة محتبسة، ولا يضرّ بالحلق والصدر كثير ضرر للزوجة الإجّاص وعدم القبض والعفوصة فيه.

شراب حبّ الآس بارد يابس مقوّ للمعدة حابس للطبيعة، وإذا كان لينها مع سعال فينفع من كليهما، نافع من وجع الصدر والرئة.

ربّ التُوث بارد مسكّن للحرارة نافع من أورام الحلق لأنّ فيه بعض التحليل مع القبض.

ربّ الكمّثرى عاقل للطبيعة دابغ للمعدة قاطع للإسهال العارض من المرّة الصفراء.

ربّ الجوز حارّ يابس نافع لأوجاع الحلق إذا كان من رطوبة ويحلّ الخوانيق الكائنة منها.

وجميع الربوب على طبيعة الفواكه التي تتّخذ هي منها، وهي أقوى في بابها من أشربتها إلا أنّ الأشربة ألطف منها.

---

٢ للبطن : للطبيعة، ط م ٤ ينفع من : ينفع، م ٨ الهندي : هندي، د ٨–٩ للقيء والعطش : ↔، م ١٠ بسبب : بحسب، س ‖ يتأدي : يؤدي، م ‖ حموضته : الحموضة، ب ١٣ كثير ضرر، ○ / ن : كثيرةً، أ ‖ فيه : -، م ١٤ حب : -، ○ ١٦ التوث : التوت، ق ب ط ‖ بارد : + يابس، ك ١٧ رب : شراب، ض ١٨ رب : شراب، ض ١٩ تتخذ هي منها : منها تتخذ هي، ض ‖ منها : -، ب ٢٠ منها، ○ : + والله اعلم بالصواب أ

Der TRANK AUS SAUREN ÄPFELN ist kalt-trocken, stärkt den Magenmund, hilft gegen Palpitationen, stärkt die Atmung[17], lindert Erbrechen und wirkt stopfend. Der wohlriechendste [Apfeltrank] wirkt am stärksten kräftigend auf das Herz.

RHABARBERTRANK wirkt kühlend, löscht die Hitze, stärkt den gelbgalligen Magen, wirkt stopfend und ist nützlich für Personen mit zu viel Hitze.

Der TRANK AUS UNREIFEN WEINBEEREN hilft gegen die Hitze des Magens und stärkt und gerbt ihn. Er beendet von gelber Galle hervorgerufenen Durchfall und Erbrechen und lindert den aus beiden entstehenden Kummer. Er hilft gegen Krankheiten, die auf verdorbener Luft beruhen, und stillt den Durst, der mit Hitze einhergeht. Er ist für Schwangere geeignet und verhindert das Durchsickern von Überschüssen in ihre Mägen, stärkt ihre Gebärmütter und Föten, verhindert durch Hitze ausgelöste Fehlgeburten, hilft gegen akute Fieber und unterdrückt gelbe Galle und Blut.

TAMARINDENTRANK wirkt kühlend, löschend, gelbe Galle unterdrückend und abführend. Er wirkt abführend, stärkt den Magen und lindert Erbrechen und Durst.

ZITRONENTRANK ist kalt-trocken und durch das, was an Kraft der Zitronenschale zu ihrem Fruchtfleisch gelangt, ist in ihm eine gewisse Hitze. Er unterdrückt gelbe Galle, hilft gegen gelbgallige Fieber, stärkt den Magen, unterbindet das Erbrechen, regt den Appetit an und verbessert die Verdauung.

PFLAUMENTRANK löscht Blut und gelbe Galle, wirkt abführend und hilft bei Verstopfung gegen gelbgallige Fieber. Aufgrund der Klebrigkeit der Pflaumen und ihrer fehlenden Adstringenz und Herbheit schadet er Kehle und Brust nicht allzu sehr.

MYRTENBEERENTRANK ist kalt-trocken, stärkt den Magen und wirkt stopfend. Wenn Durchfall mit Husten einhergeht, hilft er gegen beide. Er hilft gegen Brust- und Lungenschmerz.

MAULBEERDICKSAFT[18] ist kalt, lindert die Hitze und hilft gegen Kehlgeschwulste, da er trotz seiner Adstringenz eine gewisse auflösende Wirkung hat.

BIRNENDICKSAFT wirkt stopfend, gerbt den Magen und unterbindet Durchfall, der durch gelbe Galle auftritt.

WALNUSSDICKSAFT ist heiß-trocken, hilft gegen Halsschmerzen, wenn sie von Feuchtigkeit herrühren und löst durch sie entstandene Halsbräune auf.

Alle Dicksäfte entsprechen der Natur der Früchte, aus denen sie gemacht sind und sind darin stärker als deren Tränke, die Tränke sind jedoch feiner.

---

17 *N-f-s* könnte hier statt *nafas* „Atem" auch *nafs* „Seele" oder „Appetit" bedeuten.

18 *Rubūb* sind Fruchtsäfte, die mit Zucker gekocht und eingedickt werden (Lev/Amar 2008, 566; Ouerfelli 2008, 560).

[١١] في الرَيّاحِين والطُيوب

إنّ المشمومات الطيّبة والروائح العَبِقة من الريّاحين و الطيوب داخلة في تغذية الروح وتقويتها، وذلك لأنّ الغذاء الأكثف والأغلظ الذي منه بناء الأجساد هو الطعام وهو الشيء الأرضي، ثمّ ما يليه الأشربة وهي مائية وألطف منها رائحةُ ذوات الروائح وهي هوائية ألطف من الماء كما أنّ الماء ألطف من الأرض، والماء البَحت لا يغذو وإنّما هو مركّبٌ للطعام. فأمّا الأشربة سوى الماء فإنّها تغذو غذاءً لطيفًا وهي بعد تختلف في قدر الغذاء، لأنّ ما كان أرقّ في قوامه وأقرب إلى المائية الصِرفة كان أقلّ غذاءً وما كان أغلظ في قوامه كان أكثر غذاءً. فكذلك المشمومات هي من جنس الهواء والهواء البحت لا يغذو كما أنّ الماء البحت لا يغذو، فأمّا روائح الأشياء الطيّبة الرائحة فإنّها تغذو غذاءً يسيرًا أقلّ ممّا تغذو الأشربة، والرائحة تتولّد من أشياء أرضية ومائية ونارية وهوائية وإن لم تكن ظاهرة بالبصر.

فلذلك رأى الأطبّاء أن يستعينوا في حفظ الصحّة وإعادتها بالمشمومات، وللمشموم تأثير عجيب في الأبدان غذاءً كان وهو ما تستلذّه حاسّة الشمّ وتستمتع به، أو دواءً وهو ما تكرهه وتنفر منه، يدلّ على ذلك فعل الأدوية التي تُهلك برائحتها إذا شمّها الإنسان أو تُسدّده أو تصدّعه، فبحسب شدّة ضررها إذا ضرّت تكون منفعتها إذا نفعت ومعونتها الطبائع الضعيفة إذا قُوِّيَت بها في الأمراض الحادّة. والعليل إلى تقوية طبيعته بالروائح الطيّبة أحوج من الصحيح، وذلك عند عجزه عن الأخذ بالحظّ من أغذية المطاعم والمشارب لينوب عن بعض فعلهما في تقويته. والصحيح إذا استعملها فلا ينبغي أن يدمن استعمالها بل الأصلح أن يجعل استمتاعه بها غبًّا لمعنيَين، أحدهما أنّ المشمومات كلّها ذوات قوى مفرطة فتُؤثّر في دماغه وقوى بدنه تأثيرًا يعود بالضرر عليه، وخصوصًا ما لم يوافق مزاجه منها في الحرّ والبرد كضرر شمّ المسك بأصحاب الحرارة وشمّ الكافور بأصحاب البرودة.

---

٢ والروائح : الروائح، س ‖ العبقة : العتيقة، ك ٣ هو، ○/ خ : -، أ ٥ سوى : + خالص، م ٦ ارق : منها ارق، م ض ٧ فكذلك، ○/ خ : فلذلك، أ ٩ ومائية : -، ب ١٠ وللمشموم : والمشموم له، م ١١ الابدان : + والأنفس، ب ‖ منه : عنه، م ١٣ معونتها : تقويتها، ق ‖ الطبائع : للطبائع، س ‖ بها : -، ق ١٤ الى : لا، ض ١٦ بها : -، ق ض

[11] Duftpflanzen und Aromata

Die wohlriechenden Duftstoffe und duftenden Gerüche der Duftpflanzen und Aromata tragen zur Ernährung und Kräftigung des Geistes bei. Denn die dichteste und gröbste Nahrung, aus der die Körper aufgebaut sind, ist die Speise, die erdartig ist. Darauf folgen die wasserartigen Getränke und noch feiner ist der Geruch der duftenden Dinge, der luftartig ist und feiner als Wasser – so wie Wasser feiner als Erde ist. Reines Wasser nährt nicht, sondern ist vielmehr Bestandteil der Speise. Die übrigen Getränke außer Wasser liefern feine Nahrung und unterscheiden sich im Maß ihres Nährwerts. Denn [Getränke] mit dünnerer Konsistenz, die der reinen Wässrigkeit näher sind, sind weniger nahrhaft, während jene mit gröberer Konsistenz nahrhafter sind. In gleicher Weise gehören auch die Duftstoffe der Gattung der Luft an, wobei reine Luft nicht nährt, so wie auch reines Wasser nicht nährt. Die Gerüche der wohlriechenden Dinge liefern geringe Nahrung – weniger als die Getränke – und Geruch entsteht aus erdartigen, wasserartigen, feuerartigen und luftartigen Dingen, auch wenn er für das Auge unsichtbar ist.

Die Ärzte haben daher beschlossen, die Bewahrung und Wiederherstellung der Gesundheit durch Duftstoffe zu unterstützen. Duftstoffe haben einen erstaunlichen Einfluss auf die Körper – sei es als Nahrungsmittel, an dem sich der Geruchssinn erfreut und es genießt, oder als Heilmittel, das er verabscheut und meidet. Darauf deutet die Wirkung der Heilmittel hin, die [schon allein] durch ihren Geruch vernichtende Wirkung haben und den Menschen obstruieren oder ihm Kopfschmerz bereiten, wenn er sie riecht. Entsprechend der Intensität ihrer Schädlichkeit wenn sie schädlich sind, ist ihr Nutzen, wenn sie nützlich sind und ihre Unterstützung der schwachen Naturen, wenn diese bei akuten Krankheiten von ihnen gestärkt werden. Mehr noch als der Gesunde bedarf der Kranke der Stärkung seiner Natur durch die Wohlgerüche, wenn er es nicht vermag, seine Portion an Nahrung der Speisen und Getränke zu sich zu nehmen, um so etwas von deren ihn stärkenden Wirkung zu ersetzen. Wenn der Gesunde sie verwendet, sollte er dies nicht ständig tun. Vielmehr ist es am förderlichsten, sie [nur] alle paar Tage zu genießen, aufgrund von zwei Gedanken (*maʿnayān*): Erstens, weil allen Duftstoffen übermäßige Kräfte innewohnen, die sich letztlich schädlich auf sein Gehirn und die Kräfte seines Körpers auswirken – besonders diejenigen, die in Hitze und Kälte nicht seinem Temperament entsprechen, so wie das Riechen von Moschus Personen mit heißem und das Riechen von Kampfer Personen mit kaltem [Temperament] schadet.

والآخر أنّ حاسّة الشمّ إذا انغمست في الروائح الطيّبة كَلَّت وفَترت اللذّة منها وصار الإنسان كالأخشم الذي لا يجد الرائحة البتّة، يُعتبر ذلك بحال العطّارين المزاولين لصنعة الطيب المدمنين لبيعها وذلك لأَلف الحاسّة لها وصيرورة مزاجها مناسباً لتلك الروائح، واستقرار كيفيتها فيها واتّخاذها بها، فلا يتأثّر المثل من المثل.

فإذا استعمل الإنسان الطيب غبًّا كان أشهى له وألذّ موقعًا منه، وهكذا حال جميع المحسوسات اللذيذة. والأصلح في استعمال الطيب أن يتخرّ به المجلس أو الثياب ولا يُدنى الإنسان شيئًا منها إلى أنفه إدناءً كثيرًا ليفوز بطيبه ويسلم عن قوّة كيفيته، وأن يركّب منها أصنافًا متضادّةً من حارّ وبارد فإنّه عند ذلك أشدّ اعتدالاً وأصلح لجميع أصحاب الطبائع المختلفة.

وإنّ الطيب المفرد إنّما يجب استعماله أكثر في العلاجات، فأمّا عند استعمالها للذّة والاغتذاء فأفضله ما كثر تركيبه ووقعت فيه الأخلاط المتضادّة، وذلك شبيه بحال الأطعمة في اللذاذة والطيب عند كثرة التركيب وبحال الأدوية المركّبة في الشَرَف وكثرة المنافع لأصحاب الطبائع المختلفة. والأصلح أيضًا في استعمال الريّاحين أن يشمّ أصنافًا مجموعةً ذوات طبائع مختلفة حارّة وباردة ليعدّل بعضها بعضًا فتعتدل روائحها وتصلح لكلّ طبيعة. وأجناس المشمومات مختلفة فمنها رطبة كالريّاحين وأزهار النبات وغيرها ومنها يابسة كالمسك والعنبر والكافور وغيرها، وكذلك مقابل هذه الأشياء الطيّبة أشياء منتنة الرائحة من الصَنَفَين معًا. والطيب منها يدخل في باب الغذاء والدواء والمنتن لا يدخل إلّا في باب الدواء. والرطب من المشمومات بُخاري لمكان رطوبته واليابس دُخاني لمكان يبوسته.

---

١ حاسة : حالة، د ‖ وفترت، ○ / خ : وفزّت، أ ٣ لها : بها، ○ ‖ وصيرورة مزاجها : وصيرورته مزاجا، ب ٦ به المجلس : ↔، م ٨ اصحاب : -، ض ٩ العلاجات : المعالجات، غ د ١٠ فافضله : فاضله، ض ١١ الشرف، غ ب ط م س ض / خ : السرف، أ ق ١٢ حارة وباردة : ↔، ض ١٤ الطيبة : -، ض ١٦ يبوسته : + فافهم، م

Und zweitens, weil der Geruchssinn abstumpft, wenn er sich den Wohlgerüchen hingibt, der Genuss daran nachlässt und man einem Anosmiker (*aḫšam*) gleich wird, der überhaupt keinen Geruch [mehr] wahrnehmen kann. Dies zeigt sich bei den Drogisten, die Aromata herstellen und sie ständig verkaufen. Es beruht darauf, dass der [Geruchs]sinn mit ihnen vertraut ist, sein Temperament sich jenen Gerüchen angepasst hat, ihre Qualitäten sich in ihm festgesetzt haben und er sie aufgenommen hat – und Gleiches wird nicht von Gleichem beeinflusst.

Wenn der Mensch die Aromata also [nur] alle paar Tage verwendet, sind sie für ihn begehrenswerter und angenehmer – so verhält es sich mit allen angenehmen Sinnesobjekten. Der förderlichste Gebrauch von Aromata besteht darin, das Empfangszimmer (*maǧlis*) oder die Kleidung mit ihrem Rauch zu beduften, ohne ihm mit der eigenen Nase zu nahe zu kommen, um seinen Wohlgeruch zu gewinnen und vor der Kraft seiner Qualität sicher zu sein. Dabei sollte man in Hitze und Kälte entgegengesetzte Sorten von [Aromata] zusammen verwenden, so dass sie ausgeglichener werden und bekömmlicher für sämtliche Personen mit unterschiedlichen Naturen

Einzelne Aromata sollte man eher in [medizinischen] Behandlungen einsetzen. Verwendet man sie zum Vergnügen und zur Ernährung, sind die vorzüglichsten [Aromata] jene, die aus vielen Bestandteilen zusammengesetzt sind und entgegengesetzte Körpersäfte beinhalten. Ähnliches gilt für Wohlgeschmack und Aroma der Speisen, wenn sie aus vielen Bestandteilen zusammengesetzt sind, und für den herausragenden Rang (*šaraf*) der zusammengesetzten Heilmittel und ihre zahlreichen Nutzen für Personen mit verschiedenen Naturen. Auch bei der Verwendung der Duftpflanzen ist es am förderlichsten, an einer Sammlung von Sorten mit verschiedenen – heißen und kalten – Naturen zu riechen, damit sie einander ausgleichen, so dass ihre Gerüche ausgeglichen und für jede Natur geeignet sind. Die Arten der Duftstoffe sind unterschiedlich: Es gibt feuchte, wie Duftpflanzen, Pflanzenblüten und andere, sowie trockene, wie Moschus, Ambra, Kampfer und andere. Ebenso gibt es entgegengesetzt zu diesen wohlriechenden Dingen übelriechende Dinge beiderlei Sorte. Das Wohlriechende wirkt als Nahrungs- und Heilmittel und das Übelriechende nur als Heilmittel. Die feuchten Duftstoffe sind aufgrund ihrer Feuchtigkeit dampfartig und die trockenen aufgrund ihrer Trockenheit rauchartig.

[١١.١ في الريّاحين]

الشاهِسفَرَم مائل إلى الحرارة واليبوسة قليلاً بحيث إذا رُشّ عليه الماء ورد أو الماء قَبِلَ برده وأدّاه إلى المشامّ وبرّد وجلب النوم وخاصّةً الغضّ الطري منه. وهو لذيذ المستنشق مسكّن محلّل لما يكون في الدماغ من بخار برفق خاصةً إذا كبر وبزّر.

الآس. أمّا جرمه فالأغلب عليه البرد واليبس وإن كان مركّبًا من قوى مختلفة، وأمّا رائحته فليس الغالب عليها البرد يعرف ذلك بالقياس وهو أنّ فيه أجزاء حارّة وما يصل إلى حاسّة الشمّ لا بدّ أن يكون من ألطف أجزاء المشموم وأحرّه وبالتجربة وهي حدّة رائحته وقلّة التذاذ النفس به وسكونها إليه كما تلتذّ بشمّ الريّاحين الباردة. ورائحة رطبه يمكن أن تكون إلى الاعتدال تقوّي الدماغ وتدفع عنه البخار الحارّ الرطب، ودهنه مقوّ للشعر مسوّد له مبرّد يشدّ الأعضاء ويقوّيها.

الوَرد. فيه أيضًا قوى مختلفة والغلبة للبرودة واليبوسة، ورائحته ألذّ وأسكن من رائحة الآس فيدلّ على أنّه أبرد منه، يبرّد الدماغ ويجففه ويقوّيه ويسكّن الصداع الحارّ والخمار ويدفع البخار الحادّ الحرّيف العارض من الدم والصفراء، وهو مهيّج للعطاس والزكام وقيل في سبب ذلك إنّه يضرّ بأصحاب الأدمغة الباردة فيحدث لهم عطاسًا وزكامًا ولو يفعل الورد هذا الفعل ببرده لكان ما هو أبرد منه رائحةً كالنيلوفر واللفاح أولى بذلك بل الورد إنّما يهيّج العطاس وخصوصًا بمن هو حارّ الدماغ بترديده البخار الحادّ في داخل دماغه ببرده وقبضه. ودهنه قريب من الاعتدال إلى البرد ما هو جيّد للدماغ والعلل الحارّة فيه مقوّ لجميع الأعضاء.

---

٢ الشاهسفرم: الشاهسبرم، غ ق ك ض ‖ أو الماء: والماء، ق ٣ وبرّد: فبرّد، م س: فبرد، ض ‖ وخاصة ... منه: -، ط: وخاصة الطري منه الغض، س ‖ منه: -، م ٤ كبر وبزر: كثر، ب ٥–٦ فليس ... البرد: فالغالب عليها الحر، ط: + واليبس، ك ٦ بد: + من، ك ٧ به: -، غ ١٠ فيه، ط ك / ل: فيها، أ ق غ ب م س ض د ‖ قوى: -، ض ١١ انه، ق: انها، أ غ ب م ط س ك ض د ‖ منه: منها، أ○ ‖ البخار: + الحار، ض ١٣ الفعل: -، ك ١٤ منه رائحة: ↔، ك ‖ حار: -، غ ١٥ في: -، د

[11.1 Duftpflanzen]

KLEINBLÄTTRIGES BASILIKUM [*Ocimum minimum*][1] neigt ein wenig der Hitze und Trockenheit zu, so dass es, wenn man es mit Rosenwasser oder Wasser besprengt, dessen Kälte annimmt, sie den Nasen zuführt und kühlend und schlafbringend wirkt. [Dies gilt] vor allem für das saftige, frische [Kleinblättrige Basilikum]. Es ist angenehm einzuatmen und wirkt beruhigend und behutsam lösend auf den Dampf, der im Gehirn ist – besonders, wenn es hoch gewachsen ist und Saat gebildet hat.

MYRTEN [*Myrtus communis*]. Ihre Substanz (*ǧirmuhū*) wird von Kälte und Trockenheit beherrscht, auch wenn sie aus verschiedenen Kräften zusammengesetzt ist. Ihr Geruch hingegen wird nicht von Kälte beherrscht. Dies weiß man durch Analogieschluss – in [den Myrten] sind heiße Teile und das, was den Geruchssinn erreicht, muss zu den feinsten und heißesten Teilen des Duftstoffs gehören – und aus Erfahrung – ihr Geruch ist scharf und erfreut und beruhigt die Seele nur gering, während [die Seele] sich [ansonsten] am Riechen kalter Duftpflanzen erfreut. Der Geruch feuchter [Myrte] kann der Ausgeglichenheit [zugeneigt] sein, stärkt das Gehirn und vertreibt den heiß-feuchten Dampf von ihm. Ihr Öl kräftigt das Haar, macht es schwärzer, wirkt kühlend und festigt und kräftigt die Organe.

ROSEN [*Rosa* Sp.]. Auch in ihnen sind unterschiedliche Kräfte, wobei Kälte und Trockenheit überwiegen. Ihr Geruch ist angenehmer und beruhigender als der Myrtengeruch, was darauf hinweist, dass sie kälter sind als die [Myrten]. Sie kühlen das Gehirn, trocknen und stärken es, lindern heißen Kopfschmerz und die unangenehmen Nachwirkungen des Trinkens von Alkohol. Sie wirken dem scharfen, beißenden Dampf entgegen, der aus Blut und gelber Galle entsteht, und rufen Niesen und Katarrhe hervor. Über die Ursache davon heißt es, dass sie Personen mit kalten Gehirnen schaden und bei ihnen Niesen und Katarrhe hervorrufen. Wenn Rosen aufgrund ihrer Kälte in dieser Weise wirkten, dann müsste etwas mit kälterem Geruch – wie Seerosen und Alraune – noch eher dazu neigen. Vielmehr erregen Rosen Niesen – besonders bei Personen mit heißem Gehirn –, weil sie durch ihre Kälte und Adstringenz den scharfen Dampf innerhalb des Gehirns zurückwerfen. Ihr Öl ist der Ausgeglichenheit nahe, zur Kälte hin, gut für das Gehirn und bei heißen Krankheiten in ihm. Es stärkt sämtliche Organe.

---

1 Renaud/Colin 1934, 188 f.

المَرَزَنجُوش حارّ لطيف فتّاح يحلّل ما في الدماغ من الرياح ويلطّف ما فيه من الرطوبة ويفتح سدده وينفع الصداع الذي يكون من البرودة ومن اللقوة خاصّةً وجميع العلل الباردة في الدماغ.

النّمّام حارّ يابس قوّي التحليل لما يكون في الدماغ من الفضول البلغمية وينفع الصداع البلغمي والشقيقة العارضة من السوداء والبلغم وهو أقوى من المرزنجوش.

الياسَمين قوّي الحرارة واليبس حادّ نافع من الرطوبة والبلغم صالح للمشايخ ومن كان بارد المزاج نافع من الصداع العارض من البلغم والمرّة السوداء المتولّدة من عفونة البلغم اللزج ومن الرياح الغليظة، مقوّ للدماغ نافع من جميع الأمراض البلغمية في الرأس إلا أنّه يصدّع ويرعف المحرورين، ودهنه نافع للأمراض الباردة في العصب وللشيوخ.

النَرجِس حارّ لطيف قريب من الاعتدال في الحرّ واليبس نافع للدماغ ملطّف محلّل لما يكون في الدماغ من الرطوبة، ودهنه يلين العصب وينفع من وجع الأرحام.

السَوسَن. الأبيض حارّ يابس لطيف ملطّف لما يكون في الدماغ من الفضل الريحي والفضل البلغمي، والأسمانجُوني أقلّ حرارةً منه. ودُهنه يحلّل الأورام الحادثة عن البرودة في الحجاب المستبطن للأضلاع إذا مُرخ الصدر به وينفع من أوجاع الرحم والمثانة.

البَنَفسَج بارد رطب يذهب بالصداع الحادث من المرّة الصفراء والدم الحرّيف ويجلب النوم، وينفع من حرارة الدماغ ويُبسه شمُّه والتضميد به، ودهنه ينفع من السهر ويبس الدماغ ويرطّب البدن ويعدّل الأخلاط الحارّة.

الخِيري. الأصفر حارّ ملطّف محلّل باعتدال ينفع مَن كان مزاجه معتدلاً ويفتح السدد العارضة في الرأس وهو ألطف وأشدّ تحليلاً من الأحمر. فأمّا الأبيض فليس بصالح لضعفه وغلبة المائية عليه، ودُهنه حارّ لطيف ملين محلّل وخاصّةً الأصفر منه.

---

٢ وينفع: + من، س ٧ يصدع: مصدع، م: يصرع، ط ٩ الحر: الرطوبة، م ٩-١٠ ملطف ... الدماغ: -، ض ١١ الابيض، ○: -، أ ١٢ يحلل: ينفع، د ١٣ الصدر: + والجنب، م || والمثانة: والكلى والمثانة، م: والمياه، ض ١٤ البنفسج: -، ق || من المرة: عن المرة، م ١٧ الاصفر: -، ط || ملطف، ○/ ل: -، أ ١٨ وهو: والأصفر، ط || فاما ... فليس: فالابيض ليس، غ || وغلبة: + الدم، س

MAJORAN [*Origanum majorana*] ist heiß, fein und öffnend. Er löst die Winde auf, die im Gehirn sind, verfeinert die Feuchtigkeit, öffnet die Obstruktionen darin und hilft besonders gegen Kopfschmerz, der von Kälte und Gesichtslähmung herrührt, sowie gegen sämtliche kalten Krankheiten im Gehirn.

WASSERMINZE [*Mentha aquatica*][2] ist heiß-trocken und verfügt über starke Auflösekraft der schleimigen Überschüsse im Gehirn. Sie hilft bei schleimigem Kopfschmerz und von schwarzer Galle und Schleim ausgelöster Migräne und ist stärker als Majoran.

JASMIN [*Jasminum officinale*] hat starke Hitze und Trockenheit, ist scharf und hilft gegen Feuchtigkeit und Schleim. Er ist für Alte und Personen mit kaltem Temperament geeignet und hilft gegen Kopfschmerz, der aufgrund von Schleim und von aus der Fäulnis klebrigen Schleims entstandener schwarzer Galle sowie aufgrund von groben Winden auftritt. Er stärkt das Gehirn und hilft gegen sämtliche schleimigen Krankheiten im Kopf, erzeugt bei Personen mit zu viel Hitze jedoch Kopfschmerz und Nasenbluten. Sein Öl ist nützlich bei kalten Nervenkrankheiten und für Alte.

NARZISSEN [*Narcissus poeticus*] sind heiß, fein und der Ausgeglichenheit in Hitze und Trockenheit nahe. Sie sind nützlich für das Gehirn und verfeinern und lösen die Feuchtigkeit auf, die im Gehirn ist. Ihr Öl erweicht die Nerven und hilft bei Gebärmutterschmerz.

SCHWERTLILIEN [*Iris* sp.]. Weiße [Schwertlilien] sind heiß-trocken, fein und verfeinern den windigen und schleimigen Überschuss, der im Gehirn ist. Himmelblaue [Schwertlilien] sind weniger heiß. Ihr Öl lässt von Kälte verursachte Schwellungen im Brustfell abklingen, wenn man die Brust damit einreibt und hilft gegen Gebärmutter- und Blasenschmerzen.

VEILCHEN [*Viola odorata*] sind kalt-feucht, vertreiben durch gelbe Galle und scharfes Blut ausgelösten Kopfschmerz und wirken einschläfernd. Das Riechen an und das Verbinden mit ihnen hilft gegen Hitze und Trockenheit des Gehirns. Ihr Öl hilft gegen Schlaflosigkeit und Trockenheit des Gehirns, befeuchtet den Körper und gleicht die heißen Körpersäfte aus.

LEVKOJEN [*Erysimum cheiri*]. Gelbe [Levkojen] sind heiß und wirken gleichmäßig auflösend. Sie helfen Personen mit ausgeglichenem Temperament, öffnen im Kopf auftretende Obstruktionen und wirken feiner und stärker auflösend als rote [Levkojen]. Weiße [Levkojen] sind nicht förderlich, da sie schwach sind und von Wässrigkeit beherrscht werden. Ihr Öl ist heiß, fein, erweichend und auflösend – besonders das [Öl] gelbe[r Levkojen].

2 Es könnte auch Quendel (*Thymus serpyllum*) oder Brunnenkresse (*Nasturtium officinale*) gemeint sein (vgl. Dietrich 1988, 385–391).

اللُّفّاح بارد رطب يبرّد الدماغ ويرطّبه وينوّم ويثقل الرأس ويسبت.

النَيلُوفَر شبيه بالبنفسج في قوّته ومنفعته إلا أنّه أبرد وأرطب يسكّن الصداع العارض من حرارة ويجلب النوم، ودهنه أبلغ وأقوى من دهن البنفسج.

الفَلَنجمُشك حارّ لطيف قوّته قريبة من قوّة المرزنجوش إلا أنّه دونه في اليبس، جيّد للخفقان والوحشة.

البَهرامَج معتدل المزاج طيّب لذيذ المستنشق خفيف على النفس ينفع من الرياح الخفيفة العارضة في الدماغ.

التُّفّاح والسفرجل. رائحتهما مبرّدة مقوّية للدماغ والنفس، ودهن السفرجل قابض يمنع العرق.

الأُترُجّ. رائحته حادّة تنفع الدماغ الذي قد ناله البرد وتحلّل الرياح العارضة فيه.

النارَنج. رائحته حارّة يابسة وهي ألطف من رائحة الأترجّ.

اللَيمُو شبيه بالأترجّ في رائحته وفعله في الدماغ.

الخِلاف بارد مقوّ للدماغ نافع للبخار الحارّ الحادّ.

نِسرِين حارّ لطيف يصدّع المحرورين سريعًا وهو نافع من وجع العصب.

المَرماحُوز حارّ يابس أكثر من المرزنجوش وفعله أقوى من فعله، يحلّل الرياح الغليظة من الدماغ وينفع من جميع الأعلال الحادثة في الرأس من رطوبة.

الأُقحُوان حارّ يثقل الرأس ويسبت.

الشِيح حارّ يابس جيّد للسدد في المِنخَرَين وكذلك القَيصُوم والحبَق.

الماء ورد بارد لطيف يسكّن الصداع الحارّ والخمار والغشي والإكثار منه يبيّض الشعر.

---

٤ الفلنجمشك : -، ض ٦ البهرامج : الفلحمسك، ض ٧ الدماغ : + البهرامج، ض ٩ الأترج، ٥ / ل : ( )، أ ١٣ نسرين : النسرين، م : -، ض ‖ من وجع : لوجع، ب ١٤ المرماحوز : نسرين، ض ‖ من الدماغ : -، ب ١٦ الاقحوان : المرماحوز، ض ١٧ الشيح : الاقحوان، ض

Alraunen [*Mandragora officinarum*] sind kalt-feucht, kühlen und befeuchten das Gehirn, wirken einschläfernd, beschweren den Kopf und sedieren.

Seerosen gleichen an Kraft und Nutzen den Veilchen, sind jedoch kälter und feuchter. Sie lindern durch Hitze ausgelösten Kopfschmerz und bringen Schlaf. Ihr Öl ist wirksamer und stärker als Veilchenöl.

Limonenbasilikum [*Ocimum* x *africanum*] ist heiß und fein. Seine Kraft kommt der des Majorans nahe, ist jedoch weniger trocken. Er ist gut bei Palpitationen und Einsamkeit.

Balchische Weiden (?)[3] sind von ausgeglichenem Temperament, angenehm duftend, leicht auf der Seele und helfen gegen leichte Winde, die im Gehirn auftreten.

Äpfel- und Quitten. Ihr Geruch wirkt kühlend und stärkend auf Gehirn und Seele. Quittenöl ist adstringierend und schweißhemmend.

Zitronatzitronen. Ihr Geruch ist scharf, nützt dem von Kälte befallenen Gehirn und löst die in ihm auftretenden Winde auf.

Bitterorangen [*Citrus aurantium*]. Ihr Geruch ist heiß-trocken und feiner als der Geruch der Zitronatzitronen.

Zitronen [*Citrus limon*] ähneln den Zitronatzitronen in ihrem Geruch und ihrer Wirkung auf das Gehirn.

Weiden [*Salix* sp.] sind kalt, stärken das Gehirn und helfen bei heißem, scharfem Dampf.

Hundsrosen [*Rosa canina*] sind heiß und fein, erzeugen bei Personen mit zu viel Hitze schnell Kopfschmerzen und helfen gegen Nervenschmerzen.

Syrischer Oregano [*Origanum maru*] ist stärker heiß-trocken als Majoran und stärker in seiner Wirkung. Er löst grobe Winde im Gehirn auf und hilft gegen alle Krankheiten im Kopf, die durch Feuchtigkeit entstehen.

Mutterkraut [*Tanacetum parthenium*] ist heiß, beschwert den Kopf und sediert.

Beifuss [*Artemisia* sp.] ist heiß-trocken und gut bei Obstruktionen in den Nasenlöchern. Dasselbe gilt für Eberraute [*Artemisia abrotanum*] und Basilikum (*ḥabaq*).

Rosenwasser ist kalt und fein und hilft bei heißem Kopfschmerz, den Nachwirkungen des Trinkens von Alkohol und Ohnmacht. Bei häufiger [Anwendung] macht es das Haar weiß.

---

3 Von pers. *bahrāma*. Bei Dihḫudā (1998 IV, 5113) als „Balchische Weide" (*ḫilāf balḫī*), bei Dozy (1927 I, 122) als wilder Jasmin.

[١١.٢] في الطِيب

المِسك حارّ يابس ملطّف مقوّ للروح من أصحاب المزاج البارد ويصدّع المحرورين سريعًا وينفع من العلل الباردة في الرأس جيّد للغشي وسقوط القوّة، والسعوط به مع الزعفران ينفع الصداع البلغمي.

العَنبَر حارّ مقوّ للدماغ والقلب وفعله قريب من فعل المسك إلا أنّه دون المسك في القوّة.

الزَباد وهو عرق حيوان كالسِنَّور طيب الرائحة في قوام العسل أسود اللون، حارّ في الدرجة الثانية معتدل في الرطوبة.

القَرَنفُل حارّ يابس تنفع رائحته الدماغ البارد الضعيف والذي قد غلبت عليه السوداء ويقوّي النفس والقلب.

الصَندَل الأبيض. هو في الدرجة الثانية من البرودة ينفع من الصداع العارض من الحرارة ويبرّد حرارة الدماغ، وهو جيّد للأمراض الحارّة شمًّا وطلياً وإن طُلي به البدن في الحمّام أورث حكّةً.

الكافُور بارد لطيف ينفع من الصداع والأمراض الحارّة في الرأس وجميع البدن ويبرّد الدماغ الحارّ ويقوّي النفس إذا كان ضعفها من حرارة، وإذا استعط منه قطع الرعاف والإكثار من شمّه يسهر.

---

٤ العنبر: + العنبر عرق حيوان كالسنور طيب الرائحة في قوام العسل اسود اللون، ض* ‖ من فعل: بفعل، ط ٥ الزباد: + هو عرق حيوان كالسنور طيب الرائحة في قوام العسل اسود واللون وجدناه هكذا بخط المصنف على الحاشية، س* ٥–٦ الزباد ... الرطوبة: -، ض ٥ وهو ... اللون: -، ○ ٦ الرطوبة: + وهو عرق حيوان كالسنور طيب الرائحة في قوام العسل أسود اللون، ط م ٨ والقلب: + الزباد حار في الدرجة الثانية معتدل في الرطوبة، ض ١٠ حرارة: -، م ‖ وطليا: + وطيبًا، م: + به، د ١٢ استعط: استسعط، م ‖ قطع: يقطع، ب ١٣ يسهر: يكبر، ط

[11.2] Aromata

MOSCHUS[4] ist heiß-trocken, wirkt verfeinernd und stärkt den Geist von Personen mit kaltem Temperament. Er erzeugt bei Personen mit zu viel Hitze schnell Kopfschmerz, hilft gegen kalte Krankheiten im Kopf und ist gut bei Ohnmacht und nachlassender Kraft. Mit Safran geschnupft hilft er gegen schleimigen Kopfschmerz.

AMBRA[5] ist heiß und stärkt Gehirn und Herz. Ihre Wirkung ähnelt der des Moschus, sie ist jedoch weniger stark.

ZIBET.[6] Es handelt sich um den Schweiß eines katzenartigen Tieres, wohlriechend, von honigartiger Konsistenz und schwarzer Farbe.[7] Er ist heiß im zweiten Grad und in Feuchtigkeit ausgeglichen.

GEWÜRZNELKEN [*Syzygium aromaticum*] sind heiß-trocken. Ihr Geruch hilft bei kaltem, schwachen Gehirn, in dem schwarze Galle überwiegt. Sie stärken Seele und Herz.

WEISSES SANDELHOLZ [*Santalum album*] ist kalt im zweiten Grad, hilft gegen durch Hitze verursachten Kopfschmerz und kühlt die Hitze des Gehirns. Als Riech- oder Einreib[mittel] ist es gut bei heißen Krankheiten. Reibt man den Körper im Bad damit ein, ruft es Juckreiz hervor.

KAMPFER[8] ist kalt, fein und hilft gegen Kopfschmerz und heiße Krankheiten im Kopf und im ganzen Körper. Er kühlt das heiße Gehirn und stärkt die Seele[9], wenn ihre Schwäche von Hitze herrührt. Wenn man ihn schnupft, beendet er Nasenbluten, und wenn man ihn in großer Menge riecht, hält er wach.

---

4 Getrocknetes Drüsensekret des im Himalaya beheimateten Moschustiers (*Moschus moschiferus*) (Dietrich 1991, 142 f.).

5 Wohlriechendes, vermutlich pathologisches Stoffwechselprodukt des Pottwals (*Physeter macrocephalus*), das an den Küsten tropischer Gewässer angespült wird (Ruska/Plessner 1960, 484; Dietrich 1993a, 51).

6 Drüsensekret der Zibetkatze (*Viverra zibetha*) (Schönig 2002, 317).

7 Dieser Satz fehlt in fast allen Hss. im Haupttext und steht in einigen Hss. als Randglosse. In der Hs. BY wird er als Randnotiz des Verfassers bezeichnet.

8 Weißlich-transparente Substanz, die zusammen mit Kampferöl aus dem Holz des ostasiatischen Kampferbaums (*Cinnamomum camphora*) destilliert wird (Dietrich 1974, 417).

9 Oder: „den Appetit".

البُنك حارّيابس مقوّ للدماغ الذي قد ناله البرد ويقطع ريح العرق الرديء والنُورة.

العُود حارّ يابس ينفع من الرطوبة التي تكون في الدماغ وغيره من الأعضاء ويقوي الدماغ.

بِسباسة لطيفة وفيها حرارة يسيرة.

سُنبُل الطِيب حارّ يابس فيه قبض وحدّة يسخن ويجفّف الدماغ الذي قد ناله علّة من برودة ورطوبة ويحبس الموادّ التي تنحدر من الدماغ.

السُكّ حارّيابس قابض مصدّع للرأس حابس للطبيعة إذا ضُمد به البطن.

القُسط حارّيابس ينفع من استرخاء العصب وسمّ الهوامّ جيّد للزكام إذا بُخّر به الرأس. والبحري الأبيض دون الهندي في الحرارة.

الزَعفَران حارّيابس مغثٍ مصدّع يثقل الرأس ويجلب النوم.

المَحلَب حارّيلين الأعصاب التي غلظت من ضربةٍ.

المَيعة حارّة تثقل الرأس وتسبت.

أظفار الطِيب حارّة تثقل الرأس وتصدّع.

---

٢ تكون : -، م د || وغيره ... الدماغ، ○: وغيره ويقوي الدماغ، ل : -، أ ٣ بسباسة : البسباسة، م ٦ قابض : -، س || للرأس : -، ب ١٠ ضربة : + أو سقطة، م ١١ الميعة : + قيل عروق رمان بري يتخذ قشر جلد هذه الشجرة ويغلى في الماء ويوخذ ذلك الماء في الطبخ الى ان يتقوم والمقوم منه ميعة رطبة وذلك الثفل اليابس منه ميعة يابسة، ض ١١-١٢ حارة ... الطيب : -، س ١٢ اظفار الطيب : السعد، م || حارة : حار، م ب

BUNK[10] ist heiß-trocken, stärkt das von Kälte befallene Gehirn und unterbindet den Geruch von schlechtem Schweiß und Enthaarungsmittel (*nūra*).

ALOEHOLZ [*Aquilaria agallocha*] ist heiß-trocken und hilft gegen Feuchtigkeit im Gehirn und anderen Organen und stärkt das Gehirn.

MUSKATBLÜTE [*Myristica fragrans*][11] ist fein und in ihr ist geringe Hitze.

INDISCHE NARDE [*Nardostachys jatamansi*] ist heiß-trocken und in ihr ist Adstringenz und Schärfe. Sie erhitzt und trocknet das von einer durch Kälte und Feuchtigkeit verursachten Krankheit befallene Gehirn und hält die Substanzen zurück, die vom Gehirn herabsinken.

SUKK[12] ist heiß-trocken, adstringierend, ruft Kopfschmerz hervor und wirkt stopfend, wenn man den Bauch damit verbindet.

KOSTWURZ [*Saussurea costus*] ist heiß-trocken, hilft gegen Sehnenerschlaffung[13] und das Gift von Ungeziefer und ist gut bei Katarrhen, wenn man den Kopf mit ihm beräuchert. Weißer Meeres[kostwurz] ist weniger heiß als indischer [Kostwurz].

SAFRAN ist heiß-trocken, ruft Übelkeit und Kopfschmerz hervor, beschwert den Kopf und wirkt einschläfernd.

MAḤLAB [*Prunus mahaleb*][14] ist heiß und erweicht die Sehnen[15], wenn sie aufgrund von Schlageinwirkung (*ḍarba*) vergröbert sind.

STYRAX [*Styrax officinalis*][16] ist heiß, beschwert den Kopf und sediert.

DUFTKRALLEN[17] sind heiß, beschweren den Kopf und rufen Kopfschmerz hervor.

---

10 Nasrallah (2007, 766–768) hält *bunk* für eine frühere Wortform von *bunn* „Kaffeebohnen". Es handele sich demnach um zerstoßene, geröstete Schalen von Kaffeebohnen, die als Räuchermittel aus dem Jemen importiert worden seien. Ibn Sīnā hatte *bunk* mit der Wurzel der arabischen Akazie (*Acacia arabica*) identifiziert. Im Maghreb war *bunk* unbekannt (Ibn al-Ḥaššā' 1941, 16).

11 Samenmantel der Muskatnuss, die sogenannte Muskatblüte (Dietrich 1988, 134).

12 Aromamischung aus *rāmik* (eine schwarze Paste aus Galläpfeln und Datteln) mit Moschus oder anderen Zusätzen (Nasrallah 2007, 776).

13 Oder: „Nervenerschlaffung".

14 Der innere, weiche Kern des Steins der Mahaleb-Kirsche (Garbers 1948, 12).

15 Oder: „die Nerven".

16 Trockenes Harz des Storaxbaums (Dietrich 1988, 111).

17 Auch Räucherklaue genannt. Es handelt sich um Deckkapseln (Opercula) der Wasserschnecken *Murex inflatus* und *Strombus lentiginosus*. Die 1–6 cm langen, ovalen, bräunlich-grauen Hornplättchen enthalten aromatische Substanzen, die bei Erhitzung als Räuchermittel freigesetzt werden (vgl. Dietrich 1988, 6; Schönig 2002, 325; Lev/Amar 2008, 215).

السُعد حارّ يابس جدًّا جيّد للبخر والمعدة اللثِقة الرطبة.

وبالجملة فأكثر الريّاحين والطيب حارّة إلا ما أحسّ منه عند الشمّ مع الالتذاذ بسكون النفس إليه كالخلاف والنيلوفر والورد والكافور والصندل والماء ورد. وإذا كان لروائح الحشائش مدخل في تغذية الروح وتقوية القلب كما ذكرنا، فلا يُخفى تقوٍّ النفس والروح والبدن وانتعاشها بروائح الأطعمة الشهية اللطيفة المناسبة لجميع الناس البعيدة من الدوائية والكيفيات القوّية، فينبغي أن يكون استعمالها والفزع إليها عند الحاجة إلى تقوية القلب والدماغ وعند الضعف والغشي أكثر وأشدّ من استعمال سائر الروائح الطيّبة.

١ السعد : اظفار الطيب، م ٢ حارة : حار، ق ٤ الروح وتقوية : -، ض ‖ ذكرنا : ذكر، ض ‖ النفس والروح : ↔، س ٦ القلب، ○ : -، أ ٧ الطيبة : -، ض : + والله اعلم، أ ض : + لا سيما إذا كان المريض محتاجا إلى التغذية أما إذا لم يكن كذلك فروائح الفواكه الرطبة العطرة مثل السفرجل الحلو والكمثرى والتفاح والأترج وغيرها مما فيه تفريح وطيب رائحة وطعم أبلغ في إزالة الضعف من روائح الأطعمة فإن بعض المرضى لا يستطيبون روائح الأطعمة فليكن الطبيب خبيرا بما هو أوفق، ب* م

ZYPERGRAS [*Cyperus rotundus*][18] ist heiß, sehr trocken und gut bei Mundgeruch und klebrigem, feuchtem Magen.

Insgesamt sind die meisten Duftpflanzen und Aromata heiß – außer jene, die beim Riechen neben dem Wohlgefühl auch Seelenruhe verspüren lassen, wie Weiden, Seerosen, Rosen, Kampfer, Sandelholz und Rosenwasser. Wenn die Gerüche der Pflanzen nun – wie von uns angeführt – Zugang zur Ernährung des Geistes und Kräftigung des Herzens haben, so ist es offenbar, dass Seele, Geist und Körper [auch] durch die Gerüche appetitlicher, feiner Speisen gekräftigt und belebt werden, die für alle Menschen geeignet und fern von Heilmittelartigkeit und starken Qualitäten sind. Wenn man Herz und Gehirn stärken muss oder Schwäche und Ohnmacht verspürt, sollte man sie daher häufiger und stärker verwenden und eher auf sie zurückgreifen als auf die übrigen Wohlgerüche.

18 Die Wurzelknollen des Zypergrases werden zu Pulver zerstoßen oder als ätherisches Öl verwendet (Schönig 2002, 273).

Das Kitāb al-Aġḏiya wa-l-ašriba *im Kontext*

KAPITEL 1

Textgenese

1.1 Nağīb ad-Dīn as-Samarqandī – Leben und Werk

Der vollständige Name des Arztes as-Samarqandī lautete seinem Zeitgenossen Ibn Abī Uṣaybiʿa zufolge Nağīb ad-Dīn Abū Ḥāmid Muḥammad b. ʿAlī b. ʿUmar as-Samarqandī.[1] In einigen Handschriften des *K. al-Aġḏiya wa-l-ašriba* steht anstelle der *kunya* Abū Ḥāmid jedoch Abū l-Muḥāmid[2] und in dem ältesten bekannten Exemplar des Werks heißt er Abū l-Fatḥ. As-Samarqandī scheint also unter mindestens zwei verschiedenen *kunya*s bekannt gewesen zu sein. Auch sein *laqab* ist in den Handschriften zumeist erweitert zu Nağīb al-Milla wa-d-Dīn oder Nağīb ad-Dawla wa-l-Milla wa-d-Dīn.[3]

Die einzige Angabe zur Biografie as-Samarqandīs bei Ibn Abī Uṣaybiʿa ist sein gewaltsamer Tod bei der mongolischen Eroberung Herats im Jahr 619/1222.[4] Seine Lebenszeit fällt somit in das späte 12. und frühe 13. Jh., wobei er bereits vor dem Jahr 594/1189 begonnen hat, medizinische Schriften zu verfassen, wie die älteste erhaltene Abschrift eines seiner Werke bezeugt.[5]

Aus einer Bemerkung as-Samarqandīs im Vorwort zu seinem Arzneibuch *Uṣūl at-tarākīb* geht hervor, dass er sich an einem Bagdader Krankenhaus (*dār al-marḍā fī madīnat as-salām*) aufgehalten hat – entweder, weil er dort selbst als Arzt praktizierte oder aber, um die dort angewandte Medizin zu studieren.[6] Gemeint ist wahrscheinlich das Ende des 10. Jh.s von dem Buyidenherrscher ʿAḍud ad-Dawla am Ufer des Tigris errichtete ʿAḍudī-Krankenhaus

1 Ibn Abī Uṣaybiʿa 1884 II, 31; vgl. Brockelmann 1943 I, 646; Ullmann 1970a, 170; Iskandar 1972, 451.

2 Hss. AQ BY M3 ME LO R1 R2 RB T3 TK YA. In IÜ, K2, und T1 wird der Name as-Samarqandīs ohne *kunya* angegeben.

3 Hss. AQ B2 BY LE M3 ME R2 RB T1 T3 TK. Zusatz *ad-dawla* in LO.

4 Ibn Abī Uṣaybiʿa 1884 II, 31: „Er wurde zusammen mit all jenen, die bei der Eroberung der Stadt Herat durch die Tartaren umkamen, getötet." Auch in einer persischen Notiz auf der Titelseite der Hs. T3 wird das Todesjahr as-Samarqandīs mit der mongolischen Eroberung in Verbindung gebracht.

5 Hs. Mossul, al-Madrasa al-Aḥmadīya, 148, von Brockelmann (1943 I, 647) katalogisiert als „Medizinbuch" (*K. fī ṭ-Ṭibb*). Um welches Werk as-Samarqandīs es sich dabei handelt, ist unklar.

6 Vgl. Hs. Teheran, Kitābḫāna-yi millī-yi Malik, 4401/3, S. 352. Zu dieser Textstelle vgl. auch Levey/al-Khaledy 1967, 170.

(*al-bīmāristān al-ʿaḍudī*), das bis zur mongolischen Eroberung als berühmtestes Krankenhaus Bagdads und wichtiges medizinisches Studienzentrum galt. Als es gegründet wurde, waren dort 25 Ärzte verschiedener Fachrichtungen beschäftigt, die neben ihrer praktischen Tätigkeit auch Vorlesungen abhielten und medizinische Texte studierten.[7] Der Geograf Ibn Ǧubayr, der sich zur Zeit as-Samarqandīs Ende des 12. Jh.s in Bagdad aufhielt, beschreibt das Krankenhaus als großen Palast, ausgestattet mit „allen Annehmlichkeiten königlicher Gemächer", in dem auch die Heilmittel und Speisen für die Patienten nach ärztlicher Anweisung zubereitet wurden.[8] Er berichtet zudem, dass die Ärzte an jeweils zwei Wochentagen zur Visite kamen, was als Anzeichen dafür gedeutet worden ist, dass der medizinische Betrieb am ʿAḍudī-Krankenhaus zu dieser Zeit bereits im Niedergang begriffen war.[9]

Bevor er in Herat verstarb, hat as-Samarqandī somit zumindest für einige Zeit im abbasidischen Bagdad gelebt und möglicherweise auch dort seine medizinischen Schriften verfasst.[10] Er hatte einen Neffen namens Aṣīl ad-Dīn, der zugleich auch sein Schüler war und von ihm als Arzt ausgebildet worden ist, wie eine Randglosse in der Handschrift T1 bezeugt.[11]

As-Samarqandī hat mindestens sechs umfangreiche Bücher zu Pathologie, Diätetik, Pharmakognosie und Pharmazie sowie eine Reihe kürzerer Traktate zu weiteren medizinischen Fachgebieten verfasst. Folgende Werke sind aus der bibliografischen Literatur und aus Handschriftenkatalogen bekannt:[12]

---

7 Dunlop 1960, 1223 f.; Pormann/Savage-Smith 2007, 98.

8 Ibn Ǧubayr 1907, 225 (vgl. Dunlop 1960, 1223 f.).

9 Strohmaier 1979, 522; Pormann/Savage-Smith 2007, 98.

10 Ein weiterer Hinweis auf as-Samarqandīs Aufenthalt in Bagdad findet sich in seinem Arzneibuch *Qarābāḏīn*, wo er ein Mittel für Gewichtszunahme beschreibt, das von den Bewohnern Bagdads verwendet werde (vgl. Tohmé 1994, 114).

11 Hs. T1 (nicht foliiert, beim Eintrag zu *rašād* und *ḥurf*): „So habe ich es von dem Arzt Aṣīl ad-Dīn, dem Sohn der Schwester und Schüler des Verfassers des Buches, gehört." In Anmerkungen in der Hs. Los Angeles, University of California, Ar. 73 heißt es hingegen, Aṣīl ad-Dīn sei sein Sohn gewesen. Die Glosse der Teheraner Hs. erscheint jedoch glaubwürdiger, da ihr Verfasser Aṣīl ad-Dīn offenbar persönlich begegnet ist (*samiʿtuhū min Aṣīl ad-Dīn*), während der Glossist der kalifornischen Hs. sich lediglich auf schriftliche Quellen beruft (*manqūl min ḫaṭṭ Aṣīl ad-Dīn*). Aus einer der Glossen der Hs. aus Los Angeles geht zudem hervor, dass Aṣīl ad-Dīn eine Abschrift von Naǧīb ad-Dīns Arzneibuch *Qarābāḏīn* kollationiert und korrigiert hat (vgl. Iskandar 1972, 451–457).

12 Die Titel sind hier jeweils in alphabetischer Reihenfolge aufgeführt.

a *Bücher*

1 *Kitāb al-Adwiya al-mufrada*

„Das Buch der einfachen Heilmittel". Brockelmann, Ullmann und Iskandar führen insgesamt fünf Handschriften an.[13] Es entspricht der von Brockelmann und Iskandar irrtümlich als zusätzliches Werk aufgeführten *Risāla fī l-Adwiya al-mustaʿmala ʿinda ṣ-ṣayādila* in der Hs. Mossul, Yaḥyā Bāšā, 175/4. Weitere Hss.: Bethesda, NLM, A 1.1/1; Çorum, Genel, 2955/3; Istanbul, Beyazıt, Velieddin Efendi 2541/6; Istanbul, Süleymaniye, Şehit Ali Paşa 2091/4; Kairo, Dār al-kutub, Ṭibb 1/2; Qom, Marʿašī, 7467/2; Teheran, Maǧlis, 6098/1; Teheran, Maǧlis Sinā, 360/63; Tunis, Bibl. Nationale, 18495/2. Das Buch enthält nach den Einträgen zu den allgemeinen Heilmitteln ein eigenes Kapitel über die abführenden Heilmittel (*Ḏikr al-adwiya al-mushila*), das Brockelmann und Iskandar für eine eigenständige *Risāla fī l-Adwiya al-mushila* hielten. Dass der Text Teil des *K. al-Adwiya al-mufrada* ist, erklärt as-Samarqandī selbst im Vorwort: Er habe die abführenden Heilmittel separat aufgeführt und sie am Ende des Buchs versammelt. Dieser Satz fehlt – ebenso wie auch das Kapitel selbst – in vielen Abschriften, findet sich jedoch in den Hss. Teheran Maǧlis, Bethesda und Qom. Auch in der ältesten bekannten Abschrift des Werks von 615 H. ist das Kapitel über die abführenden Heilmittel enthalten.[14] In der Hs. London, British Library, Or. 6273/2 steht es als Einzeltext ohne das *K. al-Adwiya al-mufrada*. In der Handschrift aus Tunis folgt auf das *K. al-Adwiya al-mufrada* eine nach Anwendungsgebieten geordnete Heilmittelliste, die mit den Heilmitteln zur Öffnung von Obstruktionen (*al-Adwiya al-mufattiḥa li-s-sudad*) beginnt.[15] Diese könnte ebenfalls von as-Samarqandī stammen.

2 *Kitāb al-Aġḏiya wa-l-ašriba*

„Das Buch der Nahrungsmittel und Getränke". Derzeit sind 53 Handschriften dieses Buches bekannt.[16] In den meisten und frühesten Handschriften lautet der Buchtitel *K. al-Aġḏiya wa-l-ašriba*. Daneben sind noch zwei Erweiterungen des Titels belegt. In der Hs. K1 und den von ihr abhängigen Abschriften steht der Zusatz *li-l-aṣiḥḥāʾ* („für Gesunde") zur Abgrenzung des Werks von as-Samarqandīs zweitem diätetischen Lexikon über die Speisen der Kranken. Acht Handschriften anderer Überlieferungszweige führen den Titel mit dem Zusatz *wa-mā yataṣṣil bihā* bzw. *bihimā* („und was mit ihnen zusammenhängt")

---

13 Brockelmann 1943 I, 646; Suppl. I, 895 f.; Ullmann 1970a, 278; Iskandar 1972, 458.

14 Vgl. das Explicit der Hs. Çorum bei Dietrich 1966, 214.

15 Hs. Tunis, Bibl. Nat., 18945/4, fol. 82ᵇ–84ᵇ.

16 Vgl. das Verzeichnis der Hss. auf S. 11–13. Brockelmann (1943 I, 647; Suppl. I, 896), Ullmann (1970a, 202) und Iskandar (1972, 451) führen insgesamt lediglich 18 Hss. an.

an, in Anlehnung an die Überschrift des Kapitels über die Getränke (*Fī l-ašriba wa-mā yataṣṣil bihā*). Der Zusatz *wa-ǧamīʿ ma yatanāwaluhū l-insān* („und alles, was der Mensch zu sich nimmt") ist handschriftlich nicht belegt. Es handelt sich um eine aus dem Vorwort des Buches zitierte Erweiterung, unter der das Werk im Katalog der Khuda Bakhsh Oriental Public Library in Bankipur (Patna) verzeichnet ist[17] und die von Brockelmann und Iskandar als Titelvariante übernommen wurde.

3 *Kitāb al-Asbāb wa-l-ʿalāmāt*

„Das Buch der Ursachen und Symptome". Ed.: Yūsuf Bēg Bābāpūr et al.: *Al-Asbāb wa-l-ʿalāmāt. Taṣnīf Naǧīb ad-Dīn as-Samarqandī*. Teheran 2012.[18] Diese ausführliche Krankheitslehre stellt das umfangreichste und bekannteste Buch as-Samarqandīs dar. Zu seiner Berühmtheit trug auch der weitverbreitete Kommentar *Šarḥ al-Asbāb wa-l-ʿalāmāt* des Nafīs b. ʿIwaḍ al-Kirmānī aus dem Jahr 827/1424 bei, der wiederum dem persischen Arzt Muḥammad Akbar Arzānī im Jahr 1112/1700 als Grundlage für sein Buch *Ṭibb-i akbarī* diente.[19] Der Umstand, dass al-Kirmānī in seinem Kommentar das letzte Kapitel as-Samarqandīs „Über das Gifttrinken" (*Fī saqy as-sumūm*) nicht behandelt, führte dazu, dass dieses Kapitel des *K. al-Asbāb wa-l-ʿalāmāt* in vielen Handschriften dem *Šarḥ* al-Kirmānīs im Original hinzugefügt wurde.[20] Zuweilen ist es auch als Einzeltext überliefert, so dass Brockelmann den Text als eigenständige *Risāla* as-Samarqandīs verzeichnet. Neben al-Kirmānīs Kommentar existiert noch ein älterer Kommentar *Šarḥ al-Asbāb wa-l-ʿalāmāt* von ʿIzz ad-Dīn Ibrāhīm b. Suwaydī aus dem 13. Jh.[21] Der katalanische Arzt Moses ben Joshua (Moses Narboni) zitiert in seinem medizinischen Traktat *Oraḥ ḥayyim* aus dem 14. Jh. Abschnitte über Fieber aus dem *K. al-Asbāb wa-l-ʿalāmāt*, die er ins Hebräische übersetzt hat.[22] Wie eine Istanbuler Handschrift aus dem 17. Jh. bezeugt, ist das *K. al-Asbāb wa-l-ʿalāmāt* auch ins Türkische übersetzt worden.[23]

---

17 Vgl. Aḥmad 1910 IV, 87.

18 Den Hinweis auf diese Edition verdanke ich Zouhour Chaabane, die in ihrer Dissertationsschrift ebenfalls eine kritische Edition des Werkes erstellt hat.

19 Vgl. Brockelmann 1943 I, 646; Suppl. I, 895 f.; Ullmann 1970a, 170; Iskandar 1972, 459.

20 Vgl. Iskandar 1972, 470–473.

21 İhsanoğlu 1984, 370.

22 Vgl. den Eintrag zur Hs. Yah. Ar. 401 im Online-Katalog der Israelischen Nationalbibliothek: http://aleph.nli.org.il/F/?func=direct&doc_number=003366734&local_base=NNLMSS [abgerufen am 14.08.2015].

23 Vgl. İhsanoğlu 1984, 373.

4 *Kitāb Aṭʿimat al-marḍā*

„Das Buch der Speisen der Kranken". Brockelmann, Ullmann und Iskandar führen insgesamt 21 Handschriften an.[24] Wie beim *K. al-Aġḏiya wa-l-ašriba* sind jedoch auch hier noch weit mehr Handschriften zu erwarten. Alternative Titel sind *Aġḏiyat al-marḍā* bzw. *al-Aġḏiya wa-l-ašriba li-l-marḍā*, was in Katalogeinträgen oftmals zu Verwechslungen mit dem *K. al-Aġḏiya wa-l-ašriba* führt.

5 *Kitāb al-Qarābāḏīn ʿalā tartīb al-ʿilal*

„Nach Krankheiten geordnetes Dispensatorium". Unkritische Edition von Georges Tohmé (1994). Im Gegensatz zu den meisten anderen Textzeugen gibt seine Handschrift den Titel als *Aqrābāḏīn ʿalā tartīb al-asbāb* wieder. Brockelmann, Ullmann und Iskandar führen insgesamt 24 Handschriften an.[25] Alternativer Titel: *Aqrābāḏīn ʿalā tartīb al-ʿilal*. Von dem Werk existiert eine von ʿAbd al-ʿAzīz b. ʿAdī al-Mawṣilī gekürzte Fassung aus dem 13. Jh.[26] Die Kairener Hs. Ṭibb 1 enthält im Anschluss an das Buch *Qarābāḏīn* zwei einzelne „Kapitel" über „beruhigende und berauschende Heilmittel" (*Bāb fī l-adwiya al-musbita al-muskira*) und über „Heilmittel, die den Weingeruch aus dem Mund entfernen" (*Bāb fī ḏikr al-adwiya allatī tuzīl rāʾiḥat ar-rāḥ ʿan al-fam*). Beide Texte werden im Kairener Handschriftenkatalog und von Iskandar[27] als eigenständige Traktate as-Samarqandīs gedeutet. Es könnte sich jedoch auch um Zusätze zum *Qarābāḏīn* handeln.

6 *Kitāb Uṣūl tarkīb al-adwiya*

„Das Buch der Grundlagen der Zusammensetzung der Heilmittel". Ed.: ʿAbbās, Naǧlāʾ Qāsim: *Naǧīb ad-Dīn as-Samarqandī. Uṣūl tarkīb al-adwiya*. Bagdad 1989. Faksimile einer Istanbuler Hs. mit engl. Übersetzung und Kommentar von Levey und al-Khaledy (1967), die den Text allerdings als „Aqrābādhīn" benennen. Brockelmann, Ullmann und Iskandar führen insgesamt 18 Handschriften an.[28] Oftmals ist in den Handschriftenkatalogen jedoch unklar, welches der beiden Arzneibücher as-Samarqandīs (*Qarābāḏīn* oder *Uṣūl*) gemeint ist. Alternative Titel sind *Uṣūl at-tarākīb, al-Adwiya al-murakkaba, Dustūr as-Samarqandī, Qawānīn tarkīb al-adwiya* und *K. al-Maʿāǧīn wa-l-ašriba*. Der letzte Titel wurde von Iskandar als vermeintliches Exzerpt zweier Einzelkapitel der *Uṣūl* gedeu-

24 Brockelmann 1943 I, 647; Suppl. I, 896; Ullmann 1970a, 201 f.; Iskandar 1972, 459.

25 Brockelmann 1943 I, 646 f.; Suppl. I, 895; Ullmann 1970a, 308; Iskandar 1972, 459.

26 Hs. Aleppo, Aḥmadīya, 1269; s. Dietrich 1966, 157.

27 Iskandar 1972, 461.

28 Brockelmann 1943 I, 646 f.; Suppl. I, 895; Ullmann 1970a, 308; Iskandar 1972, 460.

tet. Von dem Buch existiert auch eine gekürzte Fassung (*muḫtaṣar*).[29] Der im byzantinischen Edirne ansässige Arzt Elischa Hayevani übersetzte im 15. Jh. einen Großteil der *Uṣūl* ins Hebräische und integrierte diese in ein von ihm verfasstes Dispensatorium.[30] Der Katalog der Hyderabader Āṣafīya-Bibliothek verzeichnet ein Exemplar der *Uṣūl at-tarākīb* as-Samarqandīs bei den persischsprachigen Handschriften. Es handelt sich vermutlich um eine Übersetzung des Werks.[31] Brockelmann führt einen Traktat mit dem lateinischen Titel *Tractatus de medicamentis repertu facilibus* (Hs. Oxford, Bodl. Lib., 630/3) unter den Werken as-Samarqandīs an, den er irrtümlicherweise als *R. fī l-Adwiya al-mushila* identifiziert. Es handelt sich jedoch um eine arabische Abschrift der *Uṣūl*.[32]

b *Kürzere Traktate*[33]

1 *Adwiyat al-qalb wa-mā yataʿallaq bihī*

„Arzneimittel für das Herz und was mit ihm zusammenhängt". Ullmann und Iskandar führen zwei Handschriften an.[34] Alternativer Titel: *Qawānīn tarkīb al-adwiya al-qalbīya*. Weitere Hss.: Leiden, Univ., Or. 945/5; Qom, Marʿašī, 7467/7; Teheran, Maǧlis Sinā, 360/64; Tunis, Bibl. Nationale, 18945/5; Tokio, University, 113/11.

2 *Maqāla fī Kayfīyat tarkīb ṭabaqāt al-ʿayn*

„Zur Struktur der Schichten des Auges".[35] Hss. Bagdad, Matḥaf, 3770/5; Berlin, Staatsbibliothek, Orientabt., Lbg. 124; Istanbul, Süleymaniye, Fatih 3528/4; Leiden, Univ., Or. 945/14; Mossul, Privatbesitz von Ibrāhīm Ǧalabī al-ʿAṭṭār Bāšā, 14/10; Qom, Marʿašī, 7467/6; Teheran, Maǧlis Sinā, 360/65; Tokio, University, 113/10. Alternative Titel: *R. fī Tašrīh al-ʿayn* und *Fī anna l-ʿayn murakkaba min sabʿ ṭabaqāt*. In der Hs. Bagdad wird der Text ergänzt durch eine Skizze zur Anatomie des Auges.[36]

---

29 Brockelmann 1943 I, 646.

30 Vgl. den Eintrag zur Hs. Yah. Ar. 401 im Online-Katalog der Israelischen Nationalbibliothek: http://aleph.nli.org.il/F/?func=direct&doc_number=003366734&local_base=NNLMSS [abgerufen am 14.08.2015].

31 Vgl. Ḥusayn 1928 II, 949; Storey 1971, 215.

32 Savage-Smith 2011, 686.

33 Im Gegensatz zu den Büchern as-Samarqandīs umfassen diese Texte in den Handschriften jeweils nur wenige Folia.

34 Ullmann 1970a, 170; Iskandar 1972, 458.

35 Al-Ǧalabī 1927, 260; Brockelmann 1943 I, 647.; Iskandar 1972, 460.

36 An-Naqšbandī 1981, 73.

3 *Risāla fī Mudāwāt waǧaʿ al-mafāṣil*

„Zur Medikation von Gelenkschmerzen". Brockelmann, Ullmann und Iskandar führen drei Hss. an.[37] Alternativer Titel in der Hs. Rampur, Raza, 3206/2: *Risāla fī Ṭabāʾiʿ al-aġḏiya*. Weitere Hss.: Bethesda, NLM, A 80.1 (katalogisiert als *Fī l-Mafāṣil*); Qom, Marʿašī, 7467/8; Teheran, Maǧlis, 1568 und Tokio, University, 113/13[38].

4 *Fī Tafsīr ar-raḥim (= al-waḥam?) wa-fasād aš-šahwa*

„Zur Erläuterung der Gebärmutter (= der Schwangerschaftsgelüste?) und des Verderbens des Appetits". Hs. Berlin, Staatsbibliothek, Orientabt., Lbg. 124, fol. 70ᵇ–71ᵇ.[39] Der kurze Text handelt nicht von der Gebärmutter (*raḥim*), sondern von Geophagie. Bei dem Wort *raḥim* im Titel, das auch bei Ahlwardt im Katalog steht, könnte es sich daher um eine Verschreibung von *waḥam* „Schwangerschaftsgelüste" handeln.[40] Der Autor wird benannt als *aš-šayḫ al-imām al-afḍal al-akmal Naǧīb ad-Dīn* und der Text steht unmittelbar vor dem von gleicher Hand abgeschriebenen Traktat as-Samarqandīs zur Anatomie des Auges. Dies legt nahe, dass auch dieser Text zur Geophagie tatsächlich von as-Samarqandī stammt.

c *Werke unsicherer Urheberschaft as-Samarqandīs*

1 *Risāla fī Abdāl al-adwiya*

„Traktat zu den Ersatzdrogen". Unter diesem Titel in vier Kairiner Handschriften, die Iskandar as-Samarqandī zuordnet.[41] Auch in der Hs. Tunis, Bibl. Nat., 18945 wird ein Text über Ersatzdrogen mit as-Samarqandīs Buch über einfache Heilmittel in Verbindung gebracht: *Fa-hāḏā ḏikr abdāl al-adwiya allatī tūrid fī Kitāb al-Adwiya al-mufrada* – „Dies ist eine Aufstellung der Ersatzdrogen zu den im Buch über die einfachen Heilmittel enthaltenen Substanzen". Ob der Text allerdings von as-Samarqandī verfasst wurde, geht aus der Handschrift nicht hervor.

---

37 Brockelmann 1943 I, 647; Suppl. I, 895; Ullmann 1970a, 170; Iskandar 1972, 460.

38 Im Katalog wird diese Hs. aufgrund eines nachträglichen Eintrags auf der Titelseite irrtümlicherweise Hippokrates zugeordnet (vgl. Daiber 1996 II, 153).

39 Ahlwardt 1893 V, 504.

40 Diesen Hinweis verdanke ich Fabian Käs.

41 Iskandar 1972, 458.

2 *Kitāb Ḥall aṭ-ṭabīʿa*

„Das Buch der Lösung der Natur". Hs. Oxford, Bodl. Libr., Marsh 545/3, 1 fol. Es handelt sich um ein Exzerpt aus einem unbekannten Text über die Ursachen großen Durstes (*ʿaṭaš*). Der Name des Verfassers ist darin nicht als „Naǧīb ad-Dīn", sondern als „Šams ad-Dīn Muḥammad b. ʿAlāʾ ad-Dīn ʿAlī b. Zayn ad-Dīn ʿUmar aṭ-ṭabīb as-Samarqandī" angegeben.[42]

3 *Risāla fī Ittiḫāḏ māʾ al-ǧubn wa-manāfiʿihī wa-kayfīyat istiʿmālihī*

„Traktat über Zubereitung, Nutzen und Verwendung von Molke". Hs. Mossul, Privatbesitz von Ibrāhīm Ǧalabī al-ʿAṭṭār Bāšā, 14/8.[43] Eine weitere Handschrift des Textes, jedoch ohne Angabe des Autors, befindet sich in Bethesda (NLM, A 1.1/2).[44] Falls as-Samarqandīs Name auch in der Mossuler Handschrift fehlt, könnte der Text auch von einem anderen Verfasser stammen.

4 *al-Manhaǧ* (Persisch)

„Die Methode". As-Samarqandī könnte der Verfasser eines persischen Werks mit dem arabischen Titel *al-Manhaǧ* gewesen sein, das dem Arzt „Naǧīb ad-Dīn" zugeschrieben wird und von aš-Šarīf Manṣūr al-Ḥusaynī al-Ḥasanī unter dem Titel *K. Ġāyat al-ġaraḍ fī muʿālaǧat al-maraḍ* ins Arabische übersetzt worden ist.[45] Hss.: Berlin, Staatsbibliothek, Orientabt., We. 1189/3, fol. 55[a]–104[b] und Alexandria, Baladīyat al-Iskandarīya, 4775 D Ṭibb, fol. 1–39. Das Buch enthält 61 kurze Kapitel mit Rezepten und Erläuterungen zu Arzneimitteln.

5 *Nawādir al-ḥikma* oder *Faṣl fī Ittiḫāḏ ašyāʾ lā budda minhā fī kull waqt*

„Seltene Weisheiten" oder „Abschnitt über die Zubereitung von Dingen, die ständig benötigt werden". In einer Rabater Handschrift (Bibl. Nat., D 587/8) nachträglich as-Samarqandī zugeschrieben ist der Traktat *Nawādir al-ḥikma*, der in anderen Handschriften, die ebenfalls Texte as-Samarqandīs enthalten, anonym und als *Faṣl fī Ittiḫāḏ ašyāʾ lā budda minhā fī kull waqt* überschrieben ist (Istanbul, Topkapı Saray, Ahmet III 2040, 60[a]–67[a]; Medina, ʿĀrif Ḥikmat, 610/6; Fragmente: Berlin, Staatsbibliothek, Orientabt., Ms. or. quart. 114/3, 140[b]–142[a]; Doha, Qatar National Library, 858/2). Entgegen Iskandars[46] Annahme ent-

42 Vgl. Savage-Smith 2011, 546 f.

43 Al-Ǧalabī 1927, 260; Brockelmann 1943, Suppl. I, 896; Iskandar 1972, 460.

44 Vgl. Savage-Smith 1996, 100.

45 Vgl. Brockelmann 1943 I, 646.

46 Iskandar 1972, 460.

hält der Text keine medizinphilosophischen Anekdoten, sondern Anweisungen zur Herstellung von Materia medica. Ob er von as-Samarqandī verfasst wurde, ist unklar.

d *As-Samarqandī fälschlich zugeschriebenes Werk*
Kitāb Īlāqī

Bei dem sogenannten *K. Īlāqī* (Hs. Rabat, Bibl. Nat., D 587/11), einer Notiz in der Handschrift und dem Katalog von Allouche und Regragui zufolge ein seltener Text as-Samarqandīs, handelt es sich, wie schon Iskandar vermutet hatte, um die *Fuṣūl al-īlāqīya* des Muḥammad b. Yūsuf al-Īlāqī.[47]

1.2 As-Samarqandīs Bücher in Sammelhandschriften

As-Samarqandīs Werke sind auffallend oft gemeinsam von denselben Kopisten abgeschrieben und in Sammelhandschriften zusammengefasst worden, wobei Reihenfolge und Kombination der Bücher in den verschiedenen Exemplaren variieren.[48] Dies deutet darauf hin, dass die Bücher as-Samarqandīs vermutlich zumeist als zusammengehörige Teile eines größeren Schriftenkorpus wahrgenommen und rezipiert worden sind.[49] Die folgende Übersicht zeigt 29 erhaltene Sammelbände mit Werken as-Samarqandīs in chronologischer Reihenfolge ihrer Abschrift.[50]

---

47 Vgl. Allouche/Regragui 1958, 340 und Iskandar 1972, 462, Anm. 80. Der Text wird dort als *Kitāb Īlāfī* bezeichnet – vermutlich aufgrund einer Verwechslung durch die von der östlichen Norm abweichende Punktierung der Buchstaben *qāf* und *fā'* im maghrebinischen Schriftduktus.

48 Von allen bekannten Sammelhss. weisen keine die exakt gleiche Kombination und Reihenfolge der Texte as-Samarqandīs auf.

49 Auch das *K. al-Aǧḏiya wa-l-ašriba* wurde eher selten einzeln abgeschrieben und gebunden: Von den 53 bekannten Hss. handelt es sich bei höchstens acht Exemplaren um Einzelabschriften (AL AQ CB T1 T4 H3 R2 R3). Wie sich Vermerken auf den Titelseiten entnehmen lässt, enthielten die heute einzeln gebundenen Hss. K2 und B1 ursprünglich auch noch das *K. al-Asbāb wa-l-ʿalāmāt*. Noch seltener wurde das Buch in Sammelhss. abgeschrieben, die keine anderen Texte as-Samarqandīs enthalten (B2 Q2).

50 Die Texte as-Samarqandīs wurden in diesen Hss. in der Regel jeweils von denselben Kopisten abgeschrieben. Aus Kapazitätsgründen ist diese Aufstellung auf Hss. beschränkt, die mindestens drei Bücher as-Samarqandīs enthalten. Ihre Datierungen können der Liste auf S. 11–13 entnommen werden.

	Adwiya	*Aġḏiya*	*Asbāb*	*Aṭʿima*	*Qarābāḏīn*	*Uṣūl*	Andere Texte as-Samarqandīs	Texte anderer Autoren
Teheran, Malik, 4401	?	+	+	?	?	+	?	?
Çorum, Genel, 2955 (615 H.)	+		+	+				+
Istanbul, Üniversitesi, 6159		+		+		+		
Maschhad, Raḍawī, 5043 + 5041 + 5123[51]		+		+	+			
Paris, Bibl. Nat., 3030		+		+	+	+		
Leiden, Univ., Or. 134	+	+	+	+	+	+		
Gotha, Forschungsbibl., A 1999		+		+	+	+		
Istanbul, Süleymaniye, Fatih 3528		+	+	+	+	+	*ʿAyn*	+
Istanbul, Beyazıt, 2541	+	+	+	+	+	+	?	?
Istanbul, Süleymaniye, Ayasofya 3708	?	+	+	+	+	+	?	?
Jerusalem, Nat. Libr., Yah. Ar. 401 + Bethesda, NLM, A 1.1[52]	+	+	+	+	+	+	(*Māʾ al-ǧubn*)	

51 Diese drei Hss. entstammen demselben Codex und wurden nachträglich einzeln gebunden (vgl. ʿIrfāniyān 2001, 32).

52 Diese beiden Hss. sind Teile derselben Sammelausgabe von Texten as-Samarqandīs, die Šams ad-Dīn Muḥammad b. ʿAbdallāh at-Tustarī von 739 H. bis 740 H. in Urganč abgeschrieben hat (vgl. Kap. 3.1). Die NLM erwarb ihre Hs. Mitte des 20. Jh.s von A.S. Yahuda (Savage-Smith 1996, 100), aus dessen Sammlung auch die Jerusalemer Hs. stammt.

	Adwiya	*Aġḏiya*	*Asbāb*	*Aṭʿima*	*Qarābāḏīn*	*Uṣūl*	Andere Texte as-Samarqandīs	Texte anderer Autoren
Rabat, Bibl. Nat., D 587	+	+	+	+	+	+	*Qalb, Mafāṣil*	+
Istanbul, Süleymaniye, Şehit Ali 2091	+	+	?	+	?	+	?	?
Kairo, Dār al-kutub, Ṭibb 1	+	+	+	+	+	+	*Mafāṣil*	
London, British Libr., Or. 5619		+		+	+	+		
Medina, ʿĀrif Ḥikmat, 610	+	+	+	+	+	+		
Qom, Marʿašī, 7467	+	+		+	+	+	*Qalb, ʿAyn, Mafāṣil*	+
Tunis, Bibl. Nat., 18495	+*[53]	+		+	+	+	*Qalb,* (*Abdāl*)	
Kairo, Dār al-kutub, Taymūr, Ṭibb 122	+	+	?	+	?	+	(*Abdāl*)	?
Mossul, Yaḥyā Bāšā, 175	+*	+		+	+	+		+
Teheran, Mağlis, 6098	+	+		+				+
Teheran, Mağlis Sinā, 360	+	+		+	+	+	*Qalb, ʿAyn*	+

53 Die Hss., in denen das Kapitel über die abführenden Heilmittel (*Ḏikr al-Adwiya al-mushila*) als eigenständiges Buch und nicht als Teil des *K. al-Adwiya al-mufrada* abgeschrieben worden ist, sind hier mit einem Asterisk markiert.

(fortges.)

	Adwiya	*Aġḏiya*	*Asbāb*	*Aṭʿima*	*Qarābādīn*	*Uṣūl*	Andere Texte as-Samarqandīs	Texte anderer Autoren
Bethesda, NLM, A 82		+		+	+			+
Bagdad, Mathaf, 22865	+	+		+	+	+		
Paris, Bibl. Nat., 5109	+	+	+	+	?	+	?	?
Rampur, Raza, 566 M	+	+		+	+	+		
Bankipur, Khuda Bakhsh, 58		+		+	+	+		
Tonk, Azad, Ṭibb 2240		+	(+)[54]	+	+	+		+
Bagdad, Awqāf, 620 (undatiert)		+		+	+	+		+

In der Tabelle grau unterlegt sind diejenigen Handschriften, die – gleichsam als Gesamtausgaben – alle sechs arabischen Bücher as-Samarqandīs enthalten. Sie stammen fast alle aus der Zeit von Anfang bis Mitte des 14. Jh.s. Aus dem 13. Jh. sind Sammlungen mit fünf oder mehr Büchern as-Samarqandīs nicht bekannt. Es scheint, als wurden seine Werke ursprünglich zunächst in kleineren Codices zusammengefasst. Die Tendenz, möglichst viele Texte as-Samarqandīs zu versammeln, lässt sich bis ins 17. Jh. hinein beobachten. Ab dem 16. Jh. war es offenbar üblich, das *K. al-Asbāb wa-l-ʿalāmāt* nicht mehr gemeinsam mit den übrigen Texten zu vervielfältigen.

In einigen Handschriften sind die Bücher as-Samarqandīs mit dem Sammeltitel *an-Naǧībīyāt* („Die Naǧībischen [Schriften]") oder auch *al-Ḫamsa an-naǧībīya* („Die fünf [Bücher] des Naǧīb") versehen. Der Titel *Naǧībīyāt* ist erstmals im Kolophon des Buchs *Uṣūl at-tarākīb* in der Jerusalemer Hs. Yah. Ar. 401 von 740/1339 belegt. In der Kairener Hs. Dār al-kutub, Ṭibb 1 von 759/1357

54 Diese Hs. enthält nicht das ganze *K. al-Asbāb wa-l-ʿalāmāt*, sondern nur das Kapitel über die Gifte.

bezeichnet *an-Naǧībīyāt* die sechs Bücher as-Samarqandīs, nicht aber seine kürzeren Traktate, denn die ebenfalls in der Handschrift enthaltene *R. fī Mudāwāt waǧaʿ al-mafāṣil* wird nicht zu den *Naǧībīyāt* gezählt.[55] Der Titel *al-Ḫamsa an-naǧībīya* findet sich auf den Titelseiten der Bücher as-Samarqandīs in der Hs. Mossul, Yaḥyā Bāšā, 175 von 974/1566.[56] Auf der Titelseite der Hs. Teheran, Maǧlis, 6098 von 985/1577 benennt eine nachträgliche Notiz diejenigen Werke, die als die „fünf Bücher des Naǧīb" bekannt sind – es sind die sechs arabischen Bücher as-Samarqandīs mit Ausnahme des *K. al-Asbāb wa-l-ʿalāmāt*, das auch in der Mossuler Hs. schon nicht mehr Teil der „fünf Bücher" war. Auch in der Hs. Jerusalem, Yah. Ar. 401 hat man das *K. al-Asbāb wa-l-ʿalāmāt* einzeln, getrennt von den übrigen fünf Büchern as-Samarqandīs gebunden und diese im 12./18. Jh. mit dem Titel *K. al-Ḫamsa an-naǧībīya* versehen.[57] In der Hs. Tonk aus dem 19. Jh. hingegen zählt das Buch über die einfachen Heilmittel nicht zu den „fünf [Büchern] Naǧīb ad-Dīn as-Samarqandīs", stattdessen jedoch das als „Giftbuch" (*K. as-Sumūm*) bezeichnete Giftkapitel aus dem *K. al-Asbāb wa-l-ʿalāmāt*. Wie aus der Tabelle ersichtlich, fehlt das *K. al-Asbāb wa-l-ʿalāmāt* als berühmtestes Werk as-Samarqandīs relativ oft in den Sammelhandschriften – möglicherweise aufgrund seines großen Umfangs oder weil bereits viele Einzelabschriften des Buchs verfügbar waren und die übrigen Bücher as-Samarqandīs als Ergänzungsband gemeinsam vervielfältigt werden sollten.

---

55 In der Kairener Hs. werden die einzelnen Bücher jeweils als erster bis sechster Teil (*qism*) der *Naǧībīyāt* benannt (vgl. Iskandar 1972, 461), ebenso in den von dieser Hs. abhängigen Hss. Maschhad, Raḍawī, 5125 und Paris, Bibl. Nat., 5109 aus dem 16. und 17. Jh. Blochet (1925, 66) katalogisiert die Pariser Hs. daher als „al-Najibiyyat al-Samarkandiyya". In der Maschhader Hs. wird das *K. al-Aġḏiya wa-l-ašriba* jedoch nicht als Teil (*qism*), sondern als das „Vierte der fünf [Bücher] des Naǧīb as-Samarqandī" bezeichnet. Die Texte scheinen dabei nicht auf eine bestimmte Reihenfolge festgelegt gewesen zu sein, denn in der Pariser Hs. gilt stattdessen das *K. al-Adwiya al-mufrada* als vierter Teil der *Naǧībīyāt*.

56 Die Hs. enthält zwar fünf Bücher as-Samarqandīs, doch wurde das Buch *Qarābāḏīn* offenbar nicht als Werk Naǧīb ad-Dīn as-Samarqandīs erkannt und daher auch nicht zu den „fünf Büchern" gezählt, stattdessen trägt das Kapitel über abführende Heilmittel (*al-adwiya al-mushila*) aus dem *K. al-Adwiya al-Mufrada* einen eigenen Titel als „Viertes der fünf [Bücher] des Naǧīb". Al-Ǧalabī (1927, 237) schreibt das Buch *Qarābāḏīn* im Katalogeintrag zu dieser Hs. einem „Nafīs ad-Dīn b. ʿIwaḍ as-Samarqandī" zu.

57 Das *K. al-Adwiya al-mufrada* wurde offenbar nachträglich aus dem Verbund der fünf Bücher in der Jerusalemer Hs. getrennt und befindet sich heute in Bethesda (NLM, A 1.1). Der Titel *K. al-Ḫamsa an-naǧībīya* ist von derselben Hand geschrieben wie diverse Ergänzungen in den Hss. B1 und YA, die beide im 12./18. Jh. im Besitz des Urenkels des Mossuler Muftis Yāsīn Efendī waren (vgl. Kap. 3.1) und wurde daher möglicherweise von ihm hinzugefügt.

Da die Titel *an-Naǧībīyāt* bzw. *al-Ḫamsa an-naǧībīya* lediglich in einigen späteren Handschriften und nicht in den frühesten Textzeugen auftreten, kann davon ausgegangen werden, dass es sich um nachträgliche Sammelbezeichnungen handelt. Dies schließt jedoch nicht aus, dass as-Samarqandī die gemeinsame Überlieferung seiner Bücher beabsichtigt haben könnte. So verweist er die Leser im Vorwort des Buchs über die einfachen Heilmittel auch auf sein Nahrungsmittellexikon: „Diejenigen [Heilmittel], die [zugleich] Nahrungsmittel sind, an Körnern, Fleisch, Früchten, Gemüse und Ähnlichem, wurden im *Buch der Nahrungsmittel* angeführt. Was man hier nicht gefunden hat, möge man dort suchen."[58] Hieraus folgt zum einen, dass as-Samarqandī das *K. al-Aġḏiya wa-l-ašriba* offenbar vor dem *K. al-Adwiya al-mufrada* verfasst hat, und zum anderen, dass seine Bücher einander als Nachschlagewerke ergänzen und gemeinsam verwendet werden sollten. Inhaltliche Redundanzen in den verschiedenen Werken will er vermeiden. In den Vorworten seiner Bücher macht as-Samarqandī deutlich, aus welcher Motivation heraus er diese jeweils verfasst hat:

K. al-Asbāb wa-l-ʿalāmāt[59]	In diesem Band habe ich für mich versammelt, was ich bei der Begutachtung der Kranken und ihrer Behandlung unbedingt benötigte, damit ich es immer zur Hand habe, so dass ich darin nachsehen und dadurch auf viele Bücher verzichten kann.	فإني جمعت لأجلي في هذه المجلدة ما كانت حاجتي اليه اضطرارية عند مشاهدة المرضى ومعالجتهم لتكون دائما بين يدي أنظر فيها وأستغني بها عن كتب شتى.
K. al-Aġḏiya wa-l-ašriba[60]	Ich habe die Worte Galens und die Aussprüche seiner Kommentatoren zu den Nahrungsmitteln und allem, was der Mensch zu sich nimmt, [...] gesammelt. Nichts habe ich dazu gefunden, was ich nicht in diesem Band verzeichnet hätte, damit der Leser einen Überblick über das wahre Wesen dessen erhalte, was die früheren [Ärzte] über die Nahrungsmittel gesagt haben [...].	وقد جمعت كلام جالينوس وأقاويل شارحي كلامه في الأغذية وجميع ما يتناوله الإنسان [...] وما وجدت منها شيئا إلا أثبته في هذه المجلدة ليكون الناظر فيها مطلعا على كنه ما قاله الأولون في الأغذية [...].

58 Vgl. Hs. Teheran, Kitābḫāna-yi Maǧlis-i šūrā-yi millī, 6098/1, fol. 1^b.

59 Hs. Rabat, Bibl. Nat., D 578/1, fol. 1^b.

60 Hs. Teheran, Kitābḫāna-yi millī-yi Malik, 4401/2, S. 249. Vgl. S. 22 f.

K. Aṭʿimat al-marḍā[61]	Auf diesen Seiten habe ich die Speisen der Kranken versammelt, im Bestreben, dass sie den Menschen nützen mögen und im Ersuchen des Angesichts Gottes und seines Wohlgefallens.	جمعت أطعمة المرضى في هذه الورقات متحريا انتفاع الناس بها ومبتغيا وجه الله تعالى ومرضاته.
K. Uṣūl at-tarākīb[62]	Da ich mich mit diesem Handwerk (*ṣināʿa*) beschäftigt habe, war es mir ein Anliegen, die Grundlagen der Zusammensetzung der Heilmittel aus den Medizinbüchern zu versammeln, für diejenigen, die dieses Handwerk ausüben und praktizieren.	ولأني كنت بصدد هذه الصناعة أحببت أن أجمع من كتب الطب لمن يتعاطى هذه الصناعة ويزاولها أصول تركيب الادوية.

Während as-Samarqandī das *K. al-Asbāb wa-l-ʿalāmāt* also ursprünglich für sich selbst als persönliches Nachschlagewerk zur praktischen Verwendung bei seiner Arbeit als Arzt angelegt hatte,[63] soll das im *K. al-Aġḏiya wa-l-ašriba* zusammengetragene Wissen nicht ihm selbst zur Verfügung stehen, sondern dem Leser. Auch die Bücher *Aṭʿimat al-marḍā* und *Uṣūl at-tarākīb* sind ausdrücklich an eine Leserschaft gerichtet, wobei as-Samarqandī als Adressaten des Arzneibuchs *Uṣūl* Ärzte mit praktischer medizinischer Erfahrung nennt, während das Buch über die Speisen der Kranken auch an Laien (*an-nās*) gerichtet ist.[64] Es scheint somit, als hätte as-Samarqandī zunächst das *K. al-Asbāb wa-l-ʿalāmāt* für seinen persönlichen Gebrauch geschrieben und später begonnen, weitere, zur Veröffentlichung bestimmte Nachschlagewerke zu verfassen. Wie die noch zu seinen Lebzeiten angefertigten Handschriften Teheran,

61 Hs. Çorum, Genel, 2955 (bei Dietrich 1966, 213).

62 Hs. Teheran, Kitābḫāna-yi millī-yi Malik, 4401/3, S. 352.

63 Als Begründung für das Verfassen eines solchen persönlichen Nachschlagewerks zitiert as-Samarqandī in seinem Vorwort ar-Rāzī, der jedem Arzt rät, als Gedächtnisstütze ein eigenes Buch anzulegen, um darin all das festzuhalten, was in der verfügbaren medizinischen Literatur nicht zu finden ist (vgl. Iskandar 1972, 464 f.).

64 In der kurzen Vorrede zum *K. al-Adwiya al-mufrada* macht as-Samarqandī keine Angaben zu der Zielgruppe des Buchs. Dem oben angeführten Zitat lässt sich jedoch entnehmen, dass es offenbar an denselben Leserkreis gerichtet ist wie das *K. al-Aġḏiya wa-l-ašriba*. Das Buch *Qarābāḏīn* weist in den mir vorliegenden Hss. kein Vorwort auf. Da es dort wie im Buch *Uṣūl* um zusammengesetzte Heilmittel geht, wird es wahrscheinlich ebenfalls für Leser mit medizinischer Fachbildung verfasst worden sein.

Malik, 4401 und Çorum, Genel, 2955 belegen, hat er dann offenbar entschieden, auch das *K. al-Asbāb wa-l-ʿalāmāt* gemeinsam mit den anderen Nachschlagewerken vervielfältigen zu lassen und somit der Allgemeinheit zugänglich zu machen.

In der Form, in der die Texte as-Samarqandīs im Laufe der Jahrhunderte vorwiegend rezipiert und tradiert worden sind, d.h. als Sammelausgaben, die verschiedene Bücher des Autors umfassen, stellen sie ein Gesamtwerk dar, das seinem Umfang und der Varietät der in ihm behandelten Inhalte nach mit früheren medizinischen Enzyklopädien des 10. und 11. Jh.s, wie al-Maǧūsīs *Kāmil aṣ-ṣināʿa* oder Ibn Sīnās *Qānūn*, vergleichbar ist.[65] Im Gegensatz zu diesen Medizinbüchern mit konventionellem Werkcharakter bilden die Schriften as-Samarqandīs jedoch ein sehr viel loseres Gefüge, das in der Überlieferung individuelle, an die Interessen der jeweiligen Leser und andere äußere Umstände angepasste Kombinationen der einzelnen Bücher und Kapitel erlaubte.

1.3 As-Samarqandī als Kompilator

Im Vorwort zu seinem Nahrungsmittellexikon gibt as-Samarqandī an, er habe die nachfolgenden Inhalte von Galen und seinen Kommentatoren zusammengetragen (*ǧamaʿtu kalām Ǧālīnūs wa-aqāwīl šāriḥī kalāmihī*). Es handelt sich beim *K. al-Aġḏiya wa-l-ašriba* somit um eine Kompilation. Der Vergleich mit anderen arabischen Medizinbüchern hat ergeben, dass as-Samarqandī den Text fast vollständig aus älteren Quellen zusammengesetzt hat.

Obwohl die arabische wissenschaftliche Literatur zu einem Großteil aus Kompilationen besteht, wurden diese in der orientalistischen Forschung oft gering geschätzt, da es üblich war, Texte vor allem nach dem Maßstab inhaltlicher Innovativität zu bewerten.[66] So hat auch Hamarneh den kompilatorischen Charakter der pharmakologischen Bücher as-Samarqandīs bemängelt, denen es an Eigenständigkeit und Originalität fehle.[67] Für das vormoderne Wissenschaftsverständnis waren diese Parameter jedoch ohne Relevanz. Das wesent-

---

65 Auch die Zusammenfassung der medizinischen Schriften as-Samarqandīs als Korpus von „fünf Büchern" erinnert an die Struktur des *Qānūn* Ibn Sīnās, der ebenfalls aus fünf Büchern besteht. Im *Qānūn* finden sich ebenfalls ein Buch zu den einfachen Heilmitteln, ein Buch zu den zusammengesetzten Heilmitteln und ein Buch zur Krankheitslehre. Nur die Diätetik hat Ibn Sīnā nicht in einem gesonderten Buch des *Qānūn* behandelt (vgl. Ullmann 1970a, 152–154).

66 Franz 2004, 5f.; 16.

67 Hamarneh 1969, 60.

liche Ziel der Wissenschaften im arabischen Mittelalter war die Bewahrung und Erläuterung des alten Wissens, nicht dessen Hinterfragung und Weiterentwicklung.[68] Zudem waren für damalige Leser auch kompilierte Inhalte oftmals neu, da sie unter Umständen keinen Zugang zu den Vorlagen hatten. Will man Kompilationen wie das *K. al-Aġḏiya wa-l-ašriba* aus moderner Perspektive mit dem Anspruch auf einen eigenen Werkcharakter betrachten, findet dieser nicht in den Textinhalten selbst, sondern in der Selektion und Systematisierung des überlieferten Materials seinen Ausdruck.[69] So sieht auch Ullmann as-Samarqandīs Verdienst vor allem darin, „das medizinische Wissen seiner Zeit klar und übersichtlich darzustellen".[70]

In den einzelnen Lexikoneinträgen des *K. al-Aġḏiya wa-l-ašriba* hat as-Samarqandī zumeist Textmaterial aus unterschiedlichen Quellen kombiniert. Dazu hat er die für ihn relevanten Textabschnitte aus den Quellen ausgewählt und exzerpiert, wobei er seine Exzerpte entweder wörtlich übernommen oder paraphrasiert und zum Teil in neuer Reihenfolge zusammengesetzt hat. Die Länge der Exzerpte variiert dabei von längeren Abschnitten, die mehrere Sätze umfassen, bis hin zu kürzeren Teilsätzen.[71] Diese Methodik des Kompilierens scheint zu as-Samarqandīs Zeit unter medizinischen Gelehrten üblich gewesen zu sein, wie Fellmanns Quellenanalyse des Arzneibuchs eines Zeit- und Namensgenossen as-Samarqandīs, des Arztes Badr ad-Dīn Muḥammad al-Qalānisī as-Samarqandī, zeigt. Wie Naǧīb ad-Dīn hat auch al-Qalānisī den Text seines Dispensatoriums aus schriftlichen Vorlagen kompiliert und dafür Exzerpte unterschiedlicher Quellen kombiniert, diese zum Teil wörtlich übernommen und den Text gelegentlich durch Auslassungen oder Paraphrasen gekürzt.[72]

---

68 Franz 2004, 7; vgl. Ullmann 1970a, 2: „Die Wissenschaften werden [...] als ein vorgegebenes stabiles System formaler und materieller Wahrheiten betrachtet, das der Mensch sich anzueignen berufen ist."

69 Vgl. Fellmann 1986, 156; Michel 2002, 38; Günther 2005, 78.

70 Ullmann 1970a, 170.

71 Ganz ähnlich beschreibt Keil (2002, 375) die Vorgehensweise der Kompilatoren mittelhochdeutscher Kräuterbücher, die „mit Versatzstücken von Kapitel- und Paragraphengröße hantierte[n] oder bei kleinfeldriger Versatzstückfügung gar nur kleinstformatige Exzerpte von Teilsatz-Größe zusammenfügte[n]". Günther (2005, 76) bezeichnet die Textbausteine als *tesserae*, aus denen sich das textuelle Mosaik der Kompilationen zusammensetzt.

72 Fellmann 1986, 1 f.; 141–143. Al-Qalānisī hat sein Arzneibuch Ende des 12. Jh.s in Samarqand verfasst.

Das folgende Beispiel veranschaulicht, wie as-Samarqandī Material aus verschiedenen Quellen kombiniert. Für seinen Eintrag zum Moschus hat er den entsprechenden Eintrag aus al-Maǧūsīs *K. Kāmil aṣ-ṣināʿa* in zwei Teile geteilt, leicht abgewandelt und gekürzt und in der Mitte ein Exzerpt aus ar-Rāzīs *Manṣūrī* eingefügt.

as-Samarqandī, S. 304	Moschus ist heiß-trocken, wirkt verfeinernd und stärkt den Geist von Personen mit kaltem Temperament. Er erzeugt bei Personen mit zu viel Hitze schnell Kopfschmerz, hilft gegen kalte Krankheiten im Kopf und ist gut bei Ohnmacht und nachlassender Kraft. Mit Safran geschnupft hilft er gegen schleimigen Kopfschmerz.	المسك حارّ يابس ملطّف مقوّ للروح من أصحاب المزاج البارد ويصدّع المحرورين سريعًا وينفع من العلل الباردة في الرأس جيّد للغشي وسقوط القوّة، والسعوط به مع الزعفران ينفع الصداع البلغمي.
al-Maǧūsī 1877, S. 209	Moschus ist heiß-trocken im dritten Grad, wirkt verfeinernd, stärkt das Herz von Personen mit kaltem Temperament und kräftigt schwache Glieder. Wenn man ihn mit etwas Safran und Kampfer schnupft, hilft er gegen Gesichtslähmung und gegen von Schleim hervorgerufenen Kopfschmerz und stärkt das kalte Gehirn.	المسك وهو حار يابس في الدرجة الثالثة ملطف مقوّ للقلب من أصحاب المزاج البارد ويقوي الأعضاء الضعيفة. إذا سعط منه مع شيء من الزعفران والكافور نفع من اللقوة ومن الصداع الذي يكون من البلغم ويقوي الدماغ البارد.
ar-Rāzī 1987, S. 158	Moschus erzeugt bei Personen mit zu viel Hitze schnell Kopfschmerz, hilft gegen kalte Krankheiten im Kopf und ist gut bei Ohnmacht und nachlassender Kraft.	المسك حار يابس مصدّع للمحرورين سريعا، وينفع من العلل الباردة في الرأس جيد للغشي وسقوط القوة.

Beim Kompilieren hat as-Samarqandī zuweilen Inhalte seiner Textvorlagen zusammengefasst oder neu formuliert, wie folgende Textausschnitte zeigen:

as-Samarqandī, S. 44	Bei ständigem Verzehr rufen [Linsen] schwarzgallige Krankheiten hervor.	يورث إدمانه الأمراض السوداوية

ar-Rāzī 1888, S. 9	Bei ständigem Verzehr entstehen aus [Linsen] Melancholie, Krebs, Krampfadern und Ähnliches.	يتولد من إدمانه المالنخوليا والسراطين والدوالي ونحوها
as-Samarqandī, S. 56	Man sollte ihre Schädlichkeit ausgleichen, indem man […] die Nervenenden mit heißen, wohlriechenden, kräftigenden Ölen einreibt.	فليتلاحق مضرّته بـ[…] مَرخ […] مخارج الأعصاب بالأدهان الحارّة العطرة المقوّية
ar-Rāzī 1888, S. 9	Man sollte ihre Schädlichkeit ausgleichen, indem man […] die Nervenenden mit Kostwurzöl, Lilienöl und Narzissenöl einreibt.	فليتلاحق مضرّته بـ[…] مَرخ […] مخارج الأعصاب بدهن القسط ودهن السوسن ودهن النرجس

as-Samarqandī, S. 142	Birnen sind sehr nahrhaft im Vergleich zu Äpfeln und Quitten, vor allem große, süße [Birnen]. Man trocknet sie daher in Streifen geschnitten und isst sie im Winter.	الكمّثرى كثير الغذاء بالقياس إلى التفّاح والسفرجل سيّما ما كان منه عظيمًا حلوًا ولذلك يُقدَّد ويوكل في الشتاء.
Ḥunayn b. Isḥāq, Hs. Bankipur, 2142, fol. 68b:	Am wenigsten nahrhaft von diesen Früchten sind die Granatäpfel und am nahrhaftesten die Birnen, vor allem große, süße [Birnen]. Man schneidet die Birnen daher in einigen Ländern, trocknet sie und isst sie im Winter und Frühling.	وأقل هذه الفواكه غذاء الرمّان وأكثرها غذاء الكمّثرى لا سيّما ما كان منه عظيمًا حلوًا، ولذلك في بعض البلدان قد يقطع الكمّثرى ويجفّف ويؤكل في الشتاء والربيع.

In einigen Fällen hat as-Samarqandī seine Textvorlagen an die islamische Gesetzgebung angepasst, indem er etwa ar-Rāzīs Empfehlung von Wein als Getränk zum Rindfleisch durch alkoholfreies Honigwasser ersetzt:

as-Samarqandī, S. 82	Anschließend trinken sie Honigwasser.	ثم يشربوا عليه ماء العسل
ar-Rāzī 1888, S. 22	Anschließend trinkt man den stärksten Wein.	ثم يشرب عليها أقوى شراب

Auch aus ar-Rāzīs Angaben zum *zumāward* hat as-Samarqandī die Empfehlung zum Weintrinken entfernt:

as-Samarqandī, S. 244	Man isst es mit sehr saurem Essig und *murrī*-Würzsoße.	ويوكل بالخلّ الثقيف والمرّي.
ar-Rāzī 1888, S. 34	Man isst es mit sehr saurem Essig und *murrī*-Würzsoße und trinkt danach alten, unverdünnten, leichten *nabīḏ*-Wein.	ويوكل بالخلّ الثقيف والمرّي ويشرب عليه النبيذ العتيق الصرف اليسير.

Inhaltliche Abweichungen ergeben sich zudem gelegentlich durch die Neuanordnung der Exzerpte, wie etwa in der Einleitung zum Fleischkapitel, wo as-Samarqandī die Reihenfolge zweier Exzerpte aus ar-Rāzīs *K. Dafʿ maḍārr al-aġḏiya* vertauscht und durch die Konjunktion *li-annahū* am Ende des ersten Exzerpts eine Kausalität geschaffen hat, die von ar-Rāzī nicht beabsichtigt gewesen war:

as-Samarqandī, S. 64	Es gehört zu den Nahrungsmitteln für Gesunde, Kräftige und Personen, die harter, erschöpfender Arbeit nachgehen. Alle anderen vertragen seinen ständigen Verzehr nicht, denn es erzeugt viel festes, gesundes Blut.	وهي من أغذية الأصحّاء الأقوياء وأصحاب الكدّ والتعب، ولا يحتمل إدمانها غيرهم لأنّه يتولّد منها دم متين صحيح كثير
ar-Rāzī 1888, S. 21	Es erzeugt viel festes, gesundes Blut. Es gehört zu den Nahrungsmitteln für Kräftige, Gesunde und diejenigen, die harter, erschöpfender Arbeit nachgehen. Alle anderen vertragen seinen ständigen Verzehr nicht, denn es füllt schnell und ruft Füllungskrankheiten hervor.	يتولّد منه دم متين صحيح كثير. وهو من أغذية الأقوياء الأصحاء ومن يكد ويتعب، ولا يحتمل إدمانه غيرهم لأنّه يسرع الامتلاء ويورث الأمراض الامتلائية

Interessant sind auch die Textpassagen zwischen den kompilierten Exzerptfragmenten, die offensichtlich von as-Samarqandī selbst verfasst worden sind. Dies betrifft insbesondere die vereinzelten Textstellen, an denen er selbst in der ersten Person zum Leser spricht. Diese weisen zumeist einen regionalen Bezug zu as-Samarqandīs Heimat auf. So stellt er in den Einträgen zur Artischocke und zum *suḫḫar*-Kraut jeweils Bezüge zu lokalen Pflanzen her, die ihm aus seiner Heimat bekannt sind:[73]

Das Gemüse, das man bei uns *tīġnāy* (?) nennt, halte ich für eine Artischockenart.	والبقلة التي تسمّى عندنا تيْغ ناى أظنّه من أنواع الحرشف.
SUḪḪAR. Ich halte ihn für [jenes Kraut], das man bei uns *kāk-s-r* (?) nennt.	السُخَّر. وأَظُنّه المسمّى عندنا كاكسر.

Die Termini *tīġnāy* (?) und *kāk-s-r* (?) konnten zwar bislang nicht identifiziert werden,[74] es ist jedoch zu vermuten, dass sie dem persischen Sprachraum zuzuordnen sind und as-Samarqandīs Muttersprache somit nicht das Arabische, sondern das Persische gewesen ist. Dafür spricht, dass er im Gemüsekapitel oftmals die persischen Äquivalente zu den arabischen Lemmata angibt und dass er sich im Eintrag zu *fuqqāʿ* auf verschiedene persische Getreidegetränke bezieht, deren Herstellungsprozess ihm offenbar aus eigener Anschauung bekannt war:[75]

Wir sehen, wie sich jene Getränke aus Weizen, Hirse, Reis und ihren Mehlen, die man *baknā*, *baḫsum* und *sudābā* nennt, verändern und zu seltsamer Hitze und Schärfe wandeln […].	ونرى نحن تغيّر الأشربة المتّخذة من الحنطة والذرّة والأرزّ وأدقّتها ممّا يسمّونه بكَنَى وبَخسُم وسُدابى واستحالتها إلى حرارة غريبة وحدّة […].

An anderen Textstellen zeigt sich as-Samarqandīs Methodik beim Umgang mit widersprüchlichen Quellen. Bei gegensätzlichen Meinungen früherer Ärzte zählt er diese auf und versucht anschließend, den Widerspruch zu klären, indem er eigene Überlegungen zu den betreffenden Themen vorbringt, wie etwa im Eintrag zu *ǧullāb*:[76]

---

73 S. 198–200; 202.

74 Vgl. S. 199, Anm. 21; S. 203, Anm. 22 und Kap. 3.2., Anm. 20.

75 S. 286.

76 S. 284.

Es heißt [bei einigen], es sei der Kälte [zugeneigt] und [bei anderen], es sei der Hitze [zugeneigt]. […] Die Uneinigkeit über [dieses Getränk] könnte auf den unterschiedlichen Zuckerarten von weißer und brauner Farbe mit starker und geringer Süßkraft beruhen sowie auf den unterschiedlichen bitteren, herben, sauren und geschmacksneutralen Rosenwassersorten.

وقيل إلى البرد ما هو وقيل إلى الحرارة […] ويمكن أن يكون سبب انحلاف فيه اختلاف أصناف السكّر في البياض والحمرة وشدّة الحلاوة وقلّتها واختلاف أنواع الماء ورد في المرارة والعفوصة والحموضة والتفاهة.

Bezüglich der Jujuben hingegen konnte as-Samarqandī die widersprüchlichen Angaben seiner Quellen offenbar nicht nachvollziehen und verleiht seinem Unmut darüber Ausdruck:[77]

Wenn ich nur wüsste, wie sie trotz ihrer starken Süße kühlen oder wie sie mit Kälte vergröbern [sollen] […] oder wie ihr Vergröbern des Blutes Anlass und Ursache für ihren Nutzen bei scharfem Blut sein [soll] […].
Wenn [die späteren Ärzte] doch das Thema [der Jujuben] vernachlässigt hätten, so wie es die früheren Ärzte getan haben, und ihnen zugestanden hätten, dass sie damit Recht hatten!

فلَيتَ شِعْرِي كيف يبرّد على شدّة حلاوته أو كيف يفعل التغليظ بالبرودة […] أو كيف يكون تغليظه للدم سبباً وعلّةً لنفعه من حدّة الدم […].
فلَيتَهم أهملوا أمره كما أهمله المتقدّمون وأذعنوا لهم في أنّهم هم الموفقون في ذلك!

Hier wird deutlich, dass as-Samarqandī die Exzerpte für seine Kompilation keineswegs nur mechanisch zusammengefügt hat. Vielmehr hat er seine Quellen auf Grundlage seiner eigenen Erfahrungen kritisch gelesen und deren Inhalte gegebenenfalls kommentiert, sofern er diese nicht selbst verstanden und als zutreffend erachtet hat. Zuweilen lässt er dabei auch eigene Erfahrungen aus seiner ärztlichen Praxis einfließen, wie im Eintrag zum kalten Wasser oder – wiederum mit Bezug auf seine Heimat – im Eintrag zu den Azarolen:[78]

77 S. 152–154.
78 S. 274; 156.

Man sagt, die Schädlichkeit von Schnee zeige sich bei den Alten früher und bei den Jungen später. Offenbar gilt dies [nur] für Personen mit kalten Temperamenten, denn wie viele alte Männer mit zu viel Hitze habe ich gesehen, deren Speise – selbst wenn sie sauer ist – nur verdaut wird, wenn sie danach kaltes Wasser trinken.

وقيل إنّ الثلج ضرره بالشيوخ عاجل وبالشباب آجل، والظاهر أنّ ذلك في أصحاب الأمزجة الباردة فكم رأينا من شيخ محرور لا ينهضم طعامه وإن كان حامضًا إلا بشُرب الماء البارد عليه.

Ich habe jedoch in beiden Azarolen meines Landes, der gelben und der schwarzen, keine verlässliche adstringierende Wirkung gefunden.

فأما نحن فلم نجد في زعرورَي بلدنا الأصفر والأسود قبضًا يعتدّ به

Insgesamt finden sich derartige Kommentare jedoch nur an wenigen Textstellen des *K. al-Aġḏiya wa-l-ašriba*, was darauf hinweist, dass as-Samarqandī mit den meisten Inhalten seiner Quellen einverstanden gewesen ist und ihnen nichts hinzuzufügen hatte.

1.4 Die Quellen des *K. al-Aġḏiya wa-l-ašriba*

Mit Ausnahme einzelner Zitate von Galen und Hippokrates sowie aus Koran und Hadith markiert as-Samarqandī im *K. al-Aġḏiya wa-l-ašriba* grundsätzlich kein zitiertes Textmaterial.[79] Im Textvergleich haben sich folgende Werke als direkte Quellen für as-Samarqandīs Nahrungsmittellexikon herausgestellt, die hier der ungefähren Häufigkeit ihrer Verwendung nach geordnet aufgeführt sind:

1. Ḥunayn b. Isḥāq — *K. al-Aġḏiya*[80]

79 Im *K. al-Asbāb wa-l-ʿalāmāt* hingegen hatte er im Vorwort seine Hauptquellen benannt: Ibn Sīnās *Qānūn*, aṭ-Ṭabarīs *al-Muʿālaǧāt al-buqrāṭīya*, al-Maǧūsīs *Kāmil aṣ-ṣināʿa* und ar-Rāzīs *Muršid* (vgl. Hs. Rabat, Bibl. Nat., D 587, 1ᵇ; Ullmann 1970a, 170).

80 Hs. Bankipur, Khuda Bakhsh, 2142. Ḥunayn b. Isḥāq (809–873) gilt als berühmtester Übersetzer griechischer Bücher ins Arabische (Sezgin 1970, 247). Er hat sein *K. al-Aġḏiya* als Zusammenstellung diätetischer Zitate griechischer Ärzte ursprünglich auf Syrisch verfasst und dann vor dem Jahr 849 für den Bagdader Befehlshaber (*amīr*) Isḥāq b. Ibrāhīm aṭ-Ṭāhirī ins Arabische übersetzt (vgl. Bergsträsser 1925, 29; Degen 1978, 296). Neben der unvollständigen arabischen Hs. aus Bankipur sind drei fragmentarische syrische Hss.

2.	ar-Rāzī, Muḥammad b. Zakarīyā'	*K. Daf' maḍārr al-aġḏiya*[81]
3.	al-Maǧūsī, ʿAlī b. al-ʿAbbās	*K. Kāmil aṣ-ṣināʿa aṭ-ṭibbīya*, genannt *al-Kitāb al-Malakī*[82]
4.	ar-Rāzī, Muḥammad b. Zakarīyā'	*K. al-Manṣūrī fī ṭ-ṭibb*[83]
5.	al-Balḫī, Abū Zayd Aḥmad b. Sahl	*K. Maṣāliḥ al-abdān wa-l-anfus*[84]

Da für relativ viele Textfragmente des *K. al-Aġḏiya wa-l-ašriba* keine Quellen nachgewiesen werden konnten, ist davon auszugehen, dass as-Samarqandī noch weitere Quellen verwendet hat, die möglicherweise nicht mehr erhalten sind – sofern er die betreffenden Textteile nicht selbst verfasst hat. Viele Fragmente ungeklärter Herkunft stimmen mit Zitaten Ibn Māsawayhs in ar-Rāzīs *K. al-Ḥāwī* überein. Sie könnten aus Ibn Māsawayhs Nahrungsmittelbuch *K. fī l-Aġḏiya* stammen, dessen einzige bekannte Handschrift derzeit nicht zugänglich ist.[85] Alle identifizierten Quellen stammen aus dem islamischen Osten. As-

---

erhalten (Wernhard 1997, 9). In der arabischen Hs. fehlen vermutlich – nach der galenischen Ordnung, an der sich das Buch orientiert – die Abschnitte über Ei, Fisch, Honig und Wein.

81 So bei Ullmann 1970a. In der Ed. Kairo 1888 als *K. Manāfiʿ al-aġḏiya wa-dafʿ maḍārrihā* und in zwei Hss. des Escorial (833 und 871) als *K. Maṣāliḥ al-aġḏiya* (vgl. Derenbourg 1941, 42; 79). Sezgin (1970, 286) verzeichnet alle drei Titel. Ullmann (1970a, 129) sieht in Abū Bakr Muḥammad b. Zakarīyā' ar-Rāzī (854–925) den „bedeutendste[n] Arzt der Blütezeit der islamischen Kultur". Mit seinem monografischen Nahrungsmittellexikon über die Maßnahmen gegen die schädlichen Wirkungen der Nahrungsmittel wollte er ein Buch verfassen, das „tiefgehender und erklärender" (*ablaġ wa-ašraḥ*) sei als das Nahrungsmittelbuch Galens (ar-Rāzī 1888, 1).

82 Ed. Būlāq 1877. ʿAlī b. al-ʿAbbās al-Maǧūsī (st. 982–994) hat dieses Werk dem Buyidenherrscher ʿAḍud ad-Dawla Fanā-Ḫusraw gewidmet. Es zählt zu den bedeutendsten Büchern der arabischen Medizin und wurde als *Liber Pantegni* und als *Liber Regius* ins Lateinische übersetzt (Ullmann 1970a, 141; 146; Savage-Smith 2011, 193).

83 Ed. Kuwait 1987. Dieses medizinische Kompendium hat ar-Rāzī dem Samanidenfürsten Abū Ṣāliḥ al-Manṣūr b. Isḥāq gewidmet. Es wurde ins Lateinische (*Liber medicinalis ad Almansorem*) und Hebräische übersetzt und gilt als „eines der klassischen Werke der arabischen Medizin" (Sezgin 1970, 282; Ullmann 1970a, 132).

84 Ed. Kairo 2005. Abū Zayd Aḥmad b. Sahl al-Balḫī (849–943) stammte aus Chorasan und studierte im Irak unter anderem auch islamisches Recht und Philosophie (vgl. al-Balḫī 2005, 53; 61f.).

85 Sbath (1938, 19; 99) zufolge befand sich die Hs. Ende der 1930er Jahre in Aleppo im privaten Nachlass von Rizqallāh Bāsīl. Yūḥannā b. Māsawayh (ca. 777–857) stammte aus einer syrischen Ärztefamilie und war Krankenhausleiter, Leibarzt verschiedener Kalifen und Lehrer des Ḥunayn b. Isḥāq in Bagdad (Sezgin 1970, 231; Ullmann 1970a, 112f.). Neben dem *K. fī l-Aġḏiya* hat er noch weitere Bücher zur Diätetik verfasst, wie das *K. Ḫawāṣṣ al-aġḏiya*

Samarqandī hat monografische Werke zur Nahrungsmittelkunde ebenso exzerpiert wie die entsprechenden Abschnitte in allgemeinen Medizinbüchern. Im Unterschied zu den übrigen Quellen enthält al-Balḫīs Gesundheitshandbuch kein Nahrungsmittellexikon. Al-Balḫī spricht darin lediglich allgemein über die verschiedenen Nahrungsmittelgruppen, ohne einzelne Lemmata anzuführen. As-Samarqandī hat diese Texte vor allem in den Einleitungen zu seinen Kapiteln verwendet.

As-Samarqandī zitiert Galen nicht direkt aus der arabischen Übersetzung von Περὶ τροφῶν δυνάμεως, sondern aus Ḥunayn b. Isḥāqs *K. al-Aġḏiya* – entweder weil ihm die Übersetzung nicht zur Verfügung stand oder weil er Ḥunayns Buch mit den Galenzitaten dieser vorzog.[86] In jedem Fall galt es ihm als legitime Quelle für die Aussprüche Galens (*kalām Ǧālīnūs*). Ḥunayn schreibt, er habe in dem Buch alles Wissenswerte aus den drei Bänden Galens zu den Kräften der Nahrungsmittel versammelt. Zudem habe er Ergänzungen zu den Nahrungsmitteln aus dessen Buch über die einfachen Heilmittel (*K. Quwā al-adwiya al-mufrada*) sowie aus den Texten weiterer griechischer Ärzte hinzugefügt.[87] Der Wortlaut Ḥunayns entspricht bei den Galenzitaten jedoch nicht immer genau dem seiner Übersetzung, die sich zumeist sehr genau an den griechischen Text hält. Vieles ist neu formuliert und paraphrasiert.

Als weitere Quellen hätte as-Samarqandī theoretisch die Nahrungsmittelkapitel in den Medizinkompendien der spätantiken Ärzte Oreibasios (Ūrībāsīyūs) und Paulus Aegineta (Fūlus al-Aǧānīṭī) verwenden können, die beide in arabischer Übersetzung vorlagen.[88] Beide Werke sind heute arabisch nicht mehr erhalten. Der Vergleich der griechischen Texte mit dem *K. al-Aġḏiya wa-l-ašriba* hat jedoch ergeben, dass diese Bücher as-Samarqandī wohl nicht als Vorlage gedient haben. Mit den Kommentatoren Galens meint as-Samarqandī

(Hs. Madrid, Bibl. Nac., 5240/8; vgl. S. 340) und ein *K. Dafʿ maḍārr al-aġḏiya*, von dem nur ein Fragment erhalten ist (zitiert in ar-Rāzīs *Ḥāwī* und in der Hs. Berlin, Staatsbibliothek, Orientabteilung, Pet. 370/3).

86 Ebenso hat auch al-Qalānisī Galen zwar als wesentliche Autorität seines Textes benannt, jedoch keine der galenischen Schriften als direkte Quellen für seine Kompilation verwendet (vgl. Fellmann 1986, 64; 155).

87 Hs. Bankipur, Khuda Bakhsh, 2142, 1[b]. Außer Galen zitiert Ḥunayn in seinem Nahrungsmittelbuch folgende griechische Ärzte: Hippokrates, Dioskurides, Rufus, Phylotimos, Euryphon, Dieuches, Mnesitheus von Athen, Mnesitheos von Cyzicus, Diokles, Athenaios, Xenokrates und Antyllos (Wernhard 1997, 9).

88 Es handelt sich um die Bücher I–V von Oreibasios' siebzigbändigem Werk 'Ιατρικαὶ Συναγωγαί, das arabisch als *Kunnāš* übersetzt wurde (Sezgin 1970, 153; Ullmann 1970a, 84), sowie das Buch I (Kap. 73–96) von Paulus Aeginetas siebenbändiger 'Επιτομὴ ἰατρική (arab. *Kunnāš aṯ-ṯurayyā*) (Sezgin 1970, 168 f.; Ullmann 1970a, 86; Pormann 2004, 47).

demnach also nicht die spätantiken Ärzte, sondern ausschließlich die arabischen Ärzte mit ihren zu islamischer Zeit verfassten Texten – unter ihnen insbesondere ar-Rāzī, von dem er zwei Werke exzerpiert hat.

Von as-Samarqandī selbst stammt vermutlich das Vorwort zum *K. al-Aġḏiya wa-l-ašriba*.[89] Die Einleitung, die bereits galenisches Material enthält, deckt sich inhaltlich zum Teil mit Passagen aus Ḥunayns *K. al-Aġḏiya* und ist ansonsten unbekannten Ursprungs. Die nachfolgende Unterteilung der Nahrungsmittel in sechs Gruppen, denen jeweils eigene Kapitel gewidmet sind, stammt aus al-Balḫīs Gesundheitshandbuch.[90] Detailinformationen zu den Quellen der einzelnen Lexikonkapitel finden sich in den entsprechenden Abschnitten im folgenden Kapitel über die Nahrungsmittel des *K. al-Aġḏiya wa-l-ašriba*.

89 S. 20; 22.

90 Vgl. al-Balḫī 2005, 380. Dort stehen sie jedoch in der Reihenfolge Fleisch-Milch-Eier-Körner-Früchte-Gemüse. As-Samarqandī hingegen hat die Körner vor das Fleisch an erste Stelle gesetzt.

KAPITEL 2

Die Nahrungsmittel

In diesem Kapitel wird das Nahrungsmittelspektrum des *K. al-Aġḏiya wa-l-ašriba* in seinem literatur- und kulturgeschichtlichen Kontext verortet und erläutert. Grundlage für die vergleichende Untersuchung von Auswahl und Anordnung der Nahrungsmittel ist das nachfolgend aufgeführte Textkorpus arabischer Nahrungsmittellexika. Es umfasst alle verfügbaren arabischen Medizintexte, die Nahrungsmittel in Lemmaform anführen und diese in übergeordneten Kapiteln zu thematischen Gruppen zusammenfassen, wobei alle sechs von as-Samarqandī benannten Nahrungsmittelkategorien vertreten sein müssen.[1] Dabei handelt es sich um nahrungsmittelkundliche Monografien, Gesundheitsbücher und allgemeine Medizinbücher gleichermaßen. Die hier in chronologischer Reihenfolge aufgeführten Werke stammen aus der Zeit vom 9. bis zum 16. Jh. und umfassen einen geografischen Raum von Persien im Osten über den Irak, Syrien, Ägypten und Nordafrika bis al-Andalus im Westen. Bei den nichtmonografischen Werken sind die Titel der Abschnitte über die Nahrungsmittel in Klammern angegeben.[2]

1 Gemeint sind die sechs Nahrungsmittelgruppen Körner, Fleisch, Eier, Milch, Früchte und Gemüse, die as-Samarqandī in der Einleitung des *K. al-Aġḏiya wa-l-ašriba* nennt und die auch Galen in seinem Nahrungsmittellexikon beschreibt. Einzig in Ibn Māsawayhs *K. Ḫawāṣṣ al-aġḏiya* fehlt ein Abschnitt zu den Eiern, das Buch wurde hier dennoch berücksichtigt, da es das früheste bekannte Gewürzkapitel enthält. Neben den hier aufgeführten 22 Texten gibt es noch eine Reihe weiterer Nahrungsmittellexika, die jedoch nicht alle Nahrungsmittelgruppen behandeln, wie etwa das *K. al-Aġḏiya* des andalusischen Arztes Muḥammad b. Ibrāhīm ar-Rundī (Teiled. al-Khattabi 1990), das anonyme *K. Manāfiʿ al-aġḏiya* (Hs. Oxford, Bodl. Libr., Huntington 358), den anonymen maghrebinischen Traktat *al-Kalām ʿalā* […] *mufradāt al-aġḏiya* (Hs. Kairo, Dār al-kutub, Ṭibb 144/3) sowie die Abschnitte über Nahrungsmittel in Ibn Rušds *K. al-Kulliyāt fī ṭ-ṭibb* (Ed. al-Ǧābirī 2001), ar-Rāzīs *Maqāla fī Sirr ṣināʿat aṭ-ṭibb* (Ed. Kuhne-Brabant 1982), Maimonides' *K. fī Tadbīr aṣ-ṣiḥḥa* (Ed. Kroner 1925) und dem *K. Tashīl al-manāfiʿ fī ṭ-ṭibb wa-l-ḥikma* des Ibrāhīm b. ʿAbd ar-Raḥmān al-Azraq (Ed. Kairo 1902).

2 Die nachfolgenden Angaben stammen von Ullmann 1970a, Sezgin 1970, Derenbourg 1941, Meyerhof 1940, Díaz García 1981, García Sánchez 2002 und Ibn Qunfuḏ 1971. Zu den Texten, die zugleich Quellen des *K. al-Aġḏiya wa-l-ašriba* as-Samarqandīs sind, vgl. die Anmerkungen in Kap. 1.4.

	Verfasser	Titel	Übersetzung	Zeit	Ort	Text	Sigle
1	Ǧālīnūs (Übersetzung: Ḥunayn b. Isḥāq)	*Fī Quwā al-aġḏiya*	Über die Kräfte der Nahrungsmittel	9. Jh.	Bagdad	Hs. Kairo, Dār al-kutub, 1727	GnḤ
2	Ḥunayn b. Isḥāq	*K. al-Aġḏiya*	Buch der Nahrungsmittel	9. Jh.	Bagdad	Hs. Bankipur, Khuda Bakhsh, 2142 (Ende fehlt)	Ḥn
3	Ibn Māsawayh, Abū Zakarīyāʾ Yūḥannā	*K. Ḫawāṣṣ al-aġḏiya wa-l-buqūl wa-l-fawākih wa-l-luḥūm wa-l-albān wa-aʿḍāʾ al-ḥayawān wa-l-abāzīr wa-l-afāwīh*	Die Eigenschaften der Nahrungsmittel, Gemüse, Früchte, Fleischsorten, Milchprodukte, Innereien, Gewürze und Spezereien	9. Jh.	Bagdad / Samarra	Hs. Madrid, Bibl. Nac., 5240/8; Ed. Díaz García 1978	Mā
4	aṭ-Ṭabarī, ʿAlī b. Sahl Rabbān	*Firdaws al-ḥikma fī ṭ-ṭibb* (*Quwā al-aġḏiya*)[3]	Das Paradies der Weisheit zur Medizin (Die Kräfte der Nahrungsmittel)	9. Jh.	Samarra	Ed. Siddiqi 1928	Ṭa

3 Dieses Werk hat aṭ-Ṭabarī im Jahr 850 für den Kalifen al-Mutawakkil verfasst, bevor er vom Christentum zum Islam konvertierte (Ullmann 1970a, 119 f.).

	Verfasser	Titel	Übersetzung	Zeit	Ort	Text	Sigle
5	Ibn Ḥabīb, ʿAbd al-Malik	*al-Muḫtaṣar fī ṭ-ṭibb* (*Mizāǧ al-aṭʿima wa-l-ašriba wa-l-luḥmān wa-l-idām wa-ṯ-ṯimār wa-l-buqūl wa-r-rayāḥīn*)[4]	Kompendium der Medizin (Das Temperament der Speisen, Getränke, Fleischsorten, Brotwürzmittel, Früchte, Gemüse und Duftpflanzen)	9. Jh	Córdoba	Ed. Álvarez de Morales/ Girón Irueste 1992	Ḥa
6	ar-Rāzī, Muḥammad b. Zakarīyāʾ	*K. Dafʿ maḍārr al-aġḏiya*	Die Abwehr der schädlichen Wirkungen der Nahrungsmittel	9./10. Jh.	Rayy / Bagdad	Ed. Kairo 1887/88	RD
7	ar-Rāzī, Muḥammad b. Zakarīyāʾ	*K. al-Manṣūrī fī ṭ-ṭibb* (*Fī Quwā al-aġḏiya*)	Medizinbuch für al-Manṣūr (Über die Kräfte der Nahrungsmittel)	9./10. Jh.	Rayy	Ed. al-Bakrī aṣ-Ṣiddīqī 1987	RM
8	al-Isrāʾīlī, Isḥāq b. Sulaymān	*K. al-Aġḏiya*[5]	Buch der Nahrungsmittel	9./10. Jh.	Nord-afrika	Ed. aṣ-Ṣabbāh 1992 (Hss. Istanbul, Süleymaniye, Fatih 3604–3607)	Is

4 Ibn Ḥabīb gilt als frühester Verfasser medizinischer Texte in al-Andalus. Berühmt war er vor allem als Rechtsgelehrter. Das Buch ist größtenteils der Prophetenmedizin zuzuordnen, in den Abschnitten zur Nahrungsmittelkunde verzichtet er jedoch auf Hadithzitate (Ḥa 30; 34).

5 Al-Isrāʾīlī wurde in Ägypten geboren und kam Anfang des 10. Jh.s nach Kairouan (Sezgin 1970, 295). Ullmann (1970a, 200) hält sein Nahrungsmittellexikon für das „vielleicht umfangreichste arabische Buch über Nahrungsmittel“. In der Edition Beirut 1992 steht als Titel *K. al-Aġḏiya wa-l-adwiya*. In den der Edition zugrundeliegenden Hss. (Istanbul, Süleymaniye, Fatih 3604–3607) wird das Werk jedoch als *K. al-Aġḏiya* bezeichnet.

(fortges.)

	Verfasser	Titel	Übersetzung	Zeit	Ort	Text	Sigle
9	al-Maǧūsī, ʿAlī b. al-ʿAbbās	*K. Kāmil aṣ-ṣināʿa aṭ-ṭibbīya* = *al-K. al-Malakī* (*Fī Ṣifat al-aġḏiya*)	Die vollständige medizinische Kunst = Das königliche Buch (Über die Eigenschaft der Nahrungsmittel)	10. Jh.	Ahvaz / Bagdad	Ed. Būlāq 1877	Kṣ
10	az-Zahrāwī, Abū l-Qāsim Ḫalaf b. al-ʿAbbās	*K. at-Taṣrīf li-man ʿaǧaza ʿan at-taʾlīf* (*Fī Maʿrifat qūwā al-aġḏiya*)	Die Zusammen-stellung für jene, die sie nicht zu verfassen vermögen (Das Wissen über die Kräfte der Nahrungsmittel)	10. Jh.	Córdoba	Faksimile-Ed. Sezgin 1986	Za
11	al-Masīḥī, Abū Sahl ʿĪsā b. Yaḥyā	*K. al-Miʾa fī ṭ-ṭibb*[6] (*Fī l-Aġḏiya al-mufrada*)	Das Buch der hundert [Bücher] zur Medizin (Über die einfachen Nahrungsmittel)	10./11. Jh.	Gorgān / Bagdad	Ed. Sanagustin 2000	Ms
12	Ibn Buṭlān, Abū l-Ḥasan al-Muḫtār	*Taqwīm as-ṣiḥḥa bi-l-asbāb as-sitta* (–)[7]	Die Aufstellung der Gesundheit anhand der sechs Ursachen	11. Jh.	Bagdad / Anti-ochien	Ed. Elkhadem 1990	Bu

6 Al-Masīḥī war Lehrer des Ibn Sīnā, sein *K. al-Miʾa* gilt als Vorläufer des *Qānūn* (Ms I, 11 f.).

7 Ohne eigenen Titel für die Nahrungsmittelkapitel. Es handelt sich um ein Gesundheitshandbuch in Tabellenform, das größtenteils den Nahrungsmitteln gewidmet ist.

	Verfasser	Titel	Übersetzung	Zeit	Ort	Text	Sigle
13	Ǧālīnūs (Bearbeitung: Maimonides)	*K. al-Aġḏiya*[8]	Buch der Nahrungsmittel	12. Jh.	Córdoba / Fès	Hs. San Lorenzo, Esc., 802/1	GnM
14	Ibn Zuhr, Abū Marwān ʿAbd al-Malik	[*K. al-Aġḏiya*][9]	[Buch der Nahrungsmittel]	12. Jh.	Sevilla	Ed. García Sánchez 1992	IZ
15	Ibn al-Ǧawzī, Abū l-Faraǧ ʿAbd ar-Raḥmān b. ʿAlī	*Luqaṭ al-manāfiʿ fī ʿilm aṭ-ṭibb*[10] (–)	Aufgelesene Nützlichkeiten zur Wissenschaft der Medizin	12. Jh.	Bagdad	Ed. Ibrāhīm 2011	Ǧz
16	Ibn al-Quff al-Karakī, Abū l-Faraǧ b. Yaʿqūb	*Ǧāmiʿ al-ġaraḍ fī ḥifẓ aṣ-ṣiḥḥa wa-dafʿ al-maraḍ* (–)	Der versammelte Zweck zur Bewahrung der Gesundheit und Abwehr der Krankheit	13. Jh.	Damaskus	Ed. Hamarneh 1989	IQ
17	Ibn Ḫalṣūn, Muḥammad b. Yūsuf	„*K. al-Aġḏiya*"[11] = *K. aṭ-Ṭibb* (*al-Aġḏiya: Ḏikr quwāhā wa-iṣlāḥihā*)	„Buch der Nahrungsmittel" = Buch der Medizin (Die Nahrungsmittel: Ihre Kräfte und ihre Korrektur)	13. Jh.	al-Andalus	Ed. Gigandet 1999	IḪ

8 Vgl. S. 7, Anm. 31.

9 Das Buch war ursprünglich titellos und wurde von Ibn Abī Uṣaybiʿa und anderen Biografen *K. al-Aġḏiya* genannt (IZ 14). Neben den Informationen zu den Nahrungsmitteln enthält es auch Hinweise zur Hygiene.

10 Ibn al-Ǧawzī war kein Arzt, sondern Hadithgelehrter. Dieses Werk zählt zur Prophetenmedizin (Ullmann 1970a, 186).

11 Dieser Titel wurde offenbar nachträglich hinzugefügt. In Incipit und Explicit heißt es

(fortges.)

	Verfasser	Titel	Übersetzung	Zeit	Ort	Text	Sigle
18	Ibn al-Ḫaṭīb, Lisān ad-Dīn	*K. al-Wuṣūl li-ḥifẓ aṣ-ṣiḥḥa fī l-fuṣūl*[12] (*Fī Aḥkām mā yuġtaḏā bihī*)	Das Buch der Ankunft zur Bewahrung der Gesundheit in den Jahreszeiten (Die Beurteilungen dessen, wovon man sich ernährt)	14. Jh.	Granada	Ed. De la Concepción Vázquez de Benito 1984	Ḫṭ
19	al-Fištālī, Abū ʿAbdallāh Muḥammad b. Abī l-ʿAbbās[13]	Ohne Titel. Incipit: *al-Qawl fī l-burr* …	Incipit: „Über Weizen …"	14. Jh.	Fès	Hs. Rabat, Bibl. Nat., D 106	Rb
20	al-Arbūlī al-Anṣārī, Abū Bakr ʿAbd al-ʿAzīz	*al-Kalām ʿalā l-aġḏiya*	Die Rede von den Nahrungsmitteln	14./15. Jh.	al-Andalus	Hs. Madrid, Bibl. Nac., 5240/6; (Ed. Díaz García 1981; 1983) (Ende fehlt)	Ar
21	Ibn al-Waqqār, Isḥāq b. Hārūn (?)[14]	*Taḏkirat Quwā al-aġḏiya al-mustaʿmala ʿindanā fī l-akṯar*	Traktat über die Kräfte der bei uns gebräuchlichsten Nahrungsmittel	15. Jh.	Guadalajara	Hs. San Lorenzo, Esc., 870/1	Wa

lediglich „Kompendium der Medizin" (*kitāb muḫtaṣar fī ṭ-ṭibb*) bzw. „Medizinbuch" (*Kitāb aṭ-Ṭibb*). Tatsächlich werden die Nahrungsmittel auch nur in einer von fünf *maqālāt* thematisiert (vgl. IḤ 1).

12 Dieses Gesundheitshandbuch ist dem Nasridensultan Muḥammad v. gewidmet (Ḫṭ 21).

13 Al-Fištālī war Oberrichter (*qāḍī al-ǧamāʿa*) in Fès und berühmt für sein Interesse an Literatur und Wissenschaft (Ibn Qunfuḏ 1971, 373).

14 Kuhne-Brabant (1994, 307) geht davon aus, dass der Kopist dieses Traktats zugleich dessen

	Verfasser	Titel	Übersetzung	Zeit	Ort	Text	Sigle
22	al-Fārūqī, Luṭfallāh b. Sa'd ad-Dīn	*K. Tarwīḥ al-arwāḥ fī 'ilal al-ašbāḥ*[15] (*Fī l-Aṭ'ima*)	Erquickung der Seelen zu den Erkrankungen der Personen (Über die Speisen)	16. Jh.	Ägypten (?)	Hs. Teheran, Maǧlis Sinā, 25	Fā

2.1 Körner

	Lemma[16]	Übersetzung	Synonyme[17]	Galenische Entsprechung[18]
1	*ḥinṭa*	Weizen	*qamḥ* *burr*	πυροί
1a	*ḫubz al-ḥinṭa*	Weizenbrot		[πύρινος] ἄρτος
1b	*ḥuwwārā*	Weißes Weichweizenmehl	*siliǧn* *darmak* *	σίλιγνις
1c	*dašīš*	Weizenschrot		πιτυρίας
1d	*samīḏ*	Hartweizenmehl		σεμίδαλις
1e	*ḫuškār*	Weizenvollkornmehl	*al-aḥmar* *	συγκομιστός
1f	*ḫubz fatīt*	Brotkrumen		–
1g	*ḫubz maġsūl*	„Gewaschenes" Brot		πλυτὸς ἄρτος

Verfasser ist. Der Text enthält Material aus den diätetischen Werken von Galen, Ḥunayn b. Isḥāq, ar-Rāzī und Ibn Zuhr (vgl. Hs. San Lorenzo, Escorial, 870, 69ᵃ).

15 Zu diesem Werk vgl. Kap. 3.2.

16 Die Nummerierung der Nahrungsmittel bildet die Ordnungsstruktur der Lexikoneinträge im *K. al-Aġḏiya wa-l-ašriba* ab und unterscheidet zwischen Haupt- und Sublemmata.

17 In dieser Spalte sind hier und in den folgenden Tabellen jeweils alternative Bezeichnungen für die Nahrungsmittel aus anderen arabischen Nahrungsmittelbüchern verzeichnet. Der Asterisk markiert Termini, die ausschließlich in Werken aus dem islamischen Westen belegt sind.

18 An dieser Stelle stehen die griechischen Nahrungsmittelbezeichnungen aus Galens Περὶ τροφῶν δυνάμεως (*De alimentorum facultatibus*, auf Grundlage der Ed. Wilkins 2013), die as-Samarqandīs arabischen Lemmata entsprechen.

(fortges.)

	Lemma	Übersetzung	Synonyme	Galenische Entsprechung
1h	*ḫubz faṭīr*	Ungesäuertes Brot		ἄζυμος ἄρτος
1i	*ḫubz at-tannūr*	Brot aus dem *tannūr*-Ofen		κριβανίτης [ἄρτος]
1j	*ḫubz al-furn*	Backofenbrot		ἰπνίτης [ἄρτος]
1k	*hubz aṭ-ṭābiq*	Plattenbrot		ἐπὶ τῆς ἐσχάρας ὀπτηθεὶς [ἄρτος]
1l	*ḫubz al-malla*	Aschenbrot		ἐγκρυφίας ἄρτος
1m	*iṭriya*	Fadennudeln		ἴτρια
1n	*sawīq al-ḥinṭa*	Weizengrütze		–
1o	*našā'*	Weizenstärke		ἄμυλον
1p	*ḥinṭa maṭbūḫa*	Gekochter Weizen		πυροὶ ἡψημένοι ἐν ὕδατι
1q	*ḥinṭa mahrūsa*	Zerstoßener Weizen		–
1r	*nuḫāla*	Weizenkleie		πίτυρον
1s	*kišk al-ḥinṭa*	Weizen-*kišk*	*ḫandarūs*	πύρινη πτισάνη
2	*šaʿīr*	Gerste		κριθαί
2a	*sult*	Nacktgerste		γυμνὴ κριθή
2b	*ḫubz aš-šaʿīr*	Gerstenbrot		κρίθινος ἄρτος
2c	*sawīq [aš-šaʿīr]*	Gerstengrütze		ἄλφιτον
2d	*kišk aš-šaʿīr*	Gersten-*kišk*		πτισάνη
2e	*mā' kišk aš-šaʿīr*	Gerstenschleim	*mā' aš-šaʿīr* *mā' al-kišk* *ḥasw aš-šaʿīr*	
3	*aruzz*	Reis		ὄρυζα
3a	*ḫubz al-aruzz*	Reisbrot		–
4	*ǧāwars*	(Echte) Hirse	*banīǧ* (< lat. *panicum*) *	κέγχρος
4a	*duḫn*	Kolbenhirse		ἔλυμος
4b	*ḏurra*	Sorghumhirse		–
4c	*ḫubz [al-ǧāwars / ad-duḫn / aḏ-ḏurra]*	Hirsebrot		[κέγχρινος / ἐλύμινος*] ἄρτος
5	*ʿadas*	Linsen		φακοί
5a	*ḫubz [al-ʿadas]*	Linsenbrot		–
5b	*ʿadas murr*	Linsenwicken	*kirsinna*	ὄροβοι
6	*bāqillā*	Ackerbohnen	*fūl* *	κύαμοι
6a	*ḫubz [al-bāqillā]*	Ackerbohnenbrot		–
7	*ḥimmis*	Kichererbsen		ἐρέβινθοι

	Lemma	Übersetzung	Synonyme	Galenische Entsprechung
7a	*ḫubz* [*al-ḥimmis*]	Kichererbsenbrot		–
8	*māš*	Erbsen	*bisilla* (< ital. *piselli*)	πισοί
9	*turmus*	Lupinen		θέρμοι
10	*lūbiyā*	Augenbohnen		δόλιχοι
11	*ǧulubbān*	Platterbsen		λάθυροι
11a	[*ḫubz al-ǧullubān*]	Platterbsenbrot		–
12	*ballūṭ*	Eicheln		βάλανοι
12a	*ḫubz* [*al-ballūṭ*]	Eichelbrot		–
12b	*šāhballūṭ*	„Königseicheln" (Kastanien)	*qusṭul* *	κάστανα
	AL-ḤUBŪB ALLATĪ LĀ YUTTAḪAḎ MINHĀ AL-ḪUBZ	KÖRNER, AUS DENEN MAN KEIN BROT MACHT		
13	*ḥulba*	Bockshornkleesaat		τῆλις
14	*simsim*	Sesamsaat	*ǧulǧulān*	σήσαμον
15	*ḫašḫāš*	Mohnsaat		μήκωνος σπέρμα
16	*bizr al-kattān*	Leinsaat		λίνου σπέρμα
17	*šahdānaǧ*	Hanfsaat	*bizr al-qinnab* *	καννάβεως σπέρμα
18	*qurṭum*	Färberdistelsaat		–
19	*bizr al-qiṯṯāʾ wa-l-qaṯad wa-l-biṭṭīḫ*	Schlangengurken-, Gurken- und Melonenkerne		–
20	*bizr al-fanǧankašt*	Mönchspfeffersaat		ἄγνου σπέρμα
21	*ḥabb al-qilqil*	Samen der Torakassie (?)		–

Wie fast alle arabischen Nahrungsmittellexika beginnt das *K. al-Aġḏiya wa-l-ašriba* mit einem Kapitel über Körner, von denen vor allem die Getreide seit dem Altertum von zentraler Bedeutung für die Ernährung im Vorderen Orient und im Mittelmeerraum waren.[19] Unter dem Begriff *ḥubūb* „Körner" fassen die meisten arabischen Ärzte Getreide, Hülsenfrüchte und Saaten zusammen[20] –

19 Vgl. Garnsey 1999, 18. Im abbasidischen Kalifat kam dem Getreide auch eine besondere wirtschaftspolitische Bedeutung als Zahlungsmittel für Steuern und Tribute zu (Waines 1987, 271).

20 Nur Ibn al-Quff führt die Saaten als *buzūr* getrennt von den Getreiden und Hülsenfrüchten

diejenigen Nahrungsmittel, die Galen im ersten Band von Περὶ τροφῶν δυνάμεως behandelt hat. Während as-Samarqandī wie Galen und die meisten anderen Ärzte die verarbeiteten Körnerprodukte bei den Einträgen zu den jeweiligen Körnern anführt, haben einige Ärzte in ihren Lexika eigene Abschnitte für die aus Körnern hergestellten Nahrungsmittel eingerichtet.[21]

a *Getreide, Hülsenfrüchte und Saaten*

As-Samarqandī ordnet die Körner, indem er in der zweiten Hälfte des Kapitels diejenigen Körner, aus denen man kein Brot macht (*al-ḥubūb allatī lā yuttaḫaḏ minhā al-ḫubz*), als eigene Kategorie zusammenfasst und damit implizit die Kategorie der Brotkörner für die vorangegangenen Lemmata schafft.[22] Diese Ordnung geht auf Galen zurück, der in seinem Nahrungsmittellexikon nach den Einträgen zu verschiedenen Getreidesorten ebenfalls die „Samenkörner, aus denen man kein Brot macht" (*al-buzūr allatī lā yuttaḫaḏ minhā ḫubz*) anführt. Galen bezeichnet diese Körner im Griechischen als ὄσπρια und fasst darunter Reis sowie sämtliche Hülsenfrüchte und Saaten zusammen. Ḥunayn b. Isḥāq hat diesen Terminus lediglich mit *ḥubūb* „Körner" übersetzt. Die zuvor angeführten Körner, die Galen als Brotkörner versteht, sind Weizen, Gerste, Emmer, Einkorn, Hafer und Hirse.[23]

Da as-Samarqandī im Gegensatz zu Galen Brot aus Reis und Hülsenfrüchten kannte, zählt er nur die Saaten zu den „Körnern, aus denen man kein Brot macht" und erweitert damit die Gruppe der Brotkörner um Reis und Hülsenfrüchte. Al-Fārūqī hat sich as-Samarqandīs Einteilung der Körner zur Vorlage genommen und bespricht am Ende seines alphabetisch geordneten Körnerka-

---

an, die er als *ḥubūb* bezeichnet. Einen eigenen Begriff für „Getreide" gibt es im Arabischen nicht. Einige Nahrungsmittellexika führen generell keine Saaten an (Ḥa, RD, RM, Bu, Ḫṭ und Wa).

21 So etwa bei RM, IQ, Ar und Ḫṭ. Ibn Buṭlān führt zunächst die Körner an und dann die Brotsorten (*aḫbāz*), Ibn Zuhr beschreibt die Körner überhaupt nicht allgemein, sondern nur im Hinblick auf ihre Verarbeitung in drei Abschnitten über Brote, geröstete Körner und Suppen (*aḥsāʾ*). Ibn Ḫalṣūn bespricht die Weizenprodukte zwar beim Weizen, hat jedoch nach dem Körnerkapitel noch gesonderte Abschnitte zu Weizengebäck mit Olivenöl und den verschiedenen Brotbackmethoden.

22 In der Hs. K1 steht vor Beginn des *K. al-Aġḏiya wa-l-ašriba* ein kurzes Inhaltsverzeichnis mit den Kapitelüberschriften, in dem der Kopist diese von as-Samarqandī implizierte Kategorie separat als „Körner, aus denen man Brot macht" (*al-ḥubūb allatī yuttaḫaḏ minhā al-ḫubz*) anführt.

23 Vgl. GnḤ I, 13 (gemeint ist der 13. Abschnitt der ersten *maqāla*, die Hs. ist nicht foliiert); *De alim. facult.* I, 16: Wilkins 2013, 61. Bei Liddell/Scott (1996, 1262) ist ὄσπριον als „Hülsenfrucht" (pulse) übersetzt.

pitels die „Körner und Saaten aus denen man überhaupt kein Brot macht" (*al-ḥubūb wa-l-buzūr allatī lā yuttaḫaḏ minhā al-ḫubz al-batta*), zu denen er – wie as-Samarqandī – nur die Saaten zählt.[24] Der andalusische Arzt Ibn Ḥabīb unterscheidet in seinem Körnerkapitel zwischen Weizen und Gerste einerseits und den Hülsenfrüchten andererseits, die er – ebenso wie sein Kollege al-Arbūlī – als *qaṭānī* bezeichnet. Der Terminus *qaṭānī* ist auch als arabische Übersetzung für das griechische ὄσπρια belegt.[25] Ansonsten ist die Kategorie der „Körner, aus denen man kein Brot macht" in keinem anderen der arabischen Nahrungsmittellexika belegt.[26] Obgleich die meisten arabischen Ärzte die Körner in keinerlei Kategorien einteilen, folgen sie in der Regel der galenischen Ordnung, indem sie zunächst die Getreide, dann die Hülsenfrüchte und schließlich die übrigen Saaten besprechen.[27]

As-Samarqandī hat sich bei der Reihenfolge der Körner zunächst an Ḥunayn b. Isḥāqs *K. al-Aġḏiya* orientiert und dann nach Vorbild von ar-Rāzīs *K. Dafʿ maḍārr al-aġḏiya* die Eicheln nach den Hülsenfrüchten eingefügt. Als Vorlagen für die Textkompilation des Körnerkapitels dienten ihm neben diesen beiden Werken unter anderem noch das *K. Kāmil aṣ-ṣināʿa* sowie ergänzend ar-Rāzīs *Manṣūrī*, al-Balḫīs Gesundheitshandbuch und ein Werk Ibn Māsawayhs.[28]

An erster Stelle steht in Galens Körnerkapitel wie bei fast allen arabischen Ärzten der Weizen.[29] Galen begründet dies damit, dass er das nützlichste

24 Vgl. Fā, *ḥubūb* (die Hs. ist nicht foliiert). Al-Fārūqī schreibt, diese Körner hätten eher die Eigenschaften von Heilmitteln als von Nahrungsmitteln.

25 Galen spricht auch in seinem Buch über die einfachen Heilmittel von den ὄσπρια, die Yaḥyā b. al-Biṭrīq dort als *qaṭānī* übersetzt hat (vgl. Ullmann 2002, 476). Ibn Manẓūr (1990 XIII, 344f.) definiert *qaṭānī* (Sg. *quṭnīya*) als Oberbegriff für Körner, die man einlagern kann, mit Ausnahme von Weizen und Gerste, und zählt somit auch Reis und Hirse zu den *qaṭānī*. Al-Arbūlī hingegen zählt Sorghumhirse nicht zu den *qaṭānī*, vermutlich da er auch Brot aus Sorghumhirse anführt.

26 Da as-Samarqandī ansonsten nie direkt aus der Galenübersetzung zitiert, gab es vermutlich eine unbekannte arabische Quelle, die diese Systematik aufgegriffen und ihm als Vorlage gedient hat.

27 Einige Ärzte (Mā, RD/RM, IḪ, Rb, Ḫṭ und Wa) wandeln die galenische Ordnung leicht ab, indem sie die Hirsesorten nach den Hülsenfrüchten und damit von den Getreiden getrennt einordnen. Auch die Bockshornkleesaat stand bei Galen, Ḥunayn und al-Maǧūsī ursprünglich noch vor den Augenbohnen und wurde somit zu den Hülsenfrüchten gezählt.

28 Ḥn 25ᵃ; 44ᵇ; 47ᵃ; 49ᵃ–62ᵃ; 77ᵃ; Ibn Māsawayh, zitiert im *Ḥāwī* (ar-Rāzī 2000, 3019; 3255); RD 6–10; RM 122–124; Kṣ I 179–183; al-Balḫī 2005, 389f.

29 Nur Ibn al-Quff und al-Fārūqī haben ihre Körnerkapitel alphabetisch angeordnet und beginnen mit Reis (*aruzz*). Ḥunayn hat das galenische πυροί mit *ḥinṭa* übersetzt, der in

Getreide sei und wie as-Samarqandī teilen auch die übrigen arabischen Ärzte diese Einschätzung.[30] Im hippokratischen *Regimen* stand noch Gerste als ältestes Kulturgetreide im Nahen Osten und Europa an erster Stelle.[31] Zu Beginn des ersten Jahrtausends verdrängte der Weizen die Gerste im Mittelmeerraum und Vorderen Orient allmählich, da er durch seinen höheren Glutengehalt bessere Backeigenschaften aufwies.[32] Wie Galen führen fast alle arabischen Ärzte die Gerste an zweiter Stelle an. In ar-Rāzīs *K. Dafʿ maḍārr al-aġḏiya* und bei az-Zahrāwī steht statt Gerste Reis bzw. Reisbrot an zweiter Stelle. Beide Ärzte lebten in der Nähe von Reisanbaugebieten im Irak und in al-Andalus. Die übrigen arabischen Ärzte besprechen Reis zumeist nach Weizen und Gerste an dritter Stelle – im Gegensatz zu Galen, der ihn bei den Hülsenfrüchten und Saaten eingeordnet und ihm nur einen sehr kurzen Eintrag gewidmet hatte.[33] Reis war aus Asien nach Mesopotamien eingeführt worden und verbreitete sich zu islamischer Zeit im gesamten muslimischen Herrschaftsgebiet. Er zählte jedoch – von regionalen Ausnahmen abgesehen – nicht zu den Grundnahrungsmitteln.[34] Da weite Teile des Vorderen Orients aufgrund ihres trockenen Klimas nicht für den Reisanbau geeignet waren, galt importierter Reis dort als teures Luxusgut für die urbane Oberschicht.[35] Regionen mit feuchterem Klima hingegen, wie der Südirak, der Nordiran, das Nildelta und Teile der Iberischen Halbinsel, waren gut für den Reisanbau geeignet. Dort buk man günstig zu erwerbendes Reisbrot, das vorwiegend von der ärmeren Bevölkerung verzehrt

---

Bagdad üblichen Bezeichnung für Weizen. Diese steht auch in den meisten arabischen Nahrungsmittellexika. Einige, vorwiegend westliche, Texte benennen den Weizen hingegen als *qamḥ* oder *burr* (vgl. auch die Verteilung in den modernen arabischen Dialekten bei Behnstedt/Woidich 2011, 473).

30 Vgl. GnḤ I, 1; *De alim. facult.* I, 2: Wilkins 2013, 24; RD 7; Is 184; Za 275; Ms I, 132; Ḫṭ 55; Ar 87[b]. Dass Weizen im arabisch-islamischen Raum auch als kulturelles Identifikationsmittel diente, zeigt Ibn Buṭlāns Bemerkung, die nicht-arabischen Völker (*aš-šuʿūb al-ʿaǧamīya*) würden sich nicht von Weizen ernähren, sondern die Inder von Reis und die Türken von Kolbenhirse (*duḫn*) (Bu 78).

31 Vgl. Hippokrates 2003, 163.

32 Vgl. Zohary/Hopf 1994, 19; Davidson 2006, 61. Im christlichen Europa hingegen stellte Gerste noch bis in die frühe Neuzeit hinein das Hauptgetreide dar.

33 Reis galt in der Antike noch als exotisches indisches Nahrungsmittel und wird auch von Dioskurides nur sehr kurz abgehandelt (vgl. GnḤ I, 12; *De alim. facult.* I, 17: Wilkins 2013, 61; Berendes 1902, 203).

34 Vgl. Ahsan 1979, 90; Heine 1988, 39. Im Iran erlangte Reis erst zur Safawidenzeit seine Bedeutung als identitätsstiftendes Nahrungsmittel der persischen Kultur (Fragner 1984, 339).

35 Rodinson 1959, 1062; Ashtor 1968, 1019; Waines 1987, 272; Watson 1983, 17; Fragner 2000, 58 f.

wurde.[36] Während Echte Hirse und Kolbenhirse bereits bei Galen verzeichnet sind, wurde Sorghumhirse (*ḏurra*) erst zu islamischer Zeit aus Indien in die arabischen Gebiete eingeführt.[37] Sie ist in den Nahrungsmittellexika erstmals bei ar-Rāzī belegt, der sie gemeinsam mit *ǧāwars* und *duḫn* aufführt und damit das galenische Lemma zur Hirse erweitert.

Unter den Hülsenfrüchten werden bei Galen und den arabischen Ärzten zumeist Linsen und Ackerbohnen zuerst genannt. Sie sind, wie auch die Getreidesorten Weizen, Gerste, Reis und Hirse, in nahezu allen Nahrungsmittellexika verzeichnet. Besonders Ackerbohnen galten als wichtiges Grundnahrungsmittel im Mittelmeerraum, bevor sie ab dem 15. Jh. durch neu importierte amerikanische Nahrungsmittel, wie Kartoffeln, Mais und Gartenbohnen, verdrängt wurden.[38] Ebenfalls bei den meisten arabischen Ärzten belegt sind Augenbohnen, Erbsen und Lupinen. Platterbsen und Linsenwicken hingegen wurden nur selten als Nahrungsmittel verzehrt und werden daher nur von wenigen Ärzten besprochen.[39] Die Terminologie der Hülsenfrüchte ist im Arabischen oftmals nicht eindeutig,[40] wie sich am Beispiel von *māš* zeigt: Ḥunayn b. Isḥāq hat Galens πισοί „Erbsen" mit dem persischen Lehnwort *māš* übersetzt, das im modernen Arabischen für die Mungbohnen steht, im Bagdad des 9. Jh.s jedoch offenbar die Erbsen bezeichnet hat.[41] In al-Andalus stand *māš* jedoch bereits im 10. Jh. für Mungbohnen, wie aus einer Beschreibung Ibn Ǧulǧuls hervorgeht. Er gibt an, einige Ärzte würden die im Osten angebaute Mungbohne *māš* irrtümlicherweise mit Erbsen (*ǧulbān*) gleichsetzen.[42] Der marokkanische Rei-

36 Asthor 1975, 519; Pellat 1979, 42; Zubaida 1990, 246. Der andalusische Arzt ar-Rundī (15. Jh.) schreibt, Galen habe den Reis fälschlicherweise nicht zu den Brotkörnern gezählt. Er erklärt sich dies als regionale Besonderheit in Galens Heimat, da man in seiner eigenen Heimat im Osten von al-Andalus ständig Reisbrot esse (vgl. ar-Rundī 1990, 188).

37 Watson 1983, 11 f. Sorghum wird auch „indische Hirse" (*ǧāwars hindī*) genannt.

38 Vgl. Dietrich 1988, 254. Zu späterer Zeit verwendete man Ackerbohnen vorwiegend als Futtermittel.

39 Vgl. RD 9. Linsenwicken galten schon im antiken Mittelmeerraum als Tierfuttermittel und wurden nur zu Notzeiten verzehrt (Flint-Hamilton 1999, 378).

40 Vgl. Renaud/Colin 1934, 100.

41 Vgl. GnḤ 1, 16; *De alim. facult.* 1, 21: Wilkins 2013, 67; Wehr 1985, 1233. Dass Ḥunayn sich bei der Übersetzung geirrt hat, weil ihm Erbsen unbekannt waren, ist unwahrscheinlich, da diese bereits seit der Bronzezeit im Vorderen Orient nachgewiesen sind und auch im antiken Mittelmeerraum sehr verbreitet waren. Sie wurden zumeist als Trockenerbsen gelagert und vor dem Verzehr gekocht (vgl. Zohary/Hopf 1994, 101; Dalby 2003, 252).

42 Ibn Ǧulǧul identifiziert *māš* eindeutig als Mungbohne, indem er sie als grün, glänzend und mit einem weißen, schwarz umrandeten Auge versehen beschreibt (zitiert bei Ibn al-

sende Ibn Baṭṭūṭa wiederum scheint *māš* als Erbsen zu verstehen, die er von den Mungbohnen (*munǧ*) unterscheidet, als er im 14. Jh. die Hülsenfrüchte Nordindiens beschreibt.[43] Als zusätzliche Bezeichnung für die Erbse ist im Mittelmeerraum spätestens ab dem 12. Jh. *bisilla* – von italienisch *piselli* – belegt.[44] Der einzige Arzt, der *bisilla* in seinem Nahrungsmittellexikon anführt, ist Ibn al-Quff im Damaskus des 13. Jh.s.[45] Alle anderen östlichen Ärzte verwenden das Lemma *māš*, das wiederum in fast allen westlichen Nahrungsmittellexika fehlt, und zitieren zumeist Galens Angaben zu den Erbsen.[46] Die Frage, ob as-Samarqandī und andere Ärzte unter *māš* letztlich Erbsen oder Mungbohnen verstanden haben, als sie Material zu *māš* aus älteren Quellen kompilierten, lässt sich nicht abschließend klären. Sollten die Rezipienten der Nahrungsmittellexika *māš* als Mungbohnen aufgefasst haben, haben sie also die von Galen der Erbse zugesprochenen Eigenschaften der Mungbohne zugeordnet.

Anders als as-Samarqandī ordnen Galen und fast alle arabischen Ärzte Eicheln und Kastanien nicht den Körnern, sondern den Früchten zu. Nur wo von Brot aus Eicheln und Kastanien die Rede ist, stehen sie im Körnerkapitel, wie bei Ibn Zuhr und ar-Rāzī, von dem as-Samarqandī seinen Eintrag größtenteils übernommen hat.[47] Von den Saaten stehen Bockshornklee, Mohn und Mönchspfeffer außer bei Galen nur in Lexika aus dem islamischen Osten. Die Ärzte aus dem Maghreb und al-Andalus verzeichnen an Saaten lediglich Sesam, Lein und Hanf. Die Färberdistelsaat und die Saaten von Schlangengurken, Gur-

---

Bayṭār 1965 IV, 125 f.): *Ǧullubān* bezeichnet im islamischen Osten die Platterbse (*Lathyrus sativus*) und im Maghreb als *ǧulbān* die Erbse (*Pisum sativum*) (Dietrich 1988, 480).

43 Nach Ibn Baṭṭūṭas Verständnis handelt es sich bei *māš* um eine Unterart von *ǧulbān* und bei *munǧ* um eine Unterart von *māš*. Anders als *māš*-Körner seien *munǧ*-Körner länglich und von reinem Grün (*ṣāfī al-ḫuḍra*) – offenbar im Gegensatz zu den eher farblosen Trockenerbsen (vgl. Ibn Baṭṭūṭa 2005 II, 24). Auch al-Fīrūzābādī (1872 I, 245) bezeichnet *munǧ* als grünen *māš*.

44 Vgl. Ibn al-Bayṭār (1965 I, 95); Wehr 1985, 89; Behnstedt/Woidich 2011, 487. Der Andalusier al-Ġāfiqī klassifiziert *bisilla* als Unterart von *ǧulbān*.

45 Ibn al-Quff verweist auf die Ähnlichkeit zwischen *bisilla* und *māš*, hat aber keinen eigenen Eintrag zu *māš* verfasst (vgl. IQ 317). Vermutlich hat er ältere Quellen zu *māš* rezipiert und festgestellt, dass deren Beschreibungen der Erbse ähneln. Da er eine als *māš* bezeichnete Hülsenfrucht jedoch offenbar nicht aus eigener Anschauung kannte, hat er sie in seinem – ansonsten sehr ausführlichen – Nahrungsmittellexikon nicht gesondert aufgeführt.

46 Auch as-Samarqandī zitiert das galenische Material aus Ḥunayns *K. al-Aġḏiya*. Die einzigen westlichen Ärzte, die *māš* in ihren Lexika besprechen, sind az-Zahrāwī und al-Arbūlī.

47 Vgl. RD 10. Al-Fārūqī merkt an, dass einige Gelehrte (*baʿḍ al-afāḍil*) – gemeint ist unter anderem as-Samarqandī – die Eicheln zu den Körnern gezählt hätten. Richtig sei es jedoch, sie den Früchten zuzuordnen (vgl. Fā, *ballūṭ*).

ken und Melonen hatte Ḥunayn b. Isḥāq in seinem *K. al-Aġḏiya* aus Texten von Hippokrates und Dioskurides den galenischen Saaten hinzugefügt. Beide Lemmata hat as-Samarqandī ins *K. al-Aġḏiya wa-l-ašriba* übernommen, gefolgt von den Samen der *qilqil*-Pflanze, mit der vermutlich die Torakassie gemeint ist und deren Eintrag er aus Exzerpten von Ibn Māsawayh zusammengesetzt hat.[48]

Galenische Körner, die im *K. al-Aġḏiya wa-l-ašriba* fehlen, bei einzelnen arabischen Ärzten jedoch erwähnt werden, sind Emmer (ζειά / *ḫandarūs* / *Triticum dicoccon*)[49] und Taumellolch (αἶρα / *šaylam* / *Lolium temulentum*).[50] Galenische Körner, die von den arabischen Ärzten nicht mehr aufgeführt werden, sind Einkorn (τίφη / *Triticum monococcum*), Hafer (βρόμος / *Avena sativa*), Ägyptische Bohnen (κύαμοι Αἰγύπτιοι / *Nelumbium speciosum*) und Flügel-Platterbsen (ὦχρος / *Lathyrus ochrus*) sowie die Saaten von Rauke (ἐρύσιμον / *Sisymbrium* sp.), Salbei (ὅρμινον / *Salvia officinalis*), Schmalblättriger Wicke (ἀφάκη / *Vicia angustifolia*) und Futterwicke (βικίον / *Vicia sativa*).[51]

b *Brot*

Das wichtigste Grundnahrungsmittel im arabischen Mittelalter war Weizenbrot.[52] Auch zur Zeit Galens galt Weizen bereits als wichtigstes Brotgetreide, was sich in seiner differenzierten Darstellung des Weizenbrots in Περὶ τροφῶν δυνάμεως widerspiegelt, die fast alle arabischen Ärzte – einschließlich as-Samarqandī – in ihren Nahrungsmittellexika aufgreifen. Es wird unterschieden zwischen Broten aus verschiedenen Weizenmehlsorten, zwischen gesäuertem

48 Vgl. das Zitat von Ibn Māsawayh im *Ḥāwī* (ar-Rāzī 2000, 3255).

49 Bei Is, IQ und IḪ. Χόνδρος steht bei Galen für Graupen aus Weizen und Emmer, die arabische Transkription *ḫandarūs* hingegen bezeichnet bei den arabischen Ärzten auch den Emmer selbst, der auf griechisch ζειά heißt (vgl. Dietrich 1988, 247; Braun 1995, 34; Powell 2003, 166). Ḥunayn hatte *ḫandarūs* noch nicht als Emmer verstanden, er transkribiert ζειά als *zayā* und setzt *ḫandarūs* als Entsprechung zu χόνδρος. Emmer wird im Arabischen auch „Byzantinische Gerste" oder „Byzantinischer Weizen" genannt. So setzt al-Isrāʾīlī *ḫandarūs* mit *šaʿīr rūmī* gleich und Ibn al-Quff mit *ḥinṭa rūmīya* (vgl. Is 215; IQ 319). Ibn Ḫalṣūn benennt Emmer mit der andalusischen Bezeichnung *ʿalas* (vgl. Meyerhof 1940, 40; Ibn al-Bayṭār 1965 III, 131).

50 Bei Mā, Is und IZ. Es handelt sich um ein Unkraut, dessen Samen gemeinsam mit Weizen und Gerste abgeerntet wurden und von dem das Getreide durch Sieben gereinigt werden musste. Galen hatte gesundheitsschädliche Wirkungen des Verzehrs von mit Taumellolch verunreinigtem Getreide festgestellt (Garnsey 1999, 39; *De alim. facult.* I, 37: Wilkins 2013, 84f.).

51 Die Bezeichnungen dieser Körner hat Ḥunayn, mit Ausnahme der ägyptischen Bohnen (*bāqillā miṣrī*), in seiner Galenübersetzung lediglich transkribiert.

52 Ashtor 1975, 519; Heine 1988, 38.

und ungesäuertem Weizenbrot und zwischen Broten, die auf unterschiedliche Weise gebacken werden.[53]

Die arabischen Nahrungsmittellexika weisen eine recht komplexe Terminologie der Weizenmehlsorten und -brote auf. As-Samarqandī zufolge handelt es sich bei Hartweizenmehl (*samīḏ*) um das nahrhafteste Mehl, gefolgt von weißem Weichweizenmehl (*ḥuwwārā*), Vollkornmehl (*ḫuškār*) und Schrotmehl (*dašīš*). Diese Rangfolge findet sich ebenfalls bei al-Isrāʾīlī sowie bei Ibn Māsawayh und al-Maǧūsī unter Auslassung des Schrotmehls.[54] Galens Rangfolge der Weizenmehle nach ihrem Nährwert stimmt damit nicht genau überein. Auch er nennt Vollkornmehl und Kleiemehl an dritter und vierter Stelle. Als nahrhaftestes Mehl bezeichnet er jedoch fein gemahlenes Weichweizenmehl (σίλιγνις / *siliǧn*), gefolgt vom Hartweizenmehl (σεμίδαλις / *samīḏ*).[55] Galen beschreibt Brot aus *siliǧn* als das „äußerst reine Brot" (*al-ḫubz an-naqī ġāyat an-naqāʾ*), das dem Kleiebrot gegensätzlich gegenüberstehe.[56] Ḥunayn b. Isḥāq war die Bedeutung von σίλιγνις offenbar unklar, da er den Begriff in der Übersetzung lediglich transkribiert und in seinem *K. al-Aġḏiya* nicht mehr anführt. Stattdessen schreibt er dort fälschlicherweise, bei Galen gelte Brot aus Hartweizenmehl (*samīḏ*) als das nahrhafteste Brot und als Gegensatz zum Kleiebrot.[57] Auf dieser Grundlage ist wahrscheinlich das Konzept von Hartweizenbrot als dem nahr-

53 Ḥunayn hat in seiner Übersetzung der galenischen Brotbackmethoden den orientalischen *tannūr*-Ofen als Entsprechung zum griechischen κρίβανος gesetzt, einer in Privathaushalten gebräuchlichen glockenförmigen Keramikhaube, die man von unten erhitzte. Das Backen von Brot in heißer Asche als traditionelle beduinische Backmethode wurde in der griechisch-römischen Antike ebenfalls praktiziert (vgl. GnḤ I, 1; *De alim. facult.* I, 2: Wilkins 2013, 31; Mielck 1913, 50; Powell 2003, 164).

54 Vgl. Is 191; Kṣ I, 180; Ibn Māsawayh bei ar-Rāzī 2000, 3016. Al-Isrāʾīlī bezeichnet Schrotmehl jedoch nicht als *dašīš*, sondern als „Kleiemehl" (*daqīq nuḫālī*). *Dašīš* ist eine Variante zu *ǧašīš* bzw. *ǧarīš* „Schrot" (Rosenberger 1994, 339; ar-Rāzī 2000, 2997).

55 Vgl. GnḤ I, 1; *De alim. facult.* I, 2: Wilkins 2013, 26 f. Bei σίλιγνις handelt es sich um ein lateinisches Lehnwort (< *siligo*), der Begriff σεμίδαλις hingegen ist semitischer Herkunft (vgl. assyr.-akkad. *samīdu* „Grütze") (Pellat 1979, 42; Sallares 1991, 317; Liddell/Scott 1996, 1590; Powell 2003, 163). Im modernen Ägypten bezeichnet *samīd* ein ringförmiges Gebäck mit Sesam, das in der Türkei als *simit* bekannt ist (vgl. Mielck 1913, 76; Wehr 1985, 596). Während im klassischen Griechenland noch Hartweizenbrot als beste Brotsorte galt, hatte unter römischem Einfluss zu Galens Zeit Brot aus Weichweizen, der sich sehr viel feiner vermahlen ließ als Hartweizen, dessen Rang eingenommen (Sallares 1991, 323; 325).

56 GnḤ I, 1. Von Rufus ist überliefert, je reiner das Mehl sei, desto nahrhafter sei das Brot und je höher sein Kleieanteil, desto weniger nahrhaft sei es (zitiert bei Is 190). Rein ist ein Mehl demnach, wenn es frei von Kleie und den Randschichten des Weizenkorns ist.

57 Vgl. Ḥn 44[b].

haftesten Brot in die arabische Tradition eingegangen. Es wird bereits von Ibn Māsawayh aufgegriffen, bei dem zudem auch erstmals der Terminus *ḥuwwārā* belegt ist.[58] Anstelle des galenischen *siliǧn* hat man im islamischen Osten die Bezeichnung *ḥuwwārā* für weißes Weichweizenmehl verwendet, das – wie as-Samarqandī schreibt – auch durch Waschen geweißt wurde.[59] Der Begriff steht ab Ende des 9. Jh.s in fast allen östlichen Nahrungsmittellexika.[60] Die westlichen Ärzte hingegen bezeichnen Weißmehl mit dem persischen Lehnwort *darmak*.[61] In den Nahrungsmittellexika aus dem Maghreb und al-Andalus gibt es zudem mit *madhūn* noch eine weitere Mehlsorte aus Weichweizen, deren Mahlgrad in der Mitte zwischen dem Weißmehl (*darmak*) und dem Vollkornmehl liegt. Letzteres wird im Westen in Entsprechung zum östlichen *ḫuškār* als „Braunmehl" (*al-aḥmar*) bezeichnet. Brot aus *madhūn*-Mehl galt bei den westlichen Ärzten als gesünder als Weißmehlbrot, Ibn Ḫalṣūn bezeichnet es als bestes Nahrungsmittel überhaupt.[62] Für ar-Rāzī und as-Samarqandī hingegen handelt es sich beim Weißmehlbrot um das beste Brot, obgleich sie es als weniger nahrhaft beschreiben als Hartweizenbrot.[63] Ibn Māsawayh wiederum hält das angeblich nahrhafteste Hartweizenbrot auch für das beste Brot.[64]

Weißes Weichweizenbrot aßen zumeist die Angehörigen der wohlhabenden Oberschicht, das Brot aus grob gemahlenem Vollkornmehl hingegen die weniger Wohlhabenden.[65] Brot aus anderen Getreiden als Weizen oder aus Hülsenfrüchten galt im arabischen Mittelalter als minderwertig. Es wurde von der Oberschicht nur zu Notzeiten verzehrt.[66] Waines weist darauf hin, dass die

---

58 Vgl. Ibn Māsawayh bei ar-Rāzī 2000, 3015. Das Zitat stammt wahrscheinlich aus seinem nicht erhaltenen *K. fī l-Aġḏiya*. Aṭ-Ṭabarī und Ibn Ḥabīb haben offenbar nicht Ḥunayns *K. al-Aġḏiya* als Vorlage für ihre Nahrungsmittelkapitel verwendet, sondern die Galenübersetzung selbst, da sie zwischen „reinem Brot" (*ḫubz naqī*) und Vollkornbrot (*ḫuškār*) unterscheiden, ohne das Hartweizenbrot zu erwähnen.

59 Auch bei al-Maǧūsī heißt es, *ḥuwwārā* werde aus gewaschenem Weizen gemacht (Kṣ I 180). Ibn al-Bayṭār (1965 II, 43) definiert *ḥuwwārā* als kleieloses Weißmehl. Ar-Rāzī bespricht in seinen Lexika *samīḏ* und *ḥuwwārā* als Feinmehlsorten gemeinsam und stellt sie dem gröberen Vollkornmehl (*ḫuškār*) gegenüber (RD 1; RM 125).

60 Nur Ibn al-Ǧawzī verwendet noch die galenische Umschreibung des „reinen Brotes" (*al-ḫubz an-naqī*), das er als das beste Brot bezeichnet (vgl. Ǧz 326).

61 Vgl. Ibn al-Ḥaššāʾ 1941, 34. *Darmak* ist bereits im Hadith belegt und gleichbedeutend mit *ḥuwwārā* (vgl. Wensinck et al. 1943 II, 123; Ibn Manẓūr 1990 X, 423; Dihḫudā 1998 VII, 10659).

62 IḪ 95.

63 As-Samarqandī hat diese Angabe von ar-Rāzī übernommen (vgl. RD 6).

64 Vgl. ar-Rāzī 2000, 3016.

65 Pellat 1979, 42.

66 Ashtor 1968, 1021; García Sánchez 1983, 161; Waines 1987, 281. Im europäischen Mittelalter

Hierarchie der Brotsorten bei den arabischen Ärzten nicht unbedingt medizinisch begründet ist, sondern die Preise der Getreide und damit ihre soziale Wertigkeit widerspiegelt – so war etwa Gerste zumeist nur halb so teuer wie Weizen.[67] Wie die Weizenbrote ist auch Gerstenbrot in fast allen arabischen Nahrungsmittellexika verzeichnet. Es ist aufgrund seines geringeren Glutengehalts kompakter und härter als Weizenbrot und galt zu islamischer Zeit als Nahrung von Asketen.[68] Auch Hirsebrot wird in den meisten Lexika erwähnt, Brot aus Sorghumhirse steht jedoch nur bei wenigen, vorwiegend westlichen Ärzten. Es wurde vermutlich nur zu Notzeiten gebacken.[69] Reisbrot steht vor allem bei Ärzten, die in der Nähe von Reisanbaugebieten lebten, wie etwa im Irak und in al-Andalus.[70] Im antiken Mittelmeeraum gab es Brot aus Reis und Hülsenfrüchten Galen zufolge noch nicht.[71] Während es sich beim Reisbrot um eine arabische Neuerung gehandelt haben könnte, scheint Brot aus Hülsenfrüchten bereits im alten Orient bekannt gewesen zu sein. Es wird im Alten Testament erwähnt und wurde möglicherweise schon im babylonischen und sumerischen Mesopotamien hergestellt.[72] Brote aus Hülsenfrüchten stehen bei den Ärzten aus dem islamischen Osten und Westen gleichermaßen. Für ihre Zubereitung wurde das Mehl der Hülsenfrüchte in der Regel mit Weizen- oder Gerstenmehl gemischt. Die meisten Ärzte raten davon ab, diese Brote oft zu verzehren, vermutlich wegen ihrer schwereren Verdaulichkeit.[73] Unter den Hülsenfruchtbroten wird Kichererbsenbrot am häufigsten genannt, Ibn Zuhr bezeichnet

---

hingegen aßen alle sozialen Schichten bis ins 16. Jh. hinein Gersten- und Roggenbrot. Aus arabischen Handbüchern für Marktaufseher geht hervor, dass die teuren Weizenmehle oft mit Mehl aus Gerste oder Hülsenfrüchten gestreckt wurden, was die Marktaufseher zu unterbinden suchten (Waines 1987, 284).

67 Waines 1987, 282. Auch Hirse galt in der arabischen Medizin als deutlich weniger nahrhaft als Weizen, was sich jedoch nicht in den tatsächlichen Nährwerten dieser Getreide widerspiegelt. Hirse und Sorghum haben bei gleichem Kohlehydrat- und leicht höherem Fettgehalt einen um nur 1–2 % geringeren Proteingehalt als Weizen (vgl. García Sánchez 1983, 164 f.).

68 Pellat 1979, 42; Lewicka 2011, 138.

69 Vgl. Pellat 1979, 42. Schon bei Galen heißt es, Hirsebrot werde nur gebacken, wenn keine anderen Getreide zur Verfügung stehen (*De alim. facult.* I, 15: Wilkins 2013, 60).

70 Außer bei as-Samarqandī steht es bei RD, Za, Bu, IZ und IQ.

71 Galen schreibt, Reis werde nur gekocht gegessen und niemand mache aus Linsen Brot (vgl. GnḤ I, 11–13; *De alim. facult.* I, 17–18: Wilkins 2013, 61).

72 Vgl. Waines 1987, 281 sowie das Alte Testament im Buch Hesekiel 4,9: „Und du, nimm dir Weizen und Gerste und Bohnen und Linsen und Hirse und Emmer […] und mache dir daraus Brot" (Maier 1998, 97).

73 Vgl. García Sánchez 1983, 165.

es als das beste Brot nach Weizen- und Gerstenbrot.[74] Brote aus Ackerbohnen und Linsen werden weniger häufig erwähnt. Das laut as-Samarqandī nur notgedrungen zu verspeisende Platterbsenbrot steht auch bei Ibn Zuhr, der ebenfalls davon abrät, es ständig zu essen.[75] Eichelbrot erwähnen außer as-Samarqandī nur ar-Rāzī und Ibn Zuhr. Es wurde nur zu Notzeiten verzehrt.[76] Ibn Zuhr führt zudem auch Brotsorten an, die kein anderer Arzt erwähnt, wie Nacktgerstenbrot (*ḫubz as-sult*), Linsenwickenbrot (*ḫubz al-kirsinna*), Augenbohnenbrot (*ḫubz al-lūbiyā*) und Hanfbrot (*ḫubz al-qinnab*).[77] Galenische Brotsorten, welche die arabischen Ärzte nicht mehr erwähnen, sind Emmerbrot und Einkornbrot, obwohl Galen diese als die besten Brote nach Weizenbrot gelobt hatte.[78]

c *Weitere Getreideprodukte*

In den Einträgen zu Weizen und Gerste führt as-Samarqandī neben den Broten noch weitere Getreideprodukte an, die auf die galenische Tradition zurückgehen und auch in den meisten anderen arabischen Nahrungsmittellexika verzeichnet sind.

Ἴτρια (Sg. ἴτριον) – von Ḥunayn b. Isḥāq transkribiert als *iṭriya* – beschreibt Galen als gekochte, ungesäuerte Weizenteigwaren, die mit Honig gesüßt werden können.[79] Im arabisch-islamischen Raum wurden zur Herstellung von *iṭriya* Teigplatten in Streifen geschnitten und die Streifen zu Fäden gerollt. Ibn Sīnā vergleicht *iṭriya*, die auf Persisch *rišta* – „Faden" – heißen, mit „Gurten" (*suyūr*), es handelte sich somit offenbar um lange, spaghettiartige Nudeln.[80] Während man die griechischen ἴτρια frisch als Süßspeise verzehrte, wurden die arabischen *iṭriya*-Nudeln durch Trocknen in der Sonne haltbar gemacht und als

---

74 IZ 10 f. Kichererbsenbrot steht bei RD, Ms, Za, IZ, IQ und Ḥṭ.

75 Schon in der Antike wurden Platterbsen nur zu Notzeiten gegessen. Galen hatte auf die Toxizität der Platterbsen hingewiesen, deren regelmäßiger Verzehr mit neurologischen Erkrankungen (Lathyrismus) in Zusammenhang gebracht wird (Garnsey 1999, 38).

76 Vgl. García Sánchez 1983, 166. Galen beschreibt, wie gekochte Eicheln während einer Hungersnot in Asche gebacken wurden, bezeichnet das Produkt jedoch nicht als Brot (vgl. GnḤ II, 31; *De alim. facult.* II, 38: Wilkins 2013, 143).

77 Während as-Samarqandī Hanf zu den Körnern zählt, aus denen man kein Brot macht, scheint Hanfbrot in al-Andalus demnach nicht unbekannt gewesen zu sein.

78 Vgl. Powell 2003, 54.

79 Vgl. *De alim. facult.* I, 4: Wilkins 2013, 33 f. Nach Galen gibt es zwei Sorten ἴτρια: ῥύηματα und λάγανα. Von griech. λάγανον stammt die Bezeichnung „Lasagne" (vgl. Laurioux 1995, 203). Ḥunayn transkribiert beide Begriffe in seiner Übersetzung lediglich (GnḤ I, 1).

80 Vgl. Ibn Sīnā 1877 I, 264; Rosenberger 1989, 87 f. Im Maghreb bezeichnet *rišta* hingegen frische Pasta im Gegensatz zur getrockneten *iṭriya* (vgl. Nasrallah 2007, 561 f.).

Zutat für herzhafte Speisen verwendet.[81] So wie Galen die ἴτρια nach den süßen Teigwaren anführt, haben auch viele arabische Ärzte *iṭriya* gemeinsam mit diesen und anderen ungesäuerten Weizenteigwaren behandelt. As-Samarqandī führt die süßen Teigwaren hingegen nicht im Körnerkapitel, sondern im Kapitel über die Süßwaren an.[82] Den Text zu den *iṭriya* hat as-Samarqandī, bis auf den Hinweis zur *lāḫša*, aus dem *K. Kāmil aṣ-ṣināʿa* übernommen. *Lāḫša* gilt eigentlich als eine persische Entsprechung zu *iṭriya*.[83] Da as-Samarqandī beide Termini anführt, scheint es sich bei *lāḫša* um eine spezielle Pastasorte gehandelt zu haben, die sich von den gewöhnlichen *iṭriya* unterschied. *Iṭriya* sind in den meisten arabischen Nahrungsmittellexika belegt.[84]

Sawīq steht in Ḥunayn b. Isḥāqs Galenübersetzung als Entsprechung zu ἄλφιτον und bezeichnet Grütze aus gerösteter Gerste. Galen zufolge wurde die Gerstengrütze entweder mit Wasser oder Wein vermischt getrunken oder mit Wasser verknetet gegessen.[85] Den Arabern war *sawīq* bereits zu frühislamischer Zeit bekannt, der Prophet selbst soll es als Reiseproviant zu sich genommen haben.[86] Zur Abbasidenzeit begann man im islamischen Osten, *sawīq* nicht mehr nur aus Gerste, sondern auch aus dem von der Bagdader Oberschicht bevorzugten Weizen herzustellen und die Grütze mit Zucker zu süßen. Man mischte sie mit Wasser, Milch oder Wein und nahm sie als Erfrischungsgetränk zu sich. Da sich die vermahlene Grütze gut lagern und transportieren ließ, wurde sie als Nahrung für Reisende und Soldaten empfohlen.[87] In den medizinischen Nahrungsmittellexika, die Getreideprodukte behandeln, fehlt *sawīq* nur bei einigen westlichen Ärzten.[88] Weizengrütze steht vorwiegend in östlichen Lexika zusätzlich zur Gerstengrütze.[89] Im Früchtekapitel erwähnt as-Samarqandī noch weitere *sawīq*-Sorten mit Granatapfel, Apfel, Sumach, Spei-

81 Vgl. S. 246 f. und Laurioux 1995, 210.

82 Vgl. Kap. 2.9.

83 Ibn Manẓūr 1990 XV, 7; Dihḫudā 1998 XIII, 19516.

84 Sie fehlt nur bei Mā, Ḥa, RD, Ms, IZ und Ğz.

85 Vgl. GnḤ I, 6; *De alim. facult.* I, 11: Wilkins 2013, 47; Braun 1995, 28 f. Die mit Wasser, Milch oder Öl verknetete Gerstengrütze nannte man μᾶζα, sie galt als eines der Hauptnahrungsmittel der Griechen. Ḥunayn übersetzt μᾶζα als „Kugeln aus Gerstengrütze“ (*al-ukar al-muttaḫada min sawīq aš-šaʿīr*, GnḤ I, 7).

86 Vgl. al-Buḫārī (1984 VII, 229). Da die vorislamischen Araber vorwiegend Gerstenbrot aßen (Rodinson 1959, 1057), hat man zur Zeit des Propheten *sawīq* vermutlich auch aus Gerste hergestellt. Nach at-Ṯaʿālabī wurde *sawīq* erstmals zur Zeit Alexanders des Großen zubereitet (Waines 1995b, 93).

87 RM 126; Waines 1987, 282 f.; 1995b, 93; Nasrallah 2007, 573.

88 Bei IḤ, Rb und Ḥṭ.

89 Bei Ṭa, Ḥa, RD, RM, Kṣ, Ms, Za, Bu, Ğz, IQ und Fā.

erlingsfrucht und Christdornbeeren, die als Heilmittel verwendet wurden.[90] Aṭ-Ṭabarī, ar-Rāzī und al-Fārūqī führen diese als eigene Lemmata an. Im *Firdaws al-ḥikma* und im *Manṣūrī* sind diese Sorten gemeinsam mit Weizen- und Gerstengrütze in einem eigenen Abschnitt über Grützen (*aswiqa*) am Ende der Körnerkapitel aufgeführt.[91]

Der Begriff *kišk* steht im islamischen Kulturraum je nach Epoche und Region für verschiedene Milchprodukte, Getreideprodukte oder Kombinationen aus beiden. Im medizinischen Kontext verweist er auf die πτισάνη, die in der griechischen Medizin als Allheilmittel galt.[92] Πτισάνη bezeichnet im Griechischen sowohl Gerstengrütze, die mit Wasser verkocht wird, als auch den Schleim, der beim Verkochen der Gerstengrütze entsteht.[93] Die arabischen Ärzte hingegen unterscheiden – wie auch as-Samarqandī – zwischen der zum Verkochen bestimmten Gerstengrütze (*kišk aš-šaʿīr*) und dem Gerstenschleim (*māʾ kišk aš-šaʿīr*). Einige Ärzte führen auch nur den Gerstenschleim als Lemma an.[94] Galen erwähnt auch πτισάνη aus Weizen, die einige griechische Ärzte mit den Weizengraupen (χόνδρος / *ḫandarūs*) gleichsetzen.[95] Ḥunayn b. Isḥāq und as-Samarqandī sind, soweit bekannt, die einzigen arabischen Ärzte, die Weizen-*kišk* in ihren Nahrungsmittellexika verzeichnen.

Gekochter Weizen, Stärke und Kleie fehlen bei den meisten Ärzten aus dem Maghreb und al-Andalus.[96] Stattdessen führen sie eine Reihe regionaler Weizenteigwaren an, die im *K. al-Aġḏiya wa-l-ašriba* und den übrigen östlichen Quellen keine Erwähnung finden. Es handelt sich zum einen um Teigwaren

---

90 Vgl. RD 7.

91 Auch die nach Früchten benannten *sawīq*-Sorten bestanden zum größten Teil aus Getreide, so enthielt etwa Granatapfel-*sawīq* Weizenkörner und Granatapfelkerne im Verhältnis 3:1 (Waines 1995b, 93). Daneben gab es in Bagdad auch Grütze aus Kichererbsen, die auf dem „Markt der Grützenzubereiter" (*sūq as-sawwāqīn*) angeboten und vermutlich vorwiegend von der ärmeren Bevölkerung gekauft wurde (vgl. Waines 1987, 282f.).

92 Vgl. GnḤ 1, 5; Aubaile-Sallenave 2000, 106; 111; 114. Ḥunayn hat πτισάνη im Galentext als „Gersten-*kišk*" (*kišk aš-šaʿīr*) übersetzt.

93 Vgl. Liddell/Scott 1996, 1548; *De alim. facult.* 1, 9: Wilkins 2013, 43f. Dioskurides benennt nur den Gerstenschleim als πτισάνη (vgl. Wellmann 1906, 170).

94 RM, Za, Ǧz, IQ, Rb und Ar.

95 GnḤ 1, 2; *De alim. facult.* 1, 6: Wilkins 2013, 37.

96 Bei den westlichen Ärzten steht *harīsa* in der Regel bei den Getreideprodukten und nicht, wie bei as-Samarqandī, im Kapitel über gekochte Speisen. Vermutlich ist nicht das Gericht aus Weizen und Fleisch, sondern nur der zerstoßene Weizen gemeint, als Entsprechung zu as-Samarqandīs *ḥinṭa mahrūsa*.

aus Hartweizenmehl, wie Couscous (*kuskusū*)[97] und *fideo*-Pasta (*fidāwš*)[98] und zum anderen um Fettgebackenes, wie *isfinǧ*-Teigringe[99] und Frischkäsegebäck (*muǧabbanāt*)[100]. Auch die mit Olivenöl gebackenen Kekssorten *kaʿk*[101] und *bašmāṭ*[102] stehen ausschließlich in den Nahrungsmittellexika westlicher Ärzte.[103] *Ǧašīš* und *samīḏ* bezeichneten im Mittelmeerraum nicht nur Weizenschrot und Hartweizenmehl, sondern auch aus diesen Zutaten gekochte Getreidebreie.[104]

97 Bei IḪ, Rb, Ar und Ḫṭ. In Dampf gegarte, ameisenkopfgroße Kugeln aus Hartweizengrieß (Heine 1988, 39). Couscous ist vermutlich berberischen Ursprungs und wurde Anfang des 12. Jh.s aus Nordafrika nach al-Andalus eingeführt (Arié 1990, 145; Perry 1990, 177).

98 Bei Ar, Rb und Ḫṭ. Für die *fidāwš*-Pasta werden Teigstückchen zwischen den Fingern zu kleinen, ovalen oder runden Körnern gerollt. Rosenberger (1989, 90; 94) hält eine Verwandtschaft der *fidāwš*-Pasta mit Couscous für möglich. Sie galt als eine der beliebtesten Speisen in al-Andalus.

99 Bei Za, IZ, IḪ, Ar, Rb und Wa. Frittierte, in Honig getränkte Teigringe aus lockerem, schwammartigen Teig, die in al-Andalus sehr verbreitet waren. Es gab *isfinǧ* mit oder ohne Käse (IZ 75; Díaz García 1981, 20; Rosenberger 1994, 350). Sie sind im modernen Marokko und Tunesien als *sfenǧ* bekannt.

100 Bei IḪ, Rb und Wa sowie bei Za im Kapitel über Milchprodukte. In Olivenöl frittierte Teigwaren mit Frischkäse aus Kuh- oder Schafsmilch, die in Honig getränkt wurden. Es handelt sich um eine andalusische Spezialität (Díaz García 1981, 20; Rosenberger 1994, 350).

101 Bei Za, IZ, IḪ, Rb, Ar und Ḫṭ. Ringförmiges, trockenes Gebäck (Heine 1988, 101; Rosenberger 1994, 351). Während es in Ägypten als einfaches Weizengebäck die tägliche Nahrung der Bauern darstellte, wurde es im Maghreb als Süßspeise mit Datteln, Mandeln und Gewürzen gefüllt (so bei Ḫṭ und Rb; vgl. Lewicka 2011, 164).

102 Bei Za, IZ, IḪ, Rb und Ar. *Bašmāṭ* ist die maghrebinische Form von *baqsamāṭ* (< griech. παξαμάδιον „kleiner Keks"). Er wird auch *kaʿk šāmī* oder *ḫubz rūmī* genannt (Díaz García 1981, 17).

103 Ibn Ḫalṣūn widmet den in Olivenöl frittierten Teigwaren sowie den *kaʿk* und *bašmāṭ*-Keksen den eigenen Abschnitt „Weizenprodukte mit Olivenöl" (*Fīmā yuṣnaʿ min al-qamḥ bi-z-zayt*). Während man im Maghreb und in al-Andalus fast ausschließlich Olivenöl zum Backen verwendete, überwog im islamischen Osten der Gebrauch von Sesamöl (vgl. Marín 1997, 18).

104 Vgl. García Sánchez 1983, 146. Weizenschrotbrei bei Is, IḪ, Ar und Rb; Hartweizenbrei bei Gn, Ḥn, Is, IḪ und Ar.

2.2 Fleisch

Im Fleischkapitel unterteilt as-Samarqandī die Tiere in drei Gruppen: Landtiere – wörtlich „Lauftiere" (*mawāšī*) – mit der Unterkategorie erjagter Landtiere (*aṣ-ṣayd min al-mawāšī*), Geflügel (*ṭayr*) und Fisch (*samak*). Die Kategorien *mawāšī*, *ṭayr* und *samak* gehen auf die arabischen Übersetzungen von Galens Περὶ τροφῶν δυνάμεως zurück und entsprechen den πεζὰ ζῷα „Lauf"- bzw. „Fußtieren", πτηνὰ ζῷα „Flugtieren" und ἔνυδρα ζῷα „Wassertieren".[105]

Galen hielt das Fleisch von Landtieren für nahrhafter als Geflügelfleisch,[106] so ordnen auch fast alle arabischen Ärzte dieses vor dem Geflügelfleisch an. Nur Ibn Zuhr behandelt das Geflügel vor den Landtieren. Fisch steht in allen Lexika als letzter Abschnitt unter den Fleischarten.[107] Az-Zahrāwī unterteilt das Fleisch zusätzlich in drei Gruppen: Den Menschen nährendes Fleisch – wie jenes von Schafen, Ziegen und Geflügel –, Fleisch, das zugleich Nahrungs- und Heilmittel ist – wie jenes von Hasen, Füchsen und Igeln – sowie für den Menschen tödliches Fleisch – wie jenes von Schlangen und Fröschen.[108] Beliebte Fleischsorten, wie Schaffleisch, galten im arabischen Mittelalter als Luxusnahrungsmittel und wurden von der breiten Bevölkerung nur an Festtagen verzehrt. Ansonsten aß man günstigeres Fleisch, wie Geflügel, Wild und Innereien.[109] Die arme Bevölkerung aß nur selten Fleisch und zwar fast ausschließlich Innereien, die – zumindest in Ägypten – von der Oberschicht verschmäht und als Abfall betrachtet wurden.[110]

Die Einleitung zum Fleischkapitel im *K. al-Aġḏiya wa-l-ašriba* hat as-Samarqandī aus Exzerpten aus den Texten von al-Balḫī, ar-Rāzī (*K. Dafʿ maḍārr al-aġḏiya* und *Manṣūrī*) und einer weiteren Quelle zusammengesetzt, der größte Textanteil stammt jedoch aus Ḥunayn b. Isḥāqs *K. al-Aġḏiya*.[111]

---

105 Vgl. GnḤ III, 1; III, 17; III, 22; GnM 16ª; *De alim. facult.* III, 1; III, 18; III, 23: Wilkins 2013, 178 f. Die Bezeichnung *samak* „Fisch" für Wassertiere findet sich in Maimonides' Kurzfassung des Galentexts sowie auch in Ḥunayns *K. al-Aġḏiya*. In seiner zuvor angefertigten Übersetzung von Galens Nahrungsmittellexikon hatte Ḥunayn die Wassertiere noch als „Schwimmtiere" (*al-ḥayawānāt as-sābiḥa*) bezeichnet (vgl. Kap. 2.2 e).

106 Vgl. Ḥn 35ᵇ.

107 Michel (2002, 45 f.) erkennt in der Anordnung der Landtiere vor Vögeln und Wassertieren in antiken und mittelalterlichen Enzyklopädien eine anthropozentrische „Disposition nach dem ‚Adel' in der Seinsordnung".

108 Za 315.

109 Vgl. García Sánchez 1986, 251.

110 Vgl. Levanoni 2005, 214.

111 Ḥn 31ᵇ–33ᵇ (Galen); 35ª (Phylotimos); 39ᵇ (Galen); 94ª/95ª (Rufus); 95ᵇ (Galen); 99ª

a Innereien

	Lemma	Übersetzung	Synonyme	Galenische Entsprechung
1	*ǧild*	Haut		–
2	*aṭrāf*	Akren (= Füße, Lippen und Ohren)		ἀκραῖα μόρια
3	*ruʾūs*	Köpfe		–
4	*dimāġ*	Hirn		ἐγκέφαλος
5	*muḫḫ al-ʿiẓām*	Knochenmark		ὁ ἐν τοῖς ὀστοῖς μυελός
6	*ṯarb*	Fettnetz		–
7	*muḫḫ al-faqār*	Rückenmark	*nuḫāʿ* *muḫḫ aṣ-ṣulb*	νωτιαῖος μυελός
8	*ḍurūʿ*	Euter	*ṯadyān*	τιτθοί
9	*ḫuṣan*	Hoden		ὄρχεις
10	*ʿayn*	Augen		–
11	*anf*	Nase		–
12	*šafatān*	Lippen		ῥύγχος
13	*aḏnān*	Ohren		ὦτα
14	*lisān*	Zunge		γλῶττα
15	*ġalṣama*	Kehldeckel	*al-laḥm ar-raḫw allaḏī yalī al-lisān*	ἐπιγλωττίς
16	*ḥanǧara*	Kehle	*ḥulūq*	λάρυγξ
17	*akāriʿ*	Füße		πόδα
18a[112]	*kurūš*	Mägen	*maʿida*	κοιλίαι („Eingeweide")
18b	*amʿāʾ*	Darm	*maṣārīn*	ἔντερα
19	*kabd*	Leber		ἧπαρ
20	*ṭiḥāl*	Milz		σπλήν
21	*kulan*	Nieren		νεφροί
22	*riʾa*	Lunge		πνεύμων
23	*qalb*	Herz	*fuʾād*	καρδία
24a	*samīn*	Schmalz		πιμελή
24b	*šaḥm*	Talg		στέαρ

(Galen, Hippokrates); 99[b] (Phylotimos); 100[a] (Rufus); RD 21; 24; RM 133; al-Balḫī 2005, 382; 388.

112 An dieser Stelle markiert die Nummerierung, dass zwei Nahrungsmittel in einem Eintrag zusammengefasst worden sind, ohne dass eines dem anderen untergeordnet ist.

	Lemma	Übersetzung	Synonyme	Galenische Entsprechung
25	*alya*	Fettschwanz		–
26	*laḥm al-ʿunq*	Halsfleisch		–
27	*ġuḍrūf*	Knorpel		χόνδρος
28	*ḏanab*	Schwanz		–
AʿḌĀʾ AṬ-ṬAYR		GEFLÜGELORGANE		τὰ μόρια τῶν πτηνῶν ζῴων
1	*qawāniṣ*	Geflügelmagen		γαστέρες
2	*kabd al-wazz*	Gänseleber		[τῶν χηνῶν] ἧπαρ
3	*ağniḥat al-wazz*	Gänseflügel		(πτερά)
4	*riqāb aṭ-ṭayr*	Geflügelhals		–
5	*al-ḫuṣa min aṭ-ṭayr*	Geflügelhoden		ὄρχεις
6	*al-admiġa min aṭ-ṭuyūr*	Geflügelhirne		ἐγκέφαλος
7	*zamikkā*	Vogelschwanz		–

Im Anschluss an die Einleitung seines Fleischkapitels führt as-Samarqandī die Innereien der Landtiere an, ohne diese unter einer eigenen Überschrift als solche zu bezeichnen. Die meisten anderen Ärzte benennen diesen Abschnitt in ihren Lexika als „Landtierorgane" (*aʿḍāʾ al-mawāšī*) oder „Tierorgane" (*aʿḍāʾ al-ḥayawān*).[113] Dies geht zurück auf Galen, der im dritten Band von Περὶ τροφῶν δυνάμεως die tierischen Nahrungsmittel behandelt und innerhalb der Abschnitte zu Landtieren und Geflügel jeweils im Anschluss an die Fleischsorten der unterschiedlichen Tierarten die sogenannten „Teile" (μόρια) der Land- bzw. Flugtiere bespricht. Dazu zählt er neben den Organen und Körperteilen bei den Landtieren auch Milch und Blut und beim Geflügel Eier und Blut.

Im *K. al-Aġḏiya wa-l-ašriba* stammt das Textmaterial zu den Lemmata der Landtierorgane *akāriʿ* bis *riʾa* fast vollständig aus ar-Rāzīs *K. Dafʿ maḍārr al-aġḏiya*. Die übrigen Einträge sind Ḥunayns *K. al-Aġḏiya*, ar-Rāzīs *Manṣūrī* und einem Werk Ibn Māsawayhs entnommen.[114] Für einige Fragmente konnte keine Textvorlage gefunden werden, sie entstammen entweder einer unbekannten Quelle oder wurden von as-Samarqandī selbst hinzugefügt.

113 Mā, RD, RM, Ms, Bu, Ǧz, IQ, IḪ, Rb, Wa.

114 Ḥn 95ᵃ–100ᵃ (Galen); Ibn Māsawayh bei ar-Rāzī 2000, 2933; 3297; RD 27 f.; RM 135–137.

In fast allen arabischen Nahrungsmittellexika als Landtierinnereien verzeichnet sind Hirn, Füße, Leber, Nieren, Herz, Talg und Magen. Hingegen nur selten erwähnt werden Kehldeckel, Fettnetz, Nase, Schwanz und Knorpel. Ein durchgängiges Anordnungsprinzip der Tierorgane bei den arabischen Ärzten lässt sich nicht erkennen, obgleich in fast allen Fällen Köpfe und Hirn zu den ersten Lemmata zählen und einige Ärzte sich an der Ordnung *a capite ad calcem* bzw. vom Vorder- zum Hinterteil des Tieres orientiert zu haben scheinen.[115] An erster Stelle stehen bei Galen die Akren (*aṭrāf*), unter denen er die Füße, Lippen und Ohren der Tiere versteht. Neben as-Samarqandī führen nur Ḥunayn b. Isḥāq und al-Isrāʾīlī dieses Lemma an. Al-Maǧūsī und al-Arbūlī fassen Füße, Maul und Ohren zusammen, ohne sie als *aṭrāf* zu benennen.[116] Die bei Galen als „Innereien" (*aḥšāʾ* / σπλάγχνα) zusammengefassten Organe Leber, Milz, Lunge, Herz und Nieren stehen auch in den arabischen Lexika zumeist hintereinander. Gemeinsam mit Magen und Darm hatte Galen zudem die Gebärmutter (*raḥim* / μήτρα) aufgeführt, die jedoch bis auf Ḥunayn keiner der arabischen Ärzte erwähnt. Az-Zahrāwī und Ibn al-Ǧawzī verzeichnen zusätzlich die Harnblase (*maṯāna*) als weiteres, nichtgalenisches Tierorgan.

Etwa die Hälfte der arabischen Ärzte führt die Organe der Geflügel wie Galen und as-Samarqandī in einem eigenen Abschnitt von den Landtierorganen getrennt an.[117] In den übrigen Lexika fehlen sie oder sind mit den Landtierorganen zusammengefasst.[118] Nicht in die arabische Tradition eingegangen sind Galens Hahnenkämme (*aʿrāf ad-duyūk*) und Geflügelfüße (*arǧul aṭ-ṭuyūr*), vermutlich, da er Letztere als nicht essbar bezeichnet hatte. Geflügelhälse (*riqāb aṭ-ṭayr*) stehen erstmals bei al-Isrāʾīlī. Neben Galen und wahrscheinlich Ḥunayn besprechen nur al-Isrāʾīlī, az-Zahrāwī und al-Arbūlī die Geflügelorgane so ausführlich wie as-Samarqandī. Die übrigen Lexika weisen hierzu deutlich weniger Lemmata auf. Der bei as-Samarqandī erwähnte Vogelschwanz (*zamikkā*) steht in keinem anderen Lexikon. Er könnte jedoch bereits in Ḥunayns *K. al-Aġḏiya* verzeichnet gewesen sein, aus dem as-Samarqandī seine Angaben zu den Geflügelorganen vermutlich übernommen hat.[119] Das von

---

115 So bei Kṣ, Za, IZ, Ms, Rb und Ḥṭ.

116 As-Samarqandī ist der einzige Arzt, der die Akren anschließend nochmals als Einzellemmata aufführt.

117 Ḥn, Ṭa, Is, Kṣ, Za, Ǧz, Ar, Rb.

118 So etwa bei Ibn Zuhr, der den Abschnitt als „Flug- und Lauftierorgane" (*aʿḍāʾ al-ḥayawānāt aṭ-ṭayyāra wa-l-mušāt*) benennt.

119 Die einzige erhaltene Hs. von Ḥunayns Nahrungsmittellexikon bricht nach dem ersten Satz zu den Geflügelmägen ab (Ḥn 109ᵇ). Da as-Samarqandī diesen Satz zitiert und für den restlichen Abschnitt keine Textvorlagen ausfindig gemacht werden konnten, liegt es nahe, dass er auch dort Ḥunayns Text verwendet hat.

Galen besprochene, in Judentum und Islam jedoch als Nahrungsmittel verbotene Blut (*dam* / αἷμα) erwähnen nur al-Isrāʾīlī und az-Zahrāwī.[120]

Die andalusischen Ärzte Ibn Zuhr, al-Arbūlī und Ibn al-Ḫaṭīb erweitern das galenische Spektrum der Innereien um die Kategorie der Körperteile der Wassertiere (*aǧzāʾ* bzw. *aʿḍāʾ al-ḥūt*) und besprechen darin unter anderem Kopf, Schwanz, Leber, Herz und Talg der Fische. Galen hatte zwar die verschiedenen Fischarten und Meerestiere sehr ausführlich behandelt und im Eintrag zur Rotbarbe auch deren Leber und Kopf erwähnt, jedoch nicht wie bei Landtieren und Geflügel die Fischorgane in einem eigenen Abschnitt besprochen.

b *Viehfleisch*

	Lemma	Übersetzung	Synonyme	Galenische Entsprechung
1	*laḥm aḍ-ḍaʾn*	Schaffleisch	*laḥm al-ġanam*	[σὰρξ τῶν] προβάτων
2	*laḥm al-maʿaz*	Ziegenfleisch		[σὰρξ τῶν] αἰγῶν
3a	*laḥm al-ǧidāʾ*	Fleisch von Ziegenlämmern		[σὰρξ τῶν] ἐρίφων
3b	*laḥm al-ḥumlān*	Lammfleisch	*laḥm al-ḫirfān*	[σὰρξ τῶν] ἀρνῶν
4	*laḥm al-ʿaǧāǧīl*	Kalbfleisch		[σὰρξ τῶν] μόσχων
5	*laḥm al-baqar*	Rindfleisch		ἡ βόεια [σὰρξ]
6	*laḥm at-tuyūs*	Ziegenbockfleisch		[σὰρξ τῶν] τράγων
7	*laḥm ināṯ al-maʿaz*	Fleisch weiblicher Ziegen		[σὰρξ τῶν] αἰγῶν
8	*laḥm an-niʿāǧ*	Fleisch weiblicher Schafe		[σὰρξ τῶν] προβάτων
9	*laḥm al-kibāš*	Schafbockfleisch		[σὰρξ τῶν] κριῶν
10	*luḥūm al-ǧuzur*	Kamelfleisch	*laḥm al-ibil* *laḥm al-ǧamal*	[σὰρξ τῶν] καμήλων
11a	*laḥm al-ḫayl*	Pferdefleisch	*laḥm al-faras*	[σὰρξ τῶν] ἵππων
11b	*laḥm al-ḥumur al-ahlīya*	Hauseselfleisch	*laḥm al-ḥamīr al-ḥaḍarī*	[σὰρξ τῶν] ἡμέρων ὄνων

120 Vgl. Hs. Istanbul, Süleymaniye, Fatih 3607 (*dam*). In der aktuellen Edition von al-Isrāʾīlīs Nahrungsmittelbuch (aṣ-Ṣabbāḥ, Beirut 1992), die auf der Hs. Fatih beruht, ist der betreffende Abschnitt entfernt worden. Der libanesische Verlag Muʾassasat ʿIzz ad-Dīn hat zum Bedauern des Herausgebers Abschnitte über koranisch verbotene Nahrungsmittel aus dem Editionstext entfernen lassen (vgl. Is 9). Die fehlenden Abschnitte über Blut, Schweinefleisch, Meeresschnecken und Wein wurden daher in der Hs. Fatih 3607 konsultiert.

An erster Stelle beim Fleisch der Landtiere steht in Galens Nahrungsmittellexikon Schweinefleisch (*laḥm al-ḫinzīr* / σὰρξ τῶν ὑῶν), die einzige koranisch verbotene Fleischsorte.[121] Galen lobt es als nahrhafteste Speise überhaupt und warnt davor, dass körperlich aktive Personen beim Verzicht auf Schweinefleisch Schwäche und Abmagerung erleiden würden.[122] Ḥunayn b. Isḥāq, dem als Christen Schweinefleisch nicht verboten war, erweitert diese Ausführungen Galens in seinem eigenen Nahrungsmittelbuch sogar noch um die Aussage, Schweinefleisch sei „die beste aller Speisen" (*aǧwad ǧamīʿ al-aṭʿima*).[123] Aṭ-Ṭabarī, der sein Medizinbuch *Firdaws al-ḥikma* noch vor seiner Konversion vom Christentum zum Islam verfasst hat, führt darin zwar Schweinefleisch an, bezeichnet aber das Fleisch von Lämmern und Ziegenlämmern als die besten Fleischsorten.[124]

Doch auch muslimische Ärzte schließen sich Galen an, indem sie sich positiv zum Schweinefleisch äußern: Al-Maǧūsī führt es vor dem übrigen Viehfleisch an erster Stelle an und lobt es als „beste [Fleischsorte]" (*aṣlaḥuhā*) und sein andalusischer Kollege az-Zahrāwī bezeichnet es als „sehr nahrhaft".[125] Ar-Rāzī beruft sich auf Galen und beschreibt Schweinefleisch als die für den Menschen geeignetste Fleischsorte, mit dem Zusatz „wenn die islamische Gesetzgebung (*šarīʿa*) es erlauben würde".[126] Die jüdischen Ärzte al-Isrāʾīlī und Ibn al-Waqqār, denen Schweinefleisch ebenfalls verboten war, behandeln es dennoch in ihren Nahrungsmittellexika und auch Maimonides hat in seiner Bearbeitung des Galentexts den Abschnitt zu Schweinefleisch nicht entfernt.[127]

121 Schweinezucht war in Arabien schon zu vorislamischer Zeit nicht üblich gewesen, so dass das muslimische Schweinefleischverbot im 7. Jh. keinen Bruch mit der dortigen Tradition darstellte (Benkheira 1997, 273).

122 GnḤ III, 1; *De alim. facult.* III, 1: Wilkins 2013, 180.

123 Ḥn 92[b]. Im Folgenden zitiert Ḥunayn außerdem Hippokrates und Rufus, die das Schweinefleisch ebenfalls als am nahrhaftesten und schnellsten verdaulich hervorheben. Ḥunayn, der sein *K. al-Aġḏiya* für einen muslimischen Auftraggeber verfasst hat (vgl. Kap. 1.4, Anm. 80), schreibt im Vorwort, er habe sich zwar ursprünglich auf die „von Muslimen verwendeten Nahrungsmittel" beschränken wollen, sich dann jedoch um der getreuen Wiedergabe der Gedanken Galens und der anderen griechischen Ärzte willen entschieden, auch die übrigen Nahrungsmittel zu besprechen (vgl. Ḥn 2[a]).

124 Ṭa 384.

125 Za 317.

126 Zitiert bei Ibn Buṭlān (Bu 120 f.). In den Editionen der Nahrungsmittellexika ar-Rāzīs (RD/RM) ist eine derartige Bemerkung nicht zu finden. Sie könnte von den Herausgebern entfernt oder aber von Ibn Buṭlān fälschlicherweise ar-Rāzī zugeschrieben worden sein.

127 Vgl. Hs. Istanbul, Süleymaniye, Fatih 3607 (*laḥm al-ḫinzīr*). In der Beiruter Edition von al-Isrāʾīlīs Nahrungsmittelbuch fehlt dieser Abschnitt (vgl. oben Anm. 120).

Eine eher neutrale Haltung nimmt Ibn Zuhr ein, der in seinem Fleischkapitel lediglich anmerkt, dass die islamische Gesetzgebung die Erwähnung von Schweinefleisch verbiete.[128] Der einzige Arzt, der sich offen gegen das Lob von Schweinefleisch ausspricht, ist al-Fārūqī. Er nutzt sein Fleischkapitel zur antichristlichen Polemik und schreibt, den Christen, die Schweinefleisch für das beste Fleisch hielten, fehle es an Verständigkeit und dies gehöre zu ihren Fehleinschätzungen.[129]

Die übrigen arabischen Ärzte wählen im Umgang mit Schweinefleisch denselben Weg wie as-Samarqandī, indem sie es in ihren Nahrungsmittellexika ignorieren.[130] As-Samarqandīs Schweigen zu Schweinefleisch ist umso auffälliger, als er den islamisch ebenfalls verbotenen Wein im Getränkekapitel an prominenter Stelle bespricht, um dessen Schädlichkeit medizinisch zu erläutern. Es scheint as-Samarqandī, der in seinen Einträgen zu den Viehfleischsorten Textmaterial von al-Balḫī, ar-Rāzī und Ḥunayn b. Isḥāq kompiliert,[131] also bewusst gewesen zu sein, dass Schweinefleisch in der galenischen Tradition derart positiv bewertet war, dass er aus medizinischer Sicht keine Argumente gegen dessen Verzehr liefern könnte.[132] Indem er es unterlässt, auf die aus Galens Sicht unverzichtbaren Qualitäten des Schweinefleischs für die Ernährung hinzuweisen, ordnet as-Samarqandī die galenische Medizin dem islamischen Dogma unter.

Unter Landtierfleisch (*luḥūm al-mawāšī*) oder auch „Vierfüßlerfleisch" (*luḥūm ḏawāt al-arbaʿ*) steht in fast allen arabischen Nahrungsmittellexika Fleisch von Schafen, Ziegen, Rindern, Kamelen, Ziegenlämmern, Lämmern und Kälbern. Die galenische Unterscheidung des Fleisches ausgewachsener Schafe und Ziegen nach ihrem Geschlecht greifen neben as-Samarqandī nur wenige Ärzte auf. Stattdessen differenzieren einige arabische Ärzte noch genauer hinsichtlich des Alters von Schafen und Ziegen anhand der Bezeichnungen *ḥawlī* „Einjähriges" und *ṯanī* „Zweijähriges".[133]

Wie im *K. al-Aġḏiya wa-l-ašriba* steht bei den meisten Ärzten Schaffleisch als traditionell beliebteste Fleischsorte im arabischen Raum an erster Stelle, gefolgt von Ziegen- und Rindfleisch.[134] Besonders beliebt war auch das Fleisch

128 IZ 26.

129 Fā (*ḫinzīr*): *An-naṣārā laysat ʿalā šayʾin wa-hāḏā ayḍan min sūʾ ẓunūnihim.*

130 Mā, Ḥa, Ms, Ǧz, IQ, IḪ, Ar, Rb, Ḫṭ.

131 Ḥn 92[b] (Galen); 94[a] (Mnesitheus); RD 21 f.; RM 133 f.; al-Balḫī 2005, 381.

132 Anders als das Schweinefleisch hatte Galen den Wein nicht besonders gelobt oder aus medizinischer Sicht als unerlässlich hervorgehoben (vgl. Powell 2003, 149 f.).

133 *Ḥawlī* bei Mā, Ṭa, Za, Bu, Ar und Rb; *ṯanī* bei Za und Ar.

134 Bereits die vorislamischen Araber hatten vorwiegend Schaffleisch gegessen und auch im

von Lämmern und Ziegenlämmern, wie einige Ärzte bekunden.[135] Rindfleisch stand bei Galen und Ḥunayn b. Isḥāq noch an zweiter Stelle nach dem Schweinefleisch, war jedoch im Vorderen Orient weniger bedeutend, da die nahöstlichen Viehzüchter mit Schafen und Ziegen Tiere bevorzugten, die weniger Wasser benötigen als Rinder. Es wird auch in den arabischen Kochbüchern vergleichsweise selten erwähnt.[136]

Im Gegensatz zu Schaf-, Ziegen- und Rindfleisch – den nach Angaben ar-Rāzīs meistverzehrten Fleischsorten – galt das Fleisch von Kamelen, Pferden und Eseln als minderwertig und als Nahrung der Bauern und Beduinen.[137] Der Unterschied zwischen beiden Tiergruppen besteht darin, dass Schafe, Ziegen und Rinder für Fleisch und Milch gezüchtet und auf Weiden gehalten wurden, während Pferde, Esel und Kamele in erster Linie als Arbeitstiere gehalten und erst geschlachtet wurden, wenn sie alt oder krank und nicht mehr arbeitsfähig waren.[138]

Fleisch von Kamelen, Pferden und Hauseseln steht wie bei as-Samarqandī auch in den übrigen Nahrungsmittellexika zumeist hintereinander. Bereits Galen hatte es als sehr ungesund bezeichnet. Hauseselfleisch ist auf Grundlage eines Hadiths in fast allen islamischen Rechtsschulen verboten und wird daher nur von wenigen arabischen Ärzten erwähnt.[139] As-Samarqandī führt es zwar an, übernimmt dabei jedoch die negative Bewertung Galens.[140] Pferdefleisch ist bei den Malikiten verboten und fehlt daher bei den Ärzten aus dem islamischen Westen ebenfalls.[141] Die nichtmuslimischen Ärzte Ḥunayn b. Isḥāq und al-Isrāʾīlī führen als weitere Fleischsorte noch das in fast allen islamischen Rechtsschulen verbotene Fleisch von Maultieren (*baġl*) an.[142]

---

modernen Maghreb gilt es nach wie vor als angesehenste Fleischsorte (vgl. Rodinson 1959, 1057; Ashtor 1968, 1021; Benkheira 1999, 101).

135 So etwa Ṭa, Za und Ar. Ibn al-Waqqār führt es an erster Stelle noch vor dem Schaffleisch an. Vgl. auch Heine 1988, 42.

136 Vgl. Heine 1988, 41. Die beiden andalusischen Ärzte al-Arbūlī und Ibn al-Ḫaṭīb sind die einzigen, die Rindfleisch an zweiter Stelle nach dem Schaffleisch anführen. Aṭ-Ṭabarī und Ibn al-Quff behandeln zusätzlich das Fleisch von Wasserbüffeln (*ǧāmūs*).

137 Vgl. RD 21. Auch im modernen Maghreb wird Kamelfleisch noch immer mit niedrigem oder zumindest nichturbanem sozialen Status in Verbindung gebracht (Benkheira 1999, 104; vgl. auch Ḫṭ 53).

138 Lewicka 2011, 175.

139 Vgl. Cook 1986, 255; 259. Nur bei den Imamiten ist es nicht verboten, sondern verwerflich (*makrūh*). Außer bei as-Samarqandī steht es noch bei Ḥn, Is und Kṣ.

140 Zitiert aus Ḥunayns *K. al-Aġḏiya* (Ḥn 93[a]).

141 Vgl. Cook 1986, 259. Pferdefleisch steht außer bei as-Samarqandī nur bei Ḥn, Is, Kṣ, Ms, Ǧz und IQ.

142 Vgl. Cook 1986, 259.

c *Wildfleisch*

	Lemma	Übersetzung	Synonyme	Galenische Entsprechung
1	*laḥm al-ġizlān*	Gazellenfleisch		–
2	*luḥūm al-arānib*	Hasen- / Kaninchenfleisch		[σὰρξ τοῦ] λαγωοῦ
3	*luḥūm ḥumur al-waḥš*	Wildeselfleisch		[σὰρξ τῶν] ἀγρίων ὄνων
4	*luḥūm al-ayā'il*	Hirschfleisch		[σὰρξ τῶν] ἐλάφων
5	*luḥūm al-kibāš al-ǧabalīya*	Bergwidderfleisch		–
6	*laḥm at-ṯaʿlab*	Fuchsfleisch		[σὰρξ τῶν] ἀλωπέκων
7	*laḥm as-sibāʿ*[143]	Raubtierfleisch	*laḥm al-asad* (Löwenfleisch)	[σὰρξ τῶν] λεόντων
			laḥm an-numūr (Leopardenfleisch)	[σὰρξ τῶν] παρδάλεων
			laḥm al-bāntīr / al-fuhūd (Pantherfleisch)	[σὰρξ τῶν] πανθήρων
8	*laḥm al-yarbūʿ*	Springmausfleisch		–
9	*laḥm al-qunfuḏ*	Igelfleisch		–

Den Abschnitt zum Fleisch erjagter Landtiere (*luḥūm aṣ-ṣayd min al-mawāšī*) hat as-Samarqandī größtenteils aus dem *K. Dafʿ maḍārr al-aġḏiya* ar-Rāzīs übernommen. Die Reihenfolge der Lemmasequenz „Gazellenfleisch" bis „Bergwidderfleisch" entspricht jener im *K. Dafʿ maḍārr al-aġḏiya* und auch der Text der zugehörigen Einträge ist größtenteils aus Exzerpten dieses Werkes zusammengesetzt. Lediglich einzelne, kurze Einschübe stammen aus Ḥunayns *K. al-Aġḏiya* und einer unbekannten Quelle oder wurden von as-Samarqandī selbst verfasst. Anschließend erweitert as-Samarqandī ar-Rāzīs Jagdfleischabschnitt, indem er mit Fuchs, Löwe, Springmaus und Igel noch weitere Wildfleischsorten aus Ḥunayn b. Isḥāqs und Ibn Māsawayhs Nahrungsmittelbüchern hinzufügt.

Ar-Rāzī war der erste Arzt, der dem Fleisch wilder Tiere als „Jagdfleisch" (*luḥūm aṣ-ṣayd*) eine eigene Kategorie gewidmet hat. Neben as-Samarqandī

143 Unter *sibāʿ* „Raubtiere" verstehen al-Isrā'īlī und az-Zahrāwī Löwen, Leoparden und Panther. Ibn Zuhr zählt außerdem Hunde, Wölfe und Füchse dazu.

sind noch einige andere Ärzte seinem Beispiel gefolgt.[144] Einige der bei ar-Rāzī und as-Samarqandī als Jagdfleisch aufgeführten Tierarten, wie Hasen, Hirsche und Wildesel, haben Galen, Ḥunayn und andere arabische Ärzte bei den Landtieren verzeichnet, jedoch nicht in einer eigenen Kategorie zusammengefasst.

Galen erwähnt in seinem Abschnitt über Landtierfleisch neben Hasen-, Hirsch-, Wildesel- und Fuchsfleisch auch das Fleisch von Bären (*dibaba* / ἄρκτοι), Löwen, Leoparden, Hunden (*kilāb* / κύνες), Panthern und Kaninchen. Anders als bei dem ihm offenbar ebenfalls unbekannten Panther (*bānṭīr*) gibt Ḥunayn das griechische κούνικλος „Kaninchen" in seiner Übersetzung nicht in Transkription wieder, sondern belässt es bei der galenischen Umschreibung als „kleines, hasenähnliches Tier" (*al-ḥayawān aṣ-ṣaġīr aš-šabīh bi-l-arnab*). Es war ihm womöglich unklar, welches Tier gemeint war, da der Terminus *arnab* im islamischen Osten sowohl Hasen als auch Kaninchen umfasst. Nur in den westlichen arabischen Dialekten hat sich mit dem aus dem lateinischen *cuniculus* abgeleiteten *quna(y)līya*, ein eigener Begriff für das Kaninchen etabliert, der sich auch zusätzlich zu *arnab* in den Nahrungsmittelbüchern westlicher Ärzte findet.[145] Während Ḥunayn die galenischen Angaben zu Hasen-, Hirsch- und Wildeselfleisch in sein *K. al-Aġḏiya* übernommen hat, befand er die Erwähnung der übrigen Wildfleischsorten Galens als unnötig.[146] Er zitiert jedoch im Folgenden noch Mnesitheus von Athen (*Mīnistāwus allaḏī min ahli Aṯīnā*) mit den Angaben über Fuchs-, Raubtier- und Springmausfleisch, die as-Samarqandī ins *K. al-Aġḏiya wa-l-ašriba* übernommen hat.

Von den Wildfleischsorten stehen Hasen-, Hirsch- und Wildeselfleisch in den meisten arabischen Lexika. Das nichtgalenische Gazellenfleisch steht erstmals bei aṭ-Ṭabarī und seit ihm bei den meisten anderen arabischen Ärzten. Es steht wie im *K. al-Aġḏiya wa-l-ašriba* bei den Ärzten aus dem islamischen Osten in der Regel unter den Wildfleischsorten an erster Stelle.[147] Das Fleisch von

---

144 Bu, IZ, IḪ, Rb und Wa. Ibn Buṭlān benennt den entsprechenden Abschnitt als „Wildfleisch" (*luḥūm al-wuḥūš*) und behandelt darin auch wildes Geflügel. In ar-Rāzīs *K. Dafʿ maḍārr al-aġḏiya* folgt auf den Abschnitt über erjagte Landtiere ein Abschnitt über das „Fleisch erjagten Geflügels" (*luḥūm aṣ-ṣayd min aṭ-ṭayr*), in dem jedoch sämtliches Geflügel, einschließlich der Haushühner, besprochen wird. As-Samarqandī hat wildes Geflügel nicht gesondert berücksichtigt.

145 So bei Za, IZ, IḪ, Ar und Wa. Vgl. Behnstedt/Woidich 2011, 324 f.

146 Vgl. Ḥn 93[a]: „Die übrigen Tiere brauche ich nicht zu erwähnen, denn darunter sind solche, welche die Leser dieses Buches nicht essen, sowie solche, deren Kräfte man sich durch Analogieschluss erschließen kann. So essen manche Leute das Fleisch von Füchsen und Hunden und obwohl ich es nicht selbst probiert habe, bin ich der Ansicht, dass seine Kraft der des Hasenfleischs gleichen müsste."

147 So auch bei RD, Kṣ, Bu und IQ. Ar-Rāzī (RD 22) bezeichnet es als das beste und wohl-

Bergwiddern, Füchsen, Raubtieren, Springmäusen und Igeln wird hingegen nur selten erwähnt. Wildfleisch, das as-Samarqandī nicht beschreibt, in anderen Lexika jedoch häufiger vorkommt, ist das Fleisch von Bergziegen (*tuyūs ǧabalīya*, im Maghreb *wuʿūl*), Antilopen (*ẓabī*) und Hyänen (*ḍabʿ*).[148]

Die von Ḥunayn als unbedeutend befundenen galenischen Wildfleischsorten Bär, Hund, Löwe, Leopard und Panther sind auch bei den späteren arabischen Ärzten nur selten verzeichnet – sicherlich auch, weil diese Tiere nach Ansicht der meisten islamischen Rechtsschulen als verboten galten.[149] Umso verwunderlicher scheint es, dass as-Samarqandī, der die Nahrungsmittel im *K. al-Aġḏiya wa-l-ašriba* ansonsten aus islamischer Perspektive behandelt, Raubtiere und Füchse in seinem Wildfleischabschnitt erwähnt. Es könnte ein Hinweis darauf sein, dass as-Samarqandī Schafiit gewesen ist und damit Angehöriger der einzigen Rechtsschule, bei der Fuchsfleisch weder als verboten noch als verwerflich angesehen wird. Als Hanafit, Hanbalit oder Imamit hätte er zudem auch Springmaus- und Igelfleisch als verboten erachtet.[150]

d *Geflügelfleisch*

	Lemma	Übersetzung	Synonyme	Galenische Entsprechung
1	*farārīǧ ḏukūra*	Junghähne		ἀλεκτρυών
2	*daǧāǧ*	Haushühner	*farārīǧ ināṯ*	ἀλεκτορίς
3	*duyūk ʿatīqa*	Alte Hähne		ἀλεκτρυών
4	*tadāriǧ*	Fasane		φασιανός

schmeckendste Wildfleisch, während az-Zahrāwī Hyänenfleisch für das beste Wildfleisch hält (Za 317).

148 Jeweils bei Ḥa, Ṭa, RM, IZ, IḪ, Ḫṭ und Wa; RM, Ms, Rb, Wa und Fā sowie Za, IZ, IQ, Rb und Fā. Das größte Spektrum an Jagdfleisch (*ṣayd*) bietet der Andalusier Ibn Zuhr, der neben den Wildtieren as-Samarqandīs zusätzlich noch Wildkühe (*baqar al-waḥš*), weiße Antilopen (*riʾm*), Rehe (*kurs*), Wölfe (*ḏiʾb*), Biber (*sammūr*), Mäuse (*fiʾrān*), Eidechsen (*ḍabb*), Schlangen (*ḥayyāt*), Frettchen (*numūs*), Wildkatzen (*hirr*), Stachelschweine (*ḍurb*), Hunde und Wölfe sowie auch Panther, Löwen und Leoparden anführt. In der Praxis aß man etwa im mittelalterlichen Kairo das Fleisch von Wildtieren wie Füchsen, Kaninchen, Hunden oder Mäusen jedoch nur zu Notzeiten (Lewicka 2011, 173).

149 Vgl. Cook 1986, 248; 259. Dies beruht auf einem Hadith, der „sämtliche Raubtiere mit Reißzähnen" (*kullu ḏī nābin min as-sibāʿ*) als verboten einstuft. Nur die Malikiten halten Raubtiere lediglich für verwerflich (*makrūh*).

150 Vgl. Cook 1986, 259. Dafür, dass as-Samarqandī Sunnit war, spricht auch, dass er im Abschnitt über Fische den bei den Schiiten verbotenen, da als Schlange betrachteten Aal

(fortges.)

	Lemma	Übersetzung	Synonyme	Galenische Entsprechung
5	*ṭayhūǧ*	Junge Rebhähne		–
6	*laḥm ad-durrāǧ*	Frankolinhuhnfleisch		[σάρξ τοῦ] ἀτταγῆνος
7	*laḥm al-qabǧ*	Rebhuhnfleisch	*laḥm al-ḥaǧal*	[σάρξ τοῦ] πέρδικος
8	*qanābir*	Lerchen		–
9	*ḥamām*	Haustauben		περιστερά
10	*luḥūm al-ʿaṣāfīr*	Sperlingsfleisch		[σάρξ τῶν] μικρῶν στρουθῶν
11a	*fawāḫt*	Türkentauben		?[151]
11b	*warāšīn*	Ringeltauben	*šaḫš* *	φάττα
12	*šafānīn*	Turteltauben	*qumrī* *	τρυγών
13	*laḥm al-qaṭā*	Flughuhnfleisch		–
14	*laḥm al-kurkī*	Kranichfleisch	*laḥm al-ġarnūq* *	[σάρξ τῶν] γεράνων
15	*laḥm aṭ-ṭawāwīs*	Pfauenfleisch		[σάρξ τῶν] ταώνων
16	*laḥm an-naʿām*	Straußenfleisch		[σάρξ τῶν] στρουθοκαμήλων
17a	*laḥm al-baṭṭ*	Entenfleisch	*laḥm al-burk* *	[σάρξ τῆς] νήττης
17b	*laḥm al-iwazz*	Gänsefleisch	*laḥm al-baṭṭ*	[σάρξ τῶν] χηνῶν
18	*aḫašansār*	*ḫašansār*-Ente		νῆττα
19	*luḥūm al-ḥubārā*	Trappenfleisch		–
20	*laḥm as-salwā*	Wachtelfleisch	*laḥm as-summān*	–
21	*laḥm aš-šaqqirāq*	Rackenfleisch		–
22	*sūdānīyāt*	Stare	*zarāzīr* *	–

Den Abschnitt über Geflügelfleisch hat as-Samarqandī in der Einleitung aus Exzerpten von al-Balḫī, ar-Rāzī (*K. Dafʿ maḍārr al-aġḏiya*) und Ḥunayn b. Isḥāq zusammengesetzt.[152] Für die Lemmaeinträge hat er zusätzlich noch Material aus dem *Manṣūrī* und dem *K. Kāmil aṣ-ṣināʿa* verwendet.[153]

Fleisch von Haushühnern und -hähnen steht wie im *K. al-Aġḏiya wa-l-ašriba* bei den meisten arabischen Ärzten unter den Geflügelsorten an erster Stelle. Wie as-Samarqandī bezeichnen es etwa auch Ibn Zuhr und al-Arbūlī als das

(*mārmāhīǧ*) in seinem Lexikon anführt und zu den Fischen zählt (vgl. Kap. 2.2 e; Cook 1986, 240 f.).

151 *Fawāḫt* steht in Ḥunayns Übersetzung (GnḤ III, 17) ohne Entsprechung im griechischen Text bei Wilkins 2013. Möglicherweise lag Ḥunayn eine andere Version des Galentexts vor.

152 Ḥn 109ᵃ/ᵇ; RD 21; al-Balḫī 2005, 384.

153 Ḥn 108ᵃ/ᵇ; RD 23 f.; RM 134; Kṣ 194.

beste Geflügelfleisch. Ibn Zuhr hält Hühnerfleisch sogar für die beste Fleischsorte überhaupt.[154] Als nächstbeste Geflügelsorten gelten weitere Huhnarten wie Frankolin- und Rebhühner, mit denen Galen und Ḥunayn ihre Abschnitte über Geflügelfleisch begonnen hatten.[155]

Die verschiedenen Taubenarten sind in den arabischen Nahrungsmittellexika zumeist hintereinander angeordnet, oft auch gemeinsam mit den Flughühnern, welche die arabischen Zoologen den ihnen morphologisch ähnlichen Taubenvögeln zugordnet hatten.[156] Enten, Gänse, Strauße, Kraniche und Pfauen stehen, wie bei Galen, zumeist nach den Taubenarten. Galen widmet Gänsen und Straußen einen eigenen Abschnitt, in dem er auch die Kraniche behandelt. Ḥunayn hat das griechische χῆνες „Gänse" als *baṭṭ* übersetzt und auch so in sein *K. al-Aġḏiya* übernommen.[157] *Baṭṭ* kann im Arabischen zwar auch „Gänse" bedeuten, steht jedoch zumeist für Enten, während Gänse als *iwazz* bezeichnet werden.[158] Galens νῆττα „Ente" wiederum gibt Ḥunayn mit der persischen Bezeichnung für eine bestimmte Art großer, schwarz-weißer Enten als „die sogenannte *ḫašansār*-Ente" (*al-baṭṭa allatī yuqāl lahā al-ḫašansār*) wieder.[159] As-Samarqandī nennt diese Geflügelart *aḫašansār* und hat die betreffenden Angaben von Ḥunayn übernommen, ohne zu wissen, dass diese bei Galen ursprünglich der gewöhnlichen Ente galten.

Bei den im arabischen Mittelalter offenbar am meisten verbreiteten Geflügelsorten, die in allen oder fast allen Nahrungsmittellexika verzeichnet sind, handelt es sich neben Haus- und Rebhühnern um Haustauben, Sperlinge, Enten, Gänse und Kraniche. Hingegen nur sehr selten und auch nur bei östlichen Ärzten werden Racken und die *ḫašansār*-Ente erwähnt.

Mit Lerchen und Flughühnern gehen nur zwei der von as-Samarqandī angeführten Geflügelarten nicht auf Galen zurück. Flughühner und Lerchen stehen erstmals bei Ibn Māsawayh und junge Rebhähne bei Ḥunayn in einem Rufuszitat. Eine galenische Geflügelart, die bei as-Samarqandī fehlt, von anderen arabischen Ärzten jedoch erwähnt wird, ist die Amsel (*šuḥrūr* / κόττυφος / *Turdus merula*).[160]

Geflügelarten arabischer Ärzte, die weder bei Galen noch bei as-Samarqandī stehen, sind Schwalben (*ḫaṭāṭīf*), Brachvögel (*karawān*) und Hohltauben

154 IZ 18; Ar 91ᵇ.

155 Vgl. IZ 15.

156 Vgl. Viré 1965, 108.

157 Vgl. GnḤ III, 18; *De alim. facult.* III, 19: Wilkins 2013, 216; Ḥn 108ᵇ.

158 Vgl. Lane 1968 I, 215.

159 Vgl. Dehkhodā 1998 VI, 9829.

160 Bei Ḥn, Is, Kṣ und Bu.

(*yamām*), wobei Letztere ausschließlich von den Ärzten aus dem islamischen Westen verzeichnet werden.[161] Der Andalusier Ibn Zuhr führt als einziger Arzt am Ende seines Abschnitts zu Geflügelfleisch eine Reihe von Raubvögeln, wie Raben (*ġirbān*), Falken (*buzāt* und *ṣuqūr*), Milane (*ḥid'a*), Adler (*'iqbān*) und Aasgeier (*raḫam*) an – jedoch mit dem Hinweis, dass das Fleisch von Raben, Aasgeiern und Milanen für gewöhnlich nicht gegessen werde. Raubvogelfleisch galt in allen islamischen Rechtsschulen als verboten, außer bei den im islamischen Westen vorherrschenden Malikiten.[162]

e *Fisch und Meeresfrüchte*

	Lemma	Übersetzung	Synonyme	Galenische Entsprechung
1	[*samak*] *ṣaḫrī*	Felsenfisch		πετραῖοι ἰχθύες
2	[*samak*] *luǧǧī*	Hochseefisch		πελάγιοι ἰχθύες
3	*samak al-anhār*	Flussfisch	*ḥūt nahrī* *	ποτάμιοι [ἰχθύες]
4	*samak al-baḥr*	Meeresfisch	*ḥūt baḥrī* *	θαλάττιοι [ἰχθύες]
5	*samak al-buḥayra*	Fisch aus Seen		[ἰχθύες ἐκ τῶν] λιμνῶν
6	*samak al-aǧama*	Sumpffisch		οἱ ἐν τέλμασιν [ἰχθύες]
7	*musakbaǧan*	[Fisch] im *sikbāǧ*-Eintopf		–
8	*isfīdabāǧan*	[Fisch] im *isfīdabāǧ*-Eintopf		διὰ τοῦ λευκοῦ ζωμοῦ[163]
9	*mukabbab 'alā l-ǧamr*	Auf Kohlenglut gegrillter [Fisch]		οἱ ἐπὶ τῆς ἐσχάρας ὀπτηθέντες
10	*maqlī fī d-duhn*	In Öl gebratener [Fisch]		(ταγηνιστός)
11	*mašwī*	Gegrillter [Fisch]		–
12	*maṭbūḫ*	Gekochter [Fisch]		–
13	*mārmāhīǧ*	Aal	*silbāḥ* *	γόγγρος
14	*samak mumallaḥ*	Salzfisch		ταριχευόμενοι [ἰχθύες]
15	*kawāmīḫ as-samak*	*kāmaḫ*-Würzpasten aus Fisch		–

161 Jeweils bei Mā und Ṭa; RD, Za und Rb sowie Ḥa, Za, IZ, IḤ, Ar, Rb, Ḫṭ und Wa.

162 Vgl. Cook 1986, 259. García Sánchez (1986, 24) geht davon aus, dass Ibn Zuhr die verschiedenen Raubvögel lediglich erwähnt, um den Reichtum der andalusischen Fauna zum Ausdruck zu bringen.

163 Die von Ḥunayn im Eintrag zu den weichfleischigen Fischen als *isfīdabāǧ* übersetzte Zubereitung mit „weißer Soße" (λευκὸς ζωμός) bezeichnet einen Fischeintopf mit Olivenöl, Dill und Lauch (vgl. GnḤ III, 28; *De alim. facult.* III, 29: Wilkins 2013, 234). Zu *isfīdabāǧ* vgl. S. 223, Anm. 2.

In den arabischen Nahrungsmittellexika sind die Abschnitte zu Fisch und Meeresfrüchten wie im *K. al-Aġḏiya wa-l-ašriba* zumeist mit *samak* „Fisch“[164] betitelt – im islamischen Westen auch mit der dialektalen Variante *ḥūt* bzw. *ḥītān*.[165] Nur al-Maǧūsī hat sein Kapitel in Anlehnung an Ḥunayn b. Isḥāqs Galenübersetzung als „Schwimmtiere‘ (*al-ḥayawānāt as-sābiḥa*) überschrieben.[166] As-Samarqandī unterscheidet die Fische zunächst nach ihrem Habitat und bespricht dann die medizinische Wirkung von Fisch im Allgemeinen sowie die Zubereitungsarten zur Korrektur (*iṣlāḥ*) seiner schädlichen Wirkungen. Darauf folgen Angaben zu Aalen, Salzfisch und fischhaltigen fermentierten Würzpasten (*kawāmīḫ*). Mit Ausnahme des Aals nennt as-Samarqandī in diesem Abschnitt keine bestimmten Fischarten und führt auch keinerlei Meeresfrüchte als Nahrungsmittel an. Das Textmaterial hat er größtenteils von al-Balḫī und ar-Rāzī übernommen.[167] Für einige Textteile, wie etwa as-Samarqandīs Beschreibung der Fische nach ihrem Habitat, konnte keine arabische Vorlage gefunden werden. Sie entspricht Galens Angaben in Περὶ τροφῶν δυνάμεως und stammt wahrscheinlich aus Ḥunayns *K. al-Aġḏiya*, dessen Abschnitt zu Fisch und Meeresfrüchten nicht erhalten ist.

Anders als in den Abschnitten zum Fleisch von Landtieren und Geflügel bieten as-Samarqandī und die übrigen arabischen Ärzte bei Fisch und Meeresfrüchten nur eine sehr reduzierte Version des galenischen Nahrungsmittelspektrums. Im dritten Band von Περὶ τροφῶν δυνάμεως unterscheidet Galen nach Einträgen zu Meeräsche (κέφαλος), Wolfsbarsch (λάβραξ), Rotbarbe (τρίγλη), den Felsenfischen (πετραῖοι ἰχθύες)[168] und dem Gründling (κωβιός) zwischen weich- und hartfleischigen Fischen (μαλακόσαρκοι ἰχθύες / *samak layyin al-laḥm* und σκληρόσαρκοι ἰχθύες / *samak ṣulb al-laḥm*), unter denen er jeweils eine Reihe verschiedener Arten zusammenfasst.[169] Maimonides weist darauf

164 Ibn Ḥabīb definiert *samak* „Fisch“ als Wassertiere, die aus Eiern schlüpfen und über ein Rückgrat (*sunbuq*) verfügen. Die übrigen Meerestiere bezeichnet er als *dawābb al-baḥr*, diese würden jedoch oftmals fälschlicherweise ebenfalls *samak* genannt. Er unterscheidet somit zwischen den Fischen als Wirbeltieren und den wirbellosen Meerestieren (Ḥa 58).

165 So bei Ḥa, IZ, IḪ, Ar und Ḥt.

166 Vgl. oben Anm. 105.

167 RD 25f.; RM 143; al-Balḫī 2005, 384f.

168 Zu diesen zählt Galen Papageifische, Lippfische, Meerjunker und Barsch, die er anschließend nochmals bei den weich- und hartfleischigen Fischen anführt. Es handelt sich um eine bereits von Hippokrates und Aristoteles verwendete Kategorie (*De alim. facult.* III, 27: Wilkins 2013, 228f.; vgl. Dietrich 1988, 215).

169 Zu ersteren zählt er unter anderem Lippfisch, Barsch, Muräne, Hecht und Steinbutt, zu

hin, dass die Übersetzer sich nicht sicher waren, welche arabischen Termini den galenischen Fischnamen entsprechen würden.[170] So gibt Ḥunayn b. Isḥāq in seiner Übersetzung mit Ausnahme der als *samak ṣaḫrī* übersetzten Felsenfische sämtliche Fischbezeichnungen lediglich in Transkription wieder.[171] In seiner Kurzfassung des Galentexts hat Maimonides die Angaben zu den transkribierten Fischarten entfernt und lediglich die Angaben zum Felsenfisch (*samak ṣaḫrī*) und dem im Eintrag zur Rotbarbe erwähnten Hochseefisch (*samak luǧǧī*) beibehalten.

Nach den Fischen bespricht Galen Schalentiere, Krustentiere, Kopffüßer, Knorpelfische, walartige Tiere und Seeigel. Zu den Schalentieren (ὀστρακόδερμα ζῷα / *samak ḫazafī al-ǧild*)[172] zählt er Wellhornschnecke, Purpurschnecke, Austern und Venusmuscheln. Ḥunayn übersetzt die Wellhornschnecke (κῆρυξ) als *ḥalazūn* „Schnecke" und fasst Austern (ὄστρεον) und Venusmuscheln (χῆμαι) als *aṣdāf* „Muscheln" zusammen. Unter den Krustentieren (μαλακόστρακοι / *ḥayawānāt layyina al-ǧild*)[173] führt Galen Hummer, verschiedene Krebssorten, Langusten und Garnelen auf. Mit Ausnahme der Krebse (καρκίνος / *saraṭānāt*) und der Garnelen (καρίδες / *arbiyān*) gibt Ḥunayn die Krustentiere in Transkription wieder. Als Kopffüßer (μαλάκια / *as-samak allaḏī yuqāl lahū al-layyin*)[174] bezeichnet Galen Kraken und Tintenfische. Während Ḥunayn den Begriff für Tintenfische (σηπία) lediglich transkribiert, gibt er das griechische Wort für Krake (πολύπους) in Lehnübersetzung als „Vielfüßler" (*kaṯīr al-arǧul*) wieder.[175] In der Kategorie „Knorpelfische" (σελάχια / *anwāʿ as-*

letzteren unter anderem Katzenhai, Papageifisch, Meerbrasse, Conger-Aal und Adlerrochen.

170 GnM 16[a].

171 Nur das griechische ἀετός, das sowohl den Adler als auch den Adlerrochen bezeichnet, übersetzt er als *ʿuqāb* „Adler".

172 Ḥunayn hat auch wirbellose Wassertiere als *samak* übersetzt, etwa bei den Schalentieren. Die Kurzfassung des Maimonides hingegen ist hier näher am griechischen Original, indem sie das griechische ζῷα „Tiere" als *ḥayawānāt* wiedergibt. Grundlage für Maimonides' Kurzfassung war offenbar nicht Ḥunayns Übersetzung, sondern möglicherweise jene des Ḥubayš (vgl. S. 5, Anm. 20).

173 Das griechische μαλακόστρακοι (wörtl. „Weichschalige") für Krustentiere hat Ḥunayn wörtlich als „weichhäutige Tiere" wiedergegeben. Sehr viel anschaulicher ist die Übersetzung dieser Kategorie bei Maimonides als „Krebse und Ähnliches" (*as-saraṭānāt wa-mā ašbaha ḏālika*).

174 Ḥunayn übersetzt hier das griechische μαλάκια, wörtlich „Weich[tiere]", als „sogenannter Weichfisch". Bei Maimonides heißt diese Kategorie „Schuppenloser Fisch" (*as-samak allaḏī lā qišra lahū*).

175 Diese Art von Lehnübersetzungen trug jedoch nicht unbedingt zum Verständnis bei den

samak allaḏī yuqāl lahū bi-l-yūnānīya silāḫiyā)[176] behandelt Galen Zitterrochen und Stachelrochen, die Ḥunayn beide nur transkribiert. Unter den walartigen Tieren (κητώδη ζῷα / *as-samak al-musammā qīṭī*)[177] versteht Galen Seehund, Wal, Delfin, Hammerhai, Thunfisch und Hundshai. Abgesehen von dem Hundshai (κύων), den er irreführenderweise als *kilāb* „Hunde" übersetzt, transkribiert Ḥunayn die griechischen Namen dieser Tierarten lediglich. In seiner Kurzfassung des Galentexts hat Maimonides jeweils nur die Kategorien der verschiedenen Meeresfrüchte angegeben, die einzelnen Tierarten jedoch weggelassen – mit Ausnahme von Delfin (*dalfīn*), Thunfisch (*tunn*) und „Wasserhund" (*kalb al-māʾ*).[178] Die galenischen Seeigel (οἱ θαλάττιοι ἐχῖνοι) fehlen sowohl in Ḥunayns Übersetzung als auch bei Maimonides.

Für die Bagdader Rezipienten Galens war dessen reiches Wissen über Fisch und Meeresfrüchte zum größten Teil irrelevant, da diese Tiere in den islamischen Gebieten östlich des Mittelmeers zumeist nicht als Nahrungsmittel zur Verfügung standen. Auch innerhalb des abbasidischen Kalifats hing die Bedeutung von Fisch für die Ernährung von regionalen Gegebenheiten ab. Während man in Bagdad und Kairo Flussfische aus Euphrat, Tigris und Nil aß, gab es in syrischen Städten wie Damaskus oder Aleppo nur selten frischen Fisch. Stattdessen wurde dort getrockneter oder eingesalzener Fisch verzehrt. In den Küstengebieten des Mittelmeers wiederum – besonders auch in al-Andalus – waren Meeresfisch und Meeresfrüchte von großer Bedeutung.[179] Arabische Ärzte aus dem Mittelmeerraum besprechen daher Fisch und Meeresfrüchte in ihren Nahrungsmittellexika sehr viel ausführlicher als ihre östlichen Kollegen.[180] Das größte Spektrum verschiedener Fischarten unter den arabischen

---

arabischsprachigen Rezipienten bei. So interpretiert Ibn Zuhr Ḥunayns „Vielfüßler" bzw. „vielfüßigen Fisch" (*al-ḥūt al-kaṯīr al-arǧul*) aus dem Galentext nicht als Krake, sondern als Garnele (vgl. IZ 33).

176 Anstelle der bei Ḥunayn transkribierten Überschrift „Fischarten, die man auf Griechisch *silāḫiyā* nennt" steht bei Maimonides „rauer Fisch" (*samak ḫašin*).

177 Auch hier transkribiert Ḥunayn lediglich den ihm unbekannten Begriff κητώδη „Walartige" als „Fisch, den man *qīṭī* nennt", während die von Maimonides verwendete Übersetzung mit „große Meerestiere" (*al-ḥayawānāt al-kibār al-baḥrīya*) eine sinnvollere Entsprechung bietet.

178 *Kalb al-māʾ* steht bei Maimonides als Entsprechung für den Hundshai. Im modernen Arabischen bezeichnet dieser Terminus den Fischotter (vgl. Wehr 1985, 1114).

179 Vgl. García Sánchez 1986, 264f.; Perry 2001e, 479.

180 Auch die Kochbücher aus dem Maghreb und al-Andalus weisen sehr viel mehr Fischrezepte und unterschiedliche Fischsorten auf als die östlichen Kochbücher. Während die westlichen Kochbücher fast ausschließlich Rezepte für frischen Fisch enthalten, finden sich in dem anonymen syrischen Kochbuch *al-Wuṣla ilā l-ḥabīb* aus dem 13. Jh. lediglich

Ärzten bieten die Andalusier al-Arbūlī und az-Zahrāwī und auch der in Kairo und Kairouan tätige Arzt al-Isrāʾīlī führt deutlich mehr Fischarten an als die Bagdader Ärzte.

Die von Galen beschriebenen Fische sind bis auf Felsenfisch, Hochseefisch und Aal alle ohne Entsprechung bei as-Samarqandī. Bei östlichen und westlichen Ärzten gleichermaßen vertreten ist der galenische Felsenfisch, den as-Samarqandī als den besten Fisch bezeichnet.[181] Die Unterscheidung zwischen Fluss- und Meeresfisch bei Galen und as-Samarqandī findet sich ansonsten vorwiegend bei Ärzten aus dem Mittelmeerraum.[182] Einzelne arabische Ärzte führen mit Meeräsche (*būrī* / *Mugil cephalus*), Meerbrasse (*bāġir* / *Sparus pagrus*) und Sardine (*sardīn* / *Sardina pilchardus*) noch weitere galenische Fischarten aus dem Mittelmeer an, die Ḥunayn in seiner Übersetzung nicht identifiziert hatte.[183] Ansonsten bieten die Nahrungsmittellexika Angaben zu verschiedenen Flussfischen aus Euphrat, Tigris, Nil und Guadalquivir (*wādī išbīlīya*), wie *hāzibā*[184], Karpfen (*šabbūṭ*)[185], *bunnī*[186], Nil-Tilapia (*bulṭī* / *Tilapia nilotica*)[187] und Alse (*šābil* / *Clupea alosa*)[188]. Az-Zahrāwī zählt Meeräsche und Alse zu den besten Fischsorten in al-Andalus. In Ägypten galten unterdessen Karpfen, *bunnī* und Nil-Tilapia als die besten Fischsorten.[189]

Die Abschnitte zu Fisch in den arabischen Nahrungsmittellexika fallen sicherlich nicht zuletzt auch deshalb kürzer aus als bei Galen, weil Fisch im Vergleich zu Fleisch im arabischen Mittelalter kein hohes Ansehen genoss.

Rezepte für Würzpasten aus Trockenfisch (vgl. Perry 2001e, 479–482). Für den andalusischen Arzt al-Arbūlī hingegen war Trockenfisch eher Heilmittel als Nahrungsmittel (Ar 96[b]).

181 Bei Ṭa, Is, Za, Wa, Ar und Fā. Al-Arbūlī versteht den Felsenfisch jedoch nicht als Meeresfisch, sondern als Unterkategorie zu den Flussfischen.

182 Bei Ḥa, Ṭa, Is, Za, IZ, IQ, IḪ, Ar, Rb und Ḫṭ.

183 *Būrī* steht bei Is, Za, Bu und Ar, *bāġir* und *sardīn* jeweils bei Za und Ar. Bei Galen steht die Sardine (σαρδίνη) im Abschnitt zu den eingesalzenen Nahrungsmitteln.

184 Bei RD, RM, Kṣ und Bu. Auch al-Arbūlī erwähnt ihn, Ibn al-Ḥaššāʾ (1941, 128) schreibt jedoch, er sei im Westen unbekannt. Bei Dihḫudā (1998 XV, 23338) steht, er sei synonym mit dem Aal (*mārmāhī*), Ibn Buṭlān hingegen führt *hāzibā* und *mārmāhīǧ* getrennt auf.

185 Bei Ṭa, Is, Kṣ, Za, Ġz und IQ. Vgl. Ahsan 1979, 84 f.; Nasrallah 2007, 728.

186 Bei Is, RM, Kṣ, Ġz und IQ. Von Wehr (1985, 115) und Lewicka (2011, 212) als karpfenähnlicher ägyptischer Fisch bzw. Nilbarbe identifiziert (*Cyprinus bynni* bzw. *Barbus bynni*). Er wird jedoch auch von Bagdader Ärzten erwähnt und soll auch in Euphrat und Tigris vorhanden gewesen sein (vgl. Ahsan 1979, 84 f.).

187 Bei Is und Za. Vgl. Lewicka 2011, 212.

188 Bei Ar und Za.

189 Vgl. Is 593; Za 330.

Er galt in Küstenregionen als wichtiges Nahrungsmittel der einfachen Bevölkerung, war jedoch bei der Oberschicht und an den Kalifenhöfen – selbst in al-Andalus – nicht sonderlich beliebt.[190] Auch einige arabische Ärzte bewerten Fisch eher negativ. So schreibt etwa ar-Rāzī im *K. Dafʿ maḍārr al-aġḏiya*: „Wie schon Galen richtig sagte, sind sämtliche Fische schlecht und schwer verdaulich."[191] Eine solche Aussage ist jedoch in Περὶ τροφῶν δυνάμεως nicht zu finden, vielmehr beschreibt Galen die einzelnen Fischarten nach ihren jeweiligen Vorzügen und Nachteilen. As-Samarqandī hat ar-Rāzīs negatives Urteil über Fisch nicht übernommen und sich stattdessen für eine differenziertere Darstellung entschieden.

Während as-Samarqandī die verschiedenen Fleischgerichte gesondert im Kapitel über die gekochten Speisen anführt, beschreibt er die Zubereitungsarten von Fisch direkt im Abschnitt über die Fische selbst. Das entsprechende Textmaterial stammt größtenteils aus ar-Rāzīs *K. Dafʿ maḍārr al-aġḏiya*. Auch Galen hatte in seinem Eintrag zu den weichfleischigen Fischen Hinweise zur Zubereitung der Fische gegeben.[192] Angaben zu Fisch im *sikbāǧ*-Eintopf bzw. gegrilltem Fisch (*mašwī*) finden sich ebenfalls bei aṭ-Ṭabarī und Ibn Buṭlān. Die andalusischen Ärzte Ibn Zuhr und al-Arbūlī widmen der Zubereitung von Fisch sogar einen eigenen Abschnitt (*istiʿmāl al-ḥūt*).

Fast alle arabischen Ärzte unterscheiden wie as-Samarqandī zwischen frischem Fisch (*samak ṭarī* oder *samak* ohne Epitheton) und eingesalzenem Fisch (*samak māliḥ* oder *mumallaḥ*). Galen erwähnt Salzfisch kurz am Ende des Eintrags zur Meeräsche und bespricht ihn ausführlich innerhalb des Abschnitts zu den eingesalzenen Nahrungsmitteln (ταριχευόμενοι / *al-ašyāʾ allatī tumlaḥ*) am Ende seines Lexikons. Aus eingesalzenen Fischen wurden auch fermentierte Würzpasten (*kawāmiḫ*) hergestellt. Dazu zählt *ṣiḥnāʾ*, eine persische Würzpaste aus Wasser, Salz, Gewürzen und getrockneten und fermentierten kleinen Flussfischen (*ṣīr*).[193] Sie ist bei den Bagdader Ärzten ar-Rāzī, Ibn Buṭlān und Ibn al-Ǧawzī verzeichnet. Eine weitere Sorte Trockenfisch neben *ṣīr* waren kleine, eingesalzene Fische aus dem armenischen Vansee, die man als *ṭirrīḫ* bezeichnete.[194] *Ṣiḥnāʾ* und *ṣīr* wurden im abbasidischen Bagdad eher von der einfachen Bevölkerung und selten von der Oberschicht verzehrt.[195]

---

190 García Sánchez 1986, 264 f.; Lewicka 2011, 210.

191 RD 25.

192 Vgl. *De alim. facult.* III, 29: Wilkins 2013, 235.

193 Vgl. Ibn al-Ḫaššāʾ 1941, 91; Dihḫudā 1998 X, 14873; Nasrallah 2007, 207, 728. Zu den *kāmaḫ*-Würzpasten aus Getreide vgl. Kap. 2.8 b.

194 Bei Bu, Ǧz und Fā. Vgl. Dihḫudā 1998 X, 15441; Perry 2001e, 483; Nasrallah 2007, 728.

195 Ahsan 1979, 87.

Die bei Galen so ausführlich beschriebenen Meeresfrüchte fehlen bei as-Samarqandī wie auch bei den meisten anderen arabischen Ärzten – vermutlich, weil sie in der islamischen Tradition zum als Teil verboten oder verwerflich galten[196] und auch, weil ihr Verzehr offenbar weniger verbreitet war.[197] Sie stehen in den Nahrungsmittellexika in der Regel nach den Fischarten, werden jedoch zumeist nicht unter einem eigenen Oberbegriff zusammengefasst.[198] In seiner Galenübersetzung hat Ḥunayn b. Isḥāq Schnecken (*ḥalazūn*), Muscheln (*aṣdāf*), Krebse (*saraṭānāt*) und Garnelen (*arbiyān*) mit eigenen arabischen bzw. arabisierten Begriffen übersetzt, was darauf schließen lässt, dass diese Tiere im abbasidischen Kalifat bekannt waren.[199] Die galenische Kategorie der Schalentiere (*ḥayawānāt ḫazafīya al-ǧild*) greift nur al-Isrāʾīlī auf, der sie als „Meerestiere mit Schalen oder schalenartiger Haut" (*ḥayawān al-baḥr allatī lahā ḫazaf aw ǧild ḫazafī*) bezeichnet.[200] Al-Isrāʾīlī bespricht dort jedoch auch Landschnecken (*ḥalazūn barrī*), hat *ḥalazūn* also nicht ausschließlich als Wasserschnecke verstanden.[201] Ḥunayn hatte den Terminus nicht nur als Übersetzung für die Wellhornschnecke (κῆρυξ), sondern auch für die Landschnecke (κοχλίας) verwendet, die Galen in einem eigenen Abschnitt nach den Lauftieren beschreibt.[202] *Ḥalazūn* steht außerdem noch bei al-Maǧūsī und Ibn Buṭlān. Krebsfleisch erwähnen Ärzte aus dem Irak und dem Mittelmeerraum gleichermaßen,[203] wobei irakische Ärzte wie al-Maǧūsī und Ibn Buṭlān in der Regel Flusskrebse (*saraṭānāt nahrīya*) besprechen, während Ärzte aus dem Mittelmeerraum, wie al-Isrāʾīlī und Ibn Zuhr neben Flusskrebsen auch

196 Bei den Hanafiten sowie in fast allen schiitischen Rechtsschulen sind Meerestiere ohne Schuppen (*qišr*) als Nahrungsmittel verboten (Cook 1986, 259; vgl. Pellat 1966, 306; 308; Viré 1995, 1022).

197 Vgl. as-Samarqandīs Einleitungssatz, nach dem es sich bei den für gewöhnlich verzehrten Wassertieren um Fische handelt.

198 Nur Ibn Ḥabīb bezeichnet sie als „Meerestiere" (*dawābb al-baḥr*) (vgl. oben Anm. 164).

199 Den Verzehr von Schnecken, Garnelen, Muscheln und Krebsen im abbasidischen Bagdad bestätigt auch Ahsan (1979, 84 f.).

200 Is 595.

201 Vgl. Hs. Istanbul, Süleymaniye, Fatih 3607 (*saraṭān, arbiyān*, etc.). In der Beiruter Edition von al-Isrāʾīlīs Nahrungsmittelbuch ist der Abschnitt zu den Schnecken (*ḥalazūn*) von den Herausgebern entfernt worden.

202 Galen schreibt, Landschnecken seien weder den Flugtieren noch den Wassertieren zuzuordnen, wohl aber noch den Lauftieren am nächsten. Da die Griechen täglich Schnecken äßen, wollte er auf ihre Erwähnung nicht verzichten (GnḤ III, 2; *De alim. facult.* III, 2: Wilkins 2013, 187).

203 Bei Mā, Is, Kṣ, Bu, IZ und IQ. Ibn al-Quff ordnet Krebse nicht beim Fisch, sondern zwischen den vierfüßigen Wildtieren und dem Geflügel ein.

Meereskrebse (*saraṭānāt baḥrīya*) anführen. Auch Muscheln (*aṣdāf*) stehen nur bei al-Isrā'īlī und Ibn Zuhr.[204]

Für Garnelen wurden im Arabischen unterschiedliche Bezeichnungen aus den Sprachen benachbarter Kulturen entlehnt, die in den Nahrungsmittellexika verzeichnet sind. Während Ḥunayn in seiner Galenübersetzung das persische *arbiyān* verwendet, das auch al-Maǧūsī und Ibn Buṭlān aufgreifen, steht bei den andalusischen Ärzten der romanische Terminus *qamarūn*.[205] Al-Isrā'īlī gibt an, dass die Garnelen in Ägypten *qarīdis* genannt würden, abgeleitet vom griechischen καρίδες, das auch bei Galen steht.[206] Ar-Rāzī wiederum benennt die Garnelen mit der persischen Bezeichnung *rūbiyān*. *Rubayṯā'* bezeichnete im Irak eine als Brotwürze gereichte Paste (*udm*) aus Garnelen, Öl und Gewürzen und steht erstmals bei ar-Rāzī im *K. Dafʿ maḍārr al-aġḏiya*.[207] Im Mittelmeerraum hingegen stand *rubayṯā'* nicht für die irakische Garnelenpaste, sondern als Synonym zu *qamarūn* bzw. *arbiyān* für die Garnelen selbst.[208]

2.3 Eier

	Lemma	Übersetzung	Synonyme	Galenische Entsprechung
1a	*[bayḍ] ad-daǧāǧ*	Hühnereier		τὰ [ᾠὰ] τῶν ἀλεκτορίδων
1b	*[bayḍ] at-tadruǧ*	Fasaneneier		τὰ [ᾠὰ] τῶν φασιανῶν[209]
1c	*[bayḍ] ad-durrāǧ*	Frankolinhuhneier		
1d	*[bayḍ] al-qabǧ*	Rebhuhneier		–
2	*bayḍ al-baṭṭ*	Enteneier	*bayḍ al-burk* *	–
3a	*bayḍ al-iwazz*	Gänseeier		τὰ [ᾠὰ] τῶν χηνῶν

204 Al-Isrā'īlī meint mit *aṣdāf* eine bestimmte Sorte kleiner Muscheln, die in Ägypten *ṭalbīs* genannt wird (Is 595).

205 Vgl. span. *camarón* (Dozy 1927 II, 404).

206 Vgl. Is 597. *Qamarūn* steht bei IZ, Ar und Wa. Al-Arbūlī (96^b) präzisiert, dass damit die Garnelen aus dem Guadalquivir gemeint seien.

207 Vgl. Nasrallah 2007, 207.

208 Vgl. IZ 33; Is 597 und Ar 96^b. Dass ar-Rāzī mit *rubayṯā'* nicht die Garnelen selbst meint, wird daran deutlich, dass er diese als *rūbiyān* gesondert neben der *rubayṯā'* aufführt. Auch Ibn Buṭlān unterscheidet zwischen Garnelen und *rubayṯā'*, indem er schreibt, *rubayṯā'* wirke erhitzender als *arbiyān*.

209 Ḥunayn b. Isḥāq hat φασιανός „Fasan" als *durrāǧ* „Frankolinhuhn" übersetzt.

(fortges.)

	Lemma	Übersetzung	Synonyme	Galenische Entsprechung
3b	*[bayḍ] an-naʿām*	Straußeneier		τὰ [ᾠὰ] τῶν στρουθοκαμήλων
4	*bayāḍ al-bayḍ*	Eiweiß		–
5	*bayḍ salīq muštadd*	Hartgekochte Eier	*bayḍ munʿaqad* *bayḍ maslūq*	[ᾠὰ] ἑφθά
6	*raqīq*	Flüssige Eier[210]	*bayḍ mutaḥassā*	[ᾠὰ] ῥοφητά
7	*raʿʿād*	„Zitternde" Eier	*bayḍ mutaraǧriǧ*	[ᾠὰ] τρομητά
8	*nīmbirišt*	Halbgegarte Eier		
9	*ʿuǧǧa*	Omelett		–
10	*bayḍ al-ʿaṣāfīr*	Sperlingseier		–
11	*mā yutaḥassā min al-bayḍ*	Trinkeier	*bayḍ mutaḥassā*	[ᾠὰ] ῥοφητά
12	*mā dufina fī r-ramād al-ḥārr*	In heißer Asche vergrabene [Eier]		τὰ κατὰ θερμὴν σποδιὰν ὀπτηθέντα
13	*mā ġulliẓa ʿalā ṭ-ṭābiq*	Auf der Platte gebratene [Eier]	*bayḍ maqlūw* *bayḍ muṭaǧǧan*	[ᾠὰ] ταγηνιστά
14	*yufqaṣ al-bayḍ ʿalā z-zayt wa-l-murrī* [...][211]	Man schlägt Eier in Olivenöl und *murrī* auf [...]	*bayḍ maḫnūq*	[ᾠὰ] πνικτά
15	*bayḍ as-samak*	Fischrogen		–
16	*bayḍ as-sulaḥfāt al-barrīya*	Landschildkröteneier		–

Eier (*bayḍ*) werden von fast allen arabischen Ärzten in ihren Nahrungsmittellexika behandelt. Bei Galen stehen sie direkt im Anschluss an die Kapitel über Geflügelfleischsorten und Geflügelorgane – so wie er auch Milch und Milchprodukte im Anschluss an die Organe der Vierfüßler beschreibt. In der arabischen Tradition hingegen haben sich die Abschnitte zu Eiern und Milch in etwa der Hälfte der untersuchten Nahrungsmittellexika als eigene Kapitel verselbstständigt und werden nicht mehr mit den Tierorganen, sondern – wie auch im *K. al-Aġḏiya wa-l-ašriba* – nach den Fleischkapiteln gesondert ange-

210 Diese sind gleichbedeutend mit den später angeführten Trinkeiern (Nr. 11).

211 Hierbei handelt es sich der Form nach nicht um ein Lemma, die Zubereitung entspricht jedoch den „erstickten Eiern" (*bayḍ maḫnūq*) im Galentext.

führt.[212] Al-Maǧūsī und al-Arbūlī fassen Milch und Eier in einem Kapitel als „tierische Überschüsse" (*fuḍūl al-ḥayawān*) zusammen.[213]

Für etwa die Hälfte des Eierkapitels konnten as-Samarqandīs Textvorlagen nicht bestimmt werden. Die starke Orientierung am Galentext bei der Beschreibung der Zubereitungsarten der Eier deutet darauf hin, dass er Material aus Ḥunayn b. Isḥāqs *K. al-Aġḏiya* übernommen hat, dessen Kapitel über Eier nicht erhalten ist.[214] Ansonsten hat as-Samarqandī in diesem Kapitel Material aus dem *K. Dafʿ maḍārr al-aġḏiya* und dem *Manṣūrī* ar-Rāzīs, dem *K. Kāmil aṣ-ṣināʿa* sowie al-Balḫīs *K. Maṣāliḥ al-abdān wa-l-anfus* kompiliert.[215]

Die Kapitelstruktur, nach der zunächst die Eier verschiedener Geflügelarten und dann die unterschiedlichen Zubereitungsarten der Eier besprochen werden, geht auf Galen zurück und findet sich so auch bei den meisten arabischen Ärzten.

Als beste Eisorte galt Hühnerei, es steht bei Galen und allen arabischen Ärzten, die Eier verschiedener Geflügelarten anführen, an erster Stelle. Die meisten Ärzte besprechen danach wie Galen und as-Samarqandī zunächst die weiteren empfehlenswerten Eisorten (Fasanen-, Frankolinhuhn- und Rebhuhneier) und anschließend die weniger empfehlenswerten (Eier von Ente, Gans, Strauß und anderen).[216] Das größte Spektrum an Eiern verschiedener Geflügelarten bietet Ibn al-Quff. Neben den von as-Samarqandī erwähnten Geflügeleiern führt er zusätzlich Eier von Haustauben, Türkentauben, Ringeltauben, Kranichen, Pfauen und Raubvögeln (*ǧawāriḥ*) an. Haustauben- und Pfaueneier finden sich ebenfalls bei al-Isrāʾīlī und Ibn Zuhr.

As-Samarqandī fügt am Ende des Kapitels noch die Fischrogen und Schildkröteneier hinzu. Fischrogen steht auch bei aṭ-Ṭabarī, al-Masīḥī, Ibn Zuhr und al-Arbūlī, jedoch nicht im Kapitel über Eier, sondern in den Abschnitten zu Fisch oder Fischorganen. Nur al-Fārūqī, der den Eintrag zum Fischrogen aus dem *K. al-Aġḏiya wa-l-ašriba* übernommen hat, folgt as-Samarqandīs Ordnung

---

212 Diese neue Ordnung findet sich erstmals in ar-Rāzīs *K. Dafʿ maḍārr al-aġḏiya* sowie danach auch bei Kṣ, Ms, Bu, Ǧz, IQ, IḪ und Ar.

213 Beide Ärzte zählen auch Honig zu den „tierischen Überschüssen" (vgl. Kap. 2.6).

214 Vgl. Kap. 1.4, Anm. 80.

215 RD 34; RM 140; Kṣ I, 198; al-Balḫī 2005, 387. Einige Textfragmente stimmen auch mit Ibn Sīnās Traktat über Herzmedikamente *Maqāla fī Aḥkām al-adwiya al-qalbīya* überein (vgl. Ibn Sīnā 1984, 268).

216 Ar-Rāzī bemerkt hierzu, die üblicherweise verzehrten Eier seien Hühner- und Fasaneneier. Von Gänse- und Straußeneiern sowie den Eiern kleiner Vögel würde sich die sesshafte Bevölkerung (*ahl al-ḥaḍar*) für gewöhnlich nicht ernähren (RD 34). Fasanen- und Frankolinhuhneier fehlen bei den meisten westlichen Ärzten.

und ordnet ihn im Eierkapitel ein. Schildkröteneier stehen in keinem der untersuchten arabischen Nahrungsmittellexika, werden jedoch in Ibn Sīnās *Qānūn* erwähnt.

In Περὶ τροφῶν δυνάμεως beschreibt Galen drei Garstufen gekochter Eier: Hartgekochte Eier (*mun'aqad*), weichgekochte („zitternde") Eier (*mutarağriğ*) und flüssige Eier, die man erhitzt, aber nicht gegart hat (*mutaḥassā*). In seiner Übersetzung hat Ḥunayn zusätzlich *nīmbirišt* (pers. „halbgegart") als Synonym für die weichgekochten Eier hinzugefügt.[217] Ar-Rāzī nennt die „zitternden" Eier *ra''ād* statt *mutarağriğ* und as-Samarqandī übernimmt diesen Terminus. Aus dem Text geht nicht eindeutig hervor, ob er verstanden hat, dass *ra''ād* und *nīmbirišt* dieselbe Garstufe bezeichnen.[218]

Nīmbirišt ist in sämtlichen Eierkapiteln der arabischen Ärzte vertreten. Es handelt sich bei dem weichgekochten Ei mit verfestigtem Eiweiß und flüssigem Eigelb um die beliebteste Eizubereitung im arabischen Mittelalter. In Ermangelung moderner Zeitmessgeräte bereitete man es zu, indem man das Ei in kochendes Wasser legte und dann bis 300 zählte, bevor man es wieder herausnahm.[219] Wie as-Samarqandī schreibt auch sein andalusischer Kollege Ibn Ḫalṣūn, dass es am gesündesten sei, nur das flüssige Eigelb des *nīmbirišt* zu trinken und das Eiweiß wegzuwerfen, da dieses als schwer verdaulich galt.[220]

Von hartgekochten Eiern hatte schon Galen abgeraten, da ihr Garungsgrad über die Ausgeglichenheit hinausgeht. Sie werden nur in etwa der Hälfte der untersuchten arabischen Nahrungsmittellexika erwähnt, ebenso wie die in der Pfanne oder auf einer Platte gebratenen Eier.[221] Von noch geringerer Bedeutung für die arabischen Ärzte waren die flüssigen Trinkeier sowie die in heißer Asche gegarten Eier.[222]

Als beste Eizubereitung empfiehlt Galen die sogenannten „erstickten Eier" (*bayḍ maḫnūq*), die auch as-Samarqandī beschreibt, ohne sie als solche zu

---

217 GnḤ III, 20.

218 Vgl. Dihḫudā 1998 XV, 22986.

219 So beschrieben bei al-Fārūqī (Fā *bayḍ*). Die ca. 300 Sekunden entsprechen einem fünf Minuten lang gekochten Ei.

220 Vgl. IḪ 56. Es ist nur schwer vorstellbar, dass die breite Bevölkerung dieser ärztlichen Anweisung Folge geleistet hat. Bei der wohlhabenden Oberschicht, für die Nahrungsknappheit keine Rolle spielte, mag sie angewendet worden sein.

221 Das Lemma „Omelett" (*'uğğa*) gibt es außer im *K. al-Aġḏiya wa-l-ašriba* nur in ar-Rāzīs *K. Daf' maḍārr al-aġḏiya*, von dem as-Samarqandī den betreffenden Eintrag übernommen hat. Möglicherweise haben die übrigen Ärzte das Omelett aufgrund seiner semantischen Nähe zum gebratenen Ei nicht gesondert erwähnt.

222 Außer bei as-Samarqandī und Galen stehen erstere nur bei Is und RM und letztere nur bei Ms.

benennen. Nach Galen werden dazu aufgeschlagene Eier mit Olivenöl, *murrī* und etwas Wein (*šarāb*) verrührt und in ein Gefäß gegeben, das man im Wasserbad erhitzt, bis sich die Eimasse leicht verfestigt. Im *K. al-Aġḏiya wa-l-ašriba* hat as-Samarqandī den islamisch verbotenen Wein in seiner Beschreibung weggelassen – im Gegensatz zu ar-Rāzī, der im *K. Dafʿ maḍārr al-aġḏiya* ein leicht abgewandeltes Rezept aus Eigelb, Pfeffer, *murrī* und Wein anführt.[223]

2.4 Milch und Milchprodukte

	Lemma	Übersetzung	Synonyme	Galenische Entsprechung
1	*laban al-baqar*	Kuhmilch		[γάλα] βοῶν
2	*laban al-liqāḥ*	Kamelmilch	*laban al-ibil* *laban an-nūq*	[γάλα] καμήλου
3	*laban al-maʿaz*	Ziegenmilch		[γάλα] αἰγός
4	*laban an-niʿāǧ*	Schafsmilch	*laban aḍ-ḍaʾn* *laban al-ġanam*	[γάλα] προβάτου
5a	*laban al-utun*	Eselsmilch		[γάλα] ὄνου
5b	*laban al-ḫayl*	Pferdemilch	*laban al-faras*	[γάλα] ἵππου
6	*laban ar-rimāk*	Stutenmilch		
7	*laban ḥalīb*	Frischmilch	*laban ḥulw*	–
8	*laban an-nisāʾ*	Muttermilch		–
9	*māʾ al-ǧubn*	Käsewasser (Molke)		–
10	*maḫīḍ*	Buttermilch		–
11	*dūġ*	Dugh		–
12	*libaʾ*	Kolostrum		πυριάτη
13	*zubd*	Butter		βούτυρον[224]
14	*ǧubn*	Käse		τυρός
14a	[*ǧubn*] *raṭb*	Frischkäse	*ǧubn ṭarī* *ǧubn ḥadīṯ*	νέος τυρός
14b	*ǧubn yābis*	Trockenkäse	*ǧubn ǧāff*	–

223 RD 34. Vgl. auch Kap. 1.3, S. 331 f.

224 Ḥunayn b. Isḥāq übersetzt βούτυρον in seiner Galenübersetzung als „Butterschmalz aus Kuhmilchbutter" (*samn muttaḫaḏ min zubd albān al-baqar*) und im *K. al-Aġḏiya* dann als „Butter" (*zubd*) (GnḤ III, 14; Ḥn 107b). Es gibt keine Hinweise darauf, dass Galen mit βούτυρον Butterschmalz gemeint haben könnte.

(fortges.)

	Lemma	Übersetzung	Synonyme	Galenische Entsprechung
14c	[*ǧubn*] *mamlūḥ*	Salzkäse		–
14d	*ǧubn ʿatīq*	Alter Käse		–
15	*infaḥa*	Lab		πυτία
16	*māst*	Joghurt		–
17	*rāʾib*	Dickmilch	*laban ḥāmiḍ*	ὀξύγαλα
18	*samn*	Butterschmalz		–
19	*lūr*	Molkenkäse		–
20	*maṣl*	Dickmilchmolke		–
21	*raḫbīn*	Getrocknete Dickmilch		–
22	*aqiṭ*	Dickmilchkäse	*ǧubn al-laban al-ḥāmiḍ* (?)	ὀξυγαλάκτινος (?)

Kapitel über Milch (*laban*)[225] bzw. Milchprodukte (*albān*) finden sich in allen untersuchten arabischen Nahrungsmittellexika. Sie zählten bereits zu den Grundnahrungsmitteln der vorislamischen Araber und der andalusische Arzt al-Arbūlī bezeichnet sie als die vorzüglichsten Nahrungsmittel überhaupt.[226] In Περὶ τροφῶν δυνάμεως behandelt Galen Milch und Milchprodukte direkt im Anschluss an die Organe der Vierfüßler, noch vor Geflügelfleisch, Eiern und Fisch. Während einige arabische Ärzte dieser Ordnung folgen, verfassen andere, wie as-Samarqandī, die Milchkapitel – gemeinsam mit den Eierkapiteln – als separate Einheiten von den Fleischkapiteln getrennt.[227]

Als Hauptquelle für den größten Teil des Milchkapitels hat as-Samarqandī Ḥunayn b. Isḥāqs *K. al-Aġḏiya* verwendet, ergänzt durch ar-Rāzīs *K. Dafʿ maḍārr al-aġḏiya*, al-Balḫīs *K. Maṣāliḥ al-abdān wa-l-anfus* und al-Maǧūsīs *Kāmil aṣ-ṣināʿa*. Einzelne Textfragmente könnten von as-Samarqandī selbst verfasst sein, sofern sie nicht aus unbekannten Quellen exzerpiert wurden. Die Schlusssequenz der Lemmata *māst* bis *raḫbīn* hat er größtenteils aus dem *Manṣūrī* übernommen.[228]

225 *Laban* bezeichnet ursprünglich Milch im Allgemeinen, in einigen Dialekten jedoch nur noch geronnene Milch bzw. Joghurt (Wehr 1985, 1141; Sadan 1989, 722).

226 Vgl. Ar 97[a]/[b]; Rodinson 1959, 1057.

227 Vgl. oben Anm. 212.

228 Ḥn 100[b]–107[a]; RD 33; RM 141 f.; Kṣ I 198; al-Balḫī 2005, 387.

Wie auch Galen beschreiben die arabischen Ärzte in ihren Milchkapiteln in der Regel zunächst die Milchsorten unterschiedlicher Tierarten, um anschließend die verschiedenen Milchprodukte zu erörtern. Milch wird in der graecoarabischen Medizin nach ihrer Zusammensetzung anhand von drei Parametern beurteilt: dem Wassergehalt (*māʾīya*), dem Fettgehalt (*dasamīya*) und dem Käsegehalt (*ǧubnīya*). As-Samarqandī hat die galenische Rangfolge der Milchsorten aus Ḥunayns *K. al-Aġḏiya* übernommen. In absteigender Ordnung von der gröbsten, d.h. fett- und käsehaltigsten bis zur dünnsten, d.h. wasserhaltigsten Milch stehen dort Kuhmilch, Schafsmilch, Ziegenmilch, Eselsmilch, Pferdemilch und Kamelmilch. Die Ziegenmilch gilt dabei als ausgeglichenste und daher empfehlenswerteste Milch.

Auf Grundlage von Ḥunayns *K. al-Aġḏiya* hat auch die ebenfalls von as-Samarqandī erwähnte Muttermilch (*laban an-nisāʾ*) Eingang in die arabischen Nahrungsmittellexika gefunden. Galen hatte sie offenbar nicht als Nahrungsmittel aufgefasst und daher nur in seinem Buch über die einfachen Heilmittel besprochen, aus dem Ḥunayn – ohne seine Quelle zu kennzeichnen – zitiert, dass Muttermilch die beste aller Milchsorten sei.[229] Einige spätere Ärzte übernehmen dies und schreiben, sie sei noch ausgeglichener als Ziegenmilch,[230] während Ibn Ḥabīb und aṭ-Ṭabarī sie als feinste Milchsorte bezeichnen. Beide beurteilen auch – ebenso wie ar-Rāzī und al-Arbūlī – Eselsmilch als feiner als Kamelmilch und weichen somit von Galens Ordnung ab. Schafsmilch ist im Gegensatz zur galenischen Tradition bei Ibn Ḥabīb die ausgeglichenste und bei al-Masīḥī die gröbste Milch.[231]

Auffällig ist das Fehlen von Pferdemilch bei fast allen Ärzten aus dem islamischen Westen. Es könnte im Zusammenhang mit dem Verbot von Pferdefleisch durch die im Maghreb und al-Andalus vorherrschende malikitische Rechtsschule stehen.[232] Auch die Milch von Eseln und Kamelen fehlt in einigen, vorwiegend westlichen Nahrungsmittellexika.[233] Als zusätzliche Milchsorte führt aṭ-Ṭabarī Büffelmilch (*laban al-ǧāmūs*) an, die er als gleichrangig mit Kuhmilch bewertet. Woher Ḥunayn seine angeblich galenischen Angaben zu Schweinemilch (*laban al-ḫanāzīr*)[234] bezogen hat, ist unklar. Sie steht weder in Περὶ

229 Ḥn 104[a]; vgl. Hs. San Lorenzo, Escorial 793, 160[b].

230 Is, Za, Ar und IQ.

231 Auch Powell (2003, 180 f.) weist darauf hin, dass Galens Rangfolge möglicherweise nicht ganz zutreffend war: Zumindest heutzutage habe Schafsmilch einen signifikant höheren Fett- und Caseingehalt und enthalte mehr Feststoffe als Kuhmilch.

232 Vgl. Benkheira 1999, 105.

233 Bei Ms, IZ, Rb und Ḫṭ sowie Mā, Ar und Wa.

234 Ḥn 101[a].

τροφῶν δυνάμεως noch in Galens Heilmittellexikon und wird auch von keinem der späteren Ärzte erwähnt.

Aufgrund der klimatischen Bedingungen im Vorderen Orient und in Nordafrika blieb Milch ohne Kühlung nie lange frisch. Sie wurde zu saurer Dickmilch, die weit häufiger verwendet wurde als Frischmilch. Um die geronnenen Milchprodukte haltbar zu machen, wurden sie gesalzen, zu Käse verarbeitet oder in der Sonne getrocknet.[235]

Die Terminologie der Milchprodukte ist innerhalb der arabischen Nahrungsmittellexika nicht immer eindeutig und zum Teil widersprüchlich. So hat Ḥunayn b. Isḥāq Galens ὀξύγαλα in seiner Übersetzung von Περὶ τροφῶν δυνάμεως zunächst als Dickmilch (*laban ḥāmiḍ*) und dann in seinem *K. al-Aġḏiya* als Buttermilch (*maḫīḍ*) wiedergegeben.[236] Offenbar in Abhängigkeit davon, welche Quelle ihnen vorlag, führen nun einige Ärzte in ihren Lexika jeweils einen der beiden Termini an.[237] Erst ar-Rāzī unterscheidet im *Manṣūrī* eindeutig zwischen Dickmilch und Buttermilch, indem er *rā'ib* („geronnen") als Terminus für Dickmilch etabliert und – wie auch as-Samarqandī und andere spätere Ärzte – als eigenes Lemma neben *maḫīḍ* anführt.[238] Auf Grundlage der unklaren Unterscheidung von *laban ḥāmiḍ* und *maḫīḍ* wird auch *dūġ* von den arabischen Ärzten unterschiedlich definiert. As-Samarqandī hat die Angaben zu *dūġ* von al-Maǧūsī übernommen und versteht ihn als saure, entwässerte Buttermilch, während al-Isrā'īlī und Ibn al-Quff *dūġ* mit saurer Dickmilch gleichsetzen.

Joghurt wird in den arabischen Nahrungsmittellexika mit den persischen Termini *māst* und *šīrāz* bezeichnet, wobei *šīrāz* ursprünglich für eine dickere, wasserärmere Joghurtvariante stand.[239] Die einzige Quelle, in der beide Begriffe als eigene Lemmata verzeichnet sind, ist ar-Rāzīs *K. Dafʿ maḍārr al-aġḏiya*. Alle anderen Ärzte verwenden nur einen der beiden Termini als Bezeichnung für Joghurt, wobei die östlichen Ärzte – wie as-Samarqandī – vorwiegend *māst* und die westlichen Ärzte ausschließlich *šīrāz* benutzen.[240]

Die differenzierte Darstellung von Käse in den arabischen Nahrungsmittellexika spiegelt dessen große Bedeutung für die Ernährung im arabischen

235 Lewicka 2011, 226 f.; 229.

236 Vgl. GnḤ III, 14; Ḥn 103[a].

237 *Laban ḥāmiḍ* bei Is, Ms, Bu und Ǧz; *maḫīḍ* ohne weitere Bezeichnung für Dickmilch bei Ḥa, Ṭa und Kṣ.

238 Für al-Isrā'īlī hingegen war *rā'ib* gleichbedeutend mit *māst* (Joghurt) (vgl. Is 130).

239 Vgl. Nasrallah 2007, 590.

240 So bei Za, IZ, IḪ und Ar. Al-Arbūlī (98[a]) beschreibt *šīrāz* als eine gröbere Form von Dickmilch (*rā'ib*).

Mittelalter wider.[241] *Ǧubn* steht in allen Lexika und fast alle Ärzte unterscheiden wie as-Samarqandī zwischen Frischkäse (*ǧubn raṭb* / *ṭarī* / *ḥadīṯ*) und altem Käse (*ǧubn ʿatīq*). Trockenen Käse (*ǧubn yabis* / *ǧāff*) als weitere Kategorie bieten neben as-Samarqandī und Ḥunayn auch einige andalusische Ärzte, die zusätzlich noch *ʿaqīd* als eine Art Frischkäse beschreiben.[242]

Butter wird von den meisten Ärzten angeführt, Butterschmalz nur in etwa der Hälfte der untersuchten Lexika. Einträge zu Kolostrum, Lab und Molke finden sich vor allem bei den östlichen Ärzten.

Am Ende des Kapitels führt as-Samarqandī mit *lūr*, *maṣl*, *raḫbīn* und *aqiṭ* noch einige Milchprodukte an, die offenbar weniger verbreitet waren und nur in einzelnen anderen Lexika aus dem islamischen Osten verzeichnet sind.[243] Der getrocknete Dickmilchkäse *aqiṭ* steht außer im *K. al-Aġḏiya wa-l-ašriba* nur bei al-Fārūqī sowie in Ibn Sīnās *Qānūn*, aus dem as-Samarqandī den Eintrag übernommen haben könnte.[244] *Aqiṭ* wurde bereits zu vorislamischer Zeit von den Arabern verzehrt.[245] Auch Galen hat Käse aus Dickmilch beschrieben (ὀξυγαλάκτινος / *ǧubn al-laban al-ḥāmiḍ*). Ob sich dieser mit dem arabischen *aqiṭ* gleichsetzen lässt, ist jedoch fraglich.

2.5 Obst und Früchte

	Lemma	Übersetzung	Synonyme	Galenische Entsprechung
1	*ṯamar an-naḫl*	Früchte der Dattelpalme		τῶν φοινίκων καρπός
1a	*ǧummār*	Palmherz		–
1b	*kufarrā*	Palmblütenstand	*ṭalʿ*	–
1c	*balaḥ*	Unreife, grüne Datteln		–
1d	*busr*	Unreife, gelblich-rote Datteln		φοῖνιξ

241 Vgl. Heine 1988, 37.

242 Za, IZ, Ar und Ḥt.

243 Sie finden sich außer bei ar-Rāzī, den as-Samarqandī als Vorlage verwendet hat, nur bei Ibn Buṭlān, Ibn al-Ǧawzī und al-Fārūqī. Für die westlichen Ärzte waren diese Milchprodukte nicht relevant. So schreibt der Andalusier az-Zahrāwī, er werde die übrigen im Mašriq hergestellten Milchprodukte nicht erwähnen, da diese in seiner Heimat nicht verbreitet seien (Za 323).

244 Vgl. Ibn Sīnā 1877 I, 286 f.

245 Rodinson 1959, 1057.

(fortges.)

	Lemma	Übersetzung	Synonyme	Galenische Entsprechung
1e	*ruṭab*	Frische, reife Datteln		χλωρὸς φοῖνιξ
1f	*tamr*	Getrocknete Datteln		φοῖνιξ
1g	*qasb*	Harte, trockene Datteln		–
1h	*tamr hindī*	„Indische Datteln" (Tamarinden)		–
2	*tīn*	Feigen		σῦκον
2a	*ǧummayz*	Maulbeerfeigen	*tīn aḥmaq*	συκόμορον
3	*ʿinab*	Weintrauben		σταφυλή
3a	*zabīb*	Rosinen		σταφίς
3b	*maybuḫtaǧ*	Gekochter Wein[246]		(γλεῦκος)
3c	*ḥiṣrim*	Unreife Weinbeeren		–
3d	*kišmiš*	*kišmiš*-Trauben	*qišmiš*	–
4	*tūṯ*	Maulbeeren	*firṣād* *tūṯ ḥulw*	συκάμινον μόρον
4a	*tūṯ šāmī*	Syrische Maulbeeren	*tūṯ ḥāmiḍ*	
5	*mišmiš*	Aprikosen	*barqūq*	Ἀρμενιακόν πραικόκκιον
6	*ḫawḫ*	Pfirsiche		Περσικόν
7	*rummān*	Granatäpfel		ῥόα
8	*safarǧal*	Quitten		κυδώνιον μῆλον
9	*tuffāḥ*	Äpfel		μῆλον
10	*utruǧǧ*	Zitronatzitronen		κίτρον
11	*kummaṯrā*	Birnen	*iǧǧāṣ* *	ἄπιον
12	*iǧǧāṣ*	Pflaumen	*ʿuyūn al-baqar* * *ʿanbaqar* *	κοκκύμηλον
13	*zaytūn*	Oliven		ἐλαία
13a	*zayt al-unfāq*	Omphakion		–
13b	*zayt rikābī*	Olivenöl („Kamel-Öl")	*zayt*	–
14	*ǧawz*	Walnüsse		κάρυον βασιλικόν
15	*bunduq*	Haselnüsse	*ǧillawz*	Ποντικὸν κάρυον
16	*lawz*	Mandeln		ἀμυγδάλη

246 Galen und Ḥunayn besprechen im Lexikoneintrag zu Weintrauben auch Traubensaft (γλεῦκος / *ʿaṣīr*), was as-Samarqandī möglicherweise veranlasst hat, an dieser Stelle den gekochten Wein anzuführen, den er später nochmals im Getränkekapitel erwähnt (vgl. Kap. 2.11 c).

	Lemma	Übersetzung	Synonyme	Galenische Entsprechung
16a	*lawz murr*	Bittermandeln		–
17	*fustuq*	Pistazien		πιστάκιον
18	*nārǧīl*	Kokosnüsse	*ǧawz al-hind* *ǧawz hindī*	–
19	*ʿunnāb*	Jujuben		σηρικά
20	*ġubayrāʾ*	Speierlingsfrüchte		ὄον
21	*ḥabba ḫaḍrāʾ*	Terebinthen	*buṭm*	τέρμινθος
22a	*ḥabb aṣ-ṣanawbar al-kibār*	(„Große") Pinienkerne		τῶν κώνων καρπός
22b	*ḥabb aṣ-ṣanawbar aṣ-ṣiġār*	Zedernkerne („Kleine Pinienkerne")	*qadrūs* *ǧawz as-sarw*	τῶν κέδρων καρπός
23	*nabaq*	Christdornbeeren		–
24	*zaʿrūr*	Azarolen		μέσπιλον
25	*sabastān*	Sebestenpflaumen		–
26	*mawz*	Bananen		–
27	*ḥabb al-ās*	Myrtenbeeren		τῶν μυρρινῶν καρπός
28	*ḫurnūb šāmī*	Syrisches Johannisbrot[247]		κεράτια
29	*biṭṭīḫ*	(Zucker)melonen	*biṭṭīḫ aṣfar* *biṭṭīḫ ḥulw*	–
29a	*biṭṭīḫ mustaṭīl ḥāmiḍ*	Schlangenmelonen („Längliche, saure Melonen")	*malyūn*	μηλοπέπων
29b	*biṭṭīḫ hindī*	Wassermelonen („Indische Melonen")	*biṭṭīḫ sindī* *dullāʿ* * *biṭṭīḫ filasṭīnī* *biṭṭīḫ aḫḍar*	πέπων
29c	*ḥadaǧ*	Unreife Melonen		–
30a	*qiṯṯāʾ*	Schlangengurken		σίκυος
30b	*ḫiyār*	Gurken		–
31	*qarʿ*	Flaschenkürbisse		κολοκύνθη
32	*bāḏinǧān*	Auberginen		–
33	*kamʾa*	Trüffeln	*tirfās* *	ὕδνον

247 Bereits Ḥunayn b. Isḥāq hatte das galenische κεράτια als „Syrisches" Johannisbrot übersetzt – vermutlich, um es gegen das damals unter den arabischen Ärzten ebenfalls bekannte „Nabatäische" Johannisbrot (*ḫurnūb nabaṭī*) abzugrenzen, das bei Mā, Is und RM gesondert aufgeführt wird.

(fortges.)

	Lemma	Übersetzung	Synonyme	Galenische Entsprechung
33a	*fuṭr*	*fuṭr*-Pilze	*fuqqāʿ* *[248]	μύκης
33b	*ġawšana*	*ġawšana*-Pilze		–
33c	*kašnaǧ*	*kašnaǧ*-Pilze		–
34	*rībās*	Rhabarber		–
35	*qaṣab as-sukkar*	Zuckerrohr		–
36a	*iǧǧāṣ barrī*	Wildpflaumen		ἄγριον κοκκύμηλον
36b	*ṯamarat al-ʿulayq*	Brombeere	*tūt al-ʿulayq*	βάτος
36c	*ʿinab aṯ-ṯaʿlab*	Nachtschatten[beeren]		?[249]
36d	*ḥabb as-simna*	„Fettbeeren"		–
36e	*ḥabb az-zalam*	Erdmandeln	*ḥabb al-ʿazīz* *	–

Obst und Früchte galten bei vielen arabischen Ärzten als „heilmittelartige Nahrungsmittel" (*aġḏiya dawāʾīya*),[250] denen – mit Ausnahme von Feigen, Weintrauben und Datteln – nur ein geringer Nährwert zugesprochen wurde. So wie as-Samarqandī dazu rät, nicht zu viele Früchte zu sich zu nehmen, mahnen auch andere arabische Ärzte, wie ar-Rāzī und al-Isrāʾīlī, zur Vorsicht beim Obstverzehr. Diese Haltung geht auf die griechische Medizin zurück, in der man sich vor den als kalt und feucht klassifizierten Früchten in Acht nahm.[251] Es ist jedoch unwahrscheinlich, dass die ärztlichen Anweisungen zur Zurückhaltung beim Verzehr von Obst und Früchten in der Praxis tatsächlich befolgt worden sind, zumal diese in der arabisch-islamischen Kultur ansonsten überaus positiv konnotiert waren.[252]

---

248 Bei dieser dialektalen Variante handelt es sich um ein Homonym zu dem Getränk *fuqqāʿ* (Dietrich 1988, 588; vgl. Kap. 2.11 c).

249 *ʿInab aṯ-ṯaʿlab* steht in Ḥunayns Galenübersetzung, jedoch ohne Entsprechung im griechischen Text (vgl. GnḤ II, 37; *De alim. facult.* II, 38: Wilkins 2013, 144).

250 Vgl. S. 3, Anm. 8.

251 Ar-Rāzī und Maimonides geben dazu eine Anekdote Galens wieder, der behauptet, sich nur durch den von seinem Vater empfohlenen Verzicht auf Früchte von Fieber geheilt zu haben (Kuhne-Brabant 1994, 297).

252 Kuhne-Brabant 1994, 298; Lewicka 2011, 266. So gehören Früchte etwa im Koran zu den Segnungen des Paradieses (vgl. z. B. Q 55:68 und 56:32).

Die Einleitung des Früchtekapitels im *K. al-Aġḏiya wa-l-ašriba* enthält Exzerpte aus al-Balḫīs Gesundheitshandbuch und Ḥunayn b. Isḥāqs *K. al-Aġḏiya*.[253] Einige Teilsätze könnten auch aus Ibn Sīnās *Qānūn* übernommen worden sein.[254] Für die Lemmaeinträge hat as-Samarqandī zusätzlich ar-Rāzīs *K. Dafʿ maḍārr al-aġḏiya*, ar-Rāzīs *Manṣūrī*, al-Maǧūsīs *Kāmil aṣ-ṣināʿa* und einen Text Ibn Māsawayhs verwendet.[255]

Im *K. al-Aġḏiya wa-l-ašriba* und den übrigen arabischen Nahrungsmittellexika stehen eine Reihe von Früchten, die in der griechisch-römischen Antike noch unbekannt waren und daher auch nicht bei Galen aufgeführt sind. Sie gelangten erst infolge der muslimischen Eroberungen aus Südasien über Persien in den Vorderen Orient und den Mittelmeerraum und werden Mitte des 9. Jh.s erstmals von den arabischen Ärzten erwähnt. Dazu zählen neben Bananen, Kokosnüssen, Zuckermelonen und Zuckerrohr[256] auch Gurken und Auberginen.[257] Auch Tamarinden, Christdornbeeren, Sebestenpflaumen und unreife Weinbeeren (*ḥiṣrim*) hatte Galen noch nicht verzeichnet.

As-Samarqandī beginnt sein Früchtekapitel – im Gegensatz zu Galen und fast allen anderen Ärzten – mit den Datteln.[258] Er ist der erste Arzt, der sämtliche Dattelpalmenfrüchte gemeinsam an den Anfang seines Früchtekapitels stellt und dies damit begründet, dass es sich bei der Dattelpalme um den „edelsten und ranghöchsten Baum" (*ašraf aš-šaǧar wa-aʿlāhā martabatan*) handele. Diese Einschätzung geht offenbar auf ein Hadith zurück, das in einigen Handschriften des *K. al-Aġḏiya wa-l-ašriba* an dieser Stelle als Randglosse steht und angeblich von as-Samarqandī selbst hinzugefügt wurde.[259] Fast alle anderen

253 Ḥn 26b–28b; al-Balḫī 2005, 390 f.

254 Vgl. Ibn Sīnā 1877 I, 163–165.

255 Ḥn 62b–90a; Ibn Māsawayh bei ar-Rāzī 2000, 3379; 3386; RD 37–49; RM 152–155; Kṣ I 188 f.

256 Vgl. Kap. 2.6. Zuckerrohr wurde von den arabischen Ärzten als Frucht angesehen, die man im Rohzustand durch Aussaugen des Zuckerrohrsafts zu sich nahm (Kuhne-Brabant 1997, 60 f.).

257 Vgl. Watson 1983, 51–54; 77 f.; Waines 2003, 574; Amar/Lev 2011; 202.

258 Nur ar-Rāzī führt einzelne Dattelpalmenfrüchte ebenfalls zu Beginn seiner Früchtekapitel an, stellt jedoch *balaḥ* und *ǧummār* in RD noch ans Kapitelende und erwähnt in RM lediglich *tamr* und *ruṭab*. Bei Galen stehen die Datteln ungefähr in der Mitte des Kapitels.

259 Vgl. S. 124 f. Die Glosse steht in den Hss. P1, QA und S3. Der Hadith findet sich in leicht abgewandeltem Wortlaut in Abū Nuʿaym al-Iṣfahānīs *Ḥilyat al-awliyāʾ wa-ṭabaqāt al-aṣfiyāʾ*. Dort heißt es: „Ehrt eure Tante, die Dattelpalme (*ikramū ʿammatakum an-naḫla*), denn sie wurde aus dem restlichen Lehm eures Vaters Adam erschaffen" – mit dem Zusatz: „Es gibt keinen Baum, der Gott kostbarer wäre" (*laysa min aš-šaǧar šaǧaratun akram ʿalā llāhi*) (al-Iṣfahānī 1967 VI, 123). Al-Fārūqī zitiert in seinem Eintrag zu *tamr* as-Samarqandīs

Ärzte beginnen ihr Kapitel über die Früchte mit Feigen und Weintrauben, die Galens zufolge als nahrhafteste und unschädlichste Früchte über alle anderen Früchte erhaben sind.[260] As-Samarqandī bezeichnet nicht nur in seiner Einleitung neben Feigen und Weintrauben auch die Datteln als nahrhafteste Früchte, er zieht diese sogar den beiden nach der galenischen Tradition bislang am höchsten geschätzten Früchten vor. Datteln waren schon zu vorislamischer Zeit ein wichtiges Nahrungsmittel im Vorderen Orient gewesen, sie hatten jedoch im Islam als vom Propheten gelobtes Nahrungsmittel, mit dem auch das tägliche Fasten im Ramadan gebrochen wird, eine zusätzliche religiöse Bedeutung gewonnen.[261] An dieser Stelle kommt im *K. al-Aġḏiya wa-l-ašriba* somit eine Neuordnung der Wertigkeit der Früchte nach islamischen Parametern zum Ausdruck. Auffällig ist dabei auch die sehr differenzierte Darstellung der Dattel, für deren unterschiedliche Reifegrade das Arabische – im Gegensatz zum Griechischen – über vielfältige Spezialtermini verfügt.[262] Es behandeln jedoch nur wenige Ärzte die Datteln so ausführlich wie as-Samarqandī.[263] Palmherz und Palmblütenstand hat erstmals Ḥunayn b. Isḥāq als Nahrungsmittel aufgefasst. Galen hatte sie nicht in Περὶ τροφῶν δυνάμεως, sondern in seinem Buch über die einfachen Heilmittel behandelt, aus dem Ḥunayn die entsprechenden Angaben übernommen und in sein *K. al-Aġḏiya* integriert hat.[264] Im Anschluss an die Datteln hat sich as-Samarqandī bei der Reihenfolge der Früchte am *Kāmil aṣ-ṣināʿa* orientiert.

Äpfel, Quitten, Granatäpfel und Birnen sind in sämtlichen untersuchten Nahrungsmittellexika aufgeführt und stehen zumeist als Gruppe hintereinander. Wie bereits Galen erklärte, gibt es diese Früchte in unterschiedlichen Geschmacksrichtungen, wie adstringierend (*qābiḍ*), sauer (*ḥāmiḍ*) oder süß

Bewertung der Dattelpalme und fügt denselben Hadith hinzu – im Wortlaut al-Iṣfahānīs (vgl. Fā *tamr*). In den kanonischen Hadithsammlungen ist dieser Prophetenausspruch zur Dattelpalme jedoch nicht verzeichnet (vgl. Wensinck et al. 1967 VI, 383–388).

260 Vgl. GnḤ II, 8.

261 Vgl. Rodinson 1959, 1058; Chase 1990, 61; 64; Lewicka 2011, 265.

262 Ḥunayn hat in seiner Übersetzung von Galens Nahrungsmittellexikon das griechische φοῖνιξ „Dattel“ je nach Kontext entweder als *tamr* oder, bei unreifen Datteln, als *busr* übersetzt. In seinem *K. al-Aġḏiya* hingegen gibt er φοῖνιξ näher am griechischen Terminus zumeist mit *ṯamarat an-naḫl* wieder (vgl. Ḥn 71[a]).

263 Sämtliche von as-Samarqandī angeführten Termini zu den Früchten der Dattelpalme finden sich nur bei Is, Za und Fā. Al-Fārūqī führt zudem eine weitere Bezeichnung für einen Reifegrad der Datteln an, der bei as-Samarqandī und den meisten übrigen Ärzten fehlt: *ḫalāl* für unreife Datteln zwischen *balaḥ* und *busr* (vgl. Fā, *tamr*).

264 Vgl. Ḥn 71[b]; Hs. San Lorenzo, Escorial 793, 137[b]/138[a].

(*ḥulw*).[265] So werden sie auch bei as-Samarqandī und den meisten anderen Ärzten nach ihrer Geschmacksrichtung differenziert dargestellt.

Auch die Nüsse und Kerne stehen im *K. al-Aġḏiya wa-l-ašriba*, wie auch in den übrigen Lexika, in der Regel hintereinander – in einigen Fällen auch gemeinsam mit den Eicheln und Kastanien.[266] Ibn al-Ḫaṭīb hat als einziger Arzt eine eigene Kategorie für Nüsse, Mandeln, Pistazien, Eicheln und Kastanien eingerichtet und bezeichnet sie als „Kernhafte" (*ḏawāt al-lubūb*) im Gegensatz zu den *fawākih*. Im Anschluss an die galenische Sequenz Walnüsse–Haselnüsse–Mandeln–Pistazien, die ebenfalls von Ḥunayn und al-Maǧūsī übernommen wurde, setzt as-Samarqandī die Kokosnüsse (*nārǧīl*). Die in der Antike noch unbekannten Kokosnüsse werden erstmals bei aṭ-Ṭabarī als „Indische Nüsse" (*ǧawz al-hind*)[267] erwähnt und von al-Isrāʾīlī zum ersten Mal mit den übrigen Nüssen zusammengefasst. Kokosnüsse wurden im Oman und im Sindh angebaut, die meisten übrigen von den Muslimen eroberten Gebiete waren für ihren Anbau nicht geeignet.[268] Sie sind in den meisten Nahrungsmittellexika verzeichnet, fehlen jedoch bei einigen Ärzten aus dem Maghreb und al-Andalus, da sie nur selten in den Westen exportiert worden sind.[269]

Anders als die meisten arabischen Ärzte unterscheidet Galen in Περὶ τροφῶν δυνάμεως zwischen Früchten von Bäumen und von angebautem Gemüse.[270] Zu letzteren zählt er Flaschenkürbis, Wassermelone, Schlangenmelone und Schlangengurke, die er vor den Baumfrüchten (*ṯimār aš-šaǧar*) am Anfang des zweiten Bandes gesondert anführt. Sie alle gehören zur Familie der Kürbisgewächse (*Cucurbitacae*).[271] Wie im *K. al-Aġḏiya wa-l-ašriba* sind diese Früchte auch in den übrigen arabischen Lexika hintereinander angeordnet. Ḥunayn b.

---

265 Vgl. *De alim. facult.* II, 21: Wilkins 2013, 120.

266 So bei Ḥa, RM und Za.

267 Es handelt sich um eine Lehnübersetzung der spätantiken griech. Bezeichnung καρύα ἰνδικά „Indische Nüsse", die im 6. Jh. bei Kosmas Indikopleustes belegt ist. *Nārǧīl* hingegen ist von sanskr. *nārikeli* abgeleitet (vgl. Watson 1983, 55 f.).

268 Watson 1983, 55–57. Ibn Waḥšīya (1984 IV, 80) schreibt in seinem Landwirtschaftsbuch aus dem 10. Jh., dass man vergeblich versucht habe, Kokospalmen im Irak anzubauen (vgl. Watson 1983, 57).

269 Vgl. Ibn al-Ḥaššāʾ 1941, 87.

270 Vgl. GnḤ II, Einleitung. Innerhalb der pflanzlichen Nahrungsmittel bezeichnet Galen die Früchte von Obst- und Gemüsepflanzen als „saisonale Früchte" (ὡραῖοι καρποί, von Ḥunayn übersetzt als *ṯimār waqtīya wa-ṣayfīya* „saisonale Sommerfrüchte"), die im Gegensatz zu den Getreiden und Hülsenfrüchten wasserhaltiger und daher im frischen Zustand nicht lange haltbar sind (*De alim. facult.* II, 2: Wilkins 2013, 91–93).

271 Oftmals haben Kürbisgewächse verschiedener Taxa denselben Namen, wie im Fall der „Melonen" (*biṭṭīḫ*) *Cucumis melo* und *Citrullus lanatus*, oder Kürbisgewächse desselben

Isḥāq und al-Masīḥī führen sie wie Galen gesondert vor den Baumfrüchten an und al-Isrā'īlī stellt sie ans Ende des Kapitels nach den übrigen Früchten. Nur im *Kāmil aṣ-ṣināʿa* und dem Lexikon al-Fištālīs sind für die Gemüsefrüchte eigene Kategorien eingerichtet. Al-Maǧūsī nennt sie *ṯimār al-buqūl*, zu denen er neben den Kürbisgewächsen auch Pilze, Auberginen, Artischocken, Zuckerrohr und Bananen zählt. Al-Fištālī hingegen nennt seine Kategorie zwischen Gemüsen und Früchten *al-maqāṯī* „Schlangengurkenartige" und beschränkt sich darin auf die Kürbisgewächse. Die übrigen Ärzte führen die Kürbisgewächse zumeist im Gemüsekapitel an, wobei die Melonen oftmals auch den Früchten zugeordnet werden.[272]

Während Wassermelonen (*Citrullus lanatus*) bereits in der Antike im Mittelmeeraum angebaut worden sind, waren Zuckermelonen als süße Variante von *Cucumis melo* dort damals noch unbekannt. Sie erreichten den Mittelmeeraum erst zu islamischer Zeit aus Persien und Chorasan.[273] Das galenische μηλοπέπων (von Ḥunayn übersetzt als *malyūn*) meint somit die nichtsüße Schlangenmelone (*Cucumis melo* var. *flexuosus*).[274] Die arabischen Ärzte hingegen kannten auch süße Varianten von *Cucumis melo* und kennzeichnen daher – anders als Galen – die Schlangenmelone ausdrücklich als „sauer".[275] Während der Terminus *biṭṭīḫ* im Galentext die Wassermelone (πέπων) bezeichnet, steht er bei as-Samarqandī und den meisten anderen arabischen Ärzten als Oberbegriff für sämtliche Melonenarten und bezeichnet insbesondere die süße Zuckermelone.[276] Nach arabischem Verständnis ist also die Zuckermelone (*biṭṭīḫ*) die Grundform der Melonen, zu der Wassermelone (*biṭṭīḫ hindī*) und Schlangenmelone (*biṭṭīḫ mustaṭīl ḥāmiḍ*) jeweils Unterarten darstellen.[277] Die griechischen Ärzte hingegen hatten die Schlangenmelone (μηλοπέπων) als Unterart

---

Taxons haben unterschiedliche Namen, wie *qiṯṯā'* und *biṭṭīḫ* für *Cucumis melo* var. *flexuosus* in unterschiedlichen Reifestadien (vgl. Paris/Daunay/Janick 2012, 119).

272 Auch Rhabarber, Palmherz und Palmblütenstand wurden oftmals als Gemüse aufgefasst. Die Einordnung der Melonen ist möglicherweise auch deshalb unterschiedlich ausgefallen, weil Melonen sowohl roh – wie Früchte – als auch gekocht – wie Gemüse – verzehrt wurden. Gemüse wurde im arabischen Mittelalter grundsätzlich gekocht und nicht roh gegessen (vgl. Amar/Lev 2011, 197; Lewicka 2011, 254).

273 Amar/Lev 2011, 195; 197; Paris/Amar/Lev 2012, 29 f.

274 Vgl. Janick 2007, 1456; Paris 2012, 32. Ḥunayn fügt in seiner Übersetzung die Erklärung ein, dass es sich bei *malyūn* um eine längliche *biṭṭīḫ*-Sorte handle (GnḤ II, 4).

275 Vgl. as-Samarqandīs Lemma der „länglichen, sauren Melonen" (*biṭṭīḫ mustaṭīl ḥāmiḍ*).

276 As-Samarqandī bezeichnet *biṭṭīḫ* als „süß", die Wassermelone hingegen als „wenig süß".

277 Die Unterscheidung zwischen *biṭṭīḫ* und *biṭṭīḫ hindī* erfolgt erstmals bei al-Isrā'īlī und seither in fast allen späteren arabischen Lexika.

der Wassermelone (πέπων) aufgefasst. Als die arabischen Ärzte nun das galenische Material zu *biṭṭīḫ* kompilierten, verstanden sie darunter offenbar die Zuckermelone, obgleich diese Angaben in den griechischen Medizinbüchern der Wassermelone galten.

Auberginen werden in der arabischen Medizin erstmals bei Ibn Māsawayh erwähnt, der sie – wie auch fast alle späteren Ärzte – den Gemüsen zuordnet. Als „Früchte" werden sie erstmals bei al-Maǧūsī in der Kategorie der Gemüsefrüchte (*ṯimār al-buqūl*) bezeichnet, was as-Samarqandī und – von ihm abhängig – al-Fārūqī sich offenbar zum Anlass genommen haben, sie den Früchten zuzuordnen.

Auch die Pilze ordnen Galen und fast alle arabischen Ärzte in die Gemüsekapitel ein.[278] Nur al-Maǧūsī zählt sie zu den Gemüsefrüchten, woraufhin as-Samarqandī und al-Fārūqī sie im Früchtekapitel beschreiben. Während Galen nur Trüffeln und Pilze anführt, haben einige arabische Ärzte den Pilzen die Sorten *kašnaǧ* und *ġawšana* hinzugefügt.[279]

Auf die Kategorie der Baumfrüchte folgt bei Galen und Ḥunayn jene der „wilden Baumfrüchte" (*ṯimār aš-šaǧar al-barrī*). Galen fasst darin Wildfrüchte zusammen, die vor allem zu Notzeiten verzehrt wurden, wie etwa Eicheln, Kastanien, Brombeeren, Wildpflaumen, Hagebutten, Myrtenbeeren, Erdbeerbaumfrüchte und Kornelkirschen.[280] Al-Maǧūsī zählt zum Teil ganz andere Früchte zu den „wilden Baumfrüchten" als Galen und Ḥunayn, darunter Johannisbrot, Kapernfrüchte, Jujuben, Azarolen und Speierlingsfrüchte. Im *K. al-Aġḏiya wa-l-ašriba* gibt es die Kategorie der Wildfrüchte nicht mehr. As-Samarqandī führt jedoch am Ende des Kapitels nach dem Eintrag zum Zuckerrohr – zum Teil auch aus Ḥunayns Wildfruchtabschnitt übernommen – einige wilde Früchte an, ohne sie als solche zu benennen. Auch die übrigen arabischen Ärzte widmen den Wildfrüchten keine eigene Kategorie mehr. Einige unterteilen die Früchte stattdessen in frische Früchte (*fawākih raṭba*) und Trockenfrüchte (*fawākih yābisa*).[281]

Früchte, die in allen oder fast allen arabischen Nahrungsmittellexika stehen, sind: Feigen, Weintrauben, Rosinen, Äpfel, Quitten, Granatäpfel, Birnen, Pfirsiche, Pflaumen, Walnüsse, Haselnüsse, Mandeln, Melonen, getrocknete Datteln, frische Datteln, Maulbeeren, Aprikosen, Zitronatzitronen, Oliven, Pista-

---

278 Ibn Zuhr ordnet die Pilze zwar dem Gemüse zu, merkt dabei jedoch an, dass sie eigentlich eine eigene Gruppe zwischen Pflanzen und Tieren darstellen (*ka-annahū šay'un bayna n-nabāt wa-l-ḥayawān*) (IZ 63).

279 Außer bei as-Samarqandī finden sich diese Sorten ebenfalls bei ar-Rāzī und al-Isrā'īlī.

280 Vgl. *De alim. facult.* II, 38: Wilkins 2013, 144.

281 So bei RD, Za und IḪ.

zien, Jujuben, Schlangengurken, Auberginen und Trüffeln. Hingegen nur selten und fast ausschließlich in östlichen Lexika Erwähnung finden Tamarinden, *kišmiš*-Trauben, Sebestenpflaumen, *ġawšana*- und *kašnaǧ*-Pilze, Rhabarber, Wildpflaumen, Brombeeren, Nachtschattenbeeren, „Fettbeeren" und Erdmandeln. *Ḥadaǧ* als unreife Melonen stehen in keinem anderen Nahrungsmittellexikon.

Einige der zu islamischer Zeit neu eingeführten Früchte hat as-Samarqandī nicht in sein Früchtekapitel aufgenommen, wie etwa die Bocksdornbeeren (*ṯamarat al-ʿawsaǧ* / *Lycium barbarum*),[282] die ihm möglicherweise nicht bekannt waren. Berberitzen (*zirišk*) sind zwar Bestandteil des Berberitzeneintopfs (*ziriškīya*) im Speisekapitel, as-Samarqandī führt sie jedoch nicht gesondert im Früchtekapitel an.[283] Ebenso erwähnt er die Zitrusfrüchte Bitterorange (*nāranǧ*) und Zitrone (*laymū*) im Duftkapitel, ohne sie im Früchtekapitel aufzuführen.[284] Die indischen Mangos (*anbaǧ*), nach denen die Honigkonserven (*anbiǧāt*) benannt sind, die as-Samarqandī im Kapitel über die Würzmittel bespricht, erwähnt keiner der arabischen Ärzte im Früchtekapitel. Sie waren offenbar als Nahrungsmittel nur selten verfügbar.[285] Eine weitere „Frucht", die nur ar-Rāzī in seinen Früchtekapiteln verzeichnet, ist der „chorasanische Lehm" (*ṭīn ḫurāsānī*), eine essbare weiße Tonerde aus der Stadt Nischapur.[286]

Auch einige Früchte aus Galens Nahrungsmittelbuch, die andere arabische Ärzte beschreiben, fehlen bei as-Samarqandī. Dies sind zum einen die Kirschen (*qarāṣiyā* / κεράσιον / *Prunus avium*) – im Westen „Königsbeeren" (*ḥabb al-mulūk*) genannt – und zum anderen die Früchte des Erdbeerbaums (*ṯamarat qātil abīhi* „Vatermörderfrucht" / μιμαίκυλον / *Arbutus unedo*)[287]. Die Wachol-

282 Bei Ṭa, Is und Za.

283 Im Früchtekapitel stehen die Berberitzen bei IQ und Fā.

284 Im Früchtekapitel stehen Bitterorangen bei Ǧz, IQ, IḪ und Fā, Zitronen nur bei Fā. Während Zitronatzitronen bereits im antiken Mittelmeeraum angebaut worden waren, kamen Bitterorangen und Zitronen erst zu islamischer Zeit aus Asien in den Vorderen Orient. Sie waren bereits ab Mitte des 9. Jh.s am Bagdader Abbasidenhof bekannt. Die süße Orange (*Citrus* x *sinensis*) hingegen war im arabischen Raum auch zur Zeit Ibn Baṭṭūṭas (14. Jh.) offenbar noch nicht verbreitet (Ashtor 1968, 1025; Ahsan 1979, 109; Watson 1983, 44; 49).

285 Mangos wurden seit Ende des 9. Jh.s im Oman angebaut. Sie werden unter den Schätzen des Kalifen Hārūn ar-Rašīd aufgeführt, was darauf hindeutet, dass sie im abbasidischen Kalifat nicht als Nahrungsmittel für die Bevölkerung zur Verfügung standen (vgl. Watson 1983, 72).

286 Im *Manṣūrī* heißt sie *ṭīn al-akl* „Esslehm" und in Ibn Sīnās *Qānūn ṭīn ma'kūl* „essbarer Lehm". Der Verzehr von *ṭīn ḫurāsānī* bzw. *nīsābūrī* ist noch bis in das 20. Jh. hinein im südlichen Marokko belegt (vgl. Renaud/Colin 1934, 88; Mohaghegh 1978, 338).

287 „‚Vatermörder' heißt er, weil seine Frucht nicht eher vertrocknet, als bis ein neuer Trieb

derbeeren (*ḥabb al-ʿarʿar* / ἄρκευθος / *Juniperus communis*) erwähnt nur al-Isrāʾīlī. Kirschen stehen fast ausschließlich bei arabischen Ärzten aus dem Mittelmeerraum.[288] Sie scheinen in Bagdad nicht bekannt gewesen zu sein, denn schon Ḥunayn hatte sie nicht mehr in sein *K. al-Aġḏiya* übernommen. Galenische Früchte, die nicht als Nahrungsmittel in die arabische Tradition aufgenommen wurden, sind Hagebutten (*ʿulayq al-kalb* / κυνόσβατος / *Rosa canina*), Kornelkirschen (*qarāniya* / κρανία / *Cornus mas*) und „Persea" (*birsiyūn* / περσέα / ?).

2.6 Süßungsmittel

	Lemma	Übersetzung	Synonyme	Galenische Entsprechung
1	*ʿasal*	Honig		μέλι
2	*sukkar*	Zucker		–
2a	*ṭabarzad*	*ṭabarzad*-Zucker		–
2b	*sukkar al-ʿušar*	*ʿušar*-Zucker	*sukkar ḥiǧāzī*	–
2c	*fānīd*	*fānīd*-Zucker		–
3	*taranǧubīn*	*taranǧubīn*-Honigtau		–
4	*šīraḫušt*	*šīraḫušt*-Honigtau		–

Am Ende des Früchtekapitels stehen im *K. al-Aġḏiya wa-l-ašriba* zwei kurze Abschnitte über die Süßungsmittel Honig und Zucker. As-Samarqandīs Hauptquelle für diese Abschnitte ist unklar, sie enthalten lediglich einzelne Exzerpte aus ar-Rāzīs *K. Dafʿ maḍārr al-aġḏiya*.[289]

Zucker galt in der griechisch-römischen Antike noch nicht als Nahrungsmittel, sondern nur als Heilmittel.[290] Galen erwähnt ihn daher nicht in Περὶ

aus der Erde kommt, der sie ersetzt" (Dietrich 1988, 186). In seiner Übersetzung von Περὶ τροφῶν δυνάμεως hatte Ḥunayn sie noch *ṯamarat al-qūmārūs* „Erdbeerbaumfrucht" (< κόμαρος „Erdbeerbaum") genannt. Außer bei Ḥunayn steht sie auch bei Ibn Zuhr, jedoch unter der romanisierten Bezeichnung *ṯamarat al-maṭrūn* (vgl. span. *madroño*).

288 Bei Is, Za, IZ, IQ, IḪ, Ḥṭ, Wa und Fā.

289 Vgl. RD 48.

290 Garnsey 1999, 9. Dioskurides beschreibt Zucker in seiner *Materia medica* als eine Art Honig von salzartiger Konsistenz, der in Indien und Arabien auf Rohren zu finden sei

τροφῶν δυνάμεως, so dass Honig dort das einzige Süßungsmittel darstellt. Er steht am Ende des dritten Bandes, vor dem Wein, und gehört für Galen weder zu den pflanzlichen noch zu den tierischen Nahrungsmitteln.[291] Nach Vorstellung der griechischen und arabischen Ärzte war Honig eine Art Tau, der nachts auf Pflanzen und Steinen niedergeht und sich dort verfestigt, nachdem er zuvor als Dampf von Erde und Wasser aufgestiegen und von der Sonne erhitzt worden ist. Die Pflanzen, auf denen er sich sammelt, beeinflussen dabei seine Eigenschaften. Ibn Sīnā erläutert, dass die sichtbaren Arten des Honigtaus, wie *taranǧubīn* oder Manna, von den Menschen gesammelt werden, während der unscheinbare Honig, der auf Pflanzen fällt, von den Bienen gesammelt wird.[292]

Anders als Galen führen die arabischen Ärzte in ihren Nahrungsmittellexika neben Honig auch Zucker als Süßungsmittel an.[293] Zuckerrohr war gegen Ende der Sassanidenzeit aus Indien nach Persien eingeführt worden, wo sich insbesondere Chusistan zu einem Zentrum der Zuckerproduktion entwickelt hatte. Nach den muslimischen Eroberungen exportierte die Region raffinierten Rohrzucker in den gesamten islamischen Osten.[294] Im Mittelmeerraum ist der Anbau von Zuckerrohr seit dem 10. Jh. belegt. Zucker war lange nur als medizinische Zutat für Heilmittel verwendet worden, bevor man begann, auch Speisen und Getränke damit zu süßen. Für die wohlhabene abbasidische Oberschicht war Zucker als Süßungsmittel Teil ihrer kulinarischen Kultur.[295] Er galt jedoch als Luxusartikel und war so teuer, dass die ärmere Bevölkerung weiterhin auf den billigeren Honig zum Süßen und Konservieren ihrer Speisen zurückgriff, der somit insgesamt gesehen auch im arabischen Mittelalter noch das bedeutendste Süßungsmittel darstellte.[296]

Honig und Zucker stehen in den arabischen Nahrungsmittellexika entweder in eigenen Kapiteln über Süßungsmittel (*ḥalāwāt*)[297] oder wurden in die Kapitel über Süßwaren oder Früchte integriert. Im Gegensatz zu Galen ordnen al-Maǧūsī und al-Arbūlī Honig den „tierischen Überschüssen“ (*fuḍūl al-ḥayawān*)

(Berendes 1902, 196). Kuhne-Brabant (1997, 59f.) hält es für möglich, dass Dioskurides nicht Rohrzucker, sondern *ʿušar*-Zucker gemeint hat.

291 *De alim. facult.* III, 38: Wilkins 2013, 245.

292 Powell 2003, 148; Nasrallah 2007, 594.

293 Der Terminus *sukkar* bezeichnet sowohl den raffinierten Zuckerrohrsaft als auch weitere Zuckerarten, wie den Zucker aus der *ʿušar*-Pflanze. Zucker aus Zuckerrüben wurde erst ab dem 17. Jh. hergestellt (Ouerfelli 2008, 1).

294 Rodinson 1959, 1062; Ashtor 1968, 1023f.; Watson 1983, 26; Ouerfelli 2008, 21f.

295 Ouerfelli 2008, 141; 180f.; 606.

296 Rodinson 1959, 1062; Ashtor 1968, 1023f.; Wilson 1983, 1; Kuhne-Brabant 1997, 61f.

297 So bei Ṭa, Kṣ, Ms, IQ und Ar.

zu. Beide Ärzte beschreiben ihn daher direkt nach den übrigen Tierprodukten und lassen darauf den Zucker sowie auch die Süßwaren folgen – mit dem Hinweis, dass sie Zucker aufgrund seiner Süße als analog zu Honig auffassen, obwohl er eigentlich nicht zu den „tierischen Überschüssen“ zähle.[298]

Wie as-Samarqandī führen auch ar-Rāzī, al-Isrā'īlī und az-Zahrāwī die Süßungsmittel in ihren Früchtekapiteln an. Diese Zuordnung könnte damit begründet sein, dass auch das Zuckerrohr in den arabischen Nahrungsmittellexika als Frucht aufgefasst wurde. Eine differenzierte Darstellung verschiedener Zuckerarten und Honigtaue wie im *K. al-Aġḏiya wa-l-ašriba* findet sich vor allem bei Ärzten aus dem islamischen Osten.[299] Andere, vorwiegend westliche, Ärzte hingegen ordnen lediglich die Lemmata Honig (*ʿasal*) und Zucker (*sukkar*) in ihre Kapitel über Süßwaren ein, ohne dabei zwischen verschiedenen Zuckerarten zu unterscheiden.[300]

Ṭabarzad und *fānīd* stehen in fast allen Nahrungsmittellexika, die unterschiedliche Zuckersorten anführen. Es handelt es sich dabei – ebenso wie bei dem sogenannten *sulaymānī*-Zucker, den as-Samarqandī nicht erwähnt – um hochwertige Rohrzuckersorten aus Chusistan.[301] Diese drei Zuckersorten werden vornehmlich in medizinischen Quellen erwähnt und dienten vor allem zur Herstellung von Heilmitteln.[302] Es gab jedoch unter den arabischen Ärzten auch kritische Stimmen, die dem Zucker keinen so großen Raum in der Medizin einräumen wollten. So spricht sich Ibn Zuhr in seiner „Abhandlung über den Vorzug des Honigs vor dem Zucker“ (*Risāla fī Tafḍīl al-ʿasal ʿalā s-sukkar*) gegen die allgegenwärtige Verwendung von Zucker als Grundstoff von Heilmitteln aus. Seiner Ansicht nach versuchten die arabischen Ärzte damit nur, dem Verlangen der herrschenden Oberschicht nach exotischen und teuren Produkten zu entsprechen.[303]

Neben den Zuckersorten führen die arabischen Ärzte auch verschiedene Arten von Honigtau an. Während *taranǧubīn* in fast allen Quellen verzeichnet ist, war *šīraḫušt* offenbar weniger verbreitet.[304]

---

298 Kṣ I, 199; Ar 98ᵇ.

299 Ṭa, Is, RD, RM, Kṣ, Ms, IQ, sowie auch Za und Ar.

300 IZ, Rb und Ḥṭ, sowie auch Bu und Ǧz.

301 *Sulaymānī* bezeichnet zweifach gekochten Rohrzucker (Ouerfelli 2008, 729). Er steht bei Ṭa, Is und Za.

302 Ouerfelli 2008, 313–315.

303 Ouerfelli 2008, 520.

304 Außer bei as-Samarqandī steht *šīraḫušt* nur bei al-Maǧūsī und Ibn al-Quff.

2.7 Gemüse

	Lemma	Übersetzung	Synonyme	Galenische Entsprechung
1	*ḫass*	Lattich		θριδακίνη
2	*hindibāʾ*	Endivie	*sarīs* *	σέρις ἴντυβος
3	*ṭaraḫšaqūq*	Löwenzahn	*hindibāʾ barrī*	–
4	*mulūkīya*	Gartenmalve	*ḫubbāzā*	μαλάχη
5	*silq*	Bete		τεῦτλον
6	*isfānāḫ*	Spinat		–
7	*ḥummād*	Ampfer	*labāṣa* *	λάπαθον
8	*kurunb*	Kohl		κράμβη
8a	*kurunb šāmī*	„Syrischer Kohl" (Blumenkohl)	*qunnabīṭ*	–
9	*qaṭaf*	Gartenmelde	*baqla rūmīya sarmaq*	ἀτράφαξυς
10	*baqla yamānīya*	„Jemenitisches Kraut" (Gemüsefuchsschwanz)	*yarbūz* *	βλίτον
11	*baqla ḫurāsānīya*	„Chorasanisches Kraut" (Stumpfblättriger Ampfer)		–
12	*baqla ḥamqāʾ*	„Dummkraut" (Portulak)	*riǧla* * *firfīr*	ἀνδράχνη
13	*ǧirǧīr*	Rauke		εὔζωμον
14	*bāḏarūǧ*	Basilikum		ὤκιμον
15	*naʿnāʿ*	Pfefferminze		μίνθη[305]
16	*ṭarḫūn*	Estragon		–
17	*bāḏaranǧbūyah*	Zitronenmelisse		–
18a	*rašād*	Gartenkresse		–
18b	*ḥurf*	Gartenkressesamen	*ḥabb ar-rašād*	–
19	*karafs*	Sellerie		σέλινον
20	*kuzbara raṭba*	Frischer Koriander		–
21	*qunnābirā*	Bleiwurz (?)	*barġast* *warġast*	–
22	*hilyawn*	Spargel	*asfarāǧ* *	ἀσπάραγος
23	*lift*	Speiserübe	*šalǧam*	γογγυλίς
24	*baṣal*	Zwiebel		κρόμυον
25	*ṯūm*	Knoblauch		σκόροδον

305 Als Gewürzkraut im Fleischkapitel (vgl. GnḤ III, 1).

	Lemma	Übersetzung	Synonyme	Galenische Entsprechung
26	*kurrāṯ*	Lauch		πράσον
27	*fuǧl*	Rettich		ῥαφανίς
28	*ǧazar*	Karotte	*asfanārīya* *	σταφυλῖνος
29	*ḥaršaf*	Artischocke	*qannārīya* * *kankar*	–
30	*saḏāb*	Raute		–
31	*kabar*	Kapern	*fuqqār*	κάππαρις
32	*šibitt*	Dill		ἄνηθον[306]
33	*rāsan*	Alant		–
34	*suḫḫar*	?		–
35	*ḥandaqūq*	Lotos		–
36	*ṣaʿtar*	Thymian		θύμον θύμβρα[307]
37	*kašūṯ*	Flachsseide		–
38	*lablāb*	Ackerwinde		–
39	*ǧanbīl*	eine Thymianart		–
40	*baqlat al-ḥulba*	Bockshornklee		–
	BĀQĪ AL-BUQŪL AL-BARRĪYA WA-L-BUSTĀNĪYA	DIE ÜBRIGEN WILD- UND GARTENGEMÜSE		
41	*ʿinab aṯ-ṯaʿlab*	Schwarzer Nachtschatten	*būkanīna* (< lat. *uva canina*) *	στρύχνον
42	*šāhtaraǧ*	Erdrauch		–
43a	*fūtanǧ nahrī*	Bachminze	*ḥabaq nahrī*	–
43b	*fūtanǧ barrī*	Poleiminze		γλήχων
43c	*fūtanǧ ǧabalī*	Bergminze		ὀρίγανον[308]
44	*ḥāšā*	Wald-Bergminze		–
45	*zūfā*	Ysop		–
46	*qurrayṣ*	Brennnessel	*anǧura*	ἀκαλήφη
47	*rāzyānaǧ*	Fenchel		μάραθον

306 Als Gewürzkraut im Fleischkapitel (vgl. GnḤ III, 1).

307 Als Gewürzkraut im Fleischkapitel (vgl. GnḤ III, 1).

308 Polei- und Bergminze stehen bei Galen als Gewürzkräuter im Fleischkapitel (vgl. GnḤ III, 1).

Gemüse war im arabischen Mittelalter nicht sehr angesehen, weder in kulinarischer noch in medizinischer Hinsicht.[309] Die arabischen Ärzte bemängeln seinen geringen Nährwert und warnen vor seinen unerwünschten Wirkungen – schließlich hatte schon Galen behauptet, dass fast alle Gemüse schlechtes Blut hervorbringen würden.[310] As-Samarqandī gibt in seiner Einleitung zum Gemüsekapitel zu bedenken, dass die Gemüse den Heilmitteln sehr nahe stehen und daher nur sparsam verzehrt werden sollten, die Wildgemüse seien sogar reine Heilmittel und nicht zur Ernährung geeignet.

Galens Kapitel über Gemüse im zweiten Band seines Nahrungsmittellexikons ist überschrieben mit „Pflanzen, von denen man sich ernährt" (*mā yuġtaḏā bihī min an-nabāt* / περὶ τῆς ἐξ τῶν φυθῶν τροφῆς). Denselben Titel verwendet auch Ḥunayn b. Isḥāq in seinem *K. al-Aġḏiya*. Der Terminus *buqūl* im Titel des Gemüsekapitels ist erstmals im *K. Ḫawāṣṣ al-aġḏiya* Ibn Māsawayhs belegt und steht auch in allen übrigen arabischen Nahrungsmittellexika. As-Samarqandī behandelt das Gemüse nach den Früchten und vor den Gewürzen als letzte der sechs Nahrungsmittelgruppen. Auch bei Galen, Ḥunayn, al-Isrāʾīlī, Ibn Zuhr und Ibn al-Quff steht das Gemüse nach den Früchten, ar-Rāzī führt es ebenfalls vor den Gewürzen an.

Bei der Anordnung der ersten einundzwanzig Lemmata zu den Blattgemüsen (*ḫass* bis *qunnābirā*) hat sich as-Samarqandī an al-Maǧūsīs *Kāmil aṣ-ṣināʿa* orientiert – mit Ausnahme der Lemmata Löwenzahn, Blumenkohl und „Chorasanisches Kraut", die er jeweils selbst eingefügt hat. Auch Galen und Ḥunayn führen zunächst Blattgemüse und danach Wurzelgemüse und Pilze an, ohne diese jedoch in übergeordneten Kategorien zu benennen.[311] Al-Maǧūsī hingegen unterscheidet zwischen Blatt- und Wurzelgemüsen in den beiden gesonderten Kategorien *buqūl* und *uṣūl an-nabāt*. Die Blattgemüse scheinen in der von as-Samarqandī übernommenen Reihenfolge der Größe ihrer Blätter nach angeordnet zu sein – vom Lattich und weiteren, eher großblättrigen Gemüsen bis hin zu den kleinblättrigen Kräutern. Anschließend führt as-Samarqandī die Wurzelgemüse an, gefolgt von einigen weiteren Pflanzen, bevor er am Ende

---

309 Lewicka 2011, 253. Erst im 15. Jh. entstand in Konstantinopel eine neue, von byzantinischen Einflüssen der christlichen Fastengebote geprägte, osmanische Kochkultur, in der Gemüse eine wichtigere Rolle spielte als in der fleischbetonten Küche der Bagdader Abbasiden (Lewicka 2011, 255 f.).

310 Vgl. Powell 2003, 100.

311 Anders als as-Samarqandī zählen Galen und die meisten arabischen Ärzte die Pilze zu den Gemüsen (vgl. Kap. 2.5). *Karafs* müsste nach dieser Ordnung als Selleriekraut verstanden werden, nicht als Knollensellerie, und auch die Bete wäre als Blattgemüse aufzufassen.

des Kapitels diejenigen Gemüse, die nur als Heilmittel geeignet sein sollen, als „übrige Wild- und Gartengemüse“ zusammenfasst.

Der Einleitungstext zum Gemüsekapitel des *K. al-Aġḏiya wa-l-ašriba* besteht aus Zitaten von Galen und Phylotimos aus Ḥunayns *K. al-Aġḏiya*, mit Ergänzungen von al-Balḫī.[312] Für die Texte der Lexikoneinträge hat as-Samarqandī noch weitere Quellen hinzugezogen, wie etwa das *K. Kāmil aṣ-ṣināʿa*, ar-Rāzīs *K. Dafʿ maḍārr al-aġḏiya*, den *Manṣūrī* und einen Text Ibn Māsawayhs.[313] Den Text des Abschnitts zu den Wild- und Gartengemüsen schließlich hat as-Samarqandī von Ḥunayn übernommen.[314]

Einen eigenen Abschnitt zu Wildgemüse (*al-buqūl al-barrīya*) gab es bei Galen noch nicht. Ḥunayn hat diesen in seinem *K. al-Aġḏiya* eingerichtet und dort jene Gemüse aus Περὶ τροφῶν δυνάμεως versammelt, von denen Galen gesagt hatte, sie seien eher Heil- als Nahrungsmittel – ergänzt durch weitere Wildgemüse aus Texten von Hippokrates, Dioskurides und Rufus. Zuvor hatte er jedoch Galens Pfefferkraut (γιγγίδιον / *Lepidium latifolium*), das arabisch *šīṭarağ* heißt, irrtümlich als *šāhtarağ* „Erdrauch“ übersetzt.[315] Da as-Samarqandī die Angaben zu den Wildgemüsen von Ḥunayn übernommen hat, ist auch mit dem „Erdrauch“ (*šāhtarağ*) im *K. al-Aġḏiya wa-l-ašriba* eigentlich das Pfefferkraut (*šīṭarağ*) gemeint. Auch al-Isrāʾīlī und az-Zahrāwī haben einen Abschnitt für Wildgemüse am Ende ihres Gemüsekapitels – mit dem Hinweis, dass diese nur zu Notzeiten als Nahrungsmittel geeignet seien.[316]

An erster Stelle steht im Gemüsekapitel des *K. al-Aġḏiya wa-l-ašriba* sowie auch bei Galen und den meisten anderen arabischen Ärzten der Lattich, der – wie as-Samarqandī an dieser Stelle bekundet – in der graeco-arabischen Medizin als das beste und am wenigsten schädliche Gemüse gilt.[317] In den meisten Lexika folgt auf den Lattich an zweiter Stelle die Endivie. Beide kommen in fast allen arabischen Nahrungsmittellexika vor, ebenso wie Zwiebeln, Knoblauch, Lauch, Karotten, Kohl, Bete, Portulak, Speiserübe und Rettich. Hingegen nur selten bei anderen arabischen Ärzten erwähnt werden *suḫḫar*, Bockshornklee,

312 Ḥn 28ᵇ–30ᵃ; al-Balḫī 2005, 391.

313 Ḥn 78ᵇ–88ᵃ (Zitate von Galen, Dioskurides, Hippokrates und Rufus); Ibn Māsawayh, zitiert bei ar-Rāzī 2000, 3042, 3398 f.; RD 35–40; RM 147 f.; Kṣ I 184–186.

314 Ḥn 84ᵇ–85ᵃ, Zitate von Galen, Dioskurides, Hippokrates und Rufus.

315 Vgl. GnḤ II, 53. Zur Verwechslung von *šīṭarağ* und *šāhtarağ* bei den arabischen Pharmakologen vgl. Dietrich 1988, 285; 324.

316 Al-Isrāʾīlī schreibt zudem, die Wildgemüse seien zwar keine Nahrungsmittel, er habe sich jedoch entschieden, sie in seinem Buch aufzuführen, da sie als Heilmittel zur Unterstützung der Verdauung benötigt würden (Is 419).

317 Vgl. auch *De alim. facult.* II, 40: Wilkins 2013, 146.

das „Chorasanische Kraut“, Ackerwinde, Lotos, Bleiwurz, Löwenzahn sowie die verschiedenen Wildgemüse. *Ǧanbīl* steht außer bei as-Samarqandī in keinem anderen Lexikon. Auch in diesem Kapitel scheint as-Samarqandī demnach weniger wichtige Lemmata gegen Ende des Kapitels aufgeführt zu haben.

Einige Kräuter, wie Estragon, Zitronenmelisse, Alant, *suḫḫar*, das „Chorasanische Kraut“, Bockshornklee, Flachsseide, Lotos und Bleiwurz stehen ausschließlich bei Ärzten aus dem islamischen Osten. Bei westlichen Ärzten hingegen sehr verbreitet ist der Borretsch (*lisān aṯ-ṯawr* oder *kuḥaylāʾ* / *Borago officinalis*)[318], der bei as-Samarqandī fehlt. Weitere Gemüse, die as-Samarqandī nicht anführt, sind Kolokasie (*qulqās* / *Colocasia antiquorum*)[319] und Senfkraut (*baqlat al-ḫardal* / *Brassica nigra* oder *Sinapis alba*)[320]. Auffällig sind auch die persischen Synonyme, die as-Samarqandī für viele Gemüse angibt und die darauf hinweisen, dass er beim Kompilieren des *K. al-Aġḏiya wa-l-ašriba* auch Rezipienten im Sinn hatte, die eher mit den persischen Bezeichnungen vertraut waren.

Auf Grundlage von Ḥunayns Nahrungsmittelbuch sind durch seine Zitate griechischer Ärzte wie Hippokrates, Dioskurides und Rufus auch nichtgalenische Gemüse, wie etwa Koriander (*kuzbara*), Raute (*saḏāb*) und Gartenkressesamen (*ḥurf*), in die arabische Diätetik gelangt. Andere Gemüse, wie der Spinat, waren in der griechischen Medizin noch unbekannt und wurden erst zu islamischer Zeit aus Persien importiert. Er fehlt daher in den frühen Lexika, steht erstmals bei aṭ-Ṭabarī und seither bei sämtlichen arabischen Ärzten.[321]

Zugleich gibt es eine Reihe von Kräutern in Galens Nahrungsmittelbuch, die in der arabischen Medizin in der Regel nicht mehr berücksichtigt werden und auch im *K. al-Aġḏiya wa-l-ašriba* keine Erwähnung finden. In kein arabisches Nahrungsmittellexikon übernommen worden sind Nadelkerbel (σκάνδιξ / *Scandix pecten-veneris*), Pferde-Eppich (ἱπποσέλινον / *Smyrnium olusatrum*), Wassermerk (σίον / *Sium latifolium*) und Smyrnium (σμύρνιον / *Smyrnium perfoliatum*). Galenische Kräuter, die nur noch bei Ḥunayn und al-Isrāʾīlī stehen, nicht mehr jedoch in den späteren Nahrungsmittellexika, sind Drachenwurz (*lūf* / ἄρον / *Arum maculatum*) und Asphodelus (*ḫunṯā* / ἀσφόδελος / *Asphodelus ramosus*). All diese Kräuter kommen auch in Maimonides' gekürzter Fassung des Galentexts aus dem 12. Jh. nicht mehr vor.

318 Bei Is, IZ, IḤ, Rb, Ḥṭ und Wa.

319 Bei Is und IQ.

320 Bei Ḥn, Ḥa, Ṭa, RD und Ms.

321 Vgl. Watson 1983, 62. Spinat fehlt bei Gn, Ḥn, Mā und Ḥa.

2.8 Würzmittel und Eingelegtes

Auf das Kapitel zum Gemüse als der letzten der in der Einleitung des *K. al-Aġdiya wa-l-ašriba* angekündigten sechs Nahrungsmittelarten lässt as-Samarqandī ein Kapitel folgen, in dem er verschiedene Würzmittel, Gewürze und sauer oder süß eingelegte Speisen versammelt.

a *Würzmittel und Gewürze*

	Lemma	Übersetzung	Galenische Entsprechung
1	*milḥ*	Salz	–
2	*ḫall*	Essig	ὄξος[322]
3	*murrī*	*murrī*-Würzsoße	γάρος
4a	*fulful*	Pfeffer	πέπερι[323]
4b	*dārfulful*	Langpfeffer	–
5	*dārṣīnī*	Zimt	–
6	*ḫāwlanǧān*	Galgant	–
7	*kuzbara yābisa*	Getrockneter Koriander	–
8	*karawiyā*	Kümmel	σπέρματα κάρου
9	*kammūn*	Kreuzkümmel	σπέρματα κυμίνου
10	*ṣaʿtar*	Thymian	θύμον θύμβρα
11	*anǧuḏān*	Asant	–
12	*kāšim*	Liebstöckelsaat	σπέρματα λιβυστικοῦ
13	*nānḫawāh*	Ajowan	–
14	*šibitt*	Dill	σπέρματα ἀνήθου (Dillsaat) ἄνηθον (Dillkraut)
15	*zaʿfarān*	Safran	–
16	*ušturġāz*	„Kameldorn“	–
17	*zanǧabīl*	Ingwer	ζιγγίβερις[324]
18	*šūnīz*	Schwarzkümmel	–

322 Im Abschnitt über die Geflügelorgane (GnḤ III, 19).

323 Im Abschnitt über die Geflügelorgane (GnḤ III, 19).

324 Im Abschnitt über die Geflügelorgane (GnḤ III, 19).

Gewürze waren im Altertum ursprünglich als Aromata und Heilmittel verwendet worden und fanden dann als medizinische Speisezusätze Eingang in die kulinarische Kultur.[325] As-Samarqandī versteht Gewürze als korrigierende Zusatzstoffe zum Ausgleich geschmacklicher und medizinischer Mängel gleichermaßen. Grundsätzlich würden Gewürze jedoch eher wie Heilmittel wirken, man solle daher nicht zu viel von ihnen zu sich nehmen.[326] As-Samarqandīs Einleitung zum Gewürzkapitel ist entweder von ihm selbst verfasst oder stammt aus einer unbekannten Quelle. Lediglich den letzten Satz zu den *kāmaḫ*-Würzpasten hat er aus ar-Rāzīs *K. Dafʿ maḍārr al-aġḏiya* übernommen, sowie auch die Reihenfolge der Lemmata von *milḥ* bis *kāšim*. Der Text der Einträge zu den Gewürzen ist aus unterschiedlichen Quellen exzerpiert. Neben dem *K. Dafʿ maḍārr al-aġḏiya* diente hier ar-Rāzīs *Manṣūrī* sowie – vor allem für die nicht bei ar-Rāzī verzeichneten Gewürze – ein Text Ibn Māsawayhs als Vorlage.[327]

Eigene Kapitel über Gewürze gab es in den griechischen Medizinbüchern offenbar noch nicht, sie sind erstmals in den Nahrungsmittellexika der arabischen Ärzte nachgewiesen. In Περὶ τροφῶν δυνάμεως zählt Galen lediglich im Kapitel über Fleisch einzelne Gewürze auf, die Ḥunayn b. Isḥāq in seiner Übersetzung als „Gewürze und Würzmittel" (*al-abāzīr wa-t-tawābil*) bezeichnet. Eine begriffliche Entsprechung zu diesen arabischen Termini findet sich im griechischen Galentext jedoch nicht, Ḥunayn hat damit verschiedene Ausdrücke übersetzt.[328] Im Gegensatz zu Galen und den spätantiken griechischen Ärzten haben fast alle arabischen Ärzte Kapitel über Gewürze in ihre Nahrungsmittellexika aufgenommen.[329] Wie Ibn Māsawayh, in dessen *K. Ḫawāṣṣ al-aġḏiya* das früheste arabische Kapitel über Gewürze belegt ist, bezeichnen die meisten Ärzte die Gewürze als *abāzīr*. Ar-Rāzī greift erstmals Ḥunayns

325 Albala 1964, 243.

326 Vgl. S. 206 f. Im Unterschied zu den eigentlichen Nahrungsmitteln, die as-Samarqandī in den sechs vorangegangenen Kapiteln behandelt hat, spricht er den Gewürzen in ihren jeweiligen Einträgen keinen eigenen Nährwert zu.

327 Ibn Māsawayh, zitiert bei ar-Rāzī 2000, 3103; 3109; 3386; RD 31 f.; 40–42; RM 144 f.

328 So etwa die Formulierungen *at-taṭyīb bi-l-abāzīr wa-t-tawābil* als Übersetzung für das Verb ἀρτύειν „würzen" oder *al-abāzīr wa-t-tawābil allatī tulqā fīhā* „Gewürze und Würzmittel, die man hinzugibt" als Übersetzung für οἱ ἐπεμβαλλόμενοι „die Hinzugegebenen" (GnḤ III, 1; *De alim. facult.* III, 1: Wilkins 2013, 186). In seinem *K. al-Aġḏiya* übersetzt Ḥunayn das griechische ἥδυσματα „Aromata, Gewürze, Würzsoßen" bei Rufus mit *abāzīr* (Ḥn 42ª; vgl. Liddell/Scott 1996, 765; Wernhard 1997, 22).

329 Sie fehlen nur bei Za, IZ und im Kṣ. Wie Galen hatten auch die spätantiken Ärzte Oreibasios und Paulus Aegineta noch keine Gewürzkapitel in ihren Nahrungsmittellexika eingerichtet.

Übersetzung auf und benennt die Gewürze als *al-abāzīr wa-t-tawābil* – wie auch as-Samarqandī in seiner Kapitelüberschrift im *K. al-Aġḏiya wa-l-ašriba*.[330]

Galen hatte die Gewürze in zwei Kategorien unterteilt, zum einen die Saaten (*buzūr*) von Dill, Sellerie, Kümmel, Liebstöckel und Kreuzkümmel und zum anderen die Kräuter (*nabāt*) Thymian, Poleiminze, Bergminze und Pfefferminze.[331] Die Kräuter stehen bei den arabischen Ärzten gemeinhin als *buqūl* zusammen mit dem übrigen Gemüse. As-Samarqandī unterscheidet zwischen frischen Kräutern, die er dem Gemüse zuordnet, und getrockneten Kräutern, die er bei den Gewürzen aufführt – wie etwa im Fall des Thymians. In der Einleitung zum Gemüsekapitel hatte er darauf hingewiesen, dass sich die Kräuter im getrockeneten Zustand von Nahrungsmitteln zu Gewürzen wandeln. Auch Koriander und Dill sind im *K. al-Aġḏiya wa-l-ašriba* zweimal aufgeführt – als Gemüsekraut und als Gewürz, mit leicht unterschiedlichen Informationen in den jeweiligen Lexikoneinträgen.[332] Ebenfalls in zwei Kapiteln, als Gewürz und als Aroma, hat as-Samarqandī den Safran aufgeführt. Andere Ärzte wiederum ordnen die bei as-Samarqandī als Aromata verzeichneten Narden und Nelken den Gewürzen zu.[333]

Zu den wichtigsten Gewürzen der mittelalterlichen arabischen Küche zählen Zimt, Koriander, Pfeffer und Kreuzkümmel.[334] Sie sind, ebenso wie Salz und Kümmel, bis auf wenige Ausnahmen in allen Gewürzkapiteln der arabischen Ärzte verzeichnet. Zimt, der zumeist zusammen mit Koriander verwendet wurde, galt dabei als das beliebteste Gewürz.[335] Er war in der Antike bereits als Heilmittel bekannt und wird in den arabischen Lexika erstmals als Speisegewürz aufgeführt.[336] Nur selten in den arabischen Nahrungsmittellexika verzeichnet sind „Kameldorn" und Ajowan. Langpfeffer steht ausschließlich bei östlichen Ärzten, ebenso auch Asant und „Kameldorn". Sie waren im islamischen Westen unbekannt.[337]

---

330 So auch bei Bu, Ǧz, Wa und Fā. Ms und Rb betiteln ihr Gewürzkapitel nur mit *tawābil*.

331 Vgl. GnḤ III, 1.

332 In RD führt ar-Rāzī Koriander, Thymian und Dill ebenfalls zweimal – als Gemüse und als Gewürz – an. In den übrigen Nahrungsmittellexika steht lediglich in einigen Fällen der Koriander zweimal (bei Ṭa, RM, IḪ, Rb und Wa).

333 Narden bei Mā, Is, Bu, IḪ und Rb; Nelken bei Is, IḪ und Rb.

334 Waines 1998, 31; vgl. Aubaile-Sallenave 1994, 225.

335 Aubaile-Sallenave 1994, 225; Lewicka 2011, 330. Zimt wird in den arabischen Rezepten jedoch in der Regel nur für herzhafte Speisen und nicht für Süßspeisen verwendet.

336 Vgl. Lev/Amar 2008, 144. Für Zimt stehen in den arabischen Lexika die Bezeichnungen *dārṣīnī* und *qirfa* (vgl. S. 211, Anm. 5 und S. 213, Anm. 6).

337 Vgl. Ibn al-Ḫaššāʾ 1941, 4.

Die flüssigen Würzmittel Essig und *murrī* stehen zumeist nur in Kapiteln, die auch mit *tawābil* überschrieben und daher nach as-Samarqandīs Definition nicht auf die trockenen Gewürze beschränkt sind.[338] Bei *murrī* handelt es sich um eine fermentierte Würzsoße, die man Fleischgerichten beim Kochen hinzufügte oder zum Brot servierte.[339] Der Begriff *murrī* ist wahrscheinlich von lateinisch *muria* „Lake" abgeleitet, einer alternativen Bezeichnung für die antike Würzsoße *garum* (griechisch γάρος), die man herstellte, indem man eingesalzene kleine Fische mehrere Monate lang in der Sonne fermentieren ließ und anschließend die durch die enzymatische Zersetzung der Fische gebildete Flüssigkeit abseihte.[340] Im arabischen Mittelalter gab es zwei verschiedene *murrī*-Sorten: *murrī* aus Fisch, das auf das griechisch-römische *garum* zurückging, und *murrī* aus Gerstenmehl, das vermutlich persischen Ursprungs war. Während man im Mittelmeerraum beide Sorten kannte, wurde im Osten nur die Getreidevariante verwendet. Diese breitete sich nach Westen aus und verdrängte dort allmählich das Fisch-*murrī*.[341] Grundlage des Gersten-*murrī* war *būḏaǧ*, eine Zubereitung, die as-Samarqandī im Eintrag zu den *kāmaḫ*-Würzpasten beschreibt, ohne sie als *būḏaǧ* zu benennen. Es handelt sich um vierzig Tage lang geschimmelte Gerstenmehlbrote, die anschließend zumeist fein vermahlen wurden.[342] Zur Herstellung von *murrī* ließ man *būḏaǧ* unter

338 Vgl. S. 207, Anm. 1. Nur al-Isrā'īlī zählt Essig und *murrī* zu den *abāzīr*. Al-Arbūlī schreibt: „Auch wenn [der Essig] nicht zu den Gewürzen (*abāzīr*) gehört, möchte ich ihn hier anführen, da er oft gemeinsam mit ihnen in den Speisen verwendet wird" (Ar 94[b]). Ibn al-Quff führt Essig, *murrī* und Salz im Abschnitt über „Soßen und in Essig Eingelegtes" (*aṣbāġ wa-muḫallalāt*) an.

339 Perry 1988, 169; Ibn Manẓūr 1990 V, 171; Lewicka 2011, 341.

340 Curtis 1991, 7; 12; 17; Perry in Zaouali 2007, XI. Umgangssprachlich nannte man *murrī* im Arabischen *murī* ohne *tašdīd* (Ibn Manẓūr 1990 V, 171).

341 Waines 1991, 380; 384; 386. Unter den zwölf *murrī*-Rezepten des andalusischen Kochbuchs *Faḍālat al-ḫiwān* aus dem 13. Jh. findet sich nur noch eines mit Fisch. Im Gegensatz zu dem antiken *garum* wird der Fisch für das arabische Fisch-*murrī* mit Traubensaft übergossen.

342 Vgl. Kap. 2.8 b; Perry 1988, 169; Waines 1991, 379. *Būḏaǧ* (< altpers. *pūdag* „verfault") steht in einigen Texten auch als *fūḏaǧ* oder *fūḏanǧ* und wurde infolgedessen mit der Poleiminze (*fūtanǧ* oder *fūḏinaǧ*) verwechselt. In der Traditon der abrahamitischen Religionen gelten vierzig Tage als symbolische Zeitspanne für einen Prozess der Prüfung und Läuterung (etwa bei den vierzig Tagen der Sintflut, den vierzig Tagen des christlichen Fastens und den vierzig Tagen der islamischen Trauerriten). Perry (1988, 172) sieht in der Verwendung dieser Zeitspanne bei der Herstellung des *būḏaǧ* einen Hinweis darauf, dass man verschimmelten Nahrungsmitteln, wie auch in anderen Kulturkreisen, misstrauisch gegenüberstand und gewissermaßen auf eine Läuterung des Produkts in dieser Zeit hoffte.

Zugabe von Wasser, Salz und frischem Brot mehrere Monate lang in der Sonne fermentieren und seihte schließlich die entstehende Flüssigkeit ab.[343] Galen erwähnt in Περὶ τροφῶν δυνάμεως die Fischsoße γάρος als Würzmittel und Ḥunayn hat diese als *murrī* übersetzt.[344] Obwohl man im Bagdad des 9. Jh.s unter *murrī* vermutlich eher Gersten-*murrī* verstanden hat, scheint Ḥunayn den Begriff als angemessene Entsprechung zu dem griechischen γάρος aufgefasst zu haben – vielleicht, da es sich bei beiden um salzige, fermentierte Würzsoßen handelt.[345] Bei den meisten arabischen Ärzten steht *murrī*, wie auch bei as-Samarqandī, ohne Epitheta und bezeichnet die Variante aus Gerstenmehl.[346] Die im Mittelmeerraum angesiedelten Ärzte al-Isrāʾīlī und al-Arbūlī hingegen unterscheiden zwischen *murrī* aus Gerste (*al-murrī al-muttaḫaḏ min aš-šaʿīr* oder *murrī an-naqīʿ*) und aus Fisch (*al-murrī al-muttaḫaḏ min as-samak* oder *murrī al-ḥūt*).[347]

Weitere Gewürze in den Nahrungsmittellexika anderer Ärzte sind zum Beispiel Senf (*ḫardal*), Sumach (*sumāq*), Anis (*anīsūn*) und Kardamom (*qāqullā*).[348]

---

343 Vgl. Waines 1991, 381 f. Einem Rezept aus dem vermutlich ägyptischen Kochbuch *Kanz al-fawāʾid* aus dem 13./14. Jh. zufolge dauerte der Herstellungsprozess von *murrī* insgesamt fünfeinhalb Monate. Man konnte es jedoch auch fertig zubereitet auf dem Markt in Kairo erwerben (Lewicka 2011, 341).

344 Vgl. GnḤ III, 1; *De alim. facult.* III, 1: Wilkins 2013, 186.

345 Vgl. Perry 1988, 169.

346 Vgl. Waines 1991, 387.

347 Auch Ibn Māsawayh führt wahrscheinlich in seinem nicht erhaltenen Nahrungsmittelbuch beide *murrī*-Würzsoßen aus Gerste und aus Fisch an (zitiert bei ar-Rāzī 2000, 3371). Al-Masīḥī beschreibt neben Gersten-*murrī* auch *murrī* aus Hartweizenmehl (*samīḏ*) (Ms 145). Der Begriff *murrī an-naqīʿ* „Aufguss-*murrī*" verweist auf den Aufguss des *būḏaǧ* mit Wasser und weiteren Zutaten zur Fermentation. Es wurde im Westen auch als „nabatäisches" *murrī* (*murrī nabaṭī*) bezeichnet (Waines 1991, 382; 384).

348 Senf bei Is, Ms, Bu, Ǧz, Rb und Wa; Sumach bei Is, Ms, Bu und Ǧz; Anis bei Mā, Is, Bu und Rb; Kardamom bei Is und Rb. Einige Ärzte zählen auch Öle, saure Fruchtsäfte, Oliven und Ähnliches zu den *abāzīr* und *tawābil* (Bu, Ms und Rb).

b Kāmaḫ-*Würzpasten und sauer Eingelegtes*

	Lemma	Übersetzung / Beschreibung
1	*kawāmīḫ*	Fermentierte Würzpasten
2a	*rawāṣīr*	Sauer eingelegtes Wurzelgemüse
2b	*bawārid*	Sauer eingelegtes Gemüse (Kaltspeisen)
	MUḪALLALĀT	IN ESSIG EINGELEGTES
3a	*qarīṣ*	Essigsülze aus feinem Fleisch
3b	*hulām*	Essigsülze aus grobem Fleisch
3c	*maṣūṣ*	Essigsülze aus Geflügelfleisch, mit Gemüse gefüllt
3d	*ahāl*	Von der Sülze abgeseihter Essig
	AL-BUQŪL WA-UṢŪL AL-BUQŪL	BLATT- UND WURZELGEMÜSE
4a	*kabar muḫallal*	Essigkapern
4b	*ḫiyār muḫallal*	Essiggurken
4c	*baṣal muḫallal*	Essigzwiebeln
4d	*ṯūm muḫallal*	Essigknoblauch
4e	*baṣal az-zīz*	Bitterzwiebeln
4f	*šalǧam muḫallal*	Essigspeiserüben
4g	*bāḏinǧān muḫallal*	Essigauberginen
4h	*yāzāb*	Essigrettich
4i	*kabarāb*	Salzkapern
4j	*ušturġāz muḫallal*	Essig-„Kameldorn“
5	*ǧarād*	Heuschrecken
6	*zaytūnāt*	Oliven

Vor und nach den Gängen einer Mahlzeit servierte man zur Abbasidenzeit Brot mit verschiedenen Brotwürzmitteln (*idām*), wie Olivenöl, Essig, eingelegtem Fleisch und Gemüse oder den fermentierten *kāmaḫ*-Würzpasten, die typisch waren für die Bagdader Küche des Mittelalters.[349] Als Quellen für seine Einträge zu den *kāmaḫ*-Würzpasten und den sauer eingelegten Speisen hat as-Samarqandī vorwiegend ar-Rāzīs *K. Dafʿ maḍārr al-aġḏiya* und *K. al-Manṣūrī* verwendet.[350] Einzelne Textfragmente hat er entweder selbst verfasst oder aus einer unbekannten Quelle übernommen.

349 Perry 1988, 170; Nasrallah 2007, 575 f.

350 RD 31 f.; RM 150 f.

Wie im *K. al-Aġḏiya wa-l-ašriba* beschrieben, handelt es sich bei den *kāmaḫ*-Würzpasten um Zubereitungen aus vierzig Tage lang in Stroh geschimmeltem Gerstenbrot, das man mit Milch in der Sonne fermentieren ließ und mit Gewürzen oder Kräutern versetzte. Wie auch die *murrī*-Würzsoße wurden *kāmaḫ*-Würzpasten auf Grundlage von *būḏaǧ* hergestellt.[351] Aufgrund ihres hohen Gehalts an Aflatoxinen dürften die auf Grundlage von verschimmeltem Brot hergestellten Würzmittel hochgradig krebserregend gewirkt haben.[352] Möglicherweise schreibt ar-Rāzī aus diesem Grund, ständiger Verzehr von *kāmaḫ*-Würzpasten würde den Körper schwächen und austrocknen und das Blut verderben.[353] Die von as-Samarqandī aufgeführten, mit Kapern, Asant, Schwarzkümmel, Basilikum und Limonenbasilikum aromatisierten *kāmaḫ*-Sorten stehen fast alle ebenfalls bei ar-Rāzī im *K. Dafʿ maḍārr al-aġḏiya*. Aṭ-Ṭabarī beschreibt außerdem *kāmaḫ*-Würzpasten mit Dill, Raute, Majoran und Melisse. Da *kāmaḫ*-Würzpasten in der Regel mit Milch fermentiert sind, haben Ibn Buṭlān und Ibn al-Ǧawzī sie den Milchprodukten zugeordnet.[354] *Kāmaḫ*-Würzpasten, die nicht aus *būḏaǧ* und Milch hergestellt wurden, sondern aus fermentiertem Fisch und Garnelen, bezeichnet as-Samarqandī im Fleischkapitel des *K. al-Aġḏiya wa-l-ašriba* als „Fisch-*kawāmīḫ*" (*kawāmīḫ as-samak*). Dazu zählen *ṣiḥnāʾ* und *rubayṯāʾ*, die ar-Rāzī und Ibn al-Quff jeweils gemeinsam mit den übrigen *kāmaḫ*-Würzpasten anführen.[355] *Kāmaḫ*-Würzpasten konnten in Kairo fertig zubereitet auf dem Markt erworben werden und wie Ibn al-Ḥaššāʾ bezeugt, wurden sie zu as-Samarqandīs Zeit im islamischen Osten noch sehr häufig verwendet.[356] Danach scheint ihre Bedeutung jedoch geschwunden zu

351 Vgl. Kap. 2.8 a; Nasrallah 2007, 575 f. Eine weitere aus *būḏaǧ* hergestellte Würzpaste war *bunn*. Sie enthielt im Gegensatz zu den *kāmaḫ*-Würzpasten keine Milch und wird in RD und RM erwähnt.

352 Perry 1988, 170 f. Perry, der selbst versucht hat, *būḏaǧ* nach den arabischen Rezepten herzustellen, weist darauf hin, dass man im Mittelalter Krebserkrankungen vermutlich nicht mit den schimmelhaltigen Würzmitteln in Verbindung gebracht hat oder auch wegen der kürzeren Lebenserwartung oftmals verstorben ist, bevor sich deren krebserregende Wirkung entfalten konnte.

353 Vgl. RD 32.

354 Den Rezepten in den östlichen arabischen Kochbüchern zufolge gab es auch *kāmaḫ*-Würzpasten, denen Butter, Käse, Zwiebeln oder Knoblauch hinzugefügt wurden. Manche Sorten enthielten offenbar auch kein *būḏaǧ*, wie etwa der *kāmaḫ riǧāl*. Dieser bestand aus gewürztem Joghurt, den man in der Sonne fermentieren ließ, bis er rot wurde (Perry 1988, 170).

355 Vgl. Kap. 2.2 e.

356 Ibn al-Ḥaššāʾ 1941, 65; Lewicka 2011, 341.

sein, so dass sie in der neuen osmanischen Kochkultur, die sich ab dem späten 15. Jh. in Istanbul herausbildete, keinen Platz mehr fanden.[357]

Im islamischen Westen hat man *kawāmīḫ* offenbar nicht wie im Osten als fermentierte Würzpasten, sondern als eingelegte Früchte und Gemüse verstanden. So stehen bei den Ärzten aus dem Maghreb und al-Andalus unter der Überschrift *kawāmīḫ* vorwiegend salzig und sauer eingelegte Oliven, Kapern und Zitrusfrüchte.[358] Während die Zubereitung von *murrī*-Würzsoßen aus *būḏaǧ* auch in einem andalusischen Kochbuch belegt ist,[359] gibt es keine Anhaltspunkte dafür, dass die orientalischen *kāmaḫ*-Würzpasten aus milchfermentiertem *būḏaǧ* im islamischen Westen hergestellt worden sind. Der einzige westliche Arzt, der einzelne, als *kāmaḫ* bezeichnete Lemmata anführt, ist al-Arbūlī. Aus dem Kontext wird jedoch deutlich, dass mit seinem Gurken-, Auberginen- und Zitronen-*kāmaḫ* sauer eingelegte Früchte gemeint sind, in Entsprechung zu den *muḫallalāt* der östlichen Ärzte.[360] Der Bedeutungswandel der *kawāmīḫ* erfasste später auch den islamischen Osten, so dass diese in den modernen arabischen Wörterbüchern sowie auch bereits im *Tāǧ al-ʿarūs* aus dem 18. Jh. mit den in Essig eingelegten Nahrungsmitteln (*muḫallalāt*) gleichgesetzt werden.[361]

Als *muḫallalāt* werden in Essig eingelegte Fleischstücke und Gemüse nur in den östlichen Nahrungsmittellexika bezeichnet.[362] Die verschiedenen sauren Sülzen ordnet as-Samarqandī in die Kategorie der *muḫallalāt* ein, während ar-Rāzī und Ibn Buṭlān sie als Kaltspeisen (*bawārid*) anführen. Bei der Reihenfolge der in Essig eingelegten Gemüse hat sich as-Samarqandī an ar-Rāzīs *K. Dafʿ maḍārr al-aġḏiya* orientiert. Im *Manṣūrī* führt ar-Rāzī ebenfalls Heuschrecken und Oliven unter den sauer eingelegten Nahrungsmitteln an.[363]

357 Perry 1988, 170; 2001c, 170; Lewicka 2011, 340. In dem Damaszener Kochbuch *K. aṭ-Ṭībāḫa* aus dem 15. Jh. werden die *kāmaḫ*-Würzpasten nicht mehr erwähnt (vgl. Perry 2001d, *passim*). Al-Fārūqī hingegen zitiert noch in seinem vermutlich im Ägypten des 16. Jh.s verfassten *K. Tarwīḥ al-arwāḥ* as-Samarqandīs Eintrag zu den *kāmaḫ*-Würzpasten.

358 So bei IZ, IḪ, Ar, Rb, Ḫṭ und Wa. Neben den eingelegten Früchten zählen die westlichen Ärzte auch *ṣināb* zu den *kawāmīḫ*, ein Würzmittel aus Senf und Rosinen, das im Osten nicht erwähnt wird (vgl. Ibn Ḫalṣūn 1999, 123).

359 Vgl. Waines 1991, 384.

360 Bei den übrigen Lemmata in al-Arbūlīs *kawāmīḫ*-Abschnitt handelt es sich um in Salzlake oder Olivenöl eingelegte Oliven und Kapern. Unter Zitronen-*kāmaḫ* verstand al-Arbūlī in Zitronenessig eingelegte Zitronen (*al-līm al-murabbā fī ḫallihī*) (Ar 93[b]).

361 Vgl. Wehr 1985, 1119; Perry 1988, 170. Auch Ullmann (1970b, 351) definiert *kāmaḫ* als in Essig Eingelegtes.

362 Bei RD, RM, Bu, IQ und Fā.

363 Einige andere Ärzte behandeln die Heuschrecken in ihren Fleischkapiteln. Bei al-Isrāʾīlī,

c *Süß Eingelegtes*

	Lemma	Übersetzung
1	*ǧulanǧabīn*	Rosenhonig
2a	*halīlaǧ murabbā*	Süß eingelegte Myrobalanen
2b	*amlaǧ murabbā*	Süß eingelegte Amla-Früchte
2c	*iṭrīful ṣaġīr*	Kleiner *iṭrīful*
3	*utruǧǧ murabbā*	Süß eingelegte Zitronatzitronen
4	*zanǧabīl murabbā*	Süß eingelegter Ingwer
5	*šaqāqul murabbā*	Süß eingelegte Pastinaken
6	*ǧazar murabbā*	Süß eingelegte Karotten
7	*lift murabbā*	Süß eingelegte Speiserüben
8	*qarʿ murabbā*	Süß eingelegter Flaschenkürbis
9	*safarǧal murabbā*	Süß eingelegte Quitten
10	*tuffāḥ murabbā*	Süß eingelegte Äpfel
11	*banafsaǧ murabbā*	Süß eingelegte Veilchen
12	*waǧǧ murabbā*	Süß eingelegter Kalmus
13	*laymū murabbā*	Süß eingelegte Zitrone

Schon in der griechisch-römischen Antike wurden Früchte zur Konservierung in Honig eingelegt. Im arabischen Raum übernahm man diese Methode und entwickelte sie weiter, indem man neben Honig auch Zucker zur Konservierung verwendete.[364] Die süß eingelegten Früchte und Pflanzenteile galten ursprünglich als reine Heilmittel, wurden dann jedoch auch als Genussmittel verzehrt.[365] In der arabischen medizinischen Literatur stehen Kapitel über *murabbayāt* üblicherweise in den Büchern über zusammengesetzte Heilmittel und auch as-Samarqandī beschreibt sie nochmals in seinem Arzneibuch *Uṣūl at-tarākīb*. Dort definiert er *murabbayāt* als Früchte, Blüten und Wurzeln, die man in Honig und Zucker einlegt, um sie haltbar zu machen. Dazu müssen Früchte und Wurzeln eingeweicht oder gekocht werden, bevor man sie mit

Ibn al-Ǧawzī und al-Fištālī stehen sie beim Geflügel, Ibn Buṭlān hingegen ordnet sie gemeinsam mit Garnelen, Krebsen und Schnecken bei den wirbellosen Wassertieren ein.

364 Vgl. Wilson 1983, 3.

365 Ouerfelli 2008, 569. Bereits im 9. Jh. schreibt Sābūr b. Sahl – wie auch nach ihm as-Samarqandī –, dass die meisten Leute den süß eingelegten Flaschenkürbis zum Genuss und nicht zum medizinischen Nutzen äßen (vgl. Kahl 2009, 87).

Honig übergießt und in die Sonne stellt. Blütenblätter brauchen nicht gekocht zu werden und können auch mit Zucker konserviert werden.[366]

Anders als im *K. al-Aġḏiya wa-l-ašriba* unterscheidet as-Samarqandī in *Uṣūl at-tarākīb* nicht zwischen *anbiǧāt* für in Honig Eingelegtes und sonstigen *murabbayāt*.[367] Al-Fārūqī erläutert, dass *murabbayāt* im Gegensatz zu den *anbiǧāt* mit Zucker, Dattelsaft (*dibs*) oder Traubendicksaft (*rubb al-ʿinab*) hergestellt würden. Die meisten übrigen Ärzte verwenden den Begriff jedoch auch für in Honig Eingelegtes.[368]

Als Quellen für diesen Abschnitt hat as-Samarqandī ar-Rāzīs *Manṣūrī* und eines der Bücher Ibn Māsawayhs verwendet.[369] Unter den ernährungsmedizinischen Monografien ist das *K. al-Aġḏiya wa-l-ašriba* das einzige Werk, in dem *murabbayāt* aufgeführt werden. Im Gegensatz zu as-Samarqandī hatte ar-Rāzī sie offenbar nicht als Nahrungsmittel aufgefasst, da er sie nur im *Manṣūrī* erwähnt, nicht aber in seiner Nahrungsmittelmonografie. Im *Manṣūrī* stehen die *murabbayāt* nicht im Kontext der Ernährung, sondern nach Kapiteln über Kleidung und klimatische Verhältnisse. In den übrigen untersuchten Vergleichstexten zum *K. al-Aġḏiya wa-l-ašriba* sind eigene Abschnitte über *murabbayāt* nur bei den östlichen Ärzten aṭ-Ṭabarī, Ibn al-Quff und al-Fārūqī belegt.[370] Al-Fārūqī hat die Überschrift *al-Anbiǧāt wa-l-murrabayāt* wie auch fast alle Lemmata von as-Samarqandī übernommen, ordnet sie jedoch alphabetisch an. Insgesamt am häufigsten erwähnt werden eingelegter Ingwer, Rosen, Pastinaken und Veilchen. Einige Ärzte erwähnen zusätzlich auch süß eingelegte Walnüsse, Mandeln und Datteln.[371]

---

366 Vgl. Hs. Tunis, Bibl. Nat., 18495, fol. 129[b]/130[a].

367 Auch im *K. al-Aġḏiya wa-l-ašriba* führt er unter den Lemmata ausschließlich *murabbayāt* an, obwohl er in Überschrift und Einleitung zuvor zwischen diesen und den *anbiǧāt* unterschieden hatte.

368 Vgl. Fā, *murabbayāt*; Kahl 2009, 1; 84–90.

369 Ibn Māsawayh, zitiert bei ar-Rāzī 2000, 2920; 2946; 3109; 3400; RM 164.

370 Westliche Ärzte verzeichnen nur jeweils einzelne *murabbayāt* in ihren Abschnitten über *kawāmiḫ*, wobei aus dem Kontext hervorgeht, dass damit nicht süß, sondern salzig oder sauer eingelegte Früchte gemeint sind, wie z. B. *az-zaytūn al-murabbā bi-l-milḥ wa-z-zayt* – „in Salz und Olivenöl eingelegte Oliven“ bei al-Arbūlī (93[b]).

371 Fā, IQ und Ṭa.

2.9 Gekochte Speisen

	Lemma	Übersetzung / Beschreibung[372]	Synonyme[373]
1	*isfīdabāǧ*	*isfīdabāǧ*-Eintopf	*tafāyā* *
2	*sikbāǧ*	*sikbāǧ*-Eintopf	*muḫallal* *
3	*zīrbāǧ*	*zīrbāǧ*-Eintopf	
4	*maḍīra*	Sauermilcheintopf	
5	*kiškīya*	*kišk*-Eintopf	
6	*maṣlīya*	Molkeneintopf	
7a	*muṭaǧǧana*	In der Pfanne gebratene Fleischstücke	
7b	*ṭabāhiǧa*	Gebratene Fleischstücke	
7c	*qalīya*	Gekochte und gebratene Fleischstücke	
8	*ḥiṣrimīya*	Eintopf mit unreifen Weinbeeren	
9	*sumāqīya*	Sumacheintopf	
10	*ziriškīya*	Berberitzeneintopf	
11a	*rībāsīya*	Rhabarbereintopf	
11b	*rummānīya*	Granatapfeleintopf	
11c	*tuffāḥīya*	Apfeleintopf	
12	*harīsa*	Getreidebrei mit Fleisch	
13a	*kurunbīya*	Kohleintopf	
13b	*qunnabīṭīya*	Blumenkohleintopf	
14a	*liftīya*	Rübeneintopf	
14b	*ǧazarīya*	Karotteneintopf	
15	*isfānāḫīya*	Spinateintopf	
16	*ʿadasīya*	Linseneintopf	
17	*mudaqqaqa*	Hackfleischkugeln	
18	*aruzz bi-l-laban*	Milchreis	
19	*ǧūḏābāt*	Getreidepuddinge mit Fleischsaft	
20	*šiwāʾ*	Grillfleisch	
21	*laqāniq*	Wurst	*mirqās* *
22	*zumāward*	Gefüllte Fladenbrotrolle, in Scheiben	
23	*sanbūsaq*	Gefüllte, frittierte Teigtaschen	
24	*kabāb*	Fleischspieß	

372 Abbildungen der Gerichte *sikbāǧ, zīrbāǧ, maḍīra, maṣlīya, muṭaǧǧana, ṭabāhiǧa, tuffāḥīya, isfānāḫīya* und *ʿadasīya*, finden sich bei Waines 1989, der die Speisen mittelalterlicher arabischer Rezeptbücher nachgekocht und fotografiert hat.

373 Vgl. Ibn al-Ḥaššāʾ 1941, 3; 70; 119.

(fortges.)

	Lemma	Übersetzung / Beschreibung	Synonyme
25	*kardanāk*	Aromatisiertes Grillfleisch	
26	*ḫall zayt*	Kaltspeise aus Gebäck mit Essig und Öl	
27	*mā' al-laḥm*	Fleischsaft	
28	*mā' al-ḥimmiṣ*	Kichererbsenwasser	
29	*iṭriya*	Eintopf mit Fadennudeln	
30	*muzawwarāt*	Speiseimitate	

Kapitel über zubereitete Speisen finden sich in arabischen Nahrungsmittellexika erstmals Ende des 9. Jh.s bei ar-Rāzī und seitdem bei den meisten späteren Ärzten im Mashreq wie im Maghreb.[374] Die Kapitel enthalten in allen Lexika fast ausschließlich Fleischgerichte. Anders als im *K. al-Aġḏiya wa-l-ašriba* stehen sie in der Regel direkt nach den Fleischkapiteln oder werden als Abschnitt dieser Kapitel aufgefasst – nach demselben Ordnungsprinzip, das die Lexikoneinträge zu Broten und Getreideprodukten auf die Körnerkapitel folgen lässt oder sie in diese integriert.[375] Diese Anordnung geht auf Galen zurück, der in Περὶ τροφῶν δυνάμεως der Speisezubereitung zwar kein eigenes Kapitel widmet, jedoch am Ende des Eintrags zu dem Fleisch der Vierfüßler kurz die Eigenschaften von zubereitetem Fleisch bespricht. Galen schreibt jedoch, er wolle dieses Thema nicht weiter ausführen, da die Speisezubereitung dem Gebiet der Kulinarik angehöre.[376] Die arabischen Ärzte hingegen empfanden es nicht als problematisch, zubereitete Speisen in den Themenbereich der „Nahrungsmittelkräfte“ (*quwā al-aġḏiya*) einzubeziehen.

Fleischlose Speisen erfuhren im islamischen Mittelalter keine hohe Wertschätzung.[377] Sie wurden als „Imitate“ (*muzawwarāt*) bezeichnet und galten

374 RD, RM, Kṣ, Za, Bu, Ǧz, IQ, Ar, Rb, Ḫṭ und Fā.

375 Nur Ibn al-Ḫaṭīb führt sein Speisekapitel wie as-Samarqandī vom Fleischkapitel getrennt nach den Kapiteln über die verschiedenen Grundnahrungsmittel an. Im Gegensatz zu den übrigen Ärzten führt er darin neben den Fleischgerichten auch Getreidespeisen auf.

376 GnḤ III, 1; *De alim. facult.* III, 1: Wilkins 2013, 186 f.

377 Lewicka 2011, 259 f. Der Prophet Muḥammad hatte Fleisch zu der bedeutendsten Speise im Diesseits wie im Jenseits erklärt (*sayyid ṭaʿām ahl ad-dunyā wa-l-āḫira al-laḥm*, Ibn Māǧa 1975 II, 1099). Abgesehen von Einzelfällen, wie dem syrischen Dichter Abū l-ʿAlāʾ al-Maʿarrī (11. Jh.), der als überzeugter Vegetarier bekannt war (vgl. Margoliouth 1902, *passim*), blieb das Konzept eines ethisch motivierten Vegetarismus der islamischen Kultur fremd.

den Ärzten als Krankenkost.[378] In den untersuchten Nahrungsmittellexika finden sie gemeinhin keine Erwähnung, nur as-Samarqandī widmet ihnen einen Eintrag am Ende des Speisekapitels, der später von al-Fārūqī zitiert wird.[379]

Die meisten der im *K. al-Aġḏiya wa-l-ašriba* angeführten Speisen sind Fleischeintöpfe, deren Bezeichnungen sich aus ihrer jeweils charakteristischen Zutat und dem Suffix *-īya* zusammensetzen. Da sich die arabisch-islamische Kochkultur größtenteils aus der höfischen Küche der Sassaniden entwickelt hat, finden sich noch viele Speisen mit persischen Namen wie *isfīdabāǧ* oder *kardanāk*, wobei deren Anteil im 13. Jh. bereits zugunsten der arabisch benannten Speisen gesunken ist.[380]

Die Einleitung zum Speisekapitel hat as-Samarqandī größtenteils aus dem Gesundheitshandbuch al-Balḫīs übernommen, mit Zusätzen aus Ḥunayn b. Isḥāqs *K. al-Aġḏiya*. Die Kapitelüberschrift *Fī Ṣanʿat aṭ-ṭaʿām wa-anwāʿ aṭ-ṭabīḫ* hat as-Samarqandī aus den beiden Überschriften al-Balḫīs (*Fī Ṣanʿat aṭ-ṭaʿām*) und ar-Rāzīs im *K. Dafʿ maḍārr al-aġḏiya* (*Fī Alwān aṭ-ṭabīḫ*) zusammengesetzt. Der Text der Einträge zu den einzelnen Lemmata stammt hauptsächlich aus dem *K. Dafʿ maḍārr al-aġḏiya*, mit Ergänzungen aus al-Maǧūsīs *Kāmil aṣ-ṣināʿa* und dem *Manṣūrī*. Einzelne Textfragmente könnten von as-Samarqandī selbst stammen oder sind aus einer unbekannten Quelle exzerpiert. Bei der Anordnung der Speisen orientiert sich as-Samarqandī an ar-Rāzīs *K. Dafʿ maḍārr al-aġḏiya*, indem er zunächst die persisch benannten Eintöpfe, dann die Eintöpfe mit Sauermilchprodukten und anschließend gebratenes Fleisch und Eintöpfe mit sauren Früchten sowie *harīsa* anführt. Anders als ar-Rāzī lässt er darauf

---

378 Waines (2003, 578) hält es für möglich, dass es der nestorianische Arzt Ibn Māsawayh war, der diese christlichen Fastenspeisen erstmals zu medizinisch-diätetischen Zwecken verwendet hat. In seinem Kochbuch aus dem 10. Jh. benennt Ibn Sayyār al-Warrāq die beiden Funktionen der *muzawwarāt* in zwei separaten Kapiteln: eines über die „imitierten Speisen (*ṭaʿām muzawwar*), welche die Christen zur Fastenzeit essen" und ein weiteres über „imitierte Gemüsegerichte (*muzawwarāt al-buqūl*) zur Ernährung der Kranken" (vgl. Nasrallah 2007, 232; 433). Da das christliche Fastengebot je nach Auslegung auch andere tierische Nahrungsmittel betrifft, finden sich unter den *muzawwar*-Rezepten auch Anweisungen zur Imitation von Eiern, Milch und Fisch, wie etwa „Omelett" aus pürierten Kichererbsen, „Joghurt" aus pürierten Mandeln und Zitronatzitronenfruchtfleisch, „Milch" aus püriertem Kokosnussfruchtfleisch oder Hanfsaat mit Wasser und „*rubayṯāʾ*-Garnelenpaste" aus eingeweichten, ungeschälten Linsen, Gewürzen und Öl (vgl. Waines/Marín 1992, 293; 295; Nasrallah 2007, 235f.).

379 Vgl. Fā *muzawwarāt*. Im Getränkekapitel des *Manṣūrī* bezeichnen die *muzawwarāt* keine fleischlosen Speisen, sondern alkoholfreien Weinersatz aus Rosinen, Zucker und Honig (vgl. RM 131; Ibn al-Ḥaššāʾ 1941, 82).

380 Vgl. Perry 2001c, 279f.

die Eintöpfe mit Gemüse folgen, bevor er die übrigen Fleischzubereitungen bespricht.

Nach dem Inventar der Nahrungsmittellexika zu urteilen, zählten *sikbāǧ*-Eintopf und Grillfleisch (*šiwā'*) sowie Fleischspieße (*kabāb*), *harīsa*, die Eintöpfe *isfīdabāǧ* und *zīrbāǧ* und Eintöpfe mit unreifen Weinbeeren und Sauermilch zu den für die arabischen Ärzte wichtigsten Speisen, da sie am häufigsten erwähnt werden.[381] Ar-Rāzī schreibt, er habe den *sikbāǧ*-Eintopf an die erste Stelle gesetzt, da er sehr oft gegessen werde.[382] As-Samarqandī hat ihm den *isfīdabāǧ*-Eintopf vorangestellt, der vor allem als Krankenkost bekannt war.[383] Auch in nichtmedizinischen arabischen Quellen, wie den Geschichten aus 1001 Nacht, zählen Grillfleisch und *harīsa* zu den am häufigsten erwähnten Speisen.[384] Einige der abbasidischen Speisen gelangten auch in die italienische Küche. So sind der Granatapfel- und der Sumacheintopf dort im 14. Jh. als *romanía* und *sommachía* belegt.[385] Im Irak sind auch heutzutage noch viele der von as-Samarqandī beschriebenen Speisen bekannt.[386]

2.10 Süßwaren

	Lemma	Übersetzung / Beschreibung[387]	Synonyme	Galenische Entsprechung
1	*fālūḏaǧ*	Transparente Masse aus Stärke und Honig oder Zucker		–
2	*ḫabīṣ*	Pudding / Gelee		–

381 Beim Vergleich des Speiseinventars in den verschiedenen Nahrungsmittellexika ist zu bedenken, dass die Zubereitungsweise der Speisen trotz gleicher Bezeichnung je nach historischem und geografischem Kontext variieren kann (vgl. Marín/Waines 1993, 3).

382 RD 20. Auch in den drei östlichen Kochbüchern *Kanz al-fawā'id*, *K. Waṣf al-aṭʿima al-muʿtāda* und dem *K. aṭ-Ṭabīḫ* al-Baġdādīs stehen die Rezepte für den *sikbāǧ*-Eintopf an erster Stelle (vgl. Perry 1999, 135).

383 Vgl. Perry 2001b, 266.

384 Vgl. Perry 1999, 134.

385 Rodinson 2001b, 167.

386 So etwa *sanbūsaq*, *kabāb*, *laqāniq*, *qalīya*, *harīsa*, *maḍīra* und *rummānīya* (vgl. Nasrallah 2007, 27).

387 Abbildungen von *fālūḏaǧ*, *qaṭā'if*, *lawzīnaǧ*, *nāṭif* und *ḫays* finden sich bei Salloum 2013 und von *ḫašḫāšīya*, *ḫays* und *ḫuškunānaǧ* bei Waines 1989.

	Lemma	Übersetzung / Beschreibung	Synonyme	Galenische Entsprechung
3	*ʿaṣīda*	Weizenbrei mit Datteln		–
4	*qaṭāʾif*	Crêpes mit Sirup und Nuss- oder Mandelfüllung		τηγανῖται
5	*lawzīnağ*	Mandelkonfekt		–
6	*zalābīya*	Frittierter Teig mit Honig oder Sirup		πλακοῦντια
7	*ḥarīra*	„Seidige" Suppe		–
8	*bahaṭṭ*	Reispudding	*muhallabīya*	–
9	*nāṭif*	Weißer Nougat	*qubbayṭ* *	–
10	*ḥays*	Dattelkugeln		–
11	*ḫašḫāšīya*	Mohnspeise		–
12	*šikarbīnak*	?		–
13	*ḫabīṣa fārisīya yābisa*	Trockene persische *ḫabīṣa*		–
14a	*ḫuškunānağ*	Halbmondförmige Kekse		–
14b	*rawġan ğazdīk*	Eine Art Ölgebäck (?)		–
14c	*bulkand*	Eine Art Ölgebäck		–
14d	*muḫalladī* (?)	Eine Art Ölgebäck (?)		–

Begünstigt durch die Verbreitung der Zuckerproduktion im Vorderen Orient seit der späten Sassanidenzeit konnte sich in der persischen und abbasidischen Kulinarik eine differenzierte Süßwarenkultur herausbilden, die sich auch in den medizinischen Nahrungsmittellexika widerspiegelt.[388] Der Verzehr von Süßwaren wird von den arabischen Ärzten ausdrücklich befürwortet. Sie waren ursprünglich sogar als Heilmittel verschrieben worden, da sie als verdauungsfördernd und verfeinernd für grobe Speisen galten und sich aufgrund ihres hohen kalorischen Nährwerts zur Kräftigung von Genesenden eigneten.[389] Allmählich hatten die Süßwaren dann ihr vorwiegend medizinisches Anwendungsgebiet verlassen und Eingang in die kulinarische Kultur der privilegierten Oberschicht gefunden.[390] In der Benennung der meisten Süßwaren zeigt sich – wie bei den gekochten Gerichten – deren persische Herkunft und damit der unverkennbare Einfluss der sassanidischen Esskultur auf die Abbasiden.

388 Vgl. Ouerfelli 2008, 21 f.; Kap. 2.6.

389 Vgl. Nasrallah 2007, 43; Ouerfelli 2008, 588.

390 Ouerfelli 2008, 590.

Zugleich finden sich auch Süßwaren beduinischer Herkunft wie *ḫays* und *ʿaṣīda*, die an die urbane Bagdader Küche angepasst worden sind.[391]

Wie auch bei den gekochten Speisen hat erstmals ar-Rāzī in seinen beiden Lexika *K. Dafʿ maḍārr al-aġḏiya* und dem *Manṣūrī* den Süßwaren (*ḥalwāʾ*) eigene Kapitel gewidmet. Einige spätere Ärzte folgten wie as-Samarqandī seinem Beispiel.[392] Galen hingegen hatte in Περὶ τροφῶν δυνάμεως einzelne, mit Honig gesüßte Teigwaren bei den Weizenmehlprodukten angeführt. Nach seinem Vorbild ordnen auch Ḥunayn b. Isḥāq und andere Ärzte, die keine eigenen Süßwarenkapitel verfasst haben, einzelne Süßwaren in ihre Körnerkapitel ein.[393]

Die Einleitung seines Süßwarenkapitels hat as-Samarqandī zum Teil von al-Balḫī übernommen und entweder selbst ergänzt oder mit Exzerpten aus einer unbekannten Quelle kombiniert. Das Textmaterial der Lemmaeinträge stammt größtenteils aus ar-Rāzīs *K. Dafʿ maḍārr al-aġḏiya*, mit Ergänzungen aus dem *Manṣūrī* und dem *Kāmil aṣ-ṣināʿa*.[394] Die Anordnung der Lemmata im *K. al-Aġḏiya wa-l-ašriba* entspricht für die Sequenz von *fālūḏaǧ* bis *zalābīya* ar-Rāzīs *K. Dafʿ maḍārr al-aġḏiya* – nur die Einträge zu *qaṭāʾif* und *lawzīnaǧ* sind vertauscht. Der Ordnung der übrigen Lemmata liegt möglicherweise ein bislang nicht identifizierter Text zugrunde.

Wie im *K. al-Aġḏiya wa-l-ašriba* stehen die Süßwarenkapitel innerhalb der Nahrungsmittellexika oftmals direkt im Anschluss an die Kapitel über gekochte Speisen oder vor dem Kapitel über Getränke.[395] Einige Ärzte behandeln zu Beginn des Süßwarenkapitels die Süßungsmittel Honig und Zucker – zum Teil in einem gesonderten Abschnitt – um danach die Süßwaren als deren Produkte anzuführen.[396] Wie bei ar-Rāzī und as-Samarqandī steht auch in den meisten anderen Lexika *fālūḏaǧ* unter den Süßwaren an erster Stelle, zumeist gefolgt von *ḫabīṣ*.[397] Neben *qaṭāʾif* und *zalābīya* sind diese beiden Lemmata in allen und *nāṭif* und *lawzīnaǧ* in fast allen untersuchten Lexika vertreten.[398]

---

391 Vgl. S. 255, Anm. 10; Rodinson 2001a, 150 f.

392 Kṣ, Bu, Ǧz, Rb, Ar, Ḫṭ und Fā. All diese Lexika enthalten auch Kapitel über gekochte Speisen. Ibn Ḫalṣūn zählt lediglich in einem kurzen Abschnitt über *ḥalwāʾ* einige Süßwaren auf, ohne ihnen eigene Lexikoneinträge zu widmen.

393 Ḥn, Is, Za, IZ und IQ.

394 Ḥn 30b/31a; 42a; RD 29–31; 50 f.; RM 137–140; Kṣ I 223 f.; al-Balḫī 2005, 391–401.

395 So bei RM, Bu, Ǧz und Ḫṭ bzw. Kṣ und Rb.

396 Kṣ, Bu, Ǧz, Rb und Ar.

397 Rb beginnt stattdessen mit den *qaṭāʾif*. Fā hat die Süßwaren alphabetisch angeordnet.

398 *Nāṭif* fehlt nur bei RM und *lawzīnaǧ* fehlt in den beiden westlichen Lexika Rb und Ar.

Ḥunayn b. Isḥāq hat die „süßen Teigwaren" (πεμμάτα) in Galens Abschnitt zu Weizenmehlprodukten als *anwāʿ al-qaṭāʾif wa-z-zalābīya wa-ġayri ḏālika* „Arten von *qaṭāʾif, zalābīya* und anderem" übersetzt. *Qaṭāʾif* steht dabei für die griechischen τηγανῖται „Pfannkuchen" und *zalābīya* für πλακοῦντια „kleine flache Kuchen".[399] Auf Grundlage dieser Übersetzung finden sich *qaṭāʾif* und *zalābīya* auch in den meisten Körnerkapiteln derjenigen arabischen Lexika, die dort Süßwaren verzeichnen – zum Teil neben anderen süßen Weizenmehlprodukten, wie *ḫabīṣ, ḥarīra* und *ʿaṣīda*.

Das Süßwarenkapitel des *K. al-Aġḏiya wa-l-ašriba* scheint nach der Bedeutsamkeit seiner Lemmata geordnet zu sein, denn die Süßwaren, die as-Samarqandī gegen Ende des Kapitels anführt, finden sich nur selten bei anderen Ärzten. *Šikarbīnak*, trockene persische *ḫabīṣa* und *rawġan ǧazdīk* stehen lediglich in ar-Rāzīs *K. Dafʿ maḍārr al-aġḏiya*, die Dattelkugeln (*ḥays*) führt nur al-Fārūqī an, der as-Samarqandī zitiert, und Mohnspeise, *bulkand* und *muḫalladī* stehen in keinem der untersuchten Lexika.

Auch eine der berühmtesten arabischen Süßwaren, *kunāfa*,[400] fehlt in fast allen Nahrungsmittellexika. Obwohl sie bereits zur Umayyadenzeit bekannt gewesen sein soll,[401] wird sie nur von Ibn al-Quff und al-Fištālī erwähnt. Perry merkt jedoch an, dass der Terminus *kunāfa* im arabischen Mittelalter oftmals mit *qaṭāʾif* verwechselt worden ist.[402] Ausschließlich in maghrebinischen Nahrungsmittellexika verzeichnet sind die nicht näher beschriebenen Süßwaren mit Sesam (*ḥalwāʾ maʿmūla bi-s-simsim*) und Leinsaat (*ḥalwāʾ maʿmūla bi-bizr al-kattān*).[403] Im Irak und anderen arabischen Ländern sind auch heutzutage noch viele der von as-Samarqandī beschriebenen Süßwaren bekannt.[404]

399 Vgl. GnḤ I, 1; *De alim. facult.* I, 3: Wilkins 2013, 32. Τηγανῖται sind bei Galen in Olivenöl gebackene Teigfladen, denen man gelegentlich Salz oder Honig hinzugibt und damit in ihrer Bedeutung nicht deckungsgleich mit den aufwändig gefüllten Crêpes der abbasidischen Küche.

400 Eine Süßspeise aus dünnen Teigfäden mit Honig und Zucker (Marín 1994, 154).

401 Salloum 2013, 40. Lewicka (2011, 310) geht hingegen davon aus, dass *kunāfa* erst seit dem 13. Jh. in der arabischen Küche vertreten war.

402 Perry 1992, 232.

403 Beide jeweils bei IZ, IH, Rb und Ḥṭ.

404 So etwa *fālūḏaǧ, ḫabīṣ, zalābīya, qaṭāʾif* und *ḫuškunānaǧ* (vgl. Nasrallah 2007, 27; Salloum 2013, 1).

2.11 Getränke

Das Getränkekapitel as-Samarqandīs setzt sich aus drei Abschnitten zusammen: über Wein, über Wasser und über die übrigen Getränke. Kapitel über Getränke finden sich in fast allen arabischen Nahrungsmittellexika. Sie stehen oftmals wie im *K. al-Aġḏiya wa-l-ašriba* nach den Kapiteln über die verschiedenen Nahrungsmittel und Speisen,[405] ar-Rāzī hingegen ordnet sie im *K. Dafʿ maḍārr al-aġḏiya* und im *Manṣūrī* jeweils gleich zu Beginn nach dem Körnerkapitel und vor dem Fleischkapitel ein.

Getränke, die weder as-Samarqandī noch die übrigen arabischen Ärzte in ihren Lexika anführen, sind Kaffee und Tee. Kaffee war zwar bereits im 13. Jh. im Jemen als Getränk bekannt, wurde jedoch erst ab dem 16. Jh. in die übrigen islamischen Gebiete exportiert. Tee wiederum wurde erst im 19. Jh. in die meisten Gebiete des Nahen Ostens eingeführt.[406]

a *Wein*

Lemma	Übersetzung	Synonyme	Galenische Entprechung
ḫamr	Wein	*šarāb nabīḏ ʿinabī*	οἶνος

Es scheint as-Samarqandī ein besonderes Anliegen gewesen zu sein, sich zu dem koranisch verbotenen Wein (*ḫamr*) zu äußern, so dass er ihn – im Gegensatz zu den übrigen arabischen Ärzten – an erster Stelle noch vor dem Wasser anführt.[407] Für den größten Teil des Abschnitts über Wein im *K. al-Aġḏiya wa-l-ašriba* konnte keine Textvorlage ausfindig gemacht werden, er könnte daher von as-Samarqandī selbst verfasst sein.[408] Etwa ein Drittel des Textes hat

405 So bei Is, Kṣ, Ms, Bu, Ǧz, IQ und Ḥṭ.

406 Vgl. Tapper 2000, 217. Der Begrif *qahwa* bezeichnete ursprünglich eine Weinsorte und wurde erst Ende des 14. Jh.s im Jemen für das aus der Kaffeebeere hergestellte Getränk verwendet (Van Arendonk 1975, 449).

407 Alle anderen Ärzte, die über Wein schreiben, führen diesen erst nach dem Wasser an (Is, RD, RM, Kṣ, Za, Ms, Bu, Ǧz, IQ, Ḥṭ, Wa und Fā). Nur aṭ-Ṭabarī schreibt, der Wein „stehe an der Spitze der Getränke" (*ra's al-ašriba al-ḫamr*) – jedoch im positiven Sinne (Ṭa 391). Al-Fārūqī beschreibt Wein (*šarāb*) und Wasser nach den Früchten und Süßungsmitteln, da Wein zumeist aus Früchten gemacht werde und wie die Früchte zu den heilmittelartigen Nahrungsmitteln gehöre.

408 Vgl. Waines 1994, 123 f.

as-Samarqandī aus al-Balḫīs *K. Maṣāliḥ al-abdān wa-l-anfus* übernommen.[409] Bezeichnend ist hierbei seine Auswahl des exzerpierten Materials: Al-Balḫī beschreibt sowohl die Vorzüge als auch die Nachteile des „verdünnten, berauschenden Traubenweins“ (*aš-šarāb al-ʿinabī ar-raqīq allaḏī yuskir*), den er als das „beste von Menschen hergestellte Getränk“ (*afḍal al-ašriba allatī staḫraǧa n-nās ṣanʿatahā bi-tadbīrihim*) lobt, as-Samarqandī zitiert jedoch ausschließlich die Angaben zu dessen negativen Wirkungen.[410] Beim Kompilieren zensiert er somit gewissermaßen die nicht Scharia-konformen Äußerungen zum Wein und passt die medizinischen Inhalte dadurch den islamischen Richtlinien an.[411] Waines weist zudem darauf hin, dass jene Leser, die mit al-Balḫīs Schriften vertraut waren, as-Samarqandīs Text als subtile Kritik an dessen Standpunkt verstanden haben könnten.[412]

In Galens Περὶ τροφῶν δυνάμεως stellt Wein das einzige Getränk dar. Er führt ihn am Ende des dritten Bandes an und hat ihn nur in sein Nahrungsmittelbuch aufgenommen, weil er einen Nährwert für den Körper aufweist.[413] Die medizinischen Wirkungen von Wein als Heilmittel hat Galen in anderen Büchern besprochen.[414] Ḥunayn b. Isḥāq hat das galenische οἶνος als *šarāb* übersetzt, daher verwenden fast alle arabischen Ärzte diesen Terminus für den Traubenwein. As-Samarqandī hingegen verwendet den Begriff *šarāb* im Abschnitt über Wasser für „Getränk“ im Allgemeinen, während er Wein als *ḫamr* bezeichnet.

Galen unterscheidet den Traubenwein nach Farbe – rot (*aḥmar*), dunkel (*aswad*) oder weiß (*abyaḍ*) –, Konsistenz – dickflüssig (*ġalīẓ*) oder verdünnt (*raqīq*) – und Geschmack – süß (*ḥulw*) oder adstringierend (*qābiḍ*). Die meisten arabischen Ärzte greifen zumindest einige dieser Kategorien auf oder

409 Al-Balḫī 2005, 416; 420 f.

410 Vgl. S. 258–265; al-Balḫī 2005, 416.

411 Vgl. Waines 1994, 124 f. Waines vergleicht diese Vorgehensweise as-Samarqandīs mit der Zensur des Weinkapitels in der aktuellen Edition von ar-Rāzīs *K. Dafʿ maḍārr al-aġḏiya* (Beirut, Dār Iḥyāʾ al-ʿulūm 1985). Im Vorwort des Herausgebers ʿĀṣim ʿAytānī heißt es dort, die entsprechenden Inhalte seien nicht vereinbar mit dem islamischen Recht gewesen und daher entfernt worden.

412 Waines 1994, 125.

413 Nach Galen war es unter den griechischen Ärzten jedoch umstritten, ob Wein (*šarāb*) auch als „Nahrung“ (*ġiḏāʾ*) bezeichnet werden dürfe, da er getrunken werde und *ġiḏāʾ* üblicherweise nur feste Speisen (*ṭaʿām*) bezeichne (GnḤ III, 37).

414 Etwa in seinem dritten Kommentar zu Hippokrates’ Buch über die akuten Krankheiten (*In Hippocratis librum de acutorum victu commentarii*, arab. *Tafsīr K. Tadbīr al-amrāḍ al-ḥādda*) sowie in seinen Werken über Therapie (*De methodo medendi*, arab. *K. aṣ-Ṣināʿa al-kabīra*) und über Hygiene (*De sanitate tuenda*, arab. *K. Tadbīr aṣ-ṣiḥḥa*) (Powell 2003, 150; vgl. Fichtner 2012, 33; 48; 61).

erweitern diese sogar.[415] Zudem unterscheiden sie zwischen *šarāb* und *nabīḏ*, wobei *šarāb* in der Regel für Traubenwein steht und *nabīḏ* für Weine aus anderen Zutaten – wie Datteln, Feigen, Rosinen, Honig, Zucker, Reis, Weizen und Kokoswasser.[416] Unter den muslimischen Gelehrten war umstritten, ob das islamische Weinverbot auch den im Koran nicht erwähnten *nabīḏ*-Wein umfasst.[417] Obwohl es in einigen Hadithen heißt, der Prophet selbst habe bis zu drei Tage lang gegorenen *nabīḏ* aus Datteln und Rosinen getrunken, verbieten ihn alle islamischen Rechtsschulen mit Ausnahme der Hanafiten.[418] Auch in den medizinischen Nahrungsmittellexika ist der Status der *nabīḏ*-Weine nicht eindeutig. Während einige Ärzte, wie ar-Rāzī und az-Zahrāwī, sie gemeinsam mit *šarāb*-Wein zu den „berauschenden Getränken" (*aš-šarāb al-muskir*) zählen oder, wie al-Maǧūsī, als Synonym zu *šarāb* auffassen, unterscheiden andere, wie al-Masīḥī, zwischen berauschenden Getränken und *nabīḏ*.[419] Ibn Ḥabīb bezeichnet die *nabīḏ*-Weine als islamisch erlaubte Getränke (*al-ašriba al-ḥalāl*) und auch Ibn Ḫalṣūn versteht Rosinen-*nabīḏ* als erlaubtes Ersatzgetränk für den koranisch verbotenen Wein (*ḫamr*).[420] Tatsächlich definieren manche Quellen *nabīḏ* als bis zu drei Tage lang vergorenen Wein. Erst ab dem dritten Tag gelte er aufgrund seines gestiegenen Alkoholgehalts als *ḫamr*.[421]

Obwohl der alkoholhaltige Wein (*ḫamr*) den Muslimen durch den Koran als Getränk verboten war, erfreute er sich in der abbasidischen Oberschicht und auch bei den Kalifen selbst großer Beliebtheit. Der ärmeren Bevölkerung diente

---

415 Die ausführlichsten Darstellungen zum Traubenwein bieten Is, RD, Za und IQ.

416 So bei Ṭa, Is, RD, RM, Ms, Bu und IQ. In Einzelfällen verwenden einige Ärzte auch für Weine, die nicht aus Trauben hergestellt wurden, den Terminus *šarāb* (Ḥa, Za und Fā) und al-Maǧūsī spricht von Traubenwein als *nabīḏ ʿinabī*, den er mit *ḫamr* gleichsetzt.

417 Heine 1982, 45.

418 Wensinck 1977, 996.

419 Vgl. Kṣ I 203. Auch al-Isrāʾīlī fasst die *nabīḏ*-Weine offenbar als berauschend auf, da er erst nach ihrem Eintrag die Maßnahmen zur Vermeidung des Rausches und der unerwünschten Nachwirkungen von Alkohol erläutert. In der Beiruter Edition seines Nahrungsmittelbuchs ist der Abschnitt zu den *nabīḏ*-Weinen (Hs. Istanbul, Süleymaniye, Fatih 3607, *al-qawl fī l-anbiḏa*) von den Herausgebern entfernt worden. Der vorangegangene Abschnitt über *šarāb*-Wein hingegen (*al-qawl fī š-šarāb*), in dem es ausdrücklich auch um alkoholischen Wein (*šarāb ḫamrī*) geht, ist nicht zensiert worden. Offenbar haben die Zensoren nur die Überschriften gelesen und *šarāb* hier allgemein als „Getränk" im Gegensatz zu den „Weinen" (*anbiḏa*) verstanden.

420 Ḥa 66; IḪ 57.

421 Nasrallah 2007, 460. In diesem Zusammenhang wird *ḫamr* offenbar bereits allgemein als „Alkohol" und nicht als „Traubenwein" aufgefasst (vgl. Heine 1982, 45).

Dattel- und Honigwein als günstiger Ersatz für den teureren Traubenwein.[422] In der graeco-arabischen Medizin wurde Wein als Heilmittel für zahlreiche Krankheiten verwendet, so dass viele arabische Ärzte – Muslime und Nichtmuslime gleichermaßen – seine gesundheitsförderliche Wirkung loben.[423] Es wird jedoch immer darauf hingewiesen, dass die positiven Wirkungen nur bei gemäßigtem Weingenuss erfolgen. Übermäßiger Weingenuss galt bei allen Ärzten als schädlich.[424] So schreibt al-Maǧūsī, im rechten Maße getrunken gehöre Wein zu den „förderlichsten Dingen für die Bewahrung der Gesundheit".[425] Bei ar-Rāzī heißt es zudem, der Rausch (*sukr*) sei nur schädlich, wenn er zu oft auftrete. Ein- bis zweimal im Monat sei er jedoch nützlich.[426] Ibn Sīnā wiederholt diese Aussage und versucht sogar, einen positiven religiösen Bezug zum Wein herzustellen, indem er dazu aufruft, Gott dafür zu loben, dass er den Wein zu einem so hilfreichen Heilmittel (*dawāʾan muʿīnan*) gemacht habe.[427] Einige Ärzte geben in ihren Lexika außerdem ausführliche Hinweise zur Vorbeugung und Behandlung des Rausches (*sukr*) und seiner unangenehmen Nachwirkungen (*ḫumār*).[428] Andere muslimische Ärzte wiederum verzichten auf die Erwähnung von Wein in ihren Nahrungsmittellexika[429] oder äußern Kritik am Weingenuss. Az-Zahrāwī schreibt, die Schädlichkeit des Weins sei größer als sein Nutzen, da ihn niemand in der angemessenen Menge zu sich nehme. Zu viel Wein sei schließlich in den Gesetzen aller Religionen (*fī kulli šarīʿatin*) verboten, nur in dem „Gesetz unserer Religion" (*šarīʿatunā*) sei er gänzlich verboten. Die beste Maßnahme gegen die Schädlichkeit des Weins sei es, sich seiner zu enthalten.[430]

---

422 Vgl. Ashtor 1968, 1040 f. Das Weintrinken war in der arabischen Welt im Mittelalter noch sehr viel stärker verbreitet als etwa im 19. Jh. (Heine 1982, IX).

423 Heine 1982, 111 f. So hat etwa Ḥunayn b. Isḥāq in seinem „Buch vom Weinstock" (*K. al-Karma*) eine umfangreiche Liste mit den gesundheitlichen Vorzügen des Weines erstellt.

424 Vgl. Is 624 f.; Bu 126 f.; Ms 149.

425 Kṣ I 203.

426 RD 16.

427 Ibn Sīnā 1877 I, 442.

428 So bei Is, RD, Za und Bu. Zur besseren Verträglichkeit des Weins servierte man bei Trinkgelagen bestimmte, als *anqāl* (Sg. *naql*) bezeichnete Speisen, wie geröstete Nüsse, Früchte und *ḫuškunānaǧ*-Kekse, die auch den unangenehmen Nachwirkungen des Alkohols vorbeugen sollten (Bu 128 f.; Nasrallah 2007, 613).

429 IZ, Gz, Rb und Ḫṭ. Ibn al-Ḫaṭīb, der sein Gesundheitshandbuch für den Nasridensultan Muḥammad V. verfasst hat, weist nach dem Abschnitt zum Wasser darauf hin, dass die Ärzte an dieser Stelle für gewöhnlich den Alkohol (*aš-šarāb al-muskir*) anführen, worauf er aus Respekt vor der Frömmigkeit seines Auftraggebers verzichte (Ḫṭ 64).

430 Za 288 f.; 293.

Az-Zahrāwī ist damit einer der wenigen Ärzte, der einer ähnlichen, ebenfalls religiös begründeten, Argumentation gegen das Weintrinken folgt wie as-Samarqandī im *K. al-Aġḏiya wa-l-ašriba*. Im Gegensatz zu den übrigen Ärzten spricht as-Samarqandī von Wein ausschließlich als *ḫamr*[431] und verweigert sich einer genaueren Erläuterung und differenzierten Darstellung seiner Eigenschaften als Nahrungsmittel, für die er auf die Bücher der „Juden, Christen und ihrer Gleichgesinnten" verweist – wobei mit Letzteren offenbar die dem Wein gegenüber positiv eingestellten muslimischen Ärzte gemeint sind.

b *Wasser*

	Lemma	Übersetzung
1	*miyāh* [...] *min ʿuyūn al-ǧibāl*	Bergquellwasser
2	*māʾ al-maṭar*	Regenwasser
3a	*miyāh al-qunīy*	Kanalwasser
3b	*miyāh al-ābār*	Brunnenwasser
4	*māʾ an-nazz*	Sickerwasser
5a	*miyāh al-āǧām wa-l-baṭāʾiḥ*	Wasser aus Sümpfen und stehenden Gewässern
5b	*al-miyāh allatī taǧrī ilayhā aqḏār al-mudun*	Wasser, dem der Schmutz der Städte zufließt
6	*al-miyāh al-ǧalīdīya wa-ṯ-ṯalǧīya*	Eis- und Schneewasser
7	*miyāh rākida*	Abgestandenes Wasser
8	*māʾ muqaṭṭar*	Destilliertes Wasser
9	*māʾ bārid*	Kaltes Wasser
10	*māʾ fātir*	Lauwarmes Wasser
11	*māʾ ḥārr*	Heißes Wasser
	AṢNĀF AL-MIYĀH AL-ĠAYR AL-ʿAḎBA	NICHTSÜSSE WASSERSORTEN
12	[*māʾ*] *māliḥ*	Salzwasser
13	*māʾ qābiḍ*	Adstringierendes Wasser
13a	[*māʾ*] *šabbī*	Alaunisches Wasser
14	*māʾ kibrītī*	Schwefelwasser
15a	*miyāh nafṭīya*	Naphthawasser
15b	[*miyāh*] *qafrīya*	Bitumenwasser
16	[*miyāh*] *ǧiṣṣīya*	Gipswasser
17a	[*miyāh*] *nušādirīya*	Ammoniakwasser

431 Auch Ibn Buṭlān verwendet den Terminus *ḫamr* für Traubenwein, führt jedoch daneben auch *nabīḏ*-Wein an. Für al-Fārūqī sind *šarāb* und *ḫamr* gleichbedeutend.

	Lemma	Übersetzung
17b	[*mā*ʾ] *zuʿāq*	Brackwasser
18	[*al-miyāh*] *al-ḥārra allatī tuġlā wa-tusammaṭ*	Heißes gekochtes Siedewasser
19	*mā*ʾ *murr*	Bitteres Wasser
20	*mā*ʾ *muntin*	Fauliges Wasser
	MIYĀH ǦĀRIYA ʿALĀ L-MAʿĀDIN	WASSER, DAS ÜBER MINERALIEN FLIEẞT
21	[*miyāh*] *nuḥāsīya*	Kupferwasser
22	[*miyāh*] *ḥadīdīya*	Eisenwasser
23	[*miyāh*] *raṣāṣīya*	Bleiwasser
24	[*miyāh*] *ḏahabīya*	Goldwasser
25	*miyāh mawǧūda fī maʿādin al-fiḍḍa*	Wasser, das sich in Silberminen befindet

Im Anschluss an sein Plädoyer gegen den Wein widmet sich as-Samarqandī dem Wasser. Wasser war dasjenige Getränk, das man im arabischen Mittelalter üblicherweise zu den Mahlzeiten zu sich nahm – auch wenn as-Samarqandī aus medizinischer Sicht dazu rät, das Wassertrinken beim Essen möglichst zu unterlassen, um die Verdauung nicht zu stören.[432] Die Einleitung zu diesem Abschnitt im *K. al-Aġḏiya wa-l-ašriba* enthält Textmaterial von al-Balḫī und ar-Rāzī sowie einer weiteren, unbekannten Quelle oder as-Samarqandī selbst.[433] Die Einträge zu den verschiedenen Wassersorten bestehen größtenteils aus Material aus ar-Rāzīs *K. Dafʿ maḍārr al-aġḏiya*, ergänzt durch einzelne Exzerpte aus dem *Manṣūrī*.[434] Auch hier hat as-Samarqandī möglicherweise noch eine weitere Quelle als Textvorlage genutzt.

Angaben zu Wasser und anderen Getränken außer Wein waren nicht Teil von Galens Nahrungsmittelbuch, finden sich jedoch bei Oreibasios (Ūrībāsīyūs) im fünften Buch seiner Medizin-Enzyklopädie Ἰατρικαὶ Συναγωγαί (arab. *Kunnāš*), deren arabische Übersetzung nicht erhalten ist.[435] Zum Wasser zitiert Oreibasios hauptsächlich Galen und Rufus, wobei Rufus verschiedene Wassersorten bespricht, die später auch in den Nahrungsmittellexika der arabischen Ärzte aufgeführt werden, wie etwa Regenwasser, Brunnenwasser, Quellwasser, Kanal-

432 Vgl. Nasrallah 2007, 44. Gesüßte Getränke und Wein wurden erst nach dem Essen serviert.

433 RD 10; 13; al-Balḫī 2005 413 f. Es handelt sich um Exzerpte aus al-Balḫīs Abschnitt über „Getränke im Allgemeinen" (*Fī ʿāmmat aš-šarāb*).

434 RD 11–15; RM 129.

435 Vgl. Ullmann 1970a, 84.

wasser, Schnee- und Eiswasser und Wasser aus Seen und Sümpfen.[436] In den arabischen Nahrungsmittellexika sind Abschnitte zu Wasser erstmals bei al-Isrā'īlī und ar-Rāzī belegt und finden sich auch bei fast allen späteren Ärzten.

Im *K. al-Aġḏiya wa-l-ašriba* bespricht as-Samarqandī zunächst die verschiedenen Trinkwassersorten – ohne diese ausdrücklich als solche zu bezeichnen – und grenzt diese anschließend von der Kategorie der „Nichtsüßen Wassersorten" ab. Diese Unterteilung der Wassersorten findet sich auch bei den meisten anderen arabischen Ärzten.[437] Al-Maǧūsī nennt die Gegenkategorie zum „nichtsüßen Wasser" „Süßwasser" (*mā' 'aḏb*), während az-Zahrāwī von „Trinkwassersorten" (*anwā' al-miyāh al-mašrūba*) spricht. Als beste Wassersorte bezeichnet as-Samarqandī Quellwasser, das von den Bergen hinabfließt und große Flusstäler füllt. Auch bei al-Maǧūsī steht dieses Wasser an erster Stelle, ebenso wie bei einigen weiteren, vorwiegend östlichen Ärzten, die es ebenfalls als das beste Wasser bezeichnen.[438] Andere Ärzte aus dem Mittelmeerraum setzen das Regenwasser an erste Stelle und bezeichnen es als das beste Wasser.[439] Diese Meinung geht offenbar auf Hippokrates zurück.[440] As-Samarqandī schreibt, Regenwasser könnte das beste Wasser sein, wenn es nicht zum schnellen Faulen neigen würde. Als vergleichsweise schlechte Wassersorten gelten auch bei anderen Ärzten Brunnen- und Sickerwasser.[441] Zu dem Wasser aus Sümpfen und stehenden Gewässern – nach as-Samarqandī die schlechteste Wassersorte – schreibt az-Zahrāwī, man solle es nur im Notfall trinken.[442] Eis- und Schneewasser oder auch eisgekühltes Wasser wird in fast allen Nahrungsmittellexika erwähnt. Im abbasidischen Bagdad war es zur heißen Jahreszeit nur der Oberschicht zugänglich.[443]

Bei den nichtsüßen Wassersorten handelt es sich nach as-Samarqandī um „Wasser mit schlechten Qualitäten, Mineralwasser und Wasser aus heißen Quellen", die man vorwiegend zur Medikation verwendet und nur im Not-

---

436 Vgl. Daremberg/Bussemaker 1851, 306–338. Die Galenzitate zum Wasser stammen unter anderem aus *De sanitate tuenda* und verschiedenen Hippokrateskommentaren.

437 So im Kṣ und bei Za. Bei RD, Is, Bu, IQ und Rb wie auch bei as-Samarqandī ohne ausdrückliche Benennung der Kategorien.

438 Kṣ, Bu, Ǧz, IQ und Ḥṭ.

439 Is, Za, Rb und IḤ.

440 Vgl. IQ 216.

441 Vgl. z.B. Ḥṭ 63.

442 Za 286.

443 Im Sommer zählte Eis (*ṯalǧ*) zum Kühlen von Trinkwasser in Bagdad zu den teuersten Produkten überhaupt. Die Eisverkäufer (*ṯallāǧūn*) besaßen eigene Lagerhäuser für das Eis, das oft von weit her herangebracht wurde (Sadan 1989, 723).

fall trinkt. Bereits ar-Rāzī hatte die nicht trinkbaren Wassersorten im *K. Daf' maḍārr al-aġḏiya* als „Wasser mit schlechten Qualitäten" (*ṣunūf al-miyāh ḏawāt al-kayfiyāt ar-radīʾa*) benannt. Im *Manṣūrī* wiederum hatte er Schwefelwasser, Bitumenwasser, Ammoniakwasser, Brackwasser und Alaunwasser als „Wasser aus heißen Quellen" (*miyāh al-ḥammāt*) zusammengefasst. Auch die Kategorie des „Wassers, das über Mineralien fließt" hat as-Samarqandī aus dem *K. Daf' maḍārr al-aġḏiya* übernommen, sie findet sich ebenfalls bei einer Reihe anderer Ärzte.[444] Während Salzwasser in fast allen Nahrungsmittellexika besprochen wird, stehen die übrigen nichtsüßen Wassersorten vorwiegend bei den östlichen Ärzten.[445]

c Sonstige Getränke

	Lemma	Übersetzung
1	*sikanǧabīn*	Oxymel
2	*ǧullāb*	„Rosenwasser"
3	*māʾ al-ʿasal*	Honigwasser
4	*fuqqāʿ*	*fuqqāʿ*
5a	*maybuḫtaǧ*	Gekochter Traubenwein
5b	*dibs*	Dattelsaft
6	*šarāb al-banafsaǧ*	Veilchentrank
7	*šarāb al-ʿunnāb*	Jujubentrank
8	*šarāb al-ḫašḫāš*	Mohntrank
9	*šarāb an-naylūfar*	Seerosentrank
10	*šarāb ḥummāḍ al-utruǧǧ*	Trank aus Zitronatzitronenfruchtfleisch
11	*šarāb al-ward*	Rosentrank
12	*šarāb as-safarǧal*	Quittentrank
13	*šarāb ar-rummān*	Granatapfeltrank
14	*šarāb at-tuffāḥ al-ḥāmiḍ*	Trank aus sauren Äpfeln
15	*šarāb ar-rībās*	Rhabarbertrank
16	*šarāb al-ḥiṣrim*	Trank aus unreifen Weinbeeren

444 So bei Za und Rb und – weniger ausführlich – bei RM, Kṣ und Ḥṭ. Al-Fištālī hat zusätzlich auch Schwefel und Alaun den Mineralien zugeordnet (*maʿādin al-kibrīt* und *maʿādin aš-šabb*).

445 Schwefelwasser bei RD, RM, Kṣ, Za, Bu und IQ; Alaunwasser bei RM, Kṣ, Bu und Ḥṭ; Naphthawasser bei RD, Bu und IQ; Bitumenwasser bei RD, RM, Kṣ und Bu; Ammoniakwasser bei RM und Ḥṭ.

(fortges.)

	Lemma	Übersetzung
17	*šarāb at-tamr al-hindī*	Tamarindentrank
18	*šarāb al-laymū*	Zitronentrank
19	*šarāb al-iǧǧāṣ*	Pflaumentrank
20	*šarāb ḥabb al-ās*	Myrtenbeerentrank
21	*rubb at-tūṯ*	Maulbeerdicksaft
22	*rubb al-kummaṯrā*	Birnendicksaft
23	*rubb al-ǧawz*	Walnussdicksaft

In der Kategorie der „übrigen Getränke" (*sāʾir al-ašriba*) hat as-Samarqandī verschiedenartige Getränke zusammengefasst, von denen einige als Nahrungsmittel und andere als Heilmittel galten. Zu den Nahrungsmitteln zählen nach al-Balḫī diejenigen Getränke, die man wie Wasser ständig trinken kann, wie etwa Oxymel oder Honigwasser. Die heilmittelartigen *ašriba* hingegen – wie Veilchen- und Seerosentrank – werden ausschließlich zu medizinischen Zwecken bei Bedarf eingesetzt.[446] *Šarāb* steht dort somit nicht mehr allgemein für „Getränk", sondern für einen medizinischen „Trank", entsprechend dem griechischen πότημα bzw. πότισμα.[447]

Die Einleitung zu dem Abschnitt über die „übrigen Getränke" stammt fast vollständig aus al-Balḫīs Gesundheitshandbuch. Die Einträge zu den Lemmata Oxymel bis *fuqqāʿ*, deren Reihenfolge as-Samarqandī aus ar-Rāzīs *K. Dafʿ maḍārr al-aġḏiya* übernommen hat, enthalten ebenfalls kürzere Exzerpte von al-Balḫī sowie aus dem *K. Dafʿ maḍārr al-aġḏiya*, dem *Manṣūrī* und dem *Kāmil aṣ-ṣināʿa*.[448] Zum größten Teil scheint der Text dieser Einträge jedoch auf eine unbekannte Quelle zurückzugehen, sofern er nicht von as-Samarqandī selbst verfasst wurde. Den folgenden Eintrag zu *maybuḫtaǧ* und Dattelsaft hat as-Samarqandī mit leichten Änderungen aus dem *K. Dafʿ maḍārr al-aġḏiya* über-

446 al-Balḫī 2005, 414; vgl. Fā *ašriba*. Die Heilmitteltränke wurden erst zu osmanischer Zeit Teil der kulinarischen Kultur, als man aus ihnen das sogenannte *şerbet* entwickelte, eine Limonade aus Zucker, Zitronensaft und Wasser (Lewicka 2011, 479).

447 Vgl. Ullmann 1970a, 298. Nicht alle Ärzte teilen die Definition al-Balḫīs zu den nahrungsmittelartigen und heilmittelartigen Getränken. So zählen al-Maǧūsī und Ibn al-Quff auch Oxymel, *ǧullāb* und Honigwasser zu den „heilmittelartigen Tränken" (*al-ašriba ad-dawāʾīya*).

448 RD 20; RM 131; Kṣ I 207; al-Balḫī 2005, 414–416.

nommen. Für die medizinischen Tränke und Dicksäfte (*šarāb al-banafsaǧ* bis *rubb al-ǧawz*) verwendet er die Reihenfolge der Lemmata aus al-Maǧūsīs *Kāmil aṣ-ṣināʿa*, aus dem er auch größtenteils die Texte der Einträge exzerpiert hat – mit Ergänzungen aus dem *Manṣūrī*, von Ibn Māsawayh sowie vermutlich aus einer weiteren, unbekannten Quelle.[449]

Im Gegensatz zu den übrigen Getränken dieses Abschnitts im *K. al-Aġḏiya wa-l-ašriba* entstammen Oxymel und Honigwasser der griechischen Medizintradition.[450] Nach ar-Rāzī und as-Samarqandī wurde Oxymel besonders häufig verwendet und galt als besonders nützlich.[451] So ist es auch in sämtlichen Getränkekapiteln der arabischen Nahrungsmittellexika verzeichnet. *Ǧullāb*, Honigwasser und *fuqqāʿ* stehen in fast allen Getränkekapiteln. *Fuqqāʿ* bezeichnet fermentierte Getränke auf Grundlage von Getreide oder Rosinen.[452] Den östlichen Kochbüchern zufolge wurde es zumeist aus Weichweizenbrot zubereitet, das man in Zuckerwasser einweichte, mit Gewürzen versetzte und für ein bis zwei Tage zur Fermentation (*taḫmīr*) in Keramikgefäße gab, wobei sich sprudelnde Blasen (*fuqqāʿāt*) bildeten sowie auch Spuren von Ethanol.[453] Es wurde oft als nichtalkoholisch bezeichnet, bei den Rechtsgelehrten war sein Status jedoch umstritten.[454] Auch in den Nahrungsmittellexika ordnen einige Ärzte *fuqqāʿ* beim Wein ein und andere bei den „nicht berauschenden Getränken" (*al-ašriba al-ġayr al-muskira*).[455] As-Samarqandī hat *fuqqāʿ* offenbar als nicht berauschend aufgefasst, da er es ansonsten zum *ḫamr* gezählt hätte. Die meisten Ärzte beschreiben lediglich *fuqqāʿ* aus Getreide. *Fuqqāʿ* aus Rosinen, der nach as-Samarqandīs Angaben zu seiner Zeit im islamischen Osten hergestellt wurde, erwähnen nur die späteren Ärzte Ibn al-Quff (13. Jh.) und Ibn

---

449 RM 132; Kṣ I 238 f. Den Eintrag zum Birnendicksaft hat as-Samarqandī von Ibn Māsawayh exzerpiert (zitiert bei ar-Rāzī 2000, 3262) und den Lemmata des *Kāmil aṣ-ṣināʿa* hinzugefügt. Bei Rhabarber, unreifen Weinbeeren, Pflaumen und Myrtenbeeren steht im Kṣ für die von as-Samarqandī als „Trank" (*šarāb*) benannten Lemmata stattdessen „Dicksaft" (*rubb*).

450 Sie werden bereits bei Dioskurides und Oreibasios beschrieben (vgl. Daremberg/Bussemaker 1851, 360–363; 391; Berendes 1902, 486; 489). Oreibasios zitiert zu Oxymel und Honigwasser aus Galens Hippokrateskommentar über die akuten Krankheiten.

451 RD 20.

452 Dabirsiaghi 2001, 80 f. Fermentierte Getränke aus Getreide mit Honig oder Traubensaft gab es bereits bei den Sumerern (Limet 1987, 135), *fuqqāʿ* könnte also mesopotamischen Ursprungs sein. Ibn Ǧulǧul hat *fuqqāʿ* mit dem bei Dioskurides beschriebenen Gerstenbier ζῦθος gleichgesetzt (vgl. Dietrich 1988, 242).

453 Lewicka 2011, 466; 475.

454 Dabirsiaghi 2001, 80 f.

455 Beim Wein bei Ṭa, Kṣ und IQ. Al-Maǧūsī schreibt jedoch dazu, *fuqqāʿ* sei nicht berauschend (Kṣ I 206). Als nichtberauschendes Getränk bei RD, RM und Fā.

al-Ḫaṭīb (14. Jh.).[456] *Fuqqāʿ* scheint auch aus medizinischen Gründen getrunken worden zu sein, vor allem zur Begünstigung der Verdauung.[457]

Soweit bekannt, handelt es sich beim *K. al-Aġḏiya wa-l-ašriba* um die einzige ernährungswissenschaftliche Monografie, die im Getränkekapitel Angaben zu medizinischen Tränken enthält. Ansonsten stehen diese nur in allgemeinen Medizinbüchern, Gesundheitshandbüchern oder pharmakologischen Werken.[458] Medizinische Tränke aus Früchten und Blüten werden fast ausschließlich von Ärzten aus dem islamischen Osten beschrieben.[459] Zu ihrer Herstellung kocht man die Zutaten in Wasser, bis dieses größtenteils verdampft ist. Die abgeseihte Flüssigkeit wird mit Honig oder Zucker versetzt und erneut gekocht. Zum Gebrauch verdünnt man den Sirup mit warmem Wasser.[460] An erster Stelle steht bei al-Maǧūsī und as-Samarqandī, wie auch im *Manṣūrī* und bei al-Masīḥī der Veilchentrank. Er wird in fast allen untersuchten Texten aufgeführt, die medizinische Tränke enthalten, ebenso wie die Tränke aus Rosen, Quitten, Äpfeln und Granatäpfeln. Unreife Weinbeeren, Rhabarber und Myrtenbeere stehen bei den meisten Ärzten nicht als Trank, sondern als Dicksaft. Tränke aus Tamarinden und Jujuben sind seltener verzeichnet.

2.12 Duftstoffe

Duftstoffe dienten in der abbasidischen Kulinarik oftmals zur Verfeinerung und Parfümierung von Speisen und Getränken.[461] Diese Verwendung hatte as-

---

456 Ibn al-Ḫaṭīb schreibt, dass *fuqqāʿ* im islamischen Osten aus Getreide oder Rosinen hergestellt werde (Ḫṭ 64). Im Kairo des 14. und 15. Jh.s wurde *fuqqāʿ* sowohl aus Weichweizenbrot als auch aus Rosinenwasser, Honig oder Dattelsaft zubereitet (Lewicka 2011, 469).

457 Vgl. Lewicka 2011, 476.

458 As-Samarqandī selbst behandelt die Tränke und Dicksäfte (*al-ašriba wa-r-rubūb*) ebenfalls in einem eigenen Kapitel seines Arzneibuchs *Uṣūl at-tarākīb* (Kap. 1), wo er auch Rezepte für die Tränke anführt. Seine dortige Auswahl der Tränke unterscheidet sich jedoch von jener im *K. al-Aġḏiya wa-l-ašriba*: Oxymel, Granatapfeltrank, Mohntrank, Tränke aus Rosen, Veilchen, Seerosen, Borretsch (*lisān aṯ-ṯawr*) und Wermuth (*afsantīn*), Ysoptrank, Käsewasser, Sandelholztrank und Jujubentrank (vgl. Hs. Teheran, Kitābḫāna-yi millī-yi Malik, 4401, S. 356–362).

459 Ibn Zuhr beschreibt stattdessen Tränke aus Kräutern und Gemüsen. Bei Za und Ḫṭ sind nur einzelne Fruchttränke aus Granatäpfeln und Äpfeln bzw. unreifen Weinbeeren verzeichnet.

460 Waines 1995a, 556; Lev/Amar 2008, 567.

461 Marín 2000, 208. Ibn Sayyār al-Warrāq führt in seinem Kochbuch unter anderem Moschus,

Samarqandī jedoch nicht im Sinn, als er die Duftstoffe in seinem Nahrungsmittellexikon verzeichnete. Er fasst sie stattdessen als feinstoffliche Nahrung auf, die durch das Einatmen in den Körper gelangt und dort ihre medizinische Wirkung – vor allem auf das Gehirn – entfaltet. Dieses therapeutische Konzept findet seine Entsprechung in der modernen Aromatherapie als „Anwendung von Duftstoffen für die Behandlung, Linderung oder Vorbeugung von Krankheiten, Infektionen oder Beschwerden durch Inhalation".[462]

Rund ein Drittel der untersuchten Texte enthalten Kapitel über Duftstoffe. Darunter ist das *K. al-Aġḏiya wa-l-ašriba* jedoch die einzige ernährungsmedizinische Monografie. Ansonsten gibt es Duftstoffkapitel nur in Gesundheitshandbüchern und allgemeinen Medizinbüchern – vorwiegend aus dem islamischen Osten.[463] Anders als ihre östlichen Kollegen widmen die andalusischen und maghrebinischen Ärzte den Duftstoffen keine eigenen Lexikoneinträge, sondern zählen sie lediglich nach kalten und heißen Substanzen geordnet auf.[464]

Anhand der Positionierung der Duftkapitel innerhalb der Werke wird nicht immer deutlich, ob der Verfasser die Duftstoffe tatsächlich als Nahrungsmittel aufgefasst hat. Während Ärzte wie Ibn Buṭlān und Ibn al-Ǧawzī Düfte ausdrücklich als „Nahrung für den Geist" (*ġiḏā'un li-r-rūḥ*) bezeichnen,[465] setzt Ibn Zuhr sein Duftkapitel eher in einen hygienischen Kontext zwischen Kapiteln zu Bad und Kleidung. Das Parfümieren von Empfangszimmern (*maǧālis*) zur Förderung der Gesundheit empfehlen neben as-Samarqandī auch Ibn Buṭlān und der ägyptische Arzt ʿAlī b. Riḍwān (12. Jh.). Anders als as-Samarqandī, der dazu rät, dafür die Aromata – wie auch zum Parfümieren von Kleidung – zu

Ambra, Narde, Muskatblüte und Rosenwasser als parfümierende Würzmittel auf (vgl. Nasrallah 2007, 91). Auch in den Geschichten aus 1001 Nacht werden Speisen mit Moschus und Ambra gewürzt (vgl. Perry 1999, 134) und im koranischen Paradies Getränke mit Kampfer aromatisiert (vgl. Q 76:5). Zwei anonyme Kochbücher aus dem islamischen Osten, die neben Speisen und Getränken auch Rezepte für Räuchermittel und Aromata (*ṭīb*) anführen, sind das *K. al-Wuṣla ilā l-ḥabīb fī waṣf aṭ-ṭayyibāt wa-ṭ-ṭīb* und der *Kanz al-fawā'id fī tanwīʿ al-mawā'id* (vgl. Marín/Waines 1993, 7 f.).

462 Steflitsch 2007, 4.

463 So bei Ṭa, RM, Kṣ, Ms, Bu, Ǧz und IQ. Westliche Ärzte, die Duftstoffe in ihren Gesundheitshandbüchern erwähnen, sind Ḥa, IZ und IḪ.

464 Auch in den Kochbüchern aus dem Maghreb gibt es, im Gegensatz zu den östlichen Kochbüchern, keine Kapitel über Aromata (vgl. Marín 2000, 211).

465 Bu 132 f.; Ǧz 275. Bei Ibn al-Ǧawzī heißt es weiter: „Die Aromata (*ṭīb*) nützen dem Gehirn und dem Herzen und die Duftpflanzen (*rayāḥīn*) verwendet man zur Korrektur (*iṣlāḥ*) der Luft, die zum Herzen gelangt und zur Stärkung des Gehirns."

räuchern, schreibt Ibn Riḍwān, man solle Vasen mit Duftpflanzen aufstellen und trockene Aromata mit Wasser vermischt versprühen.[466]

Die Einleitung zu seinem Duftstoffkapitel hat as-Samarqandī fast vollständig aus dem Gesundheitshandbuch al-Balḫīs übernommen.[467] Die darin erläuterte Unterteilung von Nahrung in „erdartige" Speisen, „wasserartige" Getränke und „luftartige" Duftstoffe spiegelt sich auch in der Abfolge der Kapitel des *K. al-Aġḏiya wa-l-ašriba* wider. Dieselbe Kapitelabfolge mit den Duftstoffen direkt im Anschluss nach Speisen und Getränken findet sich auch im *Kāmil aṣ-ṣināʿa*.

Fast alle Ärzte unterteilen die Duftstoffe in zwei Kategorien: Duftpflanzen (*rayāḥīn*) und Aromata (*ṭīb*). *Rayāḥīn* meint die frischen Blüten und Früchte der Pflanzen, *ṭīb* hingegen trockene Pflanzenteile, wie Hölzer, Wurzeln, Kerne und Rinden sowie tierische Duftstoffe, die als Salben, Parfümöle oder Räuchermittel Verwendung fanden.[468]

a *Duftpflanzen*

	Lemma	Übersetzung
1	*šāhisfaram*	Kleinblättriges Basilikum
2	*ās*	Myrten
3	*ward*	Rosen
4	*marazanǧūš*	Majoran
5	*nammām*	Wasserminze
6	*yāsamīn*	Jasmin
7	*narǧis*	Narzissen
8	*sawsan*	Schwertlilien
9	*banafsaǧ*	Veilchen
10	*ḫīrī*	Levkojen
11	*luffāḥ*	Alraunen
12	*naylūfar*	Seerosen

466 Bu 128f.; Dols 1984, 132f. Vom Kalifen Hārūn ar-Rašīd ist überliefert, dass er eine große Silberschale mit Duftpflanzen und Rosenwasser in seinem Wohnbereich aufstellen ließ, um die Luft zu kühlen und zu beduften. Die Tradition des Beräucherns von Kleidung mit Duftstoffen wiederum wird in zahlreichen persischen Quellen beschrieben (Newid 2010, 87; 114).

467 Al-Balḫī 2005, 433–437.

468 Vgl. Newid 2010, 6; 8. So wird die Narde beispielsweise den Aromata zugeordnet, da man ihren Duftstoff nicht aus den Blüten, sondern aus den Rhizomen extrahiert.

	Lemma	Übersetzung
13	*falanǧmušk*	Limonenbasilikum
14	*bahrāmaǧ*	Balchische Weiden
15a	*tuffāḥ*	Äpfel
15b	*safarǧal*	Quitten
16	*utruǧǧ*	Zitronatzitronen
17	*nāranǧ*	Bitterorangen
18	*laymū*	Zitronen
19	*ḫilāf*	Weiden
20	*nisrīn*	Hundsrosen
21	*marmāḥūz*	Syrischer Oregano
22	*uqḥuwān*	Mutterkraut
23	*šīḥ*	Beifuß
24	*māʾ al-ward*	Rosenwasser

Das Textmaterial der Lexikoneinträge zu den Duftpflanzen hat as-Samarqandī aus dem *Kāmil aṣ-ṣināʿa*, dem *Manṣūrī* und von Ibn Māsawayh übernommen.[469] Bei der Anordnung der Lemmata hat er sich weitgehend am *Kāmil aṣ-ṣināʿa* orientiert. Wie ar-Rāzī hat er jedoch das Kleinblättrige Basilikum an erste Stelle gesetzt, möglicherweise im Hinblick auf dessen persische Wortbedeutung als „König der Duftpflanzen" (*šāh isparam*).[470] In den meisten anderen Duftstoffkapiteln steht als erste Duftpflanze die Myrte (*ās*), die bereits in der Antike zu den berühmtesten Parfümpflanzen zählte.[471]

Duftpflanzen, die in allen untersuchten Duftstoffkapiteln vorkommen sind Myrten, Rosen, Jasmin und Narzissen. Majoran, Veilchen und Seerosen sind in fast allen Quellen verzeichnet. Seltener erwähnt werden Zitrusfrüchte. Bitterorangen und Zitronen waren erst zu islamischer Zeit in den arabischen Raum importiert worden und stehen als Duftpflanzen erstmals Mitte des 10. Jh.s im *Kāmil aṣ-ṣināʿa*. Zitronatzitronen hingegen sind bereits Mitte des 9. Jh.s bei aṭ-Ṭabarī verzeichnet.[472]

469 Ibn Māsawayh, bei ar-Rāzī 2000, 3052; 3140; 3336; 3396; 3405. RM 156–160; Kṣ I 208f. Da Ibn Māsawayh nur über seine Zitate im *Ḥāwī* als Quelle identifiziert werden konnte, ist unklar, ob as-Samarqandī hier noch eine weitere Quelle benutzt hat.

470 Vgl. Dihḫudā 1998 IX, 14060.

471 Vgl. Lev/Amar 2008, 223. Im Maghreb bedeutete *rayḥān* neben „Duftpflanze" auch „Myrte" (Ibn al-Ḥaššāʾ 1941, 53).

472 Vgl. oben Anm. 284.

b *Aromata*

	Lemma	Übersetzung
1	*misk*	Moschus
2	*ʿanbar*	Ambra
3	*zabād*	Zibet
4	*qaranful*	Gewürznelken
5	*ṣandal abyaḍ*	Weißes Sandelholz
6	*kāfūr*	Kampfer
7	*bunk*	Arabische Akazie (?) / Kaffeebohnen (?)
8	*ʿūd*	Aloeholz
9	*bisbāsa*	Muskatblüte
10	*sunbul aṭ-ṭīb*	Indische Narde
11	*sukk*	Aromamischung mit Gallapfel-Dattel-Paste (*rāmik*)
12	*qusṭ*	Kostwurz
13	*zaʿfarān*	Safran
14	*maḥlab*	Kern des Steins der Mahaleb-Kirsche
15	*mayʿa*	Styrax
16	*aẓfār aṭ-ṭīb*	Duftkrallen
17	*suʿd*	Zypergras

Die Anordnung der ersten zwölf Lemmata (*misk* bis *qusṭ*) hat as-Samarqandī aus dem *Kāmil aṣ-ṣināʿa* übernommen. Anschließend ist er die Aromata im *Manṣūrī* durchgegangen und hat in ihrer dortigen Reihenfolge diejenigen Substanzen übernommen, die nicht bei al-Maǧūsī vorkamen (*zaʿfarān* bis *suʿd*). Den Text selbst hat as-Samarqandī für die ersten zwölf Substanzen aus Exzerpten aus dem *Kāmil aṣ-ṣināʿa* und dem *Manṣūrī* zusammengesetzt und für die letzten fünf Substanzen vollständig aus dem *Manṣūrī* übernommen.[473] Der einzige Satz zu den Aromata, der – vielleicht auch als Nachtrag – von as-Samarqandī selbst stammen könnte, ist die Erläuterung zu Zibet.[474]

Anders als die Kapitel zu den Nahrungsmitteln, deren Lemmaordnung auf Galens Περὶ τροφῶν δυνάμεως zurückgeht, haben die arabischen Duftstoffka-

473 RM 157–159; Kṣ I 209f. Nur die letzte Substanz des *Manṣūrī*, Pottasche (*ušnān*), hat as-Samarqandī weggelassen. Diese wurde zumeist als Handwaschmittel verwendet (vgl. Nasrallah 2007, 778).

474 Vgl. S. 305, Anm. 7.

pitel keine griechischen Vorbildtexte, zumal viele der arabischen Duftstoffe in der Antike noch unbekannt waren.[475] Wie in Galens Nahrungsmittelkapiteln scheint jedoch auch hier eine tendenziell hierarchische Ordnung nach der Bedeutsamkeit der einzelnen Substanzen erfolgt zu sein. So stehen die im islamischen Mittelalter beliebtesten Aromata Moschus und Ambra in fast allen Duftkapiteln am Anfang des Abschnitts über Aromata.[476] Ebenso wie Kampfer, Aloeholz und Sandelholz, die zumeist auch unter den ersten Lemmata sind, kommen sie in allen untersuchten Duftkapiteln vor. Diese Aromata waren aus Indien und Südostasien in den arabisch-persischen Raum eingeführt worden und erfreuten sich dort großer Beliebtheit. In ihren Monografien zu den Aromata bezeichnen die beiden Ärzte Ibn Māsawayh und Sahlān b. Kaysān Moschus, Ambra, Kampfer und Aloeholz als „Grundstoffe" (*uṣūl*), während die anderen Aromata lediglich als „Duftnoten" (*afāwīh*) galten.[477]

Die Verbreitung der asiatischen Aromata zu islamischer Zeit ging einher mit dem Bedeutungsverlust vieler hochgeschätzter Aromata der Antike. Dies betraf vor allem aromatische Harze wie Weihrauch, Myrrhe, Balsam und Styrax. Sie hatten im vorislamischen Orient oftmals als Räucherwerk kultischen Zwecken gedient, die dem Islam fremd waren.[478] Dies erklärt, warum Aromata wie Weihrauch, Myrrhe oder Balsam bei as-Samarqandī wie auch in fast allen anderen Duftstoffkapiteln der arabischen Ärzte fehlen. Der im *K. al-Aġḏiya wa-l-ašriba* noch gegen Ende des Kapitels verzeichnete Styrax findet sich ansonsten nur noch in ar-Rāzīs *Manṣūrī*, von dem as-Samarqandī den Eintrag übernommen hat. Ebenfalls nur selten erwähnt werden die zu vorislamischer Zeit noch bedeutsamen Aromata Kostwurz und Duftkrallen[479] sowie *bunk*, Zibet und Zypergras.

475 Die ihnen bekannten Duftpflanzen und Aromata haben Dioskurides und Galen innerhalb ihrer Werke über die einfachen Heilmittel aufgeführt, diese jedoch nicht als spezifische Gruppe zusammengefasst.

476 Vgl. Lev/Amar 2008, 215; Amar/Lev 2013, 25.

477 Vgl. Sbath 1937, *passim*; Sbath 1944, 184; Amar/Lev 2013, 18. Ibn Māsawayh zählt zusätzlich noch Safran zu den *uṣūl*.

478 Vgl. Newid 2010, 38; 216; 246; Amar/Lev 2013, 26–29. Amar und Lev haben gezeigt, dass Moschus und Kampfer im Islam den Rang von Balsam und Myrrhe im vorislamischen Orient eingenommen haben. Beide Aromata werden auch im Koran erwähnt, was möglicherweise zu ihrem Prestige unter den Muslimen beitrug.

479 Vgl. Amar/Lev 2013, 16.

KAPITEL 3

Rezeption

3.1 Angaben aus den Handschriften

Anhand des überlieferten Handschriftenmaterials lassen sich Rückschlüsse auf die Rezeptionsgeschichte des *K. al-Aġḏiya wa-l-ašriba* ziehen. Die folgende Übersicht zeigt chronologisch geordnet den Handschriften entnommene Angaben zu ihrer geografischen Verbreitung und der Identität ihrer Kopisten und Besitzer.[1]

Ω[2]		Ende des 6./12. oder Anfang des 7./13. Jh.s niedergeschrieben. 701/1301 in Damaskus (Kollationsvermerk in P1).
T5	Teheran	613/1216 in Qaṣabat Ḫ-škārūd (?)[3] abgeschrieben.
K2	Kairo	623/1226 abgeschrieben. Vermerk von Aḥmad Muḥammad aṣ-Ṣiddīqī von 1092 H. (*ṭāliʿ fīhi*).
IÜ	Istanbul	659/1260 von Maḥmūd b. Ḥusayn b. ʿAlī al-Bayhaqī abgeschrieben. Persische Glossen. Kollationsvermerke. Besitzvermerk aus dem Jahr 1757 (= 1170 H.) von Isṭifān b. Niʿmatallāh b. Šukrallāh.
M1	Maschhad	680/1281 abgeschrieben. *Waqf* des Imam ar-Riḍā.
P1	Paris	701/1301 von dem Arzt Yūḥannā b. Ǧirǧis in Damaskus kollationiert. Nach 822/1420 in Kairo (Besitzvermerk des Arztes Yūsuf b. ʿAlī b. Dāwūd aus dem Manṣūrī-Krankenhaus). Weiterer Kollationsvermerk des Arztes Abū l-Fatḥ aṣ-Ṣūfī aus einem Krankenhaus (*bīmāristān*).
LE	Leiden	715/1315 vermutlich in Transoxanien abgeschrieben (Glosse des Kopisten zur Wasserqualität in Buchara und Samarkand). Arabische und persische Glossen.

1 Es sind an dieser Stelle nur diejenigen Hss. aufgeführt, denen sich zusätzlich zu ihrer in den editorischen Hinweisen angegebenen Datierung noch weitere Informationen entnehmen ließen.

2 Eine von as-Samarqandī autorisierte Textfassung.

3 Vgl. Dirāyatī 2012, IV, 549.

B1	Bagdad	720/1320 von Masʿūd b. Ḥakīm ʿAlī b. an-Nīsābūrī abgeschrieben. 1030/1620 Besitzvermerk des Christen *al-Kātib an-naṣrānī al-ḥamawī al-masīḥī*. Kaufvermerk: Šammās Ḥanā hat dieses Buch als *Kitāb fī ṭ-ṭibb* für 8 *qirš* in Aleppo von Ḥanā b. Zakarīyāʾ erworben. Der Vermerk mit Hinweis auf das „Gelübde der Karmelitermönche" (*šahādat ar-ruhbān al-karmilīyīn*) ist datiert auf das Jahr 1951 der seleukidischen Ära (*taʾrīḫ Iskandar al-yūnānī*), das dem Jahr 1048/1639 entspricht.[4] Besitzvermerk von Muḥammad Amīn b. Ibrāhīm Bey b. Yūnus Bey b. Yāsīn Efendī von 1159/1746. Arabische, selten persische Glossen, türkische Übersetzung einzelner Begriffe.
BY	Istanbul	731/1330 abgeschrieben. Arabische und persische Glossen.
S1	Istanbul	732/1331 von dem Arzt Šams ad-Dīn Muḥammad b. ʿAbdallāh at-Tustarī in Ṭūs abgeschrieben.
YA	Jerusalem	740/1339 von dem Arzt Šams ad-Dīn Muḥammad b. ʿAbdallāh at-Tustarī im Qutluġ-Timūr-Krankenhaus (*Dār aš-šifāʾ aš-šihābīya al-qutluġtimūrīya*) in Urganč (*Qubbat al-islām Ḫawārizm*) abgeschrieben. 1186/1772 im Besitz von Muḥammad Amīn b. Ibrāhīm Bey b. Yūnus Bey b. Yāsīn Efendī in Bagdad oder Mossul. Bis mindestens 1927 im Besitz der Mossuler Familie des Muftis Yāsīn Efendī,[5] dann Teil der Sammlung von A.S. Yahuda. Arabische und persische Glossen.
T1	Teheran	740/1339 von Šams Ġufrallāh Muḥammad b. Muḥammad b. Masʿūd al-Balāḫī (?) abgeschrieben
RB	Rabat	744/1343 von Ḥasan b. Muḥammad al-Muǧāwir abgeschrieben. Besitzvermerk des christlichen Arztes Anṭūn Buṭrus (?) aus Damaskus.
AQ	Jerusalem	747/1346 abgeschrieben. Arabische und persische Glossen sowie türkische Wortübersetzungen.
K1	Kairo	759/1357 von Manṣūr b. Amīr ʿĀqib al-Ḥusaynī al-Ḫuǧandī abgeschrieben. Arabische und persische Glossen.
S2	Istanbul	761/1359 abgeschrieben von Ḥusayn b. Ḫalīl. Arabische und persische Glossen.

4 Vgl. Gacek 2009, 60.

5 Vgl. den Katalogeintrag von al-Ǧalabī 1927, 288, Hs. 18/1, nach dem sich eine Abschrift der *Ḫamsa an-Naǧībīya* von 740 H. im Besitz der Familie von Ḍiyāʾ Bey b. ʿAbd ar-Raḥmān Bey Āl Yāsīn Efendī al-Muftī befand.

(fortges.)

T3	Teheran	811/1408 abgeschrieben. Kaufvermerk von Yaḥyā b. ʿUqayl (?) al-Ḥusaynī al-Ḥā'irī. Persische Glossen.
ME	Medina	885/1480 von Zayn al-ʿĀbidīn Muḥammad Bābā Fankrāt (?) abgeschrieben. 907/1501 in Tabrīz (Kollationsvermerk aus dem *K. al-Asbāb wa-l-ʿalāmāt*).
Q1	Qom	936/1529 von Kamāl al-ʿAṭābādī Muḥammad b. ʿAlī Harawī im Qutluġ-Timūr-Krankenhaus in Urganč (*Dār aš-šifā' aš-šihābīya Ḫawārizm*) abgeschrieben. 1052/1642 in Herat (Besitzvermerk von Ḥusayn b. ʿAbd aṣ-Ṣamad al-Ḫādim). Persische Glossen.
Q2	Qom	939/1532 von Maḥmūd b. Masʿūd abgeschrieben. Persische Glossen.
TU	Tunis	941/1534 abgeschrieben. Arabische und persische Glossen.
K3	Kairo	964/1556 in Istanbul abgeschrieben.
K4	Kairo	968/1560 von Riḍwān b. Muḥammad b. Ilyās al-Arkanawī al-Adirnawī in Medina abgeschrieben.
T4	Teheran	984/1576 von Ǧalāl ad-Dīn Muḥammad b. ʿAlī Dāwānī abgeschrieben. Arabische und persische Glossen.
T2	Teheran	985/1577 abgeschrieben. Arabische und persische Glossen.
M2	Maschhad	988/1580 abgeschrieben. Persische *waqf*-Stempel.
T6	Teheran	1008/1599 in Kerman abgeschrieben. Gemeinsam mit 73 weiteren medizinischen Texten von Abū l-Ḥasan Sālik ad-Dīn Muḥammad Ḥamawī Anṣārī aus Schiraz zu einer sehr umfangreichen medizinischen Sammelhs. mit dem Titel *Maǧmaʿ an-nafā'is wa-ḥaǧalat al-ʿarā'is* zusammengefasst. Die Hs. enthält insgesamt sieben Texte as-Samarqandīs, die in den Jahren 1007 und 1008 in Isfahan und Kerman abgeschrieben worden sind.
QA	Doha	1009/1600 von ʿAbd al-ʿĀlī al-Kātib aš-Šīrāzī abgeschrieben. Arabische und persische Glossen. Persische Beschreibung der Hs. auf der Titelseite. *Waqf*-Stempel.
BS	Bethesda	1012/1603 abgeschrieben. Anfang des 20. Jhs. von A.S. Yahuda in Damietta erworben.[6]
M3	Maschhad	*Waqf* der Fāḍil Ḫān Madrasa in Maschhad. Besitzvermerk von 1040/1630. Arabische und persische Glossen.

6 Savage-Smith 1996, 103.

B2	Bagdad	Frühestens im 11./17. Jh. abgeschrieben.[7] Im 12./18. und 13./19. Jh. in Mossul im Besitz der Familie von Muḥammad Amīn b. Ibrāhīm Bey b. Yūnus Bey b. Yāsīn Efendī (Besitzstempel von 1168/1754,[8] Geburtsvermerke seiner Söhne, der früheste von 1183/1769. Jeweils 1227/1812 und 1239/1823 erbten zwei seiner Söhne die Hs.).
R2	Rampur	1098/1686 abgeschrieben. Besitzstempel von Aḥsan Ḫān von 1230/1814. Arabische und persische Glossen.
TK	Taschkent	1131/1718 von Walīm Ṭabīb b. Zawǧaf (?) Ankrīz ʿAyūr (?) in Peschawar (?) (بلده بساور) abgeschrieben. Arabische und persische Glossen.
B3	Bagdad	Besitzvermerk von 1199/1784. Persische Glossen.
H1	Hyderabad	1209/1794 abgeschrieben.
H2	Hyderabad	Abhängig von H1, daher nach 1209/1794 abgeschrieben.
BK	Bankipur	Nachträglich datiert auf 1235/1819 Persische Glossen.
H3	Hyderabad	Auf der Titelseite wird das Buch von anderer Hand fälschlicherweise als Galentext bezeichnet: *K. al-Aġḏiya wa-l-ašriba li-Ǧālīnūs*.
TO	Tonk	1279/1862 im nordindischen Lucknow abgeschrieben. Arabische und persische Glossen.
AL	Alexandria	1302/1884 von Ibrāhīm ʿArfa (?) abgeschrieben. Die Hs. wurde aus der Khedivischen Bibliothek in Kairo nach Alexandria überführt.
BE	Beirut	1895 in Mossul erworben.
AP	Aleppo	1938 im Nachlass des griech.-orthodoxen Priesters und Arztes Ilyās Ḥakīm in Aleppo (vgl. Sbath 1938, 103; VI)

7 Der Kopist der Hs. hat im Anschluss an das *K. al-Aġḏiya wa-l-ašriba* einen Text aus dem Jahr 1027/1618 abgeschrieben, den Traktat *Tatimmat min Kitāb al-Asbāb lam yašraḥhā aš-šāriḥ lahū fī saqy as-sumūm* von Maydān b. Abdarraḥmān al-Qawṣūnī, ein Superkommentar zu al-Kirmānīs Kommentar des *K. al-Asbāb wa-l-ʿalāmāt* (vgl. Iskandar 1972, 473–475).

8 Der Stempel könnte auch älter sein als die Hs. Es wäre denkbar, dass Muḥammad Amīn diese Abschrift des *K. al-Aġḏiya wa-l-ašriba* selbst in Auftrag gegeben hat, da ihr Text von der Hs. B1 abhängt, die sich ebenfalls in seinem Besitz befand. In seinem Besitzvermerk schreibt er jedoch lediglich – wie auch in B1: „[Dieses Buch] gehört zu dem, was die Zeit dem Diener [...] Muḥammad Amīn [...] zukommen ließ“ (*mimmā sāqatahū yad az-zamān* [...] *ilā nawbat al-ʿabd* [...] *Muḥammad Amīn* [...]). B2 zeichnet sich durch eine besonders aufwändige

Die Datierungen der Abschriften geben Aufschluss über den zeitlichen Rahmen der Rezeption des *K. al-Aġḏiya wa-l-ašriba*, der vom frühen 13. Jh. bis ins späte 19. Jh. hinein reicht und damit rund 700 Jahre umfasst.[9] Die Anzahl der Neuabschriften des Buches scheint im Laufe des 13. Jh.s angestiegen zu sein, um dann im 14. Jh. ihren Höhepunkt zu erreichen.[10] Eine zweite Phase starker Vervielfältigung erlebte das *K. al-Aġḏiya wa-l-ašriba* im 16. Jh., während aus dem 15. Jh. nur relativ wenige Hss. erhalten sind.[11] Nach dem 16. Jh. nimmt die Zahl der Neuabschriften kontinuierlich ab, das Buch wird jedoch auch im 17. und 18. Jh. weiterhin rezipiert und verkauft, wie die Besitzvermerke belegen. Im 18. und 19. Jh. schließlich sind nur noch vereinzelt neue Exemplare nachzuweisen.

Das *K. al-Aġḏiya wa-l-ašriba* war in nahezu sämtlichen Regionen des Islamischen Ostens verbreitet – im Iran und in Zentralasien ebenso wie in Syrien, dem Irak und Ägypten, im osmanischen Istanbul ebenso wie im Hedschas und in Indien.

Drei Abschriften des *K. al-Aġḏiya wa-l-ašriba* werden heute in maghrebinischen Bibliotheken aufbewahrt, scheinen jedoch erst relativ spät in den Westen gelangt zu sein, zumal auch keine von ihnen Anmerkungen im maghrebinischen Schriftduktus aufweist. Die Hs. Tunis ist mit persischen Notizen versehen und auf der Hs. Rabat, die im Besitz eines syrischen Arztes war, findet sich die folgende, nachträglich hinzugefügte Bemerkung: *Hāḏā Kitāb al-Aġḏiya li-š-šayḫ* [...] *as-Samarqandī wa-huwa nādir al-wuǧūd bi-t-tamām wa-l-kamāl* – „Dies ist das ‚Buch der Nahrungsmittel' des ehrwürdigen [...] as-Samarqandī. Es ist nur selten vollständig zu finden". Dies könnte eine erfundene Behauptung sein, um die Abschrift besonders wertvoll erscheinen zu lassen, oder aber ein Hinweis darauf, dass es gekürzte Versionen des *K. al-Aġḏiya wa-l-ašriba* gegeben hat, die möglicherweise im Maghreb im Umlauf gewesen sind.

Ausführung mit durchgängig vergoldeten Textrahmen und jeweils einer vertikalen Zeile, die jede Seite in zwei Textspalten teilt, aus.

9 Hierbei gehe ich davon aus, dass die Datierungen in den Hss. in den meisten Fällen das tatsächliche Datum der Abschrift wiedergeben und nicht von ihrer jeweiligen Vorlage übernommen worden sind (vgl. dazu Gacek 2009, 83).

10 Dies erklärt auch, warum manche der früheren Abschriften des 13. und 14. Jh.s, wie etwa M1 (680 H.), RB (744 H.) oder AQ (747 H.), bereits vergleichsweise viele Abweichungen aufweisen, da das *K. al-Aġḏiya wa-l-ašriba* damals innerhalb kurzer Zeit verhältnismäßig oft vervielfältigt worden ist und jeder Abschreibevorgang ein Potential für neue Fehler barg.

11 Der erneute Anstieg der Neuabschriften des *K. al-Aġḏiya wa-l-ašriba* im 16. Jh. könnte mit dem im 15. Jh. verfassten Kommentar al-Kirmānīs zu as-Samarqandīs *K. al-Asbāb wa-l-ʿalāmāt* zusammenhängen, dessen Verbreitung die Popularität der Schriften as-Samarqandīs gefördert haben könnte.

Auf gut der Hälfte aller erhaltenen Handschriften sind neben arabischen auch persische Glossen zu finden, was für eine starke Rezeption des Werks in persischsprachigen Gebieten spricht. Der geografische Schwerpunkt der späten Rezeption des *K. al-Aġḏiya wa-l-ašriba* im 17.–19. Jh. lag vor allem in Indien und Pakistan, wo die Tradition der Unani-Medizin noch bis heute lebendig geblieben ist.[12] Doch auch in Ägypten wurde das Werk noch Ende des 19. Jh.s trotz zunehmenden Einflusses der europäischen Medizin weiterhin handschriftlich vervielfältigt.

Anhand der Besitz- und Kaufvermerke wird deutlich, dass das *K. al-Aġḏiya wa-l-ašriba* von muslimischen und christlichen Lesern gleichermaßen rezipiert worden ist – besonders auch unter christlichen Ärzten in Syrien scheint es verbreitet gewesen zu sein. Ob das Buch ausschließlich von Ärzten oder auch von Laien gelesen wurde, lässt sich auf Grundlage der Angaben aus den Handschriften nicht eindeutig feststellen. Muḥammad Amīn beispielsweise, der als Urenkel des Mossuler Muftis Yāsīn Efendī im 18. Jh. mindestens drei Exemplare des *K. al-Aġḏiya wa-l-ašriba* gesammelt hatte (B1, B2 und YA), wird jedenfalls in keinem der Besitzvermerke als Arzt bezeichnet.

Aufschlussreich sind auch die Hinweise, denen zufolge das *K. al-Aġḏiya wa-l-ašriba* innerhalb von Krankenhäusern abgeschrieben und kollationiert worden bzw. im Besitz von dort tätigen Ärzten gewesen ist. Dies weist darauf hin, dass die Bücher as-Samarqandīs offenbar zum Korpus medizinischer Lehr- und Nachschlagewerke in den Krankenhausbibliotheken gehört haben – zumindest im Kairener Manṣūrī-Bīmāristān[13] und im choresmischen Qutluġ-Timūr-Krankenhaus[14].

---

12 Zur Geschichte der Unani-Medizin in Indien vgl. Azmi 2004, *passim*.

13 Es ist auch möglich, dass die Bücher as-Samarqandīs zwar in dem Kairener Krankenhaus vorhanden waren, as-Samarqandī selbst dort jedoch als Autor nicht bekannt war, da die Hs. P1 nachträglich seinem Zeitgenossen Ibn al-Bayṭār zugeschrieben worden ist.

14 Auf seiner Reise durch Choresmien Anfang des 14. Jh.s lobte Ibn Baṭṭūṭa die Madrasen und Krankenhäuser der Hauptstadt Urganč, die unter anderem von Qutluġ Timūr, dem Statthalter Usbek Khans gegründet worden waren (vgl. Bosworth 1978, 1064). Eines davon war das Krankenhaus Dār aš-šifāʾ aš-Šihābīya al-Qutluġtimūrīya, in dem der Arzt Šams ad-Dīn Muḥammad b. ʿAbdallāh at-Tustarī einige Jahre nach dem Besuch Ibn Baṭṭūṭas eine Gesamtausgabe der Bücher as-Samarqandīs – einschließlich des *K. al-Aġḏiya wa-l-ašriba* – abgeschrieben hatte (Hs. YA). Acht Jahre zuvor war at-Tustarī in Ṭūs gewesen und hatte dort bereits ein anderes Exemplar der gesammelten Werke as-Samarqandīs abgeschrieben, das heute in Istanbul aufbewahrt wird (Hs. S1). Šabbūḥ (1959, 18 f.) verzeichnet den Kopisten der Istanbuler Hs. „Muḥammad b. ʿAbdallāh al-Baġdādī, genannt aš-Šams at-Tustarī" irrtümlicherweise als Verfasser des *K. al-Aġḏiya wa-l-ašriba* und S1 als Autographen. Im Qutluġ-Timūr-Krankenhaus in Urganč wurde das *K. al-Aġḏiya wa-l-ašriba* auch

Die meisten Exemplare von as-Samarqandīs Nahrungsmittellexikon sind von ihren Lesern oder ihren Kopisten mit Randbemerkungen versehen worden. Bei diesen Glossen handelt es sich oftmals um Zitate aus anderen Büchern, die die Inhalte des *K. al-Aġḏiya wa-l-ašriba* erläutern und ergänzen sollen. Sie geben Aufschluss darüber, welche anderen medizinischen Bücher as-Samarqandīs Lesern zur Verfügung standen und welche lexikalischen Nachschlagewerke sie verwendeten, um unbekannte Begriffe zu klären.[15]

Als unangefochtenes Standardwerk zur Erklärung unbekannter Begriffe galt bei den Lesern des *K. al-Aġḏiya wa-l-ašriba* al-Ǧawharīs *Ṣiḥāḥ fī l-luġa* aus dem 10. Jh. Einige Leser zitieren zusätzlich auch aus az-Zamaḫšarīs *Asās al-balāġa* aus dem 12. Jh. Lediglich die Besitzer der Istanbuler Hs. S4 haben insgesamt drei verschiedene Wörterbücher verwendet: al-Ǧawharīs *Ṣiḥāḥ*, al-Fīrūzābādīs *al-Qāmūs al-muḥīṭ* (14. Jh.) und al-Ḫalīl b. Aḥmads *K. al-ʿAyn* (8. Jh.). Ibn Manẓūrs *Lisān al-ʿarab* (13. Jh.) wird hingegen in keiner der Handschriften erwähnt.

Bei den medizinischen Autoritäten liegt der Schwerpunkt auf Bagdader Ärzten, wie Ibn Ǧazla, ar-Rāzī, Ibn Sīnā, Ibn Māsawayh und Ibn Mandawayh. Die meisten Zitate in den Glossen der Handschriften des *K. al-Aġḏiya wa-l-ašriba* stammen jedoch von Galen. Bücher aus dem islamischen Westen standen as-Samarqandīs Lesern offenbar nicht zur Verfügung.[16] Besonders häufig zitierte Einzelwerke sind die beiden Bücher Ibn Ǧazlas *Minhāǧ al-bayān fī-mā yastaʿmiluhū l-insān* und *Taqwīm al-abdān fī tadbīr al-insān* sowie Ṯābit b. Qurras *K. aḏ-Ḏaḫīra fī ʿilm aṭ-ṭibb*, Ibn al-Bayṭārs *K. al-Ǧāmiʿ fī mufradāt al-adwiya wa-l-aġḏiya* und Ibn Sīnās *Qānūn fī ṭ-ṭibb*. Gelegentlich konsultieren die Leser auch Bücher, die as-Samarqandī selbst als Vorlage für das *K. al-Aġḏiya wa-l-ašriba* verwendet hat: al-Maǧusīs *Kāmil aṣ-ṣināʿa aṭ-ṭibbīya*, ar-Rāzīs *K. Dafʿ maḍārr al-aġḏiya* und das *K. al-Manṣūrī*. Die Verfasser anderer Nahrungsmittellexika, wie Ḥunayn b. Isḥāq, al-Isrāʾīlī, al-Masīḥī und Ibn Buṭlān, werden nur selten zitiert.

Ein Besitzer der 1862 in Nordindien abgeschriebenen Hs. TO zitiert unter anderem aus einem Werk, das ihm möglicherweise schon als gedrucktes Buch vorlag – die 1830 in Kalkutta erschienene Ausgabe des *K. Baḥr al-ǧawāhir* des Muḥammad b. Yūsuf Harawī.[17]

---

rund 200 Jahre später, im Jahr 936/1530, noch immer rezipiert und vervielfältigt, wie die Hs. Q1 bezeugt.

15 In dieser Auswertung wurden nur die arabischen Glossen berücksichtigt, in vielen Hss. finden sich zusätzlich auch persische Glossen.

16 Nur in einer Hs. wird Ibn Ǧulǧul zitiert – möglicherweise ein Fremdzitat aus Ibn al-Bayṭārs *K. al-Ǧāmiʿ fī mufradāt al-adwiya wa-l-aġḏiya*.

17 Abd-ool Mujeed, Hukeem (Hg.): The Buhr-ool Juwāhir: A Medical Dictionary. Mohammad Bin Yoosoof, the physician of Herat. Kalkutta 1830.

3.2 Zitate in späteren Werken

As-Samarqandīs Nahrungsmittellexikon scheint nur selten in späteren Werken zitiert worden zu sein. Es konnte bislang nur ein einziges Buch ausfindig gemacht werden, dem das *K. al-Aġḏiya wa-l-ašriba* eindeutig als Vorlage gedient hat: die medizinische Enzyklopädie *K. Tarwīḥ al-arwāḥ fī ʿilal al-ašbāḥ* des Luṭfallāh b. Saʿd ad-Dīn al-Fārūqī aus dem 16. Jh.[18] Der Verfasser lebte vermutlich im spätmamlukischen Ägypten.[19] Einen großen Teil des Textmaterials für das Nahrungsmittellexikon innerhalb des *Tarwīḥ* hat al-Fārūqī wörtlich aus dem *K. al-Aġḏiya wa-l-ašriba* übernommen. Er benennt as-Samarqandī jedoch nur für einen einzigen Satz als Quelle, und zwar im Gemüsekapitel beim Eintrag zu der Pflanze *suḫḫar*:

وقال الإمام السمرقندي: وأظنّه المسمّى عندنا كماكر (؟).

> Der Meister as-Samarqandī hat gesagt: „Ich halte ihn für [jenes Kraut], das man bei uns *k-māk-r* (?) nennt."[20]

Al-Fārūqī hat den gesamten Eintrag zu *suḫḫar* von as-Samarqandī übernommen, kennzeichnet jedoch nur diese Äußerung als Zitat. Es handelt sich um einen der wenigen Sätze im *K. al-Aġḏiya wa-l-ašriba*, in denen as-Samarqandī in der ersten Person spricht und eine eigene Einschätzung abgibt. Al-Fārūqī scheint also zu unterscheiden zwischen der persönlichen Äußerung as-Samarqandīs und dem übrigen Textmaterial. Da as-Samarqandī das *K. al-Aġḏiya wa-l-ašriba* in seinem Vorwort als Kompilation älterer Quellen kenntlich macht, hat al-Fārūqī ihn möglicherweise nicht als Urheber des kompilierten Textes

---

18 Laut Brockelmann (1938, Suppl. II, 625) wurde der *Tarwīḥ* im Jahr 931/1524 verfasst. Al-Fārūqī zitiert darin außerdem aus al-Maǧusīs *Kāmil aṣ-ṣināʿa*, Ibn Sīnās *Qānūn*, Ibn Ǧazlas *Minhāǧ al-bayān* sowie aus Werken des Ibn al-Bayṭār und des Ibn Ǧumayʿ. Der *Tarwīḥ al-arwāḥ* wurde seinerseits wiederum von Lesern des *K. al-Aġḏiya wa-l-ašriba* zur Erläuterung der dortigen Inhalte herangezogen, wie eine Glosse in der Hs. TO belegt.

19 Al-Fārūqī führt im Kapitel über Wein einen „Pferdemilchtrank" (*šarāb laban ḫaylī*) an, der in seiner Heimat *qumiz* genannt werde. Es handelt sich dabei um ein zentralasiatisches Getränk aus vergorener Stutenmilch, das ab dem 11. Jh. im arabischen Raum belegt ist und als beliebtestes Getränk der Mamluken galt (Sadan 1977, 998). In einer Kairiner Hs. des *Tarwīḥ* wird der Verfasser als Luṭfallāh b. Saʿd ad-Dīn al-Miṣrī bezeichnet (vgl. Hs. Kairo, Dār al-kutub, Ṭibb 12), was auf eine ägyptische Herkunft schließen lässt.

20 Hs. Teheran, Kitābḫāna-yi Maǧlis-i Sinā, 25 (*suḫḫar*). In den Hss. des *K. al-Aġḏiya wa-l-ašriba* steht *kāk-s-r* statt *k-māk-r* (vgl. S. 202 f.).

betrachtet und sich daher bei dessen Übernahme in den *Tarwīḥ al-arwāḥ* nicht verpflichtet gefühlt, ihn namentlich zu zitieren.

Der nicht sehr ausgeprägten Nebenüberlieferung des *K. al-Aġḏiya wa-l-ašriba* gegenüber steht die vergleichsweise große Anzahl seiner erhaltenen Handschriften, die auf eine breite Rezeption des Werkes schließen lässt.[21] Dass das *K. al-Aġḏiya wa-l-ašriba* nicht in sehr viel mehr späteren Werken zitiert wird, lässt sich auch damit begründen, dass nach as-Samarqandīs Tod und dem Ende des Bagdader Abbasidenkalifats nur noch wenige Ärzte im islamischen Osten überhaupt Bücher zur medizinischen Wirkung der Nahrungsmittel verfasst haben – ganz im Gegensatz zu ihren Kollegen im Maghreb und in al-Andalus. Als Ibn al-Bayṭār und Ibn al-Quff Mitte des 13. Jh.s in Damaskus ihre ernährungsmedizinischen Werke verfassten, war das *K. al-Aġḏiya wa-l-ašriba* möglicherweise noch nicht bis nach Syrien vorgedrungen.[22]

---

21 Obwohl er nur einen Teil der heute bekannten Hss. von as-Samarqandīs Büchern kannte, hatte bereits Ullmann (1970a, 170) festgestellt, dass deren Anzahl vergleichsweise groß war und as-Samarqandīs Werke dementsprechend weitverbreitet gewesen sein mussten.

22 Vgl. S. 440. Der früheste Nachweis einer Abschrift des *K. al-Aġḏiya wa-l-ašriba* in Damaskus stammt aus dem Jahr 1301.

Zusammenfassung

Beim *K. al-Aġḏiya wa-l-ašriba* handelt es sich um die späteste bekannte medizinische Nahrungsmittelmonografie aus dem vormodernen islamischen Osten. Die Werke, die as-Samarqandī für seine Kompilation exzerpiert hat, sind größtenteils von Ärzten verfasst worden, die wie er selbst ebenfalls in Bagdad tätig gewesen waren.

Auf das Vorwort und eine allgemeine Einleitung zur Ernährungsmedizin folgen im *K. al-Aġḏiya wa-l-ašriba* sechs Kapitel über die Nahrungsmittelgruppen Körner, Fleisch, Eier, Milchprodukte, Früchte und Gemüse. Anschließend fasst as-Samarqandī Würzmittel und eingelegte Nahrungsmittel in einem Kapitel zusammen, bevor er jeweils in eigenen Kapiteln gekochte Speisen und Süßwaren bespricht. Es folgt das Kapitel über Getränke und schließlich das Kapitel über die Duftstoffe, mit dem das Lexikon endet. Innerhalb der Kapitel steht zunächst jeweils eine allgemeine Einleitung, bevor die Einträge zu den einzelnen Lemmata angeführt werden. Bei der Anordnung der Lemmata hat sich as-Samarqandī zumeist an seinen Textvorlagen orientiert, wobei die bedeutendsten oder beliebtesten Nahrungsmittel in der Regel zu Beginn genannt werden und die weniger bedeutenden gegen Ende der Kapitel.[1]

Ganz im Gegensatz zur Lehrmeinung der modernen Medizin warnen as-Samarqandī und die übrigen arabischen Ärzte vor zu viel Gemüse- und Obstverzehr und loben stattdessen Weißbrot, Fleisch und Süßwaren. Im Kontext einer Gesellschaft, in der Nahrungsknappheit eine Rolle spielte, wurde vor allem sättigende, kalorienreiche Nahrung als positiv bewertet. Zudem galten Fleisch und Zucker im arabischen Mittelalter als prestigeträchtige Nahrungsmittel, die einen hohen sozialen Status markierten.[2]

Dass die Nahrungsmittel in der arabischen Medizin zugleich auch als heilmittelartige Substanzen aufgefasst wurden, zeigt sich unter anderem daran, dass as-Samarqandī in seinen Lexikoneinträgen oft auch Angaben zu äußeren Anwendungen der Nahrungsmittel macht, die über deren nährende Funktion hinausgehen.

As-Samarqandī gibt vor, die Lehrinhalte Galens wiederzugeben, lässt jedoch unislamische Inhalte bewusst weg und bietet somit im *K. al-Aġḏiya wa-l-ašriba* – anders als die meisten seiner Kollegen – eine islamkonforme Fassung

1 Auf ähnliche Weise hatte auch Galen die Lemmata seines Nahrungsmittellexikons angeordnet (vgl. Wilkins 2013, XVII).

2 Vgl. Levanoni 2005, 214 f.

der galenischen Ernährungslehre. Dieses Vorgehen hat auch Ende des 20. Jh.s nicht an Aktualität verloren, wie die Beispiele der Zensur von Abschnitten zu „unislamischen" Nahrungsmitteln in den Editionen von ar-Rāzīs und al-Isrā'īlīs Nahrungsmittelbüchern bei zwei Beiruter Verlagen zeigen.[3]

Obgleich die Inhalte der arabischen Nahrungsmittellexika auf Galens Περὶ τροφῶν δυνάμεως zurückgehen, deckt sich das galenische Nahrungsmittelspektrum nicht genau mit dem arabischen. Schon Ḥunayn b. Isḥāq hatte in seinem *K. al-Aġḏiya* jene Nahrungsmittel weggelassen, die er im Bagdad des 9. Jh.s für irrelevant hielt. Ebenso stand auch Maimonides rund 300 Jahre später vor der Aufgabe, das Nahrungsmittelspektrum des Galentexts zu aktualisieren und an seinen eigenen geografischen und kulturellen Kontext im islamischen Westen anzupassen. Auch wenn sich Maimonides' Nahrungsmittelauswahl offenbar nur geringfügig von jener Ḥunayns unterscheidet,[4] konnten dennoch signifikante Unterschiede im Inventar der Nahrungsmittellexika aus dem islamischen Osten gegenüber Werken aus dem Mittelmeerraum und dem islamischen Westen festgestellt werden – etwa bei den Weizenteigwaren oder in den Kapiteln über Fisch und Meeresfrüchte.

Zusätzlich zu den galenischen Nahrungsmitteln waren zu islamischer Zeit infolge neuer Handelsbeziehungen nach Asien und Afrika zahlreiche neue Nahrungsmittel – wie Bananen, Kokosnüsse, Zuckerrohr, Zitrusfrüchte, Tamarinden, Auberginen, Spinat, Gurken, Estragon und Sorghumhirse – über Indien und Persien in den arabischen Raum gelangt.[5] Die arabischen Ärzte haben die diätetischen Theorien Galens auf diese neuen Nahrungsmittel angewendet und in diesem Bereich neues medizinisches Wissen geschaffen.[6] Darüber hinaus wurden im arabischen Mittelalter auch viele Substanzen erstmals als Nahrungsmittel aufgefasst, die zuvor ausschließlich als Heilmittel verwendet worden waren, wie etwa Zucker, Gewürze und in Honig eingelegte Früchte.[7]

---

3 Vgl. S. 365, Anm. 120 und S. 425, Anm. 412.

4 Vgl. S. 7, Anm. 31. Im Gegensatz zu Ḥunayn hat Maimonides Hirse, Keuschlammsaat, Rauke und Basilikum aus dem Galentext entfernt. Zugleich hat er, anders als Ḥunayn, den Eintrag über die Kirschen im Text belassen. Da das Ende von Ḥunayns Nahrungsmittelbuch nicht erhalten ist, ist unklar, inwieweit sich seine Kapitel über Ei, Fisch, Honig und Wein von Maimonides' Galenbearbeitung unterscheiden.

5 Vgl. Watson 1983, 77 f.; Dietrich 1993a, *passim*.

6 Galen hatte geschrieben, man könne sich auch die Kräfte unbekannter Nahrungsmittel in fremden Ländern anhand ihrer äußerlich erkennbaren Eigenschaften erschließen, sofern man auf dem Gebiet der Nahrungsmittelkräfte erfahren sei (vgl. *De alim. facult.* I, 1: Wilkins 2013, 23).

7 Vgl. Weiss-Adamson 2004, 208.

Die abbasidische Kulinarik unterschied sich deutlich von der späteren osmanischen Kochkultur des 16. und 17. Jh.s. Diese war von neuen, amerikanischen Nahrungsmitteln, wie Tomaten, Paprika und grünen Bohnen geprägt, die von den Spaniern ins Osmanische Reich eingeführt wurden. Sie waren in den islamischen Gebieten zuvor unbekannt gewesen und sind daher nicht in den arabischen Nahrungsmittellexika verzeichnet.[8]

Der Vergleich mit anderen medizinischen Nahrungsmittellexika hat gezeigt, dass das *K. al-Aġḏiya wa-l-ašriba* mit seinen über 500 Lemmata Angaben zu fast allen Nahrungsmitteln enthält, die auch von den anderen Ärzten aus dem islamischen Osten besprochen werden. Dass die Nahrungsmittel as-Samarqandīs kein rein theoretisches Inventar darstellen, sondern im arabischen Mittelalter auch tatsächlich verfügbar waren, belegt – zumindest für die pflanzlichen Nahrungsmittel – eine Studie von Lev und Amar zu den Kairiner Geniza-Fragmenten. Sie dokumentiert für nahezu sämtliche Früchte, Gemüse, Gewürze, Duftpflanzen und Aromata sowie auch für rund die Hälfte der Getreide und Hülsenfrüchte des *K. al-Aġḏiya wa-l-ašriba* deren praktische Anwendung im mittelalterlichen Kairo.[9]

Wer das *K. al-Aġḏiya wa-l-ašriba* konsultierte, war vermutlich nicht erkrankt, sondern suchte nach Informationen zu den Eigenschaften bestimmter Nahrungsmittel, um diese präventiv gesundheitsförderlich einzusetzen. Einen komplementären Suchmodus bietet as-Samarqandīs zweites diätetisches Lexikon über die „Speisen der Kranken" (*K. Aṭʿimat al-marḍā*), das nicht nach Nahrungsmitteln, sondern nach Symptomen geordnet ist und somit bei bestehenden Krankheiten die Suche nach Informationen zu deren ernährungsmedizinischer Behandlung ermöglicht. Das *K. Aṭʿimat al-marḍā* ist in zahlreichen Handschriften erhalten und scheint mindestens ebenso weite Verbreitung erfahren zu haben wie das *K. al-Aġḏiya wa-l-ašriba*. Auf Grundlage einer kritischen Edition dieses Werks könnten zukünftig auch die Inhalte des *K. al-Aġḏiya wa-l-ašriba* als einem von zwei sich ergänzenden diätetischen Nachschlagewerken Naǧīb ad-Dīn as-Samarqandīs noch einmal aus einer neuen Perspektive beleuchtet werden.

---

8 Vgl. Heine 1988, 115; Fragner 2000, 52–54. Die neuen Nahrungsmittel erreichten das Osmanische Reich sehr viel früher als die christlichen Gebiete Mitteleuropas. Weitere Nahrungsmittel, die aus Amerika in die Alte Welt importiert wurden, sind Kartoffeln, Mais, Kürbis, Erdnüsse, Truthahn, Avocado, Ananas, Papaya, Chili und Kakao (Davidson 2006, 869).

9 Vgl. Lev/Amar 2008, 515–549. Anhand von ärztlichen Rezepten und ähnlichen praxisnahen Schriftstücken aus der Kairener Geniza haben Lev und Amar festgestellt, welche Substanzen jüdische Ärzte in Kairo – vorwiegend zur Fatimiden- und Ayyubidenzeit (969–1250) – tatsächlich verschrieben und angewandt haben (vgl. Lev/Amar 2008, 25).

Literaturverzeichnis

1 Handschriften des *K. al-Aġḏiya wa-l-ašriba*

Bagdad, Maktabat al-Matḥaf al-ʿirāqī, 11447.

Bagdad, Maktabat al-Matḥaf al-ʿirāqī, 11452.

Bagdad, Maktabat al-Matḥaf al-ʿirāqī, 22865.

Bankipur (Patna), Khuda Bakhsh Oriental Public Library, 58.

Beirut, Bibliothèque Orientale, 312.

Bethesda/Maryland, National Library of Medicine, A 82.

Doha, Qatar National Library, 858.

Dublin, Chester Beatty Library, Arabic 4917.

Gotha, Forschungsbibliothek, orient. A 1999.

Hyderabad, Oriental Manuscripts Library and Research Institute, Maǧāmīʿ 41.

Hyderabad, Oriental Manuscripts Library and Research Institute, Ṭibb yūnānī 459.

Hyderabad, Oriental Manuscripts Library and Research Institute, Ṭibb yūnānī 745.

Istanbul, Beyazıt Umumi Kütüphanesi, Velieddin Efendi 2541.

Istanbul, Süleymaniye Kütüphanesi, Ayasofya 3708.

Istanbul, Süleymaniye Kütüphanesi, Ayasofya 3737.

Istanbul, Süleymaniye Kütüphanesi, Fatih 3528.

Istanbul, Süleymaniye Kütüphanesi, Şehit Ali Paşa 2091.

Istanbul, Üniversitesi Kütüphanesi, 6159.

Jerusalem, Maktabat al-Masǧid al-Aqṣā, 427.

Jerusalem, The National Library of Israel, Yah. Ar. 401.

Kairo, Dār al-kutub al-miṣrīya, Ṭibb 1.

Kairo, Dār al-kutub al-miṣrīya, Ṭibb 2.

Kairo, Dār al-kutub al-miṣrīya, Taymūr Ṭibb 121.

Kairo, Dār al-kutub al-miṣrīya, Ṭibb 122.

Leiden, Universiteitsbibliotheek, Or. 134.

London, British Library, Or 5619.

Maschhad, Kitābḫāna-yi Āstān-i Quds-i Raḍawī, 5043.

Maschhad, Kitābḫāna-yi Āstān-i Quds-i Raḍawī, 5125.

Maschhad, Kitābḫāna-yi Āstān-i Quds-i Raḍawī, 13991.

Medina, Maktabat ʿĀrif Ḥikmat, 610.

Mossul, Madrasat Yaḥyā Bāšā al-Ǧalīlī, 175.

Paris, Bibliothèque Nationale de France, Arabe 3030.

Paris, Bibliothèque Nationale de France, Arabe 5109.

Qom, Kitābḫāna-yi Āyatullāh Marʿašī, 7467.

Qom, Kitābḫāna-yi Āyatullāh Marʿašī, 9454.

Rabat, Bibliothèque Nationale du Royaume du Maroc, D 587.
Rampur, Raza Library, 372 D.
Rampur, Raza Library, 566 M.
Rampur, Raza Library, 8660 M.
Taschkent, Abu Rayhon Beruniy nomidagi Sharqshunoslik Instituti, 7225.
Teheran, Kitābḫāna-yi Mağlis-i Sinā, 360.
Teheran, Kitābḫāna-yi Mağlis-i šūrā-yi millī, 1575.
Teheran, Kitābḫāna-yi Mağlis-i šūrā-yi millī, 6098.
Teheran, Kitābḫāna-yi Mağlis-i šūrā-yi millī, 416.
Teheran, Kitābḫāna-yi millī-yi Malik, 4394.
Teheran, Kitābḫāna-yi millī-yi Malik, 4401.
Tétouan, Bibliothèque Générale, 297.
Tonk/Rajasthan, Maulana Abul Kalam Azad Arabic Persian Research Institute, Ṭibb 2240.
Tunis, Bibliothèque Nationale de Tunisie, 18495.

2 Handschriften anderer Werke

Bankipur (Patna), Khuda Bakhsh Oriental Public Library, 2142.
Berlin, Staatsbibliothek Preußischer Kulturbesitz, Orientabteilung, Lbg. 124.
Berlin, Staatsbibliothek Preußischer Kulturbesitz, Orientabteilung, Ms. or. quart. 114.
Berlin, Staatsbibliothek Preußischer Kulturbesitz, Orientabteilung, Pet. 370.
Berlin, Staatsbibliothek Preußischer Kulturbesitz, Orientabteilung, We. 1189.
Istanbul, Süleymaniye Kütüphanesi, Fatih 3604–3607.
Kairo, Dār al-kutub al-miṣrīya, 1727.
Kairo, Dār al-kutub al-miṣrīya, Ṭibb 12.
Kairo, Dār al-kutub al-miṣrīya, Ṭibb 144.
Madrid, Biblioteca Nacional de España, 5240.
Oxford, Bodleian Library, Huntington 358.
Rabat, Bibliothèque Nationale du Royaume du Maroc, D 106.
Rabat, Bibliothèque Nationale du Royaume du Maroc, D 587.
San Lorenzo, Real Biblioteca del Monasterio de El Escorial, 793.
San Lorenzo, Real Biblioteca del Monasterio de El Escorial, 802.
San Lorenzo, Real Biblioteca del Monasterio de El Escorial, 870.
Teheran, Kitābḫāna-yi Mağlis-i Sinā, 25.
Teheran, Kitābḫāna-yi Mağlis-i šūrā-yi millī, 6098.
Teheran, Kitābḫāna-yi millī-yi Malik, 4401.
Tunis, Bibliothèque Nationale de Tunisie, 18495.

3 Gedruckte Literatur

Achundow, Abdul-Chalig (1893): Die pharmakologischen Grundsätze (Liber fundamentorum pharmacologiae) des Abu Mansur Muwaffak bin Ali Harawi, zum ersten Male nach dem Urtext übersetzt und mit Erklärungen versehen. In: Historische Studien aus dem Pharmakologischen Institut der Kaiserlichen Universität Dorpat. Bd. III. Hg. R. Kobert. Halle. 139–414.

Afshar, Iraj (1352 H. Š. [= 1973/74]): *Fihrist-i kitābhā-yi ḫaṭṭī-yi Kitābḫāna-yi millī-yi Malik.* I: *Kitābhā-yi ʿarabī wa-turkī.* Teheran.

Ahlwardt, Wilhelm (1887–1899): Die Handschriftenverzeichnisse der Königlichen Bibliothek zu Berlin: Verzeichnis der arabischen Handschriften. 10 Bde. Berlin.

Aḥmad, Maulavi Azimu'd-Din (1910): Catalogue of the Arabic and Persian Manuscripts in the Oriental Public Library at Bankipore. Vol. IV: Arabic Medical Works. Kalkutta.

Ahsan, Muḥammad M. (1979): Social Life under the Abbasids. London.

Albala, Ken (1964): Eating right in the Renaissance. Berkeley u. a.

Allouche, I.S./A. Regragui (1958): Catalogue des Manuscrits Arabes de Rabat (Bibliothèque générale et Archives du Maroc). Deuxième série (1921–1953) Vol. II. Rabat.

Amar, Zohar/Efraim Lev (2011): Watermelon, chate melon, and cucumber: New light on traditional and innovative field crops in the Middle Ages. In: Journal Asiatique 299. 193–204.

Amar, Zohar/Efraim Lev (2013): Trends in the Use of Perfumes and Incense in the Near East after the Muslim Conquests. In: Journal of the Royal Asiatic Society 23/1. 11–30.

Arberry, Arthur J. (1963): The Chester Beatty Library. Handlist of the Arabic Manuscripts VI. Dublin.

Arberry, Arthur J. (2001): A Baghdad Cookery Book (*Kitāb aṭ-Ṭabīḫ*). In: Medieval Arab Cookery. Hg. M. Rodinson et al. Totnes. 19–89.

Arié, Rachel (1990): Remarques sur l'alimentation des Musulmanes d'Espagne au cours du Bas Moyen Age. In: Études sur la civilisation de l'Espagne musulmane. Leiden. 142–155.

Arshi, Imtiyaz Ali (1975): Catalogue of the Arabic Manuscripts in Raza Library, Rampur. Vol. V. Mathematics, Medicine, Natural Science, Agriculture, Occult Sciences, Ethics & Politics, Education & Military Science. Rampur.

Ashtor, Eliyahu (1968): Essai sur l'alimentation des diverses classes sociales dans l'Orient médiéval. In: Annales Economies, Sociétés, Civilisations Sept-Oct 1968. 1017–1053.

Ashtor, Eliyahu (1975): Ḳamh. In: EI² IV. 519 f.

Atat, Ayman Y. (2009): *Maḫṭūṭ al-Aġḏiya wa-l-ašriba li-l-aṣiḥḥāʾ taʾlīf aṭ-ṭabīb Naǧīb ad-Dīn as-Samarqandī. Taḥqīq wa-dirāsa.* Magisterarbeit, Universität Aleppo (unpubliziert).

Aubaile-Sallenave, Françoise (1994): Parfums, Épices et Condiments dans l'Alimentation Arabe Médievale. In: Marín, M./D. Waines (Hgg.): La alimentación en las culturas islámicas. Madrid, 217–249.

Aubaile-Sallenave, Françoise (2000): Al-Kishk: the Past and Present of a Complex Culinary Practice. In: A Taste of Thyme: Culinary Cultures of the Middle-East. Hgg. S. Zubaida/R. Tapper. London/New York. 105–139.

Azmi, Altaf Ahmad (2004): History of Unani Medicine in India. Neu-Delhi.

al-Azraq, Ibrāhīm b. ʿAbdarraḥmān b. Abī Bakr (1902): *K. Tashīl al-manāfiʿ fī ṭ-ṭibb wa-l-ḥikma*. Kairo.

al-Balḫī, Abū Zayd Aḥmad b. Sahl (2005): *K. Maṣāliḥ al-abdān wa-l-anfus*. Hg. M. Miṣrī. Kairo.

Behnstedt, Peter/Manfred Woidich (Hgg., 2011): Wortatlas der arabischen Dialekte. Bd. I: Mensch, Natur, Fauna, Flora. Leiden.

Beintker, Erich/Wilhelm Kahlenberg (Hgg., 1948): Die Kräfte der Nahrungsmittel. Buch 1–2. Stuttgart (Werke des Galenos III).

Beintker, Erich/Wilhelm Kahlenberg (Hgg., 1952): Die Kräfte der Nahrungsmittel. Buch 3. Stuttgart (Werke des Galenos IV).

Benkheira, Mohammed Hocine (1997): Alimentation, altérité et socialité: Remarques sur les tabous alimentaires coraniques. In: Archives Européennes de Sociologie Vol. 38(2). 237–387.

Benkheira, Mohammed Hocine (1999): Lier et séparer: Les fonctions rituelles de la viande dans le monde islamisé. In: L'Homme 152. 89–114.

Berendes, J[ulius] (Hg., 1902): Des Pedanios Dioskurides aus Anazarbos Arzneimittellehre in fünf Büchern, übersetzt und mit Erklärungen versehen. Stuttgart.

Bergsträsser, Gotthelf (Hg., 1925): Ḥunain ibn Isḥāq. Über die syrischen und arabischen Galen-Übersetzungen. Zum ersten Mal hrsg. u. übers. Leipzig.

Blochet, Edgar (1925): Bibliothèque Nationale. Catalogue des Manuscrits Arabes des Nouvelles Acquisitions (1884–1924). Paris.

Bosworth, Clifford E. (1978): Khʷarizm. In: EI² IV. 1060–1065.

Braun, Thomas (1995): Barley cakes and emmer bread. In: Food in Antiquity. Hgg. J. Wilkins et al. Exeter. 25–37.

Brigand, Jean-Paul/Peter Nahon (2016): Gastronomy and the citron-tree (*Citrus medica* L.). In: International Journal of Gastronomy and Food Science 3, 12–16.

Brockelmann, Carl (1943–1949): Geschichte der arabischen Litteratur. 2 Bde. u. 3 Suppl.-Bde. Leiden.

al-Buḫārī, Muḥammad b. Ismāʿīl (1984): *Ṣaḥīḥ al-Buḫārī*. The Translation of the Meanings of Saḥīḥ al-Bukhārī. Arabic-English. 9 Bde. Hg. M. Muhsin Khan. Neu-Delhi.

Carabaza Bravo, Julia M. et al. (2004): Árboles y arbustos en al-Andalus. Madrid.

Chase, Holly (1990): The Date-palm: Pillar of Society. In: Staple Foods. Proceedings of the Oxford Symposium on Food and Cookery 1989. Hg. H. Walker. London. 61–69.

Cheikho, Louis (1922): Catalogue raisonné des manuscrits de la Bibliothèque Orientale, III, Mélanges de l'Université Saint-Joseph 8. Beirut.

Chérif, Tarabein (1952): Contribution à l'histoire de la pharmacie arabe. Étude particulière du manuscrit intitulé: Al-Nadjibiate al-Samarkandiate. Diss. Straßburg.

Chipman, Leigh (2010): The World of Pharmacy and Pharmacists in Mamlūk Cairo. Leiden.

Cook, Michael (1986): Early Islamic Dietary Law. In: Jerusalem Studies in Arabic and Islam 7. 217–277.

Curtis, Robert I. (1991): Garum and Salsamenta. Production and Commerce in Materia Medica. Leiden.

Dabirsiaghi, Sayyed Mohammad (2001): Foqqāʿ. In: Encyclopaedia Iranica X. Fasc. 1. 80 f.

Daiber, Hans (1996): Catalogue of the Arabic Manuscripts in the Daiber Collection. Institute of Oriental Culture, University of Tokyo. 2 Bde. Tokio.

Dalby, Andrew (2003): Food in the Ancient World from A to Z. London.

Dānišpažūh, Muḥammad Taqī (1390 H. Š. [= 2011]): *Fihrist-i nusḫahā-yi ḫaṭṭī-yi Kitābḫāna-yi Maǧlis-i Šūrā-yi islāmī*. Bd. 1. Teheran.

Daremberg, Charles/Ulco C. Bussemaker (Hgg., 1851): Oeuvres d'Oribase: texte grec, en grande partie inédit, collationné sur les manuscrits, traduit pour la première fois en français, avec une introduction, des notes, des tables et des planches. Bd. 1. Paris.

Davidson, Alan (2006): The Oxford Companion to Food. 2. Aufl., Hg. Tom Jaine. Oxford.

Degen, Rainer (1978): The Kitāb al-Aghdhiya of Ḥunain ibn Isḥāq. In: A.Y. al-Hasan et al. (Hgg.): Proceedings of the First International Symposium for the History of Arabic Science II, Aleppo. 291–299.

Derenbourg, Hartwig (1941): Les manuscrits Arabes de l'Escurial. Bd. II, Fasc. 2: Médecine et Histoire naturelle, revues et complétées par H.P.J. Renaud. Paris.

De Slane, William MacGuckin (1883–1895): Bibliothèque Nationale, Département des Manuscrits. Catalogue des Manuscrits Arabes. Paris.

Díaz García, Amador (Hg., 1978): El *Kitāb jawāṣṣ al-aġḏiya* de Ibn Māsawayh: edición, traducción y estudio, con glosarios (I). In: Miscelánea de estudios árabes y hebraicos. Sección Árabe-Islam. Vol. 27. 7–63.

Díaz García, Amador (Hg., 1981): Un tratado nazarí sobre alimentos: *al-Kalām ʿalā l-aġḏiya* de al-Arbūlī: Edición, traducción y estudio con glosarios (I). In: Cuadernos de Estudios Medievales y Ciencias y Técnicas Historiográficas 6–7. 5–37.

Díaz García, Amador (Hg., 1983): Un tratado nazarí sobre alimentos: *al-Kalām ʿalā l-aġḏiya* de al-Arbūlī: Edición, traducción y estudio, con glosarios (II). In: Cuadernos de Estudios Medievales y Ciencias y Técnicas Historiográficas 10–11. 5–91.

Dietrich, Albert (1966): Medicinalia Arabica: Studien über arabische medizinische Handschriften in türkischen und syrischen Bibliotheken. Göttingen.

Dietrich, Albert (1974): Kāfūr. In: EI^2 IV. 417 f.

Dietrich, Albert (1981): Dār ṣīnī. In: EI^2 XII. 197 f.

Dietrich, Albert (Hg., 1988): Dioscurides triumphans: Ein anonymer arabischer Kommentar (Ende 12. Jh. n. Chr.) zur Materia medica. Teil 2: Übers. u. Kommentar. Göttingen.

Dietrich, Albert (1991): Misk. In: EI² VII. 142 f.

Dietrich, Albert (Hg., 1993a): Die Ergänzung Ibn Ǧulǧul's zur Materia Medica des Dioskurides. Arab. Text u. kommentierte dt. Übers. Göttingen.

Dietrich, Albert (1993b): Milḥ (2. In Medicine). In: EI² VII. 57 f.

Dihḫudā, ʿAli Akbar (1998): *Luġatnāma*. 16 Bde. Hg. M. Muʿīn. Teheran.

Diouri, Abdelhaï (1994): Symbolique et sacré: les mets levés du Ramadan au Maroc. In: Annuaire de l'Afrique du Nord 33, 93–112.

Dirāyatī, Muṣṭafā (2012–2015): *Fihristgān-i nusḫahā-i ḫaṭṭī-i Īrān* (fanḫā) (Union Catalogue of Iran Manuscripts). 45 Bde. Teheran.

Dols, Michael (1984): Medieval Islamic Medicine. Ibn Riḍwān's Treatise 'On the Prevention of Bodily Ills in Egypt'. Berkeley.

Dozy, Reinhart (1927): Supplément aux dictionnaires arabes. 2 Bde. 2. Aufl. Leiden.

Dunlop, Douglas M. (1960): Bīmāristān. In: EI² I. 1222–1224.

EI² = The Encyclopaedia of Islam (1954–2004). New Edition. 12 Bde. Leiden.

Erhardt, Walter von et al. (2008): Der große Zander. Enzyklopädie der Pflanzennamen. Bd. 2: Arten und Sorten. Stuttgart.

Fahd, Toufic (1990): al-Maysir. In: EI² VI. 925 f.

Fellmann, Irene (1986): Das Aqrābāḏīn al-Qalānisī: Quellenkritische und begriffsanalytische Untersuchungen zur arabisch-pharmazeutischen Literatur. Beirut/Wiesbaden.

Fichtner, Gerhard et al. (2012): Corpus Galenicum. Bibliographie der galenischen und pseudogalenischen Werke. http://cmg.bbaw.de/online-publications/hippokrates-und-galenbibliographie-fichtner/ [07.12.2014].

o. A. (1308 H. [= 1890]): *Fihrist al-kutub al-ʿarabīya al-mahfūẓa bi-l-Kutubḫāna al-ḫidīwīya*. Bd. VI. Kairo.

al-Fīrūzābādī, Muḥammad b. Yaʿqūb (1289 H. [= 1872]): *al-Qāmūs al-muḥīṭ*. 4 Bde. Būlāq.

Fischer, Wolfdietrich (1965): Farb- und Formbezeichnungen in der Sprache der altarabischen Dichtung. Untersuchungen zur Wortbedeutung und zur Wortbildung. Wiesbaden.

Flint-Hamilton, Kimberly (1999): Legumes in Ancient Greece and Rome: Food, Medicine or Poison? In: Hesperia 68/3. 371–385.

Fragner, Bert G. (1984): Zur Erforschung der kulinarischen Kultur Irans. In: Die Welt des Islams 23–24. 320–360.

Fragner, Bert G. (2000): From the Caucasus to the Roof of the World. A culinary adventure. In: A Taste of Thyme: Culinary Cultures of the Middle-East. Hgg. S. Zubaida/R. Tapper. London/New York. 49–62.

Franz, Kurt (2004): Kompilation in arabischen Chroniken: Die Überlieferung vom Aufstand der Zanǧ zwischen Geschichtlichkeit und Intertextualität vom 9. bis ins 15. Jahrhundert. Berlin.

Gacek, Adam (2009): Arabic manuscripts: a vademecum for readers. Leiden.

al-Ǧalabī al-Mawṣilī, Dāwūd (1927): *Kitāb Maḫṭūṭāt al-Mawṣil.* Bagdad.

Garbers, Karl (Hg., 1948): *Kitāb Kīmiyā' al-ʿiṭr wa-t-taṣʿīdāt.* Buch über die Chemie des Parfüms und die Destillationen von Yaʿqūb b. Isḥāq al-Kindī. Ein Beitrag zur Geschichte der arabischen Parfümchemie und Drogenkunde aus dem 9. Jh. P. C. Leipzig.

García Sánchez, Expiración (1983): La alimentación en la Andalucía islámica. Estudio histórico y bromatológico. I: Cereales y leguminosas. In: Andalucía islámica. Textos y estudios II–III. Hg. J. Bosch Vilá/W. Hoenerbach. Granada. 139–178.

García Sánchez, Expiración (1986): La alimentación en la Andalucía islámica. Estudio histórico y bromatológico. II: Carne, pescado, huevos, leche y productos lácteos. In: Andalucía Islámica. Textos y estudios IV–V. Hg. J. Bosch Vilá/W. Hoenerbach. Granada. 237–278.

García Sánchez, Expiración (2002): Dietetic aspects of food in al-Andalus. In: Patterns of Everyday Life. Hg. D. Waines. Aldershot. 275–288.

Garnsey, Peter (1999): Food and Society in Classical Antiquity. Cambridge.

Gärtner, Florian (2015): Galeni De Locis Affectis I–II. Galen: Über das Erkennen erkrankter Körperteile I–II. Corpus Medicorum Graecorum V 6,1,1. Berlin.

Günther, Sebastian (2005): Assessing the Sources of Classical Arabic Compilations: The Issue of Categories and Methodologies. In: British Journal of Middle Eastern Studies, Vol. 32, 1. 75–98.

Ḥā'irī, ʿAbd al-Ḥusayn (1972): *Fihrist-i Kitābḫāna-yi Maǧlis-i Šūrā-yi millī.* Bd. XIX. Teheran.

Hamarneh, Sami (1969): Review of 'The Medical Formulary of al-Samarqandī' by Martin Levey/Noury Alkhaledy. In: Pharmacy in History 11/2. 60 f.

Heine, Peter (1982): Weinstudien: Untersuchungen zu Anbau, Produktion und Konsum des Weins im arabisch-islamischen Mittelalter. Wiesbaden.

Heine, Peter (1988): Kulinarische Studien. Untersuchungen zur Kochkunst im arabisch-islamischen Mittelalter. Wiesbaden.

Hinz, Walther (1970): Islamische Maße und Gewichte umgerechnet ins metrische System. Leiden.

Hippokrates (2003): De diaeta. Hg. u. übers. R. Joly/S. Byl. Corpus Medicorum Graecorum I 2,4. Berlin.

Ḥusayn, ʿAbbās al-Kāẓimī an-Nīsābūrī al-Kantūrī (1914–1936): *Fihrist-i kutub-i ʿarabī wa-fārsī wa-urdū. Kutubḫāna-i Āṣafiya sarkār-i ʿālī.* 4 Bde. Hyderabad.

Ḥuṣaynī, Sayyid Aḥmad (1369 H. Š [= 1990]): *Fihrist-i nusḫahā-yi ḫaṭṭī-yi Kitābḫāna-yi ʿUmūmi-yi Ḥaḍrat Āyatullāh al-ʿUẓmā Naǧafī Marʿašī.* Bd. 19. Qom.

Ḥuṣaynī, Sayyid Aḥmad (1374 H. Š [= 1995]): *Fihrist-i nusḫahā-yi ḫaṭṭī-yi Kitābḫāna-yi ʿUmūmi-yi Ḥaḍrat Āyatullāh al-ʿUẓmā Naǧafī Marʿašī*. Bd. 24, Qom.

Ibn Abī Uṣaybiʿa, Aḥmad b. Qāsim al-Ḫazraǧī (1884): *ʿUyūn al-anbāʾ fī ṭabaqāt al-aṭibbāʾ*. 2 Bde. Hg. A. Müller. Kairo/Königsberg.

Ibn Baṭṭūṭa, Muḥammad b. ʿAbdallāh (2005): *Riḥlat Ibn Baṭṭūṭa al-musammāt Tuḥfat an-naẓẓār fī ġarāʾib al-amṣār wa-ʿaǧāʾib al-asfār*. 2 Bde. Hg. D. al-Ǧuwaydī. Beirut.

Ibn al-Bayṭār, ʿAbdallāh b. Aḥmad (1965): *K. al-Ǧāmiʿ li-mufradāt al-adwiya wa-l-aġḏiya*. 4 Bde. Bagdad.

Ibn Buṭlān, Abū l-Ḥasan al-Muḫtār (1990): Le *Taqwīm aṣ-ṣiḥḥa* (*Tacuini sanitatis*) d'Ibn Buṭlān: Un traité médical du XIe siècle. Histoire du texte, éd. critique, trad., commentaire. Hg. H. Elkhadem. Louvain.

Ibn al-Ǧawzī, Abū l-Faraǧ ʿAbd ar-Raḥmān b. ʿAlī (1986): *Ṣayd al-ḫāṭir*. Hg. S. al-Ǧamīlī. Beirut.

Ibn al-Ǧawzī, Abū l-Faraǧ ʿAbd ar-Raḥmān b. ʿAlī (2011): *Luqaṭ al-manāfiʿ fī ʿilm aṭ-ṭibb*. Hg. M. Ibrāhīm. Kairo.

Ibn Ǧubayr, Muḥammad b. Aḥmad (1907): The Travels of Ibn Ǧubayr. Hgg. W. Wright/ M.J. De Goeje. Leiden.

Ibn Ḥabīb, ʿAbd al-Malik (1992): *al-Muḫtaṣar fī ṭ-ṭibb* (Compendio de Medicina). Hgg. C. Álvarez de Morales/G. Girón Irueste. Madrid.

Ibn Ḫallikān, Abū l-ʿAbbās Aḥmad b. Muḥammad (1881): *Wafayāt al-aʿyān*. 2 Bde. Kairo.

Ibn Ḫalṣūn, Muḥammad b. Yūsuf (1999): Le *Kitāb al-Aġḏiya* d'Ibn Ḫalṣūn: Edition critique du texte arabe, traduction française et notes. Hg. S. Gigandet. Lille.

Ibn al-Ḥaššāʾ, Abū Ǧaʿfar Aḥmad b. Muḥammad (1941): *Mufīd al-ʿulūm wa-mubīd al-humūm wa-huwa tafsīr al-alfāẓ al-luġawīya al-wāqiʿa fī l-Kitāb al-Manṣūrī li-r-Rāzī* (Glossaire sur le Manṣūrī de Razès). Hgg. G.S. Colin/H.P.J. Renaud. Rabat.

Ibn al-Ḫaṭīb, Lisān ad-Dīn (1984): *K. al-Wuṣūl li-ḥifẓ aṣ-ṣiḥḥa fī l-fuṣūl* (Libro de Higiene). Hg. M. de la Concepción Vázquez de Benito. Salamanca.

Ibn Māǧa, Muḥammad b. Yazīd al-Qazwīnī (1975): *Sunan*. Hg. M. ʿAbd al-Bāqī. 2 Bde. Beirut.

Ibn Manẓūr, Muḥammad b. Mukarram (1990): *Lisān al-ʿarab*. 15 Bde. Beirut.

Ibn an-Nafīs, ʿAlī b. Abī Ḥazm al-Qurašī (1992): *al-Muḫtār min al-aġḏiya*. Hg. Y. Ziedan. Kairo.

Ibn al-Quff, Abū l-Faraǧ b. Yaʿqūb (1989): *Ǧāmiʿ al-ġaraḍ fī ḥifẓ aṣ-ṣiḥḥa wa-dafʿ al-maraḍ*. Hg. S. Hamarneh. Amman.

Ibn Qunfuḏ al-Qusanṭīnī, Abū l-ʿAbbās Aḥmad b. Ḥasan (1971): *al-Wafayāt*. Beirut.

Ibn Rušd, Abū l-Walīd Muḥammad b. Aḥmad (2001): *al-Kullīyāt fī ṭ-ṭibb. Maʿa muʿǧam bi-l-muṣṭalaḥāt aṭ-ṭibbīya al-ʿarabīya*. Hg. M. al-Ǧābirī. Beirut.

Ibn Sayyār al-Warrāq, al-Muẓaffar b. Naṣr (1987): *K. aṭ-Ṭabīḫ*. Hgg. K. Öhrnberg/ S. Mroueh. Helsinki.

Ibn Sīnā, Abū ʿAlī al-Ḥusayn b. ʿAbdallāh (1877): *al-Qānūn fī ṭ-ṭibb*. 3 Bde. [Kairo].

Ibn Sīnā, Abū ʿAlī al-Ḥusayn b. ʿAbdallāh (1984): *Risāla fī l-Adwiya al-qalbīya*. In: *Min muʾallafāt Ibn Sīnā aṭ-ṭibbīya*. Hg. M.Z. al-Bābā. Aleppo. 207–294.

Ibn Waḥšīya, Abū Bakr (1984): *Al-Filāḥa an-nabaṭīya*. The Book of Nabatean Agriculture. Reproduced from MS 1989 Ahmet III Collection, Topkapı Sarayı Library Istanbul. Hg. F. Sezgin. 5 Bde. Frankfurt M. (Publications of the Institute for the History of Arabo-Islamic Science. Series C: Facsimile-Editions 3,1–3,7).

Ibn Zuhr, Abū Marwān ʿAbd al-Malik (1992): *K. al-Aġḏiya* (Tratado de los alimentos). Hg. E. García Sánchez. Madrid.

İhsanoğlu, Ekmeleddin (Hg., 1984): Catalogue of Islamic Medical Manuscripts (in Arabic, Turkish and Persian) in the Libraries of Turkey. Istanbul.

ʿIrfāniyān, Ġulam ʿAlī (1380 H. Š [= 2001]): *Fihrist-i kutub-i ḫaṭṭī-yi Kitābḫāna-yi markazī-yi Āstān-I Quds-i Raḍawī*. Bd. 19. Maschhad.

al-Iṣfahānī, Abu Nuʿaym (1967): *Ḥilyat al-awliyāʾ wa-ṭabaqāt al-aṣfiyāʾ*. 10 Bde. Kairo.

Iskandar, Albert Zaki (1972): A study of as-Samarqandī's medical writings. In: Le Muséon 85. 451–479.

al-Isrāʾīlī, Isḥāq b. Sulaymān (1992): *K. al-Aġḏiya wa-l-adwiya*. Hg. M. aṣ-Ṣabbāḥ. Beirut.

Janick, Jules et al. (2007): The Cucurbits of Mediterranean Antiquity: Identification of Taxa from Ancient Images and Descriptions. In: Annals of Botany 100 (7). 1441–1457.

Jones, William H.S.: Hippocrates. Vol. IV: Aphorisms. London/Cambridge 1953. 97–221.

Junker, Heinrich F./Bozorg Alavi (2002): Persisch–Deutsch Wörterbuch. 9. Aufl. Wiesbaden.

Kahl, Oliver (2007): The Dispensatory of Ibn at-Tilmīḏ. Arabic Text, English Translation, Study and Glossaries. Leiden.

Kahl, Oliver (2009): Sābūr ibn Sahl's Dispensatory in the Recension of the ʿAḍudī Hospital. Leiden.

al-Kāzarūnī, Sadīd ad-Dīn Muḥammad b. Masʿūd (1832): *aš-Šarḥ al-muġnī*. Kalkutta.

Keil, Gundolf (2002): Standardwerke mittelalterlicher Drogenkunde und ihre Repräsentation in der Enzyklopädik. In: Die Enzyklopädie im Wandel vom Hochmittelalter bis zur frühen Neuzeit. Hg. Ch. Meier. München. 343–389.

Kuhne-Brabant, Rosa (1994): Apuntes sobre el consumo de fruta en el mundo árabe medieval. In: La alimentación en las culturas islámicas. Hgg. M. Marín/D. Waines. Madrid. 295–308.

Kuhne-Brabant, Rosa (1997): Le sucre et le doux dans l'alimentation d'al-Andalus. In: Cultures et nourritures de l'Occident musulman, Essais dédiés à Bernard Rosenberger. Médiévales 33. 55–67.

Lane, Edward W. (1968): An Arabic-English Lexicon. 8 Bde. Nachdr. von 1863–1893. Beirut.

Laurioux, Bruno (1995): Des lasagnes romaines aux vermicelles arabes: Quelques réflexions sur les pâtes alimentaires au Moyen Age. In: Campagnes médiévales: L'homme et son espace. Paris. 199–215.

Lev, Efraim/Zohar Amar (2008): Practical Materia Medica of the Medieval Eastern Mediterranean According to the Cairo Genizah. Leiden.

Levanoni, Amalia (2005): Food and Cooking during the Mamluk Era. Social and Political Implications. In: Mamlūk Studies Review IX, 2. 201–222.

Levey, Martin/Nuri al-Khaledy (Hgg., 1967): The medical formulary of al-Samarqandi and the relation of early Arabic simples to those found in the indigenous medicine of the Near East and India. Philadelphia.

Lewicka, Paulina B. (2011): Food and Foodways of Medieval Cairenes. Aspects of Life in an Islamic Metropolis of the Eastern Mediterranean. Leiden.

Liddell, Henry G./Robert Scott (1996): A Greek English Lexicon, revised and augmented throughout by Sir Henry Stuart Jones et al. 10. ed. with a revised supplement. Oxford.

Limet, Henri (1987): The Cuisine of Ancient Sumer. In: The Biblical Archaeologist 50/3. 132–147.

Maas, Paul (1960): Textkritik. 4. Aufl. Leipzig.

al-Maǧūsī, ʿAlī b. al-ʿAbbās (1877): *K. Kāmil aṣ-ṣināʿa aṭ-ṭibbīya*. 2 Bde. Būlāq.

Maier, Gerhard (Hg., 1998): Wuppertaler Studienbibel. Bd. 8: Der Prophet Hesekiel. Der Prophet Daniel. Wuppertal.

Maimonides [Mūsā b. Maymūn] (1925): Fī Tadbīr aṣ-Ṣiḥḥat. Gesundheitsanleitung des Maimonides für den Sultan al-Malik al-Afḍal. Zum ersten Male im Urtexte herausgegeben, ins Deutsche übertragen und kritisch erläutert. Hg. H. Kroner. Separat-Druck Janus Bd. 27–29. Leiden.

Margoliouth, David Samuel (1902): Abū l-ʿAlāʾ al-Maʿarrī's Correspondence on Vegetarianism. In: Journal of the Royal Asiatic Society. 289–332.

Marín, Manuela (1994): Literatura y gastronomía: Dos textos árabes de época mameluca. In: La alimentación en las culturas islámicas. Hgg. M. Marín/D. Waines. Madrid. 137–158.

Marín, Manuela (1997): Cuisine d'Orient, cuisine d'Occident. In: Cultures et nourritures de l'Occident musulman, Essais dédiés à Bernard Rosenberger. Médiévales 33. 9–21.

Marín, Manuela (2000): Beyond Taste: the complements of colour and smell in the medieval Arab culinary tradition. In: A Taste of Thyme: Culinary Cultures of the Middle-East. Hgg. S. Zubaida/R. Tapper. London/New York. 205–214.

Marín, Manuela (2005): Los recetarios árabes clásicos: ¿Documentos históricos? In: El banquete de las palabras: La alimentación en los textos árabes. Estudios árabes e islámicos 10. Hgg. M. Marín/C. De la Puente. Madrid. 29–56.

Marín, Manuela/David Waines (Hgg., 1993): *Kanz al-fawāʾid fī tanwīʿ al-mawāʾid*. Stuttgart/Beirut.

al-Masīḥī, Abū Sahl ʿĪsā b. Yaḥyā (2000): *K. al-Miʾa fī ṭ-ṭibb*. Hg. F. Sanagustin. 2 Bde. Damaskus.

Meyerhof, Max (Hg. 1940): *Šarḥ asmāʾ al-ʿuqqār* (l'explication des noms de drogues). Un Glossaire de Matière Medicale composé par Maïmonide. Kairo.

Michel, Paul (2012): Darbietungsweisen des Materials in Enzyklopädien. In: Populäre Enzyklopädien: Von der Auswahl, Ordnung und Vermittlung des Wissens (Gedenkschrift für Rudolf Schenda). Zürich. 35–83.

Mielck, Reinhard (1913): Terminologie und Technologie der Müller und Bäcker im islamischen Mittelalter. Glückstadt/Hamburg.

Mohaghegh, Mehdi (1978): The Title of a Work of Rāzī with Reference to al-Ṭīn al-Nīshābūrī. In: Proceedings of the First International Symposium for the History of Arabic Science II. Hgg. A.Y. al-Hasan et al. Aleppo. 338–340.

Muṣṭafā, Ibrāhīm et al. (Hgg., 1970): *al-Muʿǧam al-wasīṭ*. 2 Bde. 2. Aufl. Beirut.

al-Munaǧǧid, Ṣalāḥ ad-Dīn (1959): *Maṣādir ǧadīda ʿan tārīḫ aṭ-ṭibb ʿinda l-ʿarab*. In: Revue de l'Insitut des Manuscrits Arabes 5/2. 229–348.

an-Naqšbandī, Usāma Nāṣir (1981): *Maḫṭūṭāt aṭ-ṭibb wa-ṣ-ṣaydala wa-l-bayṭara fī Maktabat al-matḥaf al-ʿirāqī*. Bagdad.

Nasrallah, Nawal (2007): Annals of the Caliph's Kitchens: Ibn Sayyār al-Warrāq's tenth-century Baghdadi Cookbook. Engl. Translation with introduction and glossary. Leiden 2007.

Newid, Mehr Ali (2010): Aromata in der iranischen Kultur unter besonderer Berücksichtigung der persischen Dichtung. Wiesbaden.

Ouerfelli, Mohamed (2008): Le sucre: Production, commercialisation et usages dans la Méditerranée médievale. Leiden.

Paris, Harry S. (2012): Semitic-language records of snake melons (*Cucumis melo*, Cucurbitaceae) in the medieval period and the 'piqqus' of the 'faqqous'. In: Genetic Resoures and Crop Evolution 59. 31–38.

Paris, Harry S./Marie-Christine Daunay/Jules Janick (2012): Occidental diffusion of cucumber (Cucumis sativus) 500–1300 CE: two routes to Europe. In: Annals of Botany 109. 117–126.

Paris, Harry S./Zohar Amar/Efraim Lev (2012): Medieval emergence of sweet melons, *Cucumis melo* (Cucurbitaceae). In: Annals of Botany 110. 23–33.

Paulus Aegineta (1914): Paulos' von Aegina des besten Arztes sieben Bücher. Hg. J. Berendes. Leiden.

Pertsch, Wilhelm (1883): Die Orientalischen Handschriften der Herzoglichen Bibliothek zu Gotha. Dritter Theil: Die Arabischen Handschriften. Vierter Band. Gotha.

Pellat, Charles (1966): Ḥayawān: Animals in Muslim Law. In: EI² III. 306–308

Pellat, Charles (1979): Khubz. In: EI² V. 41–43

Perry, Charles (1988): Medieval Near Eastern Rotted Condiments. In: Oxford Symposium on Food and Cookery 1987, Proceedings: Taste. London. 169–177.

Perry, Charles (1990): Couscous and its cousins. In: Staple Foods. Proceedings of the Oxford Symposium on Food and Cookery 1989. Hg. H. Walker. London. 176–178.

Perry, Charles (1992): Jūdhābah and Lauzīnaj: or, what to order in 9th century Baghdad. In: Public Eating. Proceedings of the Oxford Symposium on Food and Cookery 1991. Hg. H. Walker. London. 231–233.

Perry, Charles (1999): The Food of the 'Arabian Nights'. In: Food in the Arts. Proceedings of the Oxford Symposium on Food and Cookery 1998. Hg. H. Walker. Totnes. 134–139.

Perry, Charles (2001a): *Būrān*: Eleven Hundred Years in the History of a Dish. In: Medieval Arab Cookery. Hg. M. Rodinson et al. Totnes. 239–250.

Perry, Charles (2001b): *Isfīdhabāj, Blancmanger* and no Almonds. In: Medieval Arab Cookery. Hg. M. Rodinson et al. Totnes. 263–266.

Perry, Charles (2001c): The Description of Familiar Foods. *Kitāb waṣf al-aṭʿima al-muʿtāda.* In: Medieval Arab Cookery. Hg. M. Rodinson et al. Totnes. 275–450.

Perry, Charles (2001d): *Kitāb at-Tibākha.* A Fifteenth-Century Cookbook. In: Medieval Arab Cookery. Hg. M. Rodinson et al. Totnes. 469–475.

Perry, Charles (2001e): Medieval Arab Fish: Fresh, Dried and Dyed. In: Medieval Arab Cookery. Hg. M. Rodinson et al. Totnes. 479–486.

Pormann Peter E. (2004): The oriental tradition of Paul of Aegina's Pragmateia. Leiden.

Pormann, Peter E./Emilie Savage-Smith (2007): Medieval Islamic Medicine. Washington.

Powell, Owen (Hg., 2003): Galen. On the Properties of Foodstuffs. Introduction, Translation and Commentary. Cambridge.

o. A. (2004): *al-Qurʾān al-karīm.* Hg. Ṣāliḥ b. Muḥammad b. ʿAbd al-ʿAzīz Āl aš-Šayḫ. Medina.

ar-Rāzī, Muḥammad b. Zakariyā (1305 [= 1888]): *Manāfiʿ al-aġḏiya wa-dafʿ maḍārrihā.* Kairo.

ar-Rāzī, Muḥammad b. Zakariyā (1982): El *Sirr ṣināʿat al-ṭibb* de Abū Bakr Muḥammad b. Zakariyyā al-Rāzī. Hg. R. Kuhne-Brabant: Edición crítica del texto árabe. In: Al-Qantara III. 367–415.

ar-Rāzī, Muḥammad b. Zakariyā (1987): *al-Manṣūrī fī ṭ-ṭibb.* Hg. H. al-Bakrī aṣ-Ṣiddīqī. Kuwait.

ar-Rāzī, Muḥammad b. Zakariyā (2000): *al-Ḥāwī fī ṭ-ṭibb.* 8 Bde. Hg. M. Ismāʿīl. Beirut.

Renaud, H.P.J./Georges S. Colin (Hgg., 1934): *Tuḥfat al-aḥbāb.* Glossaire de la matière médicale Marocaine. Paris.

Rodinson, Maxime (1959): Ghidhāʾ. In: EI² II. 1057–1072.

Rodinson, Maxime (2001a): Studies in Arabic Manuscripts relating to Cookery. In: Medieval Arab Cookery. Hg. M. Rodinson et al. Totnes. 91–164.

Rodinson, Maxime (2001b): *Romanía* and other Arabic words in Italian. In: Medieval Arab Cookery. Hg. M. Rodinson et al. Totnes. 167–182.

Rosenberger, Bernard (1989): Les pâtes dans le monde musulman. In: Médiévales 16–17: Plantes, mets et mots. Dialogues avec André-Georges Haudricourt. 77–98.

Rosenberger, Bernard (1994): Diversité des manières de consommer les céréales dans le

Maghreb précolonial. In: La alimentación en las culturas islámicas. Hgg. M. Marín/ D. Waines. Madrid. 309–354.

ar-Rundī, Muḥammad b. Ibrāhīm (1990): *K. al-Aġḏiya.* In: Pharmacopée et régimes alimentaires dans l'oeuvre des auteurs hispano-musulmans. Textes choisis et commentés. Hg. M. al-Arbi al-Khattabi. Beirut. 183–209.

Ruska, Julius/Martin Plessner (1960): ʿAnbar. In: EI² I. 484.

Sadan, Joseph (1989): Mashrūbāt. In: EI² VI. 720–723.

Sadan, Joseph (1977): Khamr. 2. As a product. EI² IV. 997 f.

Salloum, Habeeb et al. (2013): Sweet Delights from a Thousand and One Nights. The Story of Traditional Arab Sweets. London.

Šabbūḥ, Ibrāhīm (1959): *Fihris al-maḫṭūṭāt al-muṣawwara.* III: *al-ʿUlūm, 2. aṭ-Ṭibb.* Kairo.

Sallares, Robert (1991): The Ecology of the Ancient Greek World. London.

Savage-Smith, Emilie (1996): A Shelflist of Islamic Medical Manuscripts at the National Library of Medicine. Bethesda.

Savage-Smith, Emilie (1999): Ṭibb. In: EI² X. 451–460.

Savage-Smith, Emilie (2011): A new Catalogue of Arabic Manuscripts in the Bodleian Library, University of Oxford. Vol. I: Medicine. Oxford.

Sbath, Paul (Hg., 1937): *K. Ǧawāhir aṭ-ṭīb al-mufrada.* Traité sur les Substances Simples Aromatiques par Youhanna ben Massawaih. In: Bulletin de l'Institut d'Egypte 19. 5–27.

Sbath, Paul (1938): Al-Fihris. Catalogue de Manuscrits Arabes. I: Ouvrages des Auteurs antérieurs au XVIIe siècle. Kairo.

Sbath, Paul (Hg., 1944): *Muḫtaṣar fī ṭ-ṭīb.* Abrégé sur les Arômes par Sahlān ibn Kaissān. In: Bulletin de l'Institut d'Egypte 26. 183–213.

Schönig, Hanne (2002): Schminken, Düfte und Räucherwerk der Jemenitinnen: Lexikon der Substanzen, Utensilien und Techniken. Würzburg.

Schwarz, P[aul] (1920): Fānīḏ und Verwandtes. Ein sprachlicher Beitrag zur Geschichte des Zuckers. In: Zeitschrift der Deutschen Morgenländischen Gesellschaft 74. 238–246.

Sezgin, Fuat (1970): Geschichte des arabischen Schrifttums. Bd. III: Medizin – Pharmazie, Zoologie – Tierheilkunde. Leiden.

Steflitsch, Michaela u. Wolfgang (Hgg., 2007): Aromatherapie. Wissenschaft, Klinik, Praxis. Wien/New York.

Storey, Charles A. (1971): Persian Literature. A Bio-Bibliographical Survey. Vol. II. Part 2, E. Medicine. London.

Strohmaier, Gotthard (1979): Ärztliche Ausbildung im islamischen Mittelalter. In: Klio 61. 519–524

aṭ-Ṭabarī, ʿAlī b. Sahl Rabbān (1928): *Firdaws al-ḥikma fī ṭ-ṭibb.* Hg. M.Z. Siddiqi. Berlin.

Ṭalas, Muḥammad As'ad (1953): *al-Kaššāf 'an maḫṭūṭāt ḫazā'in kutub al-awqāf*. Bagdad.

Tapper, Richard (2000): Blood, Wine and Water: social and symbolic aspects of drinks and drinking in the Islamic Middle East. In: A Taste of Thyme: Culinary Cultures of the Middle-East. Hgg. S. Zubaida/R. Tapper. London/New York. 215–231.

Al-Tikriti, Nabil (2007): 'Stuff happens'. A Brief Overview of the 2003 Destruction of Iraqi Manuscript Collections, Archives and Libraries. In: Library Trends 55, No. 3. 730–745.

Tohmé, Georges (Hg., 1994): Pharmacopée sur la classification des causes par Néjibeddine Assamarkandi. Beirut.

Tytler, John (Hg., 1832): The Aphorisms of Hippocrates. Translated into Arabic by Honain Ben Ishak. Kalkutta.

Ullmann, Manfred (1970a): Die Medizin im Islam. Leiden.

Ullmann, Manfred (1970b): Wörterbuch der klassischen arabischen Sprache. Bd. I. (*Kāf*) Wiesbaden.

Ullmann, Manfred (1978): Islamic Medicine. Edinburgh.

Ullmann, Manfred (2002–2007): Wörterbuch zu den griechisch-arabischen Übersetzungen des 9. Jahrhunderts. 3 Bde. Wiesbaden.

Van Arendonk, Cornelis (1975): Ḳahwa. In: EI² IV. 449–453.

Veit, Raphaela (2003): Das Buch der Fieber des Isaac Israeli und seine Bedeutung im lateinischen Westen. Ein Beitrag zur Rezeption arabischer Wissenschaft im Abendland. Stuttgart.

Viré, François (1965): Ḥamām. In: EI² III. 108–110.

Viré, François (1995): Samak. In: EI² VIII. 1020–1023.

Waines, David (1987): Cereals, Bread and Society: An Essay on the Staff of Life in Medieval Iraq. In: Journal of the Economic and Social History of the Orient 30/1. 255–285.

Waines, David (1989): In a Caliph's kitchen. Medieval Arabic Cooking for the Modern Gourmet. London.

Waines, David (1991): *Murrī*: The Tale of a Condiment. In: Al-Qantara 12/2. 371–388.

Waines, David (1994): Abū Zayd al-Balkhī on the Nature of Forbidden Drink: A Medieval Islamic Controversy. In: La alimentación en las culturas islámicas. Hgg. M. Marín/D. Waines. Madrid. 111–126.

Waines, David (1995a): Medical nutriments as home remedies: A case of convergence between the medieval Islamic culinary and medical traditions. In: Actas XVI Congreso UEAI Salamanca. Hgg. C. Vasquez de Benito et al. 551–558.

Waines, David (1995b): Sawīk. In: EI² IX. 93.

Waines, David (1999): Dietetics in Medieval Islamic Culture. In: Medical History 43/2. 228–240.

Waines, David (2003): 'Luxury Foods' in Medieval Islamic Societies. In: World Archaeology 34/3. 571–580.

Waines, David/Manuela Marín (1989): The balanced way: Food for pleasure and health in medieval Islam. In: Manuscripts of the Middle East 4, 123–132.

Waines, David/Manuela Marín (1992): *Muzawwar*: counterfeit fare for fast and fevers. In: Der Islam 69. 289–301.

Watson, Andrew (1983): Agricultural Innovation in the Early Islamic world: The Diffusion of Crops and Farming Techniques 700–1100. Cambridge.

Wehr, Hans (1985): Arabisches Wörterbuch für die Schriftsprache der Gegenwart. 5. Aufl. Wiesbaden.

Weiss-Adamson, Melitta (2004): Food in Medieval Times. Westport/London.

Wellmann, Max (Hg., 1906–1914): Pedanii Dioscuridis Anazarbei De Materia medica libri quinque. Berlin.

Wensinck, Arent J. (1977): Khamr. 1. Juridical Aspects. In: EI² IV. 994–997.

Wensinck, Arent J. et al. (1936–1988): Concordance et indices de la Tradition musulmane (*Al-Muʿǧam al-mufahras li-alfāẓ al-ḥadīṯ an-nabawī*). 8 Bde. Leiden.

Wernhard, Matthias (1997): Die syrischen Fragmente des Rufus von Ephesos. Edition, Übersetzung, Kommentar. München.

Wilkins, John (Hg., 2013): Galien. Oeuvres. Tome V: Sur les facultés des aliments. Paris.

Wilson C., Anne (1983): Sugar: The Migrations of a plant product during 2000 years. In: Oxford Symposium 1983. Food in Motion. The Migration of Foodstuffs and Cookery Techniques. London. 1–10.

Witkam, Jan Just (1988): Establishing the stemma: fact or fiction? In: Manuscripts of the Middle East 3. 88–101.

az-Zahrāwī, Abū l-Qāsim Ḫalaf b. al-ʿAbbās (1986): *K. at-Taṣrīf li-man ʿaǧaza ʿan at-taʾlīf* (A Presentation to Would-Be Authors on Medicine). Reproduced from MS 502 Beşirağa Collection, Süleymaniye Library Istanbul. Hg. F. Sezgin. 2 Bde. Frankfurt/M.

Zaouali, Lilia (2007): Medieval cuisine of the Islamic World. A concise history with 174 recipes. Berkeley/Los Angeles.

Ziedan, Youssef (1995): *Fihris maḫṭūṭāt ǧāmiʿat al-Iskandarīya*. Kairo.

Ziedan, Youssef (1996): *Fihris maḫṭūṭāt baladīyat al-Iskandarīya*. I: *al-Maḫṭūṭāt al-ʿilmīya*. Alexandria.

Zohary Daniel/Maria Hopf (1994): Domestication of Plants in the Old World. Oxford.

Zubaida, Sami (1990): Rice and Wheat in Middle Eastern Cultures. In: Staple Foods. Proceedings of the Oxford Symposium on Food and Cookery 1989. Hg. H. Walker. London. 246–248.

Glossar zum *Kitāb al-Aġḏiya wa-l-ašriba*

Fettgedruckte Seitenzahlen verweisen auf Erwähnungen innerhalb der betreffenden Lexikoneinträge.

1 Arabisch – Deutsch – Englisch

abāzīr | Gewürze | spices 68, 72, 74, 84, 116, 126, 166, 180, **206**, 218, 220, 228, 232

ʿadas | Linse | lentil 26, **44–46**, 52, 54, 240 → *ḫubz [al-ʿadas]*

ʿadas murr | Linsenwicke | bitter vetch **44**

ʿadasīya | Linseneintopf | lentil stew **240**

ʿaḍḍat al-kalb al-kalib | Biss des tollwütigen Hundes | bite of the rabid dog 148, 194

afāwīh | Würzmittel | spices 84, 98, 180, 212, 224, 226, 232, 276, 284–288

afsintīn | Wermutkraut | absinthe 170

aǧama → *māʾ al-āǧām*, → *samak al-aǧama*

aḫāl | von Sülze abgeseihter Essig | vinegar strained from aspic 82, **220**

aḫašansār | *ḫašansār*-Ente | *ḫašansār* duck **94**

aḥšāʾ | Gedärme | intestines 24, 70, 74, 108, 114, 126, 128, 148, 152, 190, 266, 268

ākila | Krebsgeschwür | cancer 54

albān | Milchprodukte | dairy products 26, **108–118**, 228, 264

alya | Schafschwanzfett | sheep's tail fat 40, **76**

ambīq | Destillierhelm | alembic 270

amlaǧ murabbā | süß eingelegte Amla-Früchte | sweet preserved emblic **224**

ʿanbar | Ambra | ambergris 296, **304**

anbarbārīs | Berberitze | barberry 180

anbiǧ | in Honig Eingelegtes | honey preserve **206, 222**

anf | Nase | nose **74**, 188, 296

anǧuḏān | Asant | asafoetida 54, **214** → *ḥiltīt*, → *kāmaḫ al-anǧuḏān*, → *maḥrūt*

anǧura → *qurrayṣ*

aqiṭ | Dickmilchkäse | sour milk cheese **120**

ʿaql al-baṭn / aṭ-ṭabīʿa | stopfende Wirkung („Binden des Bauchs / der Natur") | constipating effect ("tethering of the belly / of nature") 32, 36, 40, 42, 56, 58, 68, 84, 92, 104, 108, 114, 118, 124, 126, 134–138, 142, 144, 154–158, 166, 168, 172, 180–184, 190, 212, 218, 238, 248, 274, 276, 290, 292

ʿaqr al-amʿāʾ | wunder Darm | sore bowel 138

ʿaqrab → *lasʿ al-ʿaqārib*

ʿaraḍ | Akzidens | accident 20, 24, 32, 40, 58, 114, 138, 172, 260

ʿaraq | Schweiß | sweat 200, 266, 302–306

arnab → *laḥm al-arānib*

aruzz | Reis | rice **38–42**, 180, 240, 242, 250, 252, 284, 286 → *ḫubz al-aruzz*

aruzz bi-l-laban | Milchreis | milk rice **242**

ās | Myrte | myrtle **298** → *duhn al-ās*, → *ḥabb al-ās*, → *šarāb ḥabb al-ās*

ʿaṣab | Nerv; Sehne | nerve; sinew 44, 48, 56, 58, 64, 70, 74, 76, 120, 140, 208, 220, 222, 234, 262, 266, 270, 282, 286, 288, 300, 306 → *maḫraǧ al-ʿaṣab*, → *tašannuǧ al-aʿṣāb*, → *waǧaʿ al-ʿaṣab*

ʿasal | Honig | honey 24, 38, 48, 54–62, 98, 116, 118, 136, 140, 144, 152, **170–172**, 194, 222–226, 238, 242, 248, 250, 252, 256, 276, 280, 282, 304 → *māʾ al-ʿasal*

ʿaṣīda | Weizenbrei mit Datteln | wheat porridge with dates **250**

asr al-bawl | Harnverhaltung | urinary retention 188

atān → *laban al-utun*

ʿaṭaš | Durst | thirst 32, 36–40, 84, 96, 98, 114, 118, 120, 128, 132, 134, 138, 142, 144, 148, 154, 158, 162, 168, 172, 176–180, 184, 192, 194, 200, 210, 218–224, 242, 244, 256, 266, 270–274, 280, 286–292

ʿaṭaš kāḏib | trügerischer Durst | illusory thirst 194

aṭrāf | Akren | acra **70–72**, 166, 192

baṯr | Pustel | pustule 290
baṯr al-fam | Aphthe | aphtha 46, 48, 148, 154, 164, 190, 250
baṭṭ → *bayḍ al-baṭṭ*, → *laḥm al-baṭṭ*
bawārid | sauer eingelegtes Gemüse (Kaltspeisen) | pickled vegetables (cold dishes) 128, **218**
bawāsīr | Hämorrhoiden | hemorrhoids 54, 74, 134, 140, 152, 166, 194, 196, 210, 224, 282, 284
bawl | Harn | urine 42, 44, 56, 76, 124, 128, 138, 152, 158, 166, 266, 278
→ *asr al-bawl*, → *ḥurqat al-bawl*, → *idrār al-bawl*, → *taqṭīr al-bawl*
bawraq | Natron | soda 30, 90, 108, 166, 174, 180, 182
bayāḍ al-bayḍ | Eiweiß | egg white **102**, 104, 106, 112
bayḍ | Ei | egg 26, 88, **102–106**, 108, 228
→ *bayāḍ al-bayḍ*, → *ṣufrat al-bayḍ*
bayḍ al-ʿaṣāfīr | Sperlingsei | sparrow egg **104**
bayḍ al-baṭṭ | Entenei | duck egg **102**
[*bayḍ*] *ad-daǧāǧ* | Hühnerei | chicken egg **102**
[*bayḍ*] *ad-durrāǧ* | Frankolinhuhnei | francolin egg **102**
bayḍ al-iwazz | Gänseei | goose egg **102**
[*bayḍ*] *an-naʿām* | Straußenei | ostrich egg **102**
[*bayḍ*] *al-qabǧ* | Rebhuhnei | partridge egg **102**
bayḍ salīq muštadd | hartgekochtes Ei | hard-boiled egg **102**
bayḍ as-samak | Fischrogen | fish roe **106**
bayḍ as-sulaḥfāt al-barrīya | Landschildkröteneier | tortoise eggs **106**
[*bayḍ*] *at-tadruǧ* | Fasanenei | pheasant egg **102**
bayḍa | Hoden | testicle 50
biʾr → *māʾ al-ābār*
birāz | Exkremente | feces 42, 114, 204
bisbāsa | Muskatblüte | mace **306**
biṭṭīḫ | (Zucker)melone | (musk)melon 132, **158–162**
→ *bizr al-biṭṭīḫ*, → *māʾ al-biṭṭīḫ*
biṭṭīḫ hindī | „Indische Melone“ (Wassermelone) | “Indian melon” (watermelon) **160**, 162, 284
biṭṭīḫ mustaṭīl ḥāmiḍ | „längliche, saure Melone“ (Schlangenmelone) | “oblong sour melon” (snake melon) **160**
bizr | Saat | seed **56–62**, 168, 174, 214, 252, 282, 298
bizr al-baṣal | Zwiebelsaat | onion seed 194
bizr al-bāḏarūǧ | Basilikumsaat | basil seed 188
bizr al-biṭṭīḫ | Melonenkerne | melon seed **60**, 160
bizr al-fanǧankašt | Mönchspfeffersaat | chaste tree seed **60**
bizr al-farfaḫ | Portulaksaat | purslane seed 184, 252
bizr al-fuǧl | Rettichsaat | radish seed 198
bizr al-ǧazar | Karottensaat | carrot seed 198
bizr al-ḫass | Lattichsaat | lettuce seed 176
bizr al-hindibāʾ | Endiviensaat | endive seed 282
bizr al-ḥummāḍ | Ampfersaat | sorrel seed 182
bizr al-kattān | Leinsaat | flaxseed **58–60**
bizr al-kurrāṯ | Lauchsaat | leek seed 196
bizr al-kurunb | Kohlsaat | cabbage seed 182
bizr al-lift | Speiserübensaat | turnip seed 192
bizr al-maḥrūt ar-rūmī → *kāšim*
bizr al-mulūkīya | Gartenmalvensaat | mallow seed 178
bizr al-qaṯad | Gurkenkerne | cucumber seed **60**, 162, 282
bizr al-qaṭaf | Gartenmeldensaat | garden orach seed 184
bizr al-qiṯṯāʾ | Schlangengurkenkerne | snake cucumber seed **60**, 162, 282
bizr al-razyānaǧ | Fenchelsaat | fennel seed 38
bizr al-šibitt | Dillsaat | dill seed 200
buḫār | Dampf | vapor 32, 48, 60, 84, 104, 138, 142, 190, 196–200, 214, 230, 244, 260, 264–270, 286, 288, 296, 298, 302
buḥayra → *samak al-buḥayra*
buḫtaǧ | gekochter Saft | cooked juice 244, 246
buḥūḥa | Heiserkeit | hoarseness 268
bulkand | eine Art Ölgebäck | a kind of oil pastry **256**
bunduq | Haselnuss | hazelnut **148**, 154

bunk | Arabische Akazie (?); Kaffeebohnen (?) | Arabic acacia (?); coffee beans (?) **306**
buqūl | Gemüse, Kräuter | vegetables, herbs 26, 52, 122, **174–176**, 178, 180, 188, 196, 200–204, 218, 220, 228, 232, 244, 246
buqūl barrīya | Wildkräuter | wild herbs **204**
būrānī | Auberginengericht | eggplant dish 164
burūda → *bard*
buṣāq | Speichel | saliva 282
busr | unreife, gelblich-rote Dattel | unripe yellowish-red date 124, **126**, 128, 276

dā' aṯ-ṯa'lab | Haarausfall | alopecia 194
ḏafar | Gestank | stench 276
daǧāǧ | Haushuhn | chicken 74, **88–90**, 94, 182, 242, 244
→ [*bayḍ*] *ad-daǧāǧ*
ḏahab → [*mā'*] *ḏahabī*
dam | Blut | blood 24, 34, 38, 42–46, 50–60, 64, 66, 70–76, 80–88, 92, 96, 98, 102, 108, 112, 118, 122–138, 146, 152–164, 168, 170, 176, 180–186, 192–196, 202, 206–210, 218–222, 232–242, 246, 248, 252, 256, 264, 266, 274, 276, 280, 290, 292, 298, 300
dam an-nifās | Wochenfluss | lochia 58
ḍa'n → *laḥm aḍ-ḍa'n*
ḏanab | Schwanz | tail 78
daqīq | Mehl | flour 28, 30, 38, 48, 50, 98, 130, 178, 218, 246–254, 284, 286
ḍar' | Euter | udder **72**, 110–114
ḏarab | Durchfall | diarrhea 46, 48, 138
daraǧa | Grad | degree 26, 34, 38, 42, 48–62, 128, 140, 146, 152, 154, 158, 162, 164, 172, 176, 180, 184, 186, 192, 204, 290, 304
ḏarānī → *milḥ ḏarānī*
dārfulful | Langpfeffer | long pepper **210**, 216
dārṣīnī | Zimt | cinnamon 50, 74, **210–212**, 214
→ *qirfat ad-dārṣīnī*
dašīš | Weizenschrot | wheat meal **30**
ḏāt al-ǧanb | Brustfellentzündung | pleurisy 288
dawā' | Heilmittel | drug 52, 86, 108, 140, 148, 150, 156, 174, 176, 190, 194, 204, 228, 234, 264, 294, 296, 308
ḏibḥa | Angina | angina 132, 166
dibs | Dattelsaft | date juice **288**
ḏihn | Geist | mind 188, 190, 262

dīk (*'atīq*) | (alter) Hahn | (old) rooster 60, 74, 88, **90**, 102
ḍimād | Verband | bandage 34, 48, 52, 54, 60, 130, 140, 142, 148, 178, 182, 184, 196, 202
dimāġ | Hirn | brain 72, 84, 90, 92, 138, 148, 180, 188, 192, 212, 216, 244, 256, 260, 270, 288, 294, 298, 300–308
dimāġ aṭ-ṭayr | Geflügelhirn | poultry brain **88**
diqq | hektisches Fieber | hectic fever 86, 114, 262
dīwasbist → *ḥandaqūq*
dūd | Wurm | worm 54, 134, 152, 182, 188, 210, 212, 216
dūd fī l-asnān | Zahnwurm | toothworm 196
ḍu'f al-baṣar | Sehschwäche | weak-sightedness 192, 194, 208, 266
ḍu'f al-ma'ida | Magenschwäche | stomach weakness 30, 138, 172, 234, 254, 276, 278
dūġ | Dugh | doogh **114**
duḫn | Kolbenhirse | foxtail millet **42–44**
→ *ḫubz* [*ad-duḫn*]
duhn al-ās | Myrtenöl | myrtle oil **298**
duhn al-banafsaǧ | Veilchenöl | violet oil **300**, 302
duhn al-fuǧl | Rettichöl | radish oil **198**
duhn al-fustuq | Pistazienöl | pistachio oil **150**
duhn al-ǧawz | Walnussöl | walnut oil **148**, 250
duhn al-ḥabba al-ḫaḍrā' | Terebinthenbeerenöl | terebinth berry oil **154**
duhn al-ḥall | Sesamöl | sesame oil 164, 276
duhn al-ḥimmiṣ | Kichererbsenöl | chickpea oil **52**
duhn al-ḫīrī | Levkojenöl | wallflower oil **300**
duhn al-ḫirwa | Rizinusöl | castor oil 146
duhn al-lawz | Mandelöl | almond oil 30, 40, 42, 50, 52, 94, 98, **150**, 162, 164, 180, 182, 244, 246, 250, 252, 256
duhn al-lawz al-murr | Bittermandelöl | bitter almond oil **150**
duhn an-nārǧīl | Kokosöl | coconut oil **152**
duhn an-narǧis | Narzissenöl | narcissus oil **300**
duhn nawā al-mišmiš | Aprikosenkernöl | apricot kernel oil **134**
duhn an-naylūfar | Seerosenöl | nenuphar oil **302**

duhn al-qarʿ | Flaschenkürbisöl | bottle gourd oil **164**
duhn qušūr al-utruǧǧ | Zitronatzitronenschalenöl | citron zest oil **140**
duhn as-safarǧal | Quittenöl | quince oil **138**, 302
duhn aš-šahdānaǧ | Hanföl | hempseed oil **60**
duhn as-sawsan | Schwertlilienöl | iris oil **300**
duhn as-simsim | Sesamöl | sesame oil **58**
duhn al-ward | Rosenöl | rose oil **298**
duhn al-yāsamīn | Jasminöl | jasmine oil **300**
dummal | Abszess | abscess 34, 290
ḏurra | Sorghumhirse | sorghum **42–44**, 286
→ *ḫubz [aḏ-ḏurra]*
durrāǧ → *[bayḍ] ad-durrāǧ*, → *laḥm ad-durrāǧ*
dušbiḏ | Kallus | callus 74

faḍl | Überschuss | residue 24–28, 38, 46, 50, 64–70, 74–80, 84–94, 102, 110, 114, 138, 142, 144, 148, 158, 162, 170, 174, 180, 186, 188, 192, 202–206, 210, 214–218, 222, 224, 240, 274, 280, 282, 292, 300
fāḫita | Türkentaube | collared turtledove **92**
fākiha | Frucht | fruit 80, 116, **122–124**, 128, 138, 176, 210, 216, 218, 236, 238, 264, 274–278, 292, 308
falanǧmušk | Limonenbasilikum | lemon basil **302**
→ *kāmaḫ al-falanǧmušk*
fāliǧ | Hemiplegie | hemiplegia 226, 282
fālūḏaǧ | Süßigkeit aus Stärke und Honig oder Zucker | sweet from starch and honey or sugar 234, 248, **250**
fam | Mund | mouth 126, 132, 146, 148, 188, 214
→ *baṯr al-fam*
fam al-maʿida | Magenmund | cardiac orifice 118, 134–138, 186, 226, 272, 290, 292
fanǧankašt → *bizr al-fanǧankašt*
fānīd | *fānīd*-Zucker | *fānīd*-sugar 62, 150, **172**, 256
fānīḏ → *fānīd*
farfaḫ → *baqla ḥamqāʾ*
→ *bizr al-farfaḫ*
fārisī → *ḫabīṣa fārisīya yābisa*
farrūǧ ḏakar | Junghahn | young rooster **88**
faṣd | Aderlass | phlebotomy 178
→ *muftaṣad*
fasḫ | Ausrenkung | dislocation 48, 52
faṭīr → *ḫubz faṭīr*
fatīt → *ḫubz fatīt*
fatq | Eingeweidebruch | hernia 48
fiḍḍa → *māʾ mawǧūd fī maʿādin al-fiḍḍa*
firfīn → *baqla ḥamqāʾ*
fuʾād → *waǧaʿ al-fuʾād*
fuǧl | Rettich | radish 50, 174, **196–198**
→ *bizr al-fuǧl*, → *duhn al-fuǧl*
fulful | Pfeffer | pepper 54, 56, 60, 76, 84, 98, 104, **210**
fuqqāʿ | fermentiertes Getränk aus Getreide oder Rosinen | fermented drink from cereals or raisins 236, **284–288**
furn → *ḫubz al-furn*
fustuq | Pistazie | pistachio **150**, 252, 256
→ *duhn al-fustuq*
fūtanǧ (barrī) | Poleiminze | pennyroyal 50, 54, 174, 188, **204**, 234, 236
fūtanǧ ǧabalī | Bergminze | mountain mint **204**
fūtanǧ nahrī | Bachminze | water mint **204**
fuṭr | *fuṭr*-Pilze | *fuṭr* mushrooms **166**, 168
fuwāq | Schluckauf | hiccup 150, 188, 216

ǧabal → *māʾ min ʿuyūn al-ǧibāl*
ǧady | Ziegenlamm | kid 74, 76, 230
→ *laḥm al-ǧidāʾ*
ǧalāʾ | Klärung | clarification 34–38, 46–52, 56, 100, 128–132, 140, 146, 150, 160, 170, 172, 176, 180, 190, 192, 208, 216, 274, 280, 284
ǧalīd → *māʾ ǧalīdī*
ġalṣama | Kehldeckel | epiglottis **74**
ġamm | Kummer | sorrow 132, 290, 292
ġamr → *[samak] mukabbab ʿalā l-ǧamr*
ǧanbīl | eine Thymianart | a species of thyme **204**
ǧanīn | Fötus | fetus 50, 54, 64, 102, 132
ǧarab | Krätze | scabies 50, 54, 112, 182, 208, 222, 274, 276, 290
ǧarād | Heuschrecken | locusts 94, **222**
ǧašāʾ | Aufstoßen | eructation 76, 118, 134, 190, 196, 210, 212, 222, 238, 256, 272
ġašy | Ohnmacht | fainting 162, 302, 304, 308
ġaṯayān | Übelkeit | nausea 168, 198, 216, 282

ḥadīd → [*māʾ*] *ḥadīdī*
haḍm / *inhiḍām* | Verdauung | digestion 22–32, 42–46, 50–60, 64, 68–78, 82–96, 102–106, 114–118, 122–126, 130, 134–154, 158, 162–166, 170, 174–178, 186–190, 194–198, 202–216, 220–236, 240–248, 252, 254, 262, 264, 270–274, 292
ḫafaqān | Palpitationen | palpitations 136, 188, 190, 278, 290, 292, 302
ḥaǧar fī l-kulā | Nierenstein | kidney stone 50, 108, 248, 270
ḥaǧar fī l-maṯāna | Blasenstein | bladder stone 50, 108, 248
ḫāl | Leberfleck | mole 128
ḥalāwa | Süße | sweetness 32, 56, 112, 118, 124, 126, 130, 134, 142, 148, 152, 158–162, 170, 172, 232, 234, 248, 280, 284, 288
ḥalīb → *laban ḥalīb*
ḥalīb bizr al-ḫašḫāš | Mohnsamenmilch | poppy seed milk 252
ḥalīb al-lawz | Mandelmilch | almond milk 246
halīlaǧ murabbā | süß eingelegte Myrobalanen | sweet preserved myrobalans **224**
ḫall | Essig | vinegar 38, 46–50, 54, 58, 68, 76, 80, 84, 90, 92, 98, 100, 104, 106, 128, 142, 144, 148, 156, 160, 162, 166, 170, 176–182, 186, 188, 192–206, **208**, 212–222, 234, 236, 240, 244, 278, 280, 286
ḫall al-ǧawz | Walnussessig | walnut vinegar **148**
ḫall al-ʿunṣul | Meerzwiebelessig | squill vinegar 282
ḫall al-ušturġāz | „Kameldorn“-Essig | “camel thorn” vinegar **216**
ḫall zayt | Kaltspeise aus Gebäck mit Essig und Olivenöl | cold dish from pastry with vinegar and olive oil **244**
ḥalq | Kehle | throat 34, 48, 58, 134, 148, 158, 168, 172, 178–182, 188, 192, 226, 256, 292
→ *ḫušūnat al-ḥalq*
ḥalwāʾ | Süßspeise | sweet 208, 238, **248**, **252–256**
ḥamal | Lamm | lamb 74, 76
→ *laḥm al-ḥumlān*
ḥamām | Haustaube | pigeon **92**, 220
ḥāmil | Schwangere | pregnant woman 292
ḫamīr | Sauerteig | leaven 30, 34, 50
hamm | Kummer | sorrow 188
hāmma → *lasʿ al-hawāmm*
ḥammām → *istiḥmām*
ḫamr | Wein | wine **258–264**
ḥamūl | Zäpfchen | suppository 54, 210
ḫanāzīr | Skrofeln | scrofula 54
ḥandaqūq | Lotos | lotos **202**
ḥanǧara | Kehle | throat 74, 288
ḥaqn → *ḥuqna*
ḥarāra | Hitze | heat 24–40, 44, 50, 54, 58, 60, 64, 70–78, 94, 96, 102, 106, 108, 114, 120, 126–130, 134–138, 142, 144, 148, 152, 154, 158, 162, 164, 168–172, 178, 182–190, 194, 198, 200, 204, 208, 210, 218, 220, 224–236, 240, 244, 248, 252, 256, 266, 268, 272, 274, 282–294, 298–306
→ *maḥrūr*
ḥarāra ġarīzīya | inhärente Hitze | innate heat 228
ḫaraz | Wirbel | vertebra 56
ḫardal | Senf | mustard 54, 82, 84, 180
ḫardalī | ein senfhaltiges Getränk | a drink containing mustard 288
ḥarīra | „seidige“ Suppe | “silky” soup **252**
harīsa | Getreidebrei mit Fleisch | cereal pudding with meat **240**
ḫaršaf | Artischocke | artichoke **198–200**
ḥāšā | Wald-Bergminze | calamint **204**
ḥasāʾ | Suppe | soup 34, 50, 246
ḫašab ḥabb aṣ-ṣanawbar aṣ-ṣiġār | Zedernholz | cedar wood **156**
ḥaṣba | Masern | measles 168
ḫašḫāš | Mohnsaat | poppy seed 36, **58**, 60, 128, 152, 168, 246, 290
→ *ḥalīb bizr al-ḫašḫāš*, → *šarāb al-ḫašḫāš*
ḫašḫāšīya | Mohnspeise | poppy seed dish **254**
ḫass | Lattich | lettuce 174, **176**, 178, 186, 190, 244
→ *bizr al-ḫass*
ḥaṣāt | Konkrement; Stein | concrement; stone 50, 150, 160, 216, 240, 242, 250
ḫawḫ | Pfirsich | peach **134**
ḫāwlanǧān | Galgant | galingale 210, **212**
hayḍa | Brechdurchfall | gastric flu 62, 160, 166, 188, 226
ḫayl → *laban al-ḫayl*, → *laḥm al-ḫayl*
hayrūn | *hayrūn*-Datteln | *hayrūn* dates **126**
ḥays | Dattelkugeln | date balls **254**

ḫubz at-tannūr | Brot aus dem *tannūr*-Ofen | bread baked in a *tannūr* oven 30, **32**
ḫuḍra | blaugrüne Verfärbung | bluish green discoloration 192, 198
hulām | Essigsülze aus grobem Fleisch | vinegar aspic with coarse meat **220**
ḥulba | Bockshornkleesaat | fenugreek seed **56–58**
→ *baqlat al-ḥulba*
ḥulm | Traum | dream 44, 48, 54, 182, 196, 240
ḫumār | unangenehme Nachwirkung des Trinkens von Alkohol | hangover 132, 136, 138, 182, 262, 286, 290, 298, 302
ḥummā | Fieber | fever 36, 38, 72, 80, 90–94, 114, 122, 128, 134, 160, 162, 180, 184, 202, 234, 240, 266–270, 276, 284, 288–292
→ *maḥmūm*, → *šaṭr al-ġibb*
hummā ḥādda | akutes Fieber | acute fever 38, 134, 290, 292
ḥummā muzmina | Wechselfieber | intermittent fever 282
ḥummā an-nā'iba | tägliches Fieber | daily fever 234
hummā ṣālib | heißes Fieber | hot fever 262
ḥummāḍ | Ampfer | sorrel **180–182**, 238
→ *bizr al-ḥummāḍ*
ḥumūḍa | Säure | acidity 112, 114, 130, 144, 150, 156, 208, 222, 232, 234, 280, 284
ḫunāq | Halsbräune; Diphtherie | diphtheria 128, 148, 166, 292
ḫunāq qalbī | Angina pectoris | angina pectoris 262
ḥuqna | Einlauf | enema 112, 114, 180, 194, 208, 210, 276
ḫurāǧ | Abszess | abscess 240
ḥurf | Gartenkressesamen | garden cress seeds **188**
ḫurnūb šāmī | Syrisches Johannisbrot | Syrian carob **158**, 276
ḥurqat al-bawl | Harnbrennen | burning urination 112, 148, 254
ḫurṭūm | Rüssel | trunk 74
ḫuškār | Weizenvollkornmehl | wholemeal wheat flour **30**
ḫuškunānaǧ | halbmondförmige Kekse | crescent-shaped biscuits **256**
ḫušūnat al-ḥalq | rauer Hals | sore throat 32, 48, 104, 152, 158, 222
ḫuṣya | Hoden | testicle 72
ḫuṣyat aṭ-ṭayr | Geflügelhoden | poultry testicle **88**
ḥuwwārā | weißes Weichweizenmehl | white common wheat flour **30**, 148, 284

ibrīya | Kopfschuppen | dandruff 180
idām | Brotwürze | condiment for bread 42, 58, 82, 100, 112
idrār (*al-bawl*) | Harntreiben | promotion of diuresis 24, 38, 42, 44, 50, 54, 58, 60, 84, 154, 158–164, 168, 170, 182, 186, 188, 192–204, 210–214, 246, 278, 280
idrār al-laban | Anregung des Milchflusses | promotion of milk flow 38, 186, 188
iǧǧāṣ | Pflaume | plum **144**, 246, 292
→ *šarāb al-iǧǧāṣ*
iǧǧāṣ barrī | Wildpflaume | wild plum **168**
iǧǧāṣ yābis | Trockenpflaume | dried plum **144**
'iǧl → *laḥm al-'aǧāǧīl*
iḫrāǧ | Ausscheidung | excretion 36, 42, 44, 54, 80, 96, 148–154, 180, 182, 188, 192, 194, 202, 204, 208, 244, 254, 282, 290
iḫtilāf | Darmentzündung | enteritis 116, 184, 196
iḥtiqān → *ḥuqna*
iḥtirāq | Verbrennung | burn 40, 106, 118, 222
'ilāǧ | Therapie | therapy 96, 98, 104, 114, 122, 144, 206, 262, 280, 282, 290, 296
'illa | Krankheit | disease 38, 120, 132, 188, 234, 246, 252, 284, 288, 298, 300, 304, 306
iltihāb | Entzündung | inflammation 30, 36, 80, 82, 88–90, 144, 160, 178, 184, 232, 272, 290
iltihāb al-ma'ida | Gastritis | gastritis 132, 212, 234, 286
imlīsī | *imlīsī*-Granatapfel | *imlīsī*-pomegranate **136**
imra'a → *laban an-nisā'*
imsāk (*al-baṭn*) | Verstopfung; stopfende Wirkung („Zurückhalten des Bauchs") | constipation; constipating effect ("restraint of the belly") 26, 40–46, 52, 56, 90, 92, 110, 126, 136, 166, 186, 230, 238, 242, 276, 290
'inab | Weintraube | grape 124, **130**, 132, 252
'inab aṯ-ṯa'lab | Nachtschatten | nightshade **168**, **204**

in'āẓ | Erektion | erection 50, 92, 130, 152, 186, 188, 192, 196, 204, 210–214, 224, 240, 278
infaḥa | Lab | rennet 114, 118
inhiḍām → *haḍm*
inḥidār | Herabsinken | sinking down 30–36, 40, 46–58, 64, 66, 70, 72, 104–108, 116, 118, 124–134, 138, 142, 144, 148, 150, 158–162, 170, 178–182, 188, 196, 208, 252, 266–270, 272, 306
intiḍāb an-nafas | Atemnot | dyspnea 216
intišār | Schwellung | swelling 102, 208
irḫā' | Lockerung | relaxation 58, 72, 76, 114, 172
'irq | Ader | vein 50, 76
'irq an-nasā | Ischialgie | sciatica 54, 194
'irq ṭāli' | aufsteigende Ader | ascending vein 248
isfānāḫ | Spinat | spinach **180**, 238
isfānāḫīya | Spinateintopf | spinach stew **240**
isfīdabāǧ | *isfīdabāǧ*-Eintopf | *isfīdabāǧ* stew 52, 78, 92, 98, 190, 198, 208, 214, **232–234**, 238, 240
ishāl | abführende Wirkung; Durchfall | laxative effect; diarrhea 24, 26, 44, 60, 110, 114, 128, 132–136, 144, 160, 172, 182, 190, 208, 210, 276, 278, 282, 288–292
iṣlāḥ | Korrektur | correction 28, 36, 44, 52, 58, 76, 78–84, 92, 94, 98, 130, 162, 168, 180, 192, 194, 228, 232, 234, 250, 254, 274–280
isqāṭ | Fehlgeburt | abort 54, 292
istiḥāla | Umwandlung | transformation 24, 76, 102, 108, 112, 118, 124, 134, 148, 158–164, 170, 206, 228, 262, 286, 288
istiḥmām / *ḥammām* | Baden; Bad | bathing; bath 56, 208, 272, 276, 304
istimrā' | Verdauung | digestion 28, 32, 38, 64, 66, 130, 160–164, 224, 228, 230, 242, 262, 266
istisqā' | Wassersucht | dropsy 110, 172, 262, 272, 282
→ *mustasqin*
istiṭlāq al-baṭn | Durchfall | diarrhea 128, 212, 276
i'tidāl | Ausgeglichenheit | balance 20, 26, 28, 36–40, 44, 48, 52, 58, 60, 66, 68, 72, 78–82, 86, 90, 102, 104, 108–112, 116, 122, 128, 132–140, 146–154, 168, 178, 180, 186, 192, 198, 202, 206, 216, 228–232, 240, 242, 246, 250, 254, 260, 268, 280, 284, 288, 290, 296–304
iṭlāq al-baṭn | abführende Wirkung („Lösen des Bauchs") | laxative effect ("release of the belly") 26, 30, 42, 54, 58, 66, 68, 90, 108, 110, 118, 122, 128, 130, 134, 144, 146, 154, 158, 164, 170, 176, 180, 182, 186, 190, 194, 200, 204, 222, 240, 246, 248, 266, 274, 276, 288, 290
iṭrīful ṣaġīr | kleiner *iṭrīful* | small *iṭrīful* 224
iṭriya | Fadennudeln; Eintopf mit Fadennudeln | vermicelli; vermicelli stew **32**, **246**
iwazz → *bayḍ al-iwazz*, → *ǧināḥ al-wazz* → *kabd al-wazz*, → *laḥm al-iwazz*

kabāb | Fleischspieß | meat skewer **244**
kabar | Kapern | capers **200**
→ *kāmaḫ al-kabar*
kabar muḫallal | Essigkapern | pickled capers **220**, 222
kabarāb | Salzkapern | salt capers **222**
kabd | Leber | liver 28, 38–42, 50, 54, 62, 68–72, 74, 76, 88, 98, 102, 108, 124, 132–140, 150, 156, 160, 166, 172, 178, 180, 184, 188, 190, 200–204, 210, 216, 220, 224, 234, 238, 248–252, 256, 264, 266, 270, 272, 276, 278, 282, 284, 288
→ *šu'bat bāb al-kabd*, → *waǧa' al-kabd*
kabd al-wazz | Gänseleber | goose liver 88
kabš → *laḥm al-kibāš*, → *laḥm al-kibāš al-ǧabalīya*
kāfūr | Kampfer | camphor 188, 294, 296, **304**, 308
ka'k | Keks | biscuit 274
kalaf | Sommersprossen | freckles 40, 48, 50, 140, 150, 160, 182, 192, 260
kalb → *ġaḍḍat al-kalb al-kalib*
kam'a | Trüffeln | truffles **166**, 168
kāmaḫ | fermentierte Würzpaste | fermented condiment 42, 72, 76, 98, 100, 206, 208, **218**, 222, 288
kāmaḫ al-anǧuḏān | Asant-*kāmaḫ* | *kāmaḫ* with asafoetida 218
kāmaḫ al-bāḏarūǧ | Basilikum-*kāmaḫ* | *kāmaḫ* with basil 218
kāmaḫ al-falanǧmušk | Limonenbasilikum-*kāmaḫ* | *kāmaḫ* with lemon basil 218

kāmaḫ al-kabar | Kapern-*kāmaḫ* | *kāmaḫ* with capers 42, 218
kāmaḫ al-karafs | Sellerie-*kāmaḫ* | *kāmaḫ* with celery 42
kāmaḫ as-saḏāb | Rauten-*kāmaḫ* | *kāmaḫ* with rue 42
kāmaḫ as-samak | Fisch-*kāmaḫ* | fish *kāmaḫ* **100**
kāmaḫ aš-šūnīz | Schwarzkümmel-*kāmaḫ* | *kāmaḫ* with black cumin 218
kammūn | Kreuzkümmel | cumin 48, 50, **212–214**, 216
kankar → *ḫaršaf*
karafs | Sellerie | celery 38, 50, 184, **188–190**
→ *kāmaḫ al-karafs*
karawiyā | Kümmel | caraway 48, 76, **212**, 214, 236
karb | Betrübnis | sorrow 38, 204
kardanāk | gewürztes Grillfleisch | spiced grilled meat 90, 230, **244**
kāšim | Liebstöckelsaat | lovage seed 82, **214**
kašnağ | *kašnağ*-Pilze | *kašnağ* mushrooms **168**
kašūṯ | Flachsseide | flax dodder **202**
kattān → *bizr al-kattān*
kayfīya | Qualität | quality 24, 26, 68, 124, 156, 160, 166, 174, 206, 228, 232, 264, 270–274, 296, 308
kaylūs | Körpersaft des Verdauungsprozesses | digestive fluid 42, 44
kaymūs | Säftemischung | humoral mixture 52, 130, 196, 206, 228, 286
kibrīt → *māʾ kibrītī*
kirš | Magen | stomach 74, 152
kišk al-ḥinṭa | Weizen-*kišk* | wheat *kišk* **34**, 38
kišk aš-šaʿīr | Gersten-*kišk* | barley *kišk* 34, **36**, 38, 40, 44–48, 72, 80, 164, 180, 204, 236, 252
→ *māʾ kišk aš-šaʿīr*
kiškīya | *kišk*-Eintopf | *kišk* stew 198, **236**
kišmiš | *kišmiš*-Trauben | *kišmiš* grapes **132**
kufarrā | Palmblütenstand | spadix of the date palm **126**
kulya | Niere | kidney 40, 50, 52, **76**, 128, 150, 154–160, 168, 172, 184, 192–200, 204, 214, 216, 224, 240, 246, 252, 278, 288, 290
→ *ḥağar fī l-kulā*, → *wağaʿ al-kulā*
kummaṯrā | Birne | pear 46, 138, **142**
→ *rubb al-kummaṯrā*
kundur → *turāb al-kundur*
kundus | Niesgarbe | sneezewort 198
kurāʿ | Fuß | trotter 70, **74**, 218
kurkī → *laḥm al-kurkī*
kurrāṯ | Lauch | leek 98, 176, **196**
→ *bizr al-kurrāṯ*
kurrāṯ šāmī | Syrischer Lauch | Syrian leek **196**
kurrāṯ nabaṭī | Nabatäischer Lauch | Nabatean leek **196**
kurunb | Kohl | cabbage 26, 90, 174, **182**, 184, 186
→ *bizr al-kurunb*
kurunb nabaṭī | Nabatäischer Kohl | Nabatean cabbage 184
kurunb šāmī | Syrischer Kohl (Blumenkohl) | Syrian cabbage (cauliflower) **182**
kurunbīya | Kohleintopf | cabbage stew **240**
kuzbara | Koriander | cilantro; coriander 68, 90, **190**, **212**, 244

laban | Milch | milk 32–42, 50, 72, 88, **108–118**, 120, 128, 152, 176, 178, 186, 200, 218, 240, 242, 252
→ *idrār al-laban*
laban al-baqar | Kuhmilch | cow's milk **108**, 110
laban ḥalīb | Frischmilch | fresh milk 40, **114**, 116, 120
laban al-ḫayl | Pferdemilch | horse's milk **110**
laban al-liqāḥ | Kamelmilch | camel's milk **110**, 172
laban al-maʿaz | Ziegenmilch | goat's milk **110**
laban an-niʿāğ | Schafsmilch | sheep's milk **110**
laban an-nisāʾ | Muttermilch | mother's milk 114
laban ar-rimāk | Stutenmilch | mare's milk **110**
laban al-utun | Eselsmilch | donkey's milk **110**, 114
lablāb | Ackerwinde | field bindweed 90, **204**
laḏāḏa | Wohlgeschmack | pleasant taste 38, 86, 88, 94, 96, 112, 118, 124, 144, 164, 168, 170, 178, 214, 226, 228, 248, 260, 266, 280, 296, 298, 302
lahāt → *wağaʿ al-lahāt*

laḥm | Fleisch | meat 26, 28, 46, 50, **64–70**, 72–78, 84, 86, 90–98, 102, 112, 122, 124, 164, 180, 182, 192, 194, 198, 214, 218, 220, 230–234, 242–246, 258
→ *māʾ al-laḥm*
laḥm al-ʿağāğīl | Kalbfleisch | veal **80**, 220
laḥm al-arānib | Hasen-/Kaninchenfleisch | hare or rabbit meat **84**, 86
laḥm al-ʿaṣāfīr | Sperlingsfleisch | sparrow meat **92**
laḥm al-ayāʾil | Hirschfleisch | deer meat **84**
laḥm al-baqar | Rindfleisch | beef 66, **82**, 220, 230
laḥm al-baṭṭ | Entenfleisch | duck meat **94**
laḥm aḍ-ḍaʾn | Schaffleisch | sheep meat **78**, **80–82**, 234
laḥm ad-durrāğ | Frankolinhuhnfleisch | francolin meat **90**
laḥm al-ğidāʾ | Ziegenlammfleisch | kid meat **80**
laḥm al-ġizlān | Gazellenfleisch | gazelle meat **82**, 86
laḥm al-ğuzur | Kamelfleisch | camel meat **82**
laḥm al-ḫayl | Pferdefleisch | horse meat **82**
laḥm al-ḥubārā | Trappenfleisch | bustard meat **94**
laḥm al-ḥumlān | Lammfleisch | lamb meat **80**, 234
laḥm al-ḥumur al-ahlīya | Hauseselfleisch | donkey meat **82**
laḥm ḥumur al-waḥš | Wildeselfleisch | wild ass meat **84**
laḥm ināṯ al-maʿaz | Fleisch weiblicher Ziegen | meat of female goats **82**
laḥm al-iwazz | Gänsefleisch | goose meat **94**
laḥm al-kibāš | Schafbockfleisch | ram meat **82**
laḥm al-kibāš al-ğabalīya | Bergwidderfleisch | mountain ram meat **84**
laḥm al-kurkī | Kranichfleisch | crane meat **92**
laḥm al-maʿaz | Ziegenfleisch | goat meat 66, **80**, 82, 86
laḥm al-mawāšī | Viehfleisch | cattle meat 64, **78**, 86
laḥm an-naʿām | Straußenfleisch | ostrich meat **92**
laḥm an-niʿāğ | Fleisch weiblicher Schafe | meat of female sheep **82**
laḥm al-qabğ | Rebhuhnfleisch | partridge meat **90**
laḥm al-qaṭā | Flughuhnfleisch | sandgrouse meat **92**
laḥm al-qunfuḏ | Igelfleisch | hedgehog meat **86**
laḥm as-salwā | Wachtelfleisch | quail meat **94**
laḥm aš-šaqqirāq | Rackenfleisch | roller meat **94**
laḥm aṣ-ṣayd min al-mawāšī | Fleisch erjagter Landtiere | meat of hunted land animals **82**
laḥm as-sibāʿ | Raubtierfleisch | meat of predators **84**
laḥm aṯ-ṯaʿlab | Fuchsfleisch | fox meat **84**
laḥm aṭ-ṭawāwīs | Pfauenfleisch | peacock meat **92**
laḥm aṭ-ṭayr | Geflügelfleisch | poultry meat 64, **86–88**, 90, 230, 234
laḥm at-tuyūs | Ziegenbockfleisch | billy goat meat **82**
laḥm al-ʿunq | Halsfleisch | neck meat **76**
laḥm al-waḥš | Wildfleisch | game meat **86**
laḥm al-yarbūʿ | Springmausfleisch | jerboa meat **84**
[*laḥm*] *aẓ-ẓaby* | Antilopenfleisch | antelope meat **66**
lāḫša | *lāḫša*-Nudeln | *lāḫša* pasta 32
laqāniq | Wurst | sausage **242**
laqūḥ → *laban al-liqāḥ*
laqwa | Gesichtslähmung | facial paralysis 216, 226, 282, 300
lasʿ al-ʿaqārib / *ladʿ al-ʿaqārib* | Skorpionstich | scorpion sting 140–142, 148, 178, 190
lasʿ al-hawāmm | Ungezieferbiss | vermin bite 150, 194, 210
lasʿ az-zunbūr | Wespenstich | wasp sting 178
lawn | Hautfarbe | skin color 40, 50, 90, 164, 194, 210, 214, 216, 224, 234, 246, 262, 266–270
lawz | Mandel | almond 60, 128, 130, **148–150**, 248–252, 256
→ *duhn al-lawz*, → *ḥalīb al-lawz*
lawz murr | Bittermandel | bitter almond **150**
lawza → *wağaʿ al-lawzatayn*

lawzīnağ | Mandelkonfekt | almond confection **250**
laymū murabbā | süß eingelegte Zitrone | sweet preserved lemon **226**
laymū | Zitrone | lemon **302**
→ *šarāb al-laymū*
liba' | Kolostrum | beestings 110, **116**
lift / šalğam | Speiserübe | turnip 80, 174, **192**, 198
→ *bizr al-lift*, → *mā' al-lift*
lift murabbā | süß eingelegte Speiserüben | sweet preserved turnips **224**
liftīya | Speiserübeneintopf | turnip stew **240**
lisān | Zunge | tongue 74, 262
liṯa | Zahnfleisch | gingiva 114, 126, 146
lūbiyā | Augenbohne | cowpea **54.56**
luffāḥ | Alraune | mandrake 298, **302**
luğğī → [*samak*] *luğğī*
lūr | Molkenkäse | whey cheese **120**

mā' | Wasser | water 28–60, 74, 82–98, 104, 108, 114, 126, 130, 134, 144, 150, 162, 170, 178–182, 192–196, 220, 230, 236, 246, 248, **264–278**, 280, 282, 294
mā' al-ābār | Brunnenwasser | well water **268**
mā' al-āğām | Sumpfwasser | swamp water **268**, 278
mā' al-'asal | Honigwasser | honey water 82, 124, 136, 142, 144, **284**
mā' bārid | kaltes Wasser | cold water 36, 48, 56, 130, 136, 196, 230, 232, 242, 244, **270–274**
mā' al-baṣal | Zwiebelsaft | onion juice 194
mā' al-biṭṭīḫ | Melonensaft | melon juice 40
[*mā'*] *ḏahabī* | Goldwasser | gold water **278**
mā' fātir | lauwarmes Wasser | tepid water 56, **274**
mā' ğalīdī | Eiswasser | ice water **268**
mā' ğārī 'alā l-ma'ādin | Wasser, das über Mineralien fließt | water flowing over minerals **278**
mā' ġayr 'aḏb | nichtsüßes Wasser | non-fresh water **274–278**
[*mā'*] *ğiṣṣī* | Gipswasser | gypsum water **276**
mā' al-ğubn | Käsewasser (Molke) | cheesewater (whey) **114**
[*mā'*] *ḥadīdī* | Eisenwasser | iron water **278**
mā' ḥārr | heißes Wasser | hot water 36, 156, 168, 270, **274**
mā' al-ḥimmiṣ | Kichererbsenwasser | chickpea water 214, **246**
mā' al-ḥiṣrim | Agrest | verjuice 42, 46, 52, 90, 162, 218
mā' kibrītī | Schwefelwasser | sulfur water **276**
mā' (*kišk*) *aš-ša'īr* | Gerstenschleim | barley gruel 36, **38**, 40
mā' al-laḥm | Fleischsaft | meat juice **246**
mā' al-lift | Speiserübensaft | turnip juice 192
[*mā'*] *māliḥ* | Salzwasser | salt water 270, **274**
mā' al-maṭar | Regenwasser | rainwater **268**
mā' mawğūd fī ma'ādin al-fiḍḍa | Wasser aus Silberminen | water from silver mines **278**
mā' min 'uyūn al-ğibāl | Bergquellwasser | mountain spring water **268**
mā' muntin | fauliges Wasser | putrid water **276**
mā' muqaṭṭar | destilliertes Wasser | distilled water **270**
mā' murr | bitteres Wasser | bitter water **276**
mā' nafṭī | Naphthawasser | naphtha water **276**
mā' an-nārğīl | Kokoswasser | coconut water 242
mā' an-nazz | Sickerwasser | seepage water **268**
mā' an-nuḫāla | Weizenkleiewasser | wheat bran water 40, 42
[*mā'*] *nuḥāsī* | Kupferwasser | copper water **278**
[*mā'*] *nūšādirī* | Ammoniakwasser | ammonia water **276**
mā' qābiḍ | adstringierendes Wasser | astringent water **276**, 278
[*mā'*] *qafrī* | Bitumenwasser | bitumen water **276**
mā' al-qunīy | Kanalwasser | canal water **268**
mā' al-qurṭum | Färberdistelsaatwasser | safflower seed water 40, 52
mā' rākid | abgestandenes Wasser | stale water **270**
[*mā'*] *raṣāṣī* | Bleiwasser | lead water **278**
mā' ar-rummān | Granatapfelsaft | pomegranate juice 46, 128, 162, 180, 288

nafḫ | Blähung | flatulence 28–36, 46–60, 90, 110, 112, 116, 120, 126–130, 134, 140, 142, 152, 156, 158, 162, 168, 170, 180, 186, 188, 192, 194, 198, 200, 204, 210–216, 220, 222, 236–240, 252, 270–274, 278, 286, 288
nafṭ → *māʾ nafṭī*, → *milḥ nafṭī*
nafṯ | Auswurf | expectoration 48, 58, 60, 74, 116, 138, 148, 150, 154, 158, 184, 186, 202, 204, 212, 216, 238, 276, 282
naǧw | Exkremente | feces 64
nahš al-afāʿī | Schlangenbiss | snakebite 120
nakha | Mundgeruch; Atem | breath (odor) 58, 100, 140, 188, 210, 212, 222–226
namaksūd | Pökelfleisch | salt meat 68
namaš | Pigmentfleck | pigment spot 50, 150
nammām | Wasserminze (?) | water mint (?) **300**
nahr → *samak al-anhār*
naʿnāʿ / *naʿnaʿ* | Pfefferminze | peppermint 46, 90, 174, 184, **188**, 244, 290
nānḫawāh | Ajowan | ajowan **216**
nār | Feuer | fire 30, 32, 38, 40, 134, 232, 294
nāranǧ | Bitterorange | bitter orange **302**
nārǧīl | Kokosnuss | coconut **150–152**, 256
→ *duhn an-nārǧīl*, → *māʾ an-nārǧīl*
narǧis | Narzisse | narcissus **300**
→ *duhn an-narǧis*
našāʾ | Weizenstärke | wheat starch 30, 32, 246, 248, 252
nāṭif | Weißer Nougat | white nougat 40, 152, 252
nawāfiḍ | Schüttelfrost | chills 282
nawm | Schlaf | sleep 36, 58, 164, 176, 216, 242, 252, 254, 298–302, 306
naylūfar | Seerose | nenuphar 298, **302**, 308
→ *duhn an-naylūfar*, → *šarāb an-naylūfar*
nazf | Blutung | bleeding 56, 138, 184, 190, 212, 238
nāzil | Sekret | secretion 48, 112
nazla | Katarrh | catarrh 52, 58, 104, 178, 252, 282, 290
nīmbirišt | halbgegartes Ei | half boiled egg **104**
niqris | Gicht | gout 38, 192
nisrīn | Hundsrose | dog-rose **302**
nisyān | Vergesslichkeit | forgetfulness 140, 212
nufūḏ | Durchdringen | permeation 24, 28, 36, 38, 124–130, 170, 172, 182, 190, 212, 214, 276, 284
nuḫāla | Weizenkleie | wheat bran 30, 34, 148
→ *māʾ an-nuḫāla*
nuḥās → [*māʾ*] *nuḥāsī*
nulk | Mispel | medlar 246
nušādir → [*māʾ*] *nušādirī*
nuzūl | Herabsinken | sinking down 48, 68, 72, 84, 94, 98, 102, 104, 120, 130, 134, 142, 148, 150, 156, 180, 198, 202, 220, 236, 242, 246, 250, 254, 268, 270, 276

qabḍ | Adstringenz; Verstopfung; Obstipation | astringency; constipation; obstipation 24, 26, 40, 44–48, 52, 56, 62, 110, 126, 128–132, 136, 138, 142–150, 156, 160, 176, 180, 184–190, 196, 200, 204, 208, 246, 250, 276, 278, 284, 288, 292, 298, 302, 306
qabǧ → [*bayḍ*] *al-qabǧ*, → *laḥm al-qabǧ*
qadīd | Dörrfleisch | dried meat 68, 98
qafr → [*māʾ*] *qafrī*
qalb | Herz | heart 50, 68, **76**, 102, 138–144, 188, 216, 226, 246, 262, 282, 292, 304, 308
qalīya | gekochte und gebratene Fleischstücke | cooked and fried pieces of meat 230, **236**
qanāt → *māʾ al-qunīy*
qāniṣa | Geflügelmagen | poultry stomach **88**
qarʿ | Flaschenkürbis | bottle gourd 46, **162–164**, 238, 244
→ *duhn al-qarʿ*
qarʿ | Destillierkolben | distillation flask 270
qarʿ murabbā | süß eingelegter Flaschenkürbis | sweet preserved bottle gourd **226**
qaranful | Gewürznelken | cloves **304**
qarāṭun → *māʾ al-ʿasal*
qarḥa | Geschwür | ulcer 40, 46, 50, 106, 112, 114, 146, 170, 196, 200, 206, 252, 276, 282, 290
qarīṣ | Essigsülze aus feinem Fleisch | vinegar aspic with fine meat **220**
qarqara | Magenknurren | borborygmus 126, 272, 286

qaṣab as-sukkar | Zuckerrohr | sugar cane **168**

qaṣabat ar-riʾa | Luftröhre | trachea 32, 128, 178, 242, 276

qašaf | rissige Haut an den Händen | cracked skin on the hands 112, 274

qasb | harte, trockene Dattel | hard, dry date 124, 126, **128**

qaṭā → *laḥm al-qaṭā*

qaṯad → *bizr al-qaṯad*

qaṭaf | Gartenmelde | garden orach **182–184**
→ *bizr al-qaṭaf*

qaṭāʾif | Crêpes mit Sirup und Nuss- oder Mandelfüllung | crêpes with syrup and nut or almond filling **250**

qaṭrān | Teer | tar 196

qayʾ | Erbrechen | vomitus 38, 48, 72, 132, 136, 138, 148, 150–156, 166–170, 184, 190, 196, 204, 208, 212, 282, 286, 290, 292
→ *muqayyiʾ*

qilqil → *ḥabb al-qilqil*

qirfat ad-dārṣīnī | Zimtrinde | cinnamon bark **212**

qiṯṯāʾ | Schlangengurke | snake cucumber 46, 160, **162**
→ *bizr al-qiṯṯāʾ*

qūbāʾ | Hautflechte | lichen 52, 116, 140, 182

qulāʿ | Mundfäule | oral thrush 128, 188, 190

qūlanǧ | Darmkolik | intestinal colic 40, 42, 48, 72, 90, 92, 106, 126, 138, 140, 142, 194, 200–212, 234, 238–244, 276, 278

qunbur | Lerche | lark **92**, 94

qunfuḏ → *laḥm al-qunfuḏ*

qunnābirā | Bleiwurz (?) | leadwort (?) **190–192**

qunnabīṭ → *kurunb šāmī*

qunnabīṭīya | Blumenkohleintopf | cauliflower stew **240**

qurrayṣ | Brennnessel | nettle **204**

qurṭum | Färberdistelsaat | safflower seed **60**, 90
→ *māʾ al-qurṭum*

qusṭ | Kostwurz | costus **306**

qusṭ baḥrī abyaḍ | weißer Meeres-Kostwurz | white sea-costus **306**

qusṭ hindī | indischer Kostwurz | Indian costus **306**

quwwa | Kraft | force 24, 26, 30, 44, 52, 56, 60–64, 80, 84, 90, 102, 106, 108, 114, 120, 124, 128–132, 154, 156, 160, 164, 168, 172–176, 180–194, 198, 200, 214, 216, 220, 226, 230, 248, 252, 258, 260–264, 268, 278, 280, 284, 292–298, 302, 304

raʿʿād | „zitternde“ [Eier] | “trembling” [eggs] **104**

rabuw | Asthma | asthma 58, 90, 132, 150, 152, 196, 210, 212, 270

raḍḍ | Quetschung | bruise 52

raḫbīn | getrocknete Dickmilch | dried sour milk **120**

raḥim | Gebärmutter | uterus 110, 112, 196, 202, 218, 234, 282, 292, 300

rāʾib | Dickmilch | sour milk 40, 76, 80, **120**

ramad | Augenentzündung | ophthalmitis 112, 128

ramaka → *laban ar-rimāk*

raqabat aṭ-ṭayr | Geflügelhals | poultry neck **88**

raqīq | flüssiges Ei | liquid egg **102**

raʾs | Kopf | head 48, 54, 58, 60, 68, 70, **72**, 74, 112, 138, 142, 166, 168, 186, 190–196, 200, 202, 208, 214, 220, 240, 244, 246, 250, 262, 270, 286, 288, 300–306

rašād | Gartenkresse | garden cress **188**

rāsan | Alant | elecampane **202**

raṣāṣ → *[māʾ] raṣāṣī*

rawāṣīr | sauer eingelegtes Wurzelgemüse | pickled root vegetables 206, **218**

rawġan ǧazdīk | eine Art Ölgebäck (?) | a kind of oil pastry (?) **256**

rāwūq | Filter | filter 270

rayḥān | Duftpflanze | scented plant 294, 296, **298–302**, 308

rāzyānaǧ | Fenchel | fennel 38, **204**
→ *bizr al-razyānaǧ*

riʾa | Lunge | lung 48, 50, 54, **76**, 104, 112, 126, 132, 150, 154–158, 168, 180, 186, 188, 192, 198, 200, 218, 240, 248–252, 256, 282, 284, 288–292

rībās | Rhabarber | rhubarb **168**, 218
→ *šarāb ar-rībās*

rībāsīya | Rhabarbereintopf | rhubarb stew **238**

riǧla → *baqla ḥamqāʾ*

riʿša | Zittern | tremor 84, 90, 182, 262, 266, 282
riyāḍa | körperliche Betätigung | physical exercise 66, 80, 86, 240, 242
riyāḥ | Winde | wind 28, 32–38, 44, 48, 50, 54, 56, 60, 80–84, 94, 96, 114, 140, 148, 152, 156, 168, 172, 186, 190, 194–202, 210–218, 234, 238, 240, 244, 268, 276, 282, 288, 300, 302
riyāḥ al-afrisa | „Buckelwinde" | "hunchback winds" 152
ruʿāf | Nasenbluten | nosebleed 188, 190, 196, 212, 304
rubb al-ǧawz | Walnussdicksaft | inspissated walnut juice **292**
rubb ḥabb al-ās | Myrtenbeerendicksaft | inspissated myrtle berry juice **158**
rubb al-kummaṯrā | Birnendicksaft | inspissated pear juice **292**
rubb at-tuffāḥ | Apfeldicksaft | inspissated apple juice **138**
rubb at-tūṯ | Maulbeerdicksaft | inspissated mulberry juice **292**
rūḥ | Geist | mind 102, 134, 138, 260, 294, 304, 308
rukba → *waǧaʿ ar-rukba*
rummān | Granatapfel | pomegranate **134–136**, 138, 250, 282
→ *ḥabb ar-rummān*, → *māʾ ar-rummān*, → *šarāb ar-rummān*, → *sawīq ar-rummān*
rummānīya | Granatapfeleintopf | pomegranate stew **238**
ruṭab | frische, reife Dattel | fresh ripe date 124, **126**, 128, 130
ruṭūba | Feuchtigkeit | moisture 28, 32–36, 40, 46–54, 60, 64–78, 82–86, 92–96, 104, 108, 126–138, 142–158, 166–182, 186, 188, 192, 198, 202, 212–216, 224, 230, 242, 252, 260, 284, 286, 290, 292, 300–306

sabʿ → *laḥm as-sibāʿ*
sabastān | Sebestenpflaume | Assyrian plum **158**
šabb → [*māʾ*] *šabbī*
saḏāb | Raute | rue 48, 54, 82, 148, 174, **200**, 220, 234, 236
→ *kāmaḫ as-saḏāb*
ṣadīd | Eiter | pus 122, 200
ṣadr | Brust | chest 48, 50, 68, 70, 112, 126–130, 134, 136, 150–154, 158, 162, 168, 172, 176, 178, 182, 186, 192, 198, 204, 210, 212, 218, 220, 234, 238, 240, 244–252, 282, 284, 288–292, 300
šafa | Lippe | lip 70, 74
saʿfa | Hautausschlag | skin rash 222
safarǧal | Quitte | quince 38, 46, 90, **136–138**, 142, 162, 282, **302**
→ *duhn as-safarǧal*, → *ḥabb as-safarǧal*, → *šarāb as-safarǧal*
safarǧal murabbā | süß eingelegte Quitte | sweet preserved quince **226**
šafr | Lidrand | lashline 156
ṣafrāʾ → (*mirra*) *ṣafrāʾ*
sahar | Schlaflosigkeit | insomnia 164, 266, 290, 300, 304
šāhballūṭ | „Königseichel" (Kastanie) | "king's acorn" (chestnut) **56**
šahdānaǧ | Hanfsaat | hempseed **60**, 168
saḥǧ (*fī l-amʿāʾ*) | Abschabung (im Darm) | abrasion (of the bowel) 36, 40, 74, 116, 154, 160, 182, 184, 234, 278, 282, 284
šāhisfaram | Kleinblättriges Basilikum | bush basil **298**
šaḥm | Talg | tallow 66, 68, 72, **76**, 94, 136, 236
šaḥm kulā l-māʿaz | Ziegennierentalg | goat kidney tallow 40
ṣaḫrī → [*samak*] *ṣaḫrī*
šāhtaraǧ | Erdrauch | fumitory **204**
šahwat al-bāh / *al-ǧimāʿ* | sexuelle Lust | sexual desire 50, 60, 78, 136, 184, 188, 192–200, 216, 282
šahwat (*aṭ-ṭaʿam*) | Appetit (auf Speisen) | appetite (for food) 22, 40, 42, 58, 72, 88, 98, 100, 116, 120, 134–138, 142–146, 154, 158, 176, 184, 194–196, 200, 204, 208, 210, 214, 216, 220–226, 248, 262, 270–274, 282, 290, 292
šaʿīr | Gerste | barley 32, **34–38**, 46, 48, 130, 178, 196, 218, 284, 286
→ *ḫubz aš-šaʿīr*, → *kišk aš-šaʿīr*, → *māʾ kišk aš-šaʿīr*, → *sawīq* [*aš-šaʿīr*]
sakta | Schlaganfall | stroke 262, 282
salas | unwillkürlicher Harnfluss | urinary incontinence 288

šalǧam → *lift*
šalǧam muḫallal | Essigspeiserüben | pickled turnips **220**
salwā → *laḥm as-salwā*
samʿ → *ṯaql as-samʿ*
samak | Fisch | fish **94–100**, 230
→ *bayḍ as-samak*
samak al-aǧama | Sumpffisch | swamp fish **96**
samak al-anhār | Flussfisch | river fish **96**
samak al-baḥr | Meeresfisch | sea fish **96**
samak al-buḥayra | Fisch aus Seen | lake fish **96**
[*samak*] *luǧǧī* | Hochseefisch | deep-sea fish **96**
[*samak*] *mašwī* | gegrillter Fisch | grilled fish **98**
[*samak*] *maṭbūḫ* | gekochter Fisch | cooked fish **98**
[*samak*] *mukabbab ʿalā l-ǧamr* | auf Kohlenglut gegrillter [Fisch] | [fish] grilled on embers **98**
samak mumallaḥ | Salzfisch | salt fish **98**
[*samak*] *musakbaǧ* | [Fisch] im *sikbāǧ*-Eintopf | [fish] in *sikbāǧ* stew **98**
[*samak*] *ṣaḫrī* | Felsenfisch | rock fish **96**
ṣamġ al-ḥabba al-ḫaḍrāʾ | Terebinthenharz | terebinth resin **154**
samīḏ | Hartweizenmehl | durum wheat flour **30**, 42, 278
samīn | Schmalz | lard 70–72, **76**, 84, 236, 242
samm | Gift | poison 84, 94, 112, 120, 124, 138, 140, 146, 148, 154, 170, 190–194, 214, 306
samn | Butterschmalz | butter oil 40, 104, **120**
ṣanʿat (*aṭ-ṭaʿām*) | (Speise)zubereitung | (food) preparation 24, 34, 38, 78, 80, 94, 118, **228–232**, 280
ṣanawbar → *ḥabb aṣ-ṣanawbar al-kibār*
→ *ḥabb aṣ-ṣanawbar aṣ-ṣiġār*
sanbūsaq | gefüllte, frittierte Teigtasche | stuffed fried dumpling **244**
ṣandal (*abyaḍ*) | (weißes) Sandelholz | (white) sandalwood **304**, 308
šaqāqul murabbā | süß eingelegte Pastinaken | sweet preserved parsnips **224**
šaqīqa | Migräne | migraine 300
šaqqirāq → *laḥm aš-šaqqirāq*
ṣarʿ | Epilepsie | epilepsy 118, 188, 190, 202
šaʿr | Haar | hair 60, 66, 154, 156, 174, 194, 298, 302
šarāb | Getränk; Trank | drink; draught 20, 22, 56, 80, 124, 158, **258–292**, 294
šarāb al-banafsaǧ | Veilchentrank | violet draught **288**
šarāb ḥabb al-ās | Myrtenbeerentrank | myrtle berry draught **158**, **292**
šarāb al-ḫašḫāš | Mohntrank | poppy seed draught 158, **290**
šarāb al-ḥiṣrim | Trank aus unreifen Weinbeeren | draught of unripe grapes **292**
šarāb ḥummāḍ al-utruǧǧ | Trank aus Zitronatzitronenfruchtfleisch | citron pulp draught **290**
šarāb al-iǧǧāṣ | Pflaumentrank | plum draught **292**
šarāb al-laymū | Zitronentrank | lemon draught **292**
šarāb an-naylūfar | Seerosentrank | nenuphar draught **290**
šarāb ar-rībās | Rhabarbertrank | rhubarb draught **292**
šarāb ar-rummān | Granatapfeltrank | pomegranate draught **290**
šarāb as-safarǧal | Quittentrank | quince draught **290**
šarāb at-tamr al-hindī | Tamarindentrank | tamarind draught **292**
šarāb at-tuffāḥ al-ḥāmiḍ | Trank aus sauren Äpfeln | draught of sour apples **292**
šarāb al-ʿunnāb | Jujubentrank | jujube draught **290**
šarāb al-ward | Rosentrank | rose draught **290**
sarmaq → *qaṭaf*
ṣaʿtar | Thymian | thyme 46–50, 54, 56, 168, 170, 174, **202**, 204, **214**, 234
šaṭr al-ġibb | Halbtertianfieber | semitertian fever 38, 234
sawdāʾ → (*mirra*) *sawdāʾ*
sawīq al-ġubayrāʾ | Speierlingsfruchtgrütze | sorb apple groats **154**
sawīq al-ḥinṭa | Weizengrütze | wheat groats **32**, 36
sawīq an-nabaq | Christdornbeerengrütze | groats with Christ's thorn jujube **156**

sawīq ar-rummān | Granatapfelgrütze | pomegranate groats **136**
sawīq [aš-šaʿīr] | Gerstengrütze | barley groats 30–34, **36**, 48, 136
sawīq as-sumāq | Sumachgrütze | sumac groats 154
sawīq at-tuffāḥ | Apfelgrütze | apple groats **138**
šawṣa | Pleuritis | pleurisy 288
sawsan | Schwertlilie | Iris **300**
→ *duhn as-sawsan*
sawsan abyaḍ | weiße Schwertlilie | white iris **300**
sawsan asmānǧūnī | himmelblaue Schwertlilie | sky blue iris **300**
ṣawt | Stimme | voice 50, 58, 70, 268, 278
ṣayd → *laḥm aṣ-ṣayd min al-mawāšī*
šibitt | Dill | dill 50, 90, 98, **200**, 214, **216**
→ *bizr al-šibitt*
šifnīn | Turteltaube | turtledove **92**
šīḥ | Beifuß | mugwort **302**
ṣiḥḥa | Gesundheit | health 22, 78, 234, 258, 278
→ *ḥifẓ aṣ-ṣiḥḥa*
sikanǧabīn | Oxymel | oxymel 38, 60, 114, 128, 132, 160, 186, 234, 240, 250, 268, 276, **280–282**, 290
šikarbīnak | eine Süßspeise | a kind of sweet **254**
sikbāǧ | *sikbāǧ*-Eintopf | *sikbāǧ* stew 82, **234**, 238
→ [*samak*] *musakbaǧ*
sill | Schwindsucht | tuberculosis 86, 112, 114, 262, 290
silq | Bete | beet 46, 174, **180**, 182, 238
simna → *ḥabb as-simna*
simsim | Sesam | sesame seed 58, 62, 168, 252
→ *duhn as-simsim*
sinn | Zahn | tooth 84, 114, 116, 128
→ *dūd fī l-asnān*, → *waǧaʿ al-asnān*
šīraǧ | Sesamöl | sesame oil 40
šīraḫušt | *šīraḫušt*-Honigtau | *šīraḫušt*-honeydew **172**
šīrawġan | Sesamöl (?) | sesame oil (?) 112
šiwāʾ | Grillfleisch | grilled meat 90, 230, **242**, 250
suʿāl | Husten | cough 32, 34, 48, 52, 58, 60, 72, 112, 116, 132, 136, 146, 152, 154, 158, 162, 164, 168–172, 176–180, 184, 192, 194, 198, 208, 210, 226, 234, 240, 246, 252, 254, 268–272, 282, 288–292
suʿāl aṣ-ṣibyān | Kinderhusten | children's cough 106
šuʿbat bāb al-kabd | Kapillare der Leberpforte | hepatic portal capillary 248
suʿd | Zypergras | cyperus **308**
ṣudāʿ | Kopfschmerz | headache 56–62, 114, 128, 132, 144, 148, 154, 184, 186, 190, 192, 196, 200–204, 214, 252, 276, 290, 294, 298–306
sūdānīyāt | Stare | starlings **94**
sudda | Obstruktion | obstruction 28–32, 40, 42, 46, 48, 54, 62, 70, 108, 110, 126, 130, 148, 150, 160, 166, 178, 180, 184–194, 198–202, 208, 210, 214, 220, 234–238, 242, 248–256, 270, 276–282, 294, 300, 302
ṣufrat al-bayḍ | Eigelb | egg yolk 92, 102–106, 244
suḫḫar | ein Kraut | a herb **202**
sukk | Aromamischung mit Gallapfel-Dattel-Paste (*rāmik*) | aromatic mixture with gallnut-date-paste (*rāmik*) **306**
sukkar | Zucker | sugar 36–40, 58, 60, 144, 148, 150, 154, 168, **172**, 224, 242–252, 256, 276, 280–284, 290
→ *qaṣab as-sukkar*
sukkar al-ʿušar | *ʿušar*-Zucker | *ʿušar*-sugar **172**
sulaḥfāt → *bayḍ as-sulaḥfāt al-barrīya*
ṣulb → *waǧaʿ aṣ-ṣulb*
sult | Nacktgerste | naked barley **34**
sumāq | Sumach | sumac 40, 46, 52, 80, 132, 180, 190, 218, 246
→ *sawīq as-sumāq*
sumāqīya | Sumacheintopf | sumac stew **238**
sunbul aṭ-ṭīb | Indische Narde | spikenard **306**
šūnīz | Schwarzkümmel | black cumin **216**
→ *kāmaḫ aš-šūnīz*
šuqāq | Hautriss | skin crack 58
suqm | Krankheit | disease 26, 280
šūrbāǧ → *isfīdabāǧ*
surra | Nabel | navel 102, 134

taʿab | Ermüdung | fatigue 22, 24, 32, 54, 64, 68, 80, 82, 86, 90, 114, 120, 122, 134, 216

ṭaʿām | Speise | food 40, 52, 58, 64, 70, 72, 76, 78, 96, 100, 104, 110, 118, 120, 130, 132–146, 150, 160, 162, 166, 174, 184–190, 196, 202, 206–224, 228, 242, 232, 244–254, 260, 264, 266, 270–274, 280, 286, 294, 296, 308
→ *šahwat aṭ-ṭaʿam*
ṭabāhiǧa | gebratene Fleischstücke | fried pieces of meat **236–238**
ṭabarzad | *ṭabarzad*-Zucker | *ṭabarzad*-sugar 62, 150, **172**, 244, 248, 252
ṭabḫ | Kochen | cooking 32–54, 58, 72, 76, 90–94, 98, 104, 114, 116, 128, 136, 142, 144, 156, 162–166, 170, 176, 180, 182, 192–196, 204, 220, 230, 232, 236–240, 246, 264, 266, 270, 278
ṭābiq → *hubz aṭ-ṭābiq*
tabrīd | Kühlung | cooling effect 24, 34–44, 48, 52, 58, 80, 82, 122, 136, 144, 152, 162, 168, 176, 184, 186, 218, 220, 232–238, 266, 270, 272, 284–292, 298, 302, 304
tadbīr | Zubereitung; Disposition | preparation; disposition 38, 52, 84, 90, 150, 228, 280
tadruǧ | Fasan | pheasant **90, 102**
→ *[bayḍ] at-tadruǧ*
ṯady | Brust | breast 48
taġḏiya | Ernährung | nutrition 24, 44, 88, 102, 122, 128, 138, 174, 228, 294, 308
taǧfīf | Trocknung | drying effect 24, 30, 34, 36, 42–48, 56, 60, 68, 80–86, 90, 94, 100, 104, 132, 140, 160, 170, 182, 186, 188, 194, 200–204, 208–216, 220, 230, 236, 244, 248, 266, 274–278, 290, 298, 306
taḥallub | Speichelfluss | salivation 132, 140
taḥallul | Auflösung | dissolution 22, 24, 28, 44, 50, 58, 70, 82, 122, 128, 182, 184, 266, 276, 286
tahawwuʿ | Brechreiz | nausea 38
taḫdīr | Betäubung | anesthesia 190
ṯaʿlab → *laḥm aṯ-ṯaʿlab*
ṯalǧ → *māʾ ṯalǧī*
talṭīf | Verfeinerung | refinement 28, 48, 50, 54, 56, 60, 62, 80, 84, 90, 98, 104–108, 114, 118, 122, 128, 144, 150, 154, 160, 174, 180, 182, 186, 188, 192–220, 224, 234, 238, 244, 248, 270, 276, 280, 300, 304
talṭīḫ | Beschmieren (der Magenwand) | smearing (the stomach wall) 72, 126, 132, 254, 286
talyīn al-baṭn / aṭ-ṭabīʿa | abführende Wirkung („Erweichen des Bauches / der Natur“) | laxative effect (“softening the belly / the nature”) 32, 38, 46, 50–54, 58–60, 80, 84, 88, 92, 98, 110, 116, 126, 130, 138, 144, 148–152, 158, 172, 178, 180, 184, 186, 192–196, 200, 216, 226, 230, 236, 240, 242, 284, 288, 292
ṭaʿm | Geschmack | taste 28, 38, 64, 112, 118, 138–142, 164, 166, 170, 182, 206, 226, 228, 232, 248, 264, 280
ṯamar | Frucht | fruit 26, **122–124**, 128, 134, 148, 168, 174, 176, 200, 204, 238, 264
ṯamar an-naḫl | Früchte der Dattelpalme | fruits of the date palm **124**
ṯamarat al-ʿulayq | Brombeere | blackberry **168**
tamr | getrocknete Dattel | dried date 58, 124, **126**, 128, 130, 248, 250, 256
tamr hindī | „Indische Dattel“ (Tamarinde) | “Indian date” (tamarind) **128**, 246
→ *šarāb at-tamr al-hindī*
ṭamṯ | Menstruation | menstruation 44, 46, 50, 54, 58, 110, 154, 182, 188, 196–202, 210, 214, 216, 246, 270
tanāsul → *ʿuḍw at-tanāsul*
tannūr → *ḫubz at-tannūr*
ṯaql as-samʿ | Schwerhörigkeit | hearing impairment 194
taqlīb / taqallub an-nafs | Magenkontraktionen; Brechreiz | stomach contractions; nausea 54, 56, 216, 282
taqṭīr → *māʾ muqaṭṭar*
taqṭīr al-bawl | Harnträufeln | urine dripping 188, 202, 282, 288
ṭaraḫšaqūq | Löwenzahn | dandelion **178**
taranǧubīn | *taranǧubīn*-Honigtau | *taranǧubīn*-honeydew 144, **172**, 252
ṯarb | Fettnetz | caul fat **72**
ṭarḫūn | Estragon | tarragon **188**
ṯarīd | Fleischgericht mit Brot | meat dish with bread 236
tarṭīb | Befeuchtung | moistening effect 24, 30, 34, 36, 80, 86, 90, 96, 112, 122, 144, 160, 162, 170, 172, 178, 190, 234, 244, 266, 284, 300, 302

tašannuǧ | Krampf | spasm 86, 276
tašannuǧ al-aʿṣāb | Nervenkrampf | nervous convulsion 58
tasḫīn / *isḫān* | Erhitzung | heating effect 24, 38, 40, 48, 58, 60, 80, 82, 88, 90, 122, 128, 130, 148, 150, 154, 156, 160, 164, 172, 186, 188, 192–198, 202, 210–214, 220–226, 246, 248, 252–256, 266, 276, 282, 288, 306
ṭāʿūn | Pest | plague 168
tawābil | Gewürze | spices 34, 68, 164, 198, 206, 212, 218, 232, 242
tawaḥḥuš | Entfremdung | alienation 278
ṭāwūs → *laḥm aṭ-ṭawāwīs*
ṭayhūǧ | junger Rebhahn | young male partridge **90**
ṭayr → *dimāġ aṭ-ṭayr*, → *ḫuṣyat aṭ-ṭayr*, → *laḥm aṭ-ṭayr*, → *raqabat aṭ-ṭayr*, → *ʿuḍw aṭ-ṭayr*
tays → *laḥm at-tuyūs*
ṭīb | Aroma | aroma 296, **304–308**
ṭifšīl | Hülsenfruchtgericht | pulse dish 180
ṭiḥāl | Milz | spleen 38, 42, 50, 54, 62, **76**, 110, 154, 166, 180, 190, 198–202, 220, 248, 252, 256, 288
tīn | Feige | fig 58, 60, 124, **128–130**, 148, 150
tīn yābis | getrocknete Feige | dried fig **128**
ṭīn | Lehm | clay 274, 276
tiryāq | Gegengift | antidote 140, 194
tuffāḥ | Apfel | apple 90, 138–140, 142, 218, 282, **302**
→ *šarāb at-tuffāḥ al-ḥāmiḍ*, → *sawīq at-tuffāḥ*
tuffāḥ murabbā | süß eingelegte Äpfel | sweet preserved apples **226**
tuffāḥīya | Apfeleintopf | apple stew **238**
ṯūm | Knoblauch | garlic 42, 82, **194**, 196, 200, 220, 236
ṯūm muḫallal | Essigknoblauch | pickled garlic **220**
turāb al-kundur | Weihrauchstaub | frankincense dust 196
turmus | Lupine | lupin **52–54**
tūṯ | Maulbeere | mulberry **132**
→ *rubb at-tūṯ*
tūṯ šāmī | Syrische Maulbeere | Syrian mulberry **132**
ṯūṯa | Warze | wart 128

ʿūd | Aloeholz | aloeswood **306**
ʿuḏūba | Süße | sweetness 64, 72, 266
uḏun | Ohr | ear 50, 60, 70, 74
→ *waǧaʿ al-uḏun*
ʿuḍw | Organ | organ 22, 24, 36, 38, 44, 62, 64, 68, 70, 74, 78, 88, 102, 108, 130, 142, 170, 174, 266, 270, 276, 282, 284, 298, 306
ʿuḍw at-tanāsul | Fortpflanzungsorgan | reproductive organ **200**
ʿuḍw aṭ-ṭayr | Geflügelorgan | poultry organ **88**
ʿuǧǧa | Omelett | omelette 92, **104**, 192
ʿufūṣa | Adstringenz 28, 52, 126, 150, 156, 158, 172, 202, 216, 228, 284, 288, 292
ʿunnāb | Jujube | jujube 46, **152–154**, 276, 290
→ *šarāb al-ʿunnāb*
ʿunq | Hals | neck 56
→ *laḥm al-ʿunq*
ʿunṣul → *ḫall al-ʿunṣul*
unṯā | Hoden | testicle 48
uqḥuwān | Mutterkraut | feverfew **302**
ʿurūq māsārīqīya | Mesenterialvenen | mesenteric veins 40
ʿuṣfūr → *bayḍ al-ʿaṣāfīr*
ʿusr an-nafas | Atembeschwerden | respiratory problems 212, 216
ušturġāz | „Kameldorn" | "camel thorn" 214, **216**
→ *ḫall al-ušturġāz*
ušturġāz muḫallal | Essig-„Kameldorn" | pickled "camel thorn" **222**
uṣūl al-buqūl | Wurzelgemüse | root vegetables 218, 220
ʿuṭās | Niesen | sneeze 186, 298
utruǧǧ | Zitronatzitrone | citron **140–142**, 168, **302**
→ *duhn qušūr al-utruǧǧ*, → *šarāb ḥummāḍ al-utruǧǧ*
utruǧǧ murabbā | süß eingelegte Zitronatzitrone | sweet preserved citron **224**

wabāʾ | Seuche | epidemic 142, 168
waǧaʿ | Schmerz | pain 60, 106, 178
waǧaʿ al-ʿaṣab | Nervenschmerz | nerve pain 282, 302
waǧaʿ al-asnān | Zahnschmerz | toothache 162, 194
waǧaʿ al-baṭn | Bauchschmerz | abdominal pain 30, 162
waǧaʿ aḍ-ḍirs | Backenzahnschmerz | molar ache 156, 200

waǧaʿ al-fuʾād | Herzschmerz | heart pain 136
waǧaʿ al-ḥalq | Halsschmerz | sore throat 188, 292
waǧaʿ al-kabd | Leberschmerz | liver pain 114, 150
waǧaʿ al-kulā | Nierenschmerz | kidney pain 86, 132, 152
waǧaʿ al-lahāt | Gaumenzäpfchenschmerz | uvula pain 112
waǧaʿ al-lawzatayn | Mandelschmerz | tonsil pain 112
waǧaʿ al-mafāṣil | Gelenkschmerz | joint pain 84, 90, 192, 214, 240, 250, 276
waǧaʿ al-maʿida | Magenschmerz | stomach pain 52, 126, 210, 224, 284, 290
waǧaʿ ar-raḥim | Gebärmutterschmerz | uterine pain 202, 282, 300
waǧaʿ ar-rukba | Knieschmerz | knee pain 182
waǧaʿ aṣ-ṣadr | Brustschmerz | chest pain 152, 292
waǧaʿ aṣ-ṣulb | Lendenschmerz | loin pain 276
waǧaʿ al-uḏun | Ohrenschmerz | earache 60, 198
waǧaʿ al-wirk | Hüftschmerz | hip pain 194, 202, 210, 214
waǧaʿ aẓ-ẓahr | Rückenschmerz | back pain 50, 182, 192, 194, 200, 202, 234
waǧǧ murabbā | süß eingelegter Kalmus | sweet preserved calamus 226
waḫāma | Unzuträglichkeit | unwholesomeness 62, 76, 100, 118, 208, 222, 226, 230, 250, 252
wahn | Kraftlosigkeit | feebleness 52, 134, 160, 266, 272, 274
waḥš → *laḥm al-waḥš*
waḥša | Einsamkeit | loneliness 188, 302
waram | Geschwulst | swelling; tumor 34, 48, 50, 58, 94, 106, 130, 132, 148, 178, 180, 184, 190, 200, 206, 212, 240, 248, 256, 270, 284, 292, 300
warašān | Ringeltaube | ring-dove **92**
ward | Rose | rose 284, **298**, 308
→ *duhn al-ward*, → *māʾ al-ward*, → *šarāb al-ward*
warīd | Vene | vein 162
wilāda | Geburt | birth 102, 110

yaraqān | Gelbsucht | icterus 82, 98, 114, 140, 182, 184, 198, 234
yarbūʿ → *laḥm al-yarbūʿ*
yāsamīn | Jasmin | jasmine **300**
→ *duhn al-yāsamīn*
yāzāb | Essigrettich | pickled radish **222**
yubs / *yubūsa* | Trockenheit | dryness 24, 30, 34, 38–42, 46, 52, 54, 58, 60, 66–70, 76, 82, 84, 96, 114, 118, 122, 126, 128, 132, 136, 140, 146, 150–156, 172, 176–182, 186, 190–196, 200, 208, 210, 212, 218, 230, 234, 236, 242, 288, 290, 296–302

zabād | Zibet | civet **304**
zabīb | Rosine | raisin **130–132**, 276, 286, 288
ẓaby → [*laḥm*] *aẓ-ẓaby*
zaʿfarān | Safran | saffron **216**, 284, 304, **306**
zaḥīr | Ruhr | dysentery 196, 284
ẓahr | Rücken | back 56, 70, 192
→ *waǧaʿ aẓ-ẓahr*
zalābīya | frittierter Teig mit Honig oder Sirup | fried dough with honey or syrup **252**
zalam → *ḥabb az-zalam*
zamikkā | Vogelschwanz | bird's tail **88**
zanǧabīl | Ingwer | ginger 214, **216**
zanǧabīl murabbā | süß eingelegter Ingwer | sweet preserved ginger **224**
zaʿrūr | Azarole | azarole 46, **156**
zayt | Olivenöl | olive oil 42, 46, 54, 74, 80, 90, 92, 98, 104, 106, **146**, 168, 176, 178, 192, 196, 236, 244
zayt rikābī | „Kamel-Öl" (Olivenöl) | "camel oil" (oilve oil) **146**
zayt al-unfāq | Omphakion | omphacion **146**
zaytūn | Olive | olive **144–146**, **222**
zaytūn al-māʾ | Wasserolive | water olive 144, 222
zaytūn az-zayt | Ölolive | oil olive 144, 222
zīrbāǧ | *zīrbāǧ*-Eintopf | *zīrbāǧ*-stew **234**, 244
zirišktya | Berberitzeneintopf | barberry stew **238**
zubd | Butter | butter 108, 114, **116**, 254
zūfā | Ysop | hyssop **204**
ẓufr | Fingernagel | fingernail 60, 112
zuhūma | übler Geruch | malodor 64, 72, 86, 94, 194, 206, 230
zukām | Katarrh | catarrh 270, 282, 298, 306

ẓulmat al-baṣar | Trübung der Sehkraft | darkness of sight 60, 176, 182, 186, 190, 196, 202, 204, 216, 240
zumāward | gefüllte Fladenbrotrolle, in Scheiben | stuffed and sliced wraps 244
zunbūr → *lasʿ az-zunbūr*

2 Deutsch – Arabisch

Aal → *mārmāhīǧ*
abführende Wirkung → *ishāl*, → *iṭlāq al-baṭn*, → *talyīn al-baṭn* / *aṭ-ṭabīʿa*
Abschabung (des Darms) → *saḥǧ* (*fī l-amʿāʾ*)
Abszess → *dummal*, → *ḫurāǧ*
Ackerbohne → *bāqillā*
Ackerbohnenbrot → *ḫubz* [*al-bāqillā*]
Ackerwinde → *lablāb*
Ader → *ʿirq*
Ader, aufsteigende → *ʿirq ṭāliʿ*
Aderlass → *faṣd*
Aderlasspatient → *muftaṣad*
Adstringenz → *qabḍ*, → *ʿufūṣa*
Agrest → *māʾ al-ḥiṣrim*
Ajowan → *nānḫawāh*
Akazie, Arabische (?) → *bunk*
Akren → *aṭrāf*
Akzidens → *ʿaraḍ*
Alant → *rāsan*
Alkohol, unangenehme Nachwirkungen des Trinkens von → *ḫumār*
Aloeholz → *ʿūd*
Alraune → *luffāḥ*
Ambra → *ʿanbar*
Amla-Früchte, süß eingelegte → *amlaǧ murabbā*
Ammoniakwasser → [*māʾ*] *nūšādirī*
Ampfer → *ḥummāḍ*
Ampfer, Stumpfblättriger → *baqla ḫurāsānīya*
Ampfersaat → *bizr al-ḥummāḍ*
Angina → *ḏibḥa*
Angina pectoris → *ḫunāq qalbī*
Antilopenfleisch → [*laḥm*] *aẓ-ẓaby*
Apathie → *balāda*
Apfel → *tuffāḥ*
→ Trank aus sauren Äpfeln
Äpfel, süß eingelegte → *tuffāḥ murabbā*
Apfeldicksaft → *rubb at-tuffāḥ*
Apfeleintopf → *tuffāḥīya*
Apfelgrütze → *sawīq at-tuffāḥ*
Aphthe → *baṯr al-fam*
Appetit auf Speisen → *šahwat aṭ-ṭaʿam*
Aprikose → *mišmiš*
Aprikose, getrocknete → *mišmiš yābis*
Aprikosenkernöl → *duhn nawā al-mišmiš*
Aroma → *ṭīb*
Aromamischung, *sukk*- → *sukk*
Artischocke → *ḥaršaf*, → *kankar*
Asant → *anǧuḏān*
Asantharz → *ḥiltīt*
Asant-*kāmaḫ* → *kāmaḫ al-anǧuḏān*
Asantwurzel → *maḥrūt*
Aschenbrot → *ḫubz al-malla*
Asthma → *rabuw*
Atembeschwerden → *ʿusr an-nafas*
Atemnot → *intiḍāb an-nafas*
Aubergine → *bāḏinǧān*
→ Essigaubergine
Auberginengericht → *būrānī*
Auflösung → *taḥallul*
Aufstoßen → *ǧašāʾ*
Auge → *ʿayn*
Augenbohne → *lūbiyā*
Augenentzündung → *ramad*
Ausgeglichenheit → *iʿtidāl*
Ausrenkung → *fasḫ*
Aussatz → *ǧuḏām*
Ausscheidung → *iḫrāǧ*
Auswurf → *nafṯ*
Azarole → *zaʿrūr*

Bachminze → *fūtanǧ nahrī*
Backenzahnschmerz → *waǧaʿ aḍ-ḍirs*
Backofenbrot → *ḫubz al-furn*
Bad(en) → *istiḥmām*
Balchische Weide → *bahrāmaǧ*
Banane → *mawz*
Bandwurm → *ḥabb al-qarʿ*
Basilikum → *bāḏarūǧ*
Basilikum-*kāmaḫ* → *kāmaḫ al-bāḏarūǧ*
Basilikum, Kleinblättriges → *šāhisfaram*
Basilikumsaat → *bizr al-bāḏarūǧ*
Bauch → *baṭn*
Bauches, Binden des → *ʿaql al-baṭn*

Bauches, Erweichen des → *talyīn al-baṭn*
Bauches, Lösen des → *iṭlāq al-baṭn*
Bauchschmerz → *maġṣ*, → *waǧaʿ al-baṭn*
Befeuchtung → *tarṭīb*
Beifuß → *šīḥ*
Berberitze → *anbarbārīs*
Berberitzeneintopf → *ziriškīya*
Bergminze → *fūtanǧ ǧabalī*
Bergquellwasser → *māʾ min ʿuyūn al-ǧibāl*
Bergwidderfleisch → *laḥm al-kibāš al-ǧabalīya*
„Beschmieren" (der Magenwand) → *talṭīḫ*
Betätigung, körperliche → *riyāḍa*
Betäubung → *taḫdīr*
Bete → *silq*
Betrübnis → *karb*
Bewahrung → *ḥifẓ*
Bilsenkraut → *banǧ*
Birne → *kummaṯrā*
Birnendicksaft → *rubb al-kummaṯrā*
Bitterkeit → *marāra*
Bittermandel → *lawz murr*
Bittermandelöl → *duhn al-lawz al-murr*
Bitterorange → *nāranǧ*
Bitterzwiebel → *baṣal az-zīz*
Bitumenwasser → [*māʾ*] *qafrī*
Blähung → *nafḫ*
Blasenstein → *haǧar fī l-maṯāna*
Bleiwasser → [*māʾ*] *raṣāṣī*
Bleiwurz (?) → *qunnābirā*, → *barġast*
Blumenkohl → *kurunb šāmī*, → *qunnabīṭ*
Blumenkohleintopf → *qunnabīṭīya*
Blut → *dam*
Blutung → *nazf*
Bockshornklee → *baqlat al-ḥulba*
Bockshornkleesaat → *ḥulba*
Brackwasser → [*māʾ*] *zuʿāq*
Brechdurchfall → *hayḍa*
Brechmittel → *muqayyiʾ*
Brechreiz → *tahawwuʿ*, → *taqlīb* / *taqallub an-nafs*
Brennnessel → *qurrayṣ*, → *anǧura*
Brombeere → *ṯamarat al-ʿulayq*
Brot → *ḫubz*
→ Ackerbohnenbrot, → Aschenbrot, → Backofenbrot, → Eichelbrot, → Gerstenbrot, → Hirsebrot, → Kichererbsenbrot, → Kolbenhirsebrot, → Linsenbrot, → Plattenbrot, → Platterbsenbrot, → Reisbrot, → Sorghumhirsebrot, → Weizenbrot
Brot aus dem *tannūr*-Ofen → *ḫubz at-tannūr*
Brot, „gewaschenes" → *ḫubz maġsūl*
Brot, ungesäuertes → *ḫubz faṭīr*
Brotkrumen → *ḫubz fatīt*
Brotwürze → *idām*
Brunnenwasser → *māʾ al-ābār*
Brust → *ṣadr*
Brust, weibliche → *ṯady*
Brustfell → *ḥiǧāb*
Brustfellentzündung → *ḏāt al-ǧanb*
Brustschmerz → *waǧaʿ aṣ-ṣadr*
„Buckelwinde" → *riyāḥ al-afrisa*
Butter → *zubd*
Buttermilch → *maḫīḍ*
Butterschmalz → *samn*

Christdornbeere → *nabaq*
Christdornbeere, getrocknete → *nabaq yābis*
Christdornbeerengrütze → *sawīq an-nabaq*
„Chorasanisches Kraut" (Stumpfblättriger Ampfer) → *baqla ḫurāsānīya*
Crêpes, mit Sirup und Nuss-/Mandelfüllung → *qaṭāʾif*

Dampf → *buḫār*
Darm → *miʿāʾ*
→ Abschabung (im Darm)
Darm, wunder → *ʿaqr al-amʿāʾ*
Darmentzündung → *iḫtilāf*
Darmkatarrh → *ḫilfa*
Darmkolik → *qūlanǧ*
Dattel, frische, reife → *ruṭab*
Dattel, getrocknete → *tamr*
Dattel, harte, trockene → *qasb*
Dattel, *hayrūn-* → *hayrūn*
Dattel, indische (Tamarinde) → *tamr hindī*
Dattel, unreife, gelblich-rote → *busr*
Dattel, unreife, grüne → *balaḥ*
Dattelkugeln → *ḥays*
Datteln, Weizenbrei mit → *ʿaṣīda*
Dattelpalme, Früchte der → *ṯamar an-naḫl*
Dattelsaft → *dibs*
Destillierhelm → *ambīq*
Destillierkolben → *qarʿ*
Dickmilch → *rāʾib*
Dickmilch, getrocknete → *raḫbīn*
Dickmilchkäse → *aqiṭ*

Dickmilchmolke → *maṣl*
Dicksaft → Apfeldicksaft, → Birnendicksaft → Maulbeerdicksaft, → Myrtenbeerendicksaft, → Walnussdicksaft
Dill → *šibitt*
Dillsaat → *bizr al-šibitt*
Diphtherie → Halsbräune
Disposition → *tadbīr*
Dörrfleisch → *qadīd*
Duftkrallen → *aẓfār aṭ-ṭīb*
Duftpflanze → *rayḥān*
Dugh → *dūġ*
Durchdringen → *nufūḏ*
Durchfall → *ḍarab*, → *ḫilfa*, → *ishāl*, → *istiṭlāq al-baṭn*
Durst → *ʿaṭaš*
Durst, trügerischer → *ʿaṭaš kāḏib*

Ei → *bayḍ*
→ Entenei, → Fasanenei, → Fischrogen, → Frankolinhuhnei, → Gänseei, → Hühnerei, → Landschildkröteneier, → Rebhuhnei, → Sperlingsei, → Straußenei
Ei, flüssiges → *raqīq*
Ei, halbgegartes → *nīmbirišt*
Ei, hartgekochtes → *bayḍ salīq muštadd*
Ei, „zitterndes" → *raʿʿād*
Eichel → *ballūṭ*
Eichelbrot → *ḫubz* [*al-ballūṭ*]
Eigelb → *ṣufrat al-bayḍ*
Eingelegtes, in Essig → *muḫallalāt*
Eingelegtes, in Honig → *anbiǧ*
Eingelegtes, süß → *murabbayāt*
→ Amla-Früchte, → Äpfel, → Flaschenkürbis, → Ingwer, → Kalmus, → Karotten, → Myrobalanen, → Pastinaken, → Quitten, → Speiserüben, → Veilchen, → Zitronatzitronen, → Zitronen
Eingeweidebruch → *fatq*
Einlauf → *ḥaqn*, → *ḥuqna*, → *iḥtiqān*
Einsamkeit → *waḥša*
Eintopf → Apfeleintopf, → Berberitzeneintopf, → Blumenkohleintopf, → Eintopf mit Fadennudeln, → Granatapfeleintopf, → Karotteneintopf, → *kišk*-Eintopf, → Kohleintopf, → Linseneintopf, → Molkeneintopf, → Rhabarbereintopf, → Sauermilcheintopf, → Speiserübeneintopf, → Spinateintopf, → Sumacheintopf
Eintopf, *isfīdabāǧ*- → *isfīdabāǧ*, → *šūrbāǧ*
Eintopf mit unreifen Weinbeeren → *ḥiṣrimīya*
Eintopf, *sikbāǧ*- → *sikbāǧ*
Eintopf, *zīrbāǧ*- → *zīrbāǧ*
Eisenwasser → [*māʾ*] *ḥadīdī*
Eiswasser → *māʾ ǧalīdī*
Eiter → *ṣadīd*
Eiweiß → *bayāḍ al-bayḍ*
Endivie → *hindibāʾ*
Endiviensaat → *bizr al-hindibāʾ*
Ente, *ḫašansār* → *aḫašansār*
Entenei → *bayḍ al-baṭṭ*
Entenfleisch → *laḥm al-baṭṭ*
Entfremdung → *tawaḥḥuš*
Entzündung → *iltihāb*
Epilepsie → *ṣarʿ*
Erbrechen → *qayʾ*
Erbse → *māš*
Erdmandel → *ḥabb az-zalam*
Erdrauch → *šāhtaraǧ*
Erektion → *inʿāẓ*
Erhitzung → *tasḫīn*
Ermüdung → *taʿab*
Ernährung → *taġḏiya*
Eselsmilch → *laban al-utun*
Essig → *ḫall*
→ „Kameldorn"-Essig, → Meerzwiebelessig, → Walnussessig
Essig, von Sülze abgeseihter → *ahāl*
Essigaubergine → *bāḏinǧān muḫallal*
Essiggurke → *ḫiyār muḫallal*
Essigkapern → *kabar muḫallal*
Essig-„Kameldorn" → *ušturġāz muḫallal*
Essigknoblauch → *ṯūm muḫallal*
Essigrettich → *yāzāb*
Essigspeiserüben → *šalǧam muḫallal*
Essigsülze, aus feinem Fleisch → *qarīṣ*
Essigsülze, aus Geflügelfleisch → *maṣūṣ*
Essigsülze, aus grobem Fleisch → *hulām*
Essigzwiebel → *baṣal muḫallal*
Estragon → *ṭarḫūn*
Euter → *ḍarʿ*
Exkrement → *birāz*, → *naǧw*

Fadennudeln, (Eintopf mit) → *iṭriya*
Färberdistelsaat → *qurṭum*
Färberdistelsaatwasser → *māʾ al-qurṭum*
Fasan → *tadruǧ*
Fasanenei → [*bayḍ*] *at-tadruǧ*

Fehlgeburt → *isqāṭ*
Feige → *tīn*
→ Maulbeerfeige
Feige, getrocknete → *tīn yābis*
Felsenfisch → [*samak*] *ṣaḫrī*
Fenchel → *rāzyānağ*
Fenchelsaat → *bizr al-razyānağ*
„Fettbeere" → *ḥabb as-simna*
Fettleibiger → *mutarahhil*
Fettnetz → *ṯarb*
Feuchtigkeit → *ruṭūba*
Feuchtigkeit, Person mit zu viel → *marṭūb*
Feuer → *nār*
Fieber → *ḥummā*
→ Halbtertianfieber, → Wechselfieber
Fieber, akutes → *hummā ḥādda*
Fieber, heißes → *hummā ṣālib*
Fieber, hektisches → *diqq*
Fieber, tägliches → *ḥummā an-nā'iba*
Fieberkranker → *maḥmūm*
Filter → *rāwūq*
Fingernagel → *ẓufr*
Fisch → *samak*
→ Felsenfisch, → Flussfisch, → Hochseefisch, → Meeresfisch, → Salzfisch, → Sumpffisch
Fisch, auf Kohlenglut gegrillter → [*samak*] *mukabbab ʿalā l-ğamr*
Fisch, aus Seen → *samak al-buḥayra*
Fisch, gegrillter → [*samak*] *mašwī*
Fisch, gekochter → [*samak*] *maṭbūḫ*
Fisch, im *sikbāğ*-Eintopf → [*samak*] *musakbağ*
Fischrogen → *bayḍ as-samak*
Fisch-*kāmaḫ* → *kāmaḫ as-samak*
Flachsseide → *kašūṯ*
Fladenbrotrolle, gefüllt, in Scheiben → *zumāward*
Flaschenkürbis → *qarʿ*
Flaschenkürbis, süß eingelegter → *qarʿ murabbā*
Flaschenkürbisöl → *duhn al-qarʿ*
Fleisch → *laḥm*
→ Antilopenfleisch, → Bergwidderfleisch, → Entenfleisch, → Flughuhnfleisch, → Frankolinhuhnfleisch, → Fuchsfleisch, → Gänsefleisch, → Gazellenfleisch, → Geflügelfleisch, → Grillfleisch, → Grillfleisch, gewürztes, → Halsfleisch, → Hasenfleisch, → Hauseselfleisch, → Hirschfleisch, → Igelfleisch, → Kalbfleisch, → Kamelfleisch, → Kaninchenfleisch, → Kranichfleisch, → Lammfleisch, → Pfauenfleisch, → Pferdefleisch, → Rackenfleisch, → Raubtierfleisch, → Rebhuhnfleisch, → Rindfleisch → Schafbockfleisch, → Schaffleisch, → Sperlingsfleisch, → Springmausfleisch, → Straußenfleisch, → Trappenfleisch, → Viehfleisch, → Wachtelfleisch, → Wildeselfleisch, → Wildfleisch, → Ziegenbockfleisch, → Ziegenfleisch, → Ziegenlammfleisch
Fleisch erjagter Landtiere → *laḥm aṣ-ṣayd min al-mawāšī*
Fleisch, in der Pfanne gebratenes → *muṭağğana*
Fleisch weiblicher Schafe → *laḥm an-niʿāğ*
Fleisch weiblicher Ziegen → *laḥm ināṯ al-maʿaz*
Fleischgericht, mit Brot → *ṯarīd*
Fleischsaft → *mā' al-laḥm*
Fleischspieß → *kabāb*
Fleischstücke, gebratene → *ṭabāhiğa*
Fleischstücke, gekocht und gebraten → *qalīya*
Flieder → Indischer Flieder
Flughuhnfleisch → *laḥm al-qaṭā*
Flussfisch → *samak al-anhār*
Fortpflanzungsorgan → *ʿuḍw at-tanāsul*
Fötus → *ğanīn*
Frankolinhuhnei → [*bayḍ*] *ad-durrāğ*
Frankolinhuhnfleisch → *laḥm ad-durrāğ*
Frischkäse → [*ğubn*] *raṭb*
Frischmilch → *laban ḥalīb*
Frucht → *fākiha*, → *ṯamar*
Fruchtbarkeit → *ḫiṣb*
Fuchsfleisch → *laḥm at-ṯaʿlab*
Fuß → *kurāʿ*

Galgant → *ḫāwlanğān*
Galle, gelbe → (*mirra*) *ṣafrā'*
Galle, Person mit zu viel → *mamrūr*
Galle, schwarze → (*mirra*) *sawdā'*
Gänseei → *bayḍ al-iwazz*
Gänsefleisch → *laḥm al-iwazz*
Gänseflügel → *ğināḥ al-wazz*
Gänseleber → *kabd al-wazz*
Gartenkresse → *rašād*

Gartenkressesamen → *ḥurf*
Gartenmalve → *mulūkīya*, → *ḫubbāzā*
Gartenmalvensaat → *bizr al-mulūkīya*
Gartenmelde → *qaṭaf*, → *sarmaq*
Gartenmeldensaat → *bizr al-qaṭaf*
Gastritis → *iltihāb al-maʿida*
Gaumenzäpfchenschmerz → *waǧaʿ al-lahāt*
Gazellenfleisch → *laḥm al-ġizlān*
Gebärmutter → *raḥim*
Gebärmutterschmerz → *waǧaʿ ar-raḥim*
Geburt → *wilāda*
Gedächtniskraft → *ḥifẓ*
Gedärme → *aḥšāʾ*
Geflügel → *ṭayr*
Geflügelfleisch → *laḥm aṭ-ṭayr*
Geflügelhals → *raqabat aṭ-ṭayr*
Geflügelhirn → *dimāġ aṭ-ṭayr*
Geflügelhoden → *ḫuṣyat aṭ-ṭayr*
Geflügelmagen → *qāniṣa*
Geflügelorgan → *ʿuḍw aṭ-ṭayr*
Gegengift → *tiryāq*
Geist → *ḏihn*, → *rūḥ*
Gelbsucht → *yaraqān*
Gelenk → *mafṣil*
Gelenkschmerz → *waǧaʿ al-mafāṣil*
Gemüse → *buqūl*
Gemüsefuchsschwanz → *baqla yamānīya*
Gemüsekaltspeisen → *bawārid*
Gerste → *šaʿīr*
  → Nacktgerste
Gerstenbrot → *ḫubz aš-šaʿīr*
Gerstengrütze → *sawīq* [*aš-šaʿīr*]
Gersten-*kišk* → *kišk aš-šaʿīr*
Gerstenschleim → *māʾ kišk aš-šaʿīr*
Geruch, übler → *zuhūma*
Gesäß → *maqʿada*
Geschlechtsverkehr → *ǧimāʿ*, → *bāh*
Geschmack → *ṭaʿm*
Geschwulst → *waram*
Geschwür → *qarḥa*
  → Krebsgeschwür
Gesichtsfarbe → *lawn*
Gesichtslähmung → *laqwa*
Gestank → *ḏafar*
Gesundheit → *ṣiḥḥa*
Gesundheit, Bewahrung der → *ḥifẓ aṣ-ṣiḥḥa*
Getränk → *šarāb*
Getränk, fermentiertes → *fuqqāʿ*
Getreidebrei, mit Fleisch → *harīsa*
Getreidepudding, mit Fleischsaft → *ǧūḏāba*
Gewürze → *abāzīr*, → *tawābil*
Gewürznelken → *qaranful*
Gicht → *niqris*
Gift → *samm*
Gipswasser → [*māʾ*] *ǧiṣṣī*
Goldwasser → [*māʾ*] *ḏahabī*
Grad → *daraǧa*
Granatapfel → *rummān*
Granatapfel, *imlīsī*- → *imlīsī*
Granatapfeleintopf → *rummānīya*
Granatapfelgrütze → *sawīq ar-rummān*
Granatapfelkerne → *ḥabb ar-rummān*
Granatapfelsaft → *māʾ ar-rummān*
Granatapfeltrank → *šarāb ar-rummān*
Grillfleisch → *šiwāʾ*
Grillfleisch, gewürztes → *kardanāk*
Grütze → Apfelgrütze, → Christdornbeerengrütze, → Gerstengrütze, → Granatapfelgrütze, → Speierlingsfruchtgrütze, → Sumachgrütze, → Weizengrütze
Gurke → *ḫiyār*, → *qaṯad*
  → Essiggurke
Gurkenkerne → *bizr al-qaṯad*

Haar → *šaʿr*
Haarausfall → *dāʾ aṯ-ṯaʿlab*
ḫabīṣa, trockene persische → *ḫabīṣa fārisīya yābisa*
Hackfleischkugeln → *mudaqqaqa*
Hahn, alter → *dīk ʿatīq*
Hahn, junger → *farrūǧ ḏakar*
Halbtertianfieber → *šaṭr al-ġibb*
Hals → *ʿunq*
  → Geflügelhals
Hals, rauer → *ḫušūnat al-ḥalq*
Halsbräune → *ḫunāq*
Halsfleisch → *laḥm al-ʿunq*
Halsschmerz → *waǧaʿ al-ḥalq*
Hämorrhoiden → *bawāsīr*
Hanföl → *duhn aš-šahdānaǧ*
Hanfsaat → *šahdānaǧ*
Harn → *bawl*
Harnblase → *maṯāna*
Harnbrennen → *ḥurqat al-bawl*
Harnfluss, unwillkürlicher → *salas*
Harnträufeln → *taqṭīr al-bawl*
Harntreiben → *idrār al-bawl*
Harnverhaltung → *asr al-bawl*

Hartweizenmehl → *samīḏ*
Haselnuss → *bunduq*
Hasenfleisch → *laḥm al-arānib*
Hauseselfleisch → *laḥm al-ḥumur al-ahlīya*
Haushuhn → *daǧāǧ*
Haustaube → *ḥamām*
Haut → *ǧild*
Haut, rissige an den Händen → *qašaf*
Hautausschlag → *saʿfa*
Hautflechte → *qūbāʾ*
Hautriss → *šuqāq*
Heilmittel → *dawāʾ*
Heiserkeit → *buḥūḥa*
Hemiplegie → *fāliǧ*
Henna → *ḥinnāʾ*
Herabsinken → *inḥidār*, → *nuzūl*
Herz → *qalb*
Herzschmerz → *waǧaʿ al-fuʾād*
Heuschrecken → *ǧarād*
Hirn → *dimāġ*
→ Geflügelhirn
Hirschfleisch → *laḥm al-ayāʾil*
Hirse, Echte → *ǧāwars*
→ Kolbenhirse, → Sorghumhirse
Hirsebrot → *ḫubz* [*al-ǧāwars*]
Hitze → *ḥarāra*
Hitze, inhärente → *ḥarāra ġarīzīya*
Hitze, Person mit zu viel → *maḥrūr*
Hochseefisch → [*samak*] *luǧǧī*
Hoden → *bayḍa*, → *ḫuṣya*, → *unṯā*
→ Geflügelhoden
Honig → *ʿasal*
→ Eingelegtes, in Honig
Honigtau, *šīraḫušt*- → *šīraḫušt*
Honigtau, *taranǧubīn*- → *taranǧubīn*
Honigwasser → *māʾ al-ʿasal*, → *qarāṭun*
Hüftschmerz → *waǧaʿ al-wirk*
Hühnerei → [*bayḍ*] *ad-daǧāǧ*
Hülsenfruchtgericht → *ṭifšīl*
Hundsrose → *nisrīn*
Hunger, trügerischer → *ǧawʿ kāḏib*
Hunger, wirklicher → *ǧawʿ ṣādiq*
Husten → *suʿāl*
→ Kinderhusten

Igelfleisch → *laḥm al-qunfuḏ*
Indische Narde → *sunbul aṭ-ṭīb*
Indischer Flieder → *āzād-diraḫt*
Ingwer → *zanǧabīl*
Ingwer, süß eingelegter → *zanǧabīl murabbā*
Ischialgie → *ʿirq an-nasā*
iṭrīful, kleiner → *iṭrīful ṣaġīr*

Jagd → Fleisch erjagter Landtiere
Jasmin → *yāsamīn*
Jasminöl → *duhn al-yāsamīn*
„Jemenitisches Kraut" (Gemüsefuchs-schwanz) → *baqla yamānīya*
Joghurt → *māst*
Johannisbrot, Syrisches → *ḫurnūb šāmī*
Juckreiz → *ḥikka*
Jujube → *ʿunnāb*
Jujubentrank → *šarāb al-ʿunnāb*

Kaffeebohnen (?) → *bunk*
Kalbfleisch → *laḥm al-ʿaǧāǧīl*
Kallus → *dušbiḏ*
Kalmus, süß eingelegter → *waǧǧ murabbā*
Kälte → *bard*, → *burūda*
Kälte, Person mit zu viel → *mabrūd*
Kaltspeise, mit Essig und Olivenöl → *ḫall zayt*
„Kameldorn" → *ušturġāz*
→ Essig-„Kameldorn"
„Kameldorn"-Essig → *ḫall al-ušturġāz*
Kamelfleisch → *laḥm al-ǧuzur*
Kamelmilch → *laban al-liqāḥ*
„Kamelöl" (Olivenöl) → *zayt rikābī*
Kampfer → *kāfūr*
Kanalwasser → *māʾ al-qunīy*
Kaninchenfleisch → *laḥm al-arānib*
Kapern → *kabar*
→ Essigkapern, → Salzkapern
Kapern-*kāmaḫ* → *kāmaḫ al-kabar*
Karotte → *ǧazar*
Karotten, süß eingelegte → *ǧazar murabbā*
Karotteneintopf → *ǧazarīya*
Karottensaat → *bizr al-ǧazar*
Käse → *ǧubn*
→ Dickmilchkäse, → Frischkäse, → Molkenkäse, → Salzkäse, → Trockenkäse
Käse, alter → *ǧubn ʿatīq*
Käsewasser (Molke) → *māʾ al-ǧubn*
Kastanie → *šāhballūṭ*
Katarrh → *nazla*, → *zukām*
Kehldeckel → *ġalṣama*
Kehle → *ḥalq*, → *ḥanǧara*
Keks → *kaʿk*
Kekse, halbmondförmige → *ḫuškunānaǧ*

Kichererbse → *ḥimmis*
Kichererbsenbrot → *ḫubz [al-ḥimmis]*
Kichererbsenöl → *duhn al-ḥimmiṣ*
Kichererbsenwasser → *māʾ al-ḥimmiṣ*
Kinderhusten → *suʿāl aṣ-ṣibyān*
kišk-Eintopf → *kiškīya*
Klärung → *ǧalāʾ*
Knieschmerz → *waǧaʿ ar-rukba*
Knoblauch → *ṯūm*
→ Essigknoblauch
Knochen → *ʿaẓm*
Knochen, gebrochener → *ʿaẓm maksūr*
Knochenmark → *muḫḫ al-ʿiẓām*
Knorpel → *ġuḍrūf*
Kochen → *ṭabḫ*
Kohl → *kurunb*
Kohl, Nabatäischer → *kurunb nabaṭī*
Kohl, Syrischer (Blumenkohl) → *kurunb šāmī*, → *qunnabīṭ*
Kohleintopf → *kurunbīya*
Kohlsaat → *bizr al-kurunb*
Kokosnuss → *nārǧīl*
Kokosöl → *duhn an-nārǧīl*
Kokoswasser → *māʾ an-nārǧīl*
Kolbenhirse → *duḫn*
Kolbenhirsebrot → *ḫubz [ad-duḫn]*
Kolostrum → *libaʾ*
„Königseichel" (Kastanie) → *šāhballūṭ*
Konkrement → *ḥaṣāt*
Kopf → *raʾs*
Kopfschmerz → *ṣudāʿ*
Kopfschorf → *ḥazāz*
Kopfschuppen → *ibrīya*
Koriander → *kuzbara*
Körner → *ḥubūb*
Körper → *badan*
Körpersaft → *ḫilṭ*
Körpersaft des Verdauungsprozesses → *kaylūs*
Korrektur → *iṣlāḥ*
Kostwurz → *qusṭ*
Kostwurz, indischer → *qusṭ hindī*
Kostwurz, weißer Meeres- → *qusṭ baḥrī abyaḍ*
Kraft → *quwwa*
Kraftlosigkeit → *wahn*
Krampf → *tašannuǧ*
Kranichfleisch → *laḥm al-kurkī*
Krankheit → *maraḍ*, → *ʿilla*, → *suqm*
Krätze → *ǧarab*
Kraut, *suḫḫar*- → *suḫḫar*
Kräuter → *buqūl*
Krebsgeschwür → *ākila*
Kreuzkümmel → *kammūn*
Kühlung → *tabrīd*
Kuhmilch → *laban al-baqar*
Kümmel → *karawiyā*
Kummer → *ġamm*, → *hamm*
Kupferwasser → [*māʾ*] *nuḥāsī*

Lab → *infaḥa*
lāḫša-Nudeln → *lāḫša*
Lamm → *ḥamal*
Lammfleisch → *laḥm al-ḥumlān*
Landschildkröteneier → *bayḍ as-sulaḥfāt al-barrīya*
Langpfeffer → *dārfulful*
Lattich → *ḫass*
Lattichsaat → *bizr al-ḫass*
Lauch → *kurrāṯ*
Lauch, Nabatäischer → *kurrāṯ nabaṭī*
Lauch, Syrischer → *kurrāṯ šāmī*
Lauchsaat → *bizr al-kurrāṯ*
Leber → *kabd*
→ Gänseleber
Leberfleck → *ḫāl*
Leberpforte, Kapillare der → *šuʿbat bāb al-kabd*
Leberschmerz → *waǧaʿ al-kabd*
Lehm → *ṭīn*
Leinsaat → *bizr al-kattān*
Lendenschmerz → *waǧaʿ aṣ-ṣulb*
Lepra → Aussatz
Lerche → *qunbur*
Levkoje → *ḫīrī*
Levkoje, gelbe → *ḫīrī aṣfar*
Levkoje, rote → *ḫīrī aḥmar*
Levkoje, weiße → *ḫīrī abyaḍ*
Levkojenöl → *duhn al-ḫīrī*
Lidrand → *šafr*
Liebstöckelsaat → *kāšim*, → *bizr al-maḥrūt ar-rūmī*
Limonenbasilikum → *falanǧmušk*
Limonenbasilikum-*kāmaḫ* → *kāmaḫ al-falanǧmušk*
Linse → *ʿadas*
Linsenbrot → *ḫubz [al-ʿadas]*
Linseneintopf → *ʿadasīya*
Linsenwicke → *ʿadas murr*
Lippe → *šafa*

Lockerung → *irḫā'*
Lotos → *ḫandaqūq*, → *dīwasbist*
Löwenzahn → *ṭaraḫšaqūq*
Luftröhre → *qaṣabat ar-ri'a*
Lunge → *ri'a*
Lupine → *turmus*
Lust, sexuelle → *šahwat al-bāh / al-ǧimā'*

Magen → *ma'ida*, → *kirš*
→ Geflügelmagen
Magenknurren → *qarqara*
Magenkontraktionen → *taqlīb an-nafs*
Magenmund → *fam al-ma'ida*
Magenschmerz → *waǧa' al-ma'ida*
Magenschwäche → *ḍuʿf al-ma'ida*
Mahalebkirsche, Kern des Steins der → *maḥlab*
Majoran → *marazanǧūš*
Mandel → *lawz*
→ Bittermandel
Mandelkonfekt → *lawzīnaǧ*
Mandelmilch → *ḥalīb al-lawz*
Mandelöl → *duhn al-lawz*
Mandelschmerz → *waǧa' al-lawzatayn*
Masern → *ḥaṣba*
Mastix → *maṣṭakā*
Maulbeerdicksaft → *rubb at-tūṯ*
Maulbeere → *tūṯ*
Maulbeere, Syrische → *tūṯ šāmī*
Maulbeerfeige → *ǧummayz*
Medikation → *mudāwāt*
Meeresfisch → *samak al-baḥr*
Meerzwiebelessig → *ḫall al-'unṣul*
Mehl → *daqīq*
Melancholie → *mālanḫūliyā*
Melone → *biṭṭīḫ*
Melone, Indische (Wassermelone) → *biṭṭīḫ hindī*
Melone, längliche, saure (Schlangenmelone) → *biṭṭīḫ mustaṭīl ḥāmiḍ*
Melone, unreife → *ḥadaǧ*
Melonenkerne → *bizr al-biṭṭīḫ*
Melonensaft → *mā' al-biṭṭīḫ*
Menstruation → *ṭamṯ*
Mesenterialvenen → *'urūq māsārīqīya*
Migräne → *šaqīqa*
Milch → *laban*
→ Eselsmilch, → Frischmilch, → Kamelmilch → Kuhmilch, → Mandelmilch, → Milchreis, → Mohnsamenmilch, → Muttermilch, → Pferdemilch, → Schafsmilch, → Stutenmilch, → Ziegenmilch
Milchflusses, Anregung des → *idrār al-laban*
Milchprodukte → *albān*
Milchreis → *aruzz bi-l-laban*
Milz → *ṭiḥāl*
Mineralien → Wasser, das über Mineralien fließt
Mispel → *nulk*
Mohn → *ḫašḫāš*
Mohnsamenmilch → *ḥalīb bizr al-ḫašḫāš*
Mohnspeise → *ḫašḫāšīya*
Mohntrank → *šarāb al-ḫašḫāš*
Molke → *mā' al-ǧubn*
Molkeneintopf → *maṣlīya*
Molkenkäse → *lūr*
Mönchspfeffersaat → *bizr al-fanǧankašt*
Moschus → *misk*
Mund → *fam*
Mundfäule → *qulā'*
Mundgeruch → *baḫar*, → *nakha*
Muskatblüte → *bisbāsa*
Mutterkraut → *uqḥuwān*
Muttermilch → *laban an-nisā'*
Myrobalanen, süß eingelegte → *halīlaǧ murabbā*
Myrte → *ās*
Myrtenbeere → *ḥabb al-ās*
Myrtenbeerendicksaft → *rubb ḥabb al-ās*
Myrtenbeerentrank → *šarāb ḥabb al-ās*
Myrtenöl → *duhn al-ās*

Nabel → *surra*
Nachtschatten → *'inab aṯ-ṯa'lab*
Nacktgerste → *sult*
Nahrung → *ġiḏā'*
Naphthasalz → *milḥ nafṭī*
Naphthawasser → *mā' nafṭī*
Narde → Indische Narde
Narzisse → *narǧis*
Narzissenöl → *duhn an-narǧis*
Nase → *anf*
Nasenbluten → *ru'āf*
Nasenloch → *minḫar*
Natron → *bawraq*
Nerv → *'aṣab*
Nervenende → *maḫraǧ al-'aṣab*

Nervenkrampf → *tašannuǧ al-aʿṣāb*
Nervenschmerz → *waǧaʿ al-ʿaṣab*
Niere → *kulya*
Nierenschmerz → *waǧaʿ al-kulā*
Nierenstein → *haǧar fī l-kulā*
Niesen → *ʿuṭās*
Niesgarbe → *kundus*
Nudeln → Fadennudeln, → *lāḫša*-Nudeln

Obstipation → *qabḍ*
Obstruktion → *sudda*
Ohnmacht → *ġašy*
Ohr → *uḏun*
Ohrenschmerz → *waǧaʿ al-uḏun*
Öl → Aprikosenkernöl, → Bittermandelöl, → Flaschenkürbisöl, → Jasminöl, → Kichererbsenöl, → Kokosöl, → Levkojenöl, → Mandelöl, → Myrtenöl, → Narzissenöl, → Quittenöl, → Rettichöl, → Rizinusöl, → Rosenöl, → Schwertlilienöl, → Seerosenöl, → Sesamöl, → Terebinthenbeerenöl, → Veilchenöl, → Walnussöl, → Zitronatzitronenschalenöl
Ölgebäck → *bulkand*, → *muḫalladī*, → *rawġan ǧazdīk*
Olive → *zaytūn*
→ Ölolive, → Wasserolive
Olivenöl → *zayt*, → *zayt rikābī*, → *zayt al-unfāq*
Ölolive → *zaytūn az-zayt*
Omelett → *ʿuǧǧa*
Omphakion → *zayt al-unfāq*
Oregano, Syrischer → *marmāḫūz*
Organ → *ʿuḍw*
→ Geflügelorgan
Oxymel → *sikanǧabīn*

Palmblütenstand → *kufarrā*
Palmherz → *ǧummār*
Palpitationen → *ḫafaqān*
Pastinaken, süß eingelegte → *šaqāqul murabbā*
Pest → *ṭāʿūn*
Pfauenfleisch → *laḥm aṭ-ṭawāwīs*
Pfeffer → *fulful*
Pfefferminze → *naʿnāʿ*
Pferdefleisch → *laḥm al-ḫayl*
Pferdemilch → *laban al-ḫayl*, → *laban ar-rimāk*
Pfirsich → *ḫawḫ*
Pflaume → *iǧǧāṣ*
→ Trockenpflaume, → Wildpflaume
Pflaumentrank → *šarāb al-iǧǧāṣ*
Pigmentfleck → *namaš*
Pilz, *fuṭr*- → *fuṭr*
Pilz, *ġawšana*- → *ġawšana*
Pilz, *kašnaǧ*- → *kašnaǧ*
Pinienkerne → *ḥabb aṣ-ṣanawbar al-kibār*
Pistazie → *fustuq*
Pistazienöl → *duhn al-fustuq*
Platterbse → *ǧulubbān*
Plattenbrot → *hubz aṭ-ṭābiq*
Platterbsenbrot → [*ḫubz al-ǧullubān*]
Pleuritis → *šawṣa*
Pökelfleisch → *namaksūd*
Pocken → *ǧudarī*
Pökelfleisch → *namaksūd*
Poleiminze → *fūtanǧ barrī*
Poren → *masāmm*
Portulak → *baqla ḥamqāʾ*, → *baqlat az-zahrāʾ* → *farfaḫ*, → *firfīn*, → *riǧla*
Portulaksaat → *bizr al-farfaḫ*
Potenz → *bāh*
Pudding → *ḫabīṣ*
→ Reispudding
Pustel → *baṯr*

Qualität → *kayfīya*
Quetschung → *raḍḍ*
Quitte → *safarǧal*
Quitten, süß eingelegte → *safarǧal murabbā*
Quittenkerne → *ḥabb as-safarǧal*
Quittenöl → *duhn as-safarǧal*
Quittentrank → *šarāb as-safarǧal*

Rackenfleisch → *laḥm aš-šaqqirāq*
Raubtierfleisch → *laḥm as-sibāʿ*
Rauke → *ǧirǧīr*
Raute → *saḏāb*
Rauten-*kāmaḫ* → *kāmaḫ as-saḏāb*
Rebhahn, junger → *ṭayhūǧ*
Rebhuhnei → [*bayḍ*] *al-qabǧ*
Rebhuhnfleisch → *laḥm al-qabǧ*
Regenwasser → *māʾ al-maṭar*
Reis → *aruzz*
→ Milchreis
Reisbrot → *ḫubz al-aruzz*
Reispudding → *bahaṭṭ*
Rettich → *fuǧl*
→ Essigrettich

Rettichöl → *duhn al-fuǧl*
Rettichsaat → *bizr al-fuǧl*
Rhabarber → *rībās*
Rhabarbereintopf → *rībāsīya*
Rhabarbertrank → *šarāb ar-rībās*
Rindfleisch → *laḥm al-baqar*
Ringeltaube → *warašān*
Rizinusöl → *duhn al-ḫirwa*
Röhrencassie → *ḫiyāršanbar*
Rose → *ward*
Rosenhonig → *ǧulanǧabīn*
Rosenöl → *duhn al-ward*
Rosentrank → *šarāb al-ward*
Rosenwasser → *mā' al-ward*
„Rosenwasser" → *ǧullāb*
Rosine → *zabīb*
Rücken → *ẓahr*
Rückenmark → *muḫḫ al-faqār*
Rückenschmerz → *waǧa' aẓ-ẓahr*
Ruhr → *zaḥīr*
Rüssel → *ḫurṭūm*

Saat → *bizr*
→ Bockshornkleesaat → Dillsaat, → Endiviensaat, → Färberdistelsaat, → Fenchelsaat, → Gartenkressesamen, → Gurkenkerne, → Karottensaat, → Lattichsaat, → Lauchsaat, → Liebstöckelsaat, → Melonenkerne, → Mohnsaat, → Mönchspfeffersaat, → Portulaksaat, → Rettichsaat, → Samen der Torakassie, → Schlangengurkenkerne, → Sesamsaat, → Speiserübensaat, → Zwiebelsaat
Safran → *za'farān*
Saft, gekochter → *buḫtaǧ*
Säftemischung → *kaymūs*
Salz → *milḥ*
→ Naphthasalz
Salz, *ḏarānī-* → *milḥ ḏarānī*
Salz, schwarzes, indisches → *milḥ aswad hindī*
Salzfisch → *samak mumallaḥ*
Salzigkeit → *mulūḥa*
Salzkapern → *kabarāb*
Salzkäse → [*ǧubn*] *mamlūḥ*
Salzwasser → [*mā'*] *māliḥ*
Samen der Torakassie → *ḥabb al-qilqil*
Sandelholz, weißes → *ṣandal abyaḍ*
Sauermilcheintopf → *maḍīra*
Sauerteig → *ḫamīr*
Säure → *ḥumūḍa*
Schafbockfleisch → *laḥm al-kibāš*
Schaffleisch → *laḥm aḍ-ḍa'n*
Schafschwanzfett → *alya*
Schafsmilch → *laban an-ni'āǧ*
Schlaf → *nawm*
Schlaflosigkeit → *sahar*
Schlaganfall → *sakta*
Schlangenbiss → *nahš al-afā'ī*
Schlangengurke → *qiṯṯā'*
Schlangengurkenkerne → *bizr al-qiṯṯā'*
Schlangenmelone → *biṭṭīḫ mustaṭīl ḥāmiḍ*
Schleim → *balġam*
Schleim, Person mit zu viel → *mubalġam*
Schluckauf → *fuwāq*
Schmalz → *samīn*
Schmerz → *waǧa'*
→ Backenzahnschmerz, → Bauchschmerz, → Brustschmerz, → Gaumenzäpfchenschmerz, → Gebärmutterschmerz, → Gelenkschmerz, → Halsschmerz, → Herzschmerz, → Hüftschmerz, → Knieschmerz, → Kopfschmerz, → Leberschmerz, → Magenschmerz, → Mandelschmerz, → Nervenschmerz, → Nierenschmerz, → Ohrenschmerz, → Rückenschmerz
Schneewasser → *mā' ṯalǧī*
Schröpfen → *ḥiǧāma*
Schröpfpatient → *muḥtaǧam*
Schüttelfrost → *nawāfiḍ*
Schwangere → *ḥāmil*, → *ḥublā*
Schwangerschaft → *ḥabal*
Schwanz → *ḏanab*
Schwarzkümmel → *šūnīz*
Schwarzkümmel-*kāmaḫ* → *kāmaḫ aš-šūnīz*
Schwefelwasser → *mā' kibrītī*
Schweiß → *'araq*
Schwellung → *intišār*
Schwerhörigkeit → *ṯaql as-sam'*
Schwertlilie → *sawsan*
Schwertlilie, himmelblaue → *sawsan asmānǧūnī*
Schwertlilie, weiße → *sawsan abyaḍ*
Schwertlilienöl → *duhn as-sawsan*
Schwindsucht → *sill*
Sebestenpflaume → *sabastān*
Seerose → *naylūfar*
Seerosenöl → *duhn an-naylūfar*

Seerosentrank → *šarāb an-naylūfar*
Sehkraft → *baṣar*
Sehkraft, Trübung der → *ẓulmat al-baṣar*
Sehne → *ʿaṣab*
Sehschwäche → *ḍuʿf al-baṣar*
Sekret → *nāzil*
Sellerie → *karafs*
Sellerie-*kāmaḫ* → *kāmaḫ al-karafs*
Senf → *ḫardal*
Senfgetränk → *ḫardalī*
Sesam → *simsim*, → *ǧulǧulān*
Sesamöl → *duhn al-ḥall*, → *duhn as-simsim*, → *šīraǧ*, → *šīrawġan* (?)
Seuche → *wabāʾ*
Sex → *bāh*, → *ǧimāʿ*
Sexualtrieb → *bāh*
Sickerwasser → *māʾ an-nazz*
Silber → *māʾ mawǧūd fī maʿādin al-fiḍḍa*
Skorpionstich → *lasʿ al-ʿaqārib*
Skrofeln → *ḫanāzīr*
Sommersprossen → *kalaf*
Sorghumhirse → *ḏurra*
Sorghumhirsebrot → *ḫubz* [*aḏ-ḏurra*]
Spargel → *hilyawn*, → *mārǧūbah*
Speichel → *buṣāq*
Speichelfluss → *taḥallub*
Speierlingsfrucht → *ġubayrāʾ*
Speierlingsfruchtgrütze → *sawīq al-ġubayrāʾ*
Speise → *ṭaʿām*
Speiseimitate → *muzawwarāt*
Speiseröhre → *marīʾ*
Speiserübe → *lift*, → *šalǧam* → Essigspeiserüben
Speiserüben, süß eingelegte → *lift murabbā*
Speiserübeneintopf → *liftīya*
Speiserübensaat → *bizr al-lift*
Speiserübensaft → *māʾ al-lift*
(Speise)zubereitung → *ṣanʿat* (*aṭ-ṭaʿām*)
Sperlingsei → *bayḍ al-ʿaṣāfīr*
Sperlingsfleisch → *laḥm al-ʿaṣāfīr*
Sperma → *manīy*
Spiel, *maysir*- → *maysir*
Spinat → *isfānāḫ*
Spinateintopf → *isfānāḫīya*
Springmausfleisch → *laḥm al-yarbūʿ*
Stare → *sūdānīyāt*
Stillende → *murḍiʿa*
Stimme → *ṣawt*
stopfende Wirkung → *ʿaql al-baṭn* / *aṭ-ṭabīʿa*, → *ḥabs al-baṭn* / *aṭ-ṭabīʿa*, → *imsāk* (*al-baṭn*), → *qabḍ*
Straußenei → [*bayḍ*] *an-naʿām*
Straußenfleisch → *laḥm an-naʿām*
Stutenmilch → *laban ar-rimāk*
Styrax → *mayʿa*
Substanz → *ǧawhar*
Sülze → Essigsülze
Sumach → *sumāq*
Sumacheintopf → *sumāqīya*
Sumachgrütze → *sawīq as-sumāq*
Sumpffisch → *samak al-aǧama*
Sumpfwasser → *māʾ al-āǧām*
Suppe → *ḥasāʾ*
Suppe, „seidige" → *ḥarīra*
Süße → *ḥalāwa*, → *ʿuḏūba*
Süßspeise → *ḥalwāʾ*
Süßspeise, *fālūḏaǧ*- → *fālūḏaǧ*
Süßspeise, *šikarbīnak*- → *šikarbīnak*

Talg → *šaḥm* → Ziegennierentalg
Tamarinde → *tamr hindī*
Tamarindentrank → *šarāb at-tamr al-hindī*
tannūr-Ofen → Brot aus dem *tannūr*-Ofen
Taube → Haustaube, → Ringeltaube, → Türkentaube, → Turteltaube
Teer → *qaṭrān*
Teig, frittierter, mit Honig oder Sirup → *zalābīya*
Teigtasche, gefüllte, frittierte → *sanbūsaq*
Temperament → *mizāǧ*
Terebinthenbeere → *ḥabba ḫaḍrāʾ*
Terebinthenbeerenöl → *duhn al-ḥabba al-ḫaḍrāʾ*
Terebinthenharz → *ṣamġ al-ḥabba al-ḫaḍrāʾ*
Therapie → *ʿilāǧ*
Thymian → *ṣaʿtar*
Thymian, *ǧanbīl*- → *ǧanbīl*
Tollwütigen Hundes, Biss des → *ʿaḍḍat al-kalb al-kalib*
Torakassie, Samen der → *ḥabb al-qilqil*
Trank → *šarāb* → Jujubentrank, → Mohntrank, → Myrtenbeerentrank, → Pflaumentrank, → Quittentrank, → Rhabarbertrank, → Rosentrank, → Seerosentrank, → Tamarindentrank, → Veilchentrank, → Zitronentrank

Trank aus sauren Äpfeln → *šarāb at-tuffāḥ al-ḥāmiḍ*
Trank aus unreifen Weinbeeren → *šarāb al-ḥiṣrim*
Trank aus Zitronatzitronenfruchtfleisch → *šarāb ḥummāḍ al-utruǧǧ*
Trappenfleisch → *laḥm al-ḥubārā*
Traube, *kišmiš-* → *kišmiš*
Traum → *ḥulm*
Trockenheit → *yubs*
Trockenkäse → *ǧubn yābis*
Trockenpflaume → *iǧǧāṣ yābis*
Trocknung → *taǧfīf*
Trüffeln → *kam'a*
Tuberkulose → Schwindsucht
Tüpfelfarn → *basfāyiǧ*
Türkentaube → *fāḫita*
Turteltaube → *šifnīn*

Übelkeit → *ġaṯy*, → *ġaṯayān*
Übersättigung → *bašam*
Überschuss → *faḍl*
Umwandlung → *istiḥāla*
Ungezieferbiss → *lasʿ al-hawāmm*
Unzuträglichkeit → *waḫāma*

Veilchen → *banafsaǧ*
Veilchen, süß eingelegte → *banafsaǧ murabbā*
Veilchenöl → *duhn al-banafsaǧ*
Veilchentrank → *šarāb al-banafsaǧ*
Vene → *warīd*
Verband → *ḍimād*
Verbrennung → *iḥtirāq*
Verdauung → *haḍm*, → *inhiḍām*, → *istimrāʾ*
Verfärbung, blaugrüne → *ḫuḍra*
Verfeinerung → *talṭīf*
Vergesslichkeit → *nisyān*
Verstopfung → *ʿaql al-baṭn / aṭ-ṭabīʿa*, → *ḥabs al-baṭn / aṭ-ṭabīʿa*, → *imsāk (al-baṭn)*, → *qabḍ*
Viehfleisch → *laḥm al-mawāšī*
Vitiligo → *bahaq*
Vogelschwanz → *zamikkā*

Wachs → *mūm*
Wachtelfleisch → *laḥm as-salwā*
Wald-Bergminze → *ḥāšā*
Walnuss → *ǧawz*
Walnussdicksaft → *rubb al-ǧawz*
Walnussessig → *ḫall al-ǧawz*
Walnussöl → *duhn al-ǧawz*
Warze → *tūṯa*
Wasser → *māʾ*
→ Ammoniakwasser, → Bergquellwasser, → Bitumenwasser, → Bleiwasser, → Brackwasser, → Brunnenwasser, → Eisenwasser, → Eiswasser, → Gipswasser, → Goldwasser, → Kanalwasser, → Kupferwasser, → Naphthawasser, → Regenwasser, → Salzwasser, → Schneewasser, → Schwefelwasser, → Sickerwasser, → Sumpfwasser
Wasser, abgestandenes → *māʾ rākid*
Wasser, adstringierendes → *māʾ qābiḍ*
Wasser, alaunisches → *[māʾ] šabbī*
Wasser, aus Silberminen → *māʾ mawǧūd fī maʿādin al-fiḍḍa*
Wasser, bitteres → *māʾ murr*
Wasser, das über Mineralien fließt → *māʾ ǧārī ʿalā l-maʿādin*
Wasser, destilliertes → *māʾ muqaṭṭar*
Wasser, fauliges → *māʾ muntin*
Wasser, heißes → *māʾ ḥārr*
Wasser, kaltes → *māʾ bārid*
Wasser, lauwarmes → *māʾ fātir*
Wasser, nichtsüßes → *māʾ ġayr ʿaḏb*
Wasser, vitriolisches → *[māʾ] zāǧī*
Wasserminze (?) → *nammām*
Wassermelone → *biṭṭīḫ hindī*
Wasserolive → *zaytūn al-māʾ*
Wassersucht → *istisqāʾ*
Wassersüchtiger → *mustasqin*
Wechselfieber → *ḥummā muzmina*
Weichweizenmehl, weißes → *ḥuwwārā*
Weide → *ḫilāf*
→ Balchische Weide
Weihrauchstaub → *turāb al-kundur*
Wein → *ḫamr*
Wein, gekochter → *maybuḫtaǧ*
Weinbeere, unreife → *ḥiṣrim*
→ Eintopf mit unreifen Weinbeeren, → Trank aus unreifen Weinbeeren
Weintraube → *ʿinab*
Weißer Nougat → *nāṭif*
Weizen → *ḥinṭa*
→ Hartweizenmehl, → Weichweizenmehl, weißes
Weizen, gekochter → *ḥinṭa maṭbūḫa*

Weizen, zerstoßener → *ḥinṭa mahrūsa*
Weizenbrei, mit Datteln → *ʿaṣīda*
Weizenbrot → *ḫubz al-ḥinṭa*
Weizengrütze → *sawīq al-ḥinṭa*
Weizen-*kišk* → *kišk al-ḥinṭa*
Weizenkleie → *nuḫāla*
Weizenkleiewasser → *māʾ an-nuḫāla*
Weizenschrot → *dašīš*
Weizenstärke → *našāʾ*
Weizenvollkornmehl → *ḫuškār*
Wermutkraut → *afsintīn*
Wespenstich → *lasʿ az-zunbūr*
Wildeselfleisch → *laḥm ḥumur al-waḥš*
Wildfleisch → *laḥm al-waḥš*
Wildkräuter → *buqūl barrīya*
Wildpflaume → *iǧǧāṣ barrī*
Winde → *riyāḥ*
Wirbel → *ḫaraz*
Wochenfluss → *dam an-nifās*
Wohlgeschmack → *laḏāḏa*
Wunde → *ǧurḥ*
Wurm → *dūd*, → *ḥayya*
→ Zahnwurm
Wurst → *laqāniq*
Wurzelgemüse → *uṣūl al-buqūl*
Wurzelgemüse, sauer eingelegtes → *rawāṣīr*
Würzmittel → *afāwīh*
Würzpaste, fermentierte → *kāmaḫ*
→ Asant-*kāmaḫ*, → Basilikum-*kāmaḫ*, → Fisch-*kāmaḫ*, → Kapern-*kāmaḫ*, → Limonenbasilikum-*kāmaḫ*, → Schwarzkümmel-*kāmaḫ*
Würzsoße, *murrī*- → *murrī*

Ysop → *zūfā*

Zahn → *sinn*
Zahnfleisch → *liṯa*
Zahnschmerz → *waǧaʿ al-asnān*
Zahnwurm → *dūd fī l-asnān*
Zäpfchen → *ḥamūl*
Zedernholz → *ḫašab ḥabb aṣ-ṣanawbar aṣ-ṣiǧār*
Zedernkern → *ḥabb aṣ-ṣanawbar aṣ-ṣiǧār*
Zibet → *zabād*
Ziegenbockfleisch → *laḥm at-tuyūs*
Ziegenfleisch → *laḥm al-maʿaz*
Ziegenlammfleisch → *laḥm al-ǧidāʾ*
Ziegenmilch → *laban al-maʿaz*
Ziegennierentalg → *šaḥm kulā l-māʿaz*
Zimt → *dārṣīnī*
Zimtrinde → *qirfat ad-dārṣīnī*
Zitronatzitrone → *utruǧǧ*
→ Trank aus Zitronatzitronenfruchtfleisch
Zitronatzitrone, süß eingelegte → *utruǧǧ murabbā*
Zitronatzitronenschalenöl → *duhn qušūr al-utruǧǧ*
Zitrone → *laymū*
Zitronen, süß eingelegte → *laymū murabbā*
Zitronenmelisse → *bāḏaranǧbūyah*
Zitronentrank → *šarāb al-laymū*
Zittern → *riʿša*
Zubereitung → *tadbīr*
Zucker → *sukkar*
Zucker, *fānīd*- → *fānīd*
Zucker, *ṭabarzad*- → *ṭabarzad*
Zucker, *ʿušar*- → *sukkar al-ʿušar*
Zuckermelone → *biṭṭīḫ*
Zuckerrohr → *qaṣab as-sukkar*
Zunge → *lisān*
Zurückhalten → *ḥabs*
Zwiebel → *baṣal*
→ Essigzwiebel
Zwiebelsaat → *bizr al-baṣal*
Zwiebelsaft → *māʾ al-baṣal*
Zypergras → *suʿd*

3 Englisch – Arabisch

abort → *isqāṭ*
abrasion (of the bowel) → *saḥǧ* (*fī l-amʿāʾ*)
abscess → *dummal*, → *ḫurāǧ*
absinthe → *afsintīn*
acacia, Arabic (?) → *bunk*
accident → *ʿaraḍ*
acidity → *ḥumūḍa*
acorn → *ballūṭ*
acorn bread → *ḫubz* [*al-ballūṭ*]
acra → *aṭrāf*
ajowan → *nānḫawāh*

alembic → *ambīq*
alienation → *tawaḥḥuš*
almond → *lawz*
→ bitter almond
almond confection → *lawzīnağ*
almond milk → *ḥalīb al-lawz*
almond oil → *duhn al-lawz*
aloeswood → *ʿūd*
alopecia → *dāʾ aṯ-ṯaʿlab*
alum water → [*māʾ*] *šabbī*
ambergris → *ʿanbar*
ammonia water → [*māʾ*] *nūšādirī*
anesthesia → *taḫdīr*
angina → *ḏibḥa*
angina pectoris → *ḫunāq qalbī*
antelope meat → [*laḥm*] *aẓ-ẓaby*
antidote → *tiryāq*
apathy → *balāda*
aphtha → *baṯr al-fam*
appetite for food → *šahwat aṭ-ṭaʿam*
apple → *tuffāḥ*
→ sour apple draught
apple groats → *sawīq at-tuffāḥ*
apple juice, inspissated → *rubb at-tuffāḥ*
apple stew → *tuffāḥīya*
apples, sweet preserved → *tuffāḥ murabbā*
apricot → *mišmiš*
apricot, dried → *mišmiš yābis*
apricot kernel oil → *duhn nawā al-mišmiš*
aroma → *ṭīb*
aromatic mixture, *sukk* → *sukk*
artichoke → *ḥaršaf*, → *kankar*
asafoetida → *anğuḏān*
asafoetida, *kāmaḫ* with → *kāmaḫ al-anğuḏān*
asafoetida resin → *ḥiltīt*
asafoetida root → *maḥrūt*
ash bread → *ḫubz al-malla*
asparagus → *hilyawn*, → *mārğūbah*
aspic → vinegar aspic
asthma → *rabuw*
astringency → *qabḍ*, → *ʿufūṣa*
azarole → *zaʿrūr*
azedarach → *āzād-diraḫt*

back → *ẓahr*
back pain → *wağaʿ aẓ-ẓahr*
balance → *iʿtidāl*
Balkhian willow → *bahrāmağ*

banana → *mawz*
bandage → *ḍimād*
barberry → *anbarbārīs*
barberry stew → *ziriškīya*
barley → *šaʿīr*
barley, naked → *sult*
barley bread → *ḫubz aš-šaʿīr*
barley groats → *sawīq* [*aš-šaʿīr*]
barley gruel → *māʾ kišk aš-šaʿīr*
barley-*kišk* → *kišk aš-šaʿīr*
basil → *bāḏarūğ*
basil, *kāmaḫ* with → *kāmaḫ al-bāḏaṛūğ*
basil seed → *bizr al-bāḏarūğ*
bath(ing) → *istiḥmām*
beestings → *libaʾ*
beet → *silq*
belly → *baṭn*
belly, release of the → *iṭlāq al-baṭn*
belly, restraint of the → *ʿaql al-baṭn*
belly, softening of the → *talyīn al-baṭn*
bile, black → (*mirra*) *sawdāʾ*
bile, person with too much → *mamrūr*
bile, yellow → (*mirra*) *ṣafrāʾ*
billy goat meat → *laḥm at-tuyūs*
bird's tail → *zamikkā*
birth → *wilāda*
biscuit → *kaʿk*
biscuit, crescent-shaped → *ḫuškunānağ*
bitter almond → *lawz murr*
bitter almond oil → *duhn al-lawz al-murr*
bitter dock → *baqla ḫurāsānīya*
bitter orange → *nāranğ*
bitter vetch → *ʿadas murr*
bitterness → *marāra*
bitumen water → [*māʾ*] *qafrī*
black cumin → *šūnīz*
black cumin, *kāmaḫ* with → *kāmaḫ aš-šūnīz*
blackberry → *ṯamarat al-ʿulayq*
bladder → *maṯāna*
bladder stone → *ḥağar fī l-maṯāna*
bleeding → *nazf*
blite → *baqla yamānīya*
blood → *dam*
body → *badan*
bone → *ʿaẓm*
bone, fractured → *ʿaẓm maksūr*
bone marrow → *muḫḫ al-ʿiẓām*
borborygmus → *qarqara*
bottle gourd → *qarʿ*

bottle gourd, sweet preserved → *qarʿ murabbā*
bottle gourd oil → *duhn al-qarʿ*
bowel → *miʿāʾ*
→ abrasion (of the bowel)
bowel, sore → *ʿaqr al-amʿāʾ*
brain → *dimāġ*
→ poultry brain
bread → *ḫubz*
→ acorn bread, → ashbread, → barley bread, → broad bean bread, → chickpea bread, → foxtail millet bread, → grasspea bread, → lentil bread, → millet bread, → oven bread, → rice bread, → sorghum bread, → wheat bread
bread baked in a *tannūr*-oven → *ḫubz at-tannūr*
bread baked on a plate → *hubz aṭ-ṭābiq*
bread, condiment for → *idām*
bread, unleavened → *ḫubz faṭīr*
bread, "washed" → *ḫubz maġsūl*
breadcrumbs → *ḫubz fatīt*
breast → *ṯady*
breastfeeding woman → *murḍiʿa*
broad bean → *bāqillā*
broad bean bread → *ḫubz [al-bāqillā]*
bruise → *raḍḍ*
burn → *iḥtirāq*
bush basil → *šāhisfaram*
bustard meat → *laḥm al-ḥubārā*
butter → *zubd*
butter oil → *samn*
buttermilk → *maḫīḍ*
buttocks → *maqʿada*

cabbage → *kurunb*
cabbage, Nabatean → *kurunb nabaṭī*
cabbage, Syrian (cauliflower) → *kurunb šāmī*, → *qunnabīṭ*
cabbage seed → *bizr al-kurunb*
cabbage stew → *kurunbīya*
calamint → *ḥāšā*
calamus, sweet preserved → *waǧǧ murabbā*
callus → *dušbiḏ*
camel meat → *laḥm al-ǧuzur*
camel's milk → *laban al-liqāḥ*
"camel oil" (olive oil) → *zayt rikābī*
"camel thorn" → *ušturġāz*
"camel thorn", pickled → *ušturġāz muḫallal*
"camel thorn" vinegar → *ḫall al-ušturġāz*
camphor → *kāfūr*
canal water → *māʾ al-qunīy*
cancer → *ākila*
capers → *kabar*
→ salt capers
capers, *kāmaḫ* with → *kāmaḫ al-kabar*
capers, pickled → *kabar muḫallal*
caraway → *karawiyā*
cardiac orifice → *fam al-maʿida*
carob, Syrian → *ḫurnūb šāmī*
carrot → *ǧazar*
carrot seed → *bizr al-ǧazar*
carrot stew → *ǧazarīya*
carrots, sweet preserved → *ǧazar murabbā*
cartilage → *ġuḍrūf*
castor oil → *duhn al-ḫirwa*
catarrh → *nazla*, → *zukām*
catarrh, intestinal → *ḫilfa*
cattle meat → *laḥm al-mawāšī*
caul fat → *ṯarb*
cauliflower → *kurunb šāmī*, → *qunnabīṭ*
cauliflower stew → *qunnabīṭīya*
cedar nut → *ḥabb aṣ-ṣanawbar aṣ-ṣiġār*
cedar wood → *ḫašab ḥabb aṣ-ṣanawbar aṣ-ṣiġār*
celery → *karafs*
celery, *kāmaḫ* with → *kāmaḫ al-karafs*
cereal porridge with meat → *harīsa*
cereal pudding with meat juice → *ǧūḏāba*
chaste tree seed → *bizr al-fanǧankašt*
cheese → *ǧubn*
→ sour milk cheese, → whey cheese
cheese, dry → *ǧubn yābis*
cheese, fresh → *[ǧubn] raṭb*
cheese, old → *ǧubn ʿatīq*
cheese, salty → *[ǧubn] mamlūḥ*
cheese water (whey) → *māʾ al-ǧubn*
chest → *ṣadr*
chest pain → *waǧaʿ aṣ-ṣadr*
chestnut → *šāhballūṭ*
chicken → *daǧāǧ*
chicken egg → *[bayḍ] ad-daǧāǧ*
chickpea → *ḥimmis*
chickpea bread → *ḫubz [al-ḥimmis]*
chickpea oil → *duhn al-ḥimmiṣ*
chickpea water → *māʾ al-ḥimmiṣ*
children's cough → *suʿāl aṣ-ṣibyān*
chills → *nawāfiḍ*

Christ's thorn jujube → *nabaq*
Christ's thorn jujube, dried → *nabaq yābis*
Christ's thorn jujube, groats with → *sawīq an-nabaq*
cilantro → *kuzbara*
cinnamon → *dārṣīnī*
cinnamon bark → *qirfat ad-dārṣīnī*
citron → *utruǧǧ*
citron, sweet preserved → *utruǧǧ murabbā*
citron pulp draught → *šarāb ḥummāḍ al-utruǧǧ*
citron zest oil → *duhn qušūr al- utruǧǧ*
civet → *zabād*
clarification → *ǧalā'*
clay → *ṭīn*
cloves → *qaranful*
cloyingness → *bašam*
coconut → *nārǧīl*
coconut oil → *duhn an-nārǧīl*
coconut water → *mā' an-nārǧīl*
coffee beans (?) → *bunk*
cold dish, with vinegar and olive oil → *ḫall zayt*
coldness → *bard*, → *burūda*
coldness, person with too much → *mabrūd*
colic, intestinal → *qūlanǧ*
common wheat flour, white → *ḥuwwārā*
concrement → *ḥaṣāt*
condiment, fermented → *kāmaḫ*
→ asafoetida, *kāmaḫ* with, → basil, *kāmaḫ* with, → black cumin, *kāmaḫ* with, → capers, *kāmaḫ* with, → fish, *kāmaḫ* with, → lemon basil, *kāmaḫ* with
condiment sauce, *murrī* → *murrī*
constipation → *ʿaql al-baṭn / aṭ-ṭabīʿa*, → *ḥabs al-baṭn / aṭ-ṭabīʿa*, → *imsāk (al-baṭn)*, → *qabḍ*
convulsion, nervous → *tašannuǧ al-aʿṣāb*
cooking → *ṭabḫ*
cooling effect → *tabrīd*
copper water → *[mā'] nuḥāsī*
coriander → *kuzbara*, → *ǧulǧulān*
correction → *iṣlāḥ*
costus → *qusṭ*
costus, Indian → *qusṭ hindī*
costus, white sea- → *qusṭ baḥrī abyaḍ*
cough → *suʿāl*
→ children's cough
cow's milk → *laban al-baqar*
cowpea → *lūbiyā*
crane meat → *laḥm al-kurkī*
crêpes, with syrup and nut or almond filling → *qaṭā'if*
cucumber → *ḫiyār*, → *qaṯad*
cucumber, pickled → *ḫiyār muḫallal*
cucumber seed → *bizr al-qaṯad*
cumin → *kammūn*
cupping → *ḥiǧāma*
cupping patient → *muḥtaǧam*
curdled milk stew → *maḍīra*
cyperus → *suʿd*

dairy products → *albān*
dandelion → *ṭaraḫšaqūq*
dandruff → *ibrīya*
ḏarānī salt → *milḥ ḏarānī*
date, dried → *tamr*
date, fresh ripe → *ruṭab*
date, hard dry → *qasb*
date, Indian (tamarind) → *tamr hindī*
date, unripe green → *balaḥ*
date, unripe yellowish-red → *busr*
dates, wheat porridge with → *ʿaṣīda*
date balls → *ḥays*
date juice → *dibs*
date palm, fruits of the → *ṯamar an-naḫl*
date palm, spadix of the → *kufarrā*
deep sea fish → *[samak] luǧǧī*
deer meat → *laḥm al-ayā'il*
degree → *daraǧa*
desire, sexual → *šahwat al-bāh / al-ǧimāʿ*
diarrhea → *ḏarab*, → *ḫilfa*, → *ishāl*, → *istiṭlāq al-baṭn*
digestion → *haḍm*, → *inhiḍām*, → *istimrā'*
dill → *šibitt*
dill seed → *bizr al-šibitt*
diphtheria → *ḫunāq*
discoloration, bluish-green → *ḫuḍra*
disease → *ʿilla*, → *maraḍ*, → *suqm*
dislocation → *fasḫ*
disposition → *tadbīr*
dissolution → *taḥallul*
distillation flask → *qarʿ*
diuresis, promotion of → *idrār al-bawl*
dog-rose → *nisrīn*
donkey meat → *laḥm al-ḥumur al-ahlīya*
donkey's milk → *laban al-utun*

doogh → *dūġ*
dough, fried, with honey or syrup → *zalābīya*
dove → pigeon, → ring-dove, → turtledove
→ turtledove, collared
draught → *šarāb*
→ jujube draught, → lemon draught, → myrtle berry draught, → plum draught, → poppy seed draught, → quince draught, → rhubarb draught, → rose draught, → tamarind draught, → violet draught, → water lily draught
draught of sour apples → *šarāb at-tuffāḥ al-ḥāmiḍ*
draught of unripe grapes → *šarāb al-ḥiṣrim*
dream → *ḥulm*
drink → *šarāb*
drink, fermented → *fuqqāʿ*
dropsy → *istisqāʾ*
dropsy, person affected by → *mustasqin*
drug → *dawāʾ*
drying effect → *taǧfīf*
dryness → *yubs*
duck → *baṭṭ*
→ *ḫašansār* duck
duck egg → *bayḍ al-baṭṭ*
duck meat → *laḥm al-baṭṭ*
dumpling, stuffed and fried → *sanbūsaq*
durum wheat flour → *samīḏ*
dysentery → *zaḥīr*
dyspnea → *intiḍāb an-nafas*

ear → *uḏun*
earache → *waǧaʿ al-uḏun*
eel → *mārmāhīǧ*
egg → *bayḍ*
→ chicken egg, → duck egg, → fish roe, → francolin egg, → goose egg, → ostrich egg, → partridge egg, → pheasant egg, → sparrow egg, → tortoise eggs
egg, half boiled → *nīmbirišt*
egg, hard-boiled → *bayḍ salīq muštadd*
egg, liquid → *raqīq*
egg, "trembling" → *raʿʿād*
egg white → *bayāḍ al-bayḍ*
egg yolk → *ṣufrat al-bayḍ*
eggplant → *bāḏinǧān*
eggplant dish → *būrānī*
eggplant, pickled → *bādinǧān muḫallal*
elecampane → *rāsan*
emblic, sweet preserved → *amlaǧ murabbā*
emetic → *muqayyiʾ*
endive → *hindibāʾ*
endive seed → *bizr al-hindibāʾ*
enema → *ḥaqn*, → *ḥuqna*, → *iḥtiqān*
enteritis → *iḫtilāf*
epidemic → *wabāʾ*
epiglottis → *ġalṣama*
epilepsy → *ṣarʿ*
erection → *inʿāẓ*
fish roe → *bayḍ as-samak*
eructation → *ǧašāʾ*
esophagus → *marīʾ*
essence → *ǧawhar*
excretion → *iḫrāǧ*
exercise, physical → *riyāḍa*
expectoration → *nafṯ*
eye → *ʿayn*

fainting → *ġašy*
fānīd sugar → *fānīd*
"fatberry" → *ḥabb as-simna*
fatigue → *taʿab*
feces → *birāz*, → *naǧw*
feebleness → *wahn*
fennel → *rāzyānaǧ*
fennel seed → *bizr al-razyānaǧ*
fenugreek → *baqlat al-ḥulba*
fenugreek seed → *ḥulba*
fertility → *ḫiṣb*
fetus → *ǧanīn*
fever → *ḥummā*
fever, acute → *hummā ḥādda*
fever, daily → *ḥummā an-nāʾiba*
fever, hectic → *diqq*
fever, hot → *hummā ṣālib*
fever, intermittent → *ḥummā muzmina*
fever, person affected by → *maḥmūm*
fever, semitertian → *šaṭr al-ġibb*
feverfew → *uqḥuwān*
field bindweed → *lablāb*
fig → *tīn*
→ sycamore fig
fig, dried → *tīn yābis*
filter → *rāwūq*
fingernail → *ẓufr*
fire → *nār*

fish → *samak*
→ deep sea fish, → lake fish, → river fish, → rock fish, → salt fish, → sea fish, → swamp fish
fish, cooked → [*samak*] *maṭbūḫ*
fish, grilled → [*samak*] *mašwī*
[fish], grilled on embers → [*samak*] *mukabbab ʿalā l-ǧamr*
[fish] in *sikbāǧ* stew → [*samak*] *musakbaǧ*
fish, *kāmaḫ* with → *kāmaḫ as-samak*
fish roe → *bayḍ as-samak*
flatulence → *nafḫ*
flax dodder → *kašūṯ*
flaxseed → *bizr al-kattān*
flour → *daqīq*
fluid, digestive → *kaylūs*
food → *ġiḏāʾ*, → *ṭaʿām*
food, imitated → *muzawwarāt*
(food) preparation → *ṣanʿat* (*aṭ-ṭaʿām*)
force → *quwwa*
forgetfulness → *nisyān*
fox meat → *laḥm aṯ-ṯaʿlab*
foxtail millet → *duḫn*
foxtail millet bread → *ḫubz* [*ad-duḫn*]
francincense dust → *turāb al-kundur*
francolin egg → [*bayḍ*] *ad-durrāǧ*
francolin meat → *laḥm ad-durrāǧ*
freckles → *kalaf*
fruit → *fākiha*, → *ṯamar*
fumitory → *šāhtaraǧ*

galingale → *ḫāwlanǧān*
game meat → *laḥm al-waḥš*
ǧanbīl thyme → *ǧanbīl*
garden cress → *rašād*
garden cress seed → *ḥurf*
garden orach → *qaṭaf*, → *sarmaq*
garden orach seed → *bizr al-qaṭaf*
garlic → *ṯūm*
garlic, pickled → *ṯūm muḫallal*
gastric flu → *hayḍa*
gastritis → *iltihāb al-maʿida*
gazelle meat → *laḥm al-ġizlān*
ginger → *zanǧabīl*
ginger, sweet preserved → *zanǧabīl murabbā*
gingiva → *liṯa*
goat kidney tallow → *šaḥm kulā l-māʿaz*
goat meat → *laḥm al-maʿaz*
goat's milk → *laban al-maʿaz*
gold water → [*māʾ*] *ḏahabī*
goose egg → *bayḍ al-iwazz*
goose liver → *kabd al-wazz*
goose meat → *laḥm al-iwazz*
goose wing → *ǧināḥ al-wazz*
gout → *niqris*
grains → *ḥubūb*
grape → *ʿinab*
→ *kišmiš* grape
grape, unripe → *ḥiṣrim*
→ draught of unripe grapes, → stew with unripe grapes
grasspea → *ǧulubbān*
grasspea bread → [*ḫubz al-ǧullubān*]
groats → apple groats, → barley groats, → Christ's thorn jujube groats, → pomegranate groats, → sorb apple groats, → sumac groats, → wheat groats
ground meat balls → *mudaqqaqa*
gypsum water → [*māʾ*] *ǧiṣṣī*

ḫabīṣa, dry Persian → *ḫabīṣa fārisīya yābisa*
hair → *šaʿr*
halitosis → *baḫar*, → *nakha*
hangover → *ḫumār*
hare meat → *laḥm al-arānib*
ḫašansār duck → *aḫašansār*
hayrūn date → *hayrūn*
hazelnut → *bunduq*
head → *raʾs*
headache → *ṣudāʿ*
health → *ṣiḥḥa*
health, preservation of → *ḥifẓ aṣ-ṣiḥḥa*
hearing impairment → *ṯaql as-samʿ*
heart → *qalb*
heart pain → *waǧaʿ al-fuʾād*
heat → *ḥarāra*
heat, innate → *ḥarāra ġarīzīya*
heat, person with too much → *maḥrūr*
heating effect → *tasḫīn*
hedgehog meat → *laḥm al-qunfuḏ*
hemiplegia → *fāliǧ*
hemorrhoids → *bawāsīr*
hempseed oil → *duhn aš-šahdānaǧ*
hempseed → *šahdānaǧ*
henbane → *banǧ*
henna → *ḥinnāʾ*
hepatic portal capillary → *šuʿbat bāb al-kabd*
hernia → *fatq*

herb, *suḫḫar-* → *suḫḫar*
herbs → *buqūl*
herbs, wild → *buqūl barrīya*
hiccup → *fuwāq*
hip pain → *waǧaʿ al-wirk*
hoarseness → *buḥūḥa*
honey → *ʿasal*
honey preserve → *anbiǧ*
honey water → *māʾ al-ʿasal*, → *qarāṭun*
honeydew → *šīraḫušt* honeydew, → *taranǧubīn* honeydew
horse meat → *laḥm al-ḫayl*
horse's milk → *laban al-ḫayl*, → *laban ar-rimāk*
humor → *ḫilṭ*
humoral mixture → *kaymūs*
"hunchback winds" → *riyāḥ al-afrisa*
hunger, illusory → *ǧawʿ kāḏib*
hunger, real → *ǧawʿ ṣādiq*
hunt → meat of hunted land animals
hyssop → *zūfā*

ice water → *māʾ ǧalīdī*
icterus → *yaraqān*
imlīsī pomegranate → *imlīsī*
incontinence, urinary → *salas*
inflammation → *iltihāb*
insomnia → *sahar*
intercourse, sexual → *ǧimāʿ*
intestines → *aḥšāʾ*
iris → *sawsan*
iris oil → *duhn as-sawsan*
iris, sky blue → *sawsan asmānǧūnī*
iris, white → *sawsan abyaḍ*
iron water → [*māʾ*] *ḥadīdī*
isfīdabāǧ stew → *isfīdabāǧ*, → *šūrbāǧ*
itchiness → *ḥikka*
iṭrīful, small → *iṭrīful ṣaġīr*

jasmine → *yāsamīn*
jasmine oil → *duhn al-yāsamīn*
jerboa meat → *laḥm al-yarbūʿ*
joint → *mafṣil*
joint pain → *waǧaʿ al-mafāṣil*
juice, cooked → *buḫtaǧ*
juice, inspissated → apple, → mulberry, → myrtle berry, → pear, → walnut
jujube → *ʿunnāb*
jujube draught → *šarāb al-ʿunnāb*

"Khorasanian herb" (bitter dock) → *baqla ḫurāsānīya*
kid meat → *laḥm al-ǧidāʾ*
kidney → *kulya*
kidney pain → *waǧaʿ al-kulā*
kidney stone → *ḥaǧar fī l-kulā*
"king's acorn" (chestnut) → *šāhballūṭ*
kišk stew → *kiškīya*
kišmiš grape → *kišmiš*
knee pain → *waǧaʿ ar-rukba*

lāḫša pasta → *lāḫša*
lake fish → *samak al-buḥayra*
lamb → *ḥamal*
lamb meat → *laḥm al-ḥumlān*
lard → *samīn*
lark → *qunbur*
lashline → *šafr*
laxative effect → *ishāl*, → *iṭlāq al-baṭn*, → *talyīn al-baṭn* / *aṭ-ṭabīʿa*
lead water → [*māʾ*] *raṣāṣī*
leadwort (?) → *qunnābirā*, → *barġast*
leaven → *ḫamīr*
leek → *kurrāṯ*
leek, Nabatean → *kurrāṯ nabaṭī*
leek, Syrian → *kurrāṯ šāmī*
leek seed → *bizr al-kurrāṯ*
lemon → *laymū*
lemons, sweet preserved → *laymū murabbā*
lemon balm → *bāḏaranǧbūyah*
lemon basil → *falanǧmušk*
lemon basil, *kāmaḫ* with → *kāmaḫ al-falanǧmušk*
lemon draught → *šarāb al-laymū*
lentil → *ʿadas*
lentil bread → *ḫubz* [*al-ʿadas*]
lentil stew → *ʿadasīya*
leprosy → *ǧuḏām*
lettuce → *ḫass*
lettuce seed → *bizr al-ḫass*
libido → *bāh*
lichen → *qūbāʾ*
lip → *šafa*
liver → *kabd*
→ goose liver
liver pain → *waǧaʿ al-kabd*
lochia → *dam an-nifās*
locusts → *ǧarād*
loin pain → *waǧaʿ aṣ-ṣulb*

loneliness → *waḥša*
long pepper → *dārfulful*
lotos → *ḥandaqūq*, → *dīwasbist*
lovage seed → *kāšim*, → *bizr al-maḥrūt ar-rūmī*
lung → *riʾa*
lupin → *turmus*

mace → *bisbāsa*
mahaleb cherry, core of the pit of → *maḥlab*
mallow → *ḫubbāzā*, → *mulūkīya*
mallow seed → *bizr al-mulūkīya*
malodor → *zuhūma*
mandrake → *luffāḥ*
mare's milk → *laban ar-rimāk*
marjoram → *marazanǧūš*
mastic → *maṣṭakā*
maysir game → *maysir*
measles → *ḥaṣba*
meat → *laḥm*
→ antelope meat, → beef, → billy goat meat, → bustard meat, → camel meat, → cattle meat, → crane meat, → deer meat, → donkey meat, → duck meat, → fox meat, → francolin meat, → game meat, → gazelle meat, → goat meat, → goose meat, → hare meat, → hedgehog meat, → horse meat, → jerboa meat, → kid meat, → lamb meat, → mountain ram meat, → neck meat, → ostrich meat, → partridge meat, → peacock meat, → poultry meat, → quail meat, → rabbit meat, → ram meat, → roller meat, → sandgrouse meat, → sheep meat, → sparrow meat, → veal, → wild ass meat
meat, dried → *qadīd*
meat, fried in a pan → *muṭaǧǧana*
meat, grilled → *šiwāʾ*
meat, pieces of cooked and fried → *qalīya*
meat, pieces of fried → *ṭabāhiǧa*
meat, spiced grilled → *kardanāk*
meat dish with bread → *ṯarīd*
meat juice → *māʾ al-laḥm*
meat of female goats → *laḥm ināṯ al-maʿaz*
meat of female sheep → *laḥm an-niʿāǧ*
meat of hunted land animals → *laḥm aṣ-ṣayd min al-mawāšī*
meat of predators → *laḥm as-sibāʿ*
meat skewer → *kabāb*
medication → *mudāwāt*
medlar → *nulk*
melancholia → *mālanḫūliyā*
melon → *biṭṭīḫ*
melon, Indian (watermelon) → *biṭṭīḫ hindī*
melon, oblong sour (snake melon) → *biṭṭīḫ mustaṭīl ḥāmiḍ*
melon, unripe → *ḥadaǧ*
melon seed → *bizr al-biṭṭīḫ*
melon juice → *māʾ al-biṭṭīḫ*
memory → *ḥifẓ*
menstruation → *ṭamṯ*
migraine → *šaqīqa*
milk → *laban*
→ almond milk, → camel's milk, → cow's milk, → donkey's milk, → goat's milk, → horse's milk, → mare's milk, → mother's milk, → poppy seed milk, → sheep's milk
milk, fresh → *laban ḥalīb*
milk flow, promotion of → *idrār al-laban*
milk rice → *aruzz bi-l-laban*
millet → *ǧāwars*
→ foxtail millet, → sorghum
millet bread → *ḫubz [al-ǧāwars]*
mind → *ḏihn*, → *rūḥ*
minerals → water flowing over minerals
moistening effect → *tarṭīb*
moisture → *ruṭūba*
moisture, person with too much → *marṭūb*
molar ache → *waǧaʿ aḍ-ḍirs*
mole → *ḫāl*
mother's milk → *laban an-nisāʾ*
mountain mint → *fūtanǧ ǧabalī*
mountain ram meat → *laḥm al-kibāš al-ǧabalīya*
mountain spring water → *māʾ min ʿuyūn al-ǧibāl*
mouth → *fam*
mugwort → *šīḥ*
mulberry → *tūṯ*
mulberry, Syrian → *tūṯ šāmī*
mulberry juice, inspissated → *rubb at-tūṯ*
mushroom, *fuṭr* → *fuṭr*
mushroom, *ġawšana* → *ġawšana*
mushroom, *kašnaǧ* → *kašnaǧ*
musk → *misk*
muskmelon → *biṭṭīḫ*
mustard → *ḫardal*

mustard drink → *ḫardalī*
myrobalans, sweet preserved → *halīlağ murabbā*
myrtle → *ās*
myrtle berry → *ḥabb al-ās*
myrtle berry draught → *šarāb ḥabb al-ās*
myrtle berry juice, inspissated → *rubb ḥabb al-ās*
myrtle oil → *duhn al-ās*

naphtha salt → *milḥ nafṭī*
naphtha water → *māʾ nafṭī*
narcissus → *narğis*
narcissus oil → *duhn an-narğis*
nausea → *ġaṯayān*, → *ġaṯy*, → *tahawwuʿ*, → *taqlīb* / *taqallub an-nafs*
navel → *surra*
neck → *ʿunq*
→ poultry neck
neck meat → *laḥm al-ʿunq*
nenuphar → *naylūfar*
nenuphar draught → *šarāb an-naylūfar*
nenuphar oil → *duhn an-naylūfar*
nerve → *ʿaṣab*
nerve ending → *maḫrağ al-ʿaṣab*
nerve pain → *wağaʿ al-ʿaṣab*
nettle → *anğura*, → *qurrayṣ*
nightshade → *ʿinab aṯ-ṯaʿlab*
nose → *anf*
nosebleed → *ruʿāf*
nostril → *minḫar*
nougat, white → *nāṭif*
nourishment → *ġiḏāʾ*
nutrition → *taġḏiya*

obese person → *mutarahhil*
obstipation → *qabḍ*
obstruction → *sudda*
oil → almond oil, → apricot kernel oil, → bitter almond oil, → bottle gourd oil, → castor oil, → chickpea oil, → citron oil → coconut oil, → iris oil, → jasmine oil, → myrtle oil, → narcissus oil, → quince oil, → radish oil, → rose oil, → sesame oil, → terebinth berry oil, → violet oil, → wallflower oil, → walnut oil, → water lily oil
oil olive → *zaytūn az-zayt*
oil pastry → *bulkand*, → *muḫalladī*, → *rawġan ğazdīk*
olive → *zaytūn*
→ oil olive, → water olive
olive oil → *zayt*, → *zayt rikābī*, → *zayt al-unfāq*
omelette → *ʿuğğa*
omphacion → *zayt al-unfāq*
onion → *baṣal*
onion, pickled → *baṣal muḫallal*
onion juice → *māʾ al-baṣal*
onion seed → *bizr al-baṣal*
ophthalmitis → *ramad*
oral thrush → *qulāʿ*
orange → bitter orange
oregano, Syrian → *marmāḥūz*
organ → *ʿuḍw*
→ poultry organ
organ, reproductive → *ʿuḍw at-tanāsul*
ostrich egg → [*bayḍ*] *an-naʿām*
ostrich meat → *laḥm an-naʿām*
oven bread → *ḫubz al-furn*
oxymel → *sikanğabīn*

pain → *wağaʿ*
→ back pain, → chest pain, → earache, → headache, → heart pain, → hip pain, → joint pain, → knee pain, → kidney pain, → liver pain, → loin pain, → molar ache, → nerve pain, → stomach pain, → tonsil pain, → uvula pain
pain, abdominal → *maġṣ*, → *wağaʿ al-baṭn*
pain, uterine → *wağaʿ ar-raḥim*
palm heart → *ğummār*
palpitations → *ḫafaqān*
paralysis, facial → *laqwa*
parsnip, sweet preserved → *šaqāqul murabbā*
partridge, young male → *ṭayhūğ*
partridge egg → [*bayḍ*] *al-qabğ*
partridge meat → *laḥm al-qabğ*
pasta → vermicelli, → *lāḫša* pasta
pea → *māš*
peach → *ḫawḫ*
peacock meat → *laḥm aṭ-ṭawāwīs*
pear → *kummaṯrā*
pear juice, inspissated → *rubb al-kummaṯrā*
pennyroyal → *fūtanğ barrī*
pepper → *fulful*
peppermint → *naʿnāʿ*
permeation → *nufūḏ*
pheasant → *tadruğ*
pheasant egg → [*bayḍ*] *at-tadruğ*

plague → *ṭāʿūn*
phlebotomy → *faṣd*
phlebotomy patient → *muftaṣad*
phlegm → *balġam*
phlegm, person with too much → *mubalġam*
pigeon → *ḥamām*
pigment spot → *namaš*
pine nuts → *ḥabb aṣ-ṣanawbar al-kibār*
pistachio → *fustuq*
pistachio oil → *duhn al-fustuq*
plant, scented → *rayḥān*
pleura → *ḥiǧāb*
pleurisy → *ḏāt al-ǧanb*, → *šawṣa*
plum → *iǧǧāṣ*
plum, Assyrian → *sabastān*
plum, dried → *iǧǧāṣ yābis*
plum, wild → *iǧǧāṣ barrī*
plum draught → *šarāb al-iǧǧāṣ*
poison → *samm*
polypody → *basfāyiǧ*
pomegranate → *rummān*
→ *imlīsī* pomegranate
pomegranate draught → *šarāb ar-rummān*
pomegranate groats → *sawīq ar-rummān*
pomegranate juice → *māʾ ar-rummān*
pomegranate seed → *ḥabb ar-rummān*
pomegranate stew → *rummānīya*
poppy seed → *ḫašḫāš*
poppy seed dish → *ḫašḫāšīya*
poppy seed draught → *šarāb al-ḫašḫāš*
poppy seed milk → *ḥalīb bizr al-ḫašḫāš*
pores → *masāmm*
potency → *bāh*
poultry → *ṭayr*
poultry brain → *dimāġ aṭ-ṭayr*
poultry meat → *laḥm aṭ-ṭayr*
poultry neck → *raqabat aṭ-ṭayr*
poultry organ → *ʿuḍw aṭ-ṭayr*
poultry stomach → *qāniṣa*
poultry testicle → *ḫuṣyat aṭ-ṭayr*
pregnancy → *ḥabal*
pregnant woman → *ḥāmil*, → *ḥublā*
preparation → *tadbīr*
preservation → *ḥifẓ*
preserves, sweet → *murabbayāt*
→ apple, → bottle gourd, → calamus, → carrot, → citron, → emblic, → ginger, → lemon, → myrobalan, → parsnip, → quince, → turnip, → violet
pudding → *ḫabīṣ*
pulse dish → *ṭifšīl*
purging cassia → *ḫiyāršanbar*
purgation → *ishāl*, → *iṭlāq al-baṭn*, → *talyīn al-baṭn*
purslane → *baqla ḥamqāʾ*, → *baqlat az-zahrāʾ*, → *farfaḫ*, → *firfīn*, → *riǧla*
purslane seed → *bizr al-farfaḫ*
pus → *ṣadīd*
pustule → *baṯr*

quail meat → *laḥm as-salwā*
quality → *kayfīya*
quince → *safarǧal*
quince draught → *šarāb as-safarǧal*
quince oil → *duhn as-safarǧal*
quince seed → *ḥabb as-safarǧal*
quinces, sweet preserved → *safarǧal murabbā*

rabbit meat → *laḥm al-arānib*
rabid dog, bite of → *ʿaḍḍat al-kalb al-kalib*
radish → *fuǧl*
radish, pickled → *yāzāb*
radish oil → *duhn al-fuǧl*
radish seed → *bizr al-fuǧl*
rainwater → *māʾ al-maṭar*
raisin → *zabīb*
ram meat → *laḥm al-kibāš*
refinement → *talṭīf*
relaxation → *irḫāʾ*
rennet → *infaḥa*
residue → *faḍl*
respiratory problems → *ʿusr an-nafas*
retention → *ḥabs*
retention, urinary → *asr al-bawl*
rhubarb → *rībās*
rhubarb draught → *šarāb ar-rībās*
rhubarb stew → *rībāsīya*
rice → *aruzz*
rice bread → *ḫubz al-aruzz*
rice pudding → *bahaṭṭ*
ring-dove → *warašān*
river fish → *samak al-anhār*
rock fish → [*samak*] *ṣaḫrī*
rocket → *ǧirǧīr*
roller meat → *laḥm aš-šaqqirāq*
rooster, old → *dīk ʿatīq*
rooster, young → *farrūǧ ḏakar*
root vegetables → *uṣūl al-buqūl*

root vegetables, pickled → *rawāṣīr*
rose → *ward*
rose draught → *šarāb al-ward*
rose oil → *duhn al-ward*
rose water → *mā' al-ward*
"rose water" → *ǧullāb*
rue → *saḏāb*
rue, *kāmaḫ* with → *kāmaḫ as-saḏāb*

safflower seed → *qurṭum*
safflower seed water → *mā' al-qurṭum*
saffron → *zaʿfarān*
saliva → *buṣāq*
salivation → *taḥallub*
salt → *milḥ*
 → *ḏarānī* salt, → naphtha salt
salt, black Indian → *milḥ aswad hindī*
salt capers → *kabarāb*
salt fish → *samak mumallaḥ*
salt meat → *namaksūd*
salt water → [*mā'*] *māliḥ*
saltiness → *mulūḥa*
sandalwood, white → *ṣandal abyaḍ*
sandgrouse meat → *laḥm al-qaṭā*
sausage → *laqāniq*
scabies → *ǧarab*
scalp scab → *ḥazāz*
sciatica → *ʿirq an-nasā*
scorpion sting → *lasʿ al-ʿaqārib*
scrofula → *ḫanāzīr*
sea fish → *samak al-baḥr*
secretion → *nāzil*
seed → *bizr*
 → carrot seed, → chaste tree seed, → cucumber seed, → dill seed, → endive seed, → fennel seed, → fenugreek seed, → garden cress seed, → leek seed, → lettuce seed, → lovage seed, → melon seed, → onion seed → poppy seed, → purslane seed, → radish seed, → safflower seed, → sesame seed, → snake cucumber seed, → turnip seed
seepage water → *mā' an-nazz*
sesame → *ǧulǧulān*, → *simsim*
sesame oil → *duhn al-ḥall*, → *duhn as-simsim*, → *šīraǧ*, → *šīrawġan* (?)
sex → *bāh*
sheep meat → *laḥm aḍ-ḍa'n*
sheep's milk → *laban an-niʿāǧ*
sheep's tail fat → *alya*
sickle senna seeds → *ḥabb al-qilqil*
sight → *baṣar*
sight, darkness of → *ẓulmat al-baṣar*
sikbāǧ stew → *sikbāǧ*
silver → *mā' mawǧūd fī maʿādin al-fiḍḍa*
sinew → *ʿaṣab*
sinking down → *inḥidār*, → *nuzūl*
šīraḫušt honeydew → *šīraḫušt*
skin → *ǧild*
skin, cracked, on the hands → *qašaf*
skin color → *lawn*
skin crack → *šuqāq*
skin rash → *saʿfa*
sleep → *nawm*
smallpox → *ǧudarī*
"smearing" (on the stomach wall) → *talṭīḫ*
snake cucumber → *qiṯṯā'*
snake cucumber seed → *bizr al-qiṯṯā'*
snake melon → *biṭṭīḫ mustaṭīl ḥāmiḍ*
snakebite → *nahš al-afāʿī*
sneeze → *ʿuṭās*
sneezewort → *kundus*
snow water → *mā' ṯalǧī*
soda → *bawraq*
sorb apple → *ġubayrā'*
sorb apple groats → *sawīq al-ġubayrā'*
sorghum → *ḏurra*
sorghum bread → *ḫubz* [*aḏ-ḏurra*]
sorrel → *ḥummāḍ*
sorrel seed → *bizr al-ḥummāḍ*
sorrow → *ġamm*, → *hamm*, → *karb*
soup → *ḥasā'*
soup, "silky" → *ḥarīra*
sour milk → *rā'ib*
sour milk, dried → *raḫbīn*
sour milk cheese → *aqiṭ*
sour milk whey → *maṣl*
sparrow egg → *bayḍ al-ʿaṣāfīr*
sparrow meat → *laḥm al-ʿaṣāfīr*
spasm → *tašannuǧ*
sperm → *manīy*
spices → *abāzīr*, → *afāwīh*, → *tawābil*
spikenard → *sunbul aṭ-ṭīb*
spinach → *isfānāḫ*
spinach stew → *isfānāḫīya*
spinal marrow → *muḫḫ al-faqār*
spleen → *ṭiḥāl*

squill vinegar → *ḫall al-ʿunṣul*
starlings → *sūdānīyāt*
stench → *ḏafar*
stew → apple stew, → barberry stew, → cabbage stew, → carrot stew, → cauliflower stew, → curdled milk stew, → *isfīdabāǧ* stew, → *kišk*-stew, → lentil stew, → pomegranate stew, → rhubarb stew, → *sikbāǧ* stew, → spinach stew, → sumac stew, → turnip stew, → vermicelli stew, → whey stew, → *zīrbāǧ*-stew
stew with unripe grapes → *ḥiṣrimīya*
sting → insect sting, → scorpion sting, → wasp sting
stomach → *kirš*, → *maʿida*
→ poultry stomach
stomach contractions → *taqlīb an-nafs*
stomach pain → *waǧaʿ al-maʿida*
stomach weakness → *ḍuʿf al-maʿida*
stroke → *sakta*
styrax → *mayʿa*
sugar → *sukkar*
→ *fānīd* sugar, → *ṭabarzad* sugar, → *ʿušar* sugar
sugar cane → *qaṣab as-sukkar*
sulfur water → *māʾ kibrītī*
sumac → *sumāq*
sumac groats → *sawīq as-sumāq*
sumac stew → *sumāqīya*
suppository → *ḥamūl*
swamp fish → *samak al-aǧama*
swamp water → *māʾ al-āǧām*
sweat → *ʿaraq*
sweet → *ḥalwāʾ*
sweet, *fālūḏaǧ* → *fālūḏaǧ*
sweet, *šikarbīnak* → *šikarbīnak*
sweet hoof → *aẓfār aṭ-ṭīb*
sweetness → *ḥalāwa*, → *ʿuḏūba*
swelling → *intišār*, → *waram*
sycamore fig → *ǧummayz*

ṭabarzad sugar → *ṭabarzad*
tail → *ḏanab*
tallow → *šaḥm*
→ goat kidney tallow
tamarind draught → *šarāb at-tamr al-hindī*
tannūr-oven → bread baked in a *tannūr*-oven
tapeworm → *ḥabb al-qarʿ*
tar → *qaṭrān*
taranǧubīn honeydew → *taranǧubīn*
tarragon → *ṭarḫūn*
tassel hyacinth bulb → *baṣal az-zīz*
taste → *ṭaʿm*
taste, pleasant → *laḏāḏa*
temperament → *mizāǧ*
terebinth berry → *ḥabba ḫaḍrāʾ*
terebinth berry oil → *duhn al-ḥabba al-ḫaḍrāʾ*
terebinth resin → *ṣamġ al-ḥabba al-ḫaḍrāʾ*
testicle → *bayḍa*, → *ḫuṣya*, → *unṯā*
→ poultry testicle
therapy → *ʿilāǧ*
thirst → *ʿaṭaš*
thirst, illusory → *ʿaṭaš kāḏib*
throat → *ḥalq*, → *ḥanǧara*
throat, sore → *ḫušūnat al-ḥalq*, → *waǧaʿ al-ḥalq*
thyme → *ṣaʿtar*
→ *ǧanbīl* thyme
tiger nut → *ḥabb az-zalam*
tongue → *lisān*
tonsil pain → *waǧaʿ al-lawzatayn*
tooth → *sinn*
toothache → *waǧaʿ al-asnān*
toothworm → *dūd fī l-asnān*
tortoise eggs → *bayḍ as-sulaḥfāt al-barrīya*
trachea → *qaṣabat ar-riʾa*
transformation → *istiḥāla*
tremor → *riʿša*
trotter → *kurāʿ*
truffles → *kamʾa*
trunk → *ḫurṭūm*
tuberculosis → *sill*
tumor → *waram*
turnip → *lift*, → *šalǧam*
turnip, pickled → *šalǧam muḫallal*
turnip, sweet preserved → *lift murabbā*
turnip juice → *māʾ al-lift*
turnip seed → *bizr al-lift*
turnip stew → *liftīya*
turtledove → *šifnīn*
turtledove, collared → *fāḫita*

udder → *ḍarʿ*
ulcer → *qarḥa*
unwholesomeness → *waḫāma*
urination, burning → *ḥurqat al-bawl*
urine → *bawl*
urine dripping → *taqṭīr al-bawl*
uterus → *raḥim*

ʿušar sugar → *sukkar al-ʿušar*
uvula pain → *waǧaʿ al-lahāt*

vapor → *buḫār*
veal meat → *laḥm al-ʿaǧāǧīl*
vegetable dishes, cold → *bawārid*
vegetables → *buqūl*
vein → *ʿirq*, → *warīd*
vein, ascending → *ʿirq ṭāliʿ*
veins, mesenteric → *ʿurūq māsārīqīya*
verjuice → *māʾ al-ḥiṣrim*
vermicelli, (stew with) → *iṭriya*
vermin bite → *lasʿ al-hawāmm*
vertebra → *ḫaraz*
vinegar → *ḫall*
→ "camel thorn" vinegar, → squill vinegar, → walnut vinegar
vinegar, strained from aspic → *ahāl*
vinegar aspic, with coarse meat → *hulām*
vinegar aspic, with fine meat → *qarīṣ*
vinegar aspic, with poultry → *maṣūṣ*
vinegar pickles → *muḫallalāt*
→ "camel thorn", → capers, → cucumber, → eggplant, → garlic, → onion, → radish, → turnip
violet → *banafsaǧ*
violet, sweet preserved → *banafsaǧ murabbā*
violet draught → *šarāb al-banafsaǧ*
violet oil → *duhn al-banafsaǧ*
vitiligo → *bahaq*
voice → *ṣawt*
vomitus → *qayʾ*

wallflower → *ḫīrī*
wallflower, red → *ḫīrī aḥmar*
wallflower, white → *ḫīrī abyaḍ*
wallflower, yellow → *ḫīrī aṣfar*
wallflower oil → *duhn al-ḫīrī*
walnut → *ǧawz*
walnut juice, inspissated → *rubb al-ǧawz*
walnut oil → *duhn al-ǧawz*
walnut vinegar → *ḫall al-ǧawz*
wart → *tūṯa*
wasp sting → *lasʿ az-zunbūr*
water → *māʾ*
→ alum water, → ammonia water, → bitumen water, → canal water, → copper water, → gold water, → gypsum water, → ice water, → iron water, → lead water, → mountain spring water, → naphtha water, → rainwater, → salt water, → seepage water, → snow water, → sulfur water, → swamp water, → well water
water, astringent → *māʾ qābiḍ*
water, bitter → *māʾ murr*
water, brackish → [*māʾ*] *zuʿāq*
water, cold → *māʾ bārid*
water, distilled → *māʾ muqaṭṭar*
water flowing over minerals → *māʾ ǧārī ʿalā l-maʿādin*
water from silver mines → *māʾ mawǧūd fī maʿādin al-fiḍḍa*
water, hot → *māʾ ḥārr*
water, non-fresh → *māʾ ġayr ʿaḏb*
water, putrid → *māʾ muntin*
water, stale → *māʾ rākid*
water, tepid → *māʾ fātir*
water, vitriolic → [*māʾ*] *zāǧī*
water mint → *fūtanǧ nahrī*
water mint (?) → *nammām*
water olive → *zaytūn al-māʾ*
watermelon → *biṭṭīḫ hindī*
wax → *mūm*
weak-sightedness → *ḍuʿf al-baṣar*
well water → *māʾ al-ābār*
wheat → *ḥinṭa*
→ common wheat flour, white, → durum wheat flour, → wholemeal wheat flour
wheat, cooked → *ḥinṭa maṭbūḫa*
wheat, crushed → *ḥinṭa mahrūsa*
wheat bran → *nuḫāla*
wheat bran water → *māʾ an-nuḫāla*
wheat bread → *ḫubz al-ḥinṭa*
wheat groats → *sawīq al-ḥinṭa*
wheat *kišk* → *kišk al-ḥinṭa*
wheat meal → *dašīš*
wheat porridge with dates → *ʿaṣīda*
wheat starch → *našāʾ*
whey → *māʾ al-ǧubn*
whey cheese → *lūr*
whey stew → *maṣlīya*
wild ass meat → *laḥm ḥumur al-waḥš*
willow → *ḫilāf*
→ Balkhian willow
wind → *riyāḥ*
wine → *ḫamr*
wine, cooked → *maybuḫtaǧ*

Indices

1 Personen und Orte

2 Texte

Summary

Najīb ad-Dīn as-Samarqandī's "Book on Foods and Drinks" (*Kitāb al-Aghdhiya wa-l-ashriba*) is an encyclopedia on nutritional medicine from around 1200 CE with information on more than 500 different food items, drinks and aromatic substances. Judging from the 52 known manuscripts of the text, it is likely to rate among the most widespread premodern Arabic books on the subject of nutrition.

This book presents a critical edition of the *K. al-Aghdhiya wa-l-ashriba* by taking into consideration almost all of its known manuscripts, along with a German translation of the text. Chapters on the textual and cultural history of the work compare as-Samarqandī's food encyclopedia with other Arabic texts on nutritional science and uncover the sources and reception history of the *K. al-Aghdhiya wa-l-ashriba*.

The physician Najīb ad-Dīn as-Samarqandī wrote the *K. al-Aghdhiya wa-l-ashriba* as a compilation of the medical knowledge on foods and drinks available during his time. It can be considered the last comprehensive Arabic monograph on dietetics in the Islamic East. Most of the books as-Samarqandī used as sources for his compilation were written by physicians who had been practising or studying medicine in Baghdad, like as-Samarqandī himself.

The *K. al-Aghdhiya wa-l-ashriba* belongs to a textual genre within Arabic medical literature that can be defined as "medical food encyclopedia". These books describe the medical effects of different foods and drinks on the human body; the different chapters group the foods into categories and cite them as lemmas.

After a preface and a general introduction on dietetic medicine, the *K. al-Aghdhiya wa-l-ashriba* offers six chapters on the basic food groups of grains, meat, eggs, dairy, fruits and vegetables. As-Samarqandī then combines spices, condiments, pickled foods and sweet preserves in another chapter before discussing cooked dishes, sweets and drinks. The book closes with a chapter on scented plants and aromatic substances which were considered a subtle airborne kind of nourishment for the body. Almost all the chapters of the book start with a general introduction which is followed by the lemmas of the food items that are discussed in short entries. As for the order of the lemmas, as-Samarqandī in most cases follows approximately the orders of his sources. In general, the most important and popular food items are listed at the beginning and the less important ones towards the end of the chapters.

In contrast to most principles of modern dietary medicine, as-Samarqandī and other Arab physicians recommend white bread, meat and sweets as healthy, while warning against the consumption of too much vegetables and fruits. In a society where food scarcity was not unknown, it was especially the saturating and high calorie foods that were evaluated as positive, the more so as meat and sugar were considered prestigious food items referring to a high social status in the Abbasid era.

In Arabic medicine, foods were not only considered as nourishment but also as substances with curative powers. In the encyclopedic entries of the *K. al-Aghdhiya wa-l-ashriba*, as-Samarqandī therefore often also refers to external medical uses of the food items that go beyond their nourishing qualities.

Medical food encyclopedias were written by almost all the important Arab physicians. They trace back to the Greek Galenic work Περὶ τροφῶν δυνάμεως "On the Properties of foodstuffs" which was available in Arabic translation since the 9th century CE. In the preface of the *K. al-Aghdhiya wa-l-ashriba*, as-Samarqandī claims to transmit the teachings of Galen and his commentators. However, as the analysis of the book has shown, he deliberately omits content that goes against the Islamic doctrine – like positive properties of pork or wine. Unlike most of his colleagues, he therefore offers an islamized version of the Galenic dietetics. Even today, this approach has not lost its relevance, as two Lebanese publishers have censored content about "unislamic" food in their text editions of medical food encyclopedias by the physicians ar-Rāzī and al-Isrāʾīlī in the 1980s and 1990s.

Although the content of the Arabic food encyclopedias is based on Galen's Περὶ τροφῶν δυνάμεως, their inventory of food items is not exactly the same as Galen's. Ḥunayn b. Isḥāq first translated Galen's food encyclopedia into Arabic and later wrote his "Book of foods" (*K. al-Aghdhiya*) as an expanded version of Galen's book, combining it with citations of several other Greek physicians. In this book, which became one of the main sources for as-Samarqandī's *K. al-Aghdhiya wa-l-ashriba*, Ḥunayn already omitted various Galenic foods which he considered irrelevant in 9th century Baghdad.

About 300 years after Ḥunayn, as-Samarqandī's contemporary Maimonides faced the task of updating and adapting the Galenic food spectrum to his own cultural context in the Islamic West. Although Maimonides' choice of food items in his shortened version of Galen's food encyclopedia only diverges in some minor points from Ḥunayn's, significant differences can be observed between the inventories of food encyclopedias from the Islamic East and those from the Mediterranean region and the Islamic West – especially concerning the chapters on wheat products, fish and seafood.

The differences between the Galenic and the Arabic food spectrum are mainly due to the increased trade activities of the Arabs after the Islamic expansion. While some of the Galenic food items had lost their relevance in the Arabic context, there were numerous new crops imported to the Arab world from Asia and Africa. Food items like coconut, sugar cane, banana, citrus fruits, tamarind, eggplant, spinach, cucumber and sorghum, which were not or barely known in the Mediterranean region at the time of Galen, entered the Arab world mainly via Persia and India. By means of analogy, the Arab physicians applied Galen's dietary theories to these new foodstuffs and created new medical knowledge in this field.

Furthermore, there are various substances that still belonged to the realm of drugs at Galen's time and were therefore not mentioned in Περὶ τροφῶν δυνάμεως, like sugar, spices and fruits preserved in honey. They became known as foods in Islamic times, so that Arab physicians dedicated special chapters to them in their food encyclopedias.

It is to be noted that the culinary culture of the Abbasids as reflected in as-Samarqandī's *K. al-Aghdhiya wa-l-ashriba* differed considerably from the later Ottoman cuisine of the 16th and 17th centuries. The culinary culture of the Ottomans was characterized by new American food crops, like tomatoes, peppers and green beans, which were brought to the Ottoman Empire by the Spanish from their recently discovered colonies. These food items had been unknown before in the Islamic world and are therefore not mentioned in the medical food encyclopedias.

The comparison with other Arabic food books has shown that the *K. al-Aghdhiya wa-l-ashriba* can be considered a truly comprehensive encyclopedia, since its more than 500 lemmas contain information about almost all the food items that were also discussed by other Arab physicians from the Islamic East.

While in the Islamic East most of the dietetic texts date from the 9th to the 12th century, such texts are mostly to be found in the Islamic West from the 12th century onwards. Thus the discourse of healthy eating has been moving westwards within the Islamic world and had already passed the peak of its popularity in the Islamic East when as-Samarqandī compiled his *K. al-Aghdhiya wa-l-ashriba*.

Most of the readers who consulted the *K. al-Aghdhiya wa-l-ashriba* were probably not ill but looking for specific information about the properties of certain foods in order to use them preventively and to preserve their health. As-Samarqandī also wrote a second dietary encyclopedia about the "Foods of the sick" (*K. Aṭʿimat al-marḍā*) which offers a complementary search option. Unlike the *K. al-Aghdhiya wa-l-ashriba*, it is not arranged according to the food items but according to symptoms and illnesses, so that readers could look for information about the dietary treatment of their diseases. The *K. Aṭʿimat al-marḍā* is preserved in numerous manuscripts and a critical edition and study of this text would also promise more insights about the *K. al-Aghdhiya wa-l-ashriba* from a different perspective as one of two complementary reference works on dietary medicine by the physician Najīb ad-Dīn as-Samarqandī.

www.ingramcontent.com/pod-product-compliance
Lightning Source LLC
LaVergne TN
LVHW010637300926
849161LV00005B/968